医学院校高职高专规划教材

供临床医学类及相关专业用

诊 断 学

第3版

主　编　熊正南　马新华　应　萍　聂景蓉

副主编　林　兵　郝彩玲　黄铁峰

编　委（按姓名汉语拼音排序）

蔡　芬（岳阳职业技术学院）
郝彩玲（齐鲁医药学院）
黄民江（湖南医药学院）
黄铁峰（益阳医学高等专科学校）
李芬穗（湖南省长沙市中心医院）
林　兵（广西科技大学）
马新华（邵阳学院）
莫敬清（湖南医药学院）
聂景蓉（常德职业技术学院）
吴　勇（黔东南民族职业技术学院）
伍炳华（益阳医学高等专科学校）
熊正南（湖南医药学院）
易敏春（楚雄医药高等专科学校）
应　萍（河西学院）
赵　丰（曲靖医学高等专科学校）

北京大学医学出版社

ZHENDUANXUE

图书在版编目（CIP）数据

诊断学 / 熊正南，马新华，应萍，聂景蓉主编 .—3 版 .—
北京：北京大学医学出版社，2015.10（2022.1 重印）
医学院校高职高专规划教材
ISBN 978-7-5659-1198-9

Ⅰ . ①诊… Ⅱ . ①熊… ②马… ③应… ④聂… Ⅲ . ①诊断学—
高等职业教育—教材 Ⅳ . ① R44

中国版本图书馆 CIP 数据核字（2015）第 193253 号

诊断学（第 3 版）

主　　编：熊正南　马新华　应　萍　聂景蓉
出版发行：北京大学医学出版社
地　　址：（100191）北京市海淀区学院路 38 号　北京大学医学部院内
电　　话：发行部 010-82802230；图书邮购 010-82802495
网　　址：http：//www.pumpress.com.cn
E － mail：booksale@bjmu.edu.cn
印　　刷：中煤（北京）印务有限公司
经　　销：新华书店
责任编辑：韩忠刚　刘云涛　　**责任校对**：金彤文　　**责任印制**：李　啸
开　　本：850 mm × 1168 mm　1/16　　**印张**：38.25　　**字数**：1040 千字
版　　次：2008 年 10 月第 1 版　2015 年 10 月第 3 版　2022 年 1 月第 7 次印刷
书　　号：ISBN978-7-5659-1198-9
定　　价：75.00 元

医学院校高职高专规划教材编审委员会

序

医药卫生类高职高专教育是我国医学教育体系的重要组成部分。随着国家对医药卫生体制改革的逐步推进，社会对基层卫生服务人才的需求与日俱增，对新时期高职高专医学人才培养及教材建设提出了更高要求。北京大学医学出版社于 2011 年组织全国高职高专院校教师编写出版了本套高职高专教材，由于教材的内容精炼、案例经典、符合临床、实用性强，受到众多高职高专院校师生的好评。

高职高专医学教材应服务于人才培养目标，基于高职高专学生的认知特点，以学生为中心、以就业为导向、以职业技能和岗位胜任力培养为根本，与课程、临床岗位和行业需求对接，促进产教融合。为推进教材建设、更好地服务于人才培养目标、将本套教材锤炼为精品之作，北京大学医学出版社对参与这套教材编写与使用的院校进行了深入调研，于 2014 年下半年正式启动了本套教材的修订再版工作，首先召开了教材编审委员会议，统一了教材修订再版的总体精神，重新审定再版教材目录、对个别主编进行了调整，然后召开了全体主编人会议。本轮教材修订加大了“双师型”和临床实践一线作者的比例，更加紧密地结合国家临床执业助理医师、全国护士执业资格考试大纲，理论、知识强调“必需、够用”；精选案例以促进案例教学；专业课教材的学习目标按布卢姆教育目标分类编写，突出了职业技能和岗位胜任力培养；力求以学生为中心，引导自主学习，渗透职业教育理念。总之，本轮教材在延续上版优点的基础上，体例更加规范，版式更加精美，质量明显提升，适用性更强。

在本次修订再版工作中，各参编院校给予了高度重视和大力支持，众多参编教师投入了极大的热情和精力，在主编带领下克服困难，以严肃、认真、负责的态度出色地完成了编写任务，在此一并致以衷心的感谢！“知行合一、行胜于言”一定程度上体现了职业教育理念，相信在北京大学医学出版社精心组织、编审委员会顶层设计和全体作者对教材的精雕细琢下，这套教材一定能与时俱进、日臻完善，满足新时期高职高专医学人才培养的需求，在教学实践中经受住检验，在教材建设“百花齐放、百家争鸣”的局面中脱颖而出，成为好学、好教、好用的精品教材。

王德炳

前 言

为适应我国高职高专医学教育的改革与发展，我们以“符合人才培养需求，体现教育改革成果，确保教材质量，形式新颖创新”为指导思想进行了第3版《诊断学》的修订工作。

本教材修订前出版社向使用教材的学校、专家、教师和学生了解并收集了使用中存在的问题，教师、专家和学生们对第2版《诊断学》给予充分肯定并提出了许多建设性的意见。

第3版教材修订遵守“全国医学院校高职高专规划教材、中国高等教育学会医学教育专业委员会规划教材评审委员会”的教材编写指导思想，以培养医药卫生类高职教育的人才为目标，基于高职高专学生的认知特点，以学生为中心、以就业为导向、以职业技能和岗位胜任力培养为根本，去繁就简、图文并茂，尽量与课程、临床岗位需求对接，促进产教融合，重点进行了以下几个方面的修订：

1. 按照卫计委执业助理医师培养要求，以临床医学及相关专业人才培养要求为大纲，贯彻教育改革的精神。以培养合格的适应城乡社区卫生服务工作的医学专业人才为目标，着眼于基层社区卫生服务临床诊疗技能的教学与指导，使医学生掌握临床诊断的基本理论和基本技能。

2. 对教材中的难点、重点设置相应的提示，在相关的篇章后，参照国家执业（助理）医师资格考试进行阶段性测试。

3. 在相关的篇章后设计临床诊断思维训练。

本教材的修订得到编写组全体成员及全国兄弟医学专科学校同仁们的热情关心和帮助，他们提出了许多宝贵的意见和建议；编写组全体成员和北京大学医学出版社的编辑同志认真负责地参与修订工作，使本教材的编写工作如期完成，在此表示衷心的感谢！

熊正南

2015年6月10日

目　录

第一篇　问诊及症状诊断

第二篇　检体诊断

第三篇 临床诊断方法与病历书写

第四篇 器械检查

第五篇 实验诊断

第七篇 临床常用诊疗技术

绪　论

诊断学（diagnostics）是研究运用诊断疾病的医学基础理论、基本知识、基本技能和诊断思维对患者提出诊断的一门临床学科，是连接基础医学与临床医学的桥梁，是临床医学专业的必修课和主干课，是学习掌握临床医学各学科的基础。学好诊断学是进一步学习临床医学各门课程的关键。

诊断学课程的任务是通过系统的学习，使学生树立以患者为中心的理念，学会如何接诊，构建良好的医患关系，正确地采集病史、进行系统规范的体格检查，实施必要的实验室及器械检查，掌握诊断疾病的基本原理和方法，同时运用正确的诊断思维方法，用科学的逻辑思维和循证方法去识别、判断疾病，揭示疾病本质并获得正确的临床诊断。

一、诊断学的主要内容

（一）病史采集

病史采集（history taking）即问诊，是医生通过和患者之间的交流来了解疾病的病因或诱因、疾病发生、发展的全过程。病史是最基本、最重要的诊断资料，许多疾病经过详细的问诊可以初步确定其诊断方向和范畴。

（二）常见症状和体征

症状（symptom）是指在患病状态下，患者对机体生理功能异常的自身体验和感受，如恶心、头晕、瘙痒、疼痛、胸闷等。症状是病史的重要组成部分，了解常见症状的发生、发展及演变，对疾病的初步诊断具有重要的支持作用。体征（sign）是指在体格检查中医生发现的患者体表或内部结构发生可察觉的异常表现，如皮肤和巩膜黄染、口唇发绀、肺部干湿啰音、心脏杂音、肝脾大、下肢凹陷性水肿等。症状和体征可同时出现，亦可单独发生，在同一疾病的不同阶段，症状和体征有其自身的变化规律。

（三）体格检查

体格检查（physical examination）即医生通过自己的感官或用传统的辅助器具如体温计、血压计、听诊器、叩诊锤等为患者进行系统的观察和检查，是用最廉价、最简便易行的方法揭示机体正常和异常征象的临床诊断方法，是最基本的临床诊断方法。

（四）实验诊断

实验诊断（laboratory diagnosis）是医生在理解患者的病情后，有选择性地利用化学、物理学和生物学等的实验室方法对患者的排泄物、分泌物、血液、体液、细胞取样和组织标本进行检查，获得疾病的病原体、组织的病理形态或器官功能状态等相关资料，对病史、体格检查及实验室检查结果进行全面、系统的分析。对临床上实验室结果的判读与诊断决策，医生应客观辩证地看待实验检查结果，因为实验检测受许多条件影响，必要时进行重复实验，实验室检查的结果仅作为诊断疾病的参考依据，不能作为唯一依据。

（五）心电图检查

心电图检查是将心脏心电活动过程中产生的电流用心电图机描记下来予以解释的检测方法。

心电图检查主要为心律失常、心房和心室肥大，冠状动脉粥样硬化性心脏病等的诊断提供参考依据。

（六）X线诊断

X线诊断是利用X线的物理特性通过透视或摄影使人体内部结构或器官在荧光屏或胶片上形成影像从而判断器官、组织的轮廓、密度及其运动情况，进一步分析其病变性质或程度，可对体格检查或其他检查进行验证或补充，对某些疾病具有重要的诊断价值。电子计算机体层成像 computed tomography（CT）结合磁共振成像 magnetic resonance imaging（MRI）和介入放射学 lnterventional radiology（IVR）等应用于临床提高了病变的检出率和诊断的准确性。

（七）超声诊断

超声诊断是运用超声波的波束通过各组织结构的界面时产生回声反射波，用光点连续扫描显示在示波屏上，使器官和组织的形态结构和物理特征以及功能状态显示出来，用以诊断疾病的一种无创伤性检查方法。超声诊断具有非创伤性、灵敏度高、分辨率好、成本低、操作简便、可重复性好等优点，是某些疾病临床诊断不可缺少的检查方法之一。

（八）其他

临床各种内镜、肺功能、脑电图、放射性核素扫描和组织穿刺诊断法对诊断疾病具有很大的帮助。

（九）病历书写

病历是医务工作人员在工作过程中程序化、格式化、专业化的文本形式的各种资料。书写有相关的学术要求、格式要求、内容要求。病历是具有法律效力的医疗文件，病历的书写必须遵守相关的规章制度要求和法律法规要求。

二、诊断学学习的方法与目标

（一）诊断学的学习方法

1. 树立“以患者为中心”的理念，秉着实事求是，严谨认真的学习态度，全心全意为患者服务。诊断的第一步是资料搜集，所以学习诊断学必须学会与患者的交流与沟通。

2. 学好诊断学必须掌握诊断学的基础理论、基本知识和检查方法。临床症状与体征的出现与患者机体的生理功能和病理形态的改变密切相关，扎实学好医学基本理论和基本知识是学好诊断学的最有效方法之一。

3. 学好诊断学必须掌握诊断检查方法。体检方法具有操作技术性，必须反复练习，才能熟而生巧。同时利用现代教育技术资源，才能练就娴熟规范的体检技能。

（二）诊断学的学习目标

要求学生达到以下目标：

1. 能充分运用医学基本理论，独立地进行系统而有针对性的问诊，理解患者的主诉和病史的临床意义。

2. 能对患者进行系统、全面、重点突出的规范化体格检查。

3. 能熟悉心电图机操作程序，进行正常心电图及异常心电图的图形分析。

4. 能判读血、尿、粪及临床常见检验项目的实验结果与临床意义。

5. 能判读常见疾病X线、超声诊断等影像形态改变的结果与临床意义。

6. 能根据病史资料、体格检查、实验室检查和辅助检查资料进行分析，对常见病提出初步诊断。

7. 能综合归纳、分析临床资料，书写规范的病历。

三、临床诊断的步骤与内容

临床诊断应反映疾病的性质、病因和机体的功能状态。

（一）诊断的步骤

诊断疾病的重要依据是临床资料，应用正确的临床思维进行综合、整理、分析和鉴别做出符合客观征象的临床诊断，经过临床医疗实践验证或修正临床诊断。诊断疾病的过程可分为三个基本步骤：①调查研究，收集资料；②分析综合形成假设；③临床实践，验证或修正诊断。

（二）诊断的内容

完整的内容应包括：

1．病因诊断　病因诊断是最理想的诊断，是通过各种检查方法如病原体培养、分离、活体组织病检、免疫学检测等方法来明确病因，对疾病的发展、转归、预防和治疗有指导意义，如肺炎链球菌性肺炎、肺结核。

2．病理解剖诊断　病理解剖诊断又称病理形态学诊断，是对病变部位、性质、组织结构或细胞水平的病变提出明确的判断，如二尖瓣狭窄、肝硬化、溃疡性结肠炎、肾小球肾炎、骨髓异常增生综合征等。

3．病理生理诊断　病理生理诊断是指疾病引起机体或器官功能状态的诊断，如心功能不全、肾衰竭等。

在临床实践中，一个疾病的完整诊断应力求明确上述三个主要内容。例如风湿性心脏病、二尖瓣狭窄、心房颤动、心功能Ⅲ级。

（熊正南）

第一篇　问诊及症状诊断

第一章　问　诊

学习目标

通过本章内容的学习，学生应能：

识记：

复述问诊的内容。

理解：

总结问诊的方法与技巧。

运用：

1. 运用问诊的方法与技巧进行病史询问。
2. 加强医患沟通，建立良好的医患关系。

第一节　问诊的重要性

问诊（inquiry）是通过询问患者或知情人（患者的家属、亲友、同学、同事等），以了解疾病的诱因、发生、发展、诊治经过以及既往健康状况等的诊断方法。

问诊是医师诊治患者的第一步，通过问诊常可获得初步诊断。例如通过询问得知患者起病前有受凉淋雨和疲劳，数日后出现高热、寒战、胸痛、咳嗽、咳铁锈色痰，可初步得出细菌性肺炎的诊断。有些疾病，如上呼吸道感染、消化性溃疡、支气管哮喘等，通过问诊就可确诊。

问诊可了解病情的演变过程。疾病的发生、发展情况、诊治经过、既往健康状况以及曾患疾病，对现病的诊断和治疗有很大帮助。

通过问诊还可了解患者心理变化，了解患者思想情绪对疾病的影响，了解患者就诊的确切目的和要求，有利于提供辅助心理治疗。

问诊的过程是医患交流感情，建立良好的医患关系的过程，是健康教育的最好时机，通过问诊能发现健康问题的原因所在，适时进行健康教育。很多情况下，教育患者是治疗成功的关键。

通过问诊常可初步提示疾病的拟诊范围，为进一步检查提供线索，从而简化诊断过程。对危重患者，扼要的询问及重点体格检查之后需迅速进行抢救。

第二节　问诊的方法与技巧

采集病史是否具有真实性、系统性和完整性，很大程度上取决于问诊的方法或技巧，临床医师必须掌握好这门基本功。

1. 问诊时要注意仪表礼节 外表整洁是对患者的尊重，易获得患者的信任，谦虚礼貌有助于和谐医患关系的建立，问诊时态度要诚恳，要有耐心。

2. 建立和谐的医患关系 医师要先向患者做简单自我介绍，包括自己的姓名、职责与作用。患者就医时可能因为环境生疏、不适应而产生紧张情绪，接诊医师应主动创造宽松和谐的环境，以解除患者的不安，使患者能平静、有条理地陈述患病的感受与经过。医师应了解患者的要求，并表示愿意尽自己所能为其提供诊疗服务，有助于患者更主动提供有关信息，甚至是敏感的信息。问诊时，要遵循对患者无心理损害原则，避免对患者有不良刺激的语言和表情，如医生说"难治""麻烦"或皱眉头等，这样会增加患者的思想负担，甚至使病情加重。

3. 问诊开始之前应该做好组织安排 组织安排是指问诊结构与语言组织，问诊主要内容是询问患者的主诉、现病史、既往史、系统回顾、个人史、家族史等。

（1）问诊时应该注意疾病过程的时间顺序：询问者应该问清症状开始的确切时间，询问疾病的演变过程。要注意环境变化或药物使用后病情的变化，按时间顺序询问可避免病史资料的遗漏。如有几个症状并存时，有必要确定其先后顺序。

（2）问诊时要运用过渡语言：在转换问诊项目时应向患者说明即将讨论的新话题及其理由，过渡性语言对促进交流也很重要，不用或使用不当都会妨碍医患之间和谐关系的发展，甚至使患者产生敌意或不合作。如过渡到系统回顾时，可用"我已经问了你许多问题，你非常合作，现在我想问问全身各个系统的情况（新话题），这对我了解你的整体健康状况非常重要（理由）。"

（3）问诊时要掌握好问诊进度：接诊医生应耐心听取患者的陈述，不要轻易打断他（她）的讲话，让他（她）有足够的时间回答问题。有时允许必要的停顿，特别是涉及一些敏感问题时。如果患者不停地谈论太多与病史无关的问题，可客气地把话题引导至病史线索上来。

（4）问诊时要掌握好问题类型的安排：问题类型分为一般性问题和特殊性问题。询问者应遵循从一般到特殊的提问进程，一般性问题可引导患者像讲故事一样叙述他的病情，常运用在各部分病史的开始，这种询问方法获得的信息量较大。例如在询问现病史时可询问"你有哪些不舒服？"。特殊性问题用于收集一些特定的有关细节。如"疼痛像什么？""疼痛是刺痛吗？"等，特殊性问题常常是在询问一般性问题得到初步病史资料后进一步针对性提出，这种询问方法获得的信息较为精确。应该注意，仅用特殊性问题而不用一般性问题询问会限制患者提供信息的范围，反之则会影响信息的准确性。此外，应避免带暗示性的提问，否则会获得错误信息。

4. 问诊时要掌握好重复提问 患者首次提供信息不够肯定和清晰时，可以适当重复询问以便确认，但不恰当的或过多的重复提问会使患者怀疑询问者是否注意聆听，从而降低对询问者的信任度。

5. 问诊时可运用归纳小结 每一部分问诊内容结束时，可做一小结，这样既可以加强询问者的记忆，又能让患者知道询问者是否已经理解自己的陈述，双方加以印证病史资料。

6. 问诊时要避免医学术语 多数患者不具备医学专业知识，不要采用医学术语，如鼻衄、里急后重、紫癜等，以免患者因不理解而受窘或答错。患者使用医学术语时，要把具体意思问清，以便评估其使用是否正确，交流时应该使用通俗易懂的语言。

7. 问诊时要注意资料的引证核实 引证核实是为了一些重要资料的准确性，例如既往的诊断、用药情况和疗效、药物过敏史等。

8. 医生应全神贯注地倾听患者的回答，杂乱无章地提问是不负责任的表现，会使患者感到失望。询问结束要有明确的结束语，要说明下一步对患者的要求、患者应做什么、诊断或治疗计划、下次就诊时间或随访计划等。

第三节 问 诊 内 容

问诊的内容即住院病历所要求的九项内容：

（一）一般项目

一般项目（general data）包括姓名、性别、年龄、出生地、民族、婚姻、职业、工作单位、通信地址、电话号码、入院日期、记录日期、病史陈述者及可靠程度等。若病史陈述者非患者本人，则应注明其与患者的关系。

记录年龄时应填写实际年龄，不可用“儿”或“成”字代替。

（二）主诉

主诉（chief complaints）为患者感受最明显的症状和体征及持续时间，也就是本次就诊最主要的原因。

确切的主诉常可初步反映病情轻重与急缓，并提供对某系统疾患的诊断线索。主诉应能用最简洁的文字高度概括疾病表现特征及就诊的时间，如“畏寒、发热、咳嗽伴右侧胸痛 3 天”。若主诉包括前后不同时间出现的几个症状，则应按其发生的先后顺序排列，如“反复咳嗽痰多 15 年，心慌胸闷 3 年，下肢水肿 7 天。”记述主诉应简明，将患者诉说的主要疾苦，改用医学术语加以记录，但不是医生对患者的诊断用语。病程长、病情比较复杂的病例，由于症状、体征变化较多，还需要结合病史分析以选择出更确切的主诉。

提示：主诉包括症状和体征以及症状和体征出现的时间。

（三）现病史

现病史（history of present illness）是病史的主体部分，记述患者患病后疾病发生、发展、演变和治疗的全过程。在询问现病史时，应以主诉为中心进行详细询问。

可按以下六个内容进行。

1．起病情况与发病时间　每种疾病的起病或发作都有各自的特点，包括起病时的具体时间、地点、环境、发病缓急、发病原因和诱因。

详细起病情况与发病时间，对多病因的探索具有重要的鉴别作用，例如：脑栓塞、急性心绞痛、急性胃肠穿孔等起病急骤，肺结核、肿瘤、风湿性心瓣膜病起病缓慢，脑血栓形成常发生于睡眠时，脑出血、高血压危象常发生于激动或紧张兴奋状态时。

问诊时应尽可能地了解与本次发病有关的病因（感染、中毒、外伤、过敏等）和诱因（劳动或情绪、气候变化、环境改变、饮食不当等）。问明以上因素有助于明确诊断与拟订治疗措施。病因和诱因并不是每个患者都能觉察出来，问诊时医生应注意仔细询问和分析鉴别。

2．主要症状特点　包括主要症状出现的部位、性质、持续时间和程度、缓解或加剧的因素等。了解这些特点对探索疾病所在的系统或器官、病变部位、范围及性质等很有帮助。例如：中年男性患者有慢性上腹部疼痛（部位），烧灼样痛（性质），反复发作 10 余年（持续时间），秋冬季易于发病（季节性因素），气候变化或饮食不当时易犯病（诱因），规律饮食或服碱性药物以后病情能缓解（缓解因素），这些特点，提示消化性溃疡。畏寒、发热、转移性右下腹疼痛，提示阑尾炎。

3．病情发展与演变　是指疾病在发展过程中主要症状的变化（进行性加重还是好转）或新症状的出现，都可视为病情的发展与演变。如有心绞痛史的患者本次发作疼痛加重且持续时间较长时，则应考虑心肌梗死的可能。肝硬化患者出现情绪和行为异常等新症状时，要考虑为肝性脑病。肺气肿的患者，突然感到剧烈的胸痛和严重的呼吸困难时应考虑自发性气胸的可能。

4．伴随症状 指伴随主要症状出现的其他症状。这些伴随症状常为鉴别诊断提供依据。如患者急性腹泻伴里急后重，结合季节可考虑为痢疾。患者上腹部胀痛伴呕吐宿食、振水音提示幽门梗阻或胃扩张。患者出现急性腹痛伴呕吐、腹胀、停止排便排气，提示肠梗阻。反之，应仔细询问有意义的阴性症状和体征，按一般规律某病应出现的伴随症状实际上没有出现时，也应记录于现病史中，以备进一步观察，须知这种阴性表现往往具有重要的鉴别诊断意义。

5．诊治经过 患者本次就诊前曾接受过其他医院诊治时，则应询问已经施行过的诊断措施及其结果，但不可用既往诊断代替自己的诊断。若已进行治疗，则应注明使用过的药物名称、用法、剂量和疗效等，供本次制订治疗方案时参考。

6．一般情况 包括患病后的精神状态、食欲与食量改变、睡眠与大小便的情况和体重改变等。

提示：①起病情况、患病时间、病因与诱因要细问；②主要症状的系统描述是重点；③病情的发展及演变要有条理；④诊疗经过不要遗漏；⑤与本次疾病有关的有意义的阴性病史要有选择；⑥病后一般情况一定要记录。

（四）既往史

既往史（past history）包括以下内容

1．既往的健康状况和曾经患过的疾病，特别是与现病有密切关系的疾病。

2．急、慢性传染病史。居住或生活地区的主要传染病和地方病史。

3．预防接种史、外伤、手术、输血史以及对药物、食物和其他接触物的过敏史等，也均应按时间顺序记录于既往史中。

提示：（既往史 6 项顺序不能颠倒）①既往的一般健康状况；②所患疾病（包括急性、慢性传染病史）；③预防接种史，儿童患者预防接种史应在个人史里查询；④外伤、手术史；⑤输血史；⑥药物过敏史。

系统回顾 是在既往史问诊过程中为避免患者或医生忽略或遗漏其他系统的疾病而设立的问诊内容。在现病史中已叙述过的疾病无须在既往史中重复。实际运用时，可在每个系统询问 2～4 个症状，如有阳性结果，再深入询问该系统的症状。

系统回顾问诊要点：

1．头颅五官 有无视力障碍、耳聋、耳鸣、眩晕、鼻出血、牙痛、牙龈出血、咽喉痛、声音嘶哑等。

2．呼吸系统 有无咳嗽、咳痰、咯血、胸痛、呼吸困难等症状。咳嗽程度、性质、发生和加剧的时间、与体位改变及气候变化的关系，咳痰的颜色、黏稠度和气味，咯血颜色和量，胸痛部位、性质以及与咳嗽、呼吸、体位的关系，呼吸困难的性质、程度和出现时间，有无畏寒、发热、盗汗等。

3．循环系统 有无胸痛、心悸、胸闷、呼吸困难、水肿等。胸痛尤其心前区疼痛的性质、程度、出现和持续的时间，有无放射痛、放射部位、发作的诱因和缓解方法；心悸发生时间与诱因；呼吸困难的诱因和程度、与体位和体力活动的关系，有无咳嗽、咯血等；水肿出现的部位和时间；尿量多少，昼夜间的改变；有无肝区疼痛、腹水等。既往是否有过类似的症状，有无高血压病、动脉硬化、风湿热、心脏病等病史。

4．消化系统 有无吞咽困难、食欲改变、反酸、嗳气、恶心、呕吐、呕血、腹胀、腹痛、腹泻等。吞咽困难呈间歇性或进行性、进展情况、与食物状态（干食、半流质、流质）的关系；呕吐发生的时间、诱因、次数；呕吐物的内容物、量、颜色与气味；呕血的量及颜色；腹痛部位、程度、性质和持续时间，有无规律性及放射部位，与饮食、气候等因素的关系，按压后疼痛减轻抑或加重；排便次数、粪便颜色、性状、量和气味，排便时有无腹痛或里急后重；是否伴有发热与皮肤黏膜黄染等。

5．泌尿生殖系统　有无排尿困难，尿频、尿急、尿痛；尿量多少、颜色；有无尿潴留及尿失禁；有无尿道或阴道异常分泌物等。

6．造血系统　有无乏力、头晕、眼花、耳鸣等。皮肤黏膜有无苍白、出血点、瘀斑、血肿及淋巴结、肝脾大、骨骼痛等。

7．内分泌系统与代谢　有无怕热、多汗、乏力、畏寒、视力障碍、食欲异常、烦渴、多尿、水肿等，有无肌肉震颤及痉挛，性器官的发育情况，有无体重、皮肤、毛发、甲状腺、骨骼改变，有无手术、外伤、产后大出血等。

8．神经系统　有无头痛、失眠、记忆力减退、意识障碍（嗜睡、昏迷）、晕厥、痉挛、瘫痪、性格改变，有无感觉和运动异常等。

9．运动系统　骨骼发育情况，有无骨折、畸形、关节肿痛、关节强直或变形，有无肢体肌肉疼痛、痉挛、萎缩、瘫痪等。

10．精神状态　有无幻觉、妄想、定向力障碍、情绪异常等。

（五）个人史

个人史（personal history）包括以下内容：

1．社会经历　包括出生地、居住与旅居地区和居留时间（尤其是传染病和地方病流行区及疫水接触史）等。

2．习惯与嗜好　个人起居、卫生习惯、饮食质量，烟酒嗜好及其量和时间以及其他特殊嗜好和麻醉药品、毒物使用等。

3．职业及工作条件　包括劳动环境、工种，与工业毒物、化学药品、放射性物质的接触情况及时间等。

4．精神创伤史　在生活、工作、情感、家庭等方面有无重大精神创伤。

5．冶游史　有无不洁性交，是否患过下疳及淋病、尖锐湿疣等。

提示：（个人史6项顺序不能颠倒）①出生地、所到地方、居留时间；②生活习惯、嗜好（有烟酒嗜好者应注明时间和量）；③有无毒物及疫水接触史；④个人职业；⑤有无重大精神创伤史；⑥冶游性病史。

提示：对儿童患者，除需了解出生前母亲怀孕及生产过程（顺产、难产）外，还要了解喂养史、生长发育情况和预防接种史。

（六）月经史

月经史（menstrual history）包括月经初潮年龄、月经周期和经期天数、经血的量和颜色、有无痛经与白带、末次月经日期、闭经日期、绝经年龄等。

（七）婚姻史

婚姻史（marital history）应记述未婚、已婚或再婚，结（再）婚年龄、配偶健康状况、性生活情况等。如丧偶，应询问其死亡的时间和原因。

（八）生育史

生育史（childbearing history）应询问初孕年龄，妊娠与生育次数，人工或自然流产次数，有无早产、死产、难产、手术产、产褥热及计划生育状况等。对男性患者应询问是否患过影响生育的疾病。

（九）家族史

家族史（family history）应询问父母与同胞兄弟、姐妹及其子女的健康情况，特别应询问有无与患者类似的疾病、与遗传有关的疾病，如糖尿病、高血压病、白化病、精神障碍等。对已死亡的直系亲属要问明死因与时间，必要时询问其祖父母、外祖父母及舅父母、表兄弟等的健康情况。

第四节　临床病例问诊思维

【病例一】

男性，48 岁，易疲乏、腹胀 12 年余，呕血、黑便 7 天，神志不清 1 天。围绕以上简要病史，你将如何询问患者现病史及相关的内容。

（一）症状特点：乏力、腹胀，呕血、黑便，神志不清。

（二）可能出现的疾病

可能的疾病：肝硬化，食管胃底曲张静脉破裂出血，肝性脑病。

（三）需鉴别的疾病

需鉴别的疾病是消化性溃疡等。

（四）现病史及问诊的重要内容

1. 根据主诉及相关鉴别诊断询问

（1）发病诱因：近期呕血、黑便的性状及具体量，利尿药使用情况，是否进食动物蛋白及量，有无饮酒及服药史。

（2）意识障碍程度：意识模糊、昏睡、昏迷。

（3）伴随症状：有无发热，腹胀情况，有无腹痛、尿黄。

（4）诊疗经过：①是否到医院就诊？做过哪些检查？②治疗用药情况？

（5）一般情况：尿量、食欲、睡眠及体重变化情况。

2. 其他有关病史

（1）是否有药物过敏史。

（2）与该病有关的其他病史：肝病史、胆道疾病史及消化性溃疡史、中毒史、消化系统肿瘤史及心、脑血管疾病史，流行病区长期居住史。

（五）问诊技巧

1. 条理性强、能抓住乏力、腹胀，呕血、黑便，神志不清等重点。

2. 能够围绕呕血、黑便，神志不清病情及相关鉴别诊断询问。

【病例二】

女性，71 岁，昏迷 5h，有高血压病史 25 年。围绕以上简要病史，你将如何询问患者现病史及相关的内容。

（一）症状特点：昏迷。

（二）可能出现的疾病

可能的疾病是：高血压、脑血管意外（脑血栓形成、脑出血）。

（三）需鉴别的疾病

需鉴别的疾病：中毒、中暑、癫痫。

（四）现病史及问诊的重要内容

1. 根据主诉及相关鉴别诊断询问

（1）发病诱因：激动、劳累、外伤、高温环境、中毒。

（2）昏迷起病方式（突然发生），昏迷前症状（头痛），昏迷伴随症状（呕吐及呕吐的形式等）。

（3）昏迷程度：浅、深昏迷。

（4）有无大小便失禁和舌咬伤，有无抽搐、四肢肌张力改变。

（5）伴随症状：皮肤黏膜情况、发热、呼吸情况。

（6）诊疗经过：①是否到医院就诊？做过哪些检查？②治疗用药情况？

2. 其他有关病史。

（1）是否有药物过敏史。

（2）与该病有关的其他病史：既往有无类似发作，高血压、动脉硬化，肝、肾疾病，糖尿病史，精神神经疾病史，全身出血性疾病，烟酒嗜好。

（五）问诊技巧

1. 条理性强、能抓住昏迷重点。

2. 能够围绕昏迷病情及相关鉴别诊断询问。

（熊正南）

单元目标检测练习（一）

一、填空题：

1. 对精神障碍的确诊，______________是必不可少的内容。

2. 如果忽视问诊，或所问内容不符合要求，就会____________诊或____________诊。

3. 对危重患者，扼要地询问及重点体格检查之后需迅速进行______________。

4. 疾病演变的情况是指疾病在______________过程中主要症状的变化。

5. 职业的问诊是指询问劳动环境，与______________物质接触情况及时间等。

二、选择题：

（一）A_1型题（单句型最佳选择题）

1. 医师诊治患者的第一步，可获得初步诊断依据的是
   A. 问诊
   B. 视诊
   C. 叩诊
   D. 触诊
   E. 听诊

2. 下列哪项不属于问诊的一般项目
   A. 姓名、性别、年龄
   B. 出生地、民族、婚姻
   C. 职业、工作单位、现在住址
   D. 入院日期、记录日期
   E. 起病情况

3. 主诉表述不对的是
   A. 畏寒、发热、咳嗽伴右侧胸痛 3 天
   B. 畏寒、发热、黄疸、右上腹绞痛 3 天
   C. 呼吸困难 1 天，咳嗽、咯血 1 年
   D. 多食、多饮、多尿 1 年，消瘦 3 月
   E. 反复发作上腹痛 2 年，柏油样便 2 天

4. 现病史应包括疾病的发生、发展、演变全过程，不属于现病史的是
   A. 病因与诱因、患病时间
   B. 症状的部位、性质、持续时间和程度
   C. 患病过程中主要症状的变化
   D. 患病过程中新症状的出现
   E. 曾经患过的疾病

5. 询问呼吸系统既往史时应询问哪一组症状
   A. 咳嗽、咳痰、一侧肢体肌肉萎缩
   B. 咳嗽、咳痰、咯血、胸痛、发热、盗汗等
   C. 咳嗽、呼吸困难、腹泻
   D. 头晕、头痛、多尿、多饮
   E. 咳嗽、咯血、尿急

6. 询问循环系统既往史时，应询问哪一组症状
   A. 心悸、腰痛、多食、多饮
   B. 呼吸困难、咳嗽、咳痰、一侧肢体

无力

C. 肌肉疼痛、肌肉萎缩、头痛、多尿、心悸

D. 心悸、心前区痛、呼吸困难、咳嗽、咳痰、咯血、水肿等

E. 食欲缺乏、腹泻、咳嗽、咳痰

7. 询问消化系统既往史时，应询问哪一组症状

A. 咳嗽、咯血、便血、腹胀、多食、多饮

B. 心悸、水肿、便秘、多尿、尿频

C. 食欲缺乏、反酸、胃灼热、恶心、呕吐、腹痛、呕血、便血

D. 头晕、肢体麻木、关节痛、

E. 食欲缺乏、恶心、呕吐、心悸、水肿

8. 以下问诊中不属于个人史的内容是

A. 出生地、居住与旅居地区和居留时间

B. 既往健康状况和曾经患过的疾病史

C. 劳动环境、毒物、放射性物质的接触情况及时间

D. 有无重大精神创伤，有无药物成瘾等

E. 个人生活习惯、烟酒嗜好及其量和时间

9. 以下问诊中不属于月经史的内容是

A. 月经初潮年龄

B. 月经周期和经期天数

C. 经血的量和颜色

D. 有无痛经与白带

E. 性生活情况

10. 以下问诊中不属于社会经历的内容是

A. 出生地

B. 居住与旅居地区

C. 居住地居留时间

D. 劳动环境、工种

E. 曾旅居传染病和地方病流行区

（二）A_2 型题（病例摘要型最佳选择题）

11. 男，26 岁，畏寒、发热、咳嗽，伴右侧胸痛 3 天，咳铁锈色痰 1 天，X 线诊断为肺炎链球菌性肺炎，应记入既往史的是

A. 既往患过肺炎的病情

B. 发热、咳嗽的病因与诱因

C. 右侧胸痛的变化

D. 患病过程中咳铁锈色痰

E. 咳嗽的性质、持续时间和程度

（三）B_1 型题（标准配伍型题）

12～15 题共用题干

A. 咳嗽、咳痰、咯血、胸痛

B. 腹痛、腹泻、恶心、呕吐

C. 头晕、眼花

D. 肌肉疼痛、麻木、关节肿痛

E. 排尿困难，尿频、尿急、尿痛

12. 贫血常见的症状是

13. 呼吸系统常见的症状是

14. 消化系统常见的症状是

15. 骨骼肌肉系统常见的症状是

第二章　症状诊断

学习目标

通过本章内容的学习，学生应能：

识记：

描述临床常见症状的临床特征。

理解：

总结临床常见症状的发病机制及不同伴随症状的临床意义。

运用：

联系临术常见症状的问诊要点，对产生该症状的疾病做出初步诊断与鉴别。

症状学（symtomatology）研究症状的病因、发病机制、临床表现及其在诊断中的作用。症状是指人体在致病因素作用下，体内生理功能发生病态变化，主观感到的异常感觉和不适，如呼吸困难、咳嗽、心悸等。症状是诊断、鉴别疾病的重要线索和依据之一。体征（sign）是指医师或其他人能客观检查到的病态改变，如啰音、心脏杂音、肝大等。

疾病诊断的主要依据与线索，来源于对症状的分析。同一症状可在多种疾病中出现，同一疾病亦可有不同的症状表现。全面掌握临床资料，对症状与体征进行综合分析是诊断、鉴别疾病的基本思维方法。

第一节　发　　热

正常人的体温受体温调节中枢所调控，通过神经、体液因素调节产热和散热过程的动态平衡，保持体温的相对恒定。任何原因使体温超过正常范围，称为发热（fever）。

体温是指在生理状态下机体的温度。人的体温由测温计测定其变化，正常成人的体温维持在36.3～37.2℃（口测法），腋温比口温低0.5℃左右，直肠内温度比口温高0.5℃左右，也受机体内外因素影响，并存在个体差异。每天下午体温比早晨稍高，激烈活动与进餐后体温也可稍有升高，波动幅度不超过1℃。老年人体温相对青壮年也低一些，妇女在月经前及妊娠期体温略高于正常。

提示：正常成人的体温并不是恒定在37℃。

【病因】

导致发热的原因较多，临床上往往将发热归纳为感染性和非感染性两大类。

（一）感染性发热

感染性发热（infective fever）由各种病原体引发的感染，如病毒、细菌、支原体、立克次体、真菌、螺旋体、寄生虫、衣原体等导致急性、亚急性、慢性的局限性或全身性感染，都可引起发热。

（二）非感染性发热

非感染性发热（noninfective fever）通常指由非病原体物质引起的发热，归纳有以下方面：

1. 无菌性组织损伤或坏死　由于无菌性组织损伤或坏死，分解的组织蛋白及组织坏死物的吸收，可引发无菌性炎症，引起发热，又称吸收热。

（1）化学、物理或机械性损伤：如大面积烧伤、大手术后的组织损伤、创伤、内出血。

（2）细胞破坏或组织坏死：如心肌梗死，肺、脾梗死，溶血或癌、肢体坏死等。

2. 抗原 - 抗体反应　变态反应时形成抗原抗体复合物引起发热，如药物热、血清病、风湿病等。

3. 内分泌代谢疾病　如甲状腺功能亢进症，大量失水和失血时散热减少。

4. 体温调节中枢功能失常　通常见于中枢神经系统受到损害而引发的疾病如中暑、重度安眠药中毒、脑出血、脑外伤等。

5. 皮肤散热减少　如广泛性皮炎、鱼鳞病及慢性心功能不全时，皮肤散热减少引起低热。

6. 自主神经功能紊乱　自主神经功能紊乱，影响正常的体温调节，属功能性发热，多为低热，常见有原发性低热、感染后低热、夏季低热、生理性低热等。

提示：临床上以感染性发热多见。

【发病机制】

各种原因导致产热增加或散热减少，即出现发热。绝大多数发热是由于致热原（pyrogen）的作用。

临床上将致热原分为外源性和内源性两大类。

外源性致热原（exogenous　pyrogen）即多种病原体及其产物、炎性渗出物、无菌性坏死组织、抗原抗体复合物、某些类固醇物质、多糖体成分、多核苷酸及淋巴细胞激活因子等，多为大分子物质，不能通过血脑屏障直接作用于体温调节中枢引起发热，却能激活血液中的中性粒细胞、嗜酸性粒细胞和单核 - 吞噬细胞系统，产生并释放内源性致热原。

内源性致热原（endogenous　pyrogen）又称白细胞致热原，如白介素（IL-1）、肿瘤坏死因子（TNF）和干扰素等，其分子量小，能通过血 - 脑屏障直接作用于体温调节中枢，导致体温调定点上移，体温调节中枢重新加以调节，一是通过垂体内分泌因素使代谢增加或通过运动神经使骨骼肌阵缩，产热增多；二是通过交感神经使皮肤血管及竖毛肌收缩，排汗停止，散热减少，这样产热大于散热，体温升高发热。

非致热原性发热，见于体温调节中枢直接受损（颅脑外伤、出血、炎症等）和引起产热过多的疾病（癫痫持续状态、甲状腺功能亢进等），以及散热减少的疾病（广泛性皮肤病、心力衰竭等）。

提示：外源性致热原为大分子物质不能直接作用于体温调节中枢引起发热，内源性致热原其分子量小，通过血脑屏障直接作用于体温调节中枢，导致体温调定点上移。内源性致热原是主要致热物质。

【临床表现】

（一）发热的分度

以口表测温度为准，按体温的高低分为：

低热（37.3～38℃）、中等度热（38.1～39℃）、高热（39.1～41℃）、超高热（41℃以上）。

（二）发热的临床经过与特点

1．体温上升期　临床表现有皮肤苍白、干燥无汗、疲乏无力、肌肉酸痛、四肢末端发冷、寒战或畏寒等临床症状。体温上升的方式通常有两种：

（1）骤升型：体温在数小时内骤然上升到 39～40℃或更高，常伴有寒战，小儿易出现惊厥，见于流行性感冒、肺炎链球菌肺炎、败血症、急性肾盂肾炎、疟疾等。

（2）缓升型：体温缓慢上升，数天内达高峰，多不伴寒战。如结核病、伤寒、布氏杆菌等。

2．高热期　临床表现有头痛、皮肤潮红、灼热、呼吸多加深加快，脉搏心率加快，可有食欲减退、腹胀等，严重者常伴有不同程度的意识障碍或谵妄、惊厥等中枢神经系统表现。

体温上升到高峰后持续一段时间，高热持续的时间由于引起发热的原因不同，可有临床差异。例如疟疾高热持续数小时，肺炎链球菌肺炎、化脓性扁桃体炎、流行性感冒可持续数天，伤寒持续到数周。

3．体温下降期　体温下降期的临床表现有出汗多、皮肤潮湿，一般有两种方式。

（1）骤降型：体温在短时间内迅速下降到正常水平，并伴有大汗淋漓。见于疟疾、肺炎链球菌肺炎、输液反应等。

（2）缓降型：体温逐渐缓慢降至正常。见于结核病、风湿热等。

提示：急性发热，起病急，病程＜2 周。常见于各种感染性疾病或某些长期发热病的初始表现。长期发热：体温＞38℃，病程＞2 周。常见于感染性疾病、肿瘤疾病和结缔组织疾病。

慢性低热：体温＜38℃，病程＞1 个月。见于器质性低热和功能性低热。

（三）热型与临床意义

将测量发热患者的体温标记在体温单上，形成不同形状的体温曲线即热型（fever type）。不同的发热性疾病有不同特征的热型，特征性热型对疾病的诊断与鉴别诊断有参考价值。临床上常见的热型有：

（1）稽留热（continued fever）：体温持续维持在 39～40℃达数天或数周，24h 内体温波动范围不超过 1℃。见于伤寒、副伤寒、肺炎链球菌肺炎等疾病（图 1-2-1）。

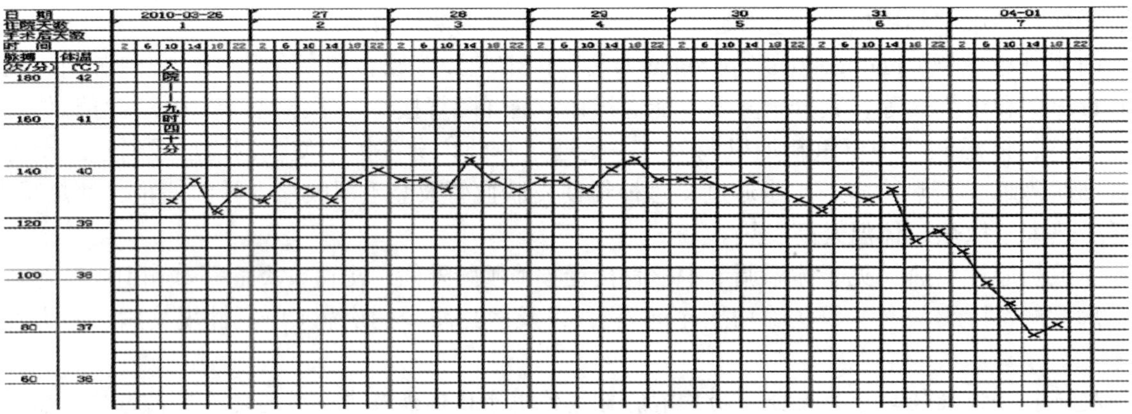

图 1-2-1　稽留热（彩图见书后）

（2）弛张热（remittent fever）：又称败血症热型、消耗热。体温常在 39℃以上，24h 内波动范围超过 2℃，但体温最低时，高于正常。见于风湿热、败血症、脓毒血症、重症肺结核、感染性心内膜炎等疾病（图 1-2-2）。

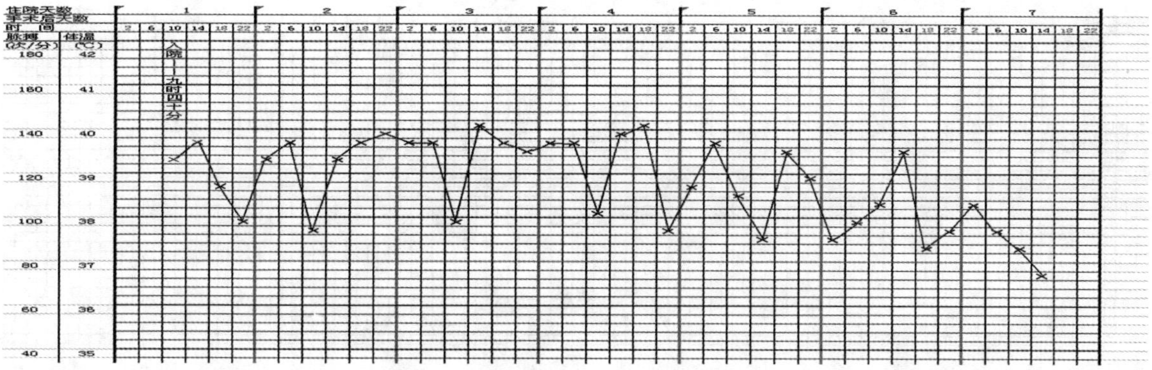

图 1-2-2　弛张热（彩图见书后）

（3）间歇热（intemittent fever）：体温骤然升高至 39℃以上，持续数小时又降至正常范围，经过数小时或数天间歇后，体温又骤然升高，如此反复交替出现。见于疟疾、急性肾盂肾炎等（图 1-2-3）。

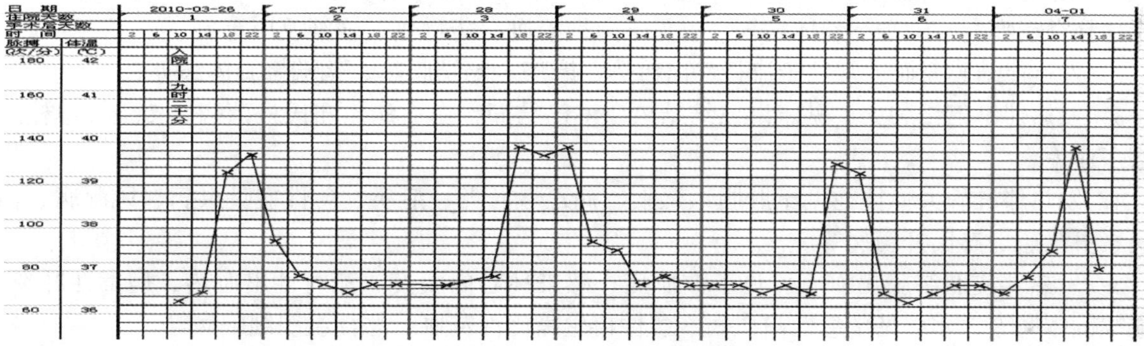

图 1-2-3　间歇热（彩图见书后）

（4）波状热（undulant fever）：体温在数小时内逐渐上升至 39℃或以上，经数天降至正常，持续数天后体温又上升，如此反复多次，见于布氏杆菌病（图 1-2-4）。

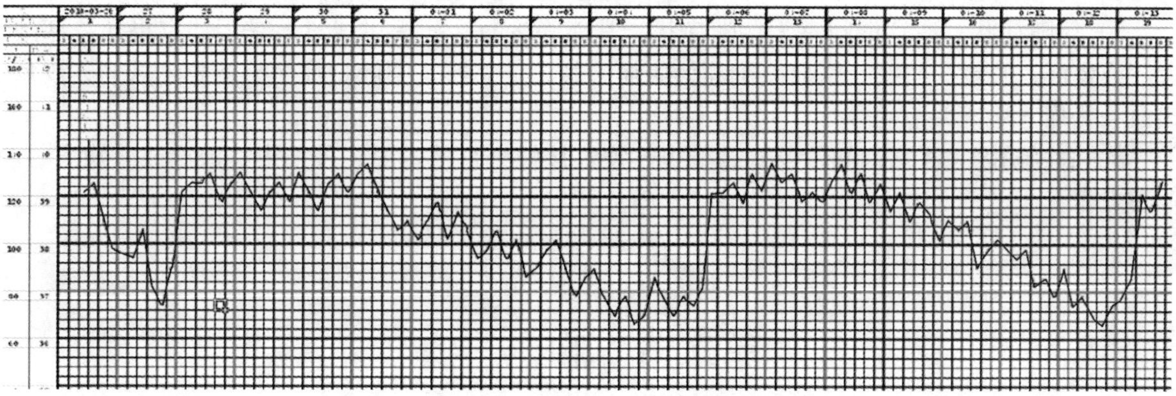

图 1-2-4　波状热（彩图见书后）

（5）回归热（recurrent fever）：体温急骤上升到 39℃以上，持续数天后又骤然下降至正常，高热期与无热期各持续若干天后规律性交替出现。见于回归热、霍奇金（Hodgkin）病（图 1-2-5）。

（6）不规则热（irregular fever）：发热的体温曲线没有任何规律。此种热型见于较多疾病，如结核病、风湿热、支气管肺炎、渗出性胸膜炎、癌性发热等。

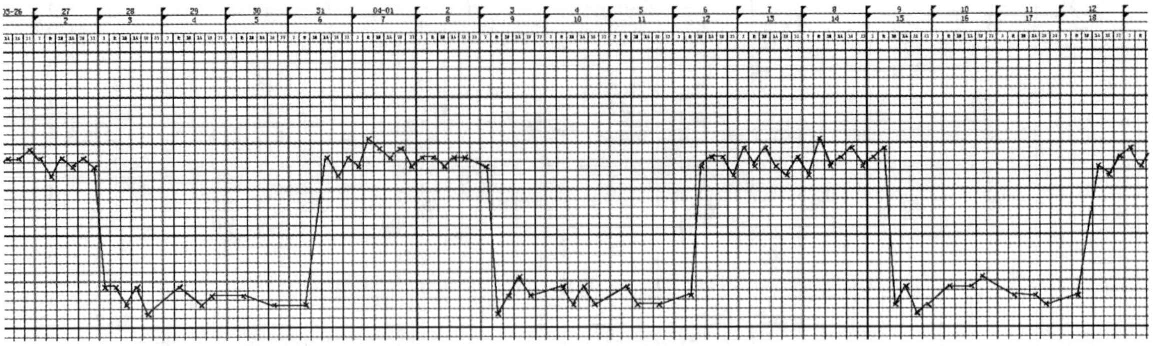

图 1-2-5 回归热（彩图见书后）

提示：不同的热型有助于对发热病因的诊断和鉴别诊断，由于临床上抗生素、解热药与肾上腺皮质激素的应用以及年龄和个体反应的差异等因素，部分患者可能呈现不典型的热型表现。

【伴随症状】 发热的伴随症状有助于发热病因的诊断和鉴别诊断。

1. 发热伴寒战 常见于某些病原体感染，如肺炎链球菌肺炎、急性胆囊炎、急性肾盂肾炎、流行性脑脊髓膜炎、钩端螺旋体病等。也见于急性溶血、药物热、输液反应等。

2. 发热伴结膜充血 常见于流行性出血热、麻疹、咽结膜热、钩端螺旋体病等。

3. 发热伴淋巴结肿大 见于淋巴结结核、淋巴结瘤、白血病、布氏杆菌病、传染性单核细胞增多症等。

4. 发热伴肝脾大 往往见于肝胆系感染、病毒性肝炎、疟疾、急性血吸虫病、风湿病、白血病、淋巴瘤、布氏杆菌病等。

5. 发热伴皮肤结膜出血 可见于败血症、感染性心内膜炎、流行性出血热、病毒性肝炎、钩端螺旋体病等，亦可见于急性白血病、急性再生障碍性贫血、恶性组织细胞病等。

6. 发热伴皮疹 往往见于麻疹、水痘、风疹、风湿病、药物热等。

7. 发热伴昏迷 见于中毒性菌痢、中暑、流行性乙型脑炎、流行性脑脊髓膜炎等。先昏迷后发热可见于脑出血、巴比妥类中毒等。

【问诊要点】

1. 发病情况 起病时间、季节、缓急、病程，注意了解体温高低及热型。

2. 伴随症状 注意询问有无伴随症状，常能为诊断疾病提供线索。是否伴有畏寒、寒战、大汗或盗汗，咳嗽、咳痰、咯血、胸痛，腹痛、腹泻、恶心、呕吐，尿频、尿急、尿痛，皮疹、出血、头痛、肌肉关节痛等。

3. 病因诱因 注意询问传染病接触史、疫水接触史、手术史、外伤史、流产或分娩史、职业特点等。

第二节 胸 痛

胸痛（chest pain）常由胸部疾病引起，少数其他部位的疾病亦可引起胸痛。由于个体痛阈的差异性大，所以胸痛的程度与原发病的病情轻重并不完全一致。

【病因】

引起胸痛的病因如下：

1. 胸壁疾病 急性皮炎、肌炎、皮下蜂窝组织炎、带状疱疹、流行性胸痛、肋间神经炎、肋软骨炎、肋骨骨折、创伤、颈或胸椎结核、多发性骨髓瘤、白血病等。

2. 呼吸系统疾病　胸膜炎、气胸、胸膜肿瘤、肺炎、原发性支气管肺癌、肺梗死等。

3. 心、血管疾病　心绞痛、急性心肌梗死、心肌病、急性心包炎、二尖瓣或主动脉瓣病变、胸主动脉瘤、夹层动脉瘤、心脏神经官能症等。

4. 纵隔疾病　纵隔炎、纵隔脓肿、纵隔肿瘤等。

5. 食管疾病　食管炎、食管癌、食管裂孔疝等。

6. 其他　膈下脓肿、肝脓肿、脾梗死、脾破裂等。

【发病机制】

胸痛的发病机制是胸部的感觉神经受到物理性、化学性、生物性因素刺激后，产生痛觉冲动，并传入大脑皮质的痛觉中枢引起痛觉。

胸部的感觉神经包括：①支配心脏及主动脉胸段的交感神经感觉纤维；②支配气管、支气管与食管的迷走神经感觉纤维；③肋间神经感觉纤维；④膈神经感觉纤维。

放射痛指内脏疾病引起的疼痛，在体表的某一部位同时发生疼痛觉或痛觉过敏区。机制是因为内脏与分布体表的传入神经进入脊髓同一节段并在后角发生联系，来自内脏的痛觉冲动直接激发脊髓体表感觉神经元，引起相应体表区域的痛觉，具有体神经传导特点，疼痛部位明确，程度剧烈。局部有压痛，肌紧张及痛觉过敏区。例如心绞痛的疼痛除心前区及胸骨后疼痛外，可出现左肩及左臂内侧的疼痛。

提示：放射痛出现的部位与患病部位有一定的解剖关系，它们都受同一脊髓节段的后根神经支配。

【临床表现】

1. 发病年龄　青壮年胸痛多见于胸膜炎、气胸、心肌病、风湿性心脏病，中老年人胸痛应警惕心绞痛、急性心肌梗死、原发性支气管肺癌等。

2. 胸痛部位　胸痛的部位就是疾病的位置和疼痛的放射位置。①胸壁疾病引起的胸痛，部位固定，局部有压痛，胸壁的炎症可有红、肿、热、痛表现；②带状疱疹表现为群集性伴红晕的水疱沿一侧肋间神经分布伴剧烈神经痛，疱疹不超过体表中线；③肋软骨炎多侵犯第 1、2 肋软骨，对称或非对称性呈单个或多个肿胀隆起，疼痛明显但皮肤无红肿；④肋骨骨折部位有明显的挤压痛；⑤心绞痛及急性心肌梗死的胸痛多在胸骨后或心前区；⑥食管及纵隔疾病引起的胸痛亦多在胸骨后；⑦自发性气胸、胸膜炎及肺梗死引起的胸痛多位于患侧的腋下，干性胸膜炎呈尖锐刺痛或撕裂痛；⑧肺梗死则表现为突发性剧烈刺痛，伴有呼吸困难和发绀。

3. 胸痛性质　食管炎多呈烧灼感，肋间神经痛呈阵发性的灼痛或刺痛，带状疱疹呈刀割样或灼痛，心绞痛呈压榨性伴窒息感，急性心肌梗死时疼痛则更剧烈且持久伴濒死感，干性胸膜炎常呈尖锐刺痛或撕裂痛，原发性支气管肺癌及纵隔肿瘤常表现为闷痛，肺梗死则表现为突发剧烈刺痛、伴有呼吸困难和发绀。

4. 胸痛持续时间　持续性胸痛见于炎症、肿瘤、栓塞或梗死所致疼痛，阵发性胸痛见于平滑肌痉挛或血管狭窄缺血所致疼痛。短暂胸痛见于心绞痛，发作时间短暂约几分钟，最长不超过 15min；心肌梗死疼痛持续时间长且不易缓解。

5. 影响胸痛的因素　劳累、精神紧张有关见于心绞痛，呈阵发性，休息或用硝酸甘油可使其很快缓解，急性心肌梗死呈持续性剧痛，硝酸甘油不易缓解。与咳嗽、深呼吸有关见于胸膜炎、心包炎，自发性气胸可因咳嗽、深呼吸使胸痛加剧。与食物吞咽有关见于反流性食管炎，制酸剂则可使疼痛减轻。

提示：胸痛的发病年龄、疼痛部位、性质、持续时间和影响因素是胸痛病因诊断与鉴别诊断的重要依据。

【伴随症状】

1. 胸痛伴咳嗽、咯血 提示肺部疾病，如肺炎、肺结核、原发性支气管肺癌等。

2. 胸痛伴呼吸困难 提示肺部大面积病变或受压，如肺梗死、气胸、渗出性胸膜炎等。

3. 胸痛伴咽下困难 提示食管疾病，如反流性食管炎。

【问诊要点】

1. 发病情况 发病年龄、缓急、病程、部位、性质、程度、有无放射痛及部位、加重与缓解方式。

2. 伴随症状 是否伴有发热、畏寒、寒战、大汗或盗汗，咳嗽、咳痰、咯血、呼吸困难，吞咽困难、咽下痛与反酸等。

3. 病因诱因 注意询问有无呼吸、心血管、消化系统疾病史，有无胸壁感染、外伤、手术史，职业特点等。

第三节 咳嗽与咳痰

咳嗽（cough）是机体的一种保护性反射动作。呼吸道内分泌物或进入气管的异物，可借咳嗽反射而排出体外。长期频繁的刺激性咳嗽可使胸膜腔内压增高，影响静脉血回流，增加心肺负荷，影响工作与休息，则失去其保护性意义。

咳痰（expectoration）是借助咳嗽动作将呼吸道内病理性分泌物排出口腔外的现象。正常呼吸道黏膜的黏液腺分泌少量黏液，使呼吸道保持湿润。

【病因】

1. 呼吸道疾病 从鼻咽部到小支气管整个呼吸道黏膜受刺激时，均可引起咳嗽。肺泡受刺激所致咳嗽是由于肺泡内分泌物进入小支气管刺激气道黏膜所引起。呼吸道各部位，如咽、喉、气管、支气管和肺受刺激性气体（冷、热空气、氯、溴、酸、氨）的吸入，异物、炎症、出血、肿瘤等的刺激，均可引起咳嗽。

当各种原因（微生物性、物理性、化学性、过敏性）使咽、喉、支气管及肺发生炎症时，黏膜充血、水肿、黏液分泌增多，毛细血管通透性增高，浆液大量渗出，渗出物与黏液和吸入的尘埃及某些组织破坏产物，混合成痰。在呼吸道感染和肺寄生虫病时，痰中可检出致病原如病毒、支原体、致病性细菌、溶组织阿米巴、肺吸虫卵等。

2. 胸膜疾病 各种胸膜炎或胸膜受到刺激（气胸、胸腔穿刺）时可出现咳嗽。

3. 心血管疾病 二尖瓣狭窄或其他各种原因所致左心功能不全引起肺淤血、肺水肿，或来自右心及体循环静脉栓子引起肺栓塞时，肺泡及支气管内漏出或渗出物刺激支气管黏膜，引起咳嗽。

4. 中枢神经因素 从大脑皮层发出冲动传至延髓咳嗽中枢，也可随意引发咳嗽或抑制咳嗽。

提示：咳嗽是由于咽、呼吸道、胸膜受刺激所致，最常见原因为呼吸道疾病、胸膜疾病、心血管疾病等。

【发病机制】

咳嗽是由于来自耳、鼻、咽、喉、呼吸道黏膜、肺泡与胸膜等感受区的刺激传入延髓咳嗽中枢。延髓咳嗽中枢再将冲动传向喉下神经、膈神经与脊神经，分别引起咽肌、声门、膈与其他呼吸肌运动，引起咳嗽动作。咳嗽动作首先是快速、短促吸气、膈下降，声门迅速关闭，随即呼气肌、膈肌与腹肌快速收缩，使肺内压迅速升高；然后声门突然开放，肺内高压气流喷射而出，冲击声门裂隙而发生咳嗽动作与特别音响，呼吸道内分泌物或异物亦随之而被排出。

【临床表现】

1．咳嗽的性质

（1）干性咳嗽：咳嗽无痰或痰量很少，称干性咳嗽。常见于急性咽喉炎、急性支气管炎初期，各种原因引起的胸膜炎及肺结核初期等。

（2）湿性咳嗽：咳嗽伴有痰液，称湿性咳嗽。常见于慢性支气管炎、支气管扩张症、肺炎、肺脓肿及慢性纤维空洞型肺结核等。

2．咳嗽发作与时间规律

（1）急性发作的咳嗽：急性骤然发生的咳嗽，多见于刺激性气体所致的急性上呼吸道炎症及气管、支气管异物。发作性咳嗽常见于百日咳、支气管淋巴结核或肿瘤压迫气管等情况。

（2）长期慢性的咳嗽：长期反复发作的慢性咳嗽，多见于慢性呼吸系统疾病，如慢性支气管炎、支气管扩张症、慢性纤维空洞型肺结核、慢性肺脓肿、尘肺等。

（3）周期性咳嗽：慢性支气管炎、支气管扩张症、慢性肺脓肿的咳嗽于清晨或夜间睡眠时加剧是由于体位改变，痰液流动刺激支气管黏膜所致。左心功能不全夜间咳嗽明显，与夜间肺淤血加重及迷走神经兴奋性增高有关。

提示：咳嗽发作的时间与规律是区分急、慢性疾病的重要依据之一。

3．咳嗽的音色

（1）短促轻微咳嗽：见于早期肺结核、干性胸膜炎、喉炎等。

（2）声音嘶哑：见于声带炎、喉炎、喉结核、喉癌及喉返神经麻痹。

（3）鸡鸣样咳嗽：见于百日咳、会厌、喉部疾患或气管受压。

（4）金属音咳嗽：见于纵隔肿瘤、原发性支气管肺癌、主动脉瘤等压迫气管时。

（5）咳嗽声音低微或无力：见于极度衰竭、声带麻痹者。

4．痰的性质和量　痰的性质可分为黏液性、浆液性、脓性、黏液脓性、血性等。

（1）大量脓性痰：支气管扩张、肺脓肿、支气管胸膜瘘时，痰量多且呈脓性，静置后可出现分层现象，上层为泡沫，中层为黏液或浆液脓性，下层为坏死组织。

（2）不同颜色的脓性痰：脓痰有恶臭气味者，提示有厌氧菌感染；黄脓痰表示呼吸道化脓性感染；黄绿色或草绿色痰见于铜绿假单胞菌感染。

（3）不同颜色的非脓性痰：粉红色泡沫痰见于急性肺水肿；痰白黏稠、牵拉成丝难以咳出，提示有白念珠菌感染；铁锈色痰见于肺炎链球菌肺炎；烂桃样痰见于肺吸虫病；棕褐色痰见于阿米巴肺脓肿。

（4）大量的非脓性痰：日咳数百至上千毫升浆液泡沫样痰，要考虑弥漫性肺泡癌的可能。

提示：咳嗽的音色、痰的性质和量的确认是确诊疾病的重要依据之一。

【伴随症状】

1．咳嗽伴发热　常见于呼吸道感染、肺炎、支气管扩张并发感染、胸膜炎、肺结核以及麻疹、伤寒等。

2．咳嗽伴胸痛　常见于胸膜炎、自发性气胸、肺炎、原发性支气管肺癌等。

3．咳嗽伴咯血　常见于支气管扩张症、肺结核、原发性支气管肺癌、二尖瓣狭窄等。

4．咳嗽伴呼吸困难　见于喉头水肿、喉肿瘤、慢性支气管炎、肺气肿、重症肺炎和重症肺结核、大量胸腔积液、气胸、肺淤血、肺水肿等。

5．咳嗽伴大量脓性痰　见于肺脓肿、支气管扩张症、脓胸合并支气管胸膜瘘等。

6．咳嗽伴哮鸣音　常见于支气管哮喘、喘息性慢性支气管炎、心源性哮喘、气管及支气管异物等。

7．咳嗽伴杵状指（趾）　常见于慢性阻塞性肺病、支气管扩张症、肺脓肿、原发性支气管肺癌等。

【问诊要点】

1．发病情况 发病年龄、缓急、病程、程度，咳嗽的性质、音色、时间与节律，痰的性状和量。

2．伴随症状 是否伴有发热、畏寒、寒战、大汗或盗汗；胸痛、呼吸困难、咯血、哮喘；大量浓痰、杵状指等。

3．病因诱因 有无结核、支气管扩张、支气管哮喘、慢性支气管炎等病史，有无传染病、疫区疫水接触史，有无异物吸入史，有无外伤、手术、感染史，有无心血管、中枢神经系统疾病史，职业特点及吸烟情况等。

第四节 咯 血

咯血（hemoptysis）指喉部及喉以下的呼吸道任何部位的出血经咳嗽由口腔排出。咯血量多少不一，一般呈鲜红色，24h 咯血量 100ml 以内为小量咯血，100～500ml 为中等量咯血，在 500ml 以上或一次咯出 100～500ml 者，或无论咯血量多少引起窒息者为大咯血。

【病因】

引起咯血的原因很多，以呼吸系统和心血管疾病最常见。

1．支气管疾病 常见的有支气管扩张症、原发性支气管肺癌、慢性支气管炎、支气管内膜结核，也可偶见支气管非特异性溃疡、支气管良性瘤、支气管内结石等。

2．肺部疾病 常见的有肺结核、肺炎、肺脓肿、肺癌等，较少见的有肺淤血、肺梗死、肺吸虫病、肺真菌病、肺血管畸形等。肺结核是最常见的咯血原因之一。

提示：大咯血容易引起窒息或休克而导致死亡，应积极进行抢救处理。

3．心血管疾病 常见的是风湿性心脏病二尖瓣狭窄所致的咯血。某些先天性心脏病如房间隔缺损、室间隔缺损及动脉导管未闭亦可引起咯血。

提示：急性肺水肿或任何心脏病引起急性左心衰竭时，咳浆液性粉红色泡沫样痰。

4．其他 某些急性传染病（钩端螺旋体病肺出血型、流行性出血热）、血液病（血小板减少性紫癜、白血病）、风湿病（结节性多动脉炎、白塞病）、肺出血 - 肾炎综合征或气管、支气管子宫内膜异位症等均可引起咯血。

【发病机制】

支气管疾病咯血是由于炎症或肿瘤侵犯支气管黏膜或病灶毛细血管，使其通透性增高，血液渗出或黏膜下血管破裂出血。

肺部疾病咯血是由于炎症或结核性病变毛细血管通透性增高、小血管破裂、小动脉瘤破裂和动静脉瘘破裂，心血管疾病咯血是由于肺淤血致肺泡壁或支气管内膜毛细血管破裂，支气管黏膜下层支气管静脉曲张破裂，常致较大量咯血。

【临床表现】

1．年龄与生活习惯

（1）青少年若出现：①长期反复咳嗽、咳脓痰、咯鲜血常见于支气管扩张；②持续咳嗽无痰或少痰数周或数月，痰中带血，伴低热提示肺结核；③反复出现游走性关节红、肿、热、痛，心悸，咳暗红色血痰提示风湿性心脏病二尖瓣狭窄。

（2）40 岁以上有大量吸烟史（纸烟 20 支 / 日 ×20 年以上）伴咯血，咳嗽呈金属音高度怀疑原发性支气管肺癌。

（3）有生吃溪蟹、喇蛄者，咯血应考虑肺吸虫病。

2．颜色和性状 肺部炎症或结核性病变使毛细血管通透性增高血液渗出，可表现为痰中带血丝、血点或小血块；如果病变侵蚀小血管，管壁破溃时，则引起中等量咯血；如果结核空洞壁肺动脉分支形成的动脉瘤破裂，则可引起大咯血，甚至危及生命。咳鲜血痰常见于肺结核、支气管扩张症、支气管结核、肺脓肿，铁锈色痰主要见于肺炎链球菌肺炎，咳砖红色胶冻样血痰见于肺炎克雷伯杆菌肺炎，咳暗红色血痰见于二尖瓣狭窄、肺淤血、肺栓塞。急性左心衰竭时，咳浆液性粉红色泡沫样血痰。

3．全身情况 长时间咯血全身情况差及体重减轻者，多见于肺结核、原发性支气管肺癌。反复咯血而全身情况尚好者，见于支气管扩张症、肺囊肿等。

【伴随症状】

1．咯血伴发热 见于肺结核、肺炎、肺脓肿、钩端螺旋体病肺出血、流行性出血热等。

2．咯血伴胸痛 见于肺炎链球菌肺炎、肺结核、原发性支气管肺癌、肺梗死等。

3．咯血伴脓痰 见于肺脓肿、支气管扩张症、慢性纤维空洞型肺结核合并感染等。

4．咯血伴黄疸 见于肺梗死、肺炎链球菌肺炎、钩端螺旋体病等。

5．咯血伴皮肤黏膜出血 见于钩端螺旋体病、流行性出血热、血液病等。

6．咯血伴杵状指（趾） 见于支气管扩张症、肺脓肿、原发性支气管肺癌等。

【问诊要点】

1．首先确定咯血还是呕血 咯血首先应与口腔、鼻腔及咽部出血相鉴别，询问有无喉部痒、胸闷、咳嗽、上腹不适、恶心呕吐等症状，血的颜色、有无混合物等。

大咯血还须与呕血鉴别（表 1-2-1）。

表 1-2-1 咯血与呕血的鉴别

	咯血	呕血
病史	肺结核、支气管扩张、肺癌、心脏病等	消化性溃疡、肝硬化、急性胃黏膜病变等
出血前症状	喉部痒、胸闷咳嗽等	上腹不适、恶心呕吐等
出血方式	咯出	呕出
血的颜色	鲜红	棕黑色、暗红色、有时鲜红
血中混有物	痰、泡沫	食物残渣、胃液
酸碱反应	碱性	酸性
黑便	无（咽下时可有）	有，可呈柏油样便持续数天
出血后痰的形状	常有痰中带血	无痰

2．发病情况 发病年龄、病程、咯血量、血的颜色和性状。

3．伴随症状 是否伴有发热、畏寒、寒战、大汗或盗汗，是否伴有胸痛、呼吸困难、呛咳、脓痰、杵状指，是否伴有黄疸、皮肤黏膜出血等。

4．个人史 有无结核、支气管扩张、慢性支气管炎、肿瘤、心血管疾病、血液病等病史，有无传染病、疫区疫水接触史、生食海鲜史，吸烟情况及职业特点等。女性患者应注意询问月经情况。

提示：诊断中一定要明确咯血的来源。

第五节 呼吸困难

呼吸困难（dyspnea）是指患者主观上感觉空气不足，呼吸费力；客观表现呼吸运动用力、重者出现张口抬肩、鼻翼扇动、端坐呼吸、发绀，辅助呼吸肌也参与呼吸运动，并有呼吸频率、深度及节律的异常。

【病因】

呼吸困难的主要病因是呼吸系统疾病和循环系统疾病，少数由于中毒性、神经精神性、血液性疾病引起。

1．呼吸系统疾病

（1）气道阻塞：常见于喉、气管、支气管的炎症、水肿、异物、肿瘤，支气管哮喘、慢性阻塞性肺气肿等。

（2）肺疾病：如肺炎、肺不张、肺淤血、肺水肿、肺梗死、间质性肺病、细支气管肺泡癌等。

（3）胸廓与胸膜疾病：如严重胸廓畸形、胸廓外伤、气胸、大量胸腔积液及严重胸膜肥厚粘连等。

（4）神经肌肉功能疾病：如急性多发性神经根炎（格林-巴利综合征）、脊髓灰质炎、重症肌无力。

（5）膈运动障碍：如高度胀气、大量腹水、腹腔巨大肿瘤、胃扩张、妊娠末期等。

2．循环系统疾病　如各种原因所致的心功能不全，心包填塞、原发性肺动脉高压等。

3．中毒　如糖尿病酮症酸中毒、尿毒症、吗啡及巴比妥类药物中毒、有机磷中毒、一氧化碳中毒等。

4．血液病　如重度贫血、高铁血红蛋白血症及硫化血红蛋白血症。

5．神经精神疾病　如颅脑外伤、脑出血、脑肿瘤、脑及脑膜炎等所致呼吸中枢功能衰竭；精神因素所致呼吸困难，如癔症。

【发病机制】

肺源性呼吸困难是由于呼吸系统疾病引起的肺通气和（或）换气功能障碍，导致缺氧和二氧化碳潴留。

心源性呼吸困难见于各种原因引起的左、右心功能不全。左心功能不全出现呼吸困难的机制主要是肺淤血。使气体弥散功能降低；肺组织弹性减弱，使肺活量减少；肺泡张力增高，刺激牵张感受器，通过迷走神经反射兴奋呼吸中枢。右心功能不全出现呼吸困难的机制是体循环淤血，因为右心房与上腔静脉压升高，刺激压力感受器反射性地兴奋呼吸中枢；血氧含量减少，以及乳酸、丙酮酸等酸性代谢产物增多，刺激呼吸中枢；淤血性肝大，腹水和胸腔积液，使呼吸运动受限，气体交换面积减少。

中毒性呼吸困难的机制是某些药物、化学物质及机体内代谢产物刺激呼吸中枢引起呼吸困难。某些药物、化学物质及红细胞变形，血红蛋白量减少，使红细胞携氧能力和血氧含量降低引起呼吸困难。

【临床表现】

1．肺源性呼吸困难临床分为三种类型。

（1）吸气性呼吸困难：由喉、气管及大支气管的狭窄或梗阻引起，多见于喉、气管、大支气管的炎症、水肿、痉挛、异物、肿瘤及喉上神经、喉返神经麻痹等。其特点是吸气显著困难，吸气时间明显延长，可伴有干咳及高调吸气性喉鸣音，重者呼吸肌极度紧张，胸腔负压增大，吸气时胸骨上窝、锁骨上窝和肋间隙明显下陷，称为“三凹征”。

提示：吸气性呼吸困难特点是“三凹征”，可伴有干咳及高调吸气性喉鸣音。

（2）呼气性呼吸困难：由肺组织弹性减弱，小支气管痉挛或狭窄所致，多见于支气管哮喘、喘息型慢性支气管炎、慢性阻塞性肺气肿等。其特点是呼气费力，呼气时间延长，常伴干啰音。

提示：呼气性呼吸困难特点是呼气费力，呼气缓慢，常伴有呼气期哮鸣音。

（3）混合性呼吸困难：多由广泛肺部病变或肺组织受压，影响换气功能所致。常见于重症肺炎、大量胸腔积液或气胸、大片肺不张、大面积肺梗死、间质性肺病等。其特点是吸气与呼气均费力，呼吸较浅快。

2．心源性呼吸困难　左心、右心或全心功能不全时均可出现呼吸困难。

呼吸困难是左心功能不全的最早期症状，发生后较严重，临床特点是劳力性呼吸困难，活动时出现或加重，休息时可减轻或缓解，仰卧位加重，坐位减轻。因坐位时下半身回心血量减少，肺淤血程度减轻，同时坐位时膈位置降低，活动增强，肺活量可增加 10%～30%，故较严重的患者，常被迫采取半坐卧位或端坐位。

提示：心功能不全呼吸困难的特点是活动时出现或加重，休息时可减轻或缓解，仰卧位加重，坐位减轻。

急性左心功能不全常表现为阵发性呼吸困难，多在夜间睡眠中发生，患者常于睡眠中突然感胸闷气急而憋醒，被迫坐起，惊恐不安，用力呼吸，经数分钟或数十分钟后症状逐渐消失，称为夜间阵发性呼吸困难。

提示：夜间阵发性呼吸困难发生的机制是睡眠时迷走神经兴奋性增高，冠状动脉收缩，心肌供血减少；平卧位时肺活量减少，且回心血量增多，加重肺淤血。小支气管收缩，肺泡通气减少。

严重左心功能不全时，出现气喘、哮鸣音、面色灰白、出汗、发绀、咳粉红色泡沫样痰、两肺湿啰音和哮鸣音、心率加快，称为心源性哮喘（cardiac asthma）。

提示：心源性哮喘常见于高血压性心脏病、冠状动脉粥样硬化性心脏病。

3．中毒性呼吸困难　代谢性酸中毒时，血液中酸性代谢产物强烈刺激呼吸中枢，出现深而规则的呼吸，常伴有鼾声，称为酸中毒大呼吸（Kussmaul 呼吸）。

急性感染时，因体温升高及毒性代谢产物的影响，刺激呼吸中枢，使呼吸频率增加。

某些药物及化学物质中毒，如吗啡、巴比妥类药物、有机磷中毒时，呼吸中枢受抑制，致呼吸缓慢，严重者出现潮式呼吸（Cheyne-Stokes 呼吸）或比奥呼吸（Biot 呼吸）。

提示：呼吸中枢受抑制，可出现呼吸节律改变，严重者出现潮式呼吸、比奥呼吸。

4．血源性呼吸困难　重度贫血、高铁血红蛋白血症、硫化血红蛋白血症及一氧化碳中毒等，使红细胞携氧量减少，血氧含量减低，致呼吸加快，常伴有心率增快。

5．神经精神性呼吸困难　各种重症颅脑疾患时，呼吸中枢受增高的颅内压和供血减少的刺激，使呼吸变深变慢，常伴有呼吸节律的异常。

癔症患者由于精神或心理因素的影响可出现呼吸困难，表现为呼吸浅表而频速，1 分钟 60～100 次，常因通气过度发生呼吸性碱中毒，出现口周、四肢麻木和手足搐搦。神经症患者可表现为叹息样呼吸并自述呼吸困难，但无呼吸困难客观表现，正常呼吸中偶尔出现一次深大呼吸，类似叹气样，之后自觉症状减轻或消失。

【伴随症状】

1．呼吸困难伴发热　见于急性扁桃体周围脓肿、肺炎、胸膜炎、肺脓肿及败血症等。

2．呼吸困难伴一侧胸痛　见于肺炎链球菌肺炎、急性渗出性胸膜炎、肺梗死、自发性气胸、急性心肌梗死、原发性支气管肺癌等。

3．呼吸困难伴昏迷　见于脑出血、脑膜炎、休克型肺炎、肺性脑病、糖尿病酮症酸中毒、尿毒症、吗啡、巴比妥类药物中毒、有机磷中毒、一氧化碳中毒等。

【问诊要点】

1. 发病情况 注意发病的年龄、缓急，是突发性还是渐进性；呼吸困难的表现，是吸气性、呼气性还是吸气、呼气都困难，与活动、体位的关系，昼夜是否一样。

2. 伴随症状 是否伴有发热、胸痛、发绀、咳嗽（性质）、咳痰（性状）、咯血（量及性状）、哮喘，有无头痛、意识障碍等。

3. 病因诱因 注意询问有无呼吸系统疾病、心血管系统疾病、中枢神经系统疾病、肾病、代谢性疾病、精神疾病等病史，有无药物、毒物摄入，异物吸入、食物异常史及职业特点等。

第六节 发 绀

发绀（cyanosis）又称紫绀，指血液中脱氧血红蛋白增多，使皮肤黏膜呈青紫色的现象。广义的发绀包括血液中异常血红蛋白衍生物（高铁血红蛋白、硫化血红蛋白）增多引起的皮肤黏膜青紫状态。发绀在皮肤较薄、色素较少及毛细血管丰富的部位，如口唇、鼻尖、颊部、甲床及耳郭等处较明显，且易观察到。

【发病机制】

1. 血液中脱氧血红蛋白绝对含量增多 发绀是由于血液中脱氧血红蛋白绝对含量增多所致。正常人每升血液中含血红蛋白约 150g，能携带 20vol/dL 的氧，此种情况称为 100% 氧饱和度。正常情况下，体循环动脉血血氧饱和度达 95% 以上（携带 19vol/dL 以上的氧），脱氧血红蛋白含量约 7.5g/L，前者呈鲜红色，后者呈暗红色。毛细血管血中脱氧血红蛋白的平均含量为 26g/L，不会出现发绀。只有当某种原因使毛细血管中脱氧血红蛋白含量增多至 50g/L（血氧未饱和度超过 6.5vol/dL 时），使皮肤黏膜呈青紫色称发绀。

提示：发绀是缺氧的表现，但缺氧不一定都导致发绀。如重度贫血（Hb＜60g/L）时，即使有严重缺氧，动脉血氧饱和度明显降低，亦难出现发绀；而红细胞增多症时，无论缺氧存在与否，只要血液中脱氧血红蛋白的含量增多，亦可出现发绀。

2. 血液中异常血红蛋白衍生物如高铁血红蛋白量达 30g/L 及硫化血红蛋白量达 5g/L，可使皮肤黏膜呈类似发绀色，亦列入发绀范畴。

【临床表现】

1. 血液中脱氧血红蛋白增多

（1）中心性发绀：由于心、肺疾病所致动脉血氧饱和度不足。可分为①肺性发绀：由呼吸功能不全、肺氧合作用不足所致。常见于各种严重呼吸系统疾病，如呼吸道梗阻、重症肺炎、阻塞性肺气肿、肺淤血、肺水肿、间质性肺病、大量胸腔积液、气胸及严重胸膜肥厚粘连和肺血管疾病（肺栓塞、原发性肺动脉高压、肺静脉瘘）等；②心性混血性发绀：由于心脏或大血管间存在异常通道，部分静脉血未经肺进行氧合作用，直接入体循环动脉血中，分流量超过心输出量的 1/3 时，即可引起发绀，见于发绀型先天性心脏病，如 Fallot 四联症、Eisenmenger 综合征等。

提示：中心性发绀特点为全身性发绀，除见于四肢末端、颜面（口唇、鼻尖、颊部、耳垂处）、躯干皮肤，亦见于黏膜（如口腔黏膜、舌的腹面黏膜），发绀部位皮肤温暖，局部加温或按摩发绀不消失。

（2）周围性发绀：此类发绀是由于周围血液循环障碍，血液流经末梢血管时，速度变慢、淤滞，氧被组织过多摄取，脱氧血红蛋白增加所致。常见于右心衰竭、缩窄性心包炎、局部静脉病变（血栓性静脉炎、上腔静脉阻塞综合征、下肢静脉曲张）等所致的体循环静脉淤血又称为淤血性周围性发绀及严重休克、肢体动脉闭塞或小动脉强烈收缩所致的周围组织血流灌注不足、缺氧致皮肤黏膜呈青紫、苍白也称为缺血性周围性发绀。

提示：周围性发绀特点常出现于四肢的末梢及下垂部分，如肢端、耳垂及鼻尖，这些部位的皮肤发凉，经加温或按摩使之温暖后，发绀可消退，据此可与中心性发绀相鉴别。

（3）混合性发绀：中心性发绀和周围性发绀并存时称为混合性发绀。见于心功能不全。

2. 血液中异常血红蛋白增多

（1）高铁血红蛋白症：由于各种化学物质或药物中毒引起血红蛋白分子中的二价铁被三价铁代替时，形成高铁血红蛋白，致使失去与氧结合的能力，当血液中高铁血红蛋白量达 30g/L 时，即可出现发绀。常见于伯氨喹啉、亚硝酸盐、氯酸钾、次硝酸铋、磺胺类、苯丙砜、硝基苯、苯胺等中毒。

提示：高铁血红蛋白症发绀的特点是急骤出现，病情严重，氧疗无效，抽出的静脉血呈深棕色，暴露于空气不能变成鲜红色，静脉注射亚甲蓝、硫代硫酸钠、大量维生素 C，可使发绀消退。

大量进食含有亚硝酸盐的变质蔬菜，引起的高铁血红蛋白血症，出现发绀，称为肠源性发绀。

（2）先天性高铁血红蛋白症：患者自幼即有发绀，有家族史而无心肺疾病及引起异常血红蛋白的其他原因，身体一般健康状态较好。

（3）硫化血红蛋白血症：正常红细胞中无硫化血红蛋白。凡能引起高铁血红蛋白的药物或化学物质均能引起硫化血红蛋白血症，但须患者同时有便秘，或服用硫化物，在肠道内形成大量硫化氢为先决条件，硫化氢作用于血红蛋白，产生硫化血红蛋白，当其在血中含量达到 5 g/L 时，即可出现发绀。

提示：硫化血红蛋白一旦形成，始终存在于体内，直至红细胞被破坏为止，故这种发绀持续时间长，可达几个月或更长。

【伴随症状】

1. 发绀伴呼吸困难　常见于严重的肺、心疾病和急性呼吸道阻塞、气胸等。

2. 发绀伴杵状指　主要见于发绀型先天性心脏病及某些慢性肺部疾病，病程较长。

3. 发绀伴意识障碍　见于某些药物或化学物质急性中毒、休克、呼吸衰竭、严重心功能不全等。

【问诊要点】

1. 发病情况　发绀的年龄，是否出生或幼年即发病；发病的缓急、病程；性别，如特发性阵发性高铁血红蛋白血症可见于育龄妇女，且发绀多与月经周期有关；发绀的部位，是中心性或是周围性。

2. 伴随症状　是否伴有呼吸困难、杵状指趾、意识障碍等。

3. 病因诱因　注意询问有无呼吸系统疾病、心血管系统疾病病史，有无摄入相关药物、化学物质、变质蔬菜等病史，有无异物吸入史及职业特点等。

第七节　心　　悸

心悸（palpitation）是指患者自觉心脏跳动的不适感或心慌感，可伴心前区不适感。体格检查可发现心率增快、减慢或心律失常，亦可正常或心搏增强等。

【病因】

1. 生理性心悸　剧烈运动、精神过度紧张或情绪激动时，饮用酒、浓茶或咖啡后或应用某些药物如肾上腺素、麻黄碱、咖啡因、氨茶碱、阿托品、甲状腺素片时。

2. 各种器质性心脏病，如高血压性心脏病、主动脉瓣或二尖瓣关闭不全、某些先天性心脏病（动脉导管未闭、室间隔缺损）、原发性心肌病、克山病、脚气病等。

3．心律失常

（1）心动过速：如窦性心动过速、阵发性心动过速、心房扑动及快室率房颤等。

（2）心动过缓：高度房室传导阻滞（Ⅱ、Ⅲ度房室传导阻滞）、病态窦房结综合征、房室交界性心律、室性自搏性节律及迷走神经兴奋性过高等。

（3）心律不齐：如过早搏动，心房纤颤等 。

4．全身性疾病 如高热、甲状腺功能亢进症、贫血、低血糖症、嗜铬细胞瘤、心脏神经官能症等。

【发病机制】一般认为心脏活动过度是心悸发生的基础，常与心率及心脏搏出量改变有关，也与心动过速、每次心搏出量大及心律失常有关。

提示：心悸的发生常与精神因素及注意力有关，焦虑、紧张及注意力集中等因个体感受不同而有差异。

【临床表现】

1. 心脏搏动增强 心肌收缩力增强和心搏量增加时可引起心悸，包括生理性或病理性两种情况。

生理性见于：①健康人在剧烈体力活动、精神过度紧张或情绪激动时；②大量饮酒、浓茶或咖啡后或应用某些药物如肾上腺素、麻黄碱、咖啡因、氨茶碱、阿托品、甲状腺素片时。

病理性见于：①各种器质性心脏病可存在不同程度的心室肥大，在心功能处于代偿期时，心肌收缩力增强，心搏增强，出现心悸；②引起心脏搏出量增加的病变，如高热、甲状腺功能亢进症、贫血等。高热及甲状腺功能亢进时，基础代谢率增高，心率加快引起心悸；贫血时血液携氧量减少，器官和组织缺氧，机体通过增加心率来代偿，引起心悸。低血糖症、嗜铬细胞瘤引起肾上腺素分泌增多，心率增快也可出现心悸。

2．心律失常 任何原因所致心率与节律的改变尤其是突然改变时均可引起心悸。

（1）心动过速：快速的心律失常均可引起明显的心悸。

（2）心动过缓：由于心率缓慢，舒张期延长，心室充盈度增加，引起心脏搏动强而有力出现心悸，心率突然减慢时明显。

（3）心律不齐：患者可因心脏突然跳动而感到心悸，也可因代偿间歇感到的突然心脏停搏而出现心悸。

3. 心脏神经官能症 由自主神经功能紊乱及β肾上腺素能受体反应亢进综合征所致。青壮年女性多发，除心悸外，尚有心前区或心尖部刺痛或隐痛、叹息样呼吸、疲乏、头痛、头昏、耳鸣、失眠等表现，心悸发作常与精神因素有关，焦虑及情绪激动时易发。β肾上腺素能受体反应亢进综合征除有上述表现外，尚可有心电图的改变，如窦性心动过速、轻度ST段下移及T波低平或倒置，普萘洛尔试验可使其恢复正常，提示其改变为功能性。

提示：神经症患者，心率稍增快或偶发过早搏动时即感到心慌、焦虑、紧张，但有些心脏病患者（慢性心房颤动）可因逐渐适应而无明显心悸。

【伴随症状】

1．心悸伴心前区疼痛 见于冠状动脉硬化性心脏病、心包炎、心肌炎、心脏神经官能症、主动脉瓣狭窄或关闭不全，肥厚梗阻型心肌病等。

2．心悸伴发热 见于急性传染病、风湿热、心肌炎、心包炎、感染性心内膜炎等疾病。

3．心悸伴晕厥抽搐 见于高度、完全性房室传导阻滞、阵发性室性心动过速、病态窦房结综合征、心室颤动等所引起的心源性脑缺血综合征。

4．心悸伴呼吸困难 见于急性心肌梗死、心包炎、心肌炎、心力衰竭、重症贫血等。

5．心悸伴食欲亢进、消瘦、出汗 见于甲状腺功能亢进症。

【问诊要点】

1. 发病情况 发作诱因、时间、频率、病程。

2. 伴随症状 是否伴有心前区疼痛、发热、头晕、头痛、晕厥、抽搐、呼吸困难、消瘦及多汗、失眠、焦虑等。

3. 病因诱因 有无心脏病、内分泌疾病、贫血性疾病、神经症等病史，有无嗜好浓茶、咖啡、烟酒等情况，有无精神刺激史。

第八节 腹 痛

腹痛（abdominal pain）多由腹腔内脏器的器质性病变或功能性障碍所致，也可因腹壁或腹腔外器官病变及全身性疾病引起。

【病因】

（一）急性腹痛

起病急、病情重、转变快。多由于：

1. 急性炎症 可分为腹腔内脏器急性炎症，如急性胃炎、急性肠炎、急性胆囊炎、急性胰腺炎、急性阑尾炎、急性出血坏死性肠炎等。腹膜急性炎症，如胃肠穿孔引起的急性弥漫性腹膜炎，少数为自发性腹膜炎。

2. 腹腔内空腔脏器阻塞或扩张 如肠梗阻、胆道结石、胆道蛔虫症、泌尿系结石、急性胃扩张等。

3. 腹腔内脏器扭转或破裂 如肠扭转、肠套叠、大网膜或肠系膜扭转、卵巢扭转，肝、脾破裂，异位妊娠破裂等。

4. 腹腔内血管病变 如肠系膜动脉栓塞、缺血性肠炎、门静脉栓塞、脾栓塞等。

5. 腹壁病变 如腹壁挫伤、腹壁脓肿、腹壁带状疱疹。

6. 胸部疾病所致的腹部牵涉痛 如肺炎、肺梗死、急性心肌梗死、急性心包炎等。

7. 其他 如铅中毒、糖尿病酮症酸中毒、尿毒症、腹型过敏性紫癜、腹型风湿热等均可致腹痛。

须做外科紧急处理的急性腹痛称为“急腹症”（acute abdomen）。

（二）慢性腹痛

起病缓慢，病程长，或为急性起病后腹痛迁延不愈或间歇性发作。多由于：

1. 慢性炎症及消化性溃疡 如胃、十二指肠溃疡、反流性食管炎、慢性胃炎、慢性胆囊炎及胆道感染、慢性胰腺炎、炎症性肠病、结核性腹膜炎等。

2. 腹内脏器慢性扭转 如慢性胃扭转、慢性肠扭转。

3. 腹内实质性脏器病变 实质性脏器因病变而肿胀，使其包膜张力增加而发生疼痛，如肝淤血、肝炎、肝脓肿等。

4. 腹内肿瘤 如胃癌、大肠癌、肝癌、胰腺癌、淋巴瘤、卵巢肿瘤等。

5. 肠寄生虫病 蛔虫病、钩虫病、绦虫病等。

6. 中毒与代谢障碍 如铅中毒、尿毒症、卟啉病等。

7. 神经精神因素 如胃神经症、肠易激综合征、胆道运动功能障碍等。

【发病机制】

腹痛的机制分为三种：

1. 内脏性腹痛 腹内某一内脏疾病引起的疼痛由交感神经传入脊髓引起，引起该节段支配的体表部位疼痛。疼痛特点为疼痛部位不明确，接近腹中线；疼痛感觉模糊，多为钝痛、痉挛、不适、烧灼痛；常伴恶心、呕吐、出汗等其他自主神经兴奋症状。

2. 躯体性内脏痛　由腹腔的壁层及腹壁受到刺激后产生的痛觉，经体神经传入脊神经根，反映到相应脊髓节段所支配的皮肤出现疼痛。疼痛特点为部位明确，可在腹部一侧，程度剧烈而持续，局部腹肌强直，腹痛因咳嗽、体位变化而加重。

3. 牵涉痛　指内脏疾病引起的疼痛牵涉到身体体表部位，该部位同时发生痛觉或痛觉过敏区，是内脏痛觉信号传至相应脊髓节段，引起该节段支配的体表部位疼痛。疼痛特点为疼痛部位明确，程度剧烈，局部有压痛、肌紧张及痛觉过敏区。

【临床表现】

1. 腹痛的诱发因素　①暴饮暴食可诱发胰腺炎，劳累或激动时诱发心绞痛、心肌梗死引起腹痛；②腹部受外部暴力作用而突然出现的腹痛伴休克者可能是肝、脾、肾破裂；③高脂肪饮食可诱发胆囊炎、胆石症。

2. 腹痛部位　腹痛部位常反映病变部位所在：①疼痛在上腹部多见于胃、十二指肠疾病；②疼痛在右上腹部多见于肝胆疾病；③脐部或脐周疼痛多见于小肠疾病；④右下腹疼痛见于回盲部病变；⑤右下腹麦克伯尼点（McBurney 点）疼痛常为阑尾炎；⑥下腹部疼痛见于结肠病变与盆腔疾病。

3. 腹痛发作时间与疾病的关系：①餐后痛可能是由于胆胰疾病、胃溃疡、胃部肿瘤或消化不良所致；②饥饿痛发作呈周期性、节律性见于胃窦、十二指肠溃疡；③子宫内膜异位症腹痛与月经来潮相关，卵泡破裂者发作在月经间期。

4. 腹痛性质与程度　①起病急突，全腹部呈持续性剧痛伴有腹肌紧张或板状腹，两腿屈曲，提示急性弥漫性腹膜炎。②起病急骤，全身情况恶化者，常见于腹腔内出血、空腔器官及管道梗阻或穿孔、急性胰腺炎、肠炎、肠系膜动脉栓塞、宫外孕破裂、卵巢囊肿蒂扭转等。③阵发性绞痛常见于胃肠痉挛、胆石症或泌尿系结石，阵发性剑突下钻顶样疼痛是胆道蛔虫症的典型症状。④慢性周期性、节律性上腹部烧灼痛、钝痛常见于消化性溃疡病，慢性右下腹疼痛常为慢性阑尾炎、肠结核、克罗恩病等。⑤小肠及结肠病变的疼痛常为痉挛性、间歇性痛，结肠病变引起的腹痛常在排便后减轻。

提示：肠绞痛部位多位于脐周围、下腹部，常伴有恶心、呕吐、腹泻或便秘、肠鸣音增加等；胆绞痛部位多位于右上腹，放射至右背与右肩胛，常有黄疸、发热、墨菲征阳性；肾绞痛部位多位于腰部，并从胁腹向下放射至腹股沟、外生殖器及大腿内侧，常有尿频、尿急、尿血。

5. 腹痛与体位的关系　体位改变亦可影响腹痛：反流性食管炎在躯体前屈时剑突下烧灼痛明显，直立位时可减轻；胃黏膜脱垂者左侧卧位可使腹痛减轻，胃下垂可因长时间站立位出现上腹痛，胰体癌在仰卧位时疼痛明显，前倾位或俯卧位时疼痛减轻。

【伴随症状】

1. 急性腹痛伴发热寒战　伴急性发热者常提示腹腔内脏器或组织急性感染，如急性胆道感染、肝脓肿、腹腔脓肿等。伴缓起的不规则发热多见于结核病、恶性肿瘤、结缔组织疾病。慢性腹痛伴发热提示腹腔内慢性炎症、脓肿或恶性肿瘤等。

2. 腹痛伴黄疸　提示胆道疾病、胰腺疾病、急性溶血性疾病，也可见于肺炎链球菌性肺炎。

3. 腹痛伴休克　急性腹腔内出血可能是腹腔内脏器破裂（肝、脾破裂，异位妊娠破裂）、胃肠穿孔、急性梗阻性化脓性胆管炎、绞窄性肠梗阻、肠扭转、急性出血坏死性胰腺炎、急性心肌梗死。老年人重症肺炎时也可出现腹痛与休克。

4. 腹痛伴呕吐　主要见于腹腔脏器炎症（急慢性胃炎、急性胆囊炎）、胃肠道梗阻（幽门梗阻、肠梗阻）。

5. 腹痛伴腹泻　各种原因的食物中毒、肠道疾病、胰腺疾病及慢性肝病等。

6. 腹痛伴呕血或柏油样便　见于消化性溃疡、胃癌等。

7. 腹痛伴便血 急性痢疾、肠套叠、急性出血性坏死性肠炎、溃疡性结肠炎、肠结核及结肠癌等。

【问诊要点】

1. 发病情况 发病年龄、缓急、病程、部位、性质、程度、有无牵涉痛、加重与缓解方式。

2. 伴随症状 是否伴有发热、畏寒、寒战、大汗或盗汗，恶心、呕吐、反酸、腹胀、腹泻，呕血、便血、晕厥，黄疸、血尿等。

3. 病因诱因 注意询问与饮食、活动、体位的关系；有无消化系统、心血管系统疾病史；有无外伤、手术、感染史，职业特点等；女性患者应注意询问月经情况。

第九节 恶心与呕吐

恶心（nausea）是上腹部不适、紧迫欲呕的感觉，常伴有头晕、流涎、脉缓、血压降低等迷走神经兴奋症状，为呕吐的前期表现。呕吐（vomiting）是胃的反射性强力收缩迫使胃内容物经口急速排至体外的现象。

提示：频繁和剧烈的呕吐，可引起失水、电解质紊乱、食管贲门黏膜撕裂和营养缺乏等。

【病因】

引起恶心与呕吐的病因几乎涉及各个系统，按发病机制可归纳为下列几类：

1. 反射性呕吐 当体内某个器官或组织有病理改变或受到刺激时，经神经反射而引起的恶心、呕吐。常见病因如下：

（1）消化系统疾病：①口咽部炎症、物理或化学刺激；②胃肠疾病，如急性胃肠炎、慢性胃炎、消化性溃疡活动期、胃癌、消化道梗阻、急性阑尾炎等；③肝、胆、胰疾病，如急性肝炎、肝硬化、急性胆囊炎、胆石症、胆道蛔虫症、急性胰腺炎等；④腹膜与肠系膜疾病，如急性腹膜炎、急性肠系膜淋巴结炎等；⑤药物局部刺激，如口服磺胺、水杨酸盐类、氨茶碱、奎宁等。

（2）循环系统疾病：如急性心肌梗死、休克、心力衰竭等。

（3）泌尿与生殖系统疾病：如泌尿系结石、急性肾盂肾炎、盆腔炎、异位妊娠破裂等。

（4）眼部疾病：如青光眼、屈光不正等。

（5）急性传染病：如急性肝炎等。

（6）刺激嗅觉、视觉及味觉所引起的呕吐。

提示：反射性呕吐特点是有恶心的先兆，吐出后不感轻松，胃已排空仍干呕。

2. 中枢性呕吐 由于颅内病变直接压迫或者颅内压增高以及药物等刺激延髓内的呕吐中枢，增加其兴奋性所引起的呕吐。常见病因如下：

（1）中枢神经系统疾病：①中枢神经系统感染，如各种病原体引起的脑膜炎、脑炎；②颅内血管疾病，如脑出血、脑梗死等；③颅脑损伤，如颅内血肿、脑挫伤、脑震荡等。

（2）药物或化学毒物的作用，如洋地黄类、某些抗菌药物、抗癌药物以及有机磷中毒等，药物或毒物经血液循环作用于延髓呕吐中枢引起呕吐。

（3）内分泌与代谢障碍，如糖尿病酮症酸中毒、尿毒症、甲状腺危象等。

（4）妊娠反应。

提示：中枢性呕吐特点是喷射状，胃内容物常急剧而有力地喷出，呈顽固性，吐后不感轻松，常无恶心的先兆。

3. 前庭功能障碍 如梅尼埃病（Meniere 病）、晕动病等。

提示：前庭功能障碍的呕吐特点是呕吐与头部位置改变有密切的关系，常伴有头晕、视物旋转、眼球震颤以及恶心、血压下降、皮色苍白、出汗、心悸等自主神经功能紊乱症状。

4. 精神性呕吐，如神经性厌食、癔症等，

提示：精神性呕吐的特点是呕吐与精神因素有关，无恶心，进食后立即发生。

【发病机制】

各种能引起呕吐的刺激因素经由传入神经（迷走神经、交感神经的感觉纤维、舌咽神经等）途径或血液循环到达延髓呕吐中枢，再通过传出神经（迷走神经、膈神经、脊神经等），将呕吐信号传至各有关效应器官（胃、小肠、膈肌和腹壁肌等）而引起相应的呕吐反应。

呕吐开始时，先是深吸气，声门紧闭，随着胃和食管下端舒张，膈肌和腹肌猛烈收缩，压挤胃内容物通过食管进入口腔。剧烈呕吐时，十二指肠和空肠上段的运动也变得强烈起来，蠕动增快，并可转为痉挛。由于胃舒张而十二指肠收缩，平时的压力差倒转，使十二指肠内容物倒流入胃。因此，呕吐物中常混有胆汁和小肠液。

呕吐是一个复杂的反射过程，其过程可分三个阶段，即恶心、干呕与呕吐。

提示：呕吐与反食不同，后者系指无恶心与呕吐的协调动作，而胃内容物经食道、口腔溢出体外。

【临床表现】

1. 呕吐的时间　早晨呕吐见于早期妊娠。

2. 呕吐的特点　精神性或颅内高压性呕吐，恶心轻或缺，颅内高压性呕吐呈喷射状。

3. 呕吐与进食的关系　进食中或进食后即刻呕吐，见于幽门管梗阻或精神性呕吐；餐后 1h 以上呕吐，见于胃张力下降或胃排空延迟；餐后久或数餐后呕吐，见于幽门梗阻；餐后近期呕吐且集体发病，见于食物中毒。

4. 呕吐物性质　呕吐物有腐败发酵味提示胃潴留；无胆汁提示梗阻平面在十二指肠乳头以上，含多量胆汁提示梗阻平面在十二指肠乳头以下，呕吐物无酸味者可能为贲门狭窄或贲门失弛缓症；咖啡渣样呕吐物常见于上消化道出血。

【伴随症状】

1. 呕吐伴腹泻　多见于细菌性食物中毒和各种原因的急性中毒、急性细菌性痢疾等。

2. 呕吐伴腹痛　右上腹痛与发热、寒战、黄疸应考虑胆囊炎或胆石症、胆道蛔虫病伴感染等。

3. 呕吐大量隔宿食物，且常在晚间发生，提示幽门梗阻、胃潴留或十二指肠淤滞；呕吐物多且有粪臭者，可见于低位肠梗阻。

4. 已婚育龄妇女停经伴呕吐且多在早晨，多为妊娠反应。

【问诊要点】

1. 发病情况　呕吐的时间，晨起还是夜间，间歇或持续，与饮食、活动等有无关系；呕吐物的特征，呕吐物的性状及气味；呕吐的特点，是否为喷射性呕吐。

2. 伴随症状　是否伴有发热、寒战、黄疸、腹痛、腹泻、头痛、眩晕、眼球震颤、停经等。

3. 病因诱因　注意询问有无消化系统疾病、中枢神经系统疾病、内分泌代谢性疾病、心血管系统疾病、内耳迷路病变、青光眼、屈光不正、神经官能症等病史，呕吐与体位、进食、咽部刺激、药物有无关系，女性患者应注意询问月经情况。

第十节　呕血与便血

一、呕血

呕血（hematemesis）是上消化道疾病（屈氏韧带以上的消化器官包括食管、胃、十二指肠、

肝、胆、胰腺等）或全身性疾病所致的急性上消化道出血，血液从口腔呕出。

【病因】

1．食管疾病　食管静脉曲张破裂、食管炎、食管外伤、食管憩室、食管癌、食管异物、食管贲门黏膜撕裂、食管裂孔疝等，大量呕血常由门脉高压所致的食管静脉曲张破裂所致。

2．胃与十二指肠疾病　消化性溃疡，由药物（阿司匹林、吲哚美辛等）和应激所引起的急性胃黏膜病变、慢性胃炎、胃癌、胃黏膜脱垂等。

3．肝、胆疾病　肝硬化门静脉高压、肝癌、肝脓肿、胆囊与胆管结石等。

4．胰腺疾病　胰腺癌、急性胰腺炎合并脓肿破溃等。

5．急性传染病　流行性出血热、钩端螺旋体病、重症肝炎等。

6．血液病　白血病、血小板减少性紫癜、过敏性紫癜、血友病等。

7．其他　尿毒症、肺源性心脏病、血管瘤、抗凝剂治疗过量等。

提示：临床呕血的病因以消化性溃疡引起者最常见，其次为食管和（或）胃底静脉曲张破裂和急性胃黏膜病变。

【发病机制】

上消化道疾病或全身性疾病所致动、静脉及毛细血管破裂或通透性增高，各种原因引起的凝、止血机制障碍均可能发生消化道出血而出现呕血。

【临床表现】

1．呕血与黑便　呕血前患者多先有上腹不适及恶心等先兆，随之呕出血性胃内容物；出血量多且在胃内停留时间短，则呈鲜红色、暗红色或混有凝血块；当出血量较少或在胃内停留时间长，则因血红蛋白与胃酸作用而形成酸化正铁血红素，呕吐物呈咖啡渣样棕褐色。出现呕血，胃内积血量在250ml以上。呕血的同时因血液经肠道排出体外，可形成黑便。

提示：出现呕血，出血量在250ml以上。呕出血液的颜色，视其在胃内停留时间长短而异。

2. 发热　大量出血后，多数患者在24h内常出现低热。发热的原因可能为血容量减少、贫血、周围循环衰竭、血分解蛋白的吸收等因素导致体温调节中枢的功能障碍。体温不超过38℃，持续3～5天。

3．出血量的估计　上消化道出血量达到5ml时，粪便隐血试验可呈现阳性反应。出血量达50～70ml以上，可表现为黑便。出血量不超过400ml，由于轻度的血容量减少可很快被组织液代偿，无明显临床症状，快速出血400 ml以上，可出现全身症状；成人出血量在800ml以上，表现有皮肤苍白、头晕、乏力、出冷汗、脉快、心悸等症状；出血量在1500ml以上，除上述症状之外还出现脉搏细弱、呼吸急促、血压下降等急性周围循环功能不全症状。

4．血液学改变　急性出血早期，血象无改变，以后由于组织液渗入，血液被稀释，才出现红细胞与血红蛋白减少。因此，大出血早期不能根据红细胞数与血红蛋白量来判断有无出血及出血量。

5．氮质血症　呕血的同时因部分血液进入肠道，血红蛋白分解产物在肠内被吸收，故在出血数小时后血中尿素氮开始上升，24～48h可达高峰。如无继续出血3～4天即可降至正常。

【伴随症状】

1．呕血伴上腹痛　呕血伴慢性反复发作的上腹痛，并呈周期性、节律性，多为消化性溃疡；中老年人，呕血伴慢性上腹痛，无明显规律性并有厌食及消瘦者，应警惕胃癌。

2．呕血伴肝脾大　大量呕血伴脾大，有蜘蛛痣、肝掌、腹壁静脉曲张或腹水，提示肝硬化门静脉高压所致食管胃底静脉曲张破裂出血。呕血伴明显肝大、质硬、表面凹凸不平或有结节，多为肝癌。

3．呕血伴皮肤黏膜出血　见于血液病、败血症、重症肝炎等。

4．呕血伴左锁骨上淋巴结肿大　见于胃癌和胰腺癌等。

5．在休克、脑血管意外、大面积烧伤等之后出现呕血者，见于应激性溃疡。

【问诊要点】

1．发病情况 起病年龄、病程、程度，呕吐物的颜色（鲜红色，暗红色或咖啡色）及量，是否有胃内容物，有无口渴、头晕、心悸、晕厥等。

2．伴随症状 是否伴有上腹痛，有无肝脾大、蜘蛛痣、肝掌，有无黄疸、发热、寒战、皮肤黏膜出血等。

3．病因诱因 首先应鉴别是呕血还是咯血。有无暴饮暴食、大量饮酒、毒物、药物摄入史，有无上消化道疾病、肝胆疾病、血液系统疾病、急性传染病等病史，有无大面积烧伤、颅脑手术、严重外伤等。

二、便血

消化道出血时，血液经肛门排出体外，称为便血（hematochezia）。便血颜色可呈鲜红、暗红或黑色，少量出血不造成粪便颜色改变，经实验室隐血试验检测才能确定者，称为隐血（occult blood）。

【病因】

1. 上消化道疾病引起呕血的现象均可引起便血。

2. 下消化道疾病

（1）肛管疾病：痔、肛裂、肛瘘、直肠肛管损伤等。

（2）直肠疾病：直肠癌、直肠息肉、直肠炎等。

（3）结肠疾病：结肠癌、结肠息肉、急性细菌性痢疾、阿米巴痢疾、溃疡性结肠炎等。

（4）小肠疾病：肠结核、伤寒、急性出血性坏死性肠炎、小肠肿瘤、肠套叠。

（5）肠道血管畸形：如先天性血管畸形，遗传性毛细血管扩张症等。

3．全身性疾病 白血病，血友病，血小板减少性紫癜、遗传性毛细血管扩张症、维生素C缺乏症、肝病、尿毒症、流行性出血热等。

【发病机制】

上、下消化道疾病或全身性疾病所致动、静脉及毛细血管破裂或通透性增高，各种原因引起的凝、止血机制障碍均可发生消化道出血而出现便血。

【临床表现】

1．便血颜色 便血的颜色可呈鲜红、暗红或黑色（柏油样）。血便颜色的差异主要与下列因素有关：①出血部位；②出血量多少；③血液在肠腔内停留时间长短。出血部位愈低，出血量愈大，排出愈快，则血便颜色愈鲜红。

提示：上消化道出血多为柏油样，但上消化道大出血伴肠蠕动加速时，可排出较鲜红血便；下消化道出血往往排出较鲜红血便，但小肠出血时，如血液在肠内停留时间较长，亦可呈柏油样便。黑色柏油样便提示出血量在60ml以上。

2．便血性状 便血时，粪便可为全血或血与粪便混合。

血色鲜红不与粪便混合，仅黏附于粪便表面或于排便前后有鲜血滴出或喷出者，常见于直肠或肛管疾病出血，如痔、肛裂或直肠肿瘤出血。

血便附着于粪便表面，有时粪便变细，呈细条状，或一侧有凹陷性压迹见于直肠息肉或直肠癌。

暗红色果酱样的脓血便，见于阿米巴痢疾。黏液脓性鲜血便见于急性细菌性痢疾；排洗肉水血样粪便并有腥臭味，见于急性出血性坏死性肠炎。

提示：细致观察血性粪便的颜色、性状及气味等对查找病因及确定诊断有很大的帮助。

3．里急后重 便血排便量少，便后未见轻松，常觉排便未净有肛门坠胀感，见于痢疾、直肠炎及直肠癌。

4. 少量便血的诊断　少量的消化道出血，每日出血量5ml以下，无肉眼可见的粪便颜色改变，须经隐血试验才能确定者，称为隐血便。消化性溃疡活动期隐血试验可阳性，钩虫病、消化道肿瘤可呈持续性隐血便。

提示：便血者若出血量不多，则全身症状不显著；若出血量大，则可出现贫血或周围循环衰竭的症状和体征。

5. 非消化道疾病引起的黑便　黑便和隐血试验阳性，须排除口腔、鼻、咽、支气管、肺等部位的出血，被咽下后也可出现黑便或隐血试验阳性。

6. 非便血黑便及隐血试验假阳性的鉴别　食用动物血、肝等可出现黑便或隐血试验阳性，但素食后即转为正常，使用人血红蛋白单克隆抗体的免疫检测可避免隐血试验的假阳性。口服某些中草药、铁剂、铋剂、炭粉等时，粪便可呈黑色，一般为灰黑色无光泽，但粪便隐血试验阴性。

【伴随症状】

1. 便血伴慢性反复上腹痛，呈周期性与节律性，出血后疼痛减轻者，见于消化性溃疡。

2. 便血伴上腹绞痛、黄疸者，应考虑胆囊或胆管出血。

3. 便血伴里急后重　肛门坠胀感，排便较频繁，但每次排血便量较少，且排便后未感轻松，似排便未净，提示肛门、直肠疾病，见于细菌性痢疾、直肠炎、直肠癌等。

4. 便血伴腹部肿块　应考虑结肠癌、肠结核、肠套叠、克罗恩（Crohn）病、小肠恶性淋巴瘤等。

5. 便血伴发热　常见于传染病（流行性出血热、钩端螺旋体病）、恶性肿瘤、急性出血性坏死性肠炎等。

6. 便血伴皮肤黏膜出血　可见于血液病、急性感染性疾病等。

【问诊要点】

1. 发病情况　起病时间、病程、程度，大便的颜色（鲜红色、暗红色、果酱样、洗肉水样或柏油样大便）、量及气味；全为血液或与粪便混合，有无黏液脓血；有无头晕、心悸、晕厥；有无集体发病等。

2. 伴随症状　是否伴有腹痛、腹泻及其特点，有无里急后重、发热、寒战、皮肤黏膜出血，有无腹部肿块等。

3. 病因诱因　有无暴饮暴食、过食生冷、辛辣食物及服药史，大量饮酒、毒物、药物摄入史；有无上消化道、小肠、结肠、直肠肛管疾病史；有无肝胆疾病、血液系统疾病、急性传染病等病史；有无胃肠手术史等。

第十一节　腹　　泻

腹泻（diarrhea）由于各种原因使肠管蠕动增快，粪便在肠内通过迅速，排便次数增多，粪质稀薄样或呈水样，或杂有脓血、黏液或未消化的食物等。腹泻病程小于3周者属于急性腹泻，腹泻超过2个月属于慢性腹泻。

【病因】

（一）急性腹泻

1. 肠道疾病　急性肠道感染，包括病毒、细菌、真菌、原虫、蠕虫等感染；细菌性食物中毒，如肉毒杆菌、嗜盐杆菌、变形杆菌、金黄色葡萄球菌等。急性出血性坏死性肠炎、Crohn病或溃疡性结肠炎急性发作等。

2. 急性中毒　食用毒蕈、鱼胆、河豚及化学毒物如有机磷、砷等中毒。

3．全身性感染 如伤寒、副伤寒、钩端螺旋体病等。

4．其他 如过敏性紫癜、甲状腺危象、肾上腺危象、服用某些药物如拟胆碱能药、抗生素、抗癌药、利血平及新斯的明等引起腹泻。

（二）慢性腹泻

1．胃部疾病 慢性萎缩性胃炎、胃大部分切除后胃酸缺乏症、胃癌等。

2．肠道疾病

（1）肠道感染性疾病：如肠结核、慢性阿米巴痢疾、慢性细菌性痢疾、血吸虫病、钩虫病、肠道念珠菌病等。

（2）肠道非感染性炎症：如炎症性肠病、放射性肠炎、缺血性肠炎等。

（3）肠道肿瘤：如大肠癌、小肠淋巴瘤等。

（4）小肠吸收不良：如成人乳糜泻、小肠切除后短肠综合征等。

（5）肠道功能紊乱：如肠易激综合征等。

3．胰腺疾病 如慢性胰腺炎、胰腺癌等。

4．肝疾病 如肝硬化等。

5．内分泌与代谢障碍疾病 如甲状腺功能亢进症、糖尿病性肠病、肾上腺皮质功能减退等。

6．药源性腹泻 如口服甲状腺素、洋地黄类等药物。

【发病机制】

1．分泌性腹泻 由胃肠黏膜分泌过多的液体引起。能引起分泌性腹泻的因素有细菌肠毒素、体液性促分泌物（血管活性肠肽），如霍乱、大肠埃希菌感染、胃泌素瘤等。

提示：分泌性腹泻的特点①肠黏膜组织学基本正常；②粪便成水样，量多，＞1000ml/d，无脓血，腹痛不明显；③禁食对腹泻无影响。

2．渗出性腹泻 肠黏膜炎症时渗出大量黏液、脓、血，可致腹泻，见于各种肠道炎症疾病。

提示：渗出性腹泻的特点①大便量少，＜800 ml/d；②粪便含有脓血，镜检有白细胞、脓细胞和吞噬细胞；③多有腹痛，常因直肠受累而有里急后重；④腹泻和全身症状、体征的严重程度取决于肠受损程度。

3．高渗性腹泻 摄入大量不吸收的高渗溶质，使肠腔内渗透压增高，阻碍肠内水分与电解质的吸收而引起，如乳糖酶缺乏，乳糖不能水解而形成肠内高渗；服用盐类泻剂或甘露醇等引起的腹泻。

提示：高渗性腹泻特点①禁食或停药后 48h 腹泻显著减少或停止；②粪便中含有大量未经消化或吸收的食物或药物。③粪便高渗，粪便量一般不超过 1000ml/d

4．吸收不良性腹泻 由肠黏膜的吸收面积减少或吸收障碍所引起，见于小肠大部分切除、吸收不良综合征等。

提示：吸收不良性腹泻特点①禁食可减轻腹泻；②肠内容物由未吸收的电解质和食物成分组成。

5．肠运动性腹泻 由肠运动亢进致肠内食糜停留时间短，未被充分吸收所致的腹泻，见于肠炎、胃肠功能紊乱及甲状腺功能亢进等。

提示：肠运动性腹泻特点①粪便呈糊状或水样，无渗出物；②腹泻伴有肠鸣音亢进和腹痛。

【临床表现】

1．起病与病程 急性腹泻表现为起病急骤伴有发热、腹泻次数频繁达 10 次以上，多见于肠道感染或食物中毒；慢性腹泻表现为起病缓慢，可长达数月、数年至数十年之久，且常间歇性发作，多见于慢性感染、溃疡性结肠炎、肠易激综合征、吸收不良综合征、肠道肿瘤等。

提示：大量腹泻时，可引起水、电解质紊乱，代谢性酸中毒，甚至危及生命；慢性腹泻起病缓慢，反复发作，病程久者可导致营养缺乏、贫血、低蛋白血症。

2．不同年龄、职业患者腹泻与疾病的关系 如肠结核多见于青壮年，结肠癌多见于老年人，肠易激综合征、甲状腺功能亢进症多见于女性，血吸虫病多见于流行区农民和渔民等。

3. 粪便性状　大便稀薄如水样，伴有未消化的食物残渣，多见于食物中毒、小肠炎症等；细菌性痢疾大便次数多、量少，多为黏液脓血便；阿米巴痢疾粪便呈果酱样或血水样、黏液小脓块粪质；急性坏死性肠炎大便呈血水或洗肉水样；胰腺疾病或肠吸收不良综合征大便内含有大量脂肪及泡沫，气多而臭；霍乱或副霍乱大便呈米泔水样。

4. 腹泻与腹痛的关系　小肠疾病的腹泻，疼痛常在脐周，便后腹痛多不缓解；结肠疾病则疼痛多在下腹，且便后疼痛常可缓解或减轻。急性感染性腹泻常有腹痛，分泌性腹泻往往无明显腹痛。

【伴随症状】

1. 腹泻伴发热　多见于传染病（细菌性或阿米巴痢疾、肠结核、伤寒或副伤寒）、急性血吸虫病或小肠恶性淋巴瘤等。

2. 腹泻伴里急后重　见于急性细菌性痢疾、直肠炎、直肠癌等。

3. 腹泻伴显著消瘦和（或）营养不良　考虑引起小肠吸收不良的各种疾病、消化系癌和甲状腺功能亢进等。

4. 腹泻与便秘交替　提示肠结核、结肠过敏、结肠癌等。

5. 腹泻伴腹部包块　提示肿瘤或炎症病变，见于消化系癌、肠结核、克罗恩病等。

【问诊要点】

1. 发病情况　起病时间、病程、程度、缓急，腹泻的次数、大便的性状、量及气味，有无乏力、抽搐、晕厥，有无集体发病等。

2. 伴随症状　是否伴有腹痛及其特点、与腹泻的关系，有无便血及其特点，有无里急后重、发热、寒战、消瘦和（或）营养不良，有无腹部肿块等。

3. 病因诱因　有无不洁食物、感染、服食毒蕈、海鲜、服药及农药史，有无疫区、疫水及传染病接触史，有无消化系统疾病、内分泌及代谢性疾病、神经功能紊乱等病史，有无胃肠手术史等。

第十二节　黄　　疸

黄疸（jaundice）是指血清中胆红素升高（>34.2μmol/L）引起皮肤、巩膜、黏膜以及其他组织和体液发生黄染的症状和体征。正常胆红素最高为17.1μmol/L，其中结合胆红素为3.42μmol/L，非结合胆红素为13.68μmol/L。若血中胆红素浓度升高，在17.1～34.2μmol/L时，临床上不易觉察出肉眼可见的黄疸，称为隐性黄疸。

提示：游离胆红素或非结合胆红素（unconjugated bilirubin，UCB）是脂溶性的，不溶于水，分子量大，不能从肾小球滤过，故尿中不出现游离胆红素；结合胆红素（conjugated bilirubin，CB）为水溶性，分子量小，可经体循环从肾小球滤过，由肾排出体外。

黄疸的分类方法很多，临床上广泛采用的分类方法是按黄疸的发病机制分为：①溶血性黄疸；②肝细胞性黄疸；③胆汁淤积性黄疸；④先天性非溶血性黄疸。上述黄疸分类中，以前三型较多见。

一、溶血性黄疸

【病因】

溶血性黄疸常由各种溶血性疾病引起，如自身免疫性溶血性贫血、蚕豆病、错型输血后的溶血、新生儿溶血、蛇毒、伯氨喹等引起的溶血。

【发病机制】

溶血时红细胞的破坏增多，形成大量的非结合胆红素，超过肝细胞的摄取、结合与排泌能力；由于大量红细胞破坏造成的贫血、缺氧和红细胞破坏产物的毒性作用，使肝细胞对胆红素的代谢功能减弱，导致非结合胆红素在血中潴留，超过正常水平而出现黄疸。

【临床表现】

一般黄疸为轻度。急性溶血时常出现重度溶血反应，表现有突然寒战、发热、头痛、呕吐、四肢酸痛，并有不同程度的贫血和血红蛋白尿（尿似酱油色或浓茶色），严重者可有急性肾衰竭；慢性溶血时，症状多轻微，可有轻度或间歇性黄疸，常伴有贫血及脾大，多为遗传性或家族性。

【实验室检查】

1. 血清总胆红素增加，以非结合胆红素为主，结合胆红素基本正常或代偿性增加。

2. 肠内的尿胆原增加，重吸收至肝内者也增加，加之缺氧及毒素作用，肝功能减退，处理大量尿胆原的能力减弱，故尿中尿胆原增加，但尿中无胆红素，从胆道排至肠道尿胆原增加，粪胆素增加，粪色加深。

3. 急性溶血时，尿中有血红蛋白排出，故尿隐血试验呈阳性反应。

4. 血液检查除贫血外，尚有网织红细胞增加、骨髓红细胞系列增生旺盛等表现。

提示：溶血性黄疸血清中总胆红素增加，以间接胆红素为主，尿胆原、尿胆素增加，皮肤、黏膜表现轻度黄疸。

二、肝细胞性黄疸

【病因】

各种原因使肝细胞广泛损害的疾病可引起肝细胞性黄疸，如病毒性肝炎、中毒性肝炎、肝硬化、肝癌、败血症等。

【发病机制】

肝细胞的损伤，致使肝细胞对胆红素摄取、结合与排泄能力降低，血中的非结合胆红素增加。虽然未受损的肝细胞能将部分非结合胆红素转变为结合胆红素，但这些胆红素可经坏死的肝细胞周围与血窦间隙反流入血液中；或因肝细胞的炎症、肿胀等因素压迫肝内胆管系统，增加胆红素的排泄困难，导致血中结合胆红素潴留。因此，肝细胞性黄疸时，血中非结合胆红素和结合胆红素均增高。

【临床表现】

常见皮肤、黏膜一般呈浅黄至深黄色，可伴有轻度皮肤瘙痒。其他为肝原发病表现，如急性病毒性肝炎引起者，多为疲倦、乏力、食欲减退、厌油、恶心、呕吐、腹胀、肝区疼痛、肝大伴有明显压痛等；肝硬化患者多有消瘦，常可见蜘蛛痣，肝可变小、质硬而无明显压痛，且有腹壁静脉曲张、脾大、腹水等门脉高压症。严重肝病时尚有出血倾向，甚至昏迷。

【实验室检查】

1. 血液检查有不同程度的肝功能损害。

2. 血中结合胆红素和非结合胆红素均增加。

3. 尿中结合胆红素定性试验阳性，尿胆原可因肝功能障碍而增高。但在疾病高峰期因肝内胆汁淤积，尿胆原反可减少。

提示：肝细胞性黄疸血液中直接胆红素与间接胆红素均增加，尿胆原、尿胆素也增加。

三、胆汁淤积性黄疸

【病因】

胆汁淤积性黄疸可分为肝内性或肝外性。

1．肝内淤积性黄疸　由胆汁排泄障碍、胆管阻塞所致，胆汁排泄障碍见于毛细胆管型病毒性肝炎、药物性胆汁淤积（氯丙嗪、甲睾酮等）、原发胆汁性肝硬化；胆管阻塞胆内泥沙样结石、癌栓、寄生虫（华支睾虫病）。

2．肝外淤积性黄疸　由急性胆囊炎、胆总管的结石、蛔虫、炎症水肿及肿瘤等阻塞所引起。

【发病机制】

凡肝内或肝外胆管系统发生阻塞，阻塞上方的压力升高，胆管扩张，导致小胆管与毛细胆管破裂，胆汁中的胆红素反流入血中。药物引起的胆汁淤积是由于胆汁分泌功能障碍，毛细胆管的通透性增加，胆汁浓缩而流量减少，导致胆管内胆盐沉淀与胆栓形成。

【临床表现】

起病急骤，常伴有发热、右上腹或上腹部疼痛、恶心、呕吐、胆囊区明显压痛、黄疸和白细胞增多等，见于急性胆囊炎、胆石症。起病缓慢，黄疸呈进行性加重，晚期出现腹痛、消瘦、乏力等表现，见于胰头癌。

胆汁淤积性黄疸时，皮肤呈暗黄色，完全阻塞时色更深，严重者皮肤呈黄绿色，并有皮肤瘙痒及心动过缓，尿色深，粪便颜色浅灰或白陶土色。由于肠道缺乏胆汁，可出现腹泻、腹胀，脂溶性维生素 K 吸收障碍、夜盲症、出血倾向。

【实验室检查】

1．血清结合胆红素增加。

2．尿胆红素试验阳性，尿胆原及尿胆素减少或缺如。

3．血清碱性磷酸酶及总胆固醇均增高。

提示：胆汁淤积性黄疸血清总胆红素增高，直接胆红素增多，尿胆原、粪胆原减少或消失，黄疸较严重。

4．先天性非溶血性黄疸　本组疾病大多为家族遗传性，临床上少见。由于肝细胞对胆红素的摄取、结合和排泄功能有缺陷，或由于肝细胞内酶的缺陷，导致血中非结合胆红素增高（或同时兼有结合胆红素增高），并出现黄疸。如慢性波动性黄疸患者临床症状较轻，肝功能试验除胆红素代谢障碍外，无其他明显异常，病程经过不符合病毒性肝炎的一般转归规律，特别是有家族史者，应注意此类少见的黄疸。

三种不同类型黄疸的鉴别见表 1-2-2

表 1-2-2　三种不同类型黄疸的鉴别

类型	血				尿			粪	
	TB	1’B	1’B：TB	肝功能	尿胆原	尿胆素	尿胆红素	粪胆素	黄色
溶血性	↑	正常	<20%	正常	++	++	—	增多	加深
肝细胞性	↑	↑	可<20% 或>20%	不正常	+	+	+	减少或正常	变浅或正常
梗阻性	↑	↑↑	>20% 或 >40%	碱性磷酸酶↑	—	—	++	减少或消失	减少或消失

TB：总胆红素 1’B：1 分钟胆红素 1’B：TB 正常比值<20%

【伴随症状】

1．黄疸伴发热　见于急性胆管炎、肝脓肿、钩端螺旋体病、肺炎链球菌肺炎、疟疾、败血症及各种原因的急性溶血等。

2．黄疸伴腹痛　伴上腹阵发性绞痛，可见于胆管结石、胆道蛔虫症；伴持续右上腹钝痛或胀痛者，可见于病毒性肝炎、原发性肝癌、肝脓肿等。

3．黄疸伴肝大 肝轻至中度肿大，质地软或中等硬度见于病毒性肝炎、急性胆系感染等；肝明显肿大、质地坚硬、表面凹凸不平有结节者见于原发或继发性肝癌。

4．黄疸伴腹水 见于重症肝炎、肝硬化失代偿期、原发性肝癌等。

5．黄疸伴胆囊肿大 常见于胰头癌、壶腹癌、胆总管癌等。

6．黄疸伴脾大 可见于病毒性肝炎、肝硬化、钩端螺旋体病、疟疾、败血症、溶血性贫血及淋巴瘤等。

【问诊要点】

1. 发病情况 发病年龄、病程、程度、缓急，皮肤黏膜的颜色（浅黄、深黄、黄绿等），大便、小便的颜色等。

2．伴随症状 是否伴有右上腹痛、发热、寒战；有无肝脾大、胆囊肿大、腹水；有无食欲缺乏、厌油腻、身软乏力、恶心呕吐；有无头痛、腰痛、血红蛋白尿及贫血程度；有无皮肤瘙痒、视力障碍、脑神经功能障碍等。

3．病因诱因 首先明确是否为黄疸。注意发病年龄，考虑是先天性溶血性或是非溶血性黄疸，还是后天性获得性溶血性黄疸；有无输血，服食蚕豆、毒蕈、药物，蛇咬伤史；有无肝炎、胆道疾病史；有无疫区、疫水及传染病接触史；有无长期酗酒、肝硬化、肿瘤病史等。

第十三节 血 尿

血尿（hematuria）包括镜下血尿和肉眼血尿，尿色正常，新鲜尿需离心沉淀后尿液镜检每高倍镜视野红细胞超过3个，或1h尿红细胞计数超过10万，或12h计数超过50万，称为镜下血尿。一般每升尿内含有1ml血时，即可肉眼看到血色或呈洗肉水样，称肉眼血尿。

【病因】

1．泌尿系统疾病 是最常见的血尿原因。泌尿系结石、泌尿系感染，肾小球肾炎，间质性肾炎，泌尿系肿瘤，泌尿系畸形如先天性多囊肾，泌尿系损伤如外伤、手术、器械检查等损伤，肾血管病变如肾动脉硬化。

2．尿路邻近器官疾病 如急性阑尾炎、盆腔炎、输卵管炎、大肠癌等侵及或刺激尿路时，可产生血尿。

3．血液病 如血小板减少性紫癜、过敏性紫癜、白血病、血友病、再生障碍性贫血等。

4．全身感染性疾病 如败血症、钩端螺旋体病、流行性出血热等。

5．循环系统疾病 如高血压肾病、肾动脉硬化症、慢性心力衰竭、亚急性感染性心内膜炎并发肾梗死等。

6．内分泌代谢疾病 如糖尿病、痛风等。

7．其他 如磺胺类、抗凝剂、抗癌剂、汞剂等的副作用或毒性作用引起的血尿、运动后血尿、紫癜性肾炎等。

8．功能性血尿 平时运动量小的人，突然加大运动量可出现血尿（运动性血尿）。

【发病机制】

泌尿系统疾病及全身性疾病引起肾间质、肾小球、肾小管、尿路的病变和损伤以及出、凝血机制障碍引起血尿。

提示：引起血尿的原因很多，约98%由泌尿系统本身疾病引起，仅2%由全身或泌尿系统邻近器官病变所致。

【临床表现】

血尿的颜色因尿中含血量和尿酸碱度的不同而异，当尿液酸性时，颜色深，呈棕色或暗黑色；尿液碱性时则呈红色。血尿时要注意确定几点。

（一）确定是真性血尿或假性血尿

1．女性月经期，子宫、阴道出血或痔疮出血等污染尿液所致血尿。

2．血红蛋白尿，常由溶血引起，尿呈均匀暗红或酱油色，无沉淀，显微镜检查无红细胞或偶有红细胞。

3．某些药物色素所致的红色尿，镜检无红细胞，隐血试验阴性。

（二）判定出血部位

尿三杯试验可大概了解血尿的来源。方法是：取三个清洁玻璃杯，嘱患者一次排尿，将前、中、后三段分别排入三个玻璃杯中。如第一杯（即前段）含血液，称起始段血尿；如第三杯（即后段）含血液，称终末血尿；如三杯尿中均有血液称全程血尿。

提示：尿三杯检查如发现第一杯尿含血液表示病变位于尿道；如第三杯尿含血液，表示病变部位在膀胱颈部和三角区或后尿道等部位；如三杯尿中均有血液称全程血尿，表示病变在上尿路或膀胱。

（三）分析血尿的原因

1．肾病变引起的血尿，一般常有下述特点：①血尿为全程性，均匀，颜色常为暗棕色；②常伴发肾区钝痛或肾绞痛；③血块呈条状（输尿管管型），有时可发现红细胞管型或其他管型；④一般无明显排尿不适症状，如伴有膀胱病变时，可出现膀胱刺激症状（尿频、尿急、尿痛），当血块堵塞尿道时可发生排尿困难。

2．膀胱和膀胱颈部病变引起血尿的特点：①常伴有排尿不适的症状，但肿瘤出血也可无排尿不适；②血尿颜色较鲜红，可能为终末血尿，血块也不规则；③用导尿管冲洗膀胱的方法以判断血尿来源。如为膀胱出血，经连续冲洗膀胱，还可见血性液体回流；如为肾出血，当膀胱内的血尿被冲洗净后，再注入生理盐水随即抽出，回流液体可甚澄清，如将生理盐水停留于膀胱内片刻然后才抽出，则可因血尿间歇自输尿管排入膀胱，混入生理盐水而显血色。

3．前列腺、尿道病变引起血尿的特点：①血尿呈鲜红色，前列腺及后尿道出血为终末血尿，前尿道出血可呈尿道滴血或起始段血尿；②多伴有尿频、尿急、尿痛及排尿困难等表现。

相差显微镜观察红细胞形态，可鉴别肾小球源性血尿（畸形红细胞）与非肾小球源性血尿（正常形态红细胞）。

【伴随症状】

1．血尿伴肾绞痛是肾、输尿管结石的特征，如排尿时痛、尿流突然中断或排尿困难，是膀胱或尿道结石的症状。

2．血尿伴膀胱刺激征　提示病变位于膀胱或后尿道（常见于尿道炎、结核等），同时伴高热、寒战、腰痛，考虑为肾盂肾炎。

3．血尿伴水肿、高血压　见于肾炎、高血压肾病。

4．血尿伴肾肿块　可见于肿瘤、先天性多囊肾等。

5．血尿合并乳糜尿　见于丝虫病。

6．血尿伴皮肤黏膜出血　见于血液病、感染性疾病及其他全身性疾病等。

【问诊要点】

1．发病情况　发病年龄、病程、程度、缓急，尿液的颜色（尿色正常、鲜红色、洗肉水样、浓茶色或酱油色等），血尿的时段，是排尿初始、中间、结束时，还是全程血尿，是否有血凝块等。

2．伴随症状　是否伴有发热、寒战、腰痛、膀胱刺激征，有无肾绞痛，有无高血压、水肿，有无腹部肿块等。

3．病因诱因　女性患者首先注意排除阴道或肠道出血。有无泌尿系统疾病、血液病、感染性疾病、心血管系统疾病、内分泌代谢疾病等病史；有无服药、外伤手术史；职业特点，有无化学物质、重金属、动植物毒素中毒情况等。

第十四节　水　　肿

水肿（edema）是指人体组织间隙有过多的液体积聚使组织肿胀。水肿可分为全身性与局部性水肿。过多液体积聚在体腔内称积水，如胸腔积水、腹腔积水、心包积水等。一般情况下，水肿这一术语，并不涵盖内脏器官局部的水肿如脑水肿、肺水肿等。

【病因】

引起水肿的病因包括泌尿系统疾病、循环系统疾病和其他全身与局部性疾病，如营养不良、内分泌紊乱、肝硬化等疾病。

【发病机制】

保持人体体液平衡的主要因素有：①毛细血管内静水压；②血浆胶体渗透压；③组织间隙机械压力；④组织液的胶体渗透压。当维持体液平衡的因素发生障碍出现组织间液的生成大于吸收，则可产生水肿。

产生水肿的主要因素有：①钠与水潴留，如继发性醛固酮增多症等；②毛细血管滤过压升高，如右心衰竭等；③毛细血管通透性增高，如急性肾炎等；④血浆胶体渗透压降低，如肾病综合征等；⑤淋巴液或静脉回流受阻，如丝虫病或血栓性静脉炎等。

提示：维持体液平衡的因素发生障碍是水肿形成的重要机制。

【临床表现】

1．全身性水肿

（1）心源性水肿：主要见于右心衰竭。发病机制是有效循环血量减少，肾血流量减少，肾小球滤过率降低，继发性醛固酮增多，肾小管重吸收钠增多，引起钠水潴留以及静脉压增高，导致毛细血管静水压增高，组织液重吸收减少。

心源性水肿的特点是首先出现于身体下垂部分，并可随体位变化而改变。如非卧床患者的水肿先出现于下肢，尤以踝部较明显；卧床患者的水肿首先出现于腰骶部，水肿为对称性、凹陷性，同时伴有颈静脉怒张、肝大、静脉压升高，严重时可出现胸腔积液和腹水等右心衰竭的其他表现。

提示：心源性水肿的特点是首先出现于身体下垂部分，并有静脉压升高表现。

（2）肾源性水肿：常见原因是各型肾炎和肾病。发病机制是由多种因素引起肾排泄水钠减少，导致水钠潴留，细胞外液量增多，引起水肿。水肿特点是疾病早期晨起有眼睑与颜面水肿，以后发展为全身水肿。常伴有尿改变、高血压、肾损害等表现。

提示：肾源性水肿特点是首先出现眼睑与颜面水肿，常伴有尿的改变、高血压、肾功能损害。

心源性水肿与肾源性水肿鉴别要点如下表（表 1-2-3）。

表 1-2-3　心源性水肿与肾源性水肿鉴别

	心源性水肿	肾源性水肿
开始部位	从足部开始，向上延及全身	从眼睑、颜面开始，延及全身
发展快慢	发展缓慢	发展迅速
水肿性质	比较坚实，移动性小	软而移动性大
伴随病征	伴有心力衰竭病征：心脏增大、心脏杂音、肝大、肝颈静脉回流征阳性和静脉压升高等	伴有肾病其他病征：高血压、蛋白尿、血尿、管型尿和眼底改变等

（3）肝源性水肿：常见于肝硬化失代偿期。水肿形成的机制主要是门静脉压力增高、低蛋白血症、肝淋巴液生成增加、继发性醛固酮增多等。

提示：肝源性水肿发生较缓慢，常先出现于手、踝部，以后逐渐向上蔓延，而头、面部及上肢常无水肿，最突出的表现为肝损害和有腹水等门脉高压两方面表现。

（4）营养不良性水肿：见于慢性消耗性疾病长期营养缺乏、胃肠吸收功能不良、重度烧伤等所致低蛋白血症。

提示：营养不良性水肿特点是水肿为先瘦后肿，水肿从下肢开始逐渐蔓延全身，伴有低蛋白血症。

（5）其他：①黏液性水肿，常在眼睑、颜面及下肢出现，为非凹陷性水肿，见于甲状腺功能减退症；②经前期紧张综合征，其特点为月经前 1～2 周出现眼睑、踝部及手部轻度水肿，可伴乳房胀痛及盆腔沉重感，月经后水肿逐渐消退；③药物性水肿，见于糖皮质激素、雄激素、雌激素、甘草制剂等应用中，停药则可消退；④特发性水肿，常出现在身体下垂部位，站立过久或行走过多后出现，多见于女性。

2. 局部性水肿

常由于局部静脉回流受阻、淋巴回流受阻或毛细血管通透性增加所致。

（1）上腔静脉阻塞引起的局部水肿，其特征为头面部、颈部、两上肢及上胸部水肿，常伴有颈静脉怒张、胸壁浅静脉曲张及纵隔刺激症状，称为上腔静脉阻塞综合征。

（2）下腔静脉阻塞引起的局部水肿，其特征为下肢、阴部水肿明显，常伴有腹壁及下肢静脉曲张或腹水，亦可有肝、脾大等，称为下腔静脉阻塞综合征。

（3）肢体静脉血栓形成、下肢静脉曲张等引起的局部水肿。

（4）丝虫病引起的双下肢象皮肿，患部皮肤粗糙、增厚，皮下组织也增厚。

（5）血管神经性水肿：为变态反应性疾病，患者多有对某些药物或食物的过敏史。其特征为突发，水肿部位的皮肤呈苍白色或蜡样光泽，硬而有弹性，无疼痛。多发生于面、口唇或舌部。若水肿累及声门，可危及生命。

提示：脑血管病瘫痪侧肢体可出现水肿，是由于局部神经营养障碍、局部静脉回流减慢、毛细血管壁的渗透性增加所致。

【伴随症状】

1. 水肿伴肝大　可为心源性、肝源性与营养不良性水肿，若同时伴有颈静脉怒张则多为心源性水肿。

2. 水肿伴蛋白尿　水肿伴轻度蛋白尿可见于肾源性和心源性疾病，伴重度蛋白尿多见于肾源性疾病。

3. 水肿伴呼吸困难和发绀　常提示为心脏病、上腔静脉阻塞综合征等。

4. 水肿伴失眠、烦躁、思想不集中　见于经前期紧张综合征。

【问诊要点】

1. 发病情况　水肿发生的时间、病程；首发部位及发展顺序，是否受体位的影响；水肿发展的速度，水肿的性质，凹陷性是否明显；水肿的程度，是局部还是全身水肿。

2. 伴随症状　是否伴有肝脾大、颈静脉怒张、胸腔积液、腹水、腹壁静脉怒张、黄疸、蜘蛛痣；有无蛋白尿、高血压；有无呼吸困难、发绀、咳嗽、咳痰、心慌；有无营养不良、消瘦；与月经的关系，有无失眠、焦虑、烦躁等。

3. 病因诱因　有无高血压、心脏病史，有无肾炎、肾病史，有无肝炎、肝硬化史，有无营养不良、偏食、厌食、节食，有无内分泌代谢性疾病史，有无服药、感染、过敏等情况。

第十五节　头　　痛

头痛（headache）是指额、顶、颞及枕部的疼痛，见于多种疾病，大多无特异性。但反复发作的、持续或逐渐加重的头痛，可能是某些器质性疾病的信号，应认真检查。

【病因】

1. 颅脑病变

（1）感染：脑炎、脑膜炎、脑脓肿等。

（2）血管病变：脑出血、蛛网膜下腔出血、脑血栓形成、脑梗死、高血压脑病、脑供血不足、脑血管畸形、血栓性脉管炎等。

（3）占位性病变：脑肿瘤、颅内转移瘤、颅内囊虫病或包虫病等。

（4）颅脑外伤：脑震荡、脑挫伤、硬膜下血肿、颅内血肿、脑外伤后遗症等。

（5）其他：偏头痛、头痛型癫痫等。

2. 颅外病变

（1）颅骨疾病：颅底凹入症、颅骨肿瘤等。

（2）三叉神经、舌神经及枕大神经痛等。

（3）颈椎病及颈部其他疾病。

（4）眼、耳、鼻和牙疾病所致的头痛，例如青光眼、中耳炎、鼻窦炎和牙髓炎等。

3. 全身性疾病

（1）急性感染：如流行性感冒、肺炎、细菌性痢疾、伤寒等发热性疾病。

（2）心血管疾病：如高血压病。

（3）中毒：一氧化碳、有机磷、酒精、铅等中毒。

（4）其他：低血糖、肺性脑病、肝性脑病、尿毒症、贫血、系统性红斑狼疮、中暑、月经期与绝经期头痛等。

4. 神经官能症　神经衰弱及癔症。

【发病机制】

头痛的发病机制有：①颅内、外血管的收缩，扩张以及血管受牵引或伸展；②脑膜受刺激或牵拉；③具有痛觉的颅神经（三叉、舌咽、迷走神经和颈神经）受刺激挤压或牵拉；④头、颈部肌肉的收缩；⑤内分泌紊乱；⑥五官和颈椎病变；⑦神经功能紊乱。

【临床表现】

1. 发病情况

（1）急性头痛：急性起病并有发热者常为感染疾病所致。急性剧烈的头痛，持续不减，伴有不同程度意识障碍，无发热，提示颅内血管性病变（蛛网膜下腔出血）。

（2）慢性头痛：长期反复发作的头痛或搏动性头痛，多为血管性头痛或神经官能症。慢性进行性头痛伴有颅内高压表现者，应考虑颅内占位性病变。慢性头痛突然加剧并伴有意识障碍者，提示可能有脑疝的发生。

（3）间断性头痛：见于偏头痛、紧张性头痛、高血压病。

（4）进展性头痛：见于颅内肿瘤、结核性脑膜炎。

2．头痛部位　头痛的部位因原发病变不同而异。①全身性或颅内感染性疾病的头痛，多为全头部痛；②高血压引起的头痛多在额部或整个头部；③蛛网膜下腔出血或脑脊髓膜炎除有头痛外尚有颈痛；④偏头痛及丛集性头痛往往在一侧；⑤颅外病变所致的头痛多较局限及表浅，常在刺激点近处或神经分布区内，如眼源性头痛为浅在性且局限在眼眶、前额或颞部，鼻源性或牙源性头痛也多为浅表性疼痛。⑥枕大神经痛局限在枕部，颅内病变所致的头痛较深而弥散。

3．头痛程度与性质　头痛的轻重程度跟病情的严重性没有正比关系。①血管性头痛多为胀痛、搏动性痛；②神经性头痛常为电击、烧灼样痛或刺痛；③三叉神经痛、偏头痛及脑膜刺激的疼痛最剧烈；④脑肿瘤的疼痛往往多较轻；⑤肌收缩性头痛常为重压感、钳夹或紧箍感；⑥神经症性头痛的性质一般不定。

4．头痛发生与持续的时间

①清晨头痛多见于鼻窦炎，为清晨或上午发生，逐渐加重，于午后减轻。颅内占位性病变引起的头痛常为持续性，通常清晨加剧。②偏头痛下午明显。③丛集性头痛多为晚间发生。④阅读后头痛多见于屈光不正。⑤女性偏头痛多与月经周期有关。⑥神经性头痛常短暂。

5．影响头痛的因素　血管性、颅内高压性及脑肿瘤性头痛可在用力、转体、摇头、咳嗽等活动后加剧，通过按摩颈肌而可减轻颈肌收缩性头痛，丛集性头痛在直立时可减轻，应用麦角胺后通常可缓解偏头痛。

提示：反复发作的、固定的、持续的或逐渐加重的头痛，可能是某些器质性疾病的信号，应引起重视，尽快明确诊断，及时治疗。

【伴随症状】

1．头痛伴发热　往往见于颅内感染或全身感染性疾病。

2．头痛伴剧烈喷射状呕吐　说明颅内压增高，头痛在呕吐后减轻可见于偏头痛。

3．头痛伴眩晕　多于小脑肿瘤、椎－基底动脉供血不足的情况下出现。

4．头痛伴视力障碍　见于青光眼、脑肿瘤。

5．头痛伴脑膜刺激征阳性　提示脑膜炎、蛛网膜下腔出血等。

6．头痛伴癫痫发作　提示脑血管畸形、脑肿瘤、脑内寄生虫病等疾病的可能性。

7．头痛伴神经功能紊乱症状　可考虑为神经症性头痛。

【问诊要点】

1．发病情况　起病时间、缓急、病程、程度、部位与范围、间歇性或持续性、激发或缓解因素等。

2．伴随症状　是否伴有失眠、焦虑、剧烈呕吐（是否喷射性）、头晕、眩晕、晕厥、出汗、抽搐、视力障碍、感觉或运动异常、精神异常、嗜睡、意识障碍等相关症状。

3．病因诱因　有无感染、高血压、动脉硬化、颅脑外伤、肿瘤、精神疾病、癫痫、神经症及眼、耳、鼻、齿等部位病史，职业特点及毒物接触史。

第十六节　眩　　晕

眩晕（vertigo）是人体的内在体验，是机体对位向（空间定向感觉）的主观体会错误，是一种运动幻觉或错觉。患者感觉自身或周围环境物有旋转或摇动，常伴有客观的平衡障碍。一般无意识障碍，主要由迷路、前庭神经、脑干及小脑病变引起，亦可由于其他系统或全身性疾病而引起。

提示：典型的眩晕多由前庭系统功能障碍引起，也称作真性眩晕。患者只有头晕没有明确的旋转感，称作假性眩晕。

【病因】

1. 周围性眩晕（耳性眩晕） 见于梅尼埃（Meniere）病、迷路炎、内耳药物中毒、前庭神经元炎、位置性眩晕、晕动病。

2. 中枢性眩晕（脑性眩晕） 见于颅内血管性疾病、颅内占位性病变、颅内感染性疾病、颅内脱髓鞘疾病及变性疾病、癫痫。

3. 其他原因的眩晕 见于心血管疾病、急性感染性疾病、尿毒症、严重肝病、糖尿病、眼源性疾病、头部或颈椎损伤后等疾病。

【发病机制】

1. 由于变态反应，维生素 B 族缺乏等因素所致内耳的淋巴代谢失调，淋巴液分泌过多或吸收障碍，引起内耳膜迷路积水，内耳淋巴膨胀，压力升高，致使内耳末梢缺氧和变性如梅尼埃病。

2. 由于中耳病变（胆脂瘤、炎症性肉芽组织等）直接破坏迷路的骨壁引起，少数是炎症经血行或淋巴扩散所致的迷路炎。

3. 药物中毒性为对药物敏感、内耳前庭或耳蜗受损所致。

4. 由于乘坐车船或飞机时，内耳迷路受到机械性刺激，引起前庭功能紊乱所致，如晕动病。

5. 由动脉管腔变窄、内膜炎症、椎动脉受压或动脉舒缩功能障碍等因素所致椎基动脉供血不足。

【临床表现】

1. 周围性眩晕（耳性眩晕）

（1）突然发作性眩晕，常伴有耳鸣，听力减退及眼球震颤，持续数小时至 2 天，发作多短暂，很少超过二周，容易反复发作见于梅尼埃病。

（2）出现眩晕，耳鸣，听力减退和眼球震颤表现，检查发现有鼓膜穿孔，多为中耳炎并发迷路炎。

（3）氨基糖甙类药物可以引起内耳中毒，表现为眩晕、眼球震颤、听力减退，共济失调，常先有口周及四肢发麻等。水杨酸制剂、奎宁、某些镇静安眠药（氯丙嗪、哌替啶等）亦可引起眩晕。

（4）急性起病，常有上呼吸道感染，突然出现眩晕，伴恶心、呕吐，持续时间较长，数周至数月内自行缓解，见于前庭神经元炎，很少复发，一般无耳鸣及听力减退。

（5）患者在改变体位使头部处在某一位置时出现眩晕和眼球震颤，见于位置性眩晕，多数不伴耳鸣及听力减退，容易复发，通过位置训练可以防止。

（6）乘船、乘车、乘飞机、乘电梯等发生一过性眩晕、恶心、呕吐、面色苍白、出冷汗等症状，休息后可缓解见于晕动病。

提示：前庭周围性眩晕运动幻觉程度较重，闭目不能减轻，持续时间短暂，眼球震颤与眩晕程度相同、常伴听力改变。

2. 中枢性眩晕（脑性眩晕） 前庭神经颅内段、前庭神经核及其纤维联系、小脑、大脑等的病变可引起不同程度的眩晕，但有原发病的表现。

3. 其他原因的眩晕 心血管疾病、急性感染性疾病、尿毒症、严重肝病、糖尿病、眼肌麻痹，屈光不正、头部或颈椎损伤后等原因可引起不同程度眩晕，但常无真正旋转感，一般不伴听力减退、眼球震颤，少有耳鸣，有原发病的其他表现。

【伴随症状】

1．眩晕伴恶心、呕吐可见于梅尼埃病、晕动病。

2．眩晕伴眼球震颤可见于脑干病变、梅尼埃病等。

3．眩晕伴耳鸣、听力下降可见于前庭器官疾病、第八脑神经病变及肿瘤。

4．眩晕伴共济失调可见于小脑、颅后凹或脑干病变。

【问诊要点】

1．发病情况　眩晕发生的时间、病程，是首次发病还是经常性；在什么情况下发生，持续的时间，与体位变换有无关系，有无周围物体的旋转或自身的旋转等。

2．伴随症状　是否伴有恶心、呕吐、面色苍白、血压下降、出汗等，有无耳鸣（一侧或双侧）、听力下降，有无复视、眼震，有无共济失调等。

3．病因诱因　与乘车乘船有无关系，有无上呼吸道感染的前驱症状，有无中耳炎、迷路炎、梅尼埃病、颅脑外伤、炎症、肿瘤等病史，有无癫痫、低血压、高血压、心脑血管疾病病史等。

第十七节　意 识 障 碍

意识是大脑高级功能活动的综合表现，它包括觉醒状态与精神活动两个方面。前者指对外界及自身的认知状态，后者指思维、情感、记忆、意志等心理过程。正常人意识清晰，思维活动正常，语言准确，对周围刺激反应敏锐。

意识障碍（disturbance of consciousness）是指人对周围环境及自身状态的识别和觉察能力出现障碍。意识障碍表现嗜睡、意识模糊、昏睡、谵妄、严重的意识障碍表现为昏迷。

【病因】

意识障碍可由脑的原发性损害引起，也可由全身性疾病引起。临床常见病因有：

1．全身性疾病

（1）重度急性感染：如伤寒、中毒性痢疾、中毒性肺炎、脑型疟疾、败血症等。

（2）内分泌代谢障碍：如肝性脑病、肺性脑病、尿毒症、甲状腺危象、糖尿病高渗性昏迷、低血糖昏迷、严重水及电解质紊乱等。

（3）循环障碍：如急性心肌梗死、心律失常引起的阿－斯（Adame-Stokes）综合征、严重休克等。

（4）药物与化学毒品中毒：如安眠药、麻醉药、有机磷、氰化物等中毒。

（5）物理因素：如中暑、触电、溺水等。

2．颅脑疾病

（1）感染性疾病：如各种脑膜炎、脑炎、脑脓肿等。

（2）非感染性疾病：颅内占位性疾病（脑肿瘤），脑血管性疾病（脑缺血、脑出血、蛛网膜下腔出血、脑梗死等），颅脑损伤（脑震荡、外伤性颅内血肿、脑挫裂伤、颅骨骨折等），癫痫大发作或癫痫持续状态。

【发病机制】

脑缺血、缺氧、葡萄糖供给不足、酶代谢异常等因素可引起脑细胞代谢紊乱，从而导致网状结构功能损害和脑活动功能减退，均可产生意识障碍。

提示：大脑皮质、皮质下网状结构功能受到抑制，则发生意识障碍。

【临床表现】

意识障碍可有下列不同程度的表现，这些表现常呈波动性、移行性。

1. 嗜睡（somnolence）是最轻的意识障碍，患者表现为一种病理性思睡，处于持续睡眠状态，可被轻刺激（包括语言刺激）所唤醒，醒后能正确回答问题，配合检查，但反应迟钝，停止刺激后即很快再入睡。

2. 意识模糊（confusion）是较嗜睡程度深的意识障碍。患者能保持简单的精神活动，对时间、地点、人物的定向能力发生障碍，可有幻觉、错觉、思维紊乱、记忆模糊等。

3. 昏睡（stupor）是较严重的意识障碍，患者处于接近昏迷的状态，处于熟睡状态，经强烈刺激（压迫眶上神经等）可被唤醒，醒时答话含糊或答非所问，但很快又入睡。

4. 昏迷（coma）是最严重的意识障碍，预示病情危重。患者表现意识持续的中断或完全丧失，不能唤醒，无自主运动。按其程度可分为三个阶段：

（1）浅昏迷：意识大部丧失，无自主运动，对声、光刺激无反应，对疼痛刺激（压迫眶上缘或针刺等）有躲避反应或痛苦表情。吞咽反射、咳嗽反射、角膜反射、瞳孔对光反射等均存在。

（2）中度昏迷：意识完全丧失，对周围事物及各种刺激均无反应，对剧烈刺激尚可出现防御反射。角膜反射减弱，瞳孔对光反射迟钝，眼球无转动。

（3）深昏迷：对任何外界刺激均无反应，四肢肌肉松弛，深浅生理反射（角膜反射、瞳孔对光反射、吞咽反射）及眼球运动等均消失。生命体征常有改变。

5. 谵妄（delirium）以兴奋性增高为特征的高级神经中枢活动急性失调状态，是在意识清晰度明显下降的情况下，出现精神异常、定向力丧失、错觉、幻觉、躁动不安、言语杂乱等，常见于急性感染发热期、急性酒精中毒、某些药物（颠茄类）中毒等。

【伴随症状】

1. 意识障碍伴发热　先发热然后意识障碍，多见于重症急性感染性疾病；意识障碍在先，发热在后，见于脑出血、蛛网膜下腔出血、巴比妥类药物中毒等。

2. 意识障碍伴呼吸缓慢　呼吸中枢受抑制的表现，可见于吗啡、巴比妥类、有机磷等中毒。

3. 意识障碍伴高血压　多见于高血压脑病、脑血管病、尿毒症等。

4. 意识障碍伴心动过缓　可见于颅内压增高、高度房室传导阻滞和吗啡中毒等。

5. 意识障碍伴瞳孔改变　瞳孔缩小，可见于有机磷、吗啡类、巴比妥类等中毒；瞳孔扩大见于颠茄类、酒精等中毒及低血糖状态等。

【问诊要点】

1. 发病情况　起病的急缓、意识障碍的进程及意识障碍的类型。

2. 伴随症状　是否伴有发热、呼吸缓慢、瞳孔散大、瞳孔缩小、心搏过缓、高血压、低血压、脑膜刺激征、瘫痪、皮肤黏膜改变等。

3. 病因诱因　注意询问有无脑、心、肝、肾、肺等脏器疾病史及用药情况；注意发生意识障碍的环境和现场特点，包括季节、时间、地点，有无颅脑外伤的可能，有无有毒气体、药物、农药、食物中毒等情况；注意现场的药瓶、药片、呕吐物等，应收集备验。

第十八节　常见病例的症状诊断临床思维

【病例一】

男性，26岁，咳嗽、低热、盗汗2个月余，大量咯血1天。

（一）症状诊断临床思维

症状特点一：慢性咳嗽2个月

1. 引起慢性咳嗽的常见疾病有肺结核、支气管扩张并发感染、胸膜炎、支气管扩张症、脓胸合并支气管胸膜瘘等。

2. 暂排除引起急性咳嗽的疾病：呼吸道感染、肺炎、支气管哮喘、麻疹、伤寒、自发性气胸、原发性支气管肺癌、喉头水肿、喉肿瘤、大量胸腔积液、气胸、肺淤血、肺水肿等。

症状特点二：低热、盗汗 2 个月

1. 引起慢性咳嗽的疾病有肺结核、支气管扩张并发感染、胸膜炎、脓胸合并支气管胸膜瘘等。

2. 暂排除引起急性发热的疾病：肺炎链球菌肺炎、流行性出血热、麻疹、钩端螺旋体病、急性胆囊炎、急性肾盂肾炎、流行性脑脊髓膜炎、急性溶血、咽结膜热、败血症、感染性心内膜炎、病毒性肝炎、急性白血病、急性再生障碍性贫血、恶性组织细胞病、风湿病、药物热等。

症状特点三：低热、大量咯血 1 天

1. 引起慢性咳嗽、咯血伴发热的疾病有肺结核、肺脓肿等。

2. 暂排除无慢性咳嗽、咯血伴发热的疾病：肺炎链球菌肺炎、肺梗死、钩端螺旋体病等。流行性出血热、血液病等。

症状特点四：患者无脓痰

症状诊断暂考虑

1. 暂排除支气管扩张并发感染、脓胸合并支气管胸膜瘘等。

2. 目前可能性最大的诊断为肺结核。

（二）问诊技能要点

1. 根据主诉及相关鉴别询问

（1）出血前症状，是胸闷、咳嗽，还是恶心、呕吐。

（2）出血方式，是咯出还是呕出，血中混合物是痰、泡沫还是食物残渣，咯血的量、颜色。

（3）伴随症状：发热特点，有无胸痛、咳痰，痰量及性状，有无乏力、消瘦等全身症状。

（4）大小便、饮食、睡眠。

2. 诊疗经过

（1）是否到医院就诊？做过哪些检查（X 线胸片、痰液检查）？

（2）治疗用药情况？

3. 其他有关病史

（1）是否有药物过敏史

（2）与该病有关的其他病史：如支气管扩张、肺脓肿、肺癌、心脏病、肾病、血液病等。

（三）问诊技巧要点

条理性强、抓住咳嗽、低热、盗汗、大量咯血的重点，围绕咳嗽、低热、咯血主诉及相关鉴别询问。

【病例二】

女性，44 岁，右上腹阵发性疼痛 3 天。

（一）症状诊断临床思维

症状特点一：急性腹部疼痛

1. 引起急性腹部疼痛有腹腔内脏器急性炎症、腹腔内空腔脏器阻塞或扩张、腹腔内脏器扭转或破裂、腹腔内血管病变、腹壁病变、胸部疾病所致的腹部牵涉痛、中毒。

2. 暂排除引起慢性腹痛的疾病：慢性炎症及消化性溃疡、腹内脏器慢性扭转、腹内实质性脏器病变、腹内肿瘤、肠寄生虫病、神经精神因素及慢性中毒与代谢障碍。

症状特点二：腹部阵发性疼痛

1. 引起腹部阵发性疼痛疾病有急性肠炎、急性胆囊炎、急性胰腺炎、急性阑尾炎、急性出血坏死性肠炎、胃肠穿孔引起的急性弥漫性腹膜炎、肠梗阻、胆道结石、胆道蛔虫症、泌尿系结石、肠扭转、肠套叠、大网膜或肠系膜扭转、卵巢扭转、肝、脾破裂、异位妊娠破裂、肠系膜动脉栓塞、缺血性肠炎、门静脉栓塞、脾栓塞、铅中毒、糖尿病酮症酸中毒、尿毒症、腹型过敏性紫癜等。

2．暂排除非右上腹阵发性疼痛的疾病：如急性胃炎、腹壁挫伤、腹壁脓肿、腹壁带状疱疹、胸部疾病所致的腹部牵涉痛如肺炎、肺梗死、急性心肌梗死、急性心包炎等。

症状特点三：右上腹阵发性疼痛

1．引起右上腹阵发性疼痛的疾病有急性胆囊炎、胆道结石、胆道蛔虫症。

2．暂排除无右上腹阵发性疼痛的疾病：急性肠炎、急性胰腺炎、急性阑尾炎、急性出血坏死性肠炎、胃肠穿孔引起的急性弥漫性腹膜炎、肠梗阻、泌尿系结石、肠扭转、肠套叠、大网膜或肠系膜扭转、卵巢扭转、肝、脾破裂、异位妊娠破裂、肠系膜动脉栓塞、缺血性肠炎、门静脉栓塞、脾栓塞、铅中毒、糖尿病酮症酸中毒、尿毒症、腹型过敏性紫癜等。

症状特点四：患者无绞痛

1．暂排除胆道结石、胆道蛔虫症等。

2．目前可能性最大的诊断是急性胆囊炎。

（二）问诊技能要点

1．根据主诉及相关鉴别询问

（1）发病诱因，与饮食的关系。

（2）疼痛的性质、特点、有无放射，与呼吸、体位的关系。

（3）有无发热，发热规律和程度，与疼痛的关系，有无寒战 。

（4）伴随症状：发作时有无呕吐、腹泻、黄疸等症状。

（5）大小便、饮食、睡眠。

2．诊疗经过

（1）是否到医院就诊？做过哪些检查（血尿便常规，血生化，B 超）？

（2）治疗用药情况及疗效？

3．其他有关病史。

（1）有否药物过敏史。

（2）相关病史：溃疡病、慢性胃炎史，腹部手术史，心血管病史。

（三）问诊技巧要点

1．条理性强、能抓住右上腹、阵发性、疼痛重点。

2．能够围绕阵发性疼痛病情及相关鉴别询问。

（熊正南）

单元目标检测练习（二）

一、名词解释：

1．间歇热

2．放射痛

3．夜间阵发性呼吸困难

4．三凹征

5．心源性哮喘

6. 肠源性发绀
7. 柏油样便
8. 意识障碍
9. 昏迷
10. 症状

二、填空题：

1. 正常人的体温是受__________所控制，并通过__________、__________因素调节使体温保持相对恒定。

2. 弛张热是体温在39℃以上，一日内体温波动达__________以上。

3. 正常人腋窝温度为__________，口腔温度为__________，直肠温度为__________。任何原因导致体温升高超过正常范围称为__________。

4. 大咯血导致死亡的主要原因是__________和__________。

5. __________和__________使胸膜疾病引起的胸痛加重。

6. 喉、气管及大支管狭窄引起的呼吸困难为__________呼吸困难，呼气性呼吸困难为__________弹性__________及小支气管__________所致。

7. 发绀是由于血液中还原血红蛋白的__________所致，当毛细血管血液中还原血红蛋白量超过__________时，即可出现发绀。

8. 出现黑便提示上消化道出血量达__________以上，出现呕血说明胃内积血量达__________。

9. 呕吐中枢在__________，颅内压增高引起的呕吐前常无恶心先兆呈__________呕吐，晨起呕吐出隔夜食物提示有__________。

10. 急性腹泻起病急，病程在__________以内；慢性腹泻病程__________，呈__________。

11. 周围性发绀见于__________性发绀及__________性发绀。

12. 直肠炎症、肿瘤引起腹泻常伴__________。

13. 慢性腹泻伴脓血便者应考虑慢性痢疾和__________等。

14. 腹泻伴有里急后重，说明病变在__________及__________。

15. 因红细胞破坏增加引起的黄疸称为__________黄疸，患者的尿胆红素呈__________性反应。

16. 肝细胞性黄疸患者的血液中__________胆红素和__________胆红素均增加。

17. 胆汁淤积性黄疸患者的血液中__________和__________胆红素增高。

18. 深昏迷意识__________，全身肌肉__________，对各种刺激__________，深、浅反射__________，机体仅能维持最基本的功能。

三、选择题：

（一）A_1型题（单句型最佳选择题）

1. 保持人的体温相对恒定是由下述哪项控制与调节
   A. 大脑皮质控制与调节
   B. 丘脑下部控制与调节
   C. 下丘脑的产热中枢控制
   D. 体温调节中枢控制和神经、体液因素调节
   E. 交感神经控制与调节

2. 体温维持在39～40℃，持续几天到几周，一日内波动不超过1℃，是指
   A. 弛张热
   B. 间歇热
   C. 稽留热
   D. 波状热
   E. 回归热

3. 发热、咳嗽、咳铁锈色痰最常见的疾病是
   A. 急性气管炎
   B. 肺吸虫病
   C. 肺炎链球菌性肺炎
   D. 急性肺水肿

E. 阿米巴肺脓肿

4. 发热、咳大量脓臭痰最常见的疾病是
A. 肺吸虫病
B. 支气管哮喘
C. 肺炎链球菌性肺炎
D. 肺脓肿
E. 肺结核

5. 引起咯血最常见的疾病是
A. 肺结核
B. 肺癌
C. 肺吸虫病
D. 肺心病
E. 支气管扩张

6. 循环系统疾病中引起咯血的常见疾病是
A. 心肌炎
B. 二尖瓣狭窄
C. 心肌梗死
D. 房间隔缺损
E. 心包炎

7. 突然发生剧烈的头痛，不发烧，伴有呕吐、脑膜刺激征阳性，见于
A. 高血压危象
B. 脑血管畸形
C. 蛛网膜下腔出血
D. 脑血栓形成
E. 化脓性脑膜炎

8. 老年高血压患者，出现持续压榨性或窒息性胸部闷痛 1h，最可能的诊断是
A. 心包炎
B. 心肌病
C. 急性心肌梗死
D. 心绞痛
E. 自发性气胸

9. 中年女性患者，反复胸痛，多在休息时发生，活动时或转移其注意力可消失，最可能的诊断是
A. 急性心肌梗死
B. 急性心包炎
C. 心绞痛
D. 心脏神经官能症
E. 心肌病

10. 老年高血压患者，胸痛并向左肩左前臂放射，最可能的诊断是
A. 食管炎
B. 急性胸膜炎
C. 心绞痛
D. 急性心肌炎
E. 急性心包炎

11. 自发性气胸患者出现胸痛的临床表现特点为
A. 疼痛部位固定，局部有压痛
B. 疼痛发生在患侧，随咳嗽及深呼吸加重
C. 疼痛可向左肩放射
D. 疼痛沿肋间神经分布
E. 疼痛随体位变化加重

12. 急性腹痛的临床特点是
A. 持续性，剧烈
B. 起病急，病情重，变化快
C. 起病急，病程长
D. 多见于腹腔内脏器破裂
E. 伴恶心，呕吐

13. 急性胆囊炎的腹痛常发生在
A. 右上腹部
B. 右下腹部
C. 右下腹麦氏点
D. 脐部或脐周疼痛
E. 上腹部

14. 周期性、节律性上腹部痛常见于
A. 慢性胆囊炎
B. 慢性胰腺炎
C. 消化性溃疡
D. 慢性阑尾炎
E. 肠结核

15. 左下腹腹痛伴腹泻、脓血便提示
A. 阿米巴痢疾
B. 胃癌
C. 急性胰腺炎
D. 病毒性肝炎
E. 细菌性痢疾

16. 突发剑突下钻顶样腹痛最可能的诊断是
A. 急性胆囊炎
B. 胆道蛔虫症
C. 肠蛔虫症
D. 急性阑尾炎
E. 急性胆石症发作

17. 转移性右下腹痛伴发热最可能的诊断是
A. 急性胃炎
B. 急性阑尾炎
C. 急性胰腺炎
D. 急性胆石症发作
E. 急性膀胱炎
18. 女性患者月经延后15天未来，突发剧烈腹痛应首先考虑到
A. 急性胃穿孔
B. 卵巢囊肿蒂扭转
C. 异位妊娠破裂
D. 急性膀胱炎
E. 泌尿道结石
19. 水肿、大量蛋白尿常见于
A. 肾源性水肿
B. 营养不良性水肿
C. 局部静脉血栓形成
D. 局部淋巴回流受阻
E. 甲状腺功能低下
20. 局限性水肿常见于
A. 心力衰竭
B. 肾病综合征
C. 严重营养不良
D. 局部静脉回流受阻
E. 甲状腺功能减退症
21. 心源性水肿最常见的病因是
A. 右心衰竭
B. 左心衰竭
C. 缩窄性心包炎
D. 渗出性心包炎
E. 心肌病
22. 引起非凹陷性水肿最常见的疾病是
A. 右心功能不全
B. 甲状腺功能减退症
C. 急性肾炎
D. 慢性肾炎
E. 经前期紧张综合征
23. 进食菠萝后某突然出现面、口唇、舌部水肿是属于
A. 黏液性水肿
B. 特发性水肿
C. 淋巴回流受阻所致水肿
D. 药物性水肿
E. 过敏性水肿
24. 呼吸困难患者出现“三凹征”提示
A. 气管、大支气管阻塞
B. 大量胸腔积液或气胸、
C. 大片肺不张
D. 大面积肺梗死
E. 重症肺炎
25. 潮式呼吸、毕奥呼吸常见于
A. 急性左心功能不全
B. 代谢性酸中毒
C. 大量胸腔积液或气胸
D. 呼吸中枢受抑制
E. 大片肺不张或大面积肺梗死
26. 发作性呼气性呼吸困难伴有哮鸣音常见于
A. 支气管哮喘
B. 肺炎链球菌性肺炎
C. 大量胸腔积液或气胸
D. 大面积肺梗死
E. 大片肺不张
27. Kussmaul 呼吸最常见于
A. 大量胸腔积液或气胸
B. 急性左心功能不全
C. 严重贫血
D. 代谢性酸中毒
E. 呼吸中枢受抑制
28. 以夜间阵发性呼吸困难为突出表现的是
A. 气管、大支气管的炎症
B. 左心功能不全
C. 慢性阻塞性肺气肿
D. 巴比妥类药物、有机磷中毒
E. 重症颅脑疾患
29. 喷射性呕吐常见于
A. 贲门狭窄
B. 幽门管梗阻
C. 颅内压升高
D. 细菌性食物中毒
E. 精神性呕吐
30. 大便呈血水或洗肉样常见于
A. 急性坏死性肠炎
B. 食物中毒
C. 细菌性痢疾

D．胰腺疾病或肠吸收不良综合征
E．霍乱或副霍乱

31. 粪便呈米泔样最可能的诊断是
A．肠吸收不良综合征
B．霍乱或副霍乱
C．阿米巴痢疾
D．胰腺疾病
E．病毒性肠炎

32. 发热、粪便呈脓血样，最可能的诊断是
A．溃疡性结肠炎急性发作
B．阿米巴痢疾
C．霍乱或副霍乱
D．急性胰腺炎
E．急性细菌性痢疾

33. 肝细胞性黄疸血液中
A．直接胆红素增高，间接胆红素降低
B．直接胆红素降低，间接胆红素增高
C．直接胆红素和间接胆红素均增高
D．肝功能一般正常
E．血清总胆红素显著增高

34. 溶血性黄疸的特点
A．以非结合胆红素为主
B．肠内的尿胆原减少
C．血红蛋白增高
D．血红细胞数正常
E．急性溶血时，尿隐血试验呈阴性反应

35. 阻塞性黄疸的特征
A．直接胆红素占总胆红素的35%以下
B．红细胞形态异常
C．尿胆原及尿胆素阳性
D．脾大
E．血红蛋白尿

36. 皮肤黏膜发绀时毛细血管血液中还原血红蛋白量超过
A．10g/L
B．20g/L
C．30g/L
D．40g/L
E．50g/L

37. 发绀出现急骤，病情严重，氧疗无效，静脉血呈深棕色，亚甲蓝可使发绀消退见于
A．混合性发绀
B．心性发绀
C．肺性发绀
D．硫化血红蛋白血症
E．高铁血红蛋白血症

38. 出现肉眼黄疸血液中胆红素浓度应是
A．＞1.7μmol/L
B．＞17.1μmol/L
C．＞34.2μmol/L
D．＞68μmol/L
E．＞136μmol/L

39. 深昏迷时出现
A．意识大部丧失，无自主运动
B．意识完全丧失，剧烈刺激出现防御反射
C．瞳孔对光反射迟钝，眼球无转动
D．深浅反射均消失
E．定向力丧失、错觉、幻觉、躁动不安

40. 昏迷伴瞳孔缩小见于
A．阿托品中毒
B．一氧化碳中毒
C．有机磷农药中毒
D．吗啡中毒
E．氯丙嗪中毒

（二）A_2 型题（病例摘要型最佳选择题）

41. 3岁，女孩，进食时，突然大笑并出现呼吸困难、面部发绀、“三凹征”，最可能是
A．气管异物
B．急性支气管哮喘
C．自发性气胸
D．急性肺炎
E．急性左心功能不全

42. 男，55岁，半月来常于夜间睡眠时憋醒，伴咳嗽、咳黏液痰、气喘，两肺底闻及湿啰音，该表现属于
A．肺源性呼吸困难
B．神经精神性呼吸困难
C．中毒性呼吸困难
D．血源性呼吸困难

E. 心源性呼吸困难

43. 女，46岁，上腹部疼痛伴恶心呕吐2天，呈进行性加重并逐渐转至右下腹12h，体查右下腹局部压痛，最可能是
A. 急性胰腺炎
B. 急性胃穿孔
C. 急性阑尾炎
D. 急性胆道蛔虫症
E. 异位妊娠破裂

44. 男50岁，大量饮酒后突发左上腹痛，疼痛呈持续性伴阵发性加重，向左背部放射，伴恶心呕吐，最可能是
A. 急性胃炎
B. 急性胰腺炎
C. 急性胆囊炎
D. 急性阑尾炎
E. 胃癌

45. 男30岁，2天前出现发热、腹痛腹泻，脓血便，里急后重，左下腹压痛，最可能是
A. 急性细菌性痢疾
B. 急性胰腺炎
C. 急性阑尾炎
D. 急性食物中毒
E. 急性肠炎

46. 男，9岁，近1月来常腹痛腹泻，粪便呈果酱样伴腥臭味，右下腹压痛明显，最可能是
A. 细菌性痢疾
B. 阿米巴痢疾
C. 急性阑尾炎
D. 急性坏死性肠炎
E. 伤寒或副伤寒

47. 男，15岁，颜面水肿2天，查血尿、蛋白尿阳性，应首先考虑
A. 急性肾炎
B. 慢性肾炎
C. 急性肾盂肾炎
D. 心功能不全水肿
E. 低蛋白血症

48. 女，45岁，排便疼痛伴鲜红色血便3天，出血最可能来自
A. 胃、十二指肠
B. 小肠
C. 空肠
D. 降结肠
E. 肛门

49. 男，35岁，反复出现上腹灼痛尤以餐后明显3月余，解柏油样黑便3日，提示
A. 胃溃疡出血
B. 十二指肠溃疡出血
C. 结肠癌出血
D. 肛裂出血
E. 直肠癌出血

50. 女，57岁，皮肤与巩膜黄染，呈进行性加深2月，伴皮肤瘙痒，消瘦明显，最可能是
A. 急性重症肝炎
B. 肝硬化失代偿期
C. 胰头癌
D. 胆道蛔虫病
E. 钩端螺旋体病

(三) B_1 型题(标准配伍题)

51～52题共用题干
A. 50ml
B. 100ml
C. 200ml
D. 500ml
E. 1000ml

51. 小量咯血是指每日咯血量少于
52. 大量咯血是指每日咯血量大于

53～57. 题共用题干
A. 呕血伴有吞咽困难
B. 呕血呈咖啡色
C. 呕血呈鲜红色
D. 呕血伴有明显腹部绞痛
E. 呕血伴有皮肤黏膜出血

53. 肝硬化食管静脉曲张破裂，呕血颜色为
54. 胃癌的呕血颜色多为
55. 食管癌的呕血多为
56. 严重肝病的呕血多为
57. 胆道出血多为

58～60．题共用题干

A．浅昏迷

B．深昏迷

C．昏睡

D．晕厥

E．眩晕

58．意识大部丧失，无自主运动，生理反射存在，属于

59．意识全部丧失，深浅反射均消失，属于

60．突然发生的短暂的意识丧失状态

四、简答题：

1．举出三种高热伴有寒战的疾病。

2．说明急性腹痛的临床特点及常见病因有哪些？

3．痰的性状与量对诊断有何帮助？

4．说明肝细胞性黄疸的病因、发病机制、临床表现及实验室检查。

体格检查（physical examination）是医师运用自己的感官和借助于简便的检查工具如听诊器、叩诊锤、体温表、血压计、检眼镜等，客观地了解和评估患者身体状况的一系列最基本的检查方法。许多疾病通过体格检查再结合病史就可做出初步诊断。医师进行全面体格检查后对被检者健康状况或疾病状态提出的临床判断称为检体诊断（physical diagnosis）。

体格检查常用的器具和物品见图 2-0-1。

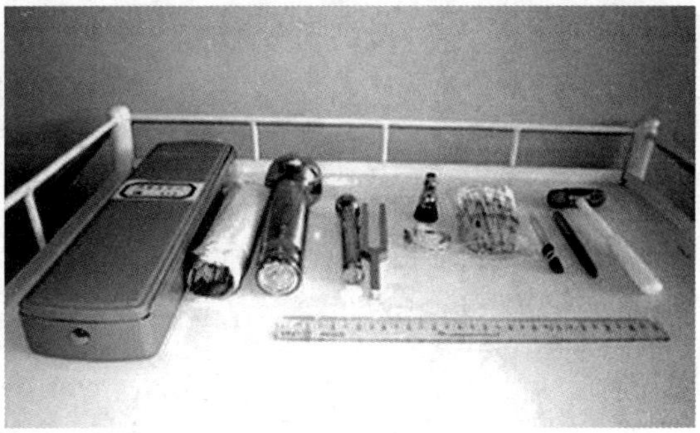

图 2-0-1 体格检查常用的器具和物品

体格检查的方法包括：视诊、触诊、叩诊、听诊、嗅诊。体查过程是经验积累的过程，也是与患者交流、沟通、建立良好医患关系的过程。

体格检查时应注意：

1. 体格检查环境安静、整洁、光线充足、温度适宜。

2. 应以患者为中心，要关心体贴患者，要有高度的责任感和良好的医德修养。

3. 医师应仪表端庄，举止大方，态度诚恳和蔼。

4. 医生应站在患者的右侧。检查前向患者说明体检目的、要求，取得配合。检查手法应规范轻柔，检查部位暴露应充分。

5. 全身体格检查时应全面、有序、重点、规范和正确。体格检查要按一定顺序进行，避免重复和遗漏，避免反复翻动患者，通常首先进行生命征和一般检查，然后按头、颈、胸、腹、脊柱、四肢、神经系统的顺序进行检查，必要时进行生殖器、肛门及直肠检查。

6. 需急救的危重患者，要重点检查、掌握基本病情，尽快投入抢救。待病情稳定后再做详细体查。

7. 根据病情变化及时复查，及时发现阳性体征以利于补充和修正诊断。

第三章 基本方法

学习目标

通过本章内容的学习，学生应能：

识记：

复述基本检查方法的种类及动作要领。

理解：

总结基本检查方法的应用范围，异常体征的临床意义。

运用：

运用基本检查方法对患者进行系统的体格检查。

第一节 视 诊

视诊（inspection）是医师用眼睛观察患者全身或局部情况的检查方法。视诊可用于全身一般状态和许多体征的检查，如性别、年龄、发育、营养、意识状态、面容、表情、体位、姿势与步态等。局部视诊可了解患者身体各部分的改变，如皮肤、黏膜、舌、头颈、胸及腹部外形，四肢、肌肉、脊柱及关节外形等。必要时可借助某些器械如检耳镜、检眼镜、内镜等协助观察。

视诊时应充分暴露被检查部位，并在自然光线下进行。这样有利于观察黄疸、发绀、皮疹、出血点等。侧面光线有利于观察心尖冲动或肿物轮廓。只有在丰富医学知识和临床经验的基础上才能减少和避免视而不见的现象；只有将视诊与其他检查方法紧密结合起来，将局部征象与全身表现结合起来，才能发现并确定具有重要诊断意义的临床征象。

第二节 触 诊

触诊（palpation）是医师通过手接触被检查部位时的感觉来进行判断的一种方法。可以进一步检查视诊发现的异常征象，也可以明确视诊所不能确定的体征，如：体温、湿度、震颤、波动、压痛、摩擦感以及包块的位置、大小、轮廓、表面性质、硬度、移动度等。触诊适用范围很广，尤以腹部检查更为重要。

一、触诊方法

触诊时，由于目的不同而施加的压力有轻有重，因而可分为浅部触诊法和深部触诊法。

（一）浅部触诊法

浅部触诊法（light palpation）适用于体表浅表的病变（浅部动脉、静脉、神经、精索、阴囊等）的检查。腹部浅部触诊可触及的深度约为 1cm。触诊时，将一手放在被检查的部位，用掌指关节和腕关节的协同动作以旋转或滑动方式轻压触摸。浅部触诊一般不引起患者的痛苦或痛苦较轻，也多不引起肌肉紧张，因此有利于检查腹部有无压痛、抵抗感、搏动、包块和某些肿大的脏器等。

（二）深部触诊法

深部触诊法（deep palpation）检查者可用单手或双手重叠由浅入深，逐渐加压以达到深层触诊的目的。腹部深部触诊法触及的深度为 2cm 以上，有时可达 4～5cm，主要用于检查腹部病变部位和脏器状况。按检查目的和手法不同可分为以下几种：

1. 深部滑行触诊法（deep slipping palpation） 适于腹部检查。被检者平卧，下肢屈曲略分开立起、张口平静呼吸、放松腹肌，医生手掌平置于腹壁，腕关节伸直，通过掌指关节的屈伸运动，2～5 指向腹部深位触诊，对被检查的脏器或肿块做上下左右滑动触摸，了解其形态、大小及硬度等。

2. 双手触诊法（bimanual palpation） 又称双合诊法。用左手托于被检查部位（或器官）的后腹壁或腔内（阴道、肛门），右手置于前腹壁触诊，使被检查器官或包块位于双手之间。可用于肝、脾、肾、子宫等脏器的检查。（图 2-3-1a、b）

3. 深压触诊法（deep press palpation） 用于腹部检查。以 1 至 2 个并拢手指逐渐用力深压

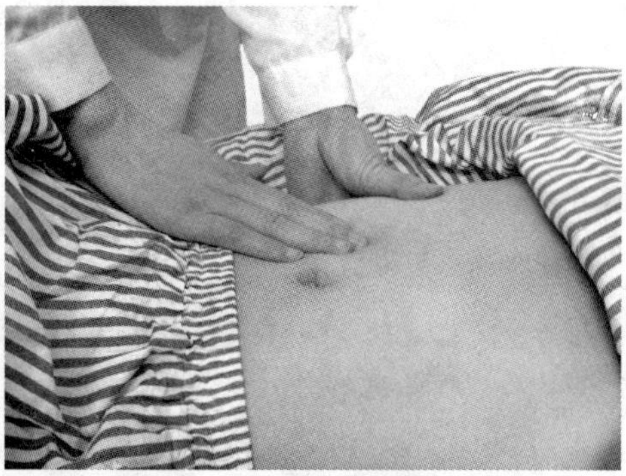

图 2-3-1a　双手触诊法（肝）

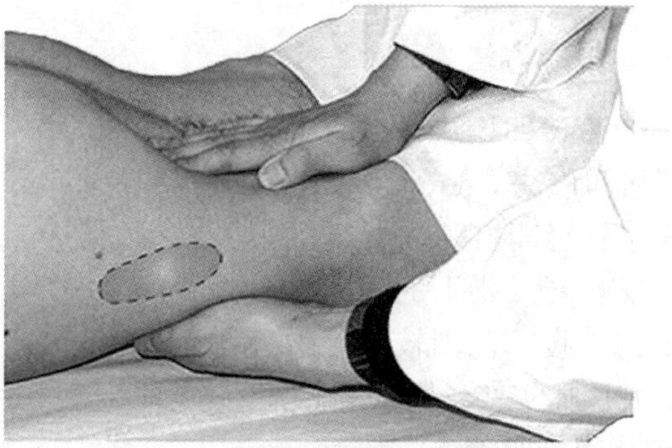

图 2-3-1b　双手触诊法（肾）

被检查部位，以了解有无局限触痛点及反跳痛，如阑尾压痛点、胆囊压痛点、输尿管压痛点等。检查反跳痛时，在手指深压的基础上迅速将手抬起，并询问患者是否感觉疼痛加重或察看面部是否出现痛苦表情。（图 2-3-2）

4. 冲击触诊法（ballottement）又称浮沉触诊法，用于大量腹水时肝、脾及腹部包块难以触及者。检查时，右手将 2 ~ 5 指并拢、伸直，与腹壁成 70° ~ 90° 角，适当用力急促有节律地从腹壁体表向腹深部冲击数次，指端可感触到肿块或实体脏器表面状况、质地，并有浮沉感。此法检查患者有不适感，用力不能过猛。（图 2-3-3）

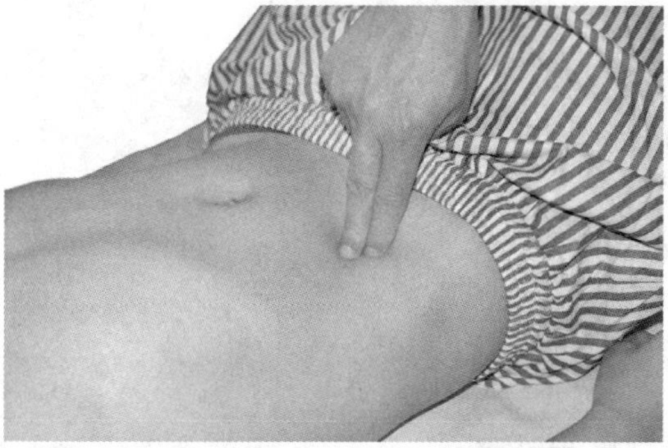

图 2-3-2　深压触诊法（阑尾压痛点）

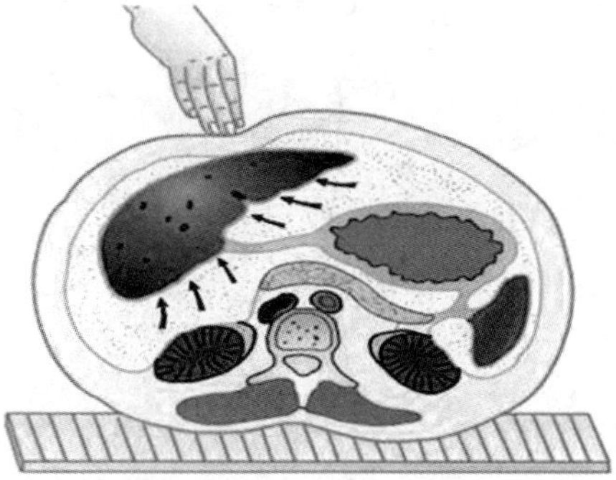

图 2-3-3　冲击触诊示意图（彩图见书后）

二、触诊时注意事项

（一）向患者讲清检查目的，取得配合。

（二）腹部检查时患者先排尿。一般为仰卧位，屈膝、屈髋、下肢略分开立起。必要时可采用半坐位、立位和侧卧位。

（三）医生手要温暖，站于仰卧位受检查者右侧，手法要轻柔，由浅而深、由轻到重。发现异常时，边检查边分析思索，并注意被检查者的表情。

第三节　叩　　诊

叩诊（percussion）是医生用手指叩击被检者某部位体表使之震动产生声响，根据震动和声响的特点，判断检查部位脏器状况有无异常的方法。

一、叩诊方法

（一）直接叩诊法

直接叩诊法（direct percussion）手掌伸平，手指并拢，直接轻轻叩打（或拍打）被检查部位体表，借助拍击后的反响音及指下的震动感来判断病变情况的方法，适用于胸、腹部范围较广泛的病变，如大量胸腔积液、积气及大片肺实变，腹水等（图 2-3-4）。

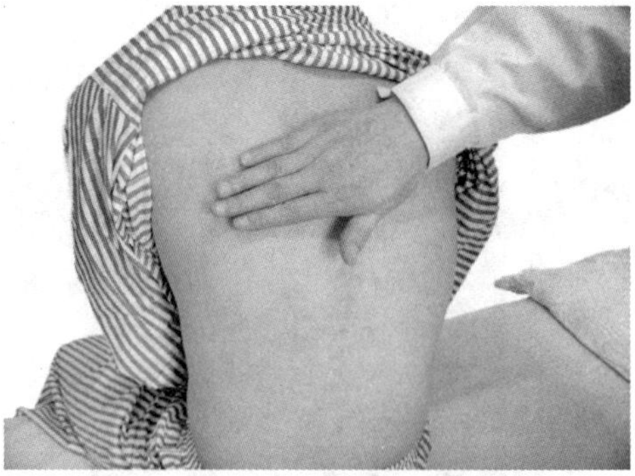

图 2-3-4 直接叩诊示意图（背部）

（二）间接叩诊法

间接叩诊法（indirect percussion）又称指指叩诊法。是临床最常用的叩诊法。医师以左手中指第二指节为板指，紧贴于被检查部位，其余手指稍微抬起；右手各指自然弯曲，用中指指端垂直叩击左手第二节指骨的远端（或末端指关节处）。叩击要灵活而富有弹性，用力要均匀，以掌指关节及腕关节运动为主，不要将叩诊指停留在板指指背上（图 2-3-5）。对每一叩诊部位连续叩击 2～3 下，稍停片刻，辨别叩诊音。因叩击用力不同，可分为轻叩诊法和重叩诊法：

1. 轻叩诊法　适用于胸壁薄者、为发现含气组织遮盖的范围小而表浅的病变，或检查心界、肝界。上述情况下，用力叩诊易造成病灶或器官周围组织的振动，影响叩诊音性质，不利于判断。

2. 重叩诊法　适用于发现深部病变或较大面积的病变以及肥胖者、肌肉发达者。

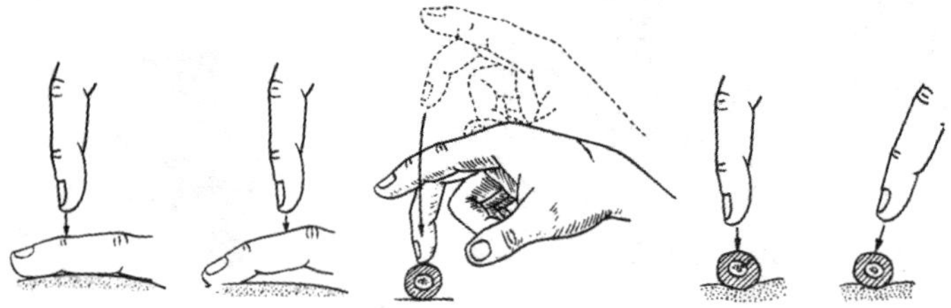

图 2-3-5 间接叩诊法正误图

二、叩诊音

被叩诊的部位产生的反响称叩诊音。被叩诊部位的组织或器官的致密度、弹性、含气量以及距离体表深浅不同，可产生不同的叩诊音。临床上根据音调高低（频率高低）、音响强弱（振幅大小）、持续时间长短、是否乐音等，分为清音、鼓音、浊音、实音和过清音五种。

（一）清音

清音（resonance）正常的肺部叩诊音，是一种音调低、音响较强、音时较长的叩诊音。提示肺组织的弹性、含气量、致密度正常。

（二）浊音

浊音（dullness）一种音调较高、音响较弱、音时较短的叩诊音。当叩击被少量含气组织覆盖的实质器官时产生，如叩击肝或心被肺段边缘所覆盖的部分，或在病理状态下如肺炎（肺含气量减少）的叩诊音。

（三）实音

实音（flatness）音调比浊音更高、音响更弱、音时更短的叩诊音。为叩击不含气的实质性脏器（心、肝无肺泡遮盖区）时产生，大量胸腔积液和肺实变、实质性肿块也叩出实音。

（四）鼓音

鼓音（tympany）是一种比清音音响强、音时长而和谐的乐音，在叩击含有大量气体的空腔器官时出现，正常人见于胃泡区及腹部。病理状态见于气胸、气腹或有较大肺空洞、肺大泡的部位。

（五）过清音

过清音（hyperresonance）是音调、音响均介于清音与鼓音之间的叩诊音，见于肺组织弹性减弱而含气量增多的肺气肿部位。

三、叩诊的注意事项

（一）被检查者体位要舒适、叩诊部位肌肉要松弛否则影响叩诊音音调与音响。
（二）叩诊时用力要均匀，按叩诊目的采用轻叩法或重叩法。
（三）叩诊动作要规范，避免肘关节和肩关节参与叩诊动作。
（四）叩诊时应注意叩诊音的变化，应结合板指所感受的局部组织振动综合判断。

第四节 听 诊

听诊（auscultation）是医师根据受检者身体各部分活动时发出的声音判断正常与否的一种诊断方法。广义的听诊包括听身体各部位所发出的任何声音，如心、肺、胃肠等脏器发出的音响和说话、咳嗽、呻吟、呃逆、呼叫发出的声音以及关节活动音、骨擦音等，对诊断可提供有用的线索。

一、听诊方法

可分为直接听诊和间接听诊两种方法：

（一）直接听诊法

直接听诊法（direct auscultation）医生用耳直接贴于（或接近）被检者体表某部位，听取相关的声音，目前只有在某些特殊情况和紧急情况下才会采用。

（二）间接听诊法

间接听诊法（indirect auscultation）使用听诊器听诊，为临床常用方法，可用于身体任何部位，听诊内容广泛。

二、听诊器的选择及使用

听诊器（stethoscope）（图 2-3-6）通常由耳件、体件和软管三部分组成，其长度应与医师手臂长度相适应。听诊时应注意检查耳件方向是否正确，硬管和软管管腔是否通畅。体件有钟形和膜形两种：钟形适用于肋间隙狭窄者和听取低调音响（二尖瓣狭窄的隆隆样杂音）；膜形适用于听取较深部位脏器发出的音响（肺部呼吸音）和高调的声音，但低音调声音容易滤掉，影响听诊结果。临床使用时应根据检查目的加以选择。

三、听诊注意事项

（一）检查环境要温暖、安静，避免外界噪声及寒冷引起肌肉震颤，影响听诊效果。
（二）受检者体位，应根据需要采取坐位、卧位、变换体位，但病情严重者尽量减少体位的变动。

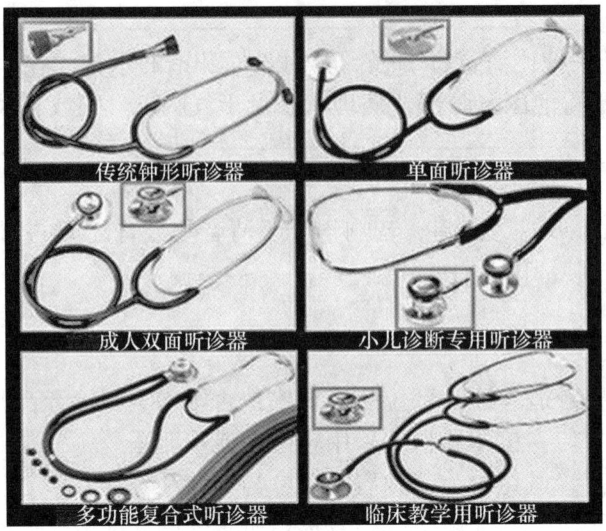

图 2-3-6 听诊器

（三）听诊器各部连接要紧密、无松动，胶管无阻塞或破裂。听诊过程医师集中注意力，排除其他音响的干扰，如听心音时应摒除呼吸音干扰，听呼吸音时又要摒除心音干扰。

（四）听诊器管不能与衣服或皮肤摩擦，以免干扰听诊的准确性。

第五节 嗅 诊

嗅诊（olfactory examination）是通过嗅觉来判断发自患者的异常气味与疾病之间关系的一种诊断方法。因疾病不同，皮肤黏膜气味、呼出气味、口腔气味、痰气味、呕吐物气味、分泌物、排泄物等气味各不相同。有的特殊气味对某种疾病具有提示性的诊断意义，如狐臭味见于腋臭患者，大量脓臭痰见于肺脓肿、支气管扩张症，呕吐物或呼出气有刺激性蒜味见于有机磷中毒，呼出气烂苹果味见于糖尿病酮症酸中毒，新鲜尿液即有氨味提示泌尿系感染 – 膀胱炎。风湿热、布氏杆菌病、长期服用解热镇痛药等患者，因大量出汗皮肤有酸汗味。

（聂景蓉）

第四章　一般检查

一般检查是体格检查过程的第一步，是对全身健康状况的概括性观察，以视诊为主，结合触诊、听诊和嗅诊完成。一般检查的内容包括性别、年龄、体温、呼吸、脉搏、血压、发育、营养、意识状态、面容表情、体位、姿势、步态、皮肤黏膜、淋巴结等。

第一节　全身状态检查

学习目标：

通过本节内容的学习，学生应能：

识记：

描述一般检查的内容。

理解：

总结一般检查中异常表现的发生机制及临床意义。

运用：

运用基本检查方法对患者进行检查，在诊查过程中注意人文关怀，保护患者隐私。

一、性别

1. 正常人，根据体貌、性征、生殖器官检查容易辨清性别。

2. 不同性别有不同的易发疾病，如甲型血友病仅见于男性，甲状腺功能亢进、系统性红斑狼疮、泌尿系感染女性发病率远高于男性。

3. 某些疾病对性征的影响，如肾上腺皮质增生、肿瘤或长期使用肾上腺皮质激素可导致女性患者男性化，肝硬化、某些肾上腺皮质肿瘤或肺癌可致男性患者女性化。

4. 性染色体的数目或结构异常可引起两性畸形，即外生殖器和其他性征兼有两性特征。

二、年龄

1. 年龄与疾病发生有密切关系，如佝偻病、麻疹、白喉多见于儿童，风湿热、结核病多发生于青少年，动脉硬化、高血压、癌肿多见于老年人。

2. 年龄与疾病预后相关，如儿童白血病预后明显优于老年人，老年人骨折愈合迟慢。

3. 目前临床医学尚不能根据客观检查的体貌特征确定实际年龄。

三、生命征

生命征（vital sign）包括体温、呼吸、脉搏和血压，是评估人生命活动的存在和质量的重要征象，是体格检查时必须检查的项目。

（一）体温

1．体温计　常用摄氏汞柱体温计，有口表、腋表、肛表（图 2-4-1）。

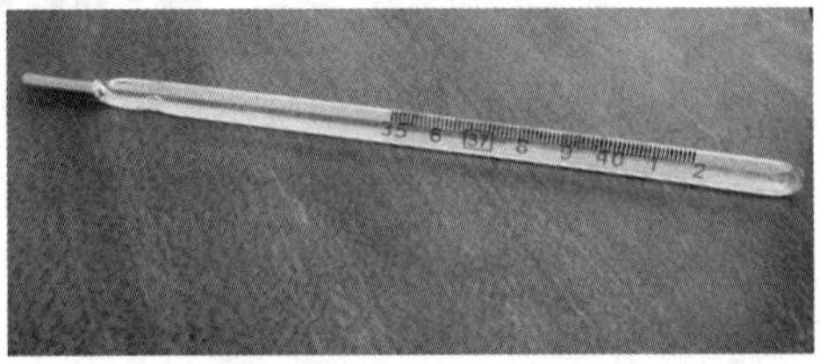

图 2-4-1　体温计

2．体温测量方法

（1）将各种体温计洗净，用 75% 乙醇浸泡消毒、备用。

（2）使用前将体温计汞柱甩到 35℃以下。

（3）口测法：将口表水银球部放于舌下隐窝，闭口测量 5min，取出、读数并记录。小儿、抽搐惊厥、昏迷者禁用此法。正常值 36.3～37.2℃。

（4）腋测法：将腋表水银球部放于腋窝深处，夹紧上臂，测量 10min，取出、读数、并记录。此法操作方便，安全、不易交叉感染，最常用。正常值 36～37℃。

（5）肛测法：将肛表水银球部涂液状石蜡油，插入肛管，深度为体温计长度的 1/2，医务人员扶持勿脱出，测量 5min，取出、读数、并记录。多用于婴幼儿及神志不清者。正常值 36.5～37.7℃。

3．测量注意事项

（1）在测量口温前 15min 内不能喝过热、过冷饮料，也不能用热、冷水漱口；

（2）测腋温，先用干毛巾擦净腋窝汗液。腋窝使用致冷、致热物品者，去除冷、热物后，待局部恢复到实际温度后方可测温；

（3）消瘦患者，腋测法多夹闭不紧，可用其他方法测量；

（4）测量前一定将水银柱甩到 35℃以下。

（二）脉搏

脉搏是指动脉搏动。根据检查目的不同选择浅表动脉，如桡动脉、颞动脉、股动脉、足背动脉等。通常检查桡动脉，检查者用示指、中指和环指的末节指腹平放在桡动脉近腕横纹处进行触诊。检查时要注意脉率、节律、紧张度、强弱、动脉壁弹性、波形变化、脉搏与呼吸的关系等（第八章血管检查）。

（三）呼吸

呼吸受意识支配，通常在受检者不察觉的情况下观察。观察胸式呼吸和腹式呼吸，并测量呼吸的频率、节律、深度，注意异常的呼吸形态。对呼吸运动微弱的昏迷患者，检查者持少许棉絮置其口鼻前方，观察每分钟棉絮随呼吸移动的次数。呼吸深度、节律异常见第七章第三节。

体温、呼吸、脉搏三者之间有一定关系，正常成人在安静状态下呼吸为 16～20 次 / 分，脉搏为 60～100 次 / 分。呼吸与脉搏之比约为 1∶4。体温每升高 1℃，脉搏增快 10～20 次 / 分，如体温升高，而脉搏不能随之相应增快，称为相对缓脉，在诊断疾病中有重要意义。

（四）血压

血压通常指体循环动脉血压（blood pressure，BP），是重要的生命体征。测量血压的方法有二，直接测压法：即经皮穿刺将导管由周围动脉送至主动脉，导管末端接监护测压系统，自动显示血压值；间接测量法：即袖带加压法，以血压计测量。血压计有汞柱式、弹簧式和电子血压计，医院常用汞柱式血压计测量血压。

1．袖带加压法血压测量操作规程

（1）受检者安静休息 10min，取坐位或仰卧位，暴露右上臂，调整其手臂位置，稍外展，并使肱动脉听诊点、血压计汞柱刻度管0点、右心房（坐位平第4肋软骨，平卧位平腋中线）在同一水平。

（2）打开血压计水银槽开关。

（3）缠袖带于受检者右上臂，松紧适度（可插入1指），袖带下缘距肘横纹2～3 cm。

（4）正确戴听诊器，用手指触及肘部肱动脉搏动。

（5）向袖带内充气，待肱动脉搏动消失后，再将汞柱上升20～30mmHg。

（6）将听诊器体件按在肘部原肱动脉搏动处。

（7）缓慢放气，使汞柱缓慢下降2mm/s，同时听诊肱动脉搏动音。第一声“咚”音处为收缩压值，“咚”音变调或突然消失处为舒张压值，正确读出测量结果。

提示：① Korotkoff根据听诊血压搏动音分为5期：从第1声“咚”开始为第1期，汞柱下降“咚”声变为吹风样杂音为第2期，又出现拍击声“咚”为第3期（也有在第3期闻吹风样杂音者），“咚”音变得低沉处为第4期，“咚”音消失即达第5期。

②听诊间歇：“听诊间歇”是测量血压听诊过程中，在收缩压和舒张压之间的一段无声阶段。正常人测量血压不出现“听诊间歇”。在3级高血压患者特别是收缩压在200mmHg以上者有时出现“听诊间歇”。“听诊间歇”阶段可触到脉搏。如果忽略“听诊间歇”可能把“听诊间歇”上方的末声“咚”误认为是很高的舒张压，或把“听诊间歇”下方的第一声“咚”误认为是收缩压。此种误判后果甚为严重。“触诊肱动脉搏动，肱动脉搏动消失后，再将汞柱上升20～30mmHg，一般能防止此误判。

（8）血压至少应测量2次，间隔1～2min。

（9）如收缩压或舒张压2次读数相差5mmHg以上，应再次测量，以3次读数的平均值作为测量结果。按收缩压/舒张压（mmHg）格式记录。

（10）整理好血压计（图2-4-2）。

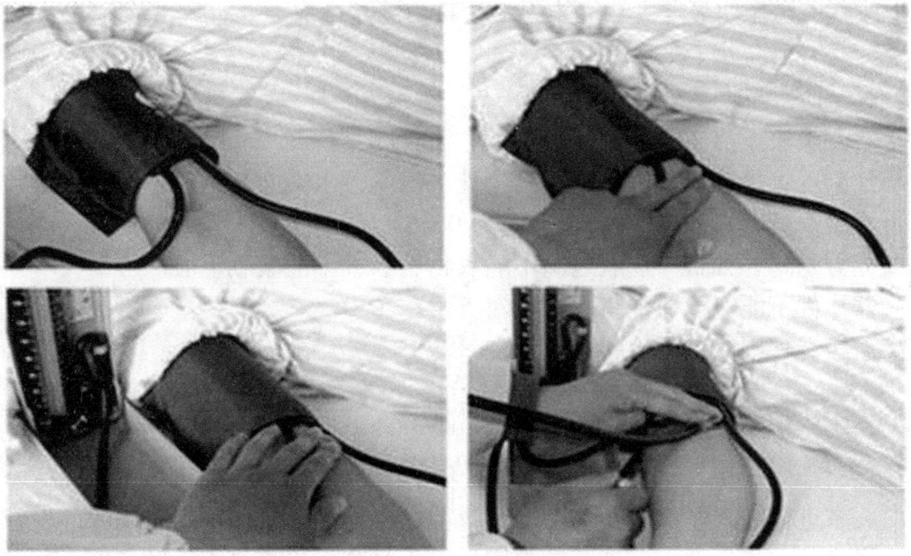

图2-4-2　血压测量法

2. 血压水平的定义和分类　正常成人血压标准的制定经历了多次改变，主要根据大规模流行病学资料分析获得。根据中国高血压防治基层管理指南（2014年修订版）的标准，血压水平的定义和分类如表2-4-1。

表 2-4-1 血压水平的定义和分类

类别	收缩压（mmHg）	舒张压（mmHg）
正常血压	<120	<80
正常高值	120～139	80～89
高血压	≥140	≥90
1级高血压（轻度）	140～159	90～99
2级高血压（中度）	160～179	100～109
3级高血压（重度）	≥180	≥110
单纯收缩期高血压	≥140	<90

若患者的收缩压与舒张压分属不同的级别时，则以较高的分级为准。单纯收缩期高血压也可按照收缩压水平分为1．2．3级。

3．血压变动的临床意义

（1）高血压：血压测值受多种因素的影响，如情绪激动、紧张、运动等。若采用规范测量方法，至少3次非同日血压值≥140/90mmHg即可认为高血压。如果仅收缩压达到标准则称为单纯收缩期高血压。高血压绝大多数是原发性高血压；约5%继发于其他疾病，称为继发性高血压或症状性高血压，如肾炎高血压、Cushing综合征、嗜铬细胞瘤、甲状腺功能亢进症等。高血压是动脉粥样硬化和冠心病的重要危险因素，是心力衰竭的重要原因。

（2）低血压：凡血压低于90/60mmHg时称低血压。见于休克、心肌梗死、急性心脏压塞等。但也有体质因素，患者自述一贯血压偏低，一般无症状。

（3）双上肢血压差别显著：正常双上肢血压差别达5～10mmHg，若超过此范围则属异常，见于多发性大动脉炎或先天性动脉畸形等。

（4）上下肢血压差异常：正常下肢血压高于上肢血压达20～40mmHg，如下肢血压低于上肢应考虑主动脉缩窄或胸腹主动脉型大动脉炎等。

（5）脉压改变 脉压明显增大，可能为甲状腺功能亢进症、主动脉瓣关闭不全、动脉硬化等。脉压减小，见于主动脉狭窄、心包填塞、严重心力衰竭等。

4．测量血压注意事项

（1）受检者测量血压前30min之内不吸烟、不饮咖啡。

（2）血压计刻度管保持垂直位。测压前检查水银量，水银面与刻度管的0点必须相平。

（3）袖带宽度规范，成人为12cm，儿童为9cm。

（4）上肢充分暴露，袖带与皮肤之间不隔衣物，衣袖不能紧勒上肢。

（5）听诊器体件不能塞在袖带与皮肤之间听诊。

（6）对高血压者特别注意听诊间歇。

四、发育与体型

1．发育 发育（development）应通过患者年龄、智力、体格成长状态（身高、体重和第二性征）之间的关系进行综合评价。发育正常者，上述各项是比较均衡和协调的。发育正常的成年人，其胸围为身高的一半，两上肢展开的长度约等于身高，坐高等于下肢长度。

发育受种族遗传、内分泌、营养代谢、生活条件、劳动、体育运动等因素影响。如巨人症多因在体格成熟前患有垂体前叶嗜酸性细胞瘤；垂体前叶嗜碱性细胞瘤可致侏儒症，称垂体性侏儒症。甲状腺功能减退可致身材矮小和智力低下，称为呆小病。当性腺功能受损时，可导致第二性征的改变。男性患者出现“阉人”征，骨盆宽大、无胡须、毛发稀少、皮下脂肪丰满、说话女音；女性患者则闭经、乳房不发育、多毛、体格男性化、说话男音。婴幼儿缺乏维生素D可致佝偻病。

2．体型　体型（habitus）是身体各部发育的外观表现，包括骨骼、肌肉生长、脂肪分布状态等。成年人分三型：

（1）无力型（瘦长型）：体高肌瘦，颈细长，肩窄下垂，胸廓扁平，腹上角锐角。易见内脏下垂。

（2）正力型（匀称型）：身体各部匀称适中，腹上角约为90°角。

（3）超力型（矮胖型）：身材矮、粗壮，肌肉坚实，颈粗短，肩宽，腹上角钝角。

五、营养状态

营养状态（state of nutrition）通常根据皮肤、皮下脂肪、肌肉发育、毛发、指甲等情况综合判断。可作为评估健康状况和疾病严重程度的参考指标，它与食物的摄入、消化、吸收和代谢等因素有关。

检查营养状态可称量体重、测量一定时间内的体重变化、捏提上臂内侧下1/3的皮下脂肪观察其厚度。临床上通常用良好、中等、不良三个等级来描述。

1．良好　皮肤润泽，弹性好，皮下脂肪丰满，肌肉结实，指甲、毛发柔韧有光泽。

2．不良　皮肤干燥，弹性差，皮下脂肪菲薄，肌肉松弛，指甲粗糙松脆，毛发干燥易折断脱发，胸骨上窝、锁骨上窝、肋间隙明显凹陷，浅表骨骼突出。极度营养不良称为恶病质（图2-4-3）。

3．中等　介于二者之间。

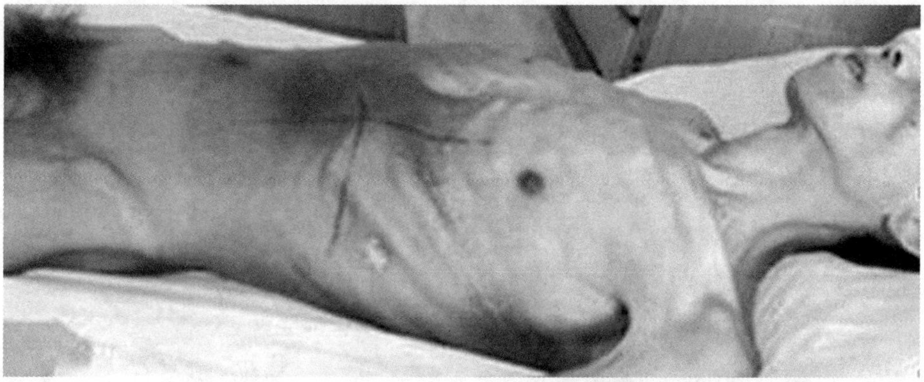

图2-4-3　恶病质

六、意识状态

意识状态（consciousness）即神志。是人对环境的知觉状态，它是大脑功能活动的综合表现。正常人意识清楚，定向力正常，思维和情感活动合理，语言流畅，表达清晰，对刺激有正确的反应。如果大脑及脑干受损，即可出现不同的意识障碍。根据意识障碍程度不同，分嗜睡、意识模糊、谵妄、昏睡以及昏迷等。

意识状态检查方法，可通过与被检者谈话来了解其思维、情感、计算能力和定向力（对时间、场所、人物的分析能力）以及感觉，反射检查等以评估意识障碍程度。（见第二章第十八节）

七、语调和语态

语调（tone）指语言过程中的语音和声调，发音器官及其支配的神经病变可引起语调异常，如喉返神经损伤出现声音嘶哑、语言共鸣消失，舌咽神经、迷走神经损伤出现构音障碍。语音障碍可分为失音（不能发音）、失语（不能言语，包括运动性失语和感觉性失语）和口吃。

语态（voice）指言语过程中的节奏。语态异常指语言节奏紊乱，表达不畅，快慢不均，见于震颤麻痹、舞蹈病、肝豆状核变性等。

八、面容与表情

面容（facial features）是指面部呈现的状态，表情（expression）是在面部或姿态上思想感情的表现。健康者表情安详，神态自若。当疾病困扰或疾病发展到一定程度时，视诊可见到相关的特征性面容和表情，对诊断有重要价值。

1．急性病容　面色潮红、兴奋不安、鼻翼扇动、口唇疱疹、表情痛苦，见于急性感染性疾病，如肺炎链球菌性肺炎、疟疾、流行性脑脊髓膜炎等。

2．慢性病容　面容憔悴，面色晦暗或苍白无华，目光暗淡。见于恶性肿瘤、结核病、肝硬化等。

3．贫血面容　面色苍白，唇舌色淡、表情疲惫。见于各种贫血。

4．肝病面容　面色晦暗、有明显色素沉着，巩膜可见黄染。见于慢性肝病。

5．肾病面容　面色苍白，眼睑、颜面水肿，唇色淡，舌体大、有齿痕。见于慢性肾病。

6．二尖瓣面容　面色晦暗，双颊紫红，口唇发绀，见于风湿性心瓣膜病二尖瓣狭窄（图2-4-4）。

7．甲状腺功能亢进面容　眼裂增大，眼球突出，瞬目减少，兴奋不安，烦躁易怒呈惊愕貌，见于甲状腺功能亢进症（图2-4-5）。

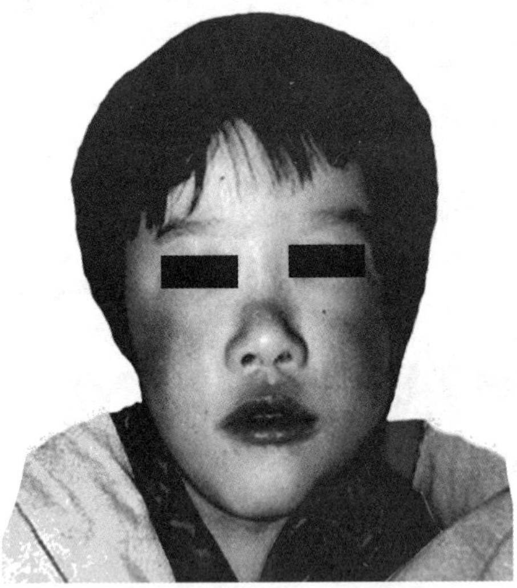

图2-4-4　二尖瓣面容

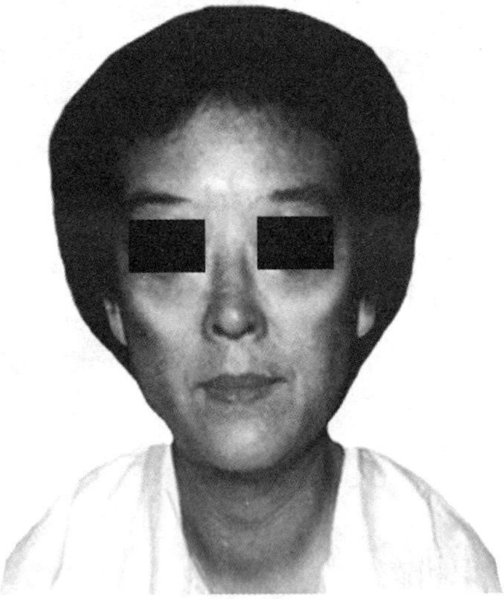

图2-4-5　甲状腺功能亢进面容

8．黏液性水肿面容　颜面水肿苍白，睑厚面宽，目光呆滞，反应迟钝，表情淡漠，眉毛、头发稀疏，见于甲状腺功能减退症。

9．肢端肥大症面容　头颅增大，面部变长，下颌增大并向前突出，眉弓及两颧隆起，耳鼻增大，唇舌肥厚，见于肢端肥大症（图2-4-6）。

10．满月面容　面如满月，皮肤发红，常有痤疮和小须，见于肾上腺皮质功能亢进症及长期应用糖皮质激素的患者（图2-4-7）。

11．伤寒面容　表情淡漠，反应迟钝，呈无欲状，常见于伤寒的高热期。

12．苦笑面容　破伤风患者神经肌肉兴奋性增高，咬肌痉挛牙关紧闭，面部诸肌痉挛，面

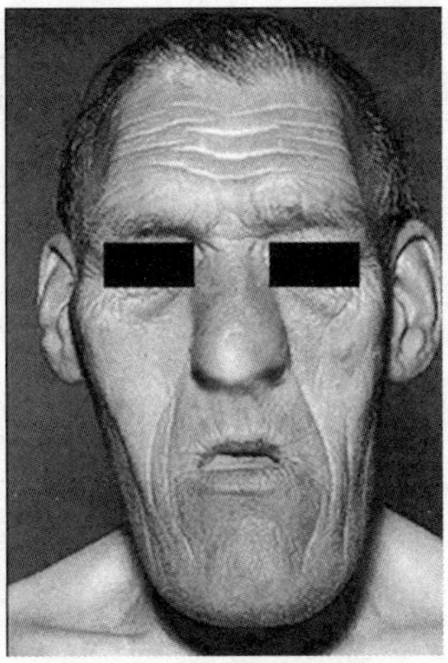

图 2-4-6　肢端肥大症

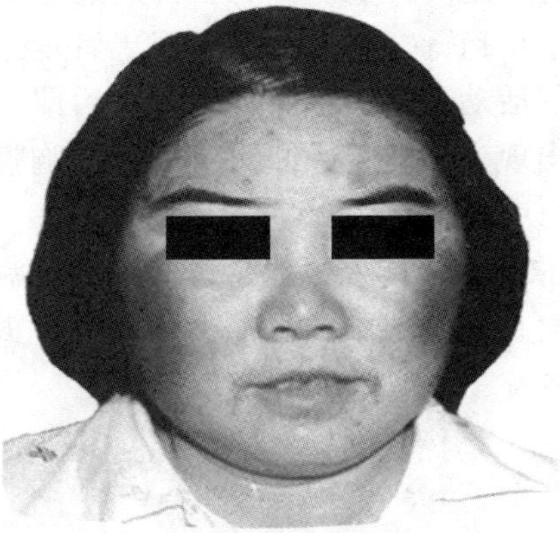

图 2-4-7　满月面容

容呈苦笑状。

13. 面具面容　面部呆板，无表情，似面具样，见于震颤麻痹。

九、体位

体位（position）是指患者身体所处的状态，体位的改变对某些疾病的诊断具有一定意义。常见体位如下：

（一）自主体位

自主体位（active position）身体活动自如，不受限制。见于正常人、病情较轻者或重病早期。

（二）被动体位

被动体位（passive position）患者不能自己调整或变换身体的位置。见于昏迷、瘫痪、极度衰弱患者。

（三）强迫体位

强迫体位（compulsive position）患者为减轻痛苦，被迫采取某种特殊的体位。临床常见的强迫体位有下列几种：

1. 强迫仰卧位　患者仰卧，双下肢屈曲，借以减轻腹部肌肉的紧张程度。见于急性腹膜炎等。

2. 强迫俯卧位　患者俯卧以减轻脊背肌肉的紧张度。见于脊柱疾病。

3. 强迫侧卧位　患者卧向患侧，可限制患侧胸廓活动而减轻疼痛和有利于健侧代偿呼吸。见于一侧胸膜炎和大量胸腔积液者。

4. 强迫坐位（又称端坐呼吸）　患者坐于床沿上，两手置于膝盖或扶持床边。该体位便于辅助呼吸肌参与呼吸运动，加大膈肌活动度，增加肺通气量并减少回心血量，减轻心脏负担。见于心、肺功能不全的患者。

5. 强迫蹲位　患者在活动过程中，因呼吸困难和心悸而停止活动并采取蹲踞位或膝胸位以缓解症状。见于发绀型先天性心脏病患者。

6. 强迫停立位　患者行走或活动时心前区疼痛突然发作，被迫停止活动、站立不动，用手按抚心前部位，等待症状缓解。见于心绞痛发作时。

7. 辗转体位　患者辗转反侧，坐卧不安。见于胆石症、胆道蛔虫症、肾绞痛等。

十、姿势

姿势（posture）是指举止的状态。健康人躯干端正，肢体动作灵活适度。正常姿势主要靠骨骼结构和各部分肌肉的紧张度来保持。年龄、健康状况和精神状态对姿势有一定的影响。如：腹部疼痛患者可有躯干制动或躬身小步趋行，胸、腰椎疾患患者走路拘谨，颈椎疾患时颈部活动受限，脑膜炎患者头后仰、颈强直，破伤风患者出现头部极度后仰，背过伸，胸腹前凸、躯干呈弓形的角弓反张姿势。

提示："角弓反张位"实际上并非患者为了减轻痛苦被迫采取的体位，它是因骨骼肌强直性痉挛使身体出现的病理性的姿势，不符合强迫体位的定义。

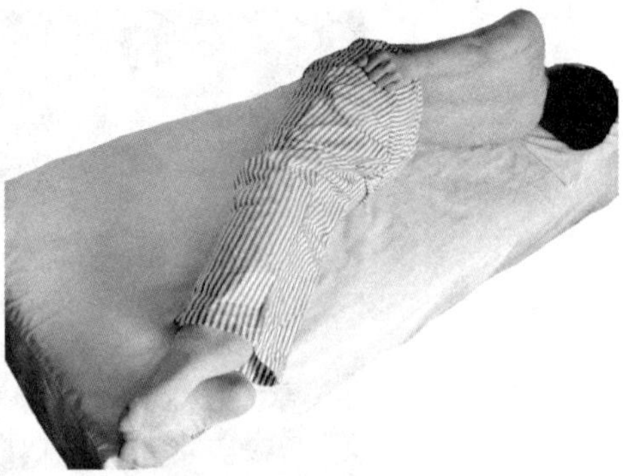

图 2-4-8 角弓反张

十一、步态

步态（gait）即走路的姿态。某些疾病出现典型的特征性步态，对诊断有一定的价值。常见的异常步态有：

1. 蹒跚步态（waddling gait） 走路时身体左右摇摆（称鸭步）。见于佝偻病、进行性肌营养不良或双侧先天性髋关节脱位等（图 2-4-9）。

2. 醉酒步态（drunken man gait） 走路时躯干重心不稳，步态紊乱不准确似醉酒状。见于酒精中毒、巴比妥中毒或小脑疾患。

3. 共济失调步态（ataxic gait） 起步时一脚高抬，骤然垂落，且双目向下注视，两脚间距很宽，以防身体倾斜，闭目时则不能保持平衡。见于脊髓痨患者。

4. 慌张步态（festinating gait） 起步后小步急速趋行，身体前倾，有难以止步之势。见于震颤麻痹（图 2-4-10）。

5. 跨阈步态（steppage gait） 由于踝部肌腱、肌肉弛缓、患足下垂，行走时须高抬下肢才能起步。见于腓总神经麻痹（图 2-4-11）。

6. 剪刀式步态（scissors gait） 由于两下肢肌张力增高，尤以伸肌及内收肌张力增高明显，移步时下肢内收过度，两腿交叉呈剪刀状。见于脑性瘫痪与截瘫患者（图 2-4-12）。

7. 间歇性跛行（intermittent claudication） 行走中常因下肢突发性酸痛乏力，出现跛行，被迫停止行进，休息片刻后始能继续行走。见于血栓闭塞性脉管炎和严重下肢动脉硬化者。

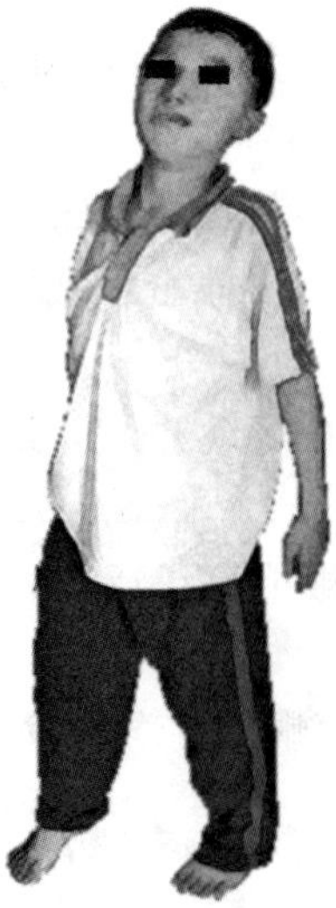

图 2-4-9 鸭步

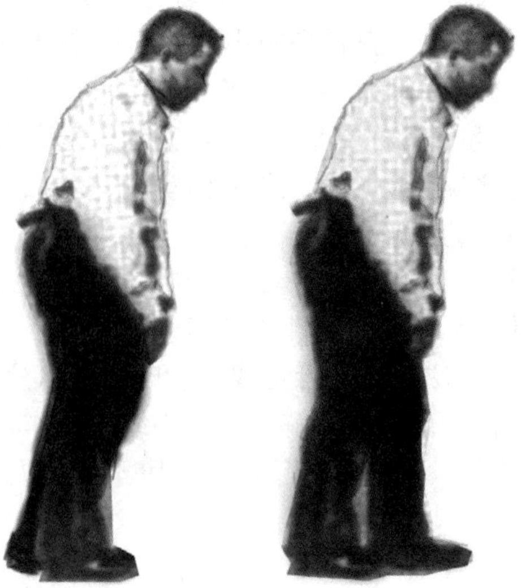

图 2-4-10 慌张步态

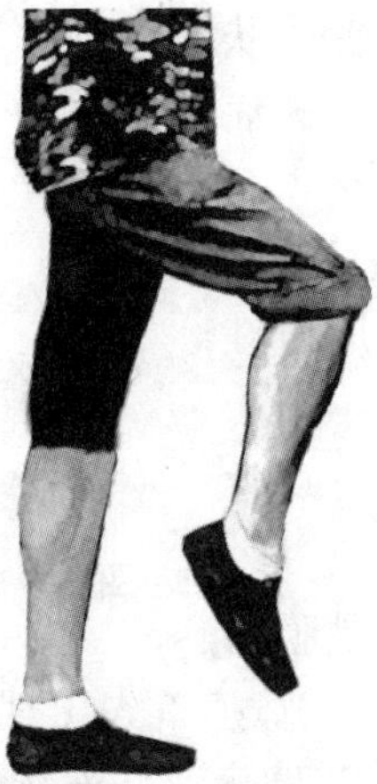

图 2-4-11　跨阈步态

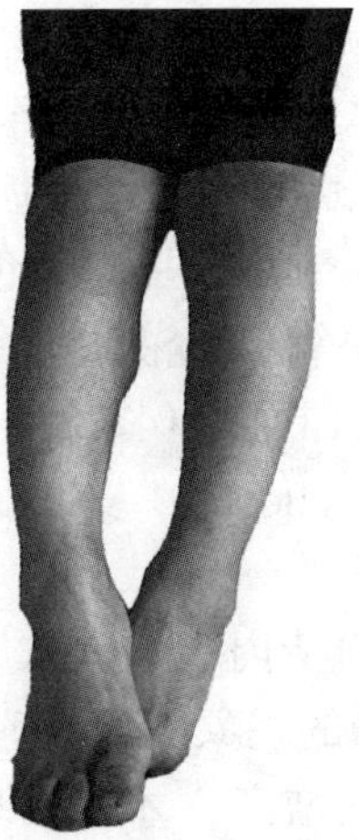

图 2-4-12　剪刀式步态

第二节　皮　肤

学习目标：

通过本节内容的学习，学生应能：

识记：

描述规范皮肤检查方法和检查内容。正确描述和记录检查结果。

理解：

判断检查结果，熟悉皮肤检查常见异常表现的临床意义。

运用：

具有一定的观察能力及基本的逻辑思维能力，能对病情初步分析。

皮肤检查包括对皮肤、汗腺、毛发以及可见黏膜的检查，主要通过视诊进行，有时配合触诊检查。因此，应在良好自然光线下进行。

皮肤异常改变不仅可由皮肤本身的病变引起，还可由多种内脏及全身性疾病引起。检查内容包括：

一、颜色

皮肤颜色（skin color）除与种族有关外，还与毛细血管的分布、血管充盈度、色素量、皮下脂肪厚薄等因素有关。临床常见的皮肤颜色改变如下：

1. 苍白（pallor）　皮肤黏膜苍白可由贫血、末梢毛细血管痉挛或充盈不足引起，如寒冷、惊恐、休克、主动脉瓣关闭不全等。仅见肢端苍白，可能由局部动脉痉挛或阻塞引起，如雷诺病、血栓闭塞性脉管炎等。

2. 发红（redness）　皮肤发红是由毛细血管扩张充血、血流加速和增多以及红细胞量增多所致。生理情况下见于运动、饮酒、日晒或情绪激动等，病理情况下见于发热性疾病（肺炎链球菌肺炎、猩红热等)、阿托品中毒。一氧化碳中毒者皮肤呈樱桃红色，皮肤持久性发红可见于肾上腺皮质功能亢进症(Cushing 综合征)及真性红细胞增多症。

3. 发绀(cyanosis) 皮肤呈青紫色，常出现于唇、耳郭、面颊及肢端。见于由缺氧、血液淤滞等原因引起的还原血红蛋白增多或异常血红蛋白血症(图 2-4-13)。

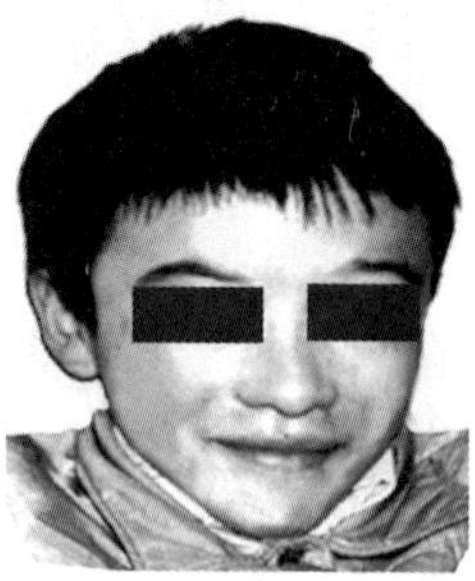

图 2-4-13 发绀(先天性心脏病患儿)

4. 黄染(stained yellow) 皮肤黏膜发黄称为黄染。常见的原因有：

(1)黄疸：由于血清内胆红素浓度增高而使皮肤黏膜乃至体液及其他组织黄染的现象称为黄疸。黄疸特点是：①黄疸首先出现于巩膜和软腭黏膜，随着血中胆红素浓度的继续增高，才会出现皮肤黄染。②巩膜黄染是连续性的，近角巩膜缘处黄染轻、黄色淡，远角巩膜缘处黄染重、黄色深。常见于肝细胞损害、胆道堵塞和溶血性疾病。

(2)胡萝卜素增高：过多食用富含胡萝卜素的蔬菜，可使血中胡萝卜素含量剧增，导致皮肤黄染。其特点是：①黄疸首先出现于手掌、足底、前额及鼻部；②巩膜和口腔黏膜一般不出现黄染；③血中胆红素浓度不高；④停止食用富含胡萝卜素的蔬菜后，皮肤黄染逐渐消退。

(3)长期服用含有黄色素的药物：如米帕林、呋喃类药，也可导致皮肤黄染，严重者可出现巩膜黄染，但以角膜周围最明显，与黄疸相反。

5. 色素沉着(pigmentation) 由于表皮基底层的黑色素增多，以致部分或全身皮肤色泽加深，称为色素沉着。正常人身体的外露部分以及乳头、腋窝、外生殖器、肛门周围等处色素较深。全身性色素沉着可见于慢性肾上腺皮质功能减退症(Addison 病)、肝硬化、肝癌晚期、使用某些药物如砷剂等。妊娠妇女乳头和乳晕及腹白线的色素加深。在面部、额部可出现棕褐色对称性色素斑片，称为妊娠斑。老年人全身或面部也可出现散在的色素斑片，称为老年斑。

6. 色素脱失 皮肤丧失原有的色素，形成脱色斑片称为色素脱失。色素脱失是由于酪氨酸酶合成障碍，以致体内的酪氨酸不能转化为多巴，使黑色素合成减少。常见的有白癜、白斑和白化症。

(1)白癜(vitiligo)：为形状不一、大小不等、进展缓慢、逐渐扩大的色素脱失斑片，没有自觉症状也不引起生理功能改变，见于白癜风，偶见于甲状腺功能亢进、肾上腺皮质功能减退及恶性贫血等。

(2)白斑(leukoplakia)：色素脱失斑片多为圆形或椭圆形，面积一般不大，常发生在口腔黏膜和女性外阴部，少有发生癌变的可能。

(3)白化症(albinismus)：先天性酪氨酶缺乏，引起全身皮肤和毛发色素脱失，为遗传性疾病。

二、湿度与出汗

皮肤的湿度(moisture)与汗腺分泌功能有关，出汗多者皮肤比较湿润，出汗少者比较干燥，正常人在气温高、湿度大的环境里出汗增多是生理调节。在病理情况下，出汗可增多、减少或无汗，对疾病诊断有意义，如风湿病、结核病、甲状腺功能亢进症和布氏杆菌病出汗增多；夜间睡眠中出汗为盗汗，是结核病的中毒症状之一；四肢发凉而大汗淋漓，称为冷汗，见于休克和虚脱；皮肤少汗或无汗见于维生素 A 缺乏、甲状腺功能减退、尿毒症、脱水、硬皮病等。

三、弹性

皮肤弹性(elasticity)与年龄、营养状态、皮下脂肪及组织间隙所含液体量有关。儿童与青年皮肤紧张富有弹性；老年皮肤组织萎缩，皮下脂肪减少，弹性减退。皮肤弹性检查部位常在手背或上臂内侧下 1/3 处皮肤，医生用拇指与示指将皮肤捏起，片刻后松手，正常人皱褶迅速平复称为皮肤弹性良好；弹性减弱时皱褶平复缓慢，见于慢性消耗性疾病、营养不良或严重脱水的患者。

四、皮疹

皮疹（skin eruption）种类很多，病因各异，是皮肤疾病和全身疾病的重要体征之一。皮疹的形态特点和出现规律有一定特异性，对诊断有意义。检查时应观察其初现部位、出疹顺序、分布情况、形态大小，颜色、平坦或隆起、压之是否褪色、持续及消退时间、有无痛痒和脱屑等。常见皮疹：

1. 斑疹（maculae） 表现为局部的皮肤颜色发红，形态大小不一，一般不隆起皮面。见于斑疹伤寒、风湿性多形性红斑、丹毒等。

2. 丘疹（papules） 有颜色改变而隆起皮面，触之较硬，表面可扁平、尖顶或有凹陷。见于药物疹、麻疹、湿疹等。

3. 斑丘疹（maculopapule） 丘疹周围有皮肤发红的底盘称为斑丘疹。见于药物疹、风疹、猩红热。

4. 玫瑰疹（roseola） 是一种玫瑰红色的圆形斑疹，直径 2～3mm，充血性，手指按压可退色，松开时又复出现，多出现于胸腹部，是伤寒或副伤寒的特征性皮疹。

5. 荨麻疹（urticaria） 又称风团，为稍隆起皮面苍白或红色的局限性水肿，大小不等，形态各异，有瘙痒和灼痛感，为速发型皮肤变态反应，见于各种过敏反应。

五、脱屑

皮肤脱屑（desquamation）常见于正常皮肤表层不断角化和更新，但由于数量少，一般不易察觉。大量皮肤脱屑具有诊断意义，如麻疹恢复期见米糠样脱屑，猩红热恢复期见片状脱屑，银白色鳞状脱屑见于银屑病。

六、皮下出血

皮下出血（subcutaneous hemorrhage）根据其直径大小及伴随情况分为以下几种，直径＜2mm称出血点，直径在 2～5mm 者紫癜，直径＞5mm 为瘀斑，片状出血并伴有皮肤隆起称为血肿。出血点应与充血性皮疹或小红痣相鉴别，充血性皮疹在加压时可褪色或消失，出血点于加压时不褪色，数日后逐渐变黄、消失。小红痣则表面光亮，高出皮面，压之不褪色，持久存在。皮肤及黏膜下出血常见于血液系统疾病、重症感染、某些血管损害的疾病以及工业毒物或药物中毒等。

七、蜘蛛痣与肝掌

蜘蛛痣（spider angioma）是由皮肤小动脉末端分支性扩张所形成的血管痣，形似蜘蛛，故称蜘蛛痣（图 2-4-14）。蜘蛛痣直径有帽针头大到数毫米不等。出现部位主要在面、颈、手背、上臂、前臂、前胸和肩部等上腔静脉分布的区域。检查时用火柴钝尖压迫其中心，辐射状小血管网即褪色，去除压力后又复出现。一般认为蜘蛛痣的出现与肝对雌激素灭活作用减弱有关，常见于慢性肝炎或肝硬化。慢性肝病者手掌大、小鱼际处常充血发红，称为肝掌（图 2-4-15）。发病机制与蜘蛛痣相同。临床意义与蜘蛛痣相同。

八、水肿

水肿（edema）是皮下组织的细胞内及组织间隙液体潴留过多所致。在症状学中已有详述。根据水肿的范围和程度，临床上分为轻、中、重三度。

轻度：仅见于皮下组织疏松处与下垂部位，如眼睑、踝部、胫前以及卧位时的腰骶部等，

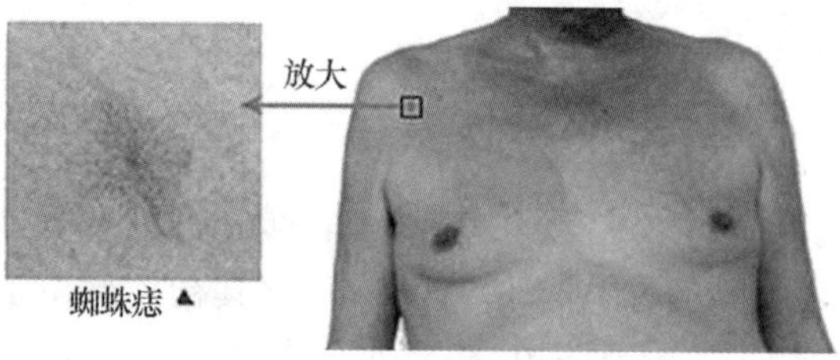

图 2-4-14 蜘蛛痣（彩图见书后）

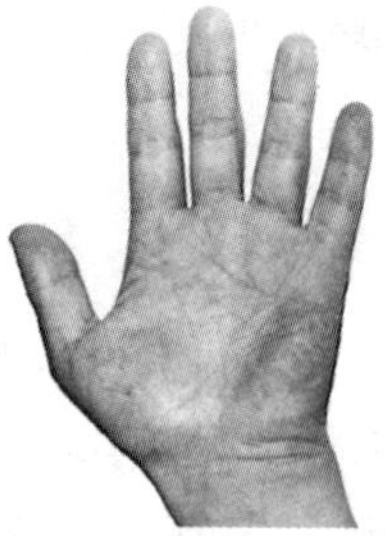

图 2-4-15 肝掌（彩图见书后）

指压后凹痕较浅，平复较快。

中度：全身组织均见明显水肿，指压后凹痕明显，平复缓慢。

重度：全身组织严重水肿，低垂部位皮肤绷紧而光亮，甚至有液体渗出。此外，可伴有胸腔、腹腔等浆膜腔积液。

九、溃疡与瘢痕

溃疡（ulcer）应注意其部位、大小、数目、形状、深浅和表面分泌物的情况。溃疡常由外伤、炎症、局部血液循环障碍、恶性肿瘤等原因引起。

瘢痕（scar）是皮肤创面愈合后新生结缔组织增生的痕迹。某些瘢痕可为医生提供诊断思路，如头部多处瘢痕可能与癫痫病摔伤有关；颈部多处手捏状瘢痕常是颈淋巴结结核所遗留；肠梗阻患者腹部见手术瘢痕，应首先考虑为肠黏连性肠梗阻。

十、皮下结节

正常人皮肤无结节。出现结节时应注意大小、硬度、部位、活动度、有无压痛等。风湿小结多位于关节附近、圆形较硬，无压痛；感染性心内膜炎患者在指尖、指腹、大小鱼际、足趾等处，可见痛性结节，其表皮呈蓝色或红色充血，称欧氏（Osler）小结；囊虫患者可在肌肉、皮下等多处触及硬韧的结节，豆大，无痛。生长迅速的结节，应考虑肿瘤。

十一、毛发

毛发（hair）的颜色、多少可因种族、遗传、营养状况、年龄、内分泌功能等因素相关。病理情况下，阴毛过早出现为性早熟的现象。腺垂体功能减退者可出现全身毛发脱落。脱发还见于脂溢性皮炎、黏液性水肿、系统性红斑狼疮、使用某些抗癌药物（环磷酰胺）等。斑秃为原因不明性脱发，可能与精神创伤、忧虑、过度劳累等因素有关；肾上腺皮质功能亢进或长期使用糖皮质激素的患者，毛发可异常增多，女性患者还可出现胡须。

第三节　淋　巴　结

学习目标

通过本节内容的学习，学生应能：

识记：

描述淋巴结检查方法和检查内容。

理解：

总结淋巴结检查常见异常表现的临床意义。

运用：

正确判断检查结果。

淋巴结分布于全身，体格检查时只能检查身体各部表浅淋巴结。正常淋巴结体积很小，直径多在 0.2～0.5cm 之间，质地柔韧，表面光滑，单个散在，无压痛，与毗邻组织无黏连，不易触及，亦无压痛。

表浅淋巴结呈组群分布，一个组群的淋巴结收集一定区域的淋巴液（图 2-4-16）。如耳后、枕淋巴结收集头皮范围内及颈部的淋巴液，颌下淋巴结群收集面部和口腔器官的淋巴液，颏下淋巴结群收集颏下三角区内组织、下唇中部、舌尖部的淋巴液，颈深部淋巴结上群收集鼻咽部淋巴液，颈深部淋巴结下群收集咽喉、气管、甲状腺等处的淋巴液（图 2-4-17）。左侧锁骨上淋巴结群收集食管、胃等器官的淋巴液，右侧锁骨上淋巴结群收集气管、胸膜、肺等处的淋巴液。腋窝部淋巴结群收集躯干上部、乳腺、胸壁等处的淋巴液（图 2-4-18），腹股沟部淋巴结群收集下肢、会阴部回流的淋巴液。局部的炎症或肿瘤转移，可引起相应区域的淋巴结肿大。

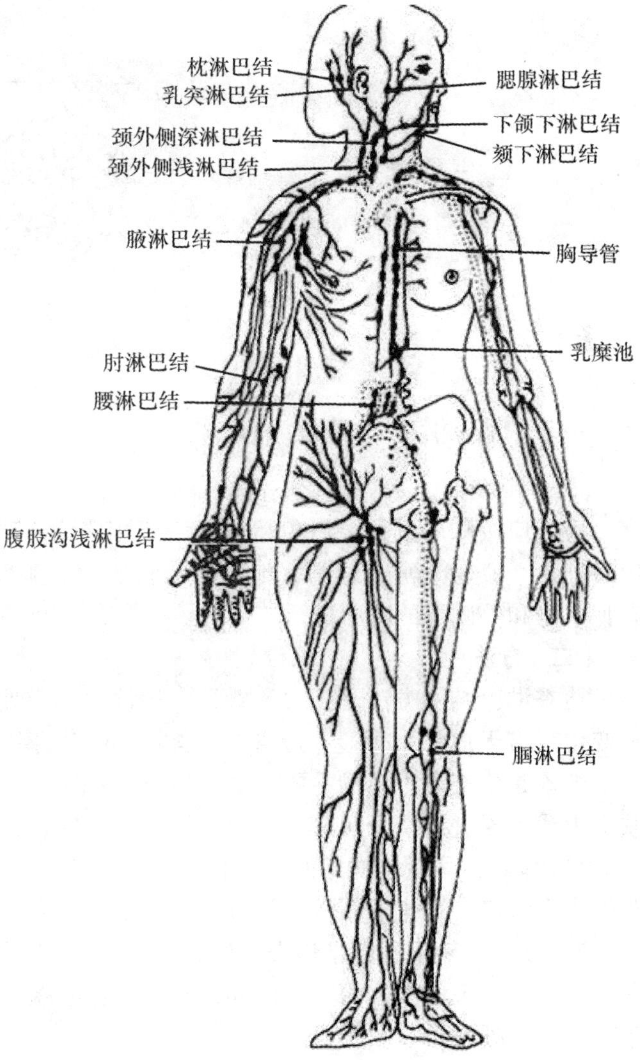

图 2-4-16　全身表浅淋巴结分布示意图

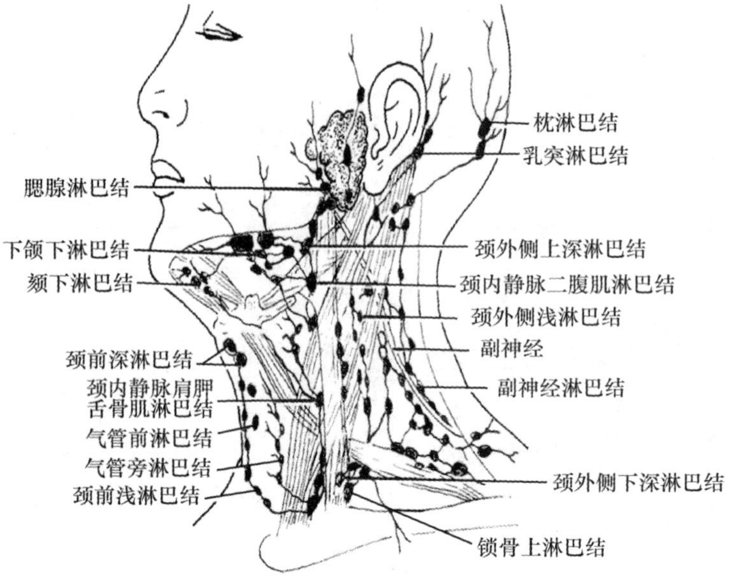

图 2-4-17 头颈部淋巴结分布示意图

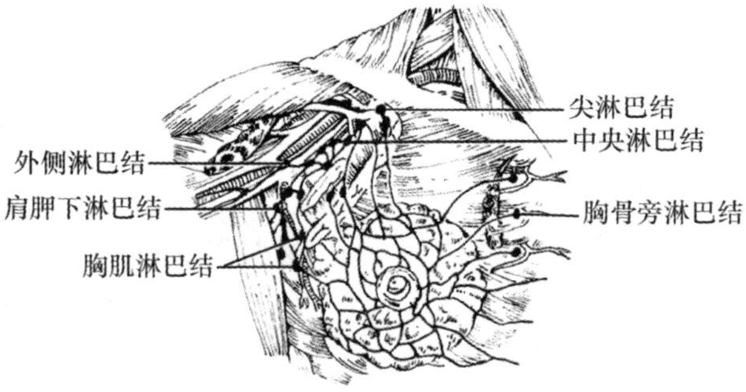

图 2-4-18 腋窝淋巴结分布示意

一、检查顺序、方法及内容

(一)顺序

检查应按顺序进行，以免遗漏。一般顺序为：耳前、耳后、枕部、颌下、颏下、颈前三角、颈后三角、锁骨上窝、腋窝、滑车上、腹股沟、腘窝。腋窝淋巴结应按尖群、中央群、胸肌群、肩胛下群和外侧群的顺序进行。

(二)方法

检查淋巴结的方法是视诊和触诊。视诊时不仅要注意局部征象(包括皮肤是否隆起，颜色有无变化，有无皮疹、瘢痕、瘘管等)也要注意全身状态。

触诊是检查淋巴结的主要方法。检查者将 2、3、4 手指并拢，其指腹平放于被检查部位的皮肤上由浅入深进行滑行触诊。受检者先坐位受检，医生站位得当，方便操作。

1. 耳前、耳后、枕部淋巴结检查　检查方法：检查者站在受检者前面或后面，用示指、中指的指腹缓慢、仔细、滑动触诊耳前、耳后、枕骨部。

2. 颌下、颏下淋巴结检查　检查方法：检查颌下淋巴结时，嘱受检者头稍低而偏向检查侧，屈曲手指于颌下由浅入深、由内向外滑动触诊；检查颏下淋巴结时，嘱受检者头稍低，屈曲手指于颏下中线处触诊。

3. 颈部淋巴结检查　检查方法：受检者头稍低并偏向检查侧，颈前淋巴结于胸锁乳突肌前缘之前浅表处触诊，颈后淋巴结于胸锁乳突肌后缘之后浅表处触诊。

4．锁骨上窝淋巴结检查　检查方法：受检者头前屈，并偏向检查侧，用左手检查右侧，以右手检查左侧，分别检查锁骨上窝淋巴结。

5．腋窝淋巴结检查　检查方法：检查者以右手检查左侧，左手检查右侧。一般先检查左侧，检查者左手抓住患者左腕向外上屈肘外展抬高约45°，右手指并拢，掌面贴近胸壁向上逐渐达腋窝顶部，滑动触诊，然后依次触诊腋窝尖群、中央群、胸肌群、肩胛下群后再翻掌向外将患者外展之上臂下垂，触诊腋窝外侧群。触诊时由浅及深至腋窝各部。以同样方法检查右侧（图2-4-19）。

6．滑车上淋巴结检查　检查方法：检查者左手托住受检者左腕部，屈肘90°，以右手示指抵在肱骨内上髁上，示、中、环指并拢在肱二头肌与肱三头肌间沟中纵行、横行触诊。以同样方法检查右侧（图2-4-20）。

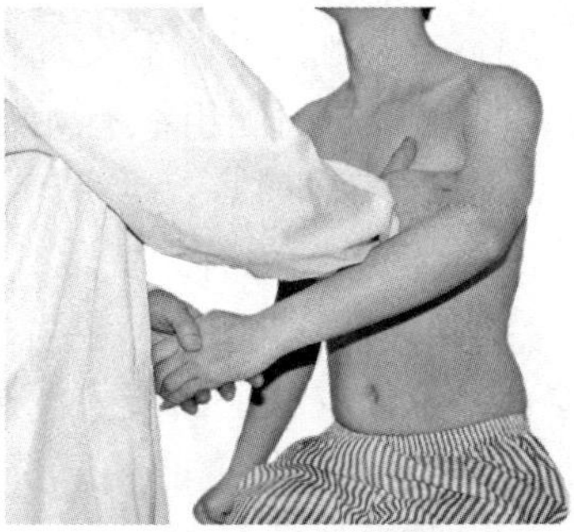

图2-4-19　腋窝淋巴结检查

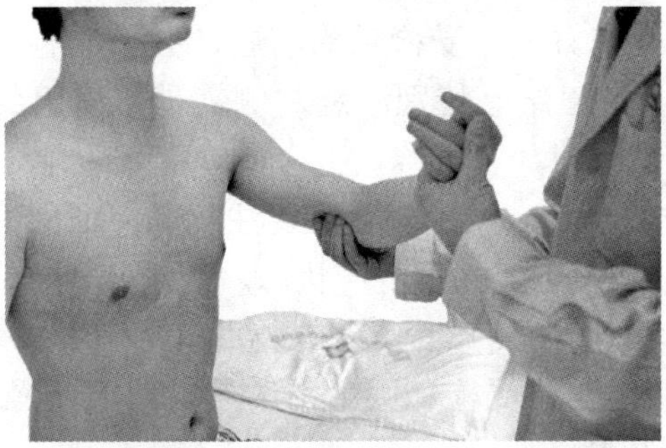

图2-4-20　滑车上淋巴结检查

7. 腹股沟淋巴结检查　检查方法：以右手中间3指紧贴腹股沟皮肤，横行滑动触诊检查腹股沟水平组（上群）淋巴结，纵行滑动触诊检查腹股沟垂直组（下群）淋巴结。

（三）检查内容

淋巴结肿大时，应注意部位、大小、数目、硬度、压痛、活动度、有无粘连，局部皮肤有无红肿、瘢痕、瘘管等，并注意寻找引起淋巴结肿大的原发病灶。

二、淋巴结肿大的病因及表现

（一）局部淋巴结肿大

1．非特异性淋巴结炎　由所属部位的某些急、慢性炎症引起，肿大的淋巴结柔软，有压痛、表面光滑、无粘连。

2．淋巴结结核　常发生于颈部、锁骨上窝、腋窝。肿大的淋巴结可单发或多发，质地稍硬，大小不等，可与周围组织粘连，如发生干酪性坏死，则可触到波动。破溃后有干酪样脓液流出，经久不愈，形成瘘管，愈合后可形成瘢痕。

3．恶性肿瘤淋巴结转移　质地坚硬，或有橡皮样感，与周围组织粘连，不易推动，一般无压痛。胸部肿瘤如肺癌可向右侧锁骨上窝或腋部淋巴结转移，肝癌、胃癌、食管癌（腹腔段）多向左侧锁骨上淋巴结转移，胸段食管癌也可向右锁骨上窝淋巴结转移。

（二）全身性淋巴结肿大

肿大的淋巴结可遍及全身，大小不等，活动，无粘连，光滑，不痛。可见于淋巴瘤、各型急、慢性白血病、系统性红斑狼疮等。

第四节 临床病例查体思维

【病例1】

男，50岁。进行性吞咽困难伴消瘦25天，考虑食管癌的可能。应如何进行表浅淋巴结检查？

1. 症状特点 进行性吞咽困难，伴消瘦。

2. 可能出现的疾病 食管癌。

3. 表浅淋巴结检查的目的 确定或排除淋巴结转移。

4. 表浅淋巴结检查方法

（1）检查重点：锁骨上淋巴结。

（2）检查方法：受检者头前屈，并偏向检查侧，用左手检查右侧，以右手检查左侧，分别检查锁骨上淋巴结。特别注意左侧锁骨上淋巴结有无肿大、质地及与周围组织有无粘连，移动度，有无压痛。

5. 技能要点 视诊时不仅要注意局部征象（包括皮肤是否隆起，颜色有无变化，有无皮疹、瘢痕、瘘管等）也要注意全身状态。

触诊时检查者将第2、3、4指并拢，其指腹平放于被检查部位的皮肤上由浅入深进行滑行触诊。受检者先坐位受检，医生站位得当，方便操作。

【病例2】

男性，45岁。呕血、便血2天，昏倒2h，考虑为上消化道出血，失血性休克的可能。如何进行一般检查？可能会出现哪些重要体征？

1. 症状特点 呕血、便血、昏倒。

2. 可能出现的疾病 上消化道出血，失血性休克。

3. 一般检查的重点内容 生命体征、神志。

（1）一般检查方法。

（2）检查重点：体温、呼吸、血压、脉搏、意识状态及皮肤、面容。

4. 技能要点

（1）血压测定方法

1）血压计刻度管保持垂直位。测压前检查水银量，水银面与刻度管的0点必须相平。并使肱动脉听诊点、血压计汞柱刻度管0点、右心房在同一水平。

2）上肢充分暴露，袖带松紧度合适，与皮肤之间不隔衣物，衣袖不能紧勒上肢。

3）听诊器体件不能塞在袖带与皮肤之间听诊。

4）放气时要缓慢、匀速、平稳，正确读出测量结果，2次或3次平均值。

（2）脉搏检查方法：

1）选择浅表动脉正确，如小动脉不能触及时，可选择颈动脉或股动脉。

2）脉率计数时间不能太短，注意节律、紧张度、强弱、动脉壁弹性、波形变化及脉搏与呼吸的关系。

（3）意识状态检查：意识障碍程度判断包括嗜睡、意识模糊、谵妄、昏睡、昏迷等。

（聂景蓉）

单元目标检测练习（三）

一、名词解释：

1. 检体诊断
2. 冲击触诊法
3. 二尖瓣面容
4. 强迫体位
5. 水肿

二、填空题：

1. 体格检查一定按规定顺序进行。通常先进行________，然后检查________、________、________、________、________、________、________、________、________等。

2. 叩诊鼓音正常人见于________及________，病理情况下见于________、________和________等。

3. 生命体征包括________、________、________、________。

4. 常见典型的异常步态有________、________、________、________、________、________、________。

5. 皮肤黏膜下出血，直径小于________称为斑点，直径在________为紫癜，直径大于________为瘀斑，________并伴有________称为血肿。

6. 根据意识障碍的程度可分为________、________、________、________以及________。

三、选择题

（一）A_1 型题（单句型最佳选择题）

1. 检查胆囊压痛的方法用
   A. 浅部触诊法
   B. 冲击触诊法
   C. 深部滑动触诊法
   D. 深压触诊法
   E. 双手触诊法

2. 对腹水患者行肝脾包块触诊使用
   A. 浅部触诊法
   B. 深部滑动触诊法
   C. 冲击触诊法
   D. 深部触诊法
   E. 双手触诊法

3. 皮疹对疾病诊断有特异性的是
   A. 平坦或隆起
   B. 形态与出现规律
   C. 分布部位
   D. 发展顺序
   E. 出现及消失的时间

4. 关于触诊的注意事项哪项是**错误**的
   A. 检查时手要温暖、轻柔
   B. 医生应站在患者的右侧，面向患者
   C. 检查腹部脏器时，常采用双手触诊法
   D. 做下腹部检查时，必须要排尿后才检查
   E. 检查腹部脏器时，患者必取仰卧位不能取或侧卧位

5. 下列各项中，哪些**无法**用叩诊确定
   A. 肺尖宽度
   B. 腹水的有无
   C. 腹部病变的大小与性质
   D. 肝界的大小
   E. 肺下界的位置

6. 关于间接叩诊法的叙述，下列哪项是**错误**的
   A. 左手中指第二指节紧贴于叩诊部位，其他手指稍微抬起
   B. 左手指自然弯曲，以中指指端垂直叩击右手中指第二指骨的中段

C. 叩诊时应以腕关节与掌指关节的活动为主
D. 叩击动作要灵活、短促、富有弹性
E. 同一叩诊部位连续叩击 2～3 下

7. 下列表现提示急性病容的是
A. 面晦暗，憔悴，目光暗淡
B. 面潮红，兴奋，表情痛苦
C. 面晦暗，紫红，口唇发绀
D. 面兴奋，惊愕，目光闪烁
E. 面苍白，眼睑水肿，唇色淡

8. 严重左心功能不全的患者常采取的体位是
A. 被动体位
B. 强迫体位
C. 自动体位
D. 仰卧位
E. 强迫坐位

9. 小脑疾病见于
A. 蹒跚步态
B. 醉酒步态
C. 慌张步态
D. 跨阈步态
E. 剪刀步态

10. 皮肤萎黄，干燥，弹性低，皮下脂肪菲薄，指甲粗糙无光泽，毛发稀疏见于
A. 营养不良
B. 营养中等
C. 营养良好
D. 恶病质
E. 以上均不是

11. 皮肤呈樱桃红色见于
A. 饮酒
B. 日晒
C. 一氧化碳中毒
D. 发热
E. 酒精中毒

12. 不易发生癌变的是
A. 白斑
B. 白癜风
C. 白化病
D. 老年斑
E. 色素沉着

13. 皮疹与出血点最主要的区别是
A. 颜色不同
B. 大小不等
C. 持续时间
D. 压之褪色
E. 分布部位

14. 患者眼睑、踝部、胫前指压呈凹陷水肿且恢复较快时为
A. 轻度
B. 中度
C. 重度
D. 黏液水肿
E. 以上均不是

15. 色素脱失主要是由于体内缺乏
A. 苯丙氨酸
B. 多巴氨
C. 酪氨酸酶
D. 酪氨酸
E. 色氨酸

16. 关于疾病对性征的影响，下列哪项是正确的
A. 肾上腺皮质肿瘤患者不会发生女性男性化
B. 肝硬化可引起男性乳房女性化
C. 长期使用糖皮质激素的慢性肾小球炎女性患者，不可能发生男性化
D. 肝硬化不引起男性乳房女性化
E. 支气管肺癌不引起男性乳房发育

17. 关于体温测量方法的叙述，下列哪项是正确的
A. 口测法将消毒过的体温计置于舌下，紧闭口唇
B. 肛测法测体温，患者取仰卧位
C. 肛测法将体温计头涂以润滑剂，徐徐插入肛门，深达体温计长度的 1/3 为止，放置 5min 后读数
D. 腋测法将腋窝汗液擦干，把体温计放在腋窝深处，用上臂将体温计夹紧，放置 5min 后读数
E. 测量前将体温计的汞柱甩到 36℃以下

18. 判断营养状态最简便最迅速的方法是观察
A. 皮肤弹性
B. 毛发的多少
C. 皮下脂肪的充实程度

D．肌肉的发育
E．指甲的情况
19. 肥胖是体内中性脂肪过多积聚的表现，超过标准体重多少者为肥胖
A．超过标准体重 10% 以上
B．超过标准体重 15% 以上
C．超过标准体重 20% 以上
D．超过标准体重 25% 以上
E．超过标准体重 18% 以上
20. 胆石症、胆道蛔虫症、肾绞痛患者，腹痛症状发作时，多采取何种体位
A．强迫蹲位
B．强迫仰卧位
C．强迫坐位
D．辗转体位
E．被动体位
21. 身体的外露部分以及乳头、腋窝、生殖器官、关节、肛门等周围皮肤色素加深，口腔黏膜色素沉着，常见于下列哪种疾病
A．慢性肾上腺皮质功能减退症
B．肝硬化
C．晚期肝癌
D．肢端肥大症
E．黑热病
22. 检查皮肤弹性时，常选择的部位是哪一项
A．上腹部
B．手背或上臂内侧部
C．前臂内侧或上臂内侧部
D．手背或胫前
E．上臂外侧部
23. 斑疹表现为局部皮肤发红，一般不突出皮面，见于下列哪种疾病
A．药物疹
B．麻疹
C．猩红热
D．伤寒丹毒
E．丹毒
24. 关于蜘蛛痣概念**错误**的是
A．出现的部位大多在上腔静脉分布的区域内
B．大小不等，直径可由帽针头大到数厘米以上
C．体检发现蜘蛛痣便可诊断肝硬化
D．蜘蛛痣的发生一般认为与肝对体内雌激素的灭活作用减弱有关
E．体检发现蜘蛛痣患者常有肝掌
25. 皮肤黏膜呈青紫色见于
A．毛细血管扩张
B．血中还原 Hb 增多
C．血流加速
D．血中胆红素增加
E．血中 RBC 增多

（二）A_2 型题（病例摘要型最佳选择题）

26. 某女性患者，面色晦暗，双颊紫红，口唇轻度发绀，患者属何种面容
A．肢端肥大症面容
B．病危面容
C．急性病容
D．二尖瓣面容
E．慢性病容
27. 某男性患者，面容憔悴，面色晦暗或苍白无华，目光黯淡。该患者属何种面容
A．黏液性水肿面容
B．慢性病容
C．肝病面容
D．肾病面容
E．病危面容
28. 某女性患者，双下肢皮肤见多个红色点状改变，直径不超过 2mm，压之不褪色，不突出表面。应诊断为
A．玫瑰疹
B．皮疹
C．瘀点
D．斑疹
E．丘疹
29. 女，25 岁，面色苍白，发热 10 天，皮肤上见多个紫色片状改变，不凸出皮面，压之不褪色，直径约为 6mm。应诊断为：
A．瘀点
B．瘀斑
C．血肿
D．紫癜

E. 以上均不是

30. 女，25 岁，诉 2 年前患过急性肝炎，现妊娠 7 个月，颈部皮肤见一个直径为 4mm 大小的红色斑块，呈辐射状血管网中央有一小红点，压此处血管网褪色。应诊断为

A. 紫癜

B. 蜘蛛痣

C. 斑丘疹

D. 斑疹

E. 小红痣

31. 某患者，15 岁，左颈部有 3 个肿大的淋巴结，中等硬度，其中一个坏死，破溃形成瘘管。该患者患下列哪种疾病的可能性最大

A. 慢性淋巴结炎

B. 恶性肿瘤淋巴结转移

C. 急性淋巴结炎

D. 淋巴结结核

E. 淋巴结炎

（三）A_3 型（病例组型最佳选择题）

（32～33 题共用题干）

男，60 岁，咳嗽 3 个月，痰中带血，右胸痛 1 个月，吸烟 30 年，胸片右上肺可见一密度增高的圆形阴影，约 4cm×4cm 大小，边缘有毛刺样改变。临床初步诊断：右上肺癌

32. 如果此患者出现淋巴结肿大，下列哪组淋巴结可能性最大

A. 右锁骨上窝淋巴结

B. 左锁骨上窝淋巴结

C. 右腋窝淋巴结

D. 右颈后淋巴结

E. 右腹股沟淋巴结

33. 其肿大的淋巴结特点是什么

A. 软无压痛

B. 质硬无压痛，易与周围组织粘连

C. 质稍应硬，多呈多发性

D. 表面光滑无粘连

E. 质硬压痛，不易与周围组织粘连

（34～35 题共用题干）

某患者 60 岁，咳嗽、咳痰 20 年，气促 5 年，下肢水肿半个月，诊断为慢性支气管炎、阻塞性肺气肿、肺源性心脏病，心功能 3 级。

34. 该患者多采取何种体位

A. 自主体位

B. 被动体位

C. 强迫仰卧位

D. 端坐呼吸

E. 强迫侧卧位

35. 肺部叩诊音是

A. 清音

B. 浊音

C. 实音

D. 过清音

E. 鼓音

（36～37 题共用题干）

某女性患者，咳嗽、左侧胸、气促 3 个月，诊断为右侧大量胸腔积液。

36. 该患者多采用何种体位

A. 自主体位

B. 被动体位

C. 强迫患侧卧位

D. 端坐呼吸

E. 强迫停立位

37. 右侧肺部叩诊音是

A. 清音

B. 浊音

C. 实音

D. 鼓音

E. 过清音

（四）B_1 型题（标准配伍题）：

（38～42 题共用备选答案）

A. 患者呼出气为烂苹果味

B. 患者呼出气为氨味

C. 患者呼出气为刺激性蒜味

D. 呕吐物呈酸臭味

E. 呕吐物为粪臭味

38. 幽门梗阻

39. 有机磷中毒

40. 糖尿病酮症酸中毒

41. 尿毒症
42. 肠梗阻

（43～47 题共用备选答案）

A．患者大便腐败性臭味
B．患者大便腥味
C．患者大便肝臭味
D．患者尿液呈大蒜味
E．患者尿液浓烈的氨味

43. 消化不良或胃肠疾病
44. 细菌性痢疾
45. 阿米巴痢疾
46. 有机磷农药中毒
47. 膀胱炎

四、简答题：

1．简述触诊的方法，各用于什么情况。

2．简述在正常情况下，鼓音、过清音、浊音及实音各在何处可叩得，在病理情况下各见于哪些疾病。

3．常见皮疹有哪些？常见疾病是什么？

4．触及淋巴结时应注意什么事项？局部和全身淋巴结肿大常见原因有哪些？

五、案例题：

患者因胸闷憋气 3 天入院。查体：体温持续在 39～40℃之间，右肺呼吸音增强，左肺呼吸音消失；X 线查：右肺代偿性肺气肿，左胸腔大量积液。请问：1. 患者为几度发热？何种热型？2. 右肺叩诊呈何叩诊音，左肺叩诊呈何叩诊音？

第五章　头部及其器官检查

学习目标

通过本章内容的学习，学生应能：

识记：

复述头部及其器官的检查内容及顺序。

理解：

总结头部器官异常的临床意义。

运用：

联系头部及其器官的检查方法进行检查，准确描述检查结果。

第一节　头 部 检 查

头部及其器官是人体最重要的外形特征之一，头部的检查包括头发、头皮、头颅等。一般以视诊为主，辅以触诊检查。

一、头发和头皮

检查头发（hair）需注意颜色、疏密度、脱发的类型与特点。头发的颜色、曲直、疏密度可因种族遗传因素和年龄而不同。脱发可由疾病引起，如垂体前叶功能减退症、伤寒、甲状腺功能低下、系统性红斑狼疮、斑秃及抗癌药物治疗等，检查时要注意其发生部位、形态与头发改变的特点。

头皮（scalp）的检查需拨开头发观察头皮颜色、头皮屑、有无头癣、炎症、外伤、血肿、疖痈及瘢痕等。

二、头颅

头颅（skull）的检查应注意大小、外形和运动。触诊时注意触摸头颅的每一个部位，了解其外形，有无压痛和异常隆起。头颅的大小以头围来衡量，测量时以软尺自眉间绕到颅后，经过枕骨粗隆绕头一周。头颅在发育阶段的变化为：新生儿约 34cm，出生后的前半年增加 8cm，后半年增加 3cm，第 2 年增加 2cm，第 3、4 年内约增加 1.5cm，4～10 岁共增约 1.5cm，到 18 岁可达 53cm 或以上，以后几乎不再变化。

提示：小儿矢状缝和其他颅缝大多在出生后 6 个月内骨化，囟门多在 12～18 个月内闭合，颅缝骨化或囟门闭合过早或延迟都会影响颅脑的发育，造成头颅的大小异常或畸形。

（一）小颅

小儿囟门多在 12～18 个月内闭合，若过早闭合即可形成小头畸形，同时伴有智力发育障碍。

（二）巨颅

额、顶、颞及枕部突出膨大呈圆形，颈部静脉充盈，对比之下颜面很小。由于颅内压增高，压迫眼球，形成双目下视，巩膜上部外露的特殊表情，称“落日”征。见于脑积水（图 2-5-1）。

（三）尖颅

亦称塔颅（图 2-5-2），其特征为头顶部尖突高起，与颜面比例异常。是由于矢状缝与冠状缝过早闭合所致。见于先天性疾患尖颅并指（趾）畸形，即 Apert 综合征。

（四）方颅

前额左右突出，头顶平坦呈方形。见于小儿佝偻病或先天性梅毒（图 2-5-3）。

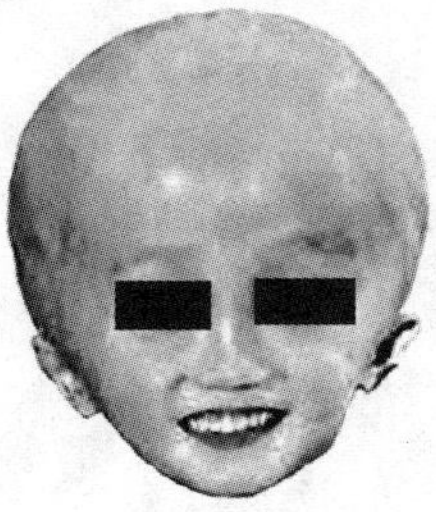

图 2-5-1　脑积水

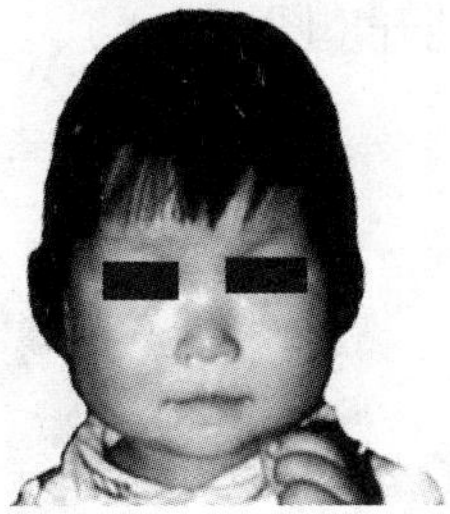

图 2-5-2　尖颅

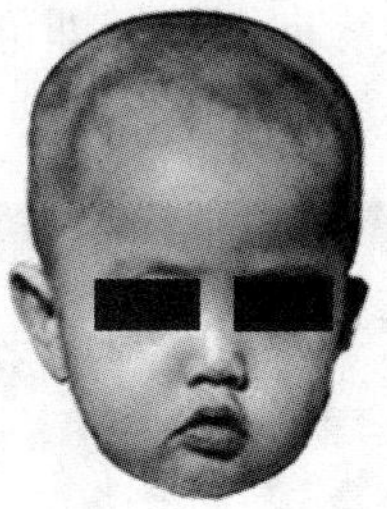

图 2-5-3　方颅

（五）长颅

自颅顶至下颌部的长度明显增大（测量长度后可与同龄人对比）。见于马方（Marfan Syndrome）综合征及肢端肥大症。

（六）变形颅

常发生于中年人，颅骨增大变形，同时伴有长骨的骨质增厚与弯曲。见于变形性骨炎（Paget病）。

头部的运动异常，在一般视诊时即可发现，如头部活动受限，见于颈椎疾患；头部不随意的颤动，见于震颤麻痹（Parkinson 病）；与颈动脉搏动一致的点头运动，称点头征（Musset 征），见于严重主动脉瓣关闭不全。

第二节　头部器官检查

一、眼

眼部检查应从外向内按一定的顺序进行：即眼眉、眼睑、结膜、巩膜、角膜、虹膜、瞳孔、眼球及视力等。眼部的一些变化可以是全身性某些疾病的反应。

（一）眼眉

正常人眉毛的疏密不完全相同，一般内侧与中间部分比较浓密，外侧部分较稀。若外 1/3 的眉毛过于稀疏或脱落，见于黏液性水肿和腺垂体功能减退症；眉毛特别稀疏或脱落应考虑麻风病。

（二）眼睑

1．睑内翻　由于睑结膜瘢痕形成使睑缘向内翻转，见于沙眼。

2．上睑下垂　双侧上睑下垂见于先天性上睑下垂、重症肌无力，单侧上睑下垂多为动眼神经麻痹所致。见于脑脓肿、脑炎、脑外伤等。

3．眼睑闭合障碍　双侧眼睑闭合障碍可见于甲状腺功能亢进，单侧闭合障碍见于面神经麻痹。

4. 眼睑水肿　因眼睑组织疏松，轻度或初发水肿皆可在眼睑表现出来。常见原因有肾炎、营养不良、血管神经性水肿等。

此外，还应注意眼睑有无包块、压痛、外翻、倒睫等异常情况。

（三）结膜

结膜分睑结膜、球结膜、穹窿部结膜三部分，检查睑结膜、穹窿部结膜时须翻转眼睑才能进行。翻转要领：翻转下睑时，将拇指放在下睑中央部睑缘稍下方轻轻向下牵拉下睑，同时嘱受检者向上看，下睑结膜和下穹隆部结膜即可暴露。翻转上睑时，用示指和拇指捏住上睑中外 1/3 交界处的边缘，嘱受检者向下看，此时轻轻向前下方牵拉，然后示指向下压迫睑板上缘，并与拇指配合将睑缘向上捻转即可将上睑翻开（图 2-5-4）。

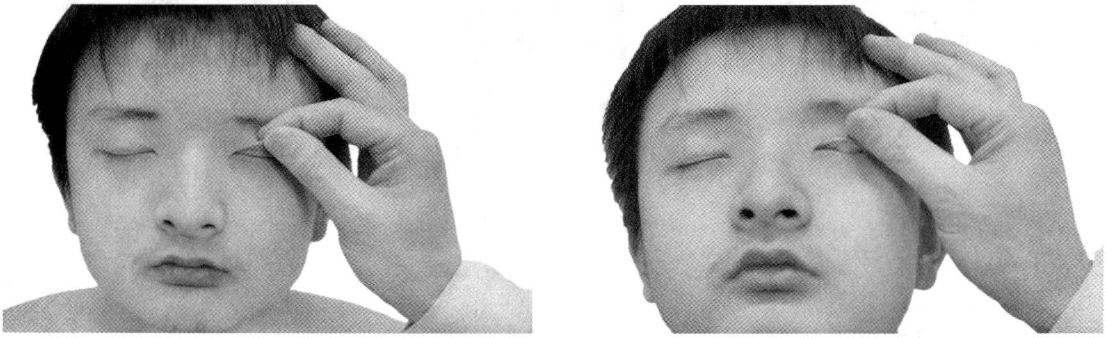

a. 示指和拇指捏住上睑皮肤　　b. 拇指配合将睑缘向上捻转

图 2-5-4　翻转眼睑检查上睑结膜示意图（a b）

结膜常见的病变：黏膜充血发红，见于结膜炎、角膜炎；黏膜充血伴分泌物增多，见于急性结膜炎；颗粒与滤泡见于沙眼；结膜苍白见于贫血；结膜发黄见于黄疸；若有多少不等散在的出血点，可见于亚急性感染性心内膜炎；大片的结膜下出血，可见于高血压、动脉硬化。

提示：结膜检查应注意有无充血、苍白、出血、黄疸、颗粒及滤泡等。除沙眼、春季卡他性结膜炎外，几乎所有的结膜炎症在下睑结膜的表现都比上睑结膜更明显。

（四）巩膜

不透明，血管极少，呈瓷白色。黄疸时，巩膜最先出现黄染。中年以后在内眦部可出现黄色斑块，为脂肪沉着所致，这种斑块呈不均匀性分布，应与黄疸鉴别。胡萝卜素、阿的平等造成的巩膜黄染一般只出现于角膜周围。

（五）角膜

表面有丰富的感觉神经末梢，因此感觉十分灵敏。检查时应注意透明度，有无云翳、白斑、软化、溃疡、新生血管等。角膜软化见于婴幼儿营养不良、维生素 A 缺乏等；角膜边缘及周围出现灰白色混浊环，多见于老年人，故称为老年环，是类脂质沉着的征象，无自觉症状，不妨碍视力；角膜边缘若出现黄色或棕褐色的色素环，环的外缘较清晰，内缘较模糊，称为凯 - 弗二氏环（Kayser-Fleischer 环），是铜代谢障碍的表现，见于肝豆状核变性（Wilson 病）。

（六）虹膜

为眼球葡萄膜的最前部分，中央有圆形孔洞即瞳孔，虹膜内有瞳孔括约肌与扩大肌，能调节瞳孔的大小。正常虹膜纹理呈放射状排列。纹理模糊或消失见于炎症、水肿。虹膜形态异常或有裂孔，见于虹膜后粘连、外伤、先天性虹膜缺损等。

（七）瞳孔

虹膜中央的孔洞为瞳孔，正常直径为 3 ~ 4mm。瞳孔缩小（瞳孔括约肌收缩）由动眼神经的副交感神经纤维支配；瞳孔扩大（瞳孔扩大肌收缩）由交感神经支配。检查瞳孔时应注意其形状、大小，两侧是否等大、等圆，对光及调节反射等。

1．瞳孔的形状及大小　正常为圆形，双侧等大。引起瞳孔大小改变的因素很多，生理情况下，婴幼儿和老年人瞳孔较小，在光亮处瞳孔较小，青少年瞳孔较大，精神兴奋或在暗处瞳孔可扩大；病理情况下，瞳孔缩小见于虹膜炎症、中毒（有机磷农药、毒蕈中毒）、药物反应（毛果芸香碱、吗啡、氯丙嗪）等，瞳孔扩大见于外伤、颈交感神经刺激、青光眼绝对期、视神经萎缩、药物影响（阿托品、可卡因）等。双侧瞳孔散大并伴有对光反射消失为濒死状态的表现。瞳孔呈椭圆形见于青光眼或眼内肿瘤。瞳孔大小不等，常提示有颅内病变，如脑外伤、脑肿瘤、中枢神经梅毒、脑疝等。双侧瞳孔不等大，且变化不定，可能为中枢神经和虹膜的神经支配障碍；如瞳孔不等大且伴有对光反射减弱或消失，往往为中脑功能损害的表现。瞳孔形状可因虹膜粘连而不规则。

2．对光反射　分直接反射和间接反射。检查方法：嘱受检者注视正前方，通常用手电筒光照射一侧瞳孔，被照的瞳孔立即缩小，移开光源后瞳孔迅速复原，称直接对光反射。用手隔开两眼，光照一侧瞳孔，观察对侧瞳孔反应的情况，若对侧瞳孔也立即缩小，称间接对光反射。瞳孔对光反射迟钝或消失，见于昏迷患者。

3．集合反射　嘱受检者注视 1m 以外的目标（通常是检查者的示指尖），然后将目标逐渐移近眼球（距眼球 5 ~ 10cm 处），正常人此时双眼内聚、瞳孔缩小，称为集合反射。动眼神经功能损害时，集合反射消失。

（八）眼球

检查时应注意眼球的外形及运动（图 2-5-5）。

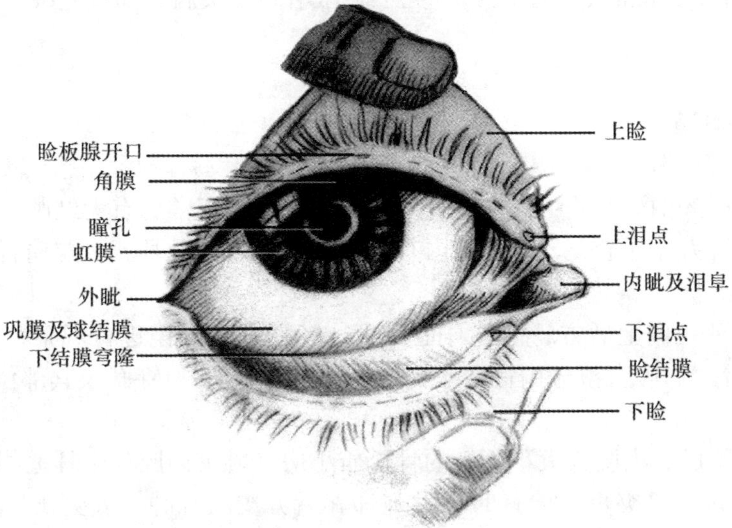

图 2-5-5　眼的外部结构

1．眼球突出　双侧眼球突出见于甲状腺功能亢进。患者除突眼外还有以下眼征（图 2-5-6）：① Graefe 征：眼球下转时上睑不能相应下垂；② Stellwag 征：瞬目减少；③ Mobius 征：集合运动减弱；④ Joffroy 征：上视时无额纹出现。

单侧眼球突出，多由于局部炎症或眶内占位性病变所致，偶见于颅内病变。

2．眼球下陷　双侧下陷见于严重脱水或眼球萎缩。单侧下陷，见于 Horner 综合征和眶尖骨折。

3. 眼球运动　检查时，医师将目标物（棉签或手指）置于受检者眼前30～40cm处，嘱其固定头部，眼球随目标方向移动，一般按左→左上→左下，右→右上→右下6个方向的顺序进行，每一方向代表双眼的一对配偶肌的功能（图2-5-7），若有某一方向运动受限提示相应肌肉或神经功能障碍。由于支配眼肌运动的神经或眼外肌本身器质性病变所产生的斜视，称为麻痹性斜视，多由脑炎、脑膜炎、脑脓肿、脑肿瘤、脑血管病所致。

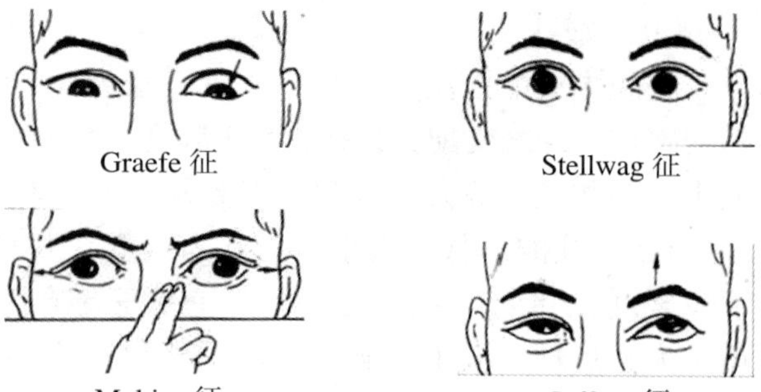

图2-5-6　甲状腺功能亢进的眼部特征示意图

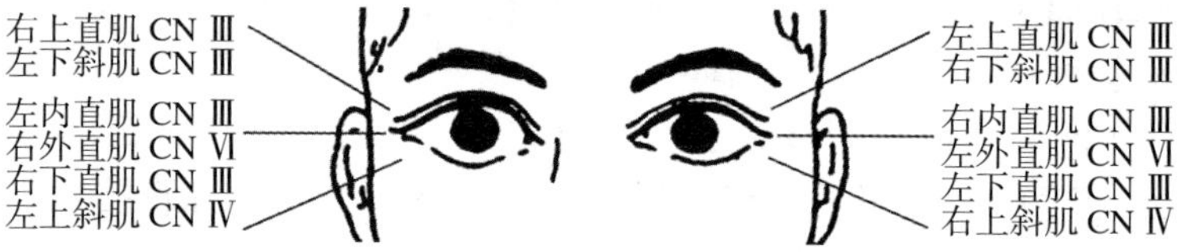

图2-5-7　眼球六个方向运动、相应配偶肌和神经支配示意图

双侧眼球发生一系列有规律的快速往返运动，称眼球震颤。运动方向以水平方向常见，垂直和旋转方向较少见。检查方法：嘱受检者眼球随医生手指所示方向（水平或垂直）运动数次突然停下，观察其眼球运动是否停止或出现震颤。自发的眼球震颤常见于耳源性眩晕、小脑疾患等。

4. 眼球压力减低（指压法张力减弱）　双眼球凹陷，见于眼球萎缩或脱水。

5. 眼球压力增高（指压法张力增强）　见于眼压增高性疾病，如青光眼。

二、耳

（一）耳郭及外耳道

检查时注意耳郭的外形、大小、位置和对称性，有无发育畸形。痛风患者，可在耳郭上触及痛性小结节，为尿酸钠沉着的结果。注意外耳道皮肤是否正常，有无红肿、溢液等。如有黄色液体流出并有痒痛者为外耳道炎，外耳道内有局部红肿、疼痛及耳郭牵拉痛者为疖肿。

（二）中耳

检查时先将耳郭拉向上后方，使外耳道变直，然后插入耳镜进行观察，正常鼓膜平坦，颜色灰白，呈圆形，注意其是否有内陷、外凸、颜色改变，是否有穿孔及其部位等。

（三）乳突

外壳由骨密质组成，内腔为大小不等的骨松质小房，乳突内腔与中耳道相连。化脓性中耳炎引流不畅时，可蔓延致乳突炎，检查时可发现耳郭后方皮肤红肿，乳突压痛，有时可见瘘管或瘢痕等。严重时，可继发耳源性脑脓肿或脑膜炎。

（四）听力

粗测方法为：在静室内嘱被检查者闭目坐在椅子上，并用手指堵塞一侧耳道，将机械表（或捻手指）自1m以外逐渐移近受检者耳部，直到受检者听到声音为止。与正常侧对照，听力正常时，一般约在1m处即可听到机械表与捻指声。

提示：耳部检查应从外向内按顺序检查耳郭、外耳道、中耳、乳突、听力。听力减退见于耳道有耵聍或异物、听神经损害、局部或全身血管硬化、中耳炎等。经粗测发现被检查者有听力减退则应进行专科检查。

三、鼻

检查鼻应注意外形、有无鼻翼扇动、鼻道是否通畅、有无脓血分泌物、鼻中隔有无偏曲、鼻黏膜情况及鼻窦区有无压痛等。

（一）鼻的外形

检查时应注意其形态和皮肤颜色。鼻腔完全堵塞、外鼻变形、鼻梁宽平如蛙状，称为蛙状鼻（图 2-5-8），见于肥大的鼻息肉患者。鞍鼻（图 2-5-9）是由于鼻骨破坏、鼻梁塌陷所致，见于鼻骨骨折、鼻骨发育不良、先天性梅毒和麻风病。鼻梁皮肤出现红色斑块，并向两侧面颊部蔓延呈蝴蝶形，称为蝶形红斑（图 2-5-10），见于系统性红斑狼疮。如发红的皮肤损害主要在鼻尖和鼻翼，并有毛细血管扩张和组织肥厚，见于酒渣鼻（图 2-5-11）。

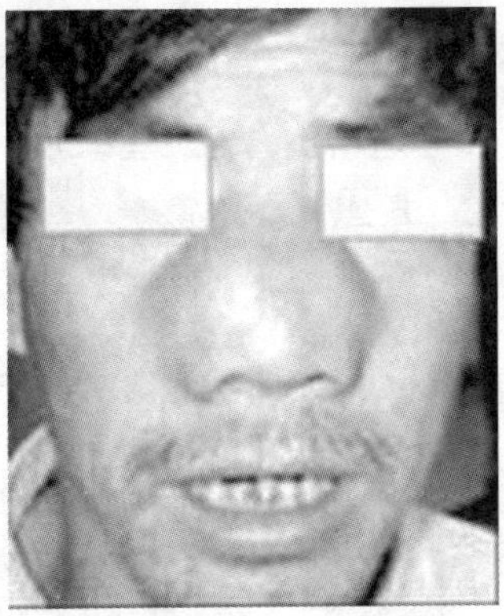

图 2-5-8　蛙状鼻

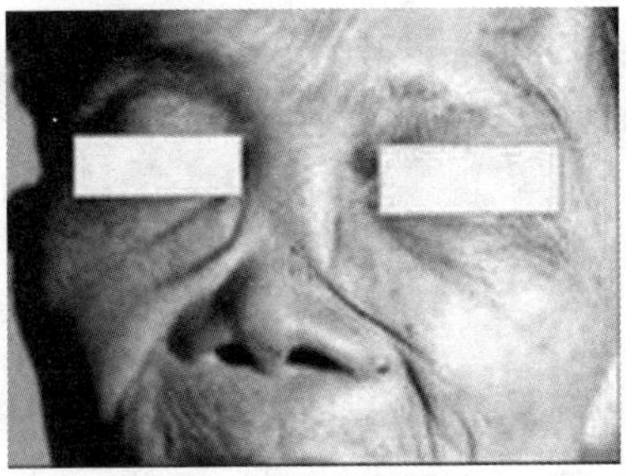

图 2-5-9　鞍鼻

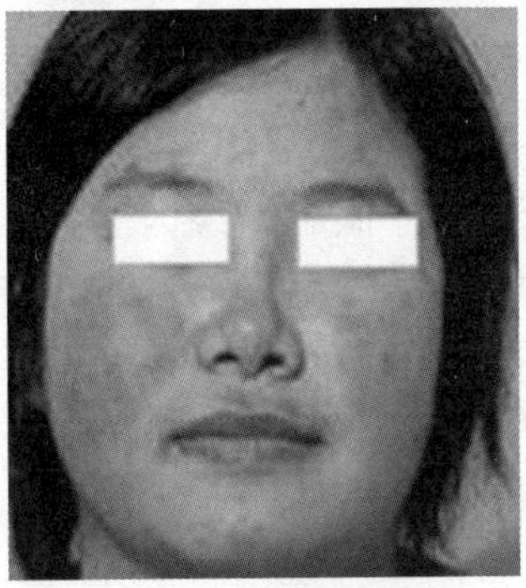

图 2-5-10　蝶形红斑

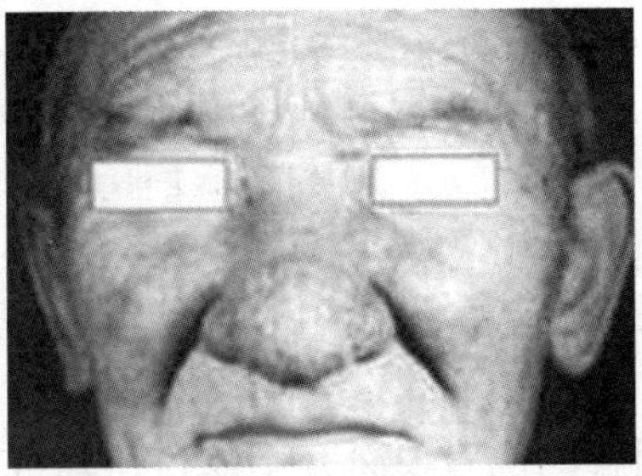

图 2-5-11　酒渣鼻

（二）鼻翼扇动

吸气时鼻孔张大，呼气时鼻孔回缩，见于伴有呼吸困难的高热性疾病（大叶性肺炎）、支气管哮喘和心源性哮喘发作时。

（三）鼻中隔

正常成人的鼻中隔很少完全正中，多数稍有偏曲。如有明显的偏曲，并产生呼吸障碍，称为鼻中隔偏曲，严重的高位偏曲可压迫鼻甲，引起神经性头痛，也可因偏曲部骨质刺激黏膜而引起出血。鼻中隔穿孔多见于鼻腔慢性炎症、外伤等疾病。

（四）鼻出血

多为单侧，见于鼻腔感染、外伤、局部血管损伤、鼻咽癌、鼻中隔偏曲等。双侧出血则多由全身性疾病引起，如某些发热性传染病（流行性出血热、伤寒等）、血液系统性疾病（血小板减少性紫癜、再生障碍性贫血、白血病、血友病)、高血压、肝、脾疾患、维生素 C 或 K 缺乏等。妇女如发现周期性鼻出血，则应考虑子宫内膜异位症。

(五)鼻腔黏膜

急性鼻黏膜肿胀多为炎症充血所致，伴有鼻塞和流涕，见于急性鼻炎。慢性鼻黏膜肿胀多为黏膜组织肥厚，见于各种因素引起的慢性鼻炎。鼻黏膜萎缩、鼻腔分泌物减少、鼻甲缩小、鼻腔宽大、嗅觉减退或丧失，见于慢性萎缩性鼻炎。

(六)鼻腔分泌物

鼻腔黏膜受到各种刺激时会产生过多的分泌物，清稀无色的分泌物为卡他性炎症，发黄或发绿的分泌物为鼻或鼻窦的化脓性炎症所引起。

(七)鼻窦

鼻窦为鼻腔周围含气的骨质空腔，共 4 组(图 2-5-12)，皆有窦口与鼻腔相通，当引流不畅时易发生炎症。鼻窦区压痛检查方法如下：

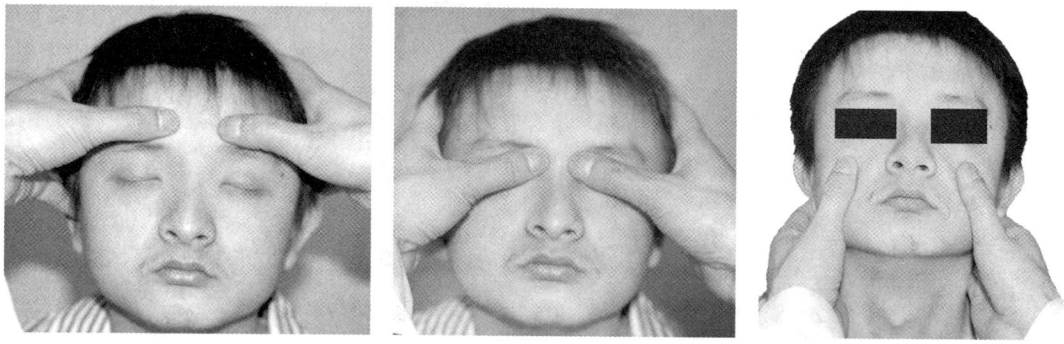

a. 额窦压痛点检查　　b. 筛窦压痛点检查　　c. 上颌窦压痛点检查

图 2-5-12 鼻窦压痛检查示意图

1. 额窦　一手扶持受检者枕部，用另一拇指或示指置于眼眶上缘内侧，用力向后、向上按压。或以两手固定头部，双手拇指置于眼眶上缘内侧向后、向上按压，询问有无压痛，两侧有无差异。
2. 筛窦　双手固定受检者两侧耳后，双侧拇指分别置于鼻根部与眼内眦之间，向内后方按压。
3. 上颌窦　医师双手固定于受检者的两侧耳后，将拇指分别置于左右颧部，向后按压。
4. 蝶窦　因解剖位置较深，不能在体表进行检查。

四、口

检查内容包括口唇、口腔内器官和组织以及口腔气味等。

(一)口唇

健康人口唇红润光泽。口唇发绀为血液中脱氧血红蛋白增加所致，见于心肺功能不全等。口唇疱疹为口唇黏膜与皮肤交界处发生的成簇的小水泡，半透明，多为单纯疱疹病毒感染所引起，常伴发于大叶性肺炎、感冒、流行性脑脊髓膜炎、疟疾等。口角糜烂见于维生素 B_2 缺乏症。

(二)口腔黏膜

正常口腔黏膜光滑呈粉红色。如见大小不等的黏膜下出血点或瘀斑，可能为各种出血性疾病或维生素 C 缺乏所引起。若在相当于第二磨牙的颊黏膜处出现帽针头大小的白色斑点，称为麻疹黏膜斑(Koplik 斑)，对麻疹有早期诊断价值。黏膜充血、肿胀并伴有小出血点，称为黏膜疹，多为对称性，见于猩红热、风疹和某些药物中毒。

（三）牙齿

应注意有无龋齿、残根、缺齿及义齿等，若有病变可按下列格式表明所在部位：

	上		
右	87654321	12345678	左
	87654321	12345678	
	下		

1. 中切牙　2. 侧切牙　3. 尖牙 4. 第一前磨牙　5. 第二前磨牙　6. 第一磨牙　7. 第二磨牙　8. 第三磨牙。举例：2⌋为右上侧切牙；4⌉为右下第一前磨牙；$\frac{3|}{|5}$示右上尖牙及左下第二前磨牙。

（四）牙龈

正常牙龈呈粉红色，质坚韧且与牙颈部紧密贴合。检查时应注意有无水肿、牙周肿胀、出血、溢脓及瘘管等；牙周肿胀见于牙周炎、牙周脓肿；牙龈缘出血见于牙石、维生素 C 缺乏、血液系统疾病及出血性疾病；齿龈的游离缘出现蓝灰色点线称为铅线，见于铅中毒；在铋、汞、砷中毒时可出现类似黑褐色点线状色素沉着，应结合病史予以鉴别。

（五）舌

检查时应注意舌质、舌苔及舌的活动状态。正常人舌质淡红、湿润、柔软，活动自如，伸舌居中，无震颤，舌苔薄白。许多局部或全身疾病均可使舌的感觉、运动与形态发生变化，这些变化往往能为临床诊断提供重要依据。

1. 舌体增大　暂时性肿大见于舌炎、口腔炎，舌的蜂窝组织炎、血肿、脓肿、血管神经性水肿等，长时间的增大见于黏液性水肿、呆小病和先天愚型（Down 病）、舌肿瘤等。

2. 地图舌　舌面上出现黄色上皮细胞堆积而成的隆起部分，状如地图称地图舌，由核黄素缺乏引起。

3. 裂纹舌　舌面上出现横向裂纹，见于 Down 病与核黄素缺乏，后者有舌痛；纵向裂纹可见于梅毒性舌炎。

4. 牛肉舌　舌面绛红如生牛肉状，见于糙皮病（烟酸缺乏症）。

5. 草莓舌　舌乳头肿胀突出呈鲜红色形如草莓，称草莓舌，见于猩红热或长期发热的患者。

6. 镜面舌　亦称光滑舌。舌乳头萎缩，舌体较小，舌面光滑呈粉红色或红色，见于缺铁性贫血、恶性贫血及慢性萎缩性胃炎。

7. 毛舌　也称黑舌，舌面敷有黑色或黄褐色毛，故称毛舌。见于久病衰弱或长期使用广谱抗生素的患者。

8. 舌的运动异常　伸舌震颤可见于甲状腺功能亢进，伸舌偏向一侧见于舌下神经麻痹。

（六）咽部及扁桃体

咽部可分为鼻咽、口咽及喉咽三个部分。咽部检查一般指口咽部。口咽位于软腭平面之下、会厌上缘的上方，前方直对口腔软腭向下延续，形成前后两层黏膜皱襞，前称腭舌弓，后称腭咽弓。扁桃体位于腭舌弓与腭咽弓之间的扁桃体窝中。腭咽弓的后方称咽后壁。

检查方法：受检者取坐位头略后仰，口张大并发“啊”音，此时医师用压舌板在舌的前 2/3 与后 1/3 交界处迅速下压，此时软腭上抬，在照明的配合下即可见软腭、腭垂、软腭弓、扁桃体、咽后壁等。

常见病变：咽部黏膜充血、红肿、黏液腺分泌增多，见于急性咽炎；若咽部黏膜充血、表面粗糙，并可见淋巴滤泡呈簇状增殖，见于慢性咽炎；扁桃体发炎时，扁桃体红肿、增大，在扁桃体隐窝内有黄白分泌物或渗出物形成的苔片状假膜，很易剥离，此点须与白喉假膜鉴别。扁桃体增大一般分为三度（图 2-5-13）：不超过腭咽弓者为Ⅰ度；超过腭咽弓者为Ⅱ度；达到或超过咽后壁中线者为Ⅲ度。

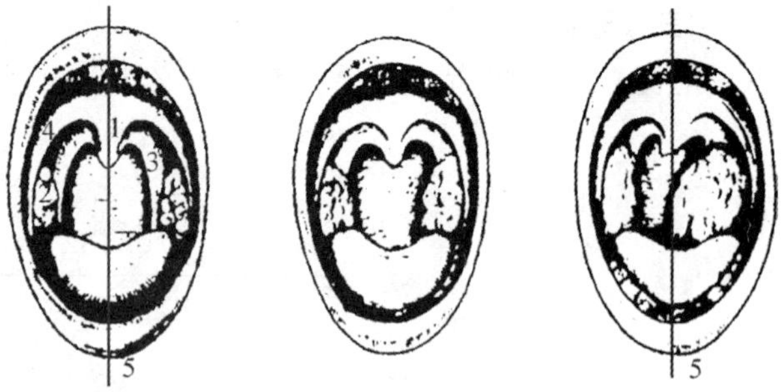

图 2-5-13 扁桃体位置及其肿大分度

1. 腭垂 2. 扁桃体 3. 腭咽弓 4. 腭舌弓 5. 咽后壁中线

（七）喉

位于喉咽之下，喉下连接气管。喉为软骨、肌肉、韧带、纤维组织及黏膜所组成的一个管腔结构（图 2-5-14）。急性声音嘶哑或失声常见于急性炎症，慢性失音多考虑喉结核或喉癌。

喉的神经支配有喉上神经与喉返神经。上述神经受到损害，如纵隔或喉肿瘤时，可引起声带麻痹以至失音。喉部检查内容详见五官科学。

（八）口腔的气味

健康人口腔无特殊气味。饮酒、吸烟的人可有烟酒味，如有特殊气味称为口臭，可由口腔局部或全身性疾病引起。

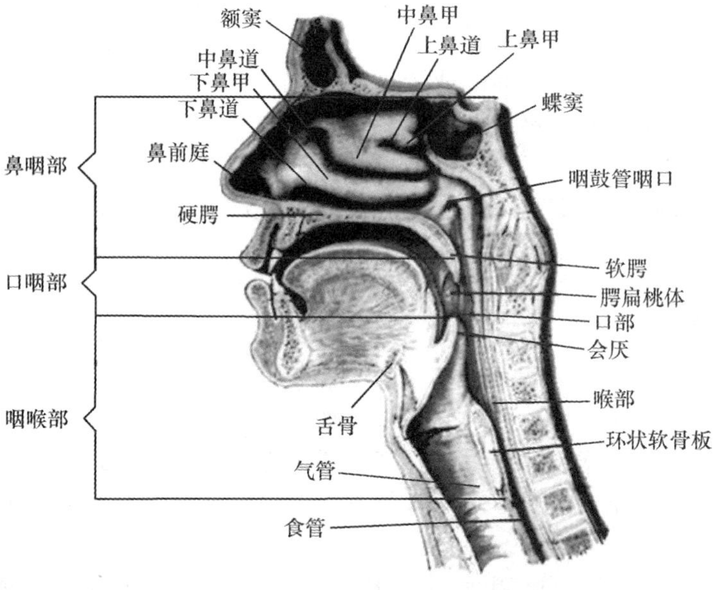

图 2-5-14 鼻咽喉的矢状切面图

局部原因：如牙龈炎、龋齿、牙周炎可产生臭味，牙龈出血为血腥味。其他疾病引起的口臭见于：糖尿病酮症酸中毒者可出现烂苹果味，尿毒症患者可发出氨臭味，肝坏死患者有肝臭味，有机磷农药中毒的患者口腔中能闻到大蒜味。

五、腮腺

腮腺（parotid gland）位于耳屏、下颌角、颧弓所构成的三角区内。正常腮腺体薄而软，触诊时很难触到腺体轮廓（图 2-5-15）。若腮腺肿大时可见到以耳垂为中心的隆起，并可触及边缘不明显的包块。腮腺导管位于颧骨下 1.5cm 处，横过咀嚼肌表面，开口相当于上颌第二磨牙对应的颊黏膜处。检查时注意导管口有无红肿及分泌物。

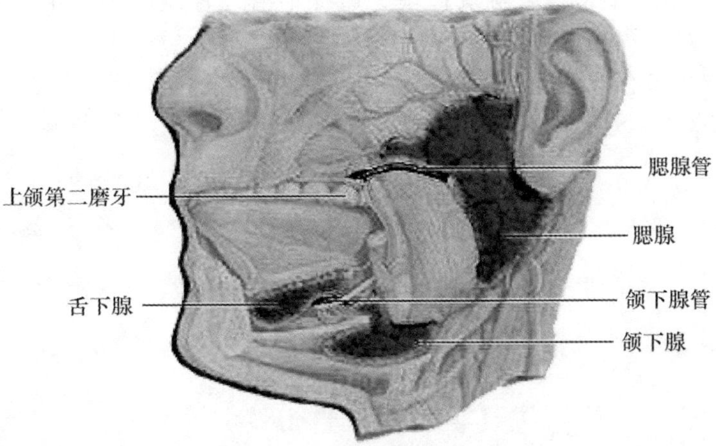

图 2-5-15　腮腺与腮腺导管位置图

腮腺肿大见于：

1. 急性流行性腮腺炎　腮腺迅速胀大，先为单侧，继而可累及对侧，检查时有压痛，腮腺导管可见红肿，急性期能累及胰腺、睾丸和卵巢。

2. 急性化脓性腮腺炎　多见于抵抗力低下的重症患者及口腔卫生不良者。腮腺肿大多为单侧性，在导管口处加压可有脓性分泌物溢出。

3. 腮腺肿瘤　混合瘤质韧呈结节状，边界清楚，可移动；恶性肿瘤质硬，有痛感，发展迅速，与周围组织有粘连，可伴有面瘫。

第三节　临床病例查体思维

【病例一】

患儿，男，1 岁 3 个月。因多汗，烦躁，夜啼不宁来诊。考虑维生素 D 缺乏性佝偻病的可能。患儿可能会出现哪些重要体征？

临床思维

1. 症状特点：多汗，烦躁，夜啼不宁。

2. 考虑的疾病：维生素 D 缺乏性佝偻病。

3. 可能会出现的重要体征：

出牙迟（刚萌牙 2 颗），枕秃，囟门未闭合，肌肉松软无力，伴有骨骼变形（方颅、肋膈沟等）。

【病例二】

患儿，男，4 岁，发热 2 天，右侧耳下肿痛半天，微恶寒，轻咳。体温波动于 37.7℃ ~38.3℃之间，自服退热药无好转来诊。考虑为流行性腮腺炎。该患儿可能会出现哪些重要体征？

临床思维

1. 症状特点：发热 2 天。右侧耳下肿痛半天。

2. 考虑的疾病：急性流行性腮腺炎。

3. 可能会出现的重要体征：

右侧以耳垂为中心的隆起，可触及包块，边缘不清，轻微压痛；张口及咀嚼时疼痛加重，右侧口腔第二磨牙所对应颊部黏膜红肿。

注意观察腮腺导管口有无脓性分泌物。

（郝彩玲）

第六章　颈部检查

学习目标

通过本章内容的学习，学生应能：

识记：

复述颈部检查的内容。

理解：

总结气管移位及甲状腺肿大的临床意义。

运用：

联系颈部检查的顺序及方法进行检查。

颈部检查应在平静、自然的状态下进行，嘱被检查者取舒适坐位或卧位，充分暴露颈部和肩部。检查时手法应轻柔，疑有颈椎疾患时更应注意。

第一节　颈部的体表标志

一、颈部外形

正常人颈部直立、两侧对称、柔软、活动自如。矮胖体型者颈粗短，瘦长体型者颈细长。男性甲状软骨比较突出，形成喉头结节，女性则不明显。转头时可见胸锁乳突肌突起。头稍后仰，更易观察颈部有无包块、瘢痕及两侧是否对称。正常人静坐时颈部血管不显露。

二、颈部分区

为明确标记颈部病变的部位，根据解剖结构，颈部每侧又可分为两个大三角区域，即颈前三角和颈后三角。

颈前三角：为胸锁乳突肌内缘、下颌骨下缘与前正中线之间的区域。

颈后三角：为胸锁乳突肌后缘、锁骨上缘与斜方肌前缘之间的区域。

第二节　颈部的检查

一、颈部姿势与运动

正常人坐位时颈部直立、伸屈、转动自如。如头不能抬起，见于严重消耗性疾病的晚期、重症肌无力、脊髓前角细胞炎、进行性肌萎缩等。头部向一侧偏斜称为斜颈，见于颈肌外伤、瘢痕收缩、先天性斜颈或颈肌挛缩。先天性斜颈者的患侧胸锁乳突肌粗短，如两侧胸锁乳突肌差别不明显时，可嘱患者把头位复正，此时患侧胸锁乳突肌的胸骨端会立即隆起，为本病的特征性表现。颈部运动受限并伴有疼痛，可见于软组织炎症、颈肌扭伤、肥大性脊椎炎、颈椎结核或肿瘤等。颈部强直为脑膜受刺激的特征性表现，见于各种脑膜炎、蛛网膜下腔出血等。

二、颈部皮肤

检查时应注意皮肤颜色、有无蜘蛛痣、感染及其他局限性或广泛性病变，如瘢痕、瘘管、神经性皮炎、银屑病等。

三、颈部包块

颈部包块原因很多，应根据包块的部位、大小、质地、活动性、发生和增长的特点以及全身的情况来综合判断。如为淋巴结肿大、质地不硬、有轻度压痛时，可能为非特异性淋巴结炎；如质地较硬且伴有纵隔、胸腔或腹腔病变的症状或体征，则应考虑恶性肿瘤的淋巴结转移；如为全身性、无痛性淋巴结肿大，则多见于血液系统疾病；若包块有弹性又无全身症状，则应考虑囊肿的可能。对颈部包块在检体时不能获得明确印象时，应结合其他检查，如 X 线摄片、活体组织检查等帮助确诊。

四、颈部血管

（一）颈静脉

颈静脉充盈的高度反应静脉压水平。一般多取右侧颈静脉进行观察，因其通往上腔静脉的途径较短而直，较少受体内其他结构的影响。正常人立位或坐位时，颈外静脉（简称颈静脉）常不显露，平卧时可稍见充盈，充盈的水平仅限于锁骨上缘至下颌角距离的下 2/3 以内。若取 30° ~ 45° 半卧位时静脉充盈度超过正常水平，称为颈静脉怒张（图 2-6-1），提示静脉压增高，见于右心衰竭、缩窄性心包炎、心包积液或上腔静脉阻塞综合征。

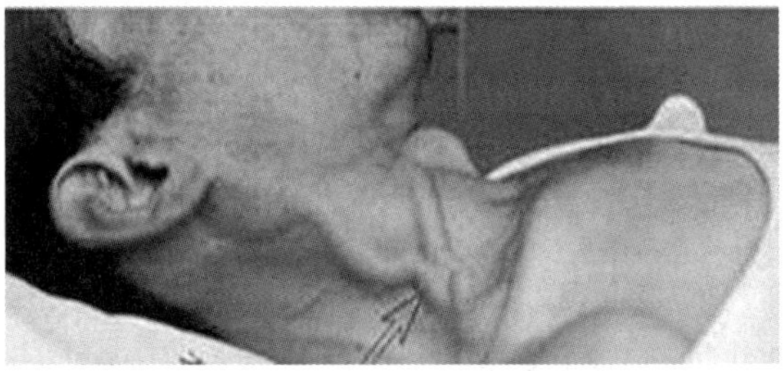

图 2-6-1　颈静脉怒张

正常情况下不出现颈静脉搏动，只在三尖瓣关闭不全伴有颈静脉怒张时才能看到。

（二）颈动脉

正常人在安静状态下不易看到颈动脉搏动，只在剧烈活动后可见，且很微弱。如见明显搏动，提示心脏搏出量异常增加，多见于主动脉瓣关闭不全、高血压、甲状腺功能亢进及严重贫血患者。

提示：颈动脉和颈静脉发生搏动时的部位相近，应注意鉴别。一般颈静脉搏动柔和、范围弥散、触不到搏动感，而颈动脉搏动比较有力、为膨胀性、搏动感明显。

（三）颈部血管听诊

在颈部大血管区听到血管性杂音，且在收缩期明显，应考虑由动脉硬化或大动脉炎所致的管腔狭窄，如颈动脉或椎动脉狭窄。若在锁骨上窝处听到杂音，可能为锁骨下动脉狭窄，见于结节性动脉炎或颈肋压迫。若在右锁骨上窝处听到连续性静脉“营营”样杂音，则可能为颈静脉血液流入上腔静脉口径较宽的球部所产生，这种杂音是生理性的，用手指压迫颈静脉后即可消失。

五、甲状腺

甲状腺位于甲状软骨下方和两侧（图 2-6-2），呈蝶状紧贴在气管的两侧，部分被胸锁乳突肌覆盖，正常重 15～25g，表面光滑，柔软不易触及。

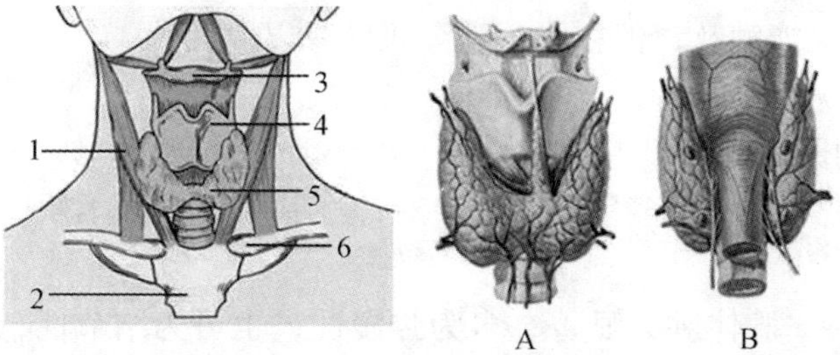

图 2-6-2　甲状腺位置图（A. 前面观　B. 后面观）（彩图见书后）

1. 胸锁乳突肌　2. 胸骨　3. 舌骨　4. 甲状软骨　5. 甲状腺　6. 锁骨

（一）甲状腺检查法

1．视诊　直接观察甲状腺是否肿大。正常人甲状腺外观不明显，女性在青春发育期可略增大。检查时嘱受检查者做吞咽动作，可见甲状腺随吞咽动作向上移动，如不易辨认，再嘱被检查者两手放于枕后，头向后仰，然后仔细观察。

2．触诊　触诊比视诊更能明确甲状腺的大小及病变的性质，是甲状腺检查的基本方法。根据医生和被检查者的位置关系不同有后面触诊和前面触诊两种方法。

（1）甲状腺峡部：甲状腺峡部位于环状软骨下方第二到第四气管环前面。站于受检者前面用拇指或站于受检者后面用示指和中指从胸骨上切迹向上触摸，可感到气管前软组织，嘱受检者做吞咽动作，可感到此组织在手下滑动，判断有无增厚、肿块等。

（2）甲状腺侧叶：嘱受检者头微前屈，并偏向检查侧以松弛皮肤和肌肉。①前面触诊：一手拇指施压于一侧甲状软骨，将气管推向对侧，另一手示、中指放在对侧胸锁乳突肌后缘，向前推挤甲状腺侧叶，拇指在胸锁乳突肌前缘触诊，配合吞咽动作，重复检查。用同样方法检查另一侧甲状腺。②后面触诊：类似前面触诊。一手示、中指施压于一侧甲状软骨，将气管推向对侧，另一手拇指在对侧胸锁乳突肌后缘向前推挤甲状腺，示、中指在其前缘触诊甲状腺（图 2-6-3A、B、C）。配合吞咽动作，重复检查。用同样方法检查另一侧甲状腺。

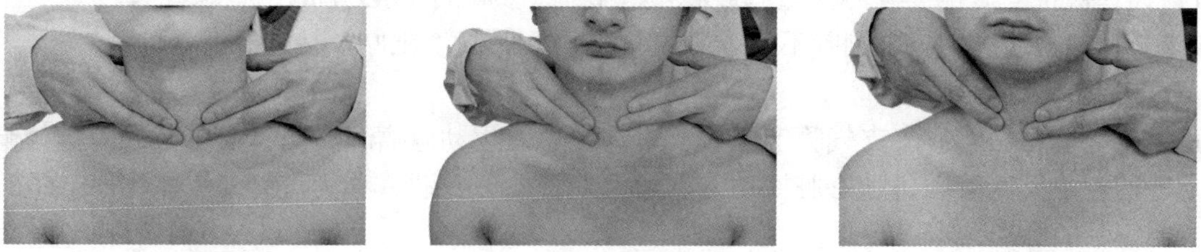

A　峡部触诊　　B　左叶触诊　　C 右叶触诊

图 2-6-3　甲状腺触诊（后面）

3．听诊　当触及甲状腺肿大时，将钟形听诊器直接放在肿大的甲状腺上听诊，如听到低调的连续性静脉“嗡鸣”音，对诊断甲状腺功能亢进症很有帮助。另外，在弥漫性甲状腺肿伴功能亢进者还可听到收缩期动脉杂音。

提示：甲状腺检查应按视、触、听诊的顺序进行，其中触诊尤为重要，检查时应注意甲状腺大小、质地、是否对称、有无结节、压痛及震颤等。动作宜轻柔，避免由于重压引起疼痛、咳嗽、憋气。

（二）甲状腺肿大分度

甲状腺肿大可分为三度：

Ⅰ度：不能看出肿大但能触及者；

Ⅱ度：能看见肿大又能触及，但在胸锁乳突肌外缘以内者；

Ⅲ度：超过胸锁乳突肌外缘者。

（三）甲状腺肿大的原因

1. 甲状腺功能亢进　甲状腺多呈弥漫性、对称性肿大，质地柔软，触诊可有震颤，听诊可有血管杂音。

2. 单纯性甲状腺肿　腺体肿大显著，多为弥漫性，也可为结节性，不伴有甲状腺功能亢进体征。

3. 甲状腺癌　触诊时呈不规则结节，质硬，可与周围组织发生粘连而使甲状腺移动受限。

4. 慢性淋巴性甲状腺炎（桥本甲状腺炎）　甲状腺呈弥漫性或结节性肿大，易与甲状腺癌相混淆。由于肿大的炎性腺体可将颈总动脉向后方推移，因而在腺体后缘可以摸到颈总动脉搏动，而甲状腺癌则往往将颈总动脉包绕在癌组织内，触诊时摸不到颈总动脉搏动，可借此做鉴别。

5. 结节性甲状腺肿　肿大的腺体不对称，有结节、不光滑、质硬、无震颤及血管杂音。

6. 甲状腺腺瘤　多为单发的圆形或椭圆形实质性（部分为囊性）肿块，包膜完整，表面光滑，质韧无压痛。

六、气管

正常人气管位于颈前正中部。

（一）检查方法

嘱受检者取舒适坐位或仰卧位，使颈部处于自然正中位置，医生面对受检者，将示指与环指指端分别置于两侧胸锁关节上，然后将中指置于胸骨上窝气管正中处（图 2-6-4），观察中指是否位于示指与环指中间。若两侧距离不等，则提示有气管移位。

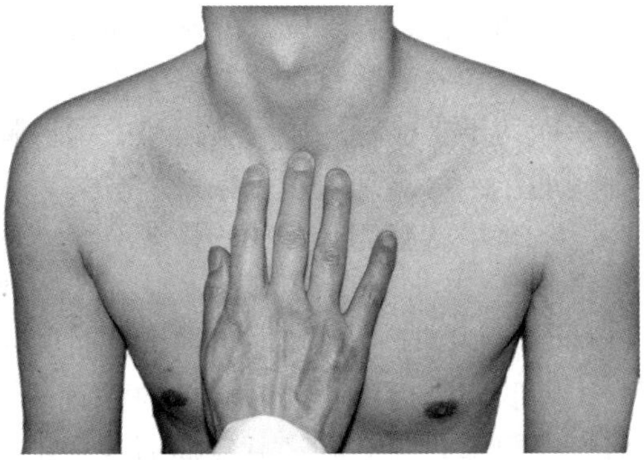

图 2-6-4　气管检查示意图

（二）气管移位的意义

根据气管的偏移方向，可以判断病变的性质。

1. 气管被推向健侧　一侧大量胸腔积液、积气、纵隔肿瘤及单侧甲状腺肿大。

2. 气管被拉向患侧　一侧肺不张、肺纤维化、胸膜高度肥厚及粘连。

（三）气管牵曳

正常主动脉弓跨越左主支气管上方，当主动脉弓发生动脉瘤时，由于心脏收缩时瘤体膨大挤压其下方的左主支气管，每随心脏搏动可以触到气管向下曳动，称为气管牵曳（Oliver 征）。

第三节　临床病例查体思维

【病例一】

患者，女性，38 岁，颈部增粗、心悸、喜凉怕热、食欲亢进、乏力消瘦 1 年余。考虑为甲状腺功能亢进症。应如何进行甲状腺检查？患者可能会出现哪些重要体征？

临床思维

1. 症状特点　颈部增粗、心悸、喜凉怕热、食欲亢进、乏力消瘦，1年余。

2. 考虑的疾病　甲状腺功能亢进症。

3. 可能会出现的重要体征

（1）甲状腺

视诊：甲状腺肿大。

触诊：甲状腺弥漫性、对称性肿大，质地柔软，触诊可有震颤。

听诊：可听到低调的连续性静脉“嗡鸣”样的血管杂音。

（2）其他

毛发：湿润。

眼：双侧眼球突出，瞬目减少，双目上视时无额纹出现，下视时上睑不能相应下垂，眼球集合运动减弱。

心脏：心率增快。

手：双手平伸，手指可出现细震颤。

（郝彩玲）

单元目标检测练习（四）

一、名词解释

1. 颈静脉怒张
2. Oliver征
3. 眼球震颤
4. 落日现象
5. 瞳孔对光反射
6. 集合反射
7. Koplik斑
8. 鼻翼扇动

二、填空题

1. 伸舌有震颤见于____________，伸舌偏斜见于____________。

2. 牙齿呈黄褐色为斑釉牙，见于长期饮用____________；切牙切缘凹陷呈月牙形伴牙间隙过宽，称为____________，见于____________；单纯性牙间隙过宽见于____________。

3. 双侧眼球凹陷见于____________或____________。

4. 巩膜黄染最常见的原因是____________的表现。

5. 外耳道有脓性分泌物流出见于____________，有脑脊液流出见于____________。

6. 鼻梁塌陷为____________鼻；鼻腔完全阻塞，鼻梁宽平为____________鼻。

7. 在体表可以检查到的鼻窦为____________、____________及____________。

8. 在做吞咽动作时，甲状腺可____________，以此可与颈部其他肿块相鉴别。

9. 安静状态下出现颈动脉明显搏动见于____________、____________及____________。

三、选择题

（一）A_1 型题（单句型最佳选择题）

1. 关于正常人头围大小的叙述，下列哪项是**错误**的
   A. 新生儿的头围约 34cm
   B. 出生后第二年增加 2cm
   C. 18 岁以后头围基本无变化
   D. 18 岁头围可达 60cm 或以上
   E. 出生后前半年增加 8cm，后半年增加 3cm
2. 正常小儿囟门闭合的时间多为
   A. 6 个月以内
   B. 6～12 个月
   C. 12～20 个月
   D. 12～18 个月
   E. 18～24 个月
3. 小儿囟门关闭过早可形成下列哪种畸形
   A. 尖颅
   B. 长颅
   C. 方颅
   D. 巨颅
   E. 小颅
4. 前额左右突出，头顶平坦呈方形，见于
   A. 脑积水
   B. 脑肿瘤
   C. 佝偻病
   D. 肢端肥大症
   E. 变形性骨炎
5. 双侧上睑下垂见于
   A. 白喉
   B. 脑脓肿
   C. 重症肌无力
   D. 脑炎
   E. 蛛网膜下腔出血
6. 正常人瞳孔的大小直径为
   A. 1～2mm
   B. 2～3mm
   C. 3～4mm
   D. 4～5mm
   E. 5～6mm
7. 支配瞳孔缩小的神经为
   A. 动眼神经的交感神经
   B. 动眼神经的副交感神经
   C. 三叉神经
   D. 视神经
   E. 滑车神经
8. 单侧眼睑闭合障碍见于
   A. 甲状腺功能亢进症
   B. 重症肌无力
   C. 面神经麻痹
   D. 动眼神经麻痹
   E. 肾炎
9. 听力减退的原因中**不包括**
   A. 中耳炎
   B. 痛风石
   C. 听神经受损
   D. 外耳道耵聍或异物
   E. 局部或全身动脉硬化
10. 外耳道有血液或脑脊液流出应考虑
    A. 急性中耳炎
    B. 脑疝
    C. 颅底骨折
    D. 耳疖
    E. 外耳道炎
11. 鼻出血的原因**不包括**
    A. 外伤
    B. 鼻腔感染
    C. 鼻咽癌
    D. 缺铁性贫血
    E. 再生障碍性贫血
12. 哪一部位的鼻窦在体表检查时按压不到
    A. 额窦
    B. 筛窦
    C. 蝶窦
    D. 左上颌窦
    E. 右上颌窦
13. 口角糜烂常见于
    A. 血管神经性水肿
    B. 核黄素缺乏
    C. 心力衰竭
    D. 贫血
    E. 感冒
14. 关于麻疹黏膜斑（Koplik 斑）的描述正确的是

A. 颊黏膜白色斑块，大小不等高出表面
B. 颊黏膜充血、肿胀并伴有小出血点
C. 颊黏膜有蓝黑色色素沉着
D. 第二磨牙的颊黏膜帽针头大小的白色斑点
E. 颊黏膜瘀斑

15. 角膜边缘出现黄色或棕褐色的色素环，称 Kayser-Fleischer 环，是由于下列哪种原因所致
A. 先天性因素
B. 类脂质沉着
C. 铜代谢障碍
D. 维生素 A 缺乏
E. 角膜血管增生

16. 扁桃体超过咽腭弓，但未达咽后壁中线为
A. Ⅰ度肿大
B. Ⅱ度肿大
C. Ⅲ度肿大
D. 正常大小
E. 无法分度

17. 关于腮腺的概念，下列哪项是错误的
A. 腮腺位于耳屏、下颌角、颧弓所构成的三角区内
B. 正常腮腺体薄而软，触诊时摸不出腺体的轮廓
C. 腮腺肿大时可见到以耳垂为中心的隆起，并可触到边缘不明显的包块
D. 腮腺导管位于颧骨下 1.5cm 处，横过咀嚼肌表面
E. 腮腺导管开口相当于上颌第一磨牙对应的颊黏膜上

18. 检查有无颈静脉怒张的最佳体位是
A. 平卧位
B. 站立位
C. 患者上半身与床面成＞45°角
D. 患者上半身与床面成＜30°角
E. 患者上半身与床面成 30～45°角

19. 甲状腺肿大分为Ⅲ度，Ⅲ度肿大指
A. 不能看到仅能触及
B. 能看到又能触及，但不超过胸锁乳突肌外缘
C. 甲状腺肿大超过胸锁乳突肌外缘
D. 甲状腺上有结节
E. 甲状腺肿大有脓性分泌物

20. 气管移位不见于以下哪种病
A. 肺不张
B. 肺纤维化
C. 胸腔积液
D. 肺炎
E. 气胸

（二）A_2 型题（病例摘要型最佳选择题）

21. 两岁男童，额、顶、颞及枕部突出膨大呈圆形，颈部静脉充盈，对比之下颜面很小，双目下视，巩膜外露。该患儿属下列哪种疾病
A. 变形性骨炎
B. 佝偻病
C. 先天性梅毒
D. 脑积水
E. 肢端肥大症

22. 女，20 岁，心悸，消瘦，眼球突出二年。查体：双上睑下垂困难，瞬目减少，两眼球内聚延缓，上视时未见明显额纹，BMR 为 65%。初步诊断为
A. 甲状腺功能亢进
B. 单纯性甲状腺肿
C. 神经官能症
D. 重症肌无力
E. 营养不良

23. 男，41 岁，消瘦，上腹隐痛，厌食，慢性腹泻三年。查体时发现舌乳头萎缩，舌体较小，舌面光滑，略呈淡红色。应属于
A. 地图舌
B. 干燥舌
C. 牛肉舌
D. 镜面舌
E. 舌肿瘤

24. 男，40 岁，咽喉肿痛伴干咳二天。查体：可见咽部黏膜充血、红肿，并有少量黏液，余未见异常。最有可能的诊断是
A. 急性咽炎
B. 急性扁桃体炎
C. 急性喉炎

D．白喉

E．以上均不是

25. 一支气管肺癌患者，近来出现头面部、颈部和上肢水肿。查体可见颈静脉怒张，其发生是由于

A．上腔静脉阻塞

B．下腔静脉阻塞

C．癌转移致心包积液

D．癌转移致胸腔大量积液

E．以上皆有可能

（三）B 型题（配伍题）

（26～30 题共用备选答案）

A．小颅

B．方颅

C．巨颅

D．尖颅

E．变形颅

26. 佝偻病

27. 脑积水

28. Apert 综合征

29. 小头畸形

30. Paget 病

（31～35 题共用备选答案）

A．结膜充血、发红

B．结膜见颗粒与滤泡

C．结膜苍白

D．结膜发黄

E．结膜有多少不等散在的出血点

31. 沙眼可见

32. 亚急性感染性心内膜炎可见

33. 贫血可见

34. 角膜炎可见

35. 黄疸可见

（36～39 题共用备选答案）

A．Stellwag 征

B．Graefe 征

C．Joffroy 征

D．Mobius 征

E．眼球突出，眼裂增宽

36. 甲亢患者，瞬目减少，称为

37. 甲亢患者，上视时无额纹出现，称为

38. 甲亢患者，眼球下视时上睑不能相应下垂，称为

39. 甲亢患者，目标由远处逐渐移近眼球时，两侧眼球不能适度内聚，称为

（40～43 题共用备选答案）

A．瞳孔缩小

B．瞳孔扩大

C．两侧瞳孔大小不等

D．双侧瞳孔散大

E．瞳孔呈椭圆形

40. 阿托品化

41. 脑外伤

42. 濒死状态

43. 有机磷中毒

（44～46 题共用备选答案）

A．鼻翼扇动

B．鼻黏膜充血肿胀

C．鼻出血

D．鼻窦压痛

E．鼻中隔穿孔

44. 高热性疾病

45. 急性鼻炎

46. 鼻咽癌

（47～51 题共用备选答案）

A．耳垂处压痛

B．两颧部压痛

C．乳突部压痛

D．眼眶上缘内侧压痛

E．鼻根部与眼内眦之间压痛

47. 筛窦炎

48. 额窦炎

49. 上颌窦炎

50. 化脓性腮腺炎

51. 化脓性中耳炎引流不畅

（52～56 题共用备选答案）

A．地图舌

B．牛肉舌

C．镜面舌

D．草莓舌

E．毛舌

52. 缺铁性贫血

53. 核黄素缺乏

54. 猩红热

55. 糙皮病

56. 长期使用广谱抗生素

（57～60 题共用备选答案）

A．颈静脉搏动

B．颈动脉搏动增强

C．颈部大血管杂音

D．锁骨上窝处杂音

57. 三尖瓣关闭不全

58. 主动脉瓣关闭不全

59. 锁骨下动脉狭窄

60. 颈动脉或椎动脉狭窄

四、简答题

1．简述瞳孔缩小与扩大的临床意义。

2．简述扁桃体肿大的临床分度。

3．眼球运动受哪些脑神经支配?

4．甲状腺肿大分度及其判定标准?

5．简述甲状腺肿大的原因。

6．简述颈静脉怒张的临床意义。

7．试述气管移位的临床意义。

第七章　胸肺部检查

学习目标

通过本章内容的学习，学生应能：

识记：

描述肺部胸壁、胸廓、乳房检查的内容。

理解：

总结肺部异常体征的临床意义。能准确描述检查结果。

运用：

运用乳房、肺部的检查方法进行检查。

胸部是指颈部以下和腹部以上区域。一般物理诊断方法，按视诊、触诊、叩诊、听诊顺序进行。先检查前胸，再检查侧胸，后检查背部。主要检查内容包括胸壁、胸廓、乳房、肺、胸膜、心脏及血管等。

第一节　胸部体表标志

利用胸壁和胸廓结构特点，结合胸廓上的一些体表标志和人为的划线，能够较准确地描述和记录胸壁和胸腔内脏器及异常变化的部位和范围。

一、骨骼标志

1. 锁骨　两侧内段上下可触及锁骨上、下窝。

2. 胸骨和胸骨角　胸骨位于前胸壁的正中，由胸骨柄、胸骨体及剑突组成。胸骨柄与胸骨体的连接处向前突起为胸骨角又称 Louis 角。其两侧分别与第 2 肋软骨相连，为计数前胸肋骨及肋间隙的重要标志。它相当于气管分叉部，心房上缘和第 5 胸椎水平。

3. 肋骨和肋间隙　共 12 对，左右对称。前胸部第 1～7 肋骨借软骨与胸骨相连接，其中第 8～10 肋软骨与上一肋的软骨相连，形成肋弓；第 11、12 肋骨前端游离，又称浮肋。肋骨背部与相应的胸椎关节相连接。第 1 肋骨下面的间隙为第 1 肋间隙，其余以此类推。

4. 肩胛骨　位于背部两侧第 2～8 肋骨之间，其最下端称肩胛下角。被检查者取直立位两上肢自然下垂时，肩胛下角为第 7 间隙或第 8 肋骨水平的标志，或相当于第 8 胸椎的水平。

5. 脊柱棘突　是后正中线的标志。第七颈椎棘突是自上而下最为向后突起的一个棘突，其下即为胸椎的起点，常以此处作为计数胸椎的标志。

6. 腹上角　是由左、右两侧肋弓于胸骨下端会合成夹角，一般成人匀称体型者为直角，瘦长型者小于 90°，矮胖型者大于 90°。

提示：胸骨角为计数前胸肋骨的标志，肩胛下角为计数背部和侧胸肋骨与肋间隙的标志；第七颈椎为计数胸椎的标志。

二、自然陷窝和解剖区域

1. 胸骨上窝 为左右胸骨柄上方的凹陷部，气管位于其后正中。
2. 锁骨上窝 为左右锁骨上方的凹陷部，相当于两肺尖的上部。
3. 锁骨下窝 为左右锁骨下方的凹陷部，下界为第 3 肋骨下缘，相当于两肺尖的下部。
4. 腋窝 左右各一个，为上肢内上侧与胸壁相连的凹陷部。
5. 肩胛上区 为左右肩胛冈以上的区域，其外界为斜方肌的上缘，相当于两肺尖的下部。
6. 肩胛下区 为左右肩胛下角的连线与第 12 胸椎水平线之间的区域。后正中线将此区分为左、右两部分。
7. 肩胛间区 为肩胛骨内缘之间，两肩胛下角连线水平以上的区域。后正中线将此区分为左、右两部分。
8. 肋脊角 为第 12 肋在背部与胸椎构成的夹角。

三、垂直标志

1. 前正中线 即胸骨中线，为通过胸骨正中的垂直线。
2. 锁骨中线 为通过左右锁骨两端中点的垂直线。
3. 胸骨线 为沿胸骨左右边缘向下的垂直线。
4. 胸骨旁线 为胸骨线与锁骨中线正中的垂直线。
5. 腋前线 为通过左右腋窝前皱襞所做的垂直线。
6. 腋后线 为通过左右腋窝后皱襞所做的垂直线。
7. 腋中线 为通过左右腋窝顶部向下所做的垂直线，此线位于腋前线与腋后线的中间。
8. 肩胛线 直立或坐位两上臂自然下垂时通过左右肩胛下角的垂直线。
9. 后正中线 为通过椎骨棘突即沿正常脊柱正中所做的垂线。

胸部各体表标志见图 2-7-1 ~ 图 2-7-5。

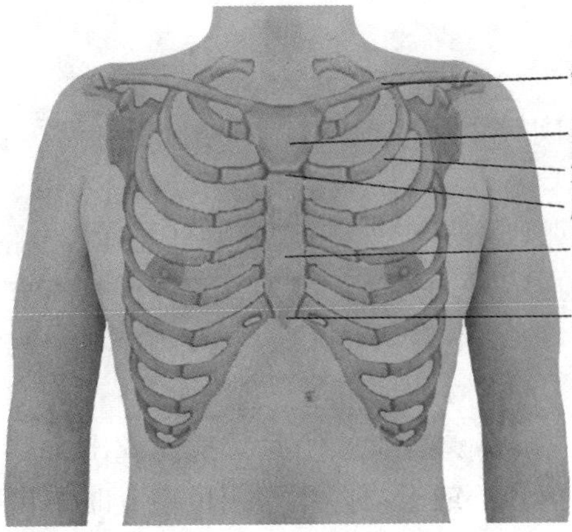

图 2-7-1 前胸部自然标志（彩图见书后）

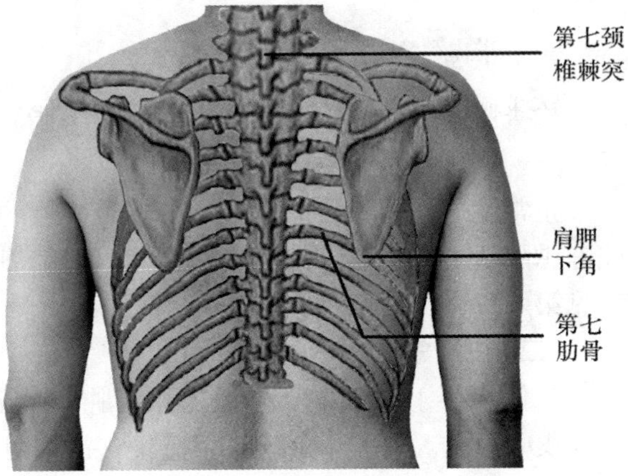

图 2-7-2 后背部自然标志（彩图见书后）

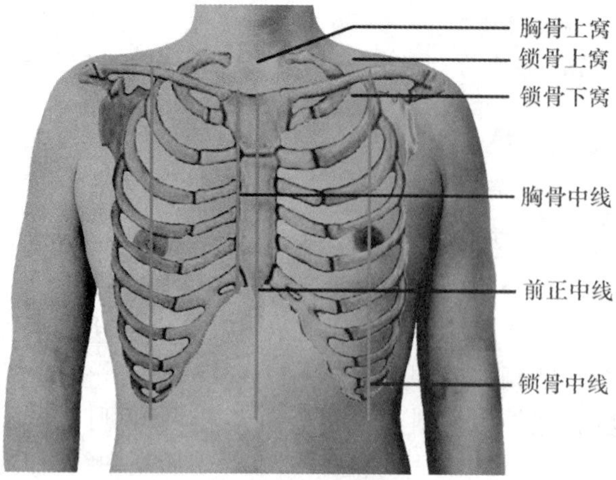

图 2-7-3　正面图（彩图见书后）

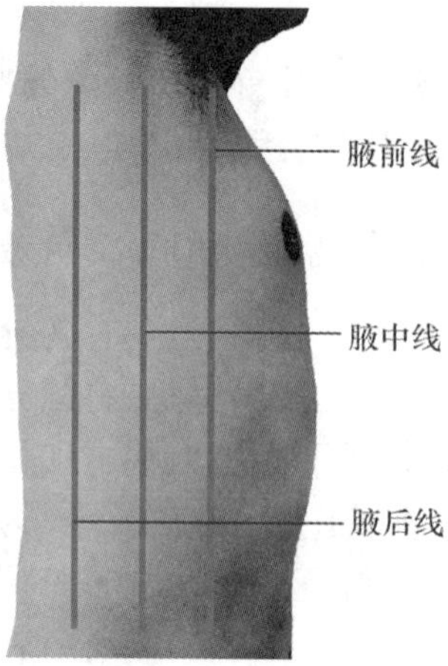

图 2-7-4　侧面图

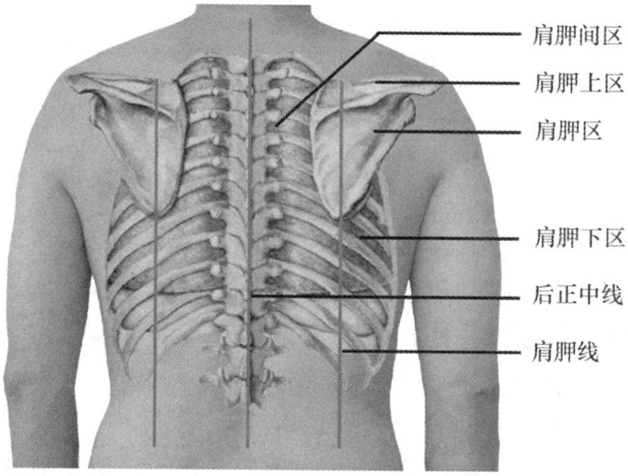

图 2-7-5　背面图（彩图见书后）

第二节　胸壁、胸廓及乳房

一、胸壁

检查胸壁时，应注意检查皮肤、皮下脂肪、淋巴结及肌肉等，还应检查有无下列各项异常。

（一）静脉曲张

正常胸壁看不到明显的静脉。如有明显的静脉充盈或曲张则多见于上或下腔静脉阻塞。当上腔静脉阻塞时，血流方向自上而下；当下腔静脉阻塞时，则血流方向自下而上。血流方向检查方法见第六章。

（二）皮下气肿

气体积存于胸壁皮下称为皮下气肿，是由于肺、气管、胸膜受损或外伤后，气体逸出，存积于皮下所致。偶见于产气杆菌感染。严重时，气体可蔓延至颈部或全身。用手按压检查时，可有明显的捻发感或握雪感。用听诊器加压听诊时可听到类似捻发的声音。

（三）胸壁压痛

正常情况下轻压胸壁时，一般无疼痛。肋间神经炎、肋软骨炎及肋骨骨折的患者胸壁局部有压痛；胸壁软组织炎，如肌炎、脓肿、流行性肌痛患者可有肌肉压痛；白血病患者可有胸骨压痛及叩击痛。

二、胸廓

正常胸廓外形两侧大致对称，两肩及两肩胛下角均在同一水平。成人胸廓前后径短于左右径，二者之比约 1∶1.5；婴幼儿和老年人前后径与横径几乎相等，胸廓近似圆柱形。常见的胸廓外形改变如下（图 2-7-6）：

（一）扁平胸

胸廓呈扁平状，其前后径小于左右径的一半。见于瘦长体型者，亦可见于慢性消耗性疾病，如肺结核、甲状腺功能亢进等。

（二）桶状胸

胸廓前后径与左右径几乎相等，呈桶状。此时两侧肋骨斜度变小，肋间隙增宽、饱满，腹上角呈钝角。呼吸时胸廓大小无明显变化。见于严重肺气肿的患者，亦可见于部分老年人或矮胖体型者。

提示：正常人胸廓两侧对称，前后径与左右径之比约 1∶1.5，决定胸廓形状的主要根据为前后径与左右径的比例。

（三）佝偻病胸

为儿童佝偻病所致的胸廓疾病，其表现如下：

1. 鸡胸　胸廓的前后径略长于左右径，上下长度较短，胸骨下端前突，前侧壁肋骨凹陷。

2. 漏斗胸　若胸骨下部剑突处明显凹陷，形似漏斗状。

3. 肋膈沟　又称哈里逊（Harrison）沟，下胸部前面的肋骨向外翻，自胸骨剑突沿膈肌附着处向内凹陷形成的沟状带。

4. 佝偻病串珠　沿胸骨两侧各肋软骨与肋骨交接处突起，形成串珠状。

提示：佝偻病胸可表现为鸡胸、漏斗胸、肋膈沟、佝偻病串珠。

（四）胸廓一侧或局部变形

心脏明显增大，心包大量积液，升主动脉瘤，胸内或胸壁肿瘤等可致胸壁局部隆起。一侧胸腔大量积液、气胸、胸腔巨大肿瘤或严重代偿性肺气肿可使该侧胸部膨隆。一侧或局部阻塞性肺不张、肺纤维化和广泛性胸膜增厚和粘连可致胸部凹陷。

提示：胸廓一侧膨隆不一定是病变侧，可能是对侧病理性凹陷所致；一侧相对显小，可能是对侧病理性隆起所致。

（五）脊柱疾病引起的胸廓改变

各种脊柱疾病可使脊柱前凸、后凸或侧凸，均可导致胸廓严重畸形，使胸腔内器官与体表标志的关系发生变化。严重者可引起呼吸、循环功能障碍。

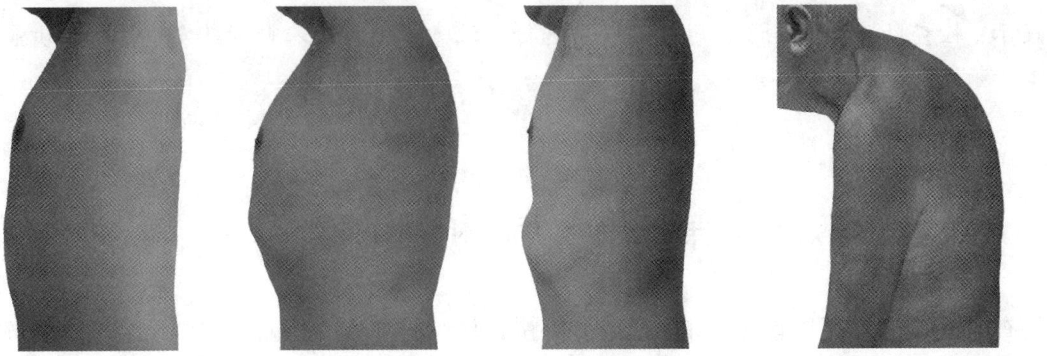

a. 正常胸廓　　b. 桶状胸　　c. 佝偻病胸　　d. 脊柱后凸 - 脊柱退行性变

图 2-7-6　正常胸廓及常见的胸廓外形改变

三、乳房

正常儿童及男子乳房一般不明显。妇女青春期乳房逐渐长大，呈半球形，乳头呈圆柱形，一般两侧对称，乳头大约位于锁骨中线第 4 肋间隙。

提示：乳头是计数前胸肋间隙的重要标志。

检查乳房时，让被检查者取坐位或仰卧位，充分暴露检查部位。坐位时先两臂下垂进行检查，然后双臂高举或双手用力叉腰再进一步检查。

先检查键侧、再检查患侧，按视诊、触诊顺序检查两侧乳房，并注意检查乳房淋巴引流区域的腋窝、锁骨上、下窝，两侧对比，以免遗漏。

（一）视诊

注意两侧乳房大小、形状及乳头位置是否对称。乳房皮肤色泽有无异常，局部有无红肿，皮肤是否水肿、回缩；乳头是否内陷、肿胀、溢液、瘘管、溃疡、瘢痕。一侧乳房增大常见于先天性畸形、囊肿、炎症或肿瘤等。一侧乳房缩小常因先天性发育不全引起。乳房毛囊“下陷”、外观呈“橘皮”或“猪皮”样、乳头内陷，常见于乳腺癌，由癌细胞阻塞乳房淋巴管，淋巴回流受阻，乳房皮肤水肿所致。乳腺导管病变时可出现异常分泌物，若为血性常见于乳腺导管内良性乳突状瘤和乳腺癌。急性乳腺炎时乳房表现为红、肿、热、痛，乳房瘘管及溃疡形成可为乳房结核或脓肿。

（二）触诊

触诊乳房时，被检查者采取坐位，两臂下垂，检查者将手指和手掌平放乳房上，逐渐向胸壁按压做浅部滑动触诊检查，先查健侧后查患侧，然后双臂高举超过头部或双手叉腰再进行检查。以乳房为中心做一水平线和垂直线，可将乳房分为四个象限，以便于记录病变部位。检查顺序为：外上向限→外下向限→内下向限→内上向限→尾部及乳头，左侧乳房由外上象限开始，沿顺时针方向，右侧乳房由外上限开始，沿逆时针方向进行，由浅至深触摸（图 2-7-7）。发现病变应注意描述和详细记录其部位、大小、数目、外形、质地、活动度及压痛等。部位用时钟几点方向距乳头多少厘米的方式记录。

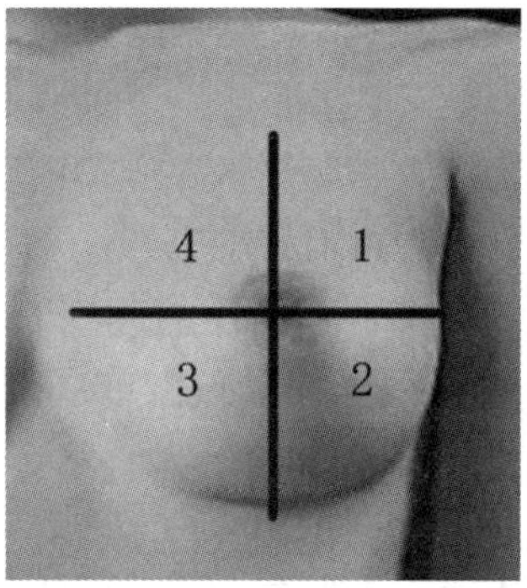

图 2-7-7 乳房检查顺序示意图

正常乳房有柔韧感和颗粒感。月经期乳房可有紧张感，老年女性或哺乳期可有结节感，妊娠期乳房增大并有柔韧感。

男子乳房增生常表现为一侧或两侧乳房增大，状如青春期女性乳房。见于内分泌功能障碍、肝硬化肝功能失代偿期、睾丸及肾上腺皮质肿瘤以及应用某些药物如雌激素、肾上腺皮质激素等。

提示：检查乳房应按视诊、触诊的顺序进行，注意双侧对比。触诊是发现乳腺肿块最重要的检查方法。

第三节 肺和胸膜

检查时嘱被检查者取坐位、仰卧位或侧卧位，使其胸部充分暴露。室内环境应温暖舒适并具有良好的自然光线，排除因寒冷诱发的肌颤干扰肺部听诊。检查顺序一般为先上后下，先前胸、后侧胸、再背部，左右对比。肺和胸膜检查内容包括视诊、触诊、叩诊、听诊四个部分。检查时应注意呼吸频率、节律、深度是否有改变。

一、视诊

肺和胸膜视诊包括呼吸运动、频率、节律和深度等内容。

（一）呼吸运动

静息状态下，健康人自主且有节律地呼吸，此系通过中枢神经、神经反射和某些化学感受器的相互调节完成。另外，呼吸的频率、节律及深度可受意识的支配。呼吸运动是通过膈肌和肋间肌的收缩和松弛来完成的。正常情况下，吸气为主动运动，呼气为被动运动。成人平静呼吸时，潮气量约500ml。

正常男性和儿童的呼吸以膈肌运动为主，胸廓下部及上腹部起伏较大，称为腹式呼吸；女性呼吸以肋间肌运动为主，整个胸部起伏比较大，称为胸式呼吸。正常人通常表现为两种呼吸运动的混合形式。检查呼吸运动时，视线应与胸壁表面在同一平面。呼吸运动的形式可因某些疾病而发生改变。胸壁、肺及胸腔疾病，如肺炎、肺结核、胸膜炎、肋骨骨折等，胸式呼吸可减弱而腹式呼吸代偿增强；腹膜炎、大量腹水、腹腔巨大肿块及妊娠晚期等，膈肌向下运动受限，腹式呼吸减弱，胸式呼吸代偿增强。

呼吸运动增强，多见于上呼吸道不完全阻塞、代谢性酸中毒、贫血、心脏衰竭等。呼吸运动减弱，多见于慢性阻塞性肺疾病、大量胸腔积液、气胸、呼吸肌麻痹等。

当喉、气管和主支气管不完全阻塞时，因吸入气流受阻，故吸气明显费力，吸气时间明显延长，称为吸气性呼吸困难。此时呼吸肌强烈收缩，胸膜腔负压急剧增高，出现胸骨上窝、锁骨上窝及肋间隙向内凹陷，称为“三凹”征，常见于气管异物、气管肿瘤等。当小气道不完全性阻塞时，因气流呼出受阻，呼气费力，呼气时间延长，称为呼气性呼吸困难，常见于支气管哮喘、慢性支气管炎喘息型、慢性阻塞性肺疾病。当肺广泛性病变或胸膜严重病变时，由于肺通气减少，呼吸变得表浅而快，称混合性呼吸困难，常见于大叶性肺炎、大量胸腔积液、气胸等。

提示：吸气性呼吸困难由上呼吸道或大气道不完全性梗阻所致，呼气性呼吸困难由下呼吸道小支气管梗阻所致，混合性呼吸困难主要见于呼吸面积减少时，详见症状学部分。

（二）呼吸频率、节律和深度变化

正常成人平静呼吸时，呼吸为16～20次/分，呼吸与脉搏之比为1：4，且节律规整、深浅适度。新生儿呼吸约44次/分，随着年龄的增长而逐渐减慢（图2-7-8）。

1. 呼吸频率变化

（1）呼吸增快：指呼吸频率超过24次/分，见于发热、贫血、疼痛、心功能不全、甲状腺功能亢进、胸腔积液、气胸及剧烈运动等。

（2）呼吸减慢：指呼吸频率少于12次/分，主要见于麻醉剂或镇静剂过量及颅内压增高等。

2. 呼吸深度变化　当重度代谢性酸中毒时，出现深而慢的呼吸有利于二氧化碳加速排出以调节血液的酸碱平衡，此种深大呼吸称为库斯莫尔（Kussmaul）呼吸或深长呼吸，常见于尿毒症酸中毒和糖尿病酮症酸中毒。

3. 呼吸节律变化

（1）潮式呼吸：亦称陈—施（Cheyne-Stokes）呼吸，是一种呼吸由浅慢逐渐变为深快，再由深快逐渐变为浅慢，随之呼吸暂停5～30s，然后又出现上述变化的周期性呼吸称之为潮式呼吸。一般周期时间为30s～2min。

（2）间停呼吸：又称毕奥（Biot）呼吸，表现为几次有规律呼吸后，呼吸停止，约几秒钟后又开始呼吸，周而复始。

以上两种周期性的呼吸节律变化提示呼吸中枢的兴奋性降低，自主呼吸的反馈系统失常。只有当严重缺氧，二氧化碳潴留到一定程度时，才能刺激呼吸中枢而出现自主呼吸；当积聚的二氧化碳被呼出后，呼吸中枢又失去有效刺激被抑制，自主呼吸再次减弱至暂停。此周期性的呼吸节律变化多发生于中枢神经系统疾病，如脑炎、脑膜炎、颅内压增高等。间停呼吸较潮式呼吸更严重，常在临终前发生，示预后不良。有些老年人熟睡时亦可出现潮式呼吸，为脑动脉硬化、中枢神经供血不足的表现。

（3）断续呼吸 又称抑制性呼吸。此为呼吸时胸部发生剧痛所致的吸气时相突然中断，呼吸运动被短暂抑制，患者表情痛苦，呼吸呈断续性浅而快。常见于肋骨骨折、严重的胸壁外伤、急性胸膜炎，胸膜恶性肿瘤等。

（4）叹息样呼吸 患者自觉胸部发闷，一段正常呼吸后可突然发生一次深大呼吸，并伴叹息声。常见于焦虑症、抑郁症等。

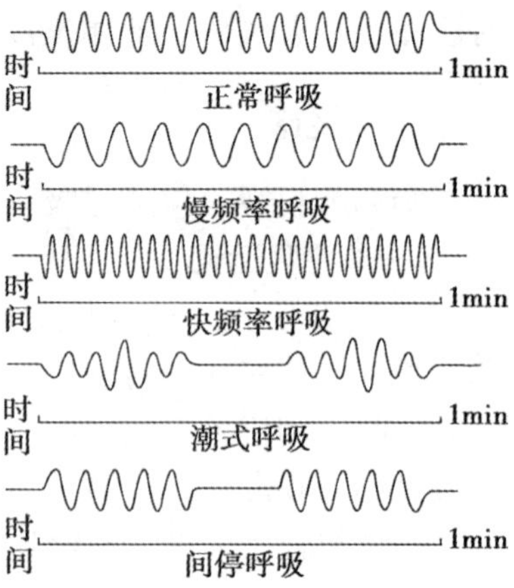

图 2-7-8 呼吸频率与节律变化

提示：呼吸节律改变常提示中枢神经病变。

二、触诊

肺和胸膜的触诊包括胸廓扩张度、语音震颤和胸膜摩擦感三个方面。

（一）胸廓扩张度

胸廓随吸气与呼气而产生扩大与回缩之间的动度即胸廓扩张度，一般前胸下部较为明显。检查方法：检查者两手掌平置于胸廓下面的两侧对称部位，拇指尖轻置于前正中线或后正中线两侧附近对称部位，其余四指紧贴侧胸壁皮肤。嘱被检查者做深呼吸运动时，观察两拇指尖移动的距离是否相等（图 2-7-9a、b、c、d）。一侧胸廓扩张度受限常见于患侧大量胸腔积液、气胸、胸膜增厚粘连及肺不张。双侧同时受限常见于慢性阻塞性肺疾病（肺气肿）、呼吸肌麻痹。

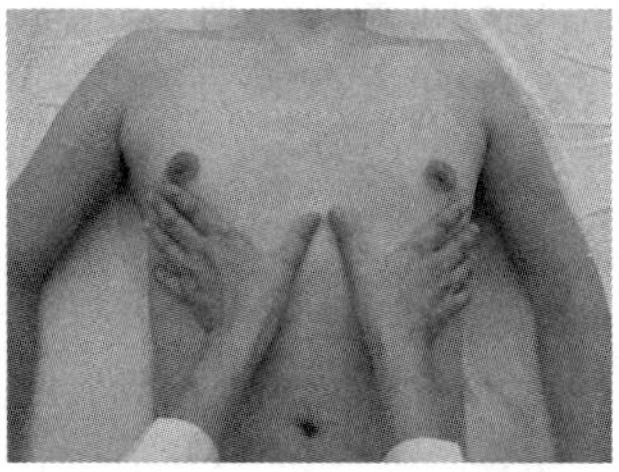

a 前胸部胸廓扩张度检查

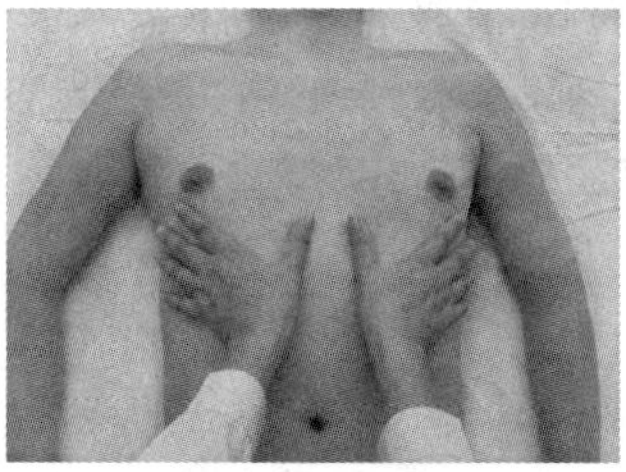

b 前胸部胸廓扩张度检查

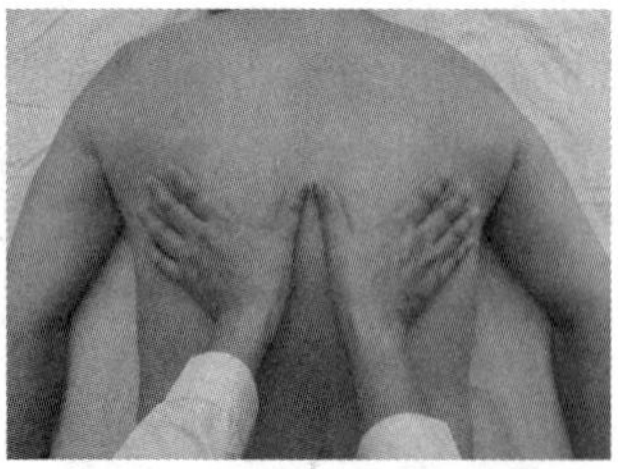

c 后胸部胸廓扩张度检查

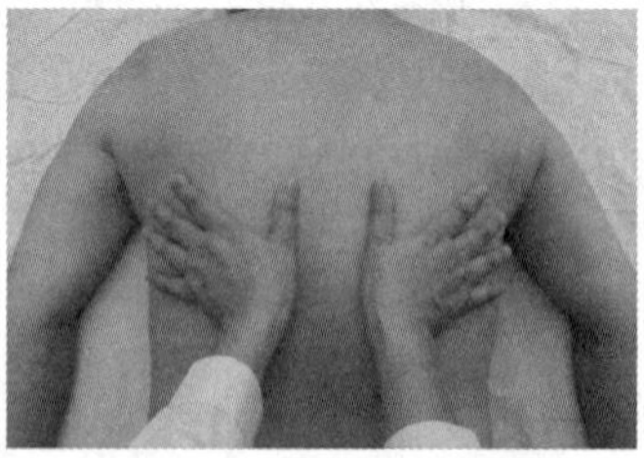

d 后胸部胸廓扩张度检查

图 2-7-9 胸廓扩张度检查示意图

（二）语音震颤

被检查者发出的语音声波沿其气管、支气管、肺泡传至胸壁产生共鸣的振动，检查者可用手触及，称为语音震颤或语颤。

检查者将手掌或手尺侧小鱼际肌部放于被检查者两侧对称部位，嘱被检查者用拉长的低音调重复发“yi”，此时检查者手掌感到有细微震动。检查顺序可由上而下，先前胸，后侧胸，再后胸。因两手掌敏感性不同，应交叉进行，两侧对比（图 2-7-10a、b、c）。

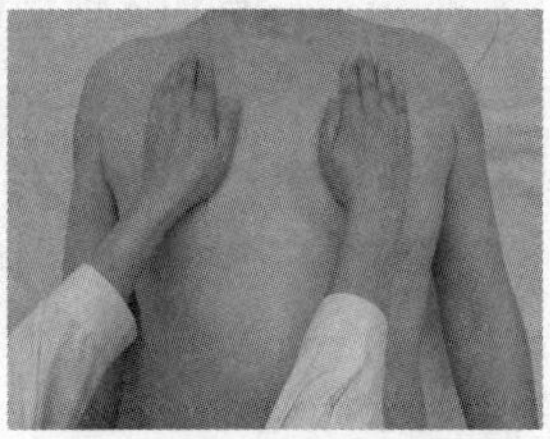
a 前胸部触诊语颤示意图

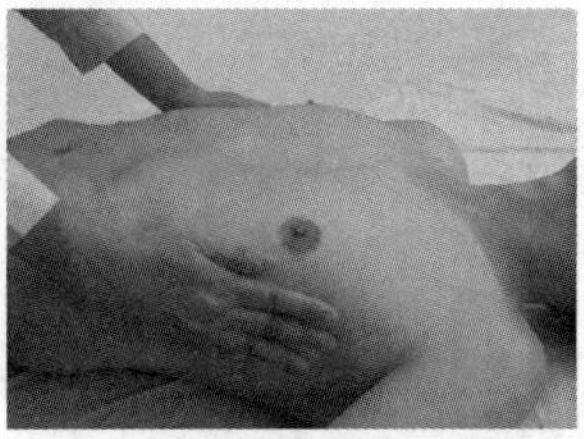
b 侧胸部触诊语颤示意

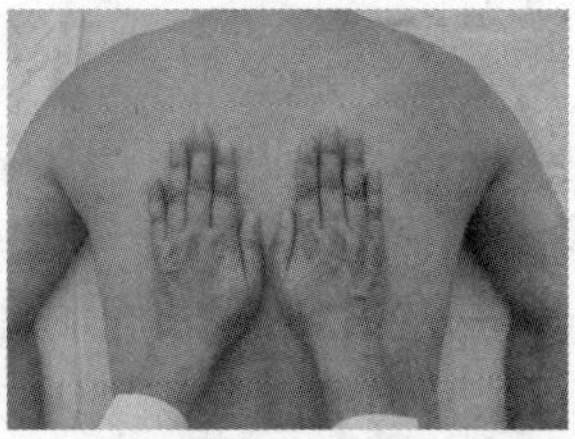
c 后胸部触诊语颤示意图

图 2-7-10　触诊语音震颤示意图

语颤的强度与发音强弱、音调高低、气管支气管是否通畅、胸壁的厚薄、邻近脏器及组织密度有关。在正常情况下，一般男性较女性强，成人较儿童强，瘦者较胖者强；前胸上部较下部强，后胸下部较上部强，右胸上部较左胸上部强。

语颤增强主要见于：①肺实变　肺组织有炎症浸润，肺泡含气量显著减少，肺组织密度增高，声波传导良好，常见于大叶性肺炎实变期、大片肺梗死等；②压迫性肺不张　肺组织受压变致密，肺泡含气量减少，故声音传导良好，此点与阻塞性肺不张恰恰相反；③肺内大空腔　空洞靠近胸壁并与支气管相通，声波在洞内形成共鸣，且空洞周围组织常有炎症浸润，使其震动增强，常见于肺脓肿、空洞型肺结核等。

语颤减弱或消失主要见于：①支气管阻塞，声波传导受阻，如阻塞性肺不张；②肺内含气量增多，如慢性阻塞性肺疾病；③胸腔积液或积气；④胸壁皮下水肿及气肿；⑤胸膜肥厚。

提示：在两侧语颤对比时，一侧语颤增强不一定是病理改变，可能为对侧语颤减弱，反之一侧减弱可能是对侧增强。不能肯定病变在哪侧，可根据其他检查综合判断。

（三）胸膜摩擦感

检查者两手平放在两侧胸廓，嘱被检者做深呼吸运动。正常人胸膜光滑，胸膜腔有少量浆液起润滑作用，故呼吸时不产生摩擦感。当急性胸膜炎时，纤维蛋白沉着于胸膜的表面使其粗糙，深呼吸时壁层和脏层相互摩擦，检查者两手有似两层皮革摩擦的感觉，称为胸膜摩擦感。两侧胸廓前下部呼吸运动幅度最大，感觉最明显，检查胸膜摩擦感时重点检查此处。

三、叩诊

（一）叩诊注意事项、方法及顺序

1. 注意事项　室内安静、舒适、温暖。嘱被检者采取坐位或仰卧位，姿势对称，呼吸均匀，两侧保持平衡，裸露被检者部位。检查前胸时，胸部稍向前挺；检查侧胸时，两手举起置于头部；检查背部时，嘱两手交叉抱肘或抱肩，头向前低垂，身体稍向前弯。叩诊力量要均匀一致，叩诊的轻重应视被检查部位胸壁的厚薄而定。

2. 叩诊方法　一般采用间接叩诊法，病变范围大也采取直接叩诊法。间接叩诊法叩诊前胸及两侧时，左手中指（板指）置于肋间隙并与肋间隙平行，叩诊背部肩胛间区时，扳指与脊柱平行。

3. 叩诊顺序　先前胸，后侧胸，再背部。由肺尖开始，沿肋间隙进行叩诊，自上而下，由外向内，左右、上下进行对比。

（二）正常胸部叩诊音

1. 清音　正常肺部叩诊呈清音，其音调高低及音响强弱与肺含气量、胸壁厚薄及邻近器官的影响有关。一般右肺尖较左侧稍浊，前胸上部较下部稍浊，左侧第 3、4 肋间因靠近心脏较浊，背部较前胸部稍浊，右腋下部近肝处稍浊。

2. 浊音　正常肺与肝和心交界处之重叠部分呈浊音。

3. 实音　未被肺组织覆盖的心脏和肝区域呈实音，又称绝对浊音区。

4. 鼓音　叩击含有大量气体的空腔脏器呈鼓音。正常人可见于胃泡区和腹部（图 2-7-11）。

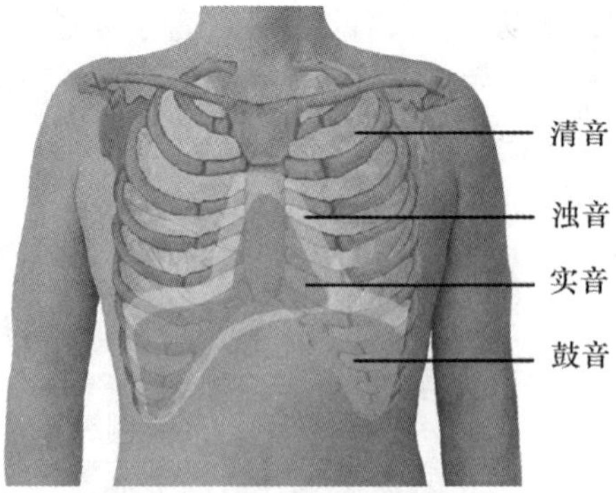

图 2-7-11　正常前胸叩诊音（彩图见书后）

（三）肺界叩诊

1. 肺上界　肺上界即肺尖宽度。自斜方肌前缘中央部开始叩诊为清音，逐渐叩向外侧，叩诊音由清音变浊音时止，然后转向内侧叩诊，直至清音变为浊音时止，内侧外侧其间的宽度为肺尖宽度（称 Kronig 峡）。正常成人宽度为 4～6cm，肺尖结核、炎症、肿瘤、纤维性变或萎缩时清音带变窄，肺气肿时则清音带变宽，呈过清音。

2. 肺下界　平静呼吸时，沿两侧垂直线自上向下叩诊，当音响由清变浊时即为肺下界。正常成人肺下界于锁骨中线为第 6 肋间隙，腋中线为第 8 肋间隙，肩胛线为第 10 肋间隙。

肺下界的位置可因体型、发育而稍有差异。消瘦者可下降 1 肋间隙；矮胖体型者、妊娠者肺下界可升高 1 肋间隙。病理情况下，肺下界下降见于肺气肿，腹腔脏器下垂；肺下界上升见于肺不张，肺纤维化、肝脾大，腹腔巨大肿块、膈肌麻痹、大量腹水及气腹等。

3. 肺下界移动度　肺下界移动度相当于肺下界的移动范围。叩诊时，首先让受检者平静呼吸，从肩胛下角处沿肩胛线自上而下叩诊，叩出肺下界；嘱受检者深吸气后屏气，沿肩胛线迅速向下叩，当清音转为浊音时为肺下界，并用笔标记。然后嘱被检者深呼气后屏气，再次沿肩胛线迅速向下叩出深呼气时的肺下界，并用笔标记。测量深吸气和深呼气两标记点间距离，即为肺下界移动度。两侧腋中线和肩胛线均可叩出肺下界移动度。正常成人肺下界移动度为 6～8cm。肺下界移动度减少，见于肺有炎症和水肿、肺气肿、肺不张、肺纤维化、胸腔积液、气胸、胸膜粘连、膈肌麻痹等（图 2-7-12）。

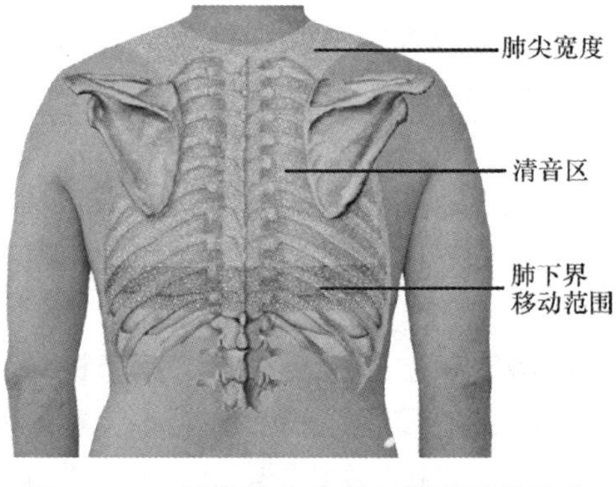

图 2-7-12　正常肺尖宽度与肺下界移动度（彩图见书后）

提示：正常成人肺上界宽度为 4～6cm，正常成人肺下界在锁骨中线、腋中线、肩胛下角线分别为第 6、8、10 肋间隙。肺下界移动度为 6～8cm。

（四）肺部病理性叩诊音

当肺或胸膜发生病变时，若正常肺部清音区内出现浊音、实音、鼓音、过清音时则为病理性（异常）叩诊音。病理性叩诊音的类型取决于病变的大小、部位及性质。深部离胸壁表面 5cm 以上的病灶、范围小于 3cm 病灶或少量胸腔积液，常不能发现叩诊音变化。

1. 浊音和实音　见于肺组织密度增高或含气量减少，如肺不张、肺炎、肺结核、胸腔积液、胸膜增厚、胸壁水肿、未破溃的肺脓肿、肺内不含气的占位性病变等。

2. 鼓音　见于气胸、肺大泡、肺内较大空洞（肺结核、肺脓肿形成的空洞，肺内肿瘤或囊肿破溃后所形成的空腔）可为鼓音。但空洞一般要大于 3～4cm，并且靠近胸壁。

3. 过清音　见于肺泡含气量增多及肺组织弹性减弱的情况，如肺气肿。

4. 浊鼓音　当肺泡壁松弛，肺泡含气量减少的情况下，如压迫性肺不张、肺水肿、肺炎的充血期和消散期等，叩诊时某局部可呈现一种兼有浊音和鼓音特点的混合性叩诊音，称之为浊鼓音。

提示：肺部叩诊出现病理性叩诊音，提示肺、胸膜或胸壁的病理性改变。

四、听诊

肺部听诊是肺部检查的重要方法之一。被检查者宜取坐位，病情严重者取卧位，微张口均匀呼吸，必要时可在深呼吸或咳嗽数次后进行。听诊顺序同叩诊相同，从肺尖开始，自上而下，且左右、上下对称部位进行对比，每处听诊至少听 1 次呼吸。按先前胸、后侧胸、再背部循序沿肋间隙进行检查。肺部听诊内容包括正常呼吸音、异常呼吸音、啰音、语音共振和胸膜摩擦音等。

（一）正常呼吸音

当呼吸时气流进出呼吸道及肺泡可产生振动发出声响，在体表可用听诊器听到，称为呼吸音。正常呼吸音有肺泡呼吸音、支气管呼吸音和支气管肺泡呼吸音。三种呼吸音各有特点与正常分布区域。听诊时注意呼吸音的性质、强度、音调高低以及时相的长短。

1．支气管呼吸音（bronchial breath sound） 由吸入与呼出的气体在声门、气管或主支气管形成湍流而产生的声音。呼气时，声门较吸气时狭窄，涡流持续的时间较长；吸气为主动运动，声门增宽，进气较快，而呼气为被动运动，声门狭窄，呼气较慢，音时较长。故呼气时相较吸气时相长，音调较高，音响较强。此音颇似舌中部抬高经口腔呼气时发“ha”的音响。正常人在喉部，胸骨上窝、背部第 6、7 颈椎及第 1、2 胸椎附近均可听到此种呼吸音。

2．肺泡呼吸音（vesicular breath sound） 吸气时气流进入肺泡，冲击肺泡壁，使肺泡由松弛转为紧张；呼气时肺泡则由紧张转为松弛。由肺泡的弹性变化产生的肺泡壁震动声音即为肺泡呼吸音。此声音类似上牙咬住下唇，经口向内吸气时发出的“fu”音，声音柔和似吹风样，吸气时相较呼气时相长，音响强，音调较高。正常人胸部除支气管呼吸音及支气管肺泡呼吸音分布的区域外，其余均为肺泡呼吸音分布的区域。

肺泡呼吸音的强弱，与受检者呼吸运动的深浅，肺组织的弹性、胸壁的厚薄，体型、性别和年龄等有关。肺尖及肺下缘肺泡呼吸音较弱。肺组织较多而胸壁较薄的部位，肺泡呼吸音较强，如乳房下部、肩胛下区、腋窝下部。儿童因胸壁较薄而肺泡富有弹性故较成年或老年人强，男性较女性强，瘦人较胖人强。

3．支气管肺泡呼吸音 (bronchovesicular breath sound)　支气管肺泡呼吸音是兼有支气管呼吸音和肺泡呼吸音特点的混合声音，故又称为混合呼吸音。其特点是吸气音近似肺泡呼吸音，音响较强，音调较高；呼气音性质与支气管呼吸音的呼气音相似，音响较弱，音调较低，吸气时相与呼气时相大致相等。正常听诊部位在大气管接近体表而又被肺组织所覆盖的胸骨角两侧附近，肩胛间区 3、4 胸椎水平，有时在右肺尖部锁骨上、下窝处也可听到支气管肺泡呼吸音，这是因为右支气管较短而宽直，接近体表，距声门近（图 2-7-13）。

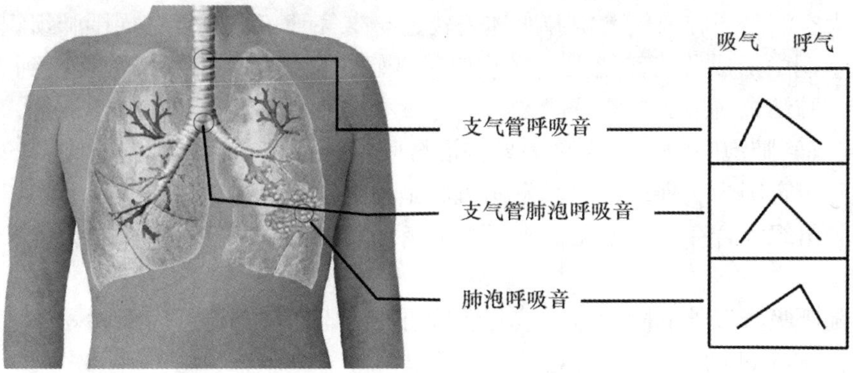

图 2-7-13　三种正常呼吸音示意图（彩图见书后）

升支为吸气时相，降支为呼气时相，长短表示时相；斜线与垂线的夹角表示音调高低，角度小为音调高，角度大为音调低。

提示：正常人胸部有三种呼吸音，肺泡呼吸音、支气管呼吸音和支气管肺泡呼吸音，各有正常分布区域。

（二）异常呼吸音

1．异常肺泡呼吸音

（1）肺泡呼吸音减弱或消失：是由于进出肺泡的空气减少，气流速度减慢及呼吸音传导障碍。肺泡呼吸音减弱或消失可在局部、单侧或双侧发生。常见原因有：①全身极度衰竭导致无力呼吸；②呼吸肌疾病，如重症肌无力、膈麻痹、膈升高及膈痉挛；③胸廓活动受限性疾病，如多处肋骨骨折、肋软骨骨化、肋骨切除及剧烈胸痛；④支气管狭窄或阻塞性疾病，如慢性支气管炎、支气管哮喘、阻塞性肺不张；⑤肺部疾病，如肺部实变、肺纤维化及慢性阻塞性肺疾病。⑥胸膜及胸壁疾病，如胸腔积液、气胸、胸膜肥厚、胸壁水肿及皮下气肿；⑦腹部疾病，如大量腹水、腹内巨大肿瘤等。

（2）肺泡呼吸音增强：双侧肺泡呼吸音增强，是由于呼吸运动及通气功能增强，使进出肺泡的空气量增多或气流速度增快所致。常见于剧烈运动后、发热、代谢亢进、酸中毒和贫血等。一侧或局部增强多属代偿性。当一侧肺或胸膜有病变或局部肺组织有病变，致该处肺呼吸减弱或消失时，则健侧或无病变的肺组织发生代偿性肺泡呼吸音增强。

提示：呼吸音增强或减弱，必须两侧对比检查。一侧呼吸音增强，多为对侧有病变；哪一侧呼吸音减弱，病变就在哪一侧。

（3）呼吸音延长：下呼吸道部分阻塞或狭窄，呼气阻力增强，或肺组织弹性减退，呼出气体排出时间延长故引起呼吸音延长，见于慢性阻塞性肺疾病、慢性支气管炎、支气管哮喘等。

（4）粗糙性呼吸音：由于小支气管黏膜轻度水肿或炎性浸润及黏稠分泌物粘着造成管腔内壁粗糙不光滑，使气流进出不畅所形成的粗糙呼吸音，见于支气管炎、支气管肺炎或肺炎早期。

（5）断续性呼吸音：肺局部性炎症或小支气管狭窄，空气不能均匀地进出肺泡，可发出短促的间歇而不连续呼吸音，称为断续性呼吸音或齿轮样呼吸音，见于肺炎、肺结核等。因寒冷、疼痛、精神紧张等断续性肌肉收缩所产生的附加音，易与断续性呼吸音混淆，应加以鉴别。

2．异常支气管呼吸音　在正常肺泡呼吸音的区域内听到支气管呼吸音，即为异常支气管呼吸音或称管状呼吸音，可由下列原因引起：

（1）肺组织实变：支气管呼吸音通过对声波传导良好的较致密肺实变组织，故所在部位的胸壁体表易于听到。一般实变范围越大、越浅，其响度越强；反之则较弱。常见于大叶性肺炎实变期，肺梗死、肺癌、结核性干酪性肺炎等。

（2）压迫性肺不张：有胸腔积液、心包积液或肿瘤时，肺组织受压，体积缩小，含气量减少而致密度增加，对声波的传导良好，在肺膨胀不全区可听到支气管呼吸音。

（3）肺内大空洞：当肺内较大空腔距体表较近与支气管相通，且其周围肺组织有实变时，支气管呼吸音在空洞中形成共鸣而增强，音响通过良好传导的实变组织，故可听到支气管呼吸音。常见于肺脓肿、肺结核所形成的空洞。

3．异常支气管肺泡呼吸音　亦称为异常混合呼吸音。是在正常肺泡呼吸音的区域内能听到的支气管肺泡呼吸音则为病理现象。其发病机制是因为实变组织较深被正常肺组织覆盖或实变范围较小与正常肺组织混合存在。常见于支气管肺炎、肺结核、大叶性肺炎早期等。

（三）啰音

啰音是伴随呼吸音以外的附加音。按其性质可分为干啰音与湿啰音两种。

1．干啰音（rhonchi）

（1）产生机制：是由于气管、支气管及细小支气管痉挛、狭窄或部分阻塞，气流通过时发生湍流所产生的音响。其病理基础是支气管壁炎症引起黏膜充血、水肿和黏稠分泌物增多，支气管平滑肌痉挛，支气管腔内占位性病变如异物或肿瘤，支气管壁被管外肿物或淋巴结压迫等（图2-7-14）。

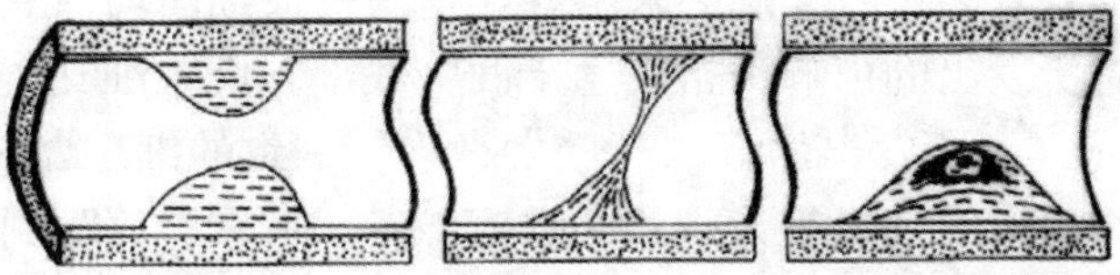

a 管腔狭窄　b 管腔内有分泌物　c 管腔内压新生物或受压

图 2-7-14　干啰音产生机制

（2）干啰音特点：①干啰音是一种音调较高、持续时间较长、带乐音性的呼吸附加音；②吸气和呼气时均可听到，但呼气时更明显；③其强度、性质、部位、数量等易变性较大；④几种不同性质的啰音可同时存在。

（3）干啰音分类：根据其音调可分为以下两种：

1）鼾音：又称低调干啰音，多发生于气管和主支气管，音调低而响亮，其频率为100～200Hz，类似熟睡时的鼾音。

2）哨笛音：又称高调干啰音，发生在较小支气管或细支气管内。音调高，其频率可达500Hz以上，常被描述为哨笛音、飞箭音、哮鸣音。当细小支气管高度痉挛或显著充血、水肿时，引起支气管显著狭窄而产生一种高音调并伴呼气明显延长的哨笛音，称为哮鸣音。

（4）临床意义：双侧肺部的干啰音，见于支气管哮喘、支气管肺炎、慢性支气管炎、肺气肿、心源性哮喘等。局限性的干啰音，见于支气管内膜结核、支气管扩张、肿瘤等。

2．湿啰音（moist rales）

（1）产生机理：①气流通过呼吸道内的稀薄液体，如渗出液、血液、痰液及脓液等形成的水泡后立即破裂所产生的音响，临床上又称为水泡音；②细小支气管壁和（或）肺泡因分泌物粘着而陷闭，当吸气时突然充气张开所产生的爆裂音。

（2）湿啰音的特点：①一次可连续多个出现，断续而短暂，为呼吸音以外的附加音；②吸气与呼气均能听到，多出现于吸气时，以吸气末最为清晰，有时也出现在呼气早期；③部位较恒定，性质易变性小，咳嗽后可出现或消失；④大、中、小三种水泡音或其中两种可同时存在。

（3）湿啰音的分类：

1）按其音响强度分为响亮性和非响亮性水泡音两种。①响亮性湿啰音：啰音响亮、清晰，是因周围具有良好的传导介质，如肺实变，或因空洞内产生共鸣，见于空洞型肺结核、肺脓肿；②非响亮性湿啰音：听诊时声响低而遥远，是因为病变周围有较多的正常组织，传导过程中声波逐渐减弱。

2）按其呼吸道口径及腔内渗出物多少分为大、中、小水泡音和捻发音。各种干、湿啰音发生部位见图2-7-15。①大水泡音：多发生于吸气早期。在气管、主支气管及空洞的体表部位较易

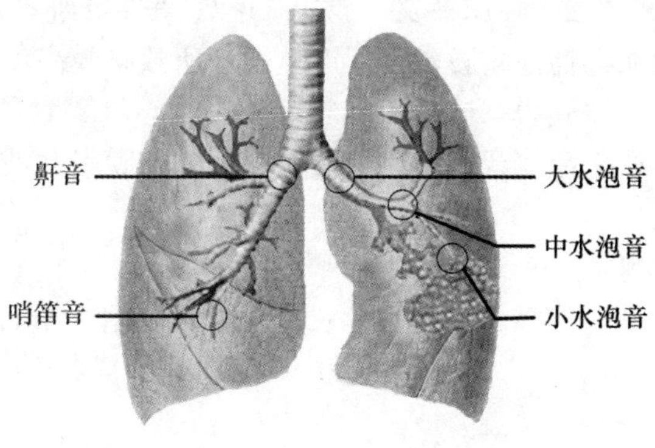

图 2-7-15　各种干、湿啰音发生部位
（彩图见书后）

听到，常见于支气管扩张、肺水肿、肺结核及肺脓肿空洞。昏迷及濒死的患者因不能咳出呼吸道分泌物，故于气管处可听到大水泡音，有时不用听诊器亦可闻及，称为痰鸣。②中水泡音：又称中湿啰音，多在吸气中期出现。发生在中等大小的支气管，见于支气管炎及支气管肺炎。③小水泡音：又称细湿啰音，多于吸气晚期出现。发生在细小支气管，见于细支气管炎、支气管肺炎、肺淤血及肺梗死等。④捻发音：多于吸气的终末出现。是一种极细而均匀一致的湿啰音，极似在耳边用手指捻搓一束头发时所发出的声响，常发生于两肺底部。此系细支气管和肺泡壁被分泌物粘合，吸气后被冲开重新充气，所发出的音调高低大小均匀一致的细小爆裂音。常见于肺淤血、早期肺结核、肺炎早期和肺泡炎等。老年人或长期卧床患者，可在肺底听到捻发音，经数次呼吸或咳嗽后可消失，一般无临床意义。

（4）临床意义：肺部局限性湿啰音，提示该处的局部病变，如肺炎、肺结核或支气管扩张等。两肺满布湿啰音，见于急性肺水肿和严重支气管肺炎。若仅在两肺底听到湿啰音，则多见于支气管肺炎和肺淤血等。

提示：哪里有啰音，病变就在哪里。干啰音主要是由各种原因引起的支气管管腔狭窄所致，湿啰音主要是气管内稀薄分泌物所致。

（四）语音共振

嘱被检查者用一般声音强度拉长声音重复发“yi”时，声波经气管、支气管、肺泡传致胸壁，用听诊器可以听到柔和、模糊的声音，称为语音共振（vocal resonanace）。其产生机制和临床意义与语音震颤基本相同。语音共振减弱见于：支气管阻塞、肺气肿、胸腔积液、气胸、胸膜肥厚、胸壁水肿或气肿。语音共振增强见于：肺实变、与支气管相通的大空洞、压迫性肺不张。若听诊语音清晰时则称之为支气管语音（bronchophony）。支气管语音、异常支气管呼吸音、语音震颤增强，三者临床意义一致，而以支气管语音最灵敏。若语音更强、更响亮、语音更清晰，称为胸语音（pecloriloquy），见于大面积肺实变。

（五）胸膜摩擦音

正常胸膜表面光滑，脏、壁两层间有少量液体起润滑作用，呼吸时脏层和壁层相互摩擦而并无声响。当胸膜出现炎症、纤维素物质渗出而表面变得粗糙时，随着呼吸可听到两层胸膜摩擦而发出的声音，即为胸膜摩擦音（pleural frictionrub）。

1. 胸膜摩擦音特点　①犹如两手背相互摩擦或听诊器体件与胸壁摩擦，粗糙、响亮、近在耳边的声音；②吸气、呼气均可以听到，但以吸气末及呼气初较清楚，屏气后消失；③深吸气及加压听诊器体件时可使其加强而更清楚；④胸腔积液较多时，胸膜摩擦音可消失，胸腔积液减少时，再出现，持续时间可长可短，可持续存在数日或更久；⑤可发生于胸部的任何部位，但以呼吸运动度大的部位最易听到，如前下侧胸壁，腋中线下部；⑥有粗糙的胸膜摩擦音时常可触到胸膜摩擦感。

2. 临床意义　常见于：①急性纤维素性胸膜炎、大叶性肺炎、肺梗死等；②胸膜肿瘤；③尿毒症性胸膜炎；④严重脱水所致胸膜高度干燥。

胸膜摩擦音在屏气后消失，心包摩擦音则在呼气末屏住呼吸时更清晰，二者尤须鉴别。胸膜心包摩擦音见于靠近心包部位的胸膜炎并波及心包时，特点是呼吸与心跳时均可听到摩擦音。

第四节　临床病例查体思维

【病例一】

男性，29岁，发热、咳嗽、左侧胸痛3天。

患者3天前淋雨受凉后，出现寒战，发热，体温39℃，左侧下胸部痛、咳嗽、咳铁锈色痰。服退热止咳药后，体温仍在39～40℃之间波动。既往体健，个人史、家族史无特殊。该患者如何进行胸部体格检查？可能会出现哪些重要体征？

临床思维

1. 症状特点　受凉后出现寒战、发热、咳嗽；病程3天，稽留热；左侧胸痛、咳铁锈色痰。

2. 可能的疾病　肺炎（肺炎链球菌性肺炎）。

3. 可能会出现的重要体征

视诊：急性病容，口周有疱疹；呼吸急促，鼻翼扇动；左下胸部呼吸运动减弱。

触诊：左侧胸廓扩张度减弱，左下肺语颤增强。

叩诊：左下肺叩诊呈实音或浊音。

听诊：左下肺闻及湿啰音和病理性支气管呼吸音。

【病例二】

男性，78岁，反复咳嗽、咳痰、喘息20年，加重1周。

患者20年前开始出现咳嗽、咳痰、痰呈白色泡沫样、气喘，多在每年秋冬季发作或受凉诱发，每年持续3个月以上。近5年来，逐渐出现活动后呼吸困难。1周前，患者受凉后出现咳嗽、气喘加重，由白色黏痰转为黄色脓痰。患者有吸烟史40余年，20支/日，已戒12年。该患者如何进行胸部体格检查？可能会出现哪些重要体征？

临床思维

1. 症状特点　反复咳、痰、喘20年，每年持续3个月以上。加重1周。

2. 可能的疾病　慢性喘息型支气管炎急性发作期，慢性阻塞性肺气肿。

3. 可能会出现的重要体征

视诊：口唇及面部发绀，吸气性呼吸困难；胸廓饱满，肋间隙变宽，呈桶状胸，呼吸运动减弱。

触诊：胸廓扩张度减弱，语颤减弱。

叩诊：两肺呈过清音，肺下界及肝浊音界下移，肺下界移动度减少，心浊音界缩小。

听诊：两肺呼吸音减弱，呼气延长，两肺底可有干湿啰音。肺动脉瓣第二心音亢进，心尖区心音遥远。

【病例三】

男性，30岁，右侧胸痛、呼吸困难1周。

患者1周前无明显诱因出现右侧胸痛，深呼吸时明显。自服止痛药，于3天前胸痛减轻，但胸闷加重伴气短。发病来干咳，午后低热，体温37.8℃，夜间盗汗，食欲差，睡眠稍差，大小便正常，体重无明显变化。既往体健，个人史、家族史无特殊。否认有结核病密切接触史。该患者如何进行胸部检查？可能会出现哪些重要体征？

临床思维

1. 症状特点　右侧胸痛1周；干咳、午后低热、夜间盗汗；4天后胸痛减轻，但胸闷加重伴气短（开始干性胸膜炎胸痛明显，到有积液后胸痛减轻）。

2. 可能的疾病　右侧胸腔积液（结核性胸膜炎）。

3. 可能会出现的重要体征

视诊：右侧胸廓稍饱满、肋间隙变宽、呼吸运动减弱或消失。

触诊：右侧中下肺语颤减弱或消失，余肺语颤稍增强。气管移向左侧。

叩诊：右侧中下肺叩诊呈浊音或实音，右侧上肺呈浊鼓音。心浊音界向左侧移位。

听诊：右侧中下肺呼吸音减弱甚至消失。右侧上肺可听到异常支气管呼吸音或混合呼吸音。

4. X线胸片可有特征性改变（图2-7-16）。

【病例四】

男性，28 岁，右侧胸痛、呼吸困难 2h。

患者于 2h 前搬重物时突然感到右侧胸撕裂样痛，刺激性干咳，逐渐出现胸闷、呼吸困难、心悸。既往体健，个人史、家族史无特殊。该患者如何进行胸部体格检查？可能会出现哪些重要体征？

临床思维

1. 症状特点 搬重物时突然感到右侧胸痛，刺激性干咳，呼吸困难 2h。

2. 可能的疾病 右侧气胸。

3. 可能会出现的重要体征

视诊：混合性呼吸困难，发绀；右侧胸廓饱满，肋间隙变宽，呼吸运动减弱。

触诊：右侧肺语颤减弱或消失。气管移向左侧。

叩诊：右侧肺叩诊呈鼓音。

听诊：右侧肺泡呼吸音减弱或消失，左侧呼吸运动增强，呼吸音增强。心界向左侧移位。

4. X 线胸片可有特征性改变（图 2-7-17）。

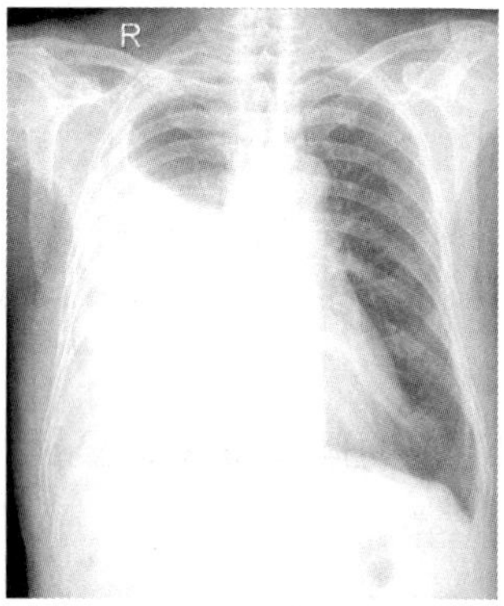

图 2-7-16 胸腔积液 X 线片

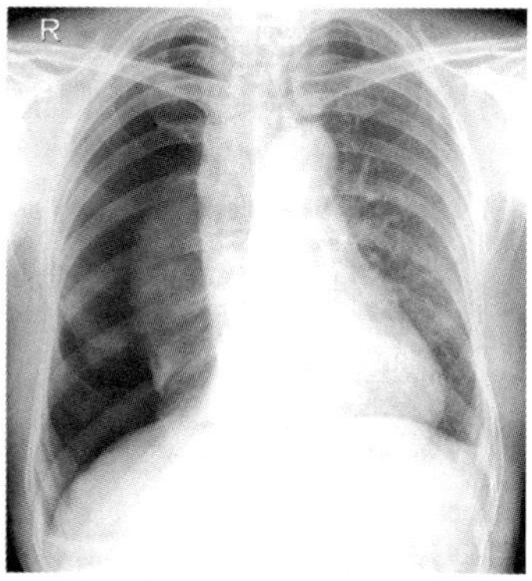

图 2-7-17 气胸 X 线片

【病例五】

女性，26 岁，反复发作性呼气性呼吸困难 20 年，再发 2h。

患者于 20 年前开始发病，多在冬春季节发病，可历时数小时或数日，可自行缓解或经治疗缓解。2h 前到公园游玩时，出现鼻咽发痒、喷嚏、流涕或干咳，继之迅速出现胸闷、呼气性呼吸困难。母亲有支气管哮喘病史。该患者如何进行胸部体格检查？可能会出现哪些重要体征？

临床思维

1. 症状特点 反复发作性呼气性呼吸困难 20 年，2h 前到公园游玩时再次发病。

2. 可能的疾病 支气管哮喘。

3. 可能会出现的重要体征

视诊：呼气性呼吸困难，端坐呼吸，发绀，胸廓饱满，肋间隙变宽，两肺呼吸运动减弱。

触诊：两肺语颤减弱。

叩诊：两肺呈过清音。

听诊：两肺满布哮鸣音。可有少量细湿啰音。

反复发作病程较长的患者，常并发慢性阻塞性肺疾病相应的症状和体征。

肺及胸膜常见病变的体征比较见表 2-7-1。

表 2-7-1 肺及胸膜常见病变的体征

疾病	视诊	触诊	叩诊	听诊
肺实变	患侧呼吸运动减弱	气管居中，病变区语颤增强	病变区呈浊音或实音	病变区语音共振增强，闻及湿啰音和病理性支气管呼吸音
慢性阻塞性肺疾病	桶状胸，两侧呼吸运动减弱	气管居中，两侧呼吸运动及语颤减弱	两肺呈过清音	两肺呼吸音及语音共振减弱，呼气延长
支气管哮喘	胸廓饱满，两侧呼吸运动减弱	气管居中，两侧呼吸运动及语颤减弱	两肺呈过清音	两肺呼吸音及语音共振减弱，呼气延长
阻塞性肺不张	患侧胸廓塌陷，呼吸运动减弱	气管移向患侧，病变区语颤减弱或消失	病变区呈浊音或实音	病变区呼吸音及语音共振减弱或消失
胸腔积液	患侧胸廓饱满，呼吸运动减弱或消失	气管移向健侧，积液区语颤减弱或消失	积液区呈浊音或实音	积液区呼吸音及语音共振减弱消失
气胸	患侧胸廓饱满，呼吸运动减弱	气管移向健侧，语颤减弱或消失	患侧呈鼓音	患侧呼吸音及语音共振减弱或消失

（黄铁锋）

单元目标检测练习（五）

一、名词解释

1. 胸骨角
2. 桶状胸
3. 鸡胸
4. 胸式呼吸
5. 三凹征
6. 潮式呼吸
7. Kussmaul 呼吸
8. 语音震颤
9. 胸膜摩擦感
10. 啰音

二. 填空题

1. 正常成人胸廓前后径与左右径之比是________，扁平胸前后径与左右径之比是________。

2. 乳房视诊的内容包括________、________、________、________、。

3. 正常人两侧肺下界大致相同。平静呼吸时位于锁骨中线第________肋间隙，腋中线第________肋间隙，肩胛下角线________肋间隙。

4. 正常呼吸音有三种，即________、________和________。

5. 正常人肺下界的移动范围为________。

6. 肺部病理性叩诊音包括：________、________、________和________。

7. 周期性的呼吸节律变化呈现出________、________，提示呼吸中枢的兴奋性降低，自主呼吸的反馈系统失常。

三、选择题

（一）A_1 型题（单句型最佳选择题）

1. 临床上用于计算前肋和肋间隙的标志是
   A. 胸骨角
   B. 肩胛下角
   C. 第七颈椎棘突
   D. 锁骨上窝

E．胸骨上窝

2. 某患者胸廓前后径与横径之比为 1∶1，腹上角大于 90°，应考虑为
A．正常胸廓
B．桶状胸
C．漏斗胸
D．扁平胸
E．鸡胸

3. 下列哪项**不是**佝偻病患者的胸廓形态
A．鸡胸
B．扁平胸
C．肋膈沟
D．肋串珠
E．漏斗胸

4. 乳房视诊包括
A．对称性
B．表面情况
C．乳头
D．皮肤回缩
E．以上都是

5. 关于呼吸运动的叙述正确的是
A．正常女性以腹式呼吸为主
B．正常男性和儿童以胸式呼吸为主
C．胸膜炎时，胸式呼吸增强而腹式呼吸减弱
D．大量腹腔积液时，胸式呼吸减弱而腹式呼吸增强
E．急性弥漫性腹膜炎时，胸式呼吸增强而腹式呼吸减弱

6. 胸骨有压痛或叩击痛常提示
A．气管内异物
B．肋骨软骨炎
C．胸腔积液
D．急性白血病
E．再生障碍性贫血

7. 正常成年人静息状态下呼吸频率为
A．16～20 次 / 分
B．12～20 次 / 分
C．10～20 次 / 分
D．12～24 次 / 分
E．18～20 次 / 分

8. 呼吸过缓是指呼吸频率低于
A．8 次 / 分
B．10 次 / 分
C．12 次 / 分
D．14 次 / 分
E．16 次 / 分

9. 明显的吸气性呼吸困难，伴有三凹征常见于
A．肺炎
B．肺结核
C．气管异物
D．支气管哮喘
E．慢性阻塞性肺气肿

10. 下列哪种呼吸改变提示呼吸中枢兴奋性显著降低，提示预后不良
A．间停呼吸
B．库什莫尔呼吸
C．潮式呼吸
D．叹气呼吸
E．断续呼吸

11. 患者表现为气管右移，右侧语颤消失，呼吸音消失见于
A．肺气肿
B．左侧气胸
C．右侧大叶性肺炎
D．右侧阻塞性肺不张
E．左侧胸腔积液

12. 语音震颤减弱可见于
A．肺气肿
B．大叶性肺炎
C．压迫性肺不张
D．大片肺梗死
E．接近胸壁的大空洞

13. 胸膜摩擦感常出现的部位是
A．上前胸部
B．上后胸部
C．下前胸部
D．下后胸部
E．下前侧胸部

14. 肺下界于平静呼吸时位于
A．锁骨中线第 5 肋间隙
B．锁骨中线第 6 肋间隙
C．腋中线第 6 肋间隙
D．肩胛线第 8 肋间隙
E．肩胛线第 9 肋间隙

15. 肺下界移动度减弱见于
A. 肺不张
B. 肺炎
C. 支气管肺癌
D. 肺气肿
E. 以上都是
16. 大叶性肺炎时实变部位叩诊音呈
A. 鼓音
B. 浊鼓音
C. 浊音和实音
D. 清音
E. 过清音
17. 患侧叩诊呈鼓音见于
A. 大叶性肺炎
B. 阻塞性肺不张
C. 胸腔积液
D. 气胸
E. 肺气肿
18. 双侧肺泡呼吸音增强见于
A. 酸中毒
B. 气胸
C. 胸腔积液
D. 大叶性肺炎
E. 压迫性肺不张
19. Kussmaul 呼吸见于
A. 发热
B. 腹水
C. 肺炎
D. 贫血
E. 糖尿病酮症酸中毒
20. 下列哪项肺部叩诊呈鼓音改变
A. 肺不张
B. 肺实变
C. 肺气肿
D. 肺内靠近胸壁直径大于 4cm 的大空洞
E. 胸膜肥厚
21. 正常肺泡呼吸音听诊特点为
A. 呼气时相长，吸气时相短
B. 呼气时相短，吸气时相长
C. 吸气、呼气时相大致相等
D. 吸气、呼气时相都短
E. 吸气时相长、音调弱
22. 肺部听诊下列哪项是**不正确**的
A. 一般由肺尖开始
B. 被检查者取坐位或卧位
C. 被检查者作浅呼吸
D. 自上而下检查前胸部、侧胸部和背部
E. 要在上下、左右对称的部位进行对比
23. 持续存在的局限性干啰音多见于
A. 支气管扩张
B. 支气管肺炎
C. 支气管哮喘
D. 心源性哮喘
E. 支气管内膜结核或肿瘤
24. 两肺野布满湿啰音的是
A. 肺结核
B. 支气管扩张
C. 急性肺水肿
D. 支气管肺炎
E. 支气管哮喘
25. **不符合**干啰音特点的是
A. 吸气和呼气时都可听到
B. 吸气时清楚
C. 发生的部位不固定
D. 音调较高、持续时间较长、带乐音性
E. 强度、性质、数量等易变性较大
26. 两肺底湿啰音多见于
A. 肺结核
B. 肺不张
C. 肺炎
D. 支气管哮喘
E. 急性肺水肿
27. 支气管扩张患者肺部听诊常出现
A. 局限性干啰音
B. 局限性湿啰音
C. 两肺底湿啰音
D. 双肺满布哮鸣音
E. 双肺满布湿啰音
28. 下列哪种疾病一般情况下**听不到**胸膜摩擦音
A. 尿毒症
B. 胸膜肿瘤
C. 肺气肿
D. 严重脱水

E. 急性纤维素性胸膜炎

29. 下列哪项不是肺实变的体征
A. 患侧呼吸运动增强
B. 语颤增强
C. 可听到湿啰音
D. 叩诊呈浊音
E. 可闻及异常支气管呼吸音

30. 下列哪项不是左侧大量气胸的体征
A. 左侧胸廓饱满
B. 左侧语颤减弱
C. 左侧叩诊呈浊音
D. 左侧呼吸音消失
E. 气管向右移位

31. 慢性阻塞性肺气肿时可出现下列何种体征
A. 桶状胸
B. 语颤增强
C. 气管移向健侧
D. 吸气相明显延长
E. 叩诊胸部呈清音

32. 下列哪项不是阻塞性肺不张的体征
A. 患侧呼吸运动减弱
B. 患侧语颤减弱
C. 患侧叩诊呈浊音
D. 患侧呼吸音消失
E. 患侧可闻及胸膜摩擦音

33. 急性纤维素性胸膜炎可闻及
A. 哨笛音
B. 捻发音
C. 胸膜摩擦音
D. 鼾音
E. 语音共振减弱

34. 广泛性胸膜增厚的体征是
A. 鸡胸
B. 患侧胸廓凹陷
C. 扁平胸
D. 漏斗胸
E. 桶状胸

（二）A_2 型题（病例摘要型最佳选择题）

35. 男性，11 岁，反复发作呼气性呼吸困难 3 年。发作时查体：桶状胸，触诊语颤减弱，叩诊为过清音，两肺满布干啰音，最有可能是
A. 肺不张
B. 胸腔积液
C. 支气管哮喘
D. 大叶性肺炎
E. 自发性气胸

36. 男，30 岁，头部外伤昏迷 1h。体查：浅刺激呼唤无应答，瞳孔放大，呼吸由浅慢变为深快，再由深快变为浅慢，呼吸暂停，如此周而复始。此种呼吸形式应属于
A. 潮式呼吸
B. 间停呼吸
C. 呼吸增快
D. Kussmaul 呼吸
E. 抑制性呼吸

37. 女，18 岁，寒战、高热，咳嗽、咯铁锈色痰三天。经 X 线检查右下肺部位可见大片状阴影，初步诊断为右下叶肺炎链球菌性肺炎。较支持本病的体查依据是
A. 右下胸呼吸运动增强
B. 右下胸胸膜摩擦音
C. 右下胸语颤增强
D. 右下胸呈鼓音
E. 右下胸呼吸音减弱

38. 女，45 岁。咳嗽、消瘦，盗汗，午后面部潮红半年，7 天前出现呼吸困难。体查：右侧胸廓饱满，呼吸运动减弱，语颤减弱，右第二肋以下叩诊呈实音，听诊未闻及呼吸音，气管向左移位。最可能的是
A. 右侧气胸
B. 右侧胸腔大量积液
C. 右肺不张
D. 右肺纤维化
E. 右侧肺实变

39. 男，25 岁，寒战、高热、右侧胸痛 10 天，咳大量脓臭痰 3 天。查体：T 39.6 ℃、R 30 次 / 分、P 100 次 / 分、BP 110/70mmHg，右下胸部语颤增强，叩诊呈鼓音，听诊可闻支气管呼吸音，最可能的是
A. 肺实变

B. 肺内大空洞
C. 大量胸腔积液
D. 胸膜肥厚
E. 阻塞性肺不张

40. 男性，65岁，刺激性干咳、痰中带血3月余，伴明显消瘦，查体气管向右移位，右上肺呼吸运动减弱，语颤减弱，叩诊呈实音，听诊肺泡呼吸音减弱，闻及局限性干啰音，最可能的是
A. 右侧大叶性肺炎肺实变
B. 右侧胸腔大量积液
C. 右侧支气管扩张
D. 右侧肺癌合并阻塞性肺不张
E. 右侧气胸

(三) B_1 型题（标准配伍题）

（41～44题共用备选答案）

A. 扁平胸
B. 鸡胸
C. 桶状胸
D. 胸骨压痛
E. 胸廓畸形

41. 严重肺气肿
42. 白血病
43. 瘦长体型者
44. 佝偻病

（45～49题共用备选答案）

A. 肺脓肿有肺内大空洞
B. 肺气肿
C. 大量胸腔积液
D. 纤维素性胸膜炎
E. 代谢性酸中毒

45. 语音震颤增强的是
46. 一侧语音震颤消失的是
47. 双侧语音震颤减弱的是
48. 患侧胸廓饱满的是
49. 有胸膜摩擦感的是

（50～52题共用备选答案）

A. 气管异物
B. 尿毒症酸中毒
C. 急性胸膜炎
D. 支气管哮喘
E. 胸腔大量积液

50. 呼气性呼吸困难出现于
51. 吸气性呼吸困难出现于
52. 库斯莫尔（Kussmaul）呼吸出现于

（53～57题共用备选答案）

A. 清音
B. 过清音
C. 浊音及语颤增强
D. 实音及语颤减弱
E. 鼓音

53. 气胸
54. 肺气肿
55. 肺炎实变期
56. 正常肺部叩诊音
57. 大量胸腔积液

（58～60题共用备选答案）

A. 吸气时相长，音调低
B. 吸气时相长，音调高
C. 呼气时相长，音调低
D. 呼气时相长，呼气音强而调高
E. 吸气时相与呼气时相大致相等

58. 肺泡呼吸音
59. 支气管肺泡呼吸音
60. 支气管呼吸音

四、简答题

1. 简述正常人肺泡呼吸音的发病机制及听诊部位。
2. 简述胸膜摩擦音与心包摩擦音的鉴别要点。
3. 简述触诊乳房时发现病变应描述和记录哪些内容。
4. 简述湿啰音的产生机理及临床意义。

5. 简述肺实变的胸部体征。

6. 从视、触、叩、听方面列表总结气胸与胸腔积液的体征，气胸与胸腔积液从体征上的主要鉴别点是什么？

第八章 心脏及血管检查

学习目标

通过本章内容的学习，学生应能：

识记：

描述心脏和血管检查的内容和顺序。

理解：

总结心脏和血管检查异常体征的特点及临床意义。

运用：

联系心脏及血管检查方法进行检查，准确记录检查结果。

第一节 心 脏 检 查

心脏检查是诊断心血管疾病的重要手段。通过对患者详细地询问病史和仔细的心脏检查，部分心血管疾病常可得出初步诊断。心脏检查结果对进一步正确选择其他检查提供了有意义的参考。只有对病史、体格检查和其他检查进行综合考虑，才能对心血管疾病做出正确的诊断。另外，目前常规仪器检查不能发现心音的改变、奔马律、心脏杂音、交替脉等重要的体征。因此，每个医生必须熟练掌握心脏的视、触、叩、听诊的基本检查方法。

心脏检查的注意事项：①检查环境应安静，光线及温度适宜；②医师多位于患者右侧，患者一般采用仰卧位或坐位，必要时需采取多个体位进行反复检查比较；③受检者应充分暴露胸部，不宜隔着衣物检查；④为了全面地了解心脏情况，通常采取视诊、触诊、叩诊、听诊检查依次进行，在确定某一异常体征时，也可同时交替应用以上几种的检查方法。

一、视诊

患者尽可能取卧位，医师先观察其胸廓轮廓，再将视线与受检者胸廓同高，逐渐抬高视线，使视线与胸廓呈切线方向观察；如受检者为坐位，则先从其前方观察胸廓，再从侧方逐渐将视线前移观察。

（一）胸廓畸形

主要观察有无隆起与凹陷，正常人心前区（相当于心脏在前胸壁上的投影）左右两侧相应部位基本对称。

1．心前区隆起　多见于儿童生长发育期患心脏疾病，当心脏增大时可使心前区隆起。如胸骨下段及胸骨左缘第 3、4、5 肋间的局部隆起常见于法洛四联症、肺动脉瓣狭窄。如胸骨右缘第 2 肋间及其附近隆起伴收缩期搏动，多见于升主动脉扩张或主动脉弓部动脉瘤。大量心包积液时，心前区肋间隙外观饱满。

2．鸡胸、漏斗胸、脊柱畸形　严重者可压迫心脏，使心脏位置发生改变。

（二）心尖冲动

心尖冲动（apical impulse）是心脏收缩时，心尖冲击前胸壁相应部位使肋间软组织向外搏动。观察心尖冲动时，应注意其位置、频率、节律、强度及范围。

1．正常心尖冲动　正常人心尖冲动一般位于左侧第 5 肋间锁骨中线内 0.5～1cm 处，冲动范围直径为 2.0～2.5cm。部分正常人的心尖冲动不明显。

2．心尖冲动位置的改变　一些生理性因素和病理性因素可影响心尖冲动位置。

（1）生理性的改变：心尖冲动的位置可因体位、体型及呼吸的影响而有所变化。仰卧时，心尖冲动略上移；左侧卧位，心尖冲动可左移 2～3cm；右侧卧位，可右移 1.0～2.5cm；小儿、矮胖体型及妊娠者，心脏常呈横位，心尖冲动向上外移，可达第 4 肋间左锁骨中线外；瘦长体型者，心脏呈垂位，心尖冲动向下移位，可达第 6 肋间；深吸气时，膈下降，心尖冲动可向下移位；深呼气时，膈上升，心尖冲动可向上移位。

（2）病理性的改变：心脏本身病变（心脏扩大）、胸腔与肺病变引起的纵隔位置变化、肺与腹部疾病引起的膈位置变化都可导致心尖冲动位置发生改变。心尖冲动移位的常见疾病见表 2-8-1。

表 2-8-1　心尖冲动移位的常见疾病

因素	心尖冲动移位	临床常见疾病
心脏因素		
左心室增大	向左下移位	主动脉瓣关闭不全、高血压性心脏病等
右心室增大	向左侧移位	二尖瓣狭窄、肺源性心脏病等
左、右心室增大	向左下移位，伴心浊音界两侧扩大	扩张型心肌病等
右位心	心尖冲动位于右侧胸壁	先天性右位心
心脏外因素		
纵隔移位	心尖冲动向患侧移位 心尖冲动移向病变对侧	一侧胸膜增厚或肺不张等 一侧胸腔积液或气胸等
膈移位	心尖冲动向左外侧移位 心尖冲动移向内下，可达第 6 肋间	大量腹水、腹部巨大肿瘤等 严重肺气肿等

提示：正常人心尖冲动位于左侧第 5 肋间锁骨中线内 0.5～1cm 处，左心室增大时，心尖冲动向左下移位；右心室增大时，心尖冲动只向左移位。

3．心尖冲动强度及范围的改变　心尖冲动强弱与心脏收缩力的强弱、胸壁的厚薄及血流速度有关。

（1）生理情况下的改变：剧烈运动或情绪激动时，由于外周所需血流加速、心肌收缩力增加，心尖冲动增强。胸壁薄或肋间隙宽者，心尖冲动强，范围较大；胸壁厚或肋间隙窄者，心尖冲动减弱，范围缩小。

（2）病理情况下的改变：①心尖冲动增强：心尖冲动增强，范围可大于正常。如发热、严重贫血、左心室肥大、甲状腺功能亢进时。②心尖冲动减弱：心肌病变（急性心肌梗死、心肌病、心肌炎等）伴收缩功能降低时，心尖冲动减弱。左侧胸腔大量积液或积气、肺气肿、心包积液、缩窄性心包炎时，心尖冲动减弱或消失。

4．负性心尖冲动　心脏收缩时，心尖冲动内陷者，称为负性心尖冲动，见于粘连性心包炎，系心包与周围组织广泛粘连所致。右心室明显增大并占据心尖部，使左心室向后移位时，亦可出现负性心尖冲动。

提示：心尖冲动强弱与心脏收缩力的强弱呈正相关。

（三）心前区其他部位的异常搏动

1．心底部搏动　胸骨左缘第 2、3 肋间搏动，多见于肺动脉扩张，也可见于正常青年人剧烈运动后或情绪激动时。胸骨右缘第 2 肋间搏动，见于升主动脉扩张或升主动脉瘤。

2．胸骨左缘第 3～4 肋间搏动　见于右心室肥大。

3．剑突下搏动　可能是肺源性心脏病右心室肥大者，右心室肥大的收缩期搏动，也可见于腹主动脉瘤、消瘦或腹壁薄而凹陷，由腹主动脉搏动产生。

二、触诊

心脏触诊检查不仅可确定视诊检查的结果，还可发现视诊未能看到的心包摩擦感及震颤。

检查方法：用右手掌尺侧（小鱼际）和示指、中指指腹触诊。通常先用右手掌尺侧适当加压，从心尖部相应位置开始按心脏听诊的大致顺序进行整个心前区的触诊。触及心尖冲动或发现心前区异常搏动再用示指、中指并拢略弯曲进行触诊，以确定搏动的准确位置、强度和心尖有无抬举性，此方法简称心脏两步触诊法（图 2-8-1a、b）。用小鱼际触诊以确定有无震颤和心包摩擦感。如发现震颤则应确定具体部位和分辨出具体的时相。心包摩擦感一般重点触胸骨左缘第 4、5 肋间隙，因为此处心脏无肺覆盖，摩擦感最明显；以呼气末、收缩期和前倾位（使心脏接近胸壁）更易触及。

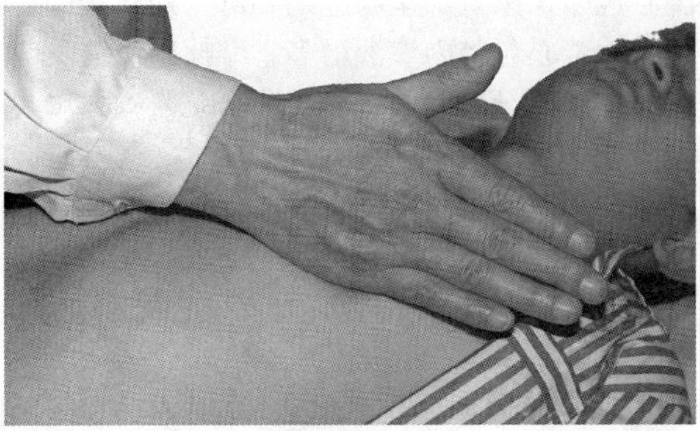

a．小鱼际肌触诊

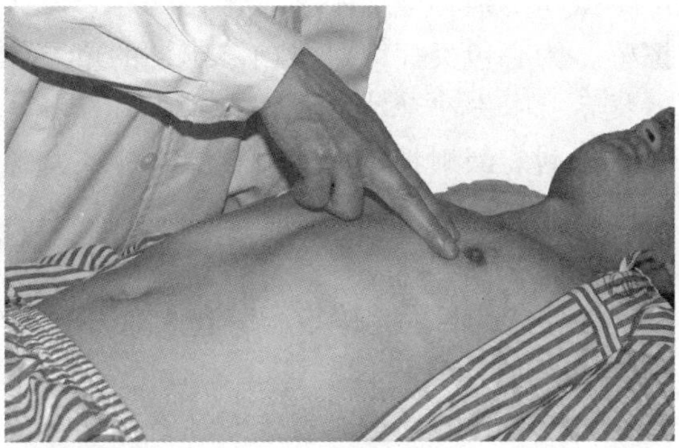

b．指腹触诊

图 2-8-1　心脏触诊方法

（一）心尖冲动与心前区异常搏动

检查心尖冲动的位置、强弱和范围，触诊法较视诊更准确，尤其在视诊看不清心尖冲动的情况下，触诊一般能发现。心尖冲动冲击手掌或指腹时，标志心室收缩的开始。因此，可以此来帮助确定第一心音、第二心音，确定附加心音、震颤和杂音的时期。手指触诊时，如手指被心尖区徐缓、有力的搏动抬起并持续至第二心音的开始，同时心尖冲动范围也增大，称为抬举性搏动，是左心室肥大的可靠体征。胸骨左下缘收缩期抬举性搏动是右心室肥大的指征。触诊进一步证实或发现心前区的异常搏动，并能区分某些搏动的来源。如对剑突下的搏动来源的鉴别，以手指平放于剑突下，向上后方加压，如搏动冲击指尖且吸气时增强，则为右心室搏动，如搏动冲击手指掌面且吸气时减弱，则搏动来自腹主动脉。

（二）震颤

震颤（thrill）是用手在心前区触到的一种细微振动感，类似猫呼吸时在其喉部摸到的振动，故又称猫喘，是器质性心血管疾病的特征性体征之一。其产生机制与心脏杂音相同，为血流经过狭窄口径或异常通道流至较宽广的部位时形成涡流引起瓣膜、心壁或血管壁的振动传至胸壁所致。临床上能触及震颤一般能听到杂音，且在一定条件下，震颤强度与杂音响度呈正相关；但听到杂音不一定都能触及震颤，因为触觉只对低频振动较敏感，而听觉的频率阈较触觉宽，尤其对高频振动较敏感，如果振动频率较高超过触觉所能感知的上限，则仅能听到杂音而不能触及震颤。临床上也有些低音调的舒张期杂音（二尖瓣狭窄），可能因听觉不敏感，几乎不能听到，但触诊时可感觉到震颤，应引起注意。

发现震颤应确定其时期（收缩期、舒张期或连续性）、部位来源（瓣膜、大血管或间隔缺损），分析其临床意义。心前区常见震颤的临床意义见表 2-8-2。

表 2-8-2　心前区震颤的临床意义

部位	时期	疾病
胸骨右缘第 2 肋间	收缩期	主动脉瓣狭窄
胸骨左缘第 2 肋间	收缩期	肺动脉瓣狭窄
胸骨左缘第 3、4 肋间	收缩期	室间隔缺损
心尖区	舒张期	二尖瓣狭窄
胸骨左缘第 2 肋间	连续性	动脉导管未闭

（三）心包摩擦感

心包炎症时，心包膜表面因纤维蛋白渗出而粗糙，心脏搏动时，心包的脏层和壁层相互摩擦产生振动传到胸壁被手掌感觉，称心包摩擦感。心包摩擦感一般呈收缩期和舒张期双相的粗糙摩擦感，为心包炎症纤维蛋白渗出期的重要体征之一。若心包腔内渗液增多，摩擦感消失。

提示：心尖冲动冲击手掌或指腹时，标志心室收缩的开始。抬举性心尖冲动是左心室肥大的体征，触到震颤则提示有器质性心血管疾病，触到心包摩擦感提示心包炎症。

三、叩诊

心脏叩诊的目的是确定心脏和大血管的大小、形态、其在胸腔内的位置以及改变的临床意义。

（一）心脏浊音界

心脏浊音界包括相对及绝对浊音界两部分，心脏及大血管为不含气器官，心脏左右边缘不被肺遮盖的部分叩诊呈绝对浊音（实音）称为绝对浊音界。而心脏左右边缘被肺遮盖的部分则叩诊呈相对浊音称为相对浊音界，是心脏的实际大小和形状，相当于心脏在前胸壁的投影。

1. 叩诊方法　受检者取仰卧位或端坐位，自然平静呼吸，医师站在受检者右侧或面对受检者，用间接叩诊法，在肋间隙按一定顺序进行叩诊。平卧位时，板指应与肋间平行并紧贴其上（图 2-8-2）；坐位时，板指应与心缘垂直并紧贴胸壁，必要时分别进行坐、卧位叩诊，并注意两

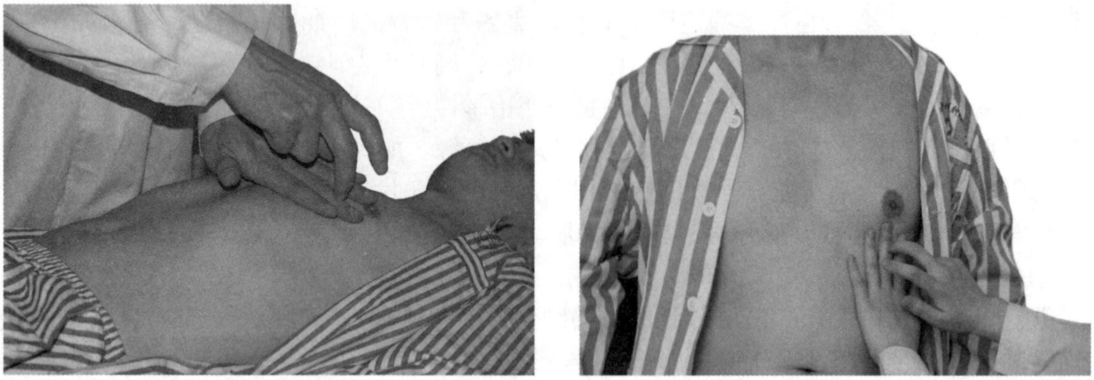

卧位叩诊　　坐位叩诊

图 2-8-2　心脏叩诊

种体位时心浊音界的不同改变。叩诊时板指（左手中指第二节末端）置于心前拟叩部位，右手中指弯曲指端借腕关节活动叩击板指，由外向内逐渐移动板指，板指每次移动距离不宜过大，听到声音由清音转为相对浊音为心相对浊音界。发现由清音变相对浊音时，需往返叩诊数次，以求其准确。一般叩心左侧相对浊音界以轻叩法为宜，叩右侧相对浊音界以较重叩法为宜。叩诊时还应根据受检者的胖瘦程度等调整叩诊力度，胖者稍重，瘦者稍轻。

2. 叩诊顺序　先叩心左界，再叩心右界，从下至上进行。叩诊心脏左界从心尖冲动点外2～3cm处开始由外向内叩诊，依次逐个叩上一肋间，直至第2肋间为止；叩诊心脏右界时，先在右锁骨中线叩出肝上界，自肝上界的上一肋间开始，从右侧由外向内叩诊，依次逐个叩上一肋间，直至第2肋间为止。对各肋间叩得的浊音界逐一做出标记，并测量每一肋间所做标记点到前正中线的垂直距离和胸骨前正中线与左锁骨中线的垂直距离。

（二）正常心界（相对浊音界）

正常人心脏左界在第2肋间几乎与胸骨左缘一致，其下方则逐渐左移形成一向左下方凸起的弧形，直至第5肋间隙。右界除第4肋间处位于胸骨右缘稍外方，余各肋间几乎与胸骨右缘一致。正常人心脏相对浊音界及距前正中线的平均距离见图2-8-3及表2-8-3。

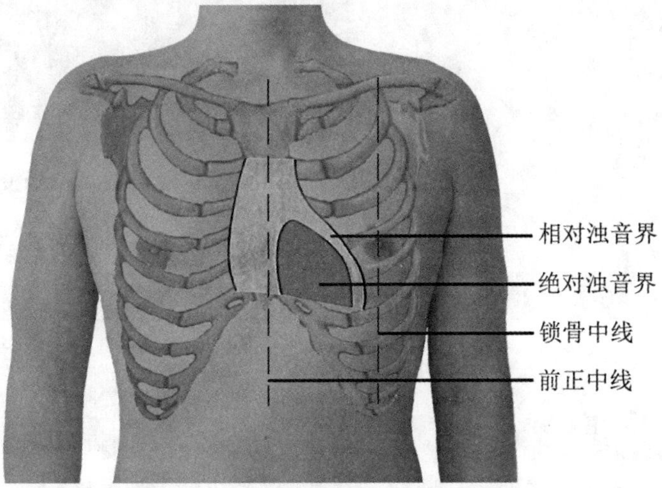

图2-8-3　心浊音界示意图（彩图见书后）

表2-8-3　正常成年人相对浊音界距前正中线的距离

心右界（cm）	肋间	心左界（cm）
2～3	第2	2～3
2～3	第3	3.5～4.5
3～4	第4	5～6
	第5	7～9

注：正常成年人左锁骨中线至前正中线的距离为8～10cm

（三）心界各部的组成

心脏左界第2肋间处相当于肺动脉段，第3肋间为左心房耳部，第4、5肋间为左心室，肺动脉和左心室交接处的凹陷部，称为心腰部；心右界第2肋间相当于上腔静脉和升主动脉升部，第3、4肋间为右心房。心下界由右心室及左心室心尖部组成，心界各部组成示意图见图2-8-4。

（四）心浊音界改变及其临床意义

心浊音界大小、形态和位置受心脏本身病变及心脏以外因素的影响。

1. 心脏因素　心房、心室扩大或心包积液等，都可使心脏浊音界发生变化。心浊音界变化的心脏因素与临床意义见表2-8-4。

2. 心外因素

（1）胸部疾病：大量胸腔积液或气胸时，心界在患侧叩不出，在健侧则外移；肺实变、肺部肿瘤或纵隔淋巴结肿大，如与心浊音界重叠，则无法确定心界；阻塞性肺不张、肺纤维化、广泛胸膜粘连等病变均可将心脏拉向病侧，而使对侧心浊音界变小；肺气肿时，心浊音界缩小。

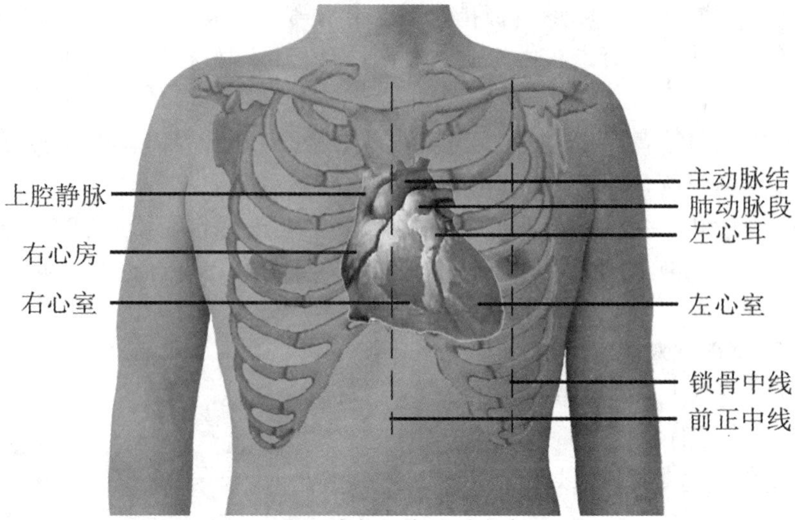

图 2-8-4 心脏各部在胸壁的投影（彩图见书后）

表 2-8-4 心浊音界变化的心脏因素与临床意义

心脏改变	心浊音界	临床意义
左心室增大	向左下增大，心腰加深，心界似靴形（靴形心，图 2-8-5），称主动脉型心脏	主动脉瓣病变（主动脉瓣关闭不全等）、高血压性心脏病
右心室显著增大	轻度增大：绝对浊音界增大，相对浊音界无明显改变显著增大：心界向左右两侧增大，向左侧增大明显	肺源性心脏病或房间隔缺损
左、右心室增大	心浊音界向两侧增大，且左界向左下增大，称普大形	扩张型心肌病、全心衰竭等
左心房增大	胸骨左缘第 3 肋间心界增大，心腰丰满或膨出，心界如梨形（梨形心，图 2-8-6），称二尖瓣型心脏	二尖瓣狭窄等
主动脉扩张	胸骨右缘第 1～2 肋间浊音界增宽，常伴收缩期搏动	升主动脉瘤等
心包积液	向两侧增大，形状随体位而改变，坐位时心界呈三角形烧瓶样，卧位时呈类圆形	心包积液

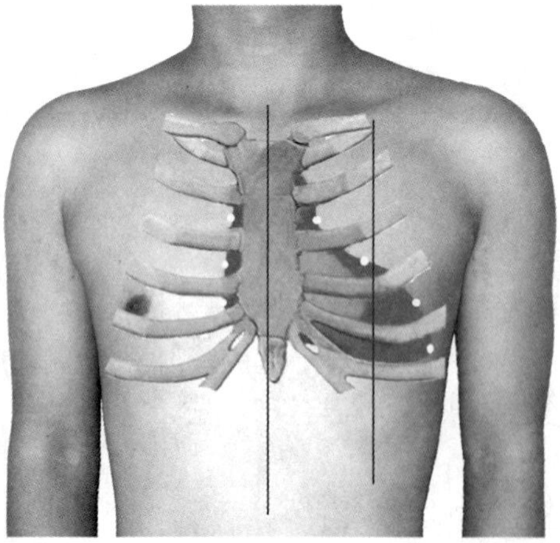

图 2-8-5 主动脉关闭不全的心浊音界——靴形心（彩图见书后）

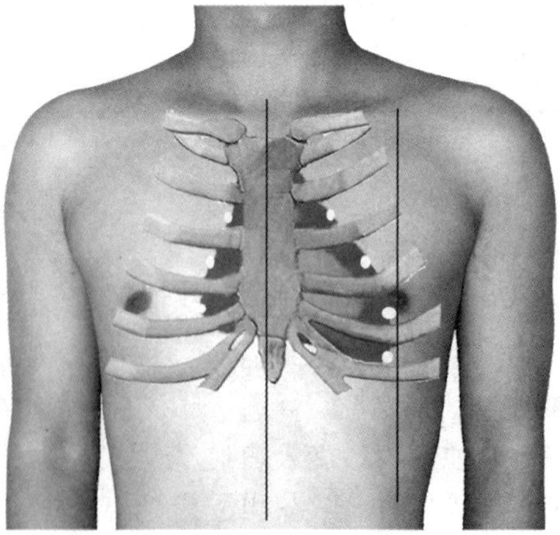

图 2-8-6 二尖瓣狭窄的心浊音界——梨形心（彩图见书后）

（2）腹部情况：腹腔大量积液、妊娠末期及巨大肿瘤等，均可使膈升高，心脏呈横位，叩诊时呈现心界扩大。

提示：通常心脏叩诊是叩其相对浊音界，心脏任何一个腔室或全心增大，都是病理性的。

四、听诊

心脏听诊是心脏体检诊断最重要、最常用的方法，通过听取心脏的音响，对心脏的状态或疾病做出判断或诊断。听诊是发现心脏瓣膜病变、房间隔或室间隔缺损、心律失常等的重要手段。

心脏听诊的注意事项：①环境应安静，听诊器体件与胸壁间不能隔有衣物；②受检者一般采取仰卧位或坐位，有时为了更好地听清心音或杂音，需让受检者改变体位、做深吸气或深呼气或做适当运动，如二尖瓣区的舒张期杂音取左侧卧位、深呼气时更明显；主动脉瓣关闭不全的杂音取坐位上半身前倾时更响亮；三尖瓣病变的杂音取右侧卧位深吸气时更明显；③钟形体件适合于听低频心音和杂音，如二尖瓣舒张期隆隆样杂音，膜形体件适合于听高频心音和杂音，如主动脉瓣舒张期叹气样杂音。

（一）心脏瓣膜听诊区

心脏瓣膜运动产生的声音传导至体表听诊最清楚的区域称该瓣膜听诊区。瓣膜产生的声音传导至胸壁受血流方向（沿血流方向传导）和其间传导介质的物理特性的影响。因此，各瓣膜的听诊区与瓣膜在胸壁上的投影位置不完全一致。常用的心脏瓣膜听诊区有 5 个，心脏瓣膜解剖部位及瓣膜听诊区见图 2-8-7。

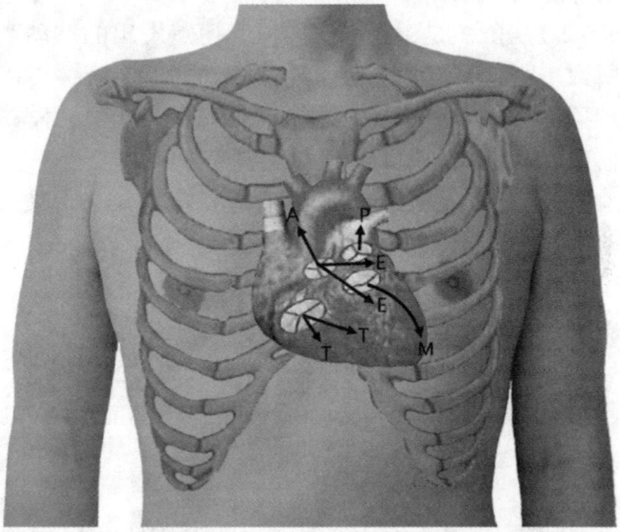

M：二尖瓣听诊区；P：肺动脉瓣听诊区；A：主动脉瓣听诊区；E：主动脉瓣第二听诊区；T：三尖瓣听诊区

图 2-8-7　心脏瓣膜解剖部位及瓣膜听诊区（彩图见书后）

1．二尖瓣听诊区　在心尖部，心尖冲动最强处为二尖瓣听诊区。正常在左侧第 5 肋间锁骨中线内侧。

2．肺动脉瓣听诊区　在胸骨左缘第 2 肋间。

3．主动脉瓣听诊区　在胸骨右缘第 2 肋间，在此听诊主动脉瓣收缩期杂音最明显。

4．主动脉瓣第二听诊区　在胸骨左缘第 3 肋间，在此听诊主动脉瓣关闭不全时的舒张期杂音最响亮。

5．三尖瓣听诊区　在胸骨体下端左缘，即胸骨左缘第 4、5 肋间。

应当指出的是，上述的心脏听诊区是在心脏位置和结构正常的情况下设定的，当心脏疾病引起心脏位置和结构发生改变时，需根据心脏改变的特点和血流的方向，适当移动听诊部位和扩大听诊范围，如腋下、颈部、背部、剑突下等。对于某些心脏结构异常的心脏病尚可取特定的听诊区域，如右位心脏等。

（二）听诊顺序

一般从心尖部开始按逆时针方向，即二尖瓣听诊区、肺动脉瓣听诊区、主动脉瓣听诊区、主动脉瓣第二听诊区、三尖瓣听诊区的顺序听诊。

提示：心脏听诊应先熟练掌握听诊部位，并按一定顺序进行听诊，避免遗漏。

（三）听诊内容

心脏听诊内容为心率、心律、心音、额外心音、心脏杂音、心包摩擦音等。

1．心率（heart rate）　指每分钟心跳的次数，一般以第一心音为准。正常成人心率为 60～100 次 / 分。3 岁以下儿童多在 100 次 / 分以上，老年人心率多偏慢。成人心率超过 100 次 / 分，婴幼儿超过 150 次 / 分称为心动过速（sinus tachycardia）。心率低于 60 次 / 分称为心动过缓（sinus bradycardia）。心动过速与过缓可由生理性、病理性或药物性因素引起。

2．心律（heart rhythm） 指心脏跳动的节律。正常人心律均匀整齐。部分青年及儿童的心律可受呼吸影响而稍不均匀，表现为吸气时心率增快，呼气时心率减慢，称为窦性心律不齐（sinus arrhythmia），无临床意义。临床上听诊所能发现的最常见的心律失常有过早搏动（简称早搏，premature beat，又称期前收缩）和心房颤动（简称房颤，atrial fibrillation）。

（1）早搏：是由于异位起搏点发出的过早冲动引起的心脏提前搏动。听诊的主要特点：①心音提前出现，其后有一较长间歇（代偿间歇）；②提前出现的心跳的第一心音增强，第二心音减弱或难以听到；③早搏后的第一个正常心跳的第一心音减弱，第二心音增强；④早搏可以联律形式出现，每次正常心脏搏动之后出现一次早搏，称为二联律；每两次正常心脏搏动之后出现一次早搏，称为三联律。

（2）房颤：是由于心房异位起搏点发出的冲动产生多部位折返或心房多处异位起搏点发出冲动所致。听诊特点：①心律绝对不规则；②第一心音强弱不等；③心率大于脉率，心率大于脉率的现象称为脉搏短绌或短绌脉（pulse deficit）。房颤常见于冠心病、风湿性心瓣膜病二尖瓣狭窄、高血压性心脏病、甲状腺功能亢进症等。

3．心音（heart sound） 正常心音有4个，按其在心动周期中出现的先后顺序依次称第一心音（first heart sound，S_1）、第二心音（second heart sound，S_2）、第三心音（third heart sound，S_3）和第四心音（fourth heart sound，S_4），见图2-8-8。一般只能听到 S_1 和 S_2，部分健康儿童和青少年活动后可听到 S_3，S_4 一般听不到，如能听到则为病理性。

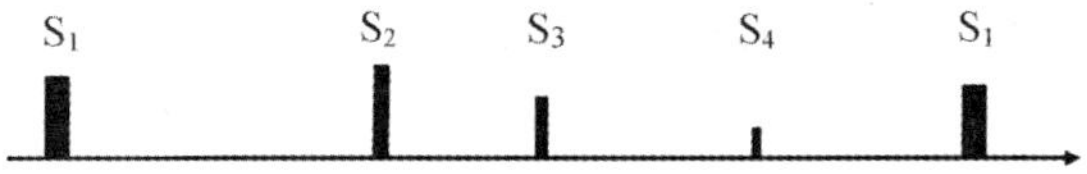

图 2-8-8 正常心音示意图

（1）心音产生的机制和听诊特点：

1）第一心音：S_1 主要是心室收缩开始时，二尖瓣和三尖瓣快速关闭，瓣叶及其附属结构突然紧张引起振动所产生。另外，心室壁的突然收缩、半月瓣的开放和大血管被血流突然冲击引起的振动发出的声音，也参与 S_1 的形成，但因声音小，不能被人耳分辨。S_1 标志心室收缩的开始。

2）第二心音：S_2 是由于心室舒张开始时，主动脉瓣和肺动脉瓣突然关闭引起瓣膜及血管壁振动所产生。房室瓣的开放等因素参与了 S_2 的形成，但不能被人耳分辨。S_2 标志心室舒张的开始。

正常情况下，心室收缩期在心动周期中占时较舒张期短。因此，S_1 至 S_2 间隔较 S_2 至下一心动周期的 S_1 间隔短，见图2-8-9。

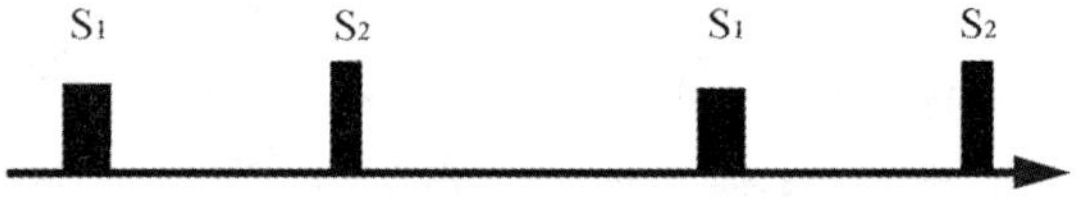

图 2-8-9 正常周期中 S_1、S_2 的关系示意图

正确区分第一心音和第二心音是心脏听诊最重要的环节，只有先将第一心音与第二心音区分开，才能准确地判断心室的收缩期和舒张期。第一心音和第二心音的区别见表2-8-5。

表 2-8-5 第一心音与第二心音的区别

	第一心音特点	第二心音特点
出现时间	收缩期开始	舒张期开始
音调	较低、钝	较高、清脆
时间	较长（0.10S）	较短（0.08S）
最响部位	心尖部	心底部
距下一心音间隔	短	长
与心尖冲动或脉搏关系	同时出现	在之后出现

提示：第一心音主要是由二尖瓣、三尖瓣关闭引起的振动所产生，标志心脏收缩开始；第二心音主要是由主动脉瓣、肺动脉瓣关闭引起的振动所产生，标志心脏舒张开始。

3）第三心音：S_3 出现在心室舒张早期、快速充盈期之末，在 S_2 之后 0.12～0.20s。是由于快速充盈的血流冲击心室壁，使心室壁、腱索和乳头肌突然紧张、振动所致。此音低钝而短促（0.04s），在心尖部或其内上方较易听到，仰卧抬高下肢，呼气末最清楚。

4）第四心音：出现在舒张晚期，第一心音开始前约 0.1s。一般认为 S_4 与心房收缩导致的房室瓣、瓣环、腱索和乳头肌紧张、振动有关。此音很弱，一般听不到，如能听到常为病理性。

（2）心音改变：包括心音强度、心音性质的变化和心音分裂。

1）心音强度改变：心音可增强或减弱，受心脏本身或心外因素的影响。强度改变可两个心音同时发生或分别发生。一个心音强度的明显改变多为心血管疾病所致。

第一心音改变：第一心音强弱与心室收缩开始时房室瓣的位置、心室肌的收缩力、瓣膜的完整性与活动性等因素有关。

S_1 增强　见于：①二尖瓣狭窄，S_1 音调高而脆，呈拍击样，称“拍击性”第一心音，这主要是由于舒张期因二尖瓣狭窄心室充盈减少致二尖瓣处于低位，当心室收缩时，低位的二尖瓣快速关闭时突然紧张，因而产生高调而清脆的第一心音。若瓣叶显著增厚、纤维化、钙化，瓣叶活动受限时，S_1 反而减弱。②完全性房室传导阻滞，心房和心室的搏动各不相关，形成房室分离现象，当心室收缩紧随心房收缩之后发生，心室内被充盈的血液极少，二尖瓣位置极低，则 S_1 非常响亮，称为“大炮音”。③其他，如发热、甲状腺功能亢进、心室肥大尚未衰竭时、应用加强心肌收缩力的药物等，心室肌收缩力增强，S_1 增强。

S_1 减弱　见于：①二尖瓣关闭不全，因左心室舒张期过度充盈，二尖瓣于心室收缩前位置较高，加之瓣膜闭合障碍，使 S_1 减弱。②主动脉瓣关闭不全，舒张期左心室过度充盈及压力明显升高，心室收缩前二尖瓣已接近关闭位置，致 S_1 减弱。③心肌炎、心肌病和心肌梗死，心室肌收缩力减弱，S_1 低钝。

强弱不等　心房颤动、期前收缩、Ⅲ度房室传导阻滞等心律失常时，S_1 强弱不等。

第二心音改变：主要与主动脉和肺动脉内压力、半月瓣的弹性和完整性有关。

S_2 有两个主要成分，即主动脉瓣成分（A_2）和肺动脉瓣成分（P_2），通常 A_2 在主动脉瓣听诊区最清晰，P_2 在肺动脉瓣听诊区最清晰。儿童及青年期 $P_2 > A_2$，老年人 $P_2 < A_2$，成年人 $P_2 = A_2$。

主动脉瓣区第二心音（A_2）增强：由于主动脉内压力增高所致。主要见于高血压、主动脉粥样硬化。除声音增强外，A_2 常呈金属撞击音调。

肺动脉瓣区第二心音（P_2）增强：由于肺动脉内压力增高所致。可见于二尖瓣狭窄、左心功能不全、左至右分流的先天性心脏病、肺心病、肺梗死等。

第二心音（A_2/P_2）减弱：由于主动脉或肺动脉内压力降低或瓣叶病理损害引起狭窄或闭合功能障碍所致。

主动脉瓣区第二心音（A_2）减弱：主要见于主动脉瓣狭窄、主动脉瓣关闭不全等。

肺动脉瓣区第二心音（P_2）减弱：主要见于肺动脉瓣狭窄、肺动脉瓣关闭不全等。

第一、第二心音同时改变：主要取决于心室肌收缩力、心排血量、至胸壁的距离及声音传导介质的改变。

S_1、S_2 同时增强：见于心脏活动增强时，如体力活动、情绪激动、贫血、增强心肌收缩力的药物等。亦见于胸壁薄者。

S_1、S_2 同时减弱：见于心肌严重受损，心肌收缩力明显降低时，如心肌梗死、心肌炎、心功能衰竭、休克等。肥胖、左侧胸腔大量积液、心包积液、慢性阻塞性肺疾病等，使声音传导受阻，S_1、S_2 均减弱。

2）心音性质改变：心肌严重受损时，第一心音失去原有的特征而与第二心音相似，如果同时伴有心率增快，舒张期与收缩期的时间几乎相等时，听到的心音极似钟摆声，称为钟摆律或胎心律。钟摆律提示心肌严重病变，见于大面积急性心肌梗死、重症心肌炎、重症扩张型心肌病等。

提示：钟摆律提示心肌严重病变。

3）心音分裂：正常情况下，心室收缩时二尖瓣与三尖瓣关闭并非完全同步，二尖瓣关闭较三尖瓣关闭提早 0.02～0.03s；心室舒张时主动脉瓣关闭较肺动脉瓣关闭提早 0.03s。这种时间差别很小，人耳不能分辨，听诊时 S_1、S_2 仍为单一心音。如果某种原因使 S_1 或 S_2 的间距增大，听诊时一个心音分裂为两个声音，称为心音分裂。

S_1 分裂：S_1 分裂是由于二尖瓣和三尖瓣的关闭时间明显不同步，其间距＞0.03s 所致，在三尖瓣区听诊较清楚。常见于右束支传导阻滞和肺动脉高压，由于右心室激动和收缩开始时间均晚于左心室，三尖瓣关闭时间明显延迟所致。偶见于正常儿童与青年。

S_2 分裂：S_2 分裂是由于主动脉瓣和肺动脉瓣关闭明显不同步所致，在肺动脉瓣区听诊较明显。S_2 分裂较 S_1 分裂常见，有以下几种情况。①生理分裂：深吸气末可听到 S_2 分裂。这是由于吸气时胸腔负压增加，右心回心血量增多，右心室排血时间延长，使肺动脉瓣关闭明显迟于主动脉瓣关闭所致。见于正常人，特别是儿童和青年人。②持续分裂：又称通常分裂或 S_2 宽分裂，S_2 分裂持续整个呼吸周期，但深吸气时分裂时间更长，听诊更容易分辨。系由于某些疾病，使右心室排血时间延长，肺动脉瓣关闭时间明显延迟；或左心室排血时间缩短，主动脉瓣关闭时间提前所致。前者常见于完全性右束支传导阻滞、二尖瓣狭窄、肺动脉瓣狭窄等，后者常见于二尖瓣关闭不全、室间隔缺损等。③固定分裂：指 S_2 分裂的程度几乎不受呼气、吸气的影响，保持相对固定，见于房间隔缺损。这是由于在呼吸周期中，右心的血流量可经心房间异常通道调节，使右心室的排血量和排血时间保持大致恒定所致。④反常分裂：又称逆分裂。听诊吸气时无分裂，呼气时能分辨出 S_2 分裂，与一般的分裂顺序相反。由于主动脉瓣关闭显著迟于肺动脉瓣，使 P_2 在前，A_2 在后。见于完全性左束支传导阻滞、主动脉瓣狭窄等。S_2 4 种分裂示意图见图 2-8-10。

4．额外心音　指在 S_1 和 S_2 之外，额外出现的病理性附加音。大多数额外心音为一个，与 S_1、S_2 共同构成三音律；少数额外心音为两个，与 S_1、S_2 共同构成四音律。按其出现的时期不同，可分为舒张期额外心音和收缩期额外心音。临床上常见的额外心音示意图见图 2-8-11。

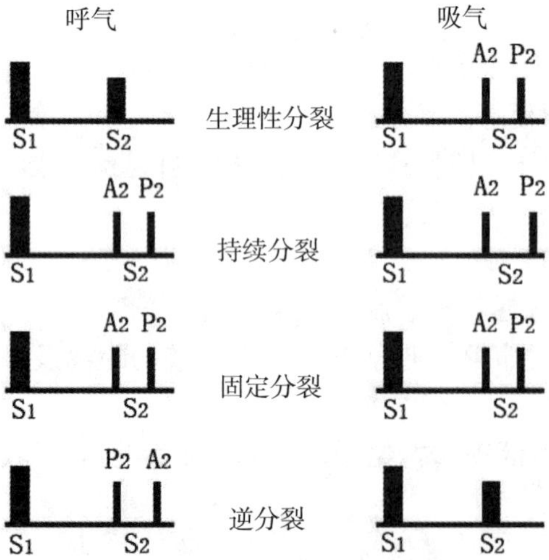

图 2-8-10　S_2 4 种分裂示意图

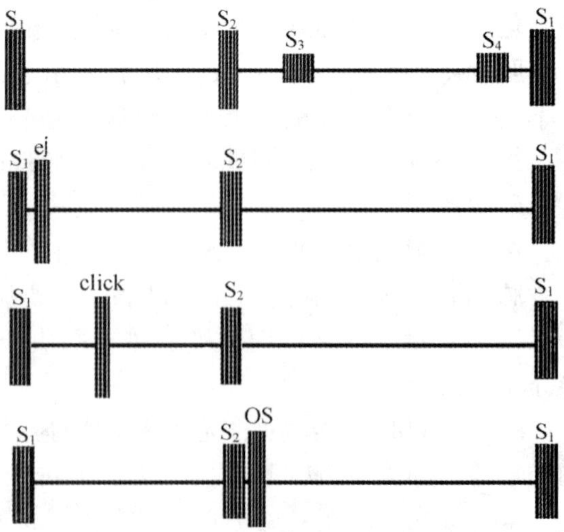

ej. 喷射音　click. 喀喇音　OS. 开瓣音

图 2-8-11　额外心音示意图

(1)舒张期额外心音：包括奔马律、二尖瓣开放拍击音、心包叩击音及肿瘤扑落音。

1）奔马律（gallop rhythm）：由病理性 S_3 或 S_4 与原有的 S_1、S_2 共同组成的韵律，由于同时常伴有心率增快，类似马奔跑时马蹄踏地的声音，称为奔马律。奔马律是心肌严重受损的重要体征。按其出现的时间可分为三种：

舒张早期奔马律（protodiastolic gallop）：又称室性奔马律，是最常见的奔马律。该额外音实为病理性 S_3。其发病机制多认为是在病理情况下，心室舒张期压力增高，心肌张力降低与顺应性减退，舒张早期血液由心房快速充盈心室，引起心室壁紧张性振动所致。它的出现标志严重器质性心脏病，心室肌收缩或舒张功能减退。常见于心力衰竭、急性心肌梗死、高血压性心脏病、二尖瓣关闭不全、重症扩张性心肌病等。

根据来源不同分为左心室奔马律与右心室奔马律，以左心室占多数。左心室奔马律在心尖区稍内侧、呼气时最响亮；右心室奔马律在剑突下或胸骨左缘第5肋间、吸气时最响亮。舒张早期奔马律额外音的发病机制、出现时间及声音性质与生理性 S_3 相似，其区别见表2-8-6。

表2-8-6 正常 S_3 与舒张早期奔马律额外音的区别

	正常 S_3	舒张早期奔马律额外音
出现人群	健康人，尤其是儿童及青少年	严重器质性心脏病患者
心率	多正常	心率多较快，常在100次/分以上
体位影响	坐位或立位时可消失	不受体位影响
距 S_2 的距离	距 S_2 较近	距 S_2 较远，当心率较快时，三个心音间距大致相等

舒张晚期奔马律（late diastolic gallop）：又称收缩期前奔马律，或房性奔马律。该音实为病理性 S_4。它是由心室顺应性降低，心室舒张末压增高，心房为克服心室的充盈阻力而加强收缩所致。见于高血压性心脏病、冠心病、主动脉瓣狭窄、肥厚型心肌病等。该音的听诊特点：①出现在 S_1 之前约0.1s；②音调低钝，强度较弱；③听诊最清晰部位在心尖区稍内侧（来自右心房者在胸骨左缘第3．4肋间）；④呼气末最响（来自右心房者在吸气末加强）。

重叠奔马律（summation gallop）：病理性 S_3、S_4 如同时存在，可与 S_1 和 S_2 共同构成四音律。在心动过速或房室传导时间延长时，病理性 S_3、S_4 可相互重叠，形成重叠奔马律。在心率较慢时，病理性 S_3、S_4 可没有重叠，则听诊为4个心音，称舒张期四音律。常见于心力衰竭或心肌病。

提示：奔马律是心肌严重受损的重要体征。舒张早期奔马律实为病理性的第三心音，舒张晚期奔马律实为病理性的第四心音，重叠奔马律实为病理性的第三心音和第四心音重叠。

2）开瓣音（opening snap）：又称二尖瓣开放拍击音。紧随 S_2 之后0.05～0.06s出现的一个高调、清脆、历时短促而响亮的额外音，呈拍击样，在心尖内侧听诊较清楚。它是在二尖瓣狭窄时，心室舒张早期血液自高压力的左心房内迅速流入左心室，快速开放的二尖瓣叶活动突然终止而产生的振动所致。它的出现是二尖瓣瓣膜弹性与活动良好的标志，是二尖瓣分离术适应证的参考条件之一。

提示：二尖瓣开瓣音是二尖瓣弹性良好的标志，是二尖瓣分离术的适应证参考条件之一。

3）心包叩击音（pericardial knock）：为出现在 S_2 之后0.09～0.12s，音调中频、较响而短促的额外音。它是由于缩窄的心包限制心室的舒张，心室在舒张早期快速充盈阶段的舒张活动受阻而被迫骤然停止，心室壁振动而产生。在胸骨左缘听诊最清楚。见于缩窄性心包炎。

提示：心包叩击音是诊断缩窄性心包炎的依据之一。

4）肿瘤扑落音：见于心房黏液瘤患者，在 S_2 后0.08～0.12s，可随体位变动而变化的类似开瓣音的声响，在心尖或其内侧胸骨左缘第3、4肋间听诊较清楚。为黏液瘤在舒张期随血流进入心室，碰撞房、室壁和瓣膜以及瘤柄突然紧张等产生振动所致。

舒张期额外心音听诊区别示意图见图2-8-12。

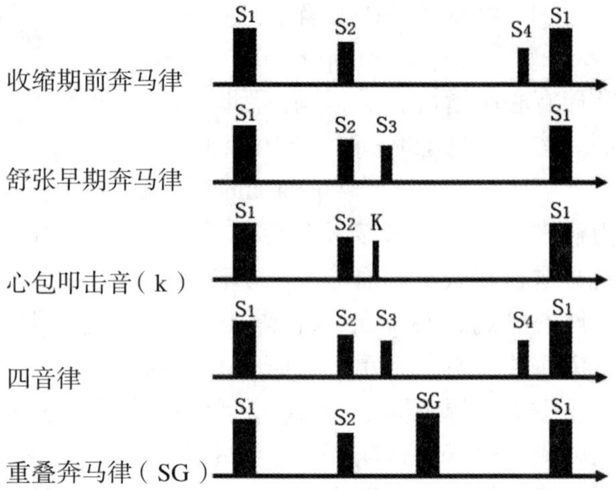

图 2-8-12 舒张期额外心音听诊区别示意图

（2）收缩期额外心音：收缩期额外心音可发生于收缩早期、中期和晚期。

1）收缩早期喷射音（early systolic ejection sound）：又称收缩早期喀喇音（click）。紧接 S_1 之后 0.05～0.07s，音调高、清脆、短促、呈爆裂样音。临床上分为两种：①肺动脉收缩期喷射音，在肺动脉瓣区最响，呼气时增强，吸气时减弱。常见于肺动脉高压、轻中度肺动脉瓣狭窄、原发性肺动脉扩张、房间隔或室间隔缺损等。②主动脉收缩期喷射音：在主动脉瓣区最响，可向心尖部传导，其响度不受呼吸影响。常见于主动脉瓣狭窄和（或）关闭不全、高血压、主动脉瘤等。其产生的机制为扩大的肺动脉或主动脉在心室射血时动脉壁振动，以及在主、肺动脉阻力增高的情况下半月瓣瓣叶用力开启，或狭窄的瓣叶在开启时突然受限产生振动所致。

提示：肺动脉早期喷射音常见于肺动脉高压及肺动脉扩张，主动脉收缩早期喷射音常见于主动脉高压及主动脉扩张。

2）收缩中、晚期喀喇音（mid and late systolic click）：喀喇音出现于 S_1 后 0.08s 者称收缩中期喀喇音，0.08s 以上称收缩晚期喀喇音。其性质与收缩早期喷射音类似，高调、短促、清脆，如关门落锁的“Ka-Ta”样声音。在心尖部及其内侧听诊最清楚。该喀喇音的产生机制是由于房室瓣（多为二尖瓣前叶）在收缩中、晚期落入心房，瓣膜和腱索突然紧张产生振动所致，见于二尖瓣脱垂、缺血性心脏病（乳头肌功能不全）等。二尖瓣脱垂入左心房可导致瓣膜关闭不全，产生收缩晚期杂音。收缩中、晚期喀喇音合并收缩晚期杂音称二尖瓣脱垂综合征。

提示：二尖瓣脱垂综合征是指收缩中、晚期喀喇音合并收缩晚期杂音。

（3）医源性额外音：①人工起搏音。一般认为是由置入心脏的人工起搏器电极引起。发生于 S_1 前，呈喀喇音样，少数出现于 S_1 后，类似收缩早期喀喇音。②人工瓣膜音。由于置入的人工机械瓣膜在开放或关闭时，金属瓣膜与支架相撞击所致。两者均可根据病史予以确定。

5．心脏杂音（cardiac murmurs） 心脏杂音是指心脏除心音和额外心音之外出现的持续时间较长、具有不同频率、不同强度的异常声音。它可与心音分开或相连续，甚至完全掩盖心音。杂音对某些心血管疾病的诊断具有重要的意义。

（1）杂音的产生机制：血液在正常血管内是分层流动的，其中央部流速最快，越远离中央部越慢，边缘部最慢，称为层流。血液通过管径急骤变化的通道，或异常的通道，使流速发生变化或方向异常，致层流变为湍流或涡流，冲击心壁、瓣膜、腱索、血管壁产生振动在相应的部位产生杂音。具体机制如下（图 2-8-13）：

1）血流加速：血流速度越快，越容易产生旋涡，杂音就越响。正常人剧烈运动、发热、甲状腺功能亢进、严重贫血时，血流速度加快，可出现杂音或使原有杂音增强。

2）瓣膜口狭窄：血流通过血管的狭窄处产生湍流形成杂音，是杂音产生的最常见原因。器质性狭窄多见于二尖瓣狭窄、主动脉瓣狭窄、肺动脉瓣狭窄、先天性主动脉缩窄等；相对性狭窄可由于心室腔或大血管扩张导致的瓣口相对狭窄，血流通过扩张处时也可产生旋涡，形成湍流而出现杂音，如主、肺动脉根部扩大所致的瓣膜口相对狭窄。

3）瓣膜关闭不全：血液反流经过关闭不全的心脏瓣膜或血液流经心腔扩大部位时产生湍流

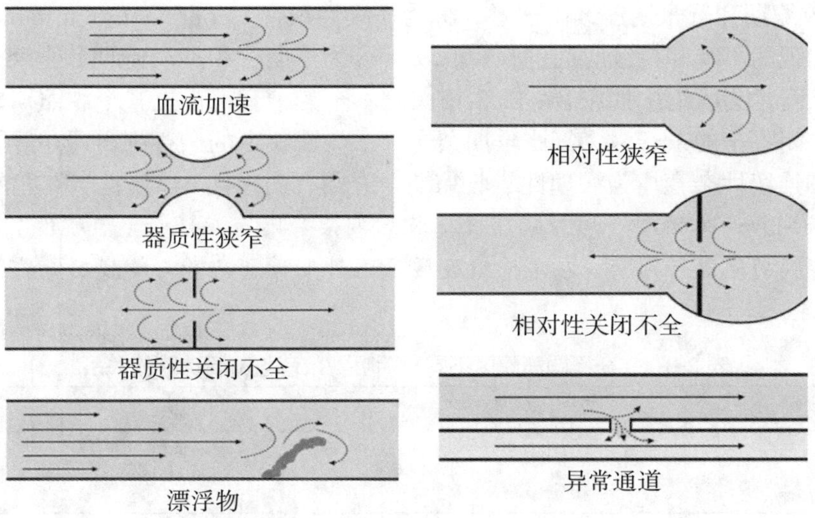

图 2-8-13　心脏杂音产生机制示意图

出现杂音，也是杂音形成的常见原因。器质性关闭不全见于风湿性二尖瓣关闭不全、主动脉瓣关闭不全等；相对性关闭不全见于高血压性心脏病左心室扩大引起的二尖瓣关闭不全、右心衰竭右心室扩大引起的三尖瓣关闭不全、主动脉瓣瓣环扩张引起的主动脉瓣关闭不全等。

4）异常通道：心腔内或大血管间存在的异常通道形成血液分流，血流经过这些异常通道时产生湍流而出现杂音。见于室间隔缺损、房间隔缺损、动脉导管未闭、动 - 静脉瘘等。

5）心腔异常结构：心室内乳头肌或腱索断裂的残端在心腔内摆动，干扰血流，引起湍流而出现杂音。

6）血管腔扩大：血液从正常管径处流入血管瘤扩大部分时，形成湍流出现杂音，如动脉瘤。

提示：杂音的产生与血流加速、瓣膜口狭窄或关闭不全、异常通道、心腔内漂浮物及心腔、血管腔扩大等因素有关。

（2）杂音听诊的要点：当听到杂音时，应注意其最响部位、传导方向、出现时期、强度及形态、性质以及体位、呼吸、运动对杂音的影响等，并据此判断其临床意义。

1）最响部位与传导方向：杂音的最响部位与病变部位有关。根据杂音最响部位及其传导方向，可判断杂音来源。一般说来，杂音在某瓣膜听诊区最响，提示病变在该区相应的瓣膜。例如，杂音在心尖部最响，提示病变在二尖瓣；在主动脉瓣区最响，提示主动脉瓣病变；在肺动脉瓣区最响，提示病变在肺动脉瓣；在胸骨下端最响，提示病变在三尖瓣。如在胸骨左缘第 3、4 肋间听到响亮而粗糙的收缩期杂音，则可能为室间隔缺损。杂音主要沿血流方向在一定范围内传导，亦经周围组织扩散。二尖瓣关闭不全的收缩期杂音向左腋下、左肩胛下区传导；主动脉瓣狭窄的收缩期杂音可向右侧颈部、胸骨上窝传导；主动脉瓣关闭不全的舒张期杂音，自主动脉瓣第二听诊区沿胸骨左缘下传并可到达心尖。有的杂音较局限，如二尖瓣狭窄的舒张期杂音常局限于心尖部。杂音传导中性质不变，但传导越远，声音越弱。如果在两个瓣膜区听到时期和性质相同的杂音时，为了判断杂音是来自一个瓣膜区抑或两个瓣膜区，可将听诊器从其中一个瓣膜区逐渐移向另一区来听诊。若杂音逐渐减弱，或逐渐增强，则可能杂音最响处的瓣膜有病变；若杂音先逐渐减弱，当移近另一瓣膜区时，杂音又增强，则可能为两个瓣膜均有病变。

提示：杂音在哪个瓣膜区最响，提示病变在相应的瓣膜。杂音常沿血流方向传导，也经周围组织扩散。

2）出现时期：发生在第一心音与第二心音之间的杂音，称为收缩期杂音（systolic murmurs，SM）。发生在第二心音与下一心动周期的第一心音之间者，称为舒张期杂音（diastolic murmurs，

DM）。杂音在收缩期和舒张期连续出现者，称为连续性杂音（continuous murmurs）。按杂音在收缩期或舒张期出现的早晚和持续时间的长短，又可分为早期、中期、晚期和全期杂音。例如：主动脉瓣狭窄的杂音常为收缩中期杂音；二尖瓣关闭不全的杂音可占据整个收缩期，称全收缩期杂音；主动脉瓣关闭不全的杂音多为舒张早期杂音；二尖瓣狭窄的杂音则出现在舒张中、晚期。临床上，舒张期和连续性杂音均为病理性，收缩期杂音则有病理性（器质性）和功能性两种。

提示：舒张期和连续性杂音均为病理性，收缩期杂音则有病理性（器质性）和功能性两种；根据杂音可对瓣膜功能进行判断。在不同瓣膜区不同时期听到杂音与瓣膜功能的关系见表 2-8-7。

表 2-8-7 在不同瓣膜区不同时期听到杂音与瓣膜功能的关系

瓣膜区	收缩期	舒张期
二尖瓣、三尖瓣	关闭不全	狭窄
主动脉瓣、肺动脉瓣	狭窄	关闭不全

3）杂音性质：不同频率的杂音表现出不同的音调和音色称为杂音的性质，杂音的频率与产生杂音的血流速度成正相关。杂音的性质通常用自然界的声音进行比拟描述，如吹风样、隆隆样、喷射样、叹气样、机器声样、乐音样等。柔和的吹风样杂音常为功能性杂音，器质性杂音多较粗糙、响亮。二尖瓣关闭不全于心尖区可听到粗糙的吹风样收缩期杂音，二尖瓣狭窄可于心尖部听到隆隆样舒张期杂音。主动脉瓣狭窄可于主动脉瓣区听到喷射样收缩期杂音，主动脉瓣关闭不全可于主动脉瓣第二听诊区听到叹气样舒张期杂音，动脉导管未闭可听到机器声样连续性杂音，乐音样杂音见于感染性心内膜炎、梅毒性主动脉瓣疾病等。

提示：一般器质性杂音粗糙、响亮，功能性杂音柔和。

4）杂音强度与形态：杂音强度即杂音的响度与血流速度和血流量成正相关。临床上常见影响杂音强度的因素有①狭窄程度：一般情况下，狭窄越重，血流速度越快，杂音越强；但极度狭窄以致通过的血流极少时，杂音反而减弱或消失；②血流速度：速度越快，杂音越强；③压力阶差：病变部两侧的压力差越大，血流速度越快，杂音越响；④心肌收缩力：心力衰竭时，心肌收缩力减弱，血流速度慢，杂音减弱；心力衰竭纠正后，心肌收缩力增强，血液流速加快，杂音增强。

收缩期杂音的强度一般按 Levine 六级分级法分级：

1 级 杂音很弱，在安静环境下仔细听诊才能到。

2 级 较易听到的弱杂音。

3 级 杂音不太响亮，呈中等强度。

4 级 杂音响亮，通常伴有震颤。

5 级 杂音很响亮，听诊器体件边缘接触胸壁即可听到，有明显震颤。

6 级 杂音极响亮，听诊器体件距胸壁一定距离亦能听到，有强震颤。

杂音强度的记录方法：杂音的级别为分子，6 级分类法为分母。例如，强度为 3 级的收缩期杂音，记录为 3/6 级收缩期杂音。

舒张期杂音可参照上述 6 级分级法，但临床上一般不用 6 级分级法，只分为轻、中、重度三级。

杂音的形态是指在心动周期中杂音强度的变化规律，可用心音图记录。根据杂音强度变化特点，一般分为以下五种形态（图 2-8-14）。①一贯型：杂音强度始终基本保持一致，如二尖瓣关闭不全的收缩期杂音；②递减型：杂音开始较强，以后逐渐减弱，如主动脉瓣关闭不全的舒张期叹气样杂音；③递增型：杂音开始较弱，以后逐渐增强，如二尖瓣狭窄的舒张期隆隆样杂音；

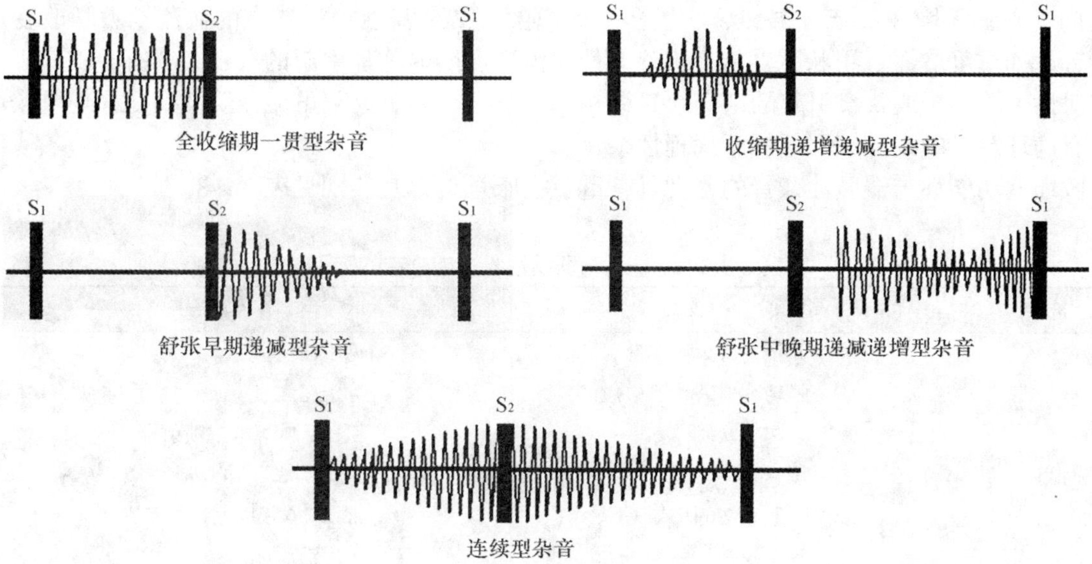

图 2-8-14　心脏杂音示意图

④递增递减型：又称菱形杂音，即杂音开始较弱，逐渐增强后又逐渐减弱，如主动脉瓣狭窄的收缩期喷射样杂音；⑤连续型：杂音起始于 S_1，逐渐增强，至 S_2 时达最高峰，然后逐渐减弱，持续至下一心动周期的 S_1，形成一个跨越收缩期和舒张期的大菱形杂音，如动脉导管未闭时的杂音。

一般认为，收缩期杂音 2/6 级以下多为功能性，常无病理意义，3/6 级及以上者多为器质性，具有病理意义。但杂音的强度有时不一定与病变的严重程度成正比，因此除强度外，应结合杂音部位、性质、粗糙程度、传导情况等来判定其临床意义。

提示：3/6 级及以上的收缩期杂音为病理性杂音。

5）体位、呼吸和运动对杂音的影响：某些体位、呼吸和运动可使某些杂音增强或减弱，有助于杂音的判别。

体位对杂音的影响：左侧卧位，二尖瓣狭窄的舒张期隆隆样杂音更明显；前倾坐位时，主动脉瓣关闭不全的舒张期叹气样杂音更易听到；仰卧位时，二尖瓣、三尖瓣和肺动脉瓣关闭不全的杂音更明显。迅速改变体位，使血流分布和回心血量发生改变影响杂音的强度，如由蹲位或卧位迅速站立，使瞬间回心血量减少，大多数心脏杂音减弱，而肥厚型梗阻性心肌病的杂音增强。

呼吸对杂音的影响：呼吸可使左、右心室的排血量及心脏的位置发生改变而影响杂音的强度。深吸气时，胸腔内负压增大，回心血量增多，使右心排血量增加，从而使右心的杂音如三尖瓣或肺动脉瓣关闭不全或狭窄的杂音增强。深呼气时，胸腔内压升高，左心回心血量增多，使左心排血量增加，从而使左心的杂音如二尖瓣或主动脉瓣关闭不全或狭窄的杂音增强。深吸气后紧闭声门，用力做呼气动作（Valsalva 动作）时，胸腔内压增高使回心血量减少，心排血量降低，经瓣膜产生的杂音一般都减弱，而肥厚型梗阻型心肌病的杂音增强。

运动对杂音的影响：运动时心率增快，心肌收缩力增强，心排血量和血流速度增加，可使杂音增强。

提示：改变体位、呼吸、运动可影响杂音的强度，可据此辨别某些杂音的来源。

（3）杂音的临床意义：听到杂音对心血管病的诊断与鉴别诊断有重要意义。但是有杂音不一定有心脏病，有心脏病也不一定有杂音。根据产生杂音的心脏部位有无器质性病变，分为器质性杂音与功能性杂音；根据杂音的临床意义分为病理性杂音和生理性杂音（包括无害性杂音）。器质性杂音是指产生杂音的心脏部位有器质性损害，属病理性杂音。功能性杂音是指产生杂音的心脏部位没有器质性病变，出现在收缩期，包括①生理性杂音，必须符合以下条件：只限于出现在收缩期、心脏无增大、杂音柔和、吹风样、无震颤；②全身性疾病造成的血流动力学改变产生的杂音，如重度贫血、甲状腺功能亢进症等使血流速度明显增加引起的杂音；③有心脏病理意义的相对性关闭不全或狭窄引起的杂音，又称相对性杂音，心脏局部虽无器质性病变，但整个心脏存在有病理意义的改变，因此属于病理性杂音。

收缩期功能性与器质性杂音的鉴别具有重要临床意义，其鉴别见表 2-8-8。

表 2-8-8 功能性与器质性收缩期杂音的鉴别

鉴别点	功能性	器质性
年龄	儿童、青少年多见	见于任何年龄
部位	肺动脉瓣区和（或）心尖部	见于任何瓣膜区
性质	柔和、吹风样	粗糙，吹风样或喷射样
持续时间	短	较长，常为全收缩期
强度	一般为 2/6 级或以下	常在 3/6 级以上，可有震颤
传导	较局限	较广泛而远
心脏形态	正常	可有心房和（或）心室增大

提示：听到杂音对心血管病的诊断与鉴别诊断有重要意义。但是有杂音不一定有心脏病，有心脏病也不一定有杂音。

各瓣膜区杂音的特点及临床意义：

1）二尖瓣区杂音：

收缩期杂音。①功能性：可见于发热、贫血、甲状腺功能亢进症、妊娠、剧烈运动等，亦可见于部分健康人。杂音呈吹风样，柔和，一般在 2/6 级以下，较局限，病因去除后，杂音消失。②相对性：由于左心室扩张引起二尖瓣相对关闭不全所致。见于扩张型心肌病、高血压性心脏病、冠心病、贫血性心脏病等。杂音呈吹风样，强度（2～3）/6 级，时限较长，可传导一定距离，经治疗心腔缩小后，杂音可减弱或消失。③器质性：主要见于风湿性心瓣膜病二尖瓣关闭不全、冠心病乳头肌功能不全引起的二尖瓣脱垂等，杂音呈吹风样，粗糙，多在 3/6 级以上，持续时间长，可占据整个收缩期，有时可遮盖第一心音，常向左腋下传导，呼气时增强，左侧卧位时更明显。

舒张期杂音。①相对性：主要见于主动脉瓣关闭不全引起的相对二尖瓣狭窄，杂音产生的原因是主动脉反流的血液直接冲击二尖瓣前叶使之过早呈关闭状态，以及反流导致左心室舒张期容量负荷过重，使二尖瓣开放受限和左室扩大。此杂音又称 Austin Flint 杂音，其出现的时期及性质与器质性二尖瓣狭窄相似，一般出现在舒张中、晚期，柔和，呈递减型，但不伴有 S_1 增强、开瓣音及震颤。②器质性：主要见于风湿性心瓣膜病二尖瓣狭窄。杂音在心尖部最响，出现于舒张中、晚期，呈隆隆样，递增型，较局限，不向远处传导，伴有 S_1 增强、震颤，部分伴开瓣音。

提示：二尖瓣区收缩期杂音见于各种原因引起的二尖瓣关闭不全。舒张期杂音见于二尖瓣狭窄。Austin Flint 杂音为主动脉瓣关闭不全引起的相对性二尖瓣狭窄产生的杂音。

2）主动脉瓣区杂音：

收缩期杂音。①相对性：由于升主动脉扩张引起主动脉瓣相对狭窄所致，主要见于主动脉硬化、高血压等。杂音呈喷射样，较柔和，无震颤，常伴 A_2 亢进。②器质性：主要见于主动脉瓣狭窄。杂音呈喷射性收缩中期递增递减型，粗糙响亮，常伴有震颤，沿血流方向向颈部传导，伴 A_2 减弱。

舒张期杂音：由各种原因所致的主动脉瓣关闭不全产生，均为器质性。常见于风湿性心瓣膜病、梅毒性心脏病、先天性心脏病所致的主动脉瓣关闭不全。杂音出现于舒张早期，呈递减型，为柔和叹息样，在主动脉瓣第二听诊区最清楚，向胸骨左缘及心尖部传导，坐位前倾，呼气末屏住呼吸时更易听到。

提示：主动脉瓣区收缩期杂音是主动脉瓣狭窄引起，舒张期杂音是主动脉瓣关闭不全引起。

3）肺动脉瓣区杂音：

收缩期杂音。①功能性：生理性杂音以健康儿童或青少年常见。杂音出现于收缩中期，呈喷射样，柔和，常在2/6级以下，较局限，卧位时明显，坐位或立位时减轻或消失。②相对性：由于肺动脉高压，肺动脉扩张使肺动脉瓣相对狭窄所致，见于二尖瓣狭窄、房间隔缺损等。杂音特点与生理性杂音相似，但杂音强度较响，P_2亢进。③器质性：见于肺动脉瓣狭窄。杂音呈收缩中期、喷射样、粗糙，强度≥3/6级，常伴有震颤，向左上胸及左颈部传导，P_2多减弱。

舒张期：多由于肺动脉高压致肺动脉扩张引起的瓣膜相对关闭不全所致。常见于二尖瓣狭窄、肺源性心脏病等。杂音为舒张期递减型、叹息样，平卧吸气末增强，常伴P_2亢进。这种相对性肺动脉瓣关闭不全所致的舒张期杂音称为Graham-Steel杂音。

提示：肺动脉瓣区收缩期杂音是肺动脉瓣狭窄引起，舒张期杂音是肺动脉瓣关闭不全引起。Graham-Steel杂音为肺动脉瓣相对性关闭不全时出现的杂音。

4）三尖瓣区杂音：

收缩期杂音。①相对性：多数是由于右心室扩大引起相对性三尖瓣关闭不全所致，见于二尖瓣狭窄、肺心病。杂音特点与相对性二尖瓣关闭不全相似，但杂音强度一般小于3/6级，吸气时增强，可随病情好转右心室缩小而减弱或消失。由于右心室增大，杂音部位可移向左侧近心尖处，需注意与二尖瓣关闭不全的杂音鉴别。②器质性：极少见。杂音特点与器质性二尖瓣关闭不全相似，但不传至腋下，可伴有颈静脉和肝收缩期搏动。

舒张期杂音：三尖瓣狭窄时，在胸骨下段左缘处可出现舒张期隆隆样杂音，深吸气时增强，但临床上极少见。

5）其他部位杂音：①在胸骨左缘第2、3、4肋间，部分青少年可闻及生理性收缩期杂音，杂音强度≤2/6级，柔和，不传导，平卧吸气时明显，坐位时杂音减轻或消失。可能是左或右心室的血流进入主动脉或肺动脉时产生的紊乱血流所致。②房间隔缺损时，胸骨左缘第2、3肋间闻及2/6～3/6级收缩期吹风样杂音，多伴有第二心音亢进和固定分裂。③室间隔缺损时，可在胸骨左缘第3、4肋间隙处听到响亮而粗糙的全收缩期杂音，常伴有震颤。④连续性杂音：动脉导管未闭时，因血流持续地从主动脉经未闭的动脉导管分流入肺动脉而产生连续性杂音。杂音最响部位在胸骨左缘第2肋间稍外侧闻及，杂音响亮而粗糙，类似机器转动时的噪音，故又称机器声样杂音。杂音贯穿于整个心动周期，收缩期逐渐增强，进入舒张期后逐渐减弱，形成高峰在第二心音处的大菱形杂音，第二心音常被掩盖，常伴有震颤。此外，先天性心脏病主肺动脉间隔缺损、冠状动静脉瘘、冠状动脉窦瘤破裂也可在胸骨左缘第2肋间出现连续性杂音。

提示：房间隔缺损时，在胸骨左缘第2、3肋间闻及收缩期吹风样杂音；室间隔缺损时，在胸骨左缘第3、4肋间闻及粗糙的全收缩期杂音。连续性杂音：动脉导管未闭时，在胸骨左缘第2肋间稍外侧闻及连续性杂音。

6. 心包摩擦音（pericardial friction sound）　当心包壁层和脏层由于生物或理化因素引起纤维蛋白渗出沉积而变得粗糙，心包两层随心脏搏动互相摩擦而产生的声音称心包摩擦音。心包摩擦音性质粗糙、高调、搔抓样，比较表浅，类似纸张摩擦发出的声响。此音与心脏活动一致，收缩期与舒张期均可听到，以收缩期明显；摩擦音可在整个心前区听到，但以胸骨左缘第3、4肋间最响，因此处为心脏裸区，无肺组织遮盖；坐位前倾或以听诊器体件向胸壁加压时更明显，不受呼吸的影响。心包摩擦音与胸膜摩擦音的主要区别是屏住呼吸时胸膜摩擦音消失，而心包摩擦音仍然存在。心包摩擦音最常见于心包炎（结核性、非特异性、风湿性、化脓性），亦可见于心肌梗死、尿毒症、系统性红斑狼疮等。

提示：心包摩擦音与胸膜摩擦音的主要区别是屏住呼吸时胸膜摩擦音消失，而心包摩擦音仍然存在。另外，两者最响的部位也不相同。

第二节 血 管 检 查

血管检查是体格检查的重要组成部分。许多疾病可使血管发生改变或经血管反映出来，血管检查可为某些疾病的诊断提供很有价值的资料。本节主要介绍周围血管检查，包括脉搏、血压、血管杂音和周围血管征的检查。

一、视诊

颈动脉和颈静脉的视诊，主要观察颈动脉有无搏动及其程度、颈静脉的充盈程度及有无搏动（可参见颈部检查）。胸、腹壁静脉视诊主要观察有无静脉显露或曲张（可参见胸、腹部检查）。

（一）肝 - 颈静脉回流征

检查方法：嘱受检者平卧，平静呼吸，避免屏气，检查者右手掌面轻贴于肝区，逐渐加压，持续 10s，同时观察颈静脉怒张程度。正常人颈静脉不扩张，或施压之初可有轻度扩张，但迅即下降到正常水平。右心衰竭者肝淤血肿大时，用手压迫肝可使颈静脉怒张更明显，但于停止压迫肝后迅即下降（至少 4cm 水柱），为肝 - 颈静脉回流征阳性。其主要发病机制为：当右心衰竭引起肝淤血肿大时，压迫淤血的肝，使肝内的淤血进入下腔静脉，但因右心房淤血或右心室舒张受限，不能完全接受回流血量，这部分血流只能经下腔静脉进入上腔静脉，而致颈静脉充盈更为明显。常见于右心衰竭、缩窄性心包炎、心包积液。

提示：肝 - 颈静脉回流征阳性提示右心功能不全和（或）心脏压塞征。

（二）毛细血管搏动征

检查方法：用手指轻压受检者指甲末端使其淡红色甲床出现苍白区域，或以玻片轻压受检者淡红色口唇黏膜使局部发白，如在发白的局部边缘见到有节律红、白交替的改变，称为毛细血管搏动征（capillary pulsation）阳性。见于脉压增大的疾病，如主动脉瓣重度关闭不全、甲状腺功能亢进症、严重贫血等。

二、触诊

血管触诊检查主要是动脉脉搏的触诊。动脉血管因心脏的收缩和舒张活动而出现相应的扩张和回缩的搏动，称为动脉脉搏，简称脉搏（pulse）。脉搏检查主要用触诊，也可用脉搏计描记波形。脉搏检查在临床疾病诊断中具有重要意义。

检查脉搏时，选择浅表易触及的动脉，一般触桡动脉，必要时，亦可选触颞动脉、颈动脉、肱动脉、股动脉、足背动脉等。

脉搏检查方法：以右手示指、中指和环指触压受检者的动脉，先感觉其脉率、脉律、强弱与波形；由动脉近心端的手指逐渐施压，至动脉远心端的手指不能感觉到脉搏，感觉脉搏的紧张度与动脉壁状态。

检查脉搏应注意其脉率、节律、强弱、紧张度、波形及动脉壁的情况。检查时需注意两侧对称部位脉搏和上下肢脉搏的比较。正常人两侧差异很小，某些疾病时，可出现明显差异。例如，多发性大动脉炎。

（一）脉率

脉率是指每分钟脉搏的次数。影响脉率的因素有年龄、性别、体力活动和精神情绪状态。正常成人在安静状态下的脉率为60～100次/分。儿童较快，小于3岁的儿童一般在100次/分以上，婴幼儿可达130次/分；老年人脉率偏慢；女性脉率较男性稍快；日间脉率较快，夜间睡眠时较慢；餐后、活动后或情绪激动时脉率增快。病理情况下，脉率可增快或减慢。例如，发热、贫血、心功能不全、休克、心肌炎、甲状腺功能亢进等，脉率增快；病态窦房结综合征、二度以上房室传导阻滞、颅内压增高、胆汁淤积性黄疸、甲状腺功能减退等，脉率减慢。药物也可影响脉率，如阿托品、肾上腺素、麻黄碱等可使其增快，β肾上腺素能受体拮抗剂可使脉率减慢。正常人脉率与心率相等。某些心律失常，如心房颤动、频发期前收缩等，由于部分心搏的搏出量过少，不足以使周围动脉产生搏动，故脉率少于心率。

（二）脉律

脉律是指脉搏的节律，可反映心脏搏动的节律。正常人脉律规则，儿童、青少年和部分成年人可出现吸气时脉率增快，呼气时减慢，称窦性心律不齐。各种心律失常都可影响脉律，如二度房室传导阻滞者可有脉搏脱漏，称脱落脉；期前收缩时，脉律不整，可出现二联脉、三联脉；心房颤动时，脉律绝对不规则，脉搏强弱不等，脉率小于心率，后者称脉搏短绌或短绌脉。

（三）强弱

脉搏的强弱与心脏每搏输出量、脉压和周围血管阻力相关。每搏输出量多、脉压增大、周围动脉阻力减低时，脉搏强而振幅大，称为洪脉，见于高热、甲状腺功能亢进、主动脉瓣关闭不全等。脉搏弱而振幅低，称为细脉或丝脉，见于休克、心功能不全、主动脉瓣狭窄等。

（四）紧张度与动脉壁状态

脉搏的紧张度与动脉壁状态（硬化程度）和动脉压（主要是收缩压）的程度有关。检查时，以近心端手指按压动脉，逐渐施压至远心端手指触不到脉搏，此时，近心端手指完全阻断动脉搏动所施的压力，即为脉搏的紧张度。正常人动脉管壁光滑、柔软，并具有一定弹性。近心端手指完全阻断脉搏后，远心端手指感觉动脉壁状态，如能触及硬而缺乏弹性的动脉呈条索状、迂曲或结节状，提示动脉硬化。

（五）脉波

脉搏搏动的形态可用脉波仪描记出具有一定形态的曲线，这一曲线称脉搏的波形，简称脉波。临床上，可用触诊来粗略地估计脉搏的波形。波形上升速度与左心室收缩时血液入主动脉内的速度（每搏输出量）及动脉壁的弹性有关，下降速度与周围小血管扩张的程度、主动脉瓣的完整性及动脉壁的弹性有关。

1. 正常脉波　脉搏波由升支、波峰和降支（包括重搏波）构成。升支陡直，发生在收缩早期，其上升速度取决于左心室射血和动脉内压力上升速率；波峰圆钝，出现在收缩的中晚期；降支平缓，出现在舒张期，其下降速度取决于动脉内压力下降速率。在降支的早期有一切迹，继之以小的波峰，其发生分别与主动脉瓣关闭和大动脉壁弹性回缩有关。

2. 水冲脉（water hammer pulse）　脉搏骤起骤落，似水浪冲过，故称水冲脉。检查方法：医师右手（或左手）紧握受检者右手（或左手）手腕掌面，将受检者手臂缓慢抬举过头，可感觉到挠动脉搏动犹如水冲的急促而有力的冲击。这是由于脉压增大所致，主要见于主动脉瓣关闭不全，亦可见于甲状腺功能亢进、严重贫血、动静脉瘘等。

提示：水冲脉是主动脉瓣关闭不全的重要体征。

3. 交替脉（pulsus alternans）　指脉搏节律规则而强弱交替出现的脉搏，必要时嘱患者再呼气以排除呼吸变化所影响的可能性。其机制一般认为是左心室收缩力强弱交替所致，是左心室衰竭的重要体征。常见于急性心肌梗死、高血压性心脏病、重症心肌炎等。

提示：交替脉是左心衰竭的重要体征。

4. 奇脉（paradoxical pulse）　吸气时，脉搏明显减弱甚至消失的现象称为奇脉，又称吸停脉。不明显的奇脉可用血压计检测，收缩压在吸气时较呼气时降低10mmHg以上。正常人平静呼吸时，脉搏的强弱无明显改变。奇脉的产生机制是由于吸气时左心室排血量减少所致。心脏压塞时，心室舒张受限，吸气时体循环静脉回流右心血量减少，右心室排入肺循环的血量减少，吸气时因胸腔负压增加，肺血管扩张导致肺循环容量的增加，从而使肺静脉回左心血量减少，左心室排出量减少。常见于心包积液和缩窄性心包炎，是心脏压塞的重要体征之一。

提示：奇脉是心脏压塞的重要体征。

5. 无脉（pulseless） 即脉搏消失，常见于严重休克及多发性大动脉炎，后者是因为某一部位动脉闭塞而引起相应部位脉搏消失。

提示：无脉多见于严重休克，是病情危重的表现。

三、听诊

（一）动脉

1. 动脉杂音 正常人颈总动脉和锁骨下动脉处（特别是右侧），偶可听到相当于第一心音和第二心音的血管搏动音，称为动脉音。在部分儿童和青少年中，于锁骨上可听到较为柔和、弱而短的呈递增递减型收缩早期杂音。病理情况下，则产生异常血管搏动音，或在病变部位出现血管杂音。甲状腺功能亢进时，在肿大的甲状腺上可听到连续性血管杂音，提示甲状腺血流丰富；多发性大动脉炎时，可在狭窄病变部位听到收缩期杂音；肾动脉狭窄时，可在上腹部及腰背部听到收缩期杂音；外周动静脉瘘时，可在病变部位听到连续性杂音。肺内动静脉瘘时，在胸部相应部位可听到连续性杂音。

2. 枪击音（pistol shot sound）和 Duroziez 双重杂音 将听诊器体件放在浅表大动脉（一般采用股动脉或肱动脉）处，可闻及与心跳一致短促如射枪的“Ta-Ta”声音，称为枪击音，是脉压增大时血流冲击血管壁所致。如将听诊器体件稍增加压力，则可听到收缩期与舒张期双期吹风样杂音，称为 Duroziez 双重杂音，这是由于脉压增大，血流往返于听诊器加压造成的动脉狭窄处所引起的。

枪击音、Duroziez 双重杂音、水冲脉、毛细血管搏动征，统称周围血管征。主要见于主动脉瓣关闭不全、严重贫血、甲状腺功能亢进等脉压增大的疾病。

提示：周围血管征包括枪击音与 Duroziez 双重杂音、水冲脉、毛细血管搏动征。主要见于主动脉瓣关闭不全、严重贫血、甲状腺功能亢进等。

（二）静脉

由于静脉压力低，血流较慢，不易产生涡流，因此静脉杂音不多见。静脉杂音一般为连续性营营音或嗡嗡音。部分正常人坐位或站立位时颈静脉血液快速回流入上腔静脉，可在颈根部近锁骨处或锁骨下听到低调、柔和、连续性杂音，以右侧多见。以手指压迫颈静脉暂时中断血流，该杂音可消失。肝硬化门脉高压引起的腹壁静脉曲张时，可在脐周或上腹部听到连续性静脉营营音。

（三）血压

血压（blood pressure，BP）是血液在体循环动脉内流动时对血管壁的侧压力，是重要的生命体征。

1. 测量方法及血压标准 见第四章第一节。

2. 血压变动的临床意义 见第四章第一节。

3. 动态血压监测（ambulatory blood pressure monitoring，ABPM） 近年凡是疑有单纯性诊所高血压（白大衣高血压）、隐蔽性高血压、顽固难治性高血压、发作性高血压或低血压，以及降压治疗效果差的高血压，应用动态血压监测作为常规血压监测的补充手段。ABPM 使用符合国际标准（BHS 和 AAMI）的动态血压检测仪，按设定间隔 24h 记录血压。一般白昼（6am～10pm）每 15～20min 测压 1 次；夜间（10pm～6am）每 30min 记录 1 次。国内动态血压的正常参考值为：24h 平均血压值＜130/80mmHg，白昼血压平均值＜135/85mmHg，夜间血压平均值＜120/70mmHg。夜间血压值较白天低 10%～20%。

第三节　临床病例查体思维

【病例一】

女性，42 岁。活动后心悸、呼吸困难 5 年，加重伴腹胀 1 周。近 1 周呼吸困难，不能平卧，入院当天出现端坐呼吸，咳粉红色泡沫痰。该患者 10 多年来经常出现全身多个大关节游走性红肿疼痛。经彩色多普勒超声心动图检查诊断为二尖瓣重度狭窄。试分析该患者的临床诊断与体格检查可能会出现哪些阳性体征。

1．症状特点　女性，中年，劳累后心悸、呼吸困难进行性加重，咳粉红色泡沫痰，腹胀。

2．既往史　多年来经常出现全身多个大关节游走性红肿疼痛。

3．辅助检查　彩色多普勒超声心动图检查证实为二尖瓣重度狭窄、肝大。

4．可能出现的疾病　风湿性心脏病、二尖瓣狭窄、全心衰竭、心功能Ⅳ级。

附：根据心脏病患者的临床表现（对体力活动的耐受程度），将心功能状态分为四级，一般以罗马数字表示。

心功能Ⅰ级：为心功能代偿期，体力活动不受限制。

心功能Ⅱ级：体力活动轻度受限制，日常生活和工作的一般活动可引起症状。

心功能Ⅲ级：体力活动明显受限制，轻度活动即可出现症状。

心功能Ⅳ级：体力活动完全受限制，不能从事任何体力活动，即使休息时亦可出现症状。

5．该患者体格检查可能会有的阳性体征

视诊：两颧暗紫红色，呈二尖瓣面容，口唇发绀，心尖冲动位置正常或略向左移位。

触诊：心尖部可触及舒张期震颤，左侧卧位时更明显；右心室肥大时，可在胸骨左下缘或剑突下触及右心室收缩期抬举样搏动。可能有双下肢凹陷性水肿。

叩诊：心脏相对浊音界心腰部膨出，呈梨形。

听诊：①心尖区舒张中晚期递增型隆隆样杂音，左侧卧位时更清晰；②第一心音增强；③可能听到开瓣音；④由于肺动脉高压，肺动脉瓣区第二心音增强和分裂；⑤可有 Graham-Steell 杂音，因肺动脉扩张导致肺动脉瓣相对性关闭不全，在肺动脉瓣听诊区闻及舒张期递减型、吹风样杂音，于吸气末增强；⑥右室扩大引起相对性三尖瓣关闭不全，在三尖瓣听诊区可闻及收缩期吹风样杂音，于吸气时明显；⑦可能出现房颤，第一心音强弱不等，心律绝对不规则，脉搏短绌。

提示：二尖瓣狭窄的主要症状为进行性加重的呼吸困难，特征性体征为心尖区舒张期隆隆样杂音和第一心音增强。

【病例二】

女性，46 岁。活动后心悸、呼吸困难 2 年，加重伴腹胀 1 周。入院前 5 天开始，出现夜间阵发性呼吸困难，入院当天病情加重，不能平卧。该患者 20 多年来经常出现全身多个大关节游走性红肿疼痛。经彩色多普勒超声心动图检查诊断为二尖瓣关闭不全。试分析该患者的临床诊断与体格检查可能会出现哪些阳性体征。

1. 症状特点　女性，中年，活动后心悸、呼吸困难进行性加重，夜间阵发性呼吸困难，腹胀。

2．既往史　多年来经常出现全身多个大关节游走性红肿疼痛。

3．辅助检查　彩色多普勒超声心动图检查诊断为二尖瓣关闭不全。

4．可能出现的疾病　风湿性心脏病、二尖瓣关闭不全、左心功能衰竭、心功能Ⅳ级。

5．该患者体格检查中可能会有的阳性体征

视诊：左心室增大，心尖冲动向左下移位，心尖冲动强。

触诊：心尖冲动有力，可呈抬举性；心尖区可能触及收缩期震颤。

叩诊：心脏相对浊音界向左下扩大。

听诊：①心尖区可闻及全收缩期、响亮粗糙的吹风样杂音，强度在3/6级以上，向左腋下或左肩胛下区传导；②第一心音减弱或被杂音遮盖；③肺动脉瓣区第二心音增强且通常分裂。

提示：二尖瓣关闭不全的主要症状为进行性加重的呼吸困难，特征性体征为心尖区收缩期吹风样杂音。

【病例三】

男性，9岁。活动后乏力、呼吸困难进行性加重，反复晕厥9年，心悸、心前区疼痛5年。彩色多普勒超声心动图检查诊断为主动脉瓣中度狭窄。试分析该患者的临床诊断与体格检查可能会出现哪些阳性体征。

1. 症状特点　男性，少年，自幼出现乏力、呼吸困难进行性加重，反复晕厥、伴心悸、心前区疼痛。

2. 辅助检查　彩色多普勒超声心动图检查诊断为主动脉瓣中度狭窄。

3. 可能出现的疾病　先天性主动脉瓣狭窄，左心功能不全。

4. 该患者体格检查中可能会发现的阳性体征

视诊：心尖冲动位置向左下移位，冲动增强。

触诊：心尖冲动呈抬举性，胸骨右缘第2肋间可触及收缩期震颤。

叩诊：心脏相对浊音界向左下扩大，呈靴形。

听诊：①胸骨右缘第2肋间可听到收缩期、递增递减型、粗糙响亮（常在3/6级以上）的喷射性杂音，向颈部传导；②主动脉瓣区第二心音减弱，可伴第二心音反常分裂；③心尖区有时可闻及第四心音。

提示：主动脉瓣狭窄的典型症状为呼吸困难、心绞痛和晕厥三联征，特征性体征为胸骨右缘第2肋间收缩期喷射性杂音。

【病例四】

男性，15岁。活动后呼吸困难、心悸、头部搏动感，伴反复立位性头晕、心前区疼痛10余年。其母亲经检查呈梅毒抗体阳性。该患儿彩色多普勒超声心动图检查显示主动脉瓣重度关闭不全。试分析该患者的临床诊断与体格检查中可能会发现的阳性体征。

1. 症状特点　男性，少年，活动后呼吸困难、心悸、头部搏动感，伴反复立位性头晕、心前区疼痛。

2. 家族史　其母亲经检查呈梅毒抗体阳性。

3. 辅助检查　彩色多普勒超声心动检查图显示主动脉瓣重度关闭不全。

4. 可能出现的疾病　先天性梅毒性心脏病，主动脉瓣关闭不全，左心功能不全。

5. 该患者体格检查可能会有的阳性体征

视诊：心尖冲动向左下移位，可见颈动脉搏动和随心搏出现的点头运动（Musset征）。

触诊：心尖冲动向左下移位，呈抬举性。

叩诊：心脏相对浊音界向左下扩大，呈靴形心。

听诊：①主动脉瓣第二听诊区可闻及舒张期递减型、叹息样杂音，可向心尖区和胸骨左下方传导；②主动脉瓣区第二心音减弱；③相对二尖瓣狭窄，心尖区舒张中、晚期可出现柔和、低调、递减型、隆隆样杂音，即Austin Flint杂音。

周围血管征：水冲脉、毛细血管搏动征、枪击音和Duroziez双重杂音，脉压明显增大。

提示：主动脉瓣关闭不全的主要症状为立位性头晕、头部搏动感、心绞痛和劳力性呼吸困难，特征性体征为主动脉瓣第二听诊区可闻及舒张期叹息样杂音。

【病例五】

男性，27 岁。患者 10 天前开始出现心前区持续性针刺样疼痛，活动或左侧卧位时加重，持续 2 天后消失，但出现心悸、咳嗽、呼吸困难和腹胀进行性加重，病后午后低热、盗汗、疲乏、食欲下降。彩色多普勒超声心动图检查发现大量心包积液。试分析该患者的临床诊断与体格检查中可能会发现的阳性体征。

1．症状特点　青年男性，心前区持续性针刺样疼痛后出现心悸、咳嗽、呼吸困难和腹胀进行性加重；病后午后低热、盗汗、疲乏、食欲下降。

2．辅助检查　超声心动图检查示大量心包积液。

3．可能出现的疾病　结核性心包炎，大量心包积液。

4．该患者体格检查中可能会发现的阳性体征

视诊：心前区饱满，心尖冲动减弱或消失。

触诊：心尖冲动减弱不易触到，心尖冲动在心浊音界内侧。

叩诊：心浊音界向两侧扩大，且随体位改变而变化，坐位时心界呈烧瓶样，卧位时呈类圆形。

听诊：心率快，心音弱而遥远。

其他体征：奇脉、脉压小、颈静脉怒张、肝大，肝 - 颈静脉回流征阳性，移动性浊音阳性，双下肢凹陷性水肿等。由于左肺受扩大心包的挤压，可于左肩胛下区出现语颤增强，叩诊浊音，可闻及支气管呼吸音，称为 Ewart 征。

心悸、呼吸困难；心率快、心音弱而遥远；颈静脉怒张、腹 - 颈静脉回流征阳性；奇脉、脉压减小称为心脏压塞征。

提示：心包积液的主要症状为心前区闷胀、心悸、呼吸困难和腹胀；特征性体征为心浊音界向两侧扩大，且随体位改变而变化；心尖冲动在心浊音界内侧，心率快、心音弱而遥远。

（林　兵）

单元目标检测练习（六）

一、名词解释

1．钟摆律

2．奔马律

3．心包摩擦音

4．交替脉

5．奇脉

6．水冲脉

7．Duroziez 双重杂音

8．毛细血管搏动征

9．周围血管征

10．肝 - 颈静脉回流征

二、填空题

1．心脏听诊内容包括 ________、________、________、________、________和 ________。

2．心房颤动的听诊特点 ________、________和 ________。

3．胸骨右缘第 2 肋间触及收缩期震颤提示 ________，胸骨左缘第 2 肋间触及收缩期震颤提示 ___________，胸骨左缘第 2 肋间触及连续性震颤提示 ___________，心尖部触及舒张期震

颤为 __________，胸骨左缘第 3 ~ 4 肋间触及收缩期震颤为 __________。

4. 对心脏杂音听诊应注意的内容包括 ________、________、________、________、________ 和 ________ 等，并据此判断其临床意义。收缩期杂音强度按 Levine 分级分为 ________ 级。

5. 室性奔马律由于发生在 ________ 时期，听诊时在 ________ 之后，故通常称为 ________。

6. 心包摩擦音在整个心前区可听到，但最响的部位在 ________，采取 ________ 体位时最清晰，最常见的疾病是 ________。

三、选择题

（一）A_1 型题（单句型最佳选择题）

1. 正常心尖冲动位置在
A. 胸骨左缘第 5 肋间锁骨中线内 0.5 ~ lcm 处
B. 胸骨左缘第 5 肋间锁骨中线外 0.5 ~ 1cm 处
C. 胸骨左缘第 5 肋间锁骨中线内 1.5 ~ 2.0cm 处
D. 胸骨左缘第 5 肋间锁骨中线外 1.5 ~ 2.0cm 处
E. 胸骨左缘第 5 肋间锁骨中线内 2.0 ~ 2.5cm 处

2. 正常人心尖冲动范围直径为
A. 1.0 ~ 1.5cm
B. 2.0 ~ 2.5cm
C. 3.0 ~ 3.5cm
D. 4.0 ~ 4.5cm
E. 5.0 ~ 5.5cm

3. 负性心尖冲动可见于
A. 肺气肿
B. 右心室增大
C. 左心室增大
D. 大量心包积液
E. 粘连性心包炎

4. 心尖冲动在左侧第 6 肋间左锁骨中线外 2cm 处，原因为
A. 左心室增大
B. 右心室增大
C. 左心房增大
D. 右心房增大及肺动脉段扩大
E. 右位心

5. 右心室增大时心尖冲动的位置为
A. 向右下移位
B. 向左下移位
C. 向左移位
D. 向右移位
E. 向上移位

6. 剑突下搏动常见于
A. 左心室增大
B. 右心室增大
C. 右位心
D. 胸腔积液
E. 腹水

7. 抬举性心尖冲动见于
A. 左心房增大
B. 右心室增大
C. 左心室增大
D. 心包积液
E. 左心功能不全

8. 关于触到心脏震颤，下列哪项是**错误**的
A. 触到心脏震颤，提示有器质性心血管疾病
B. 常见于某些先天性心脏病及心脏瓣膜狭窄时
C. 其产生机制与心脏杂音相似
D. 听到心脏杂音一定有心脏震颤
E. 在一定条件下，杂音越响，震颤越强

9. 心尖部触及舒张期震颤，最常见于
A. 室间隔缺损
B. 动脉导管未闭
C. 二尖瓣狭窄
D. 主动脉瓣狭窄
E. 肺动脉瓣狭窄

10. 患者胸骨右缘第 2 肋间触及收缩期震颤，提示有下列哪种疾病
A. 室间隔缺损
B. 动脉导管未闭
C. 肺动脉瓣狭窄
D. 主动脉瓣狭窄
E. 主动脉瓣关闭不全

11. 急性纤维蛋白性心包炎重要体征的是

A. 心音遥远
B. 心包摩擦感
C. 心前区疼痛
D. 心尖冲动减弱或消失
E. 心浊音界向两侧扩大

12. 关于心脏相对浊音界叩诊，下列描述**不正确**的是
A. 先叩心左界，再叩心右界，自下而上逐个肋间叩诊
B. 心左界从心尖冲动点外 2 ~ 3cm 处开始由外向内叩诊
C. 叩诊心右界时，自肝浊音界的上一肋间开始
D. 清音变实音即心脏相对浊音界
E. 心左界和右界均叩至第二肋间

13. 关于心界的组成，**不正确**的是
A. 心左界第 2 肋间处相当于肺动脉段
B. 心左界第 3 肋间为左心房耳部
C. 心左界第 4、5 肋间为左心室
D. 心右界第 3、4 肋间为右心室
E. 心右界第 2 肋间相当于上腔静脉和升主动脉升部

14. 左心室增大时，心脏相对浊音界呈
A. 靴形心
B. 梨形心
C. 烧瓶形心
D. 普大形心
E. 球形心

15. 心脏相对浊音界呈梨形，常见于
A. 心包积液
B. 主动脉瓣狭窄
C. 肺动脉瓣狭窄
D. 二尖瓣狭窄
E. 三尖瓣狭窄

16. 大量心包积液患者，坐位时心脏相对浊音界呈
A. 梨形
B. 靴形
C. 烧瓶形
D. 普大型
E. 心底部增宽

17. 正常成人的心率为
A. 50 ~ 80 次 / 分
B. 60 ~ 90 次 / 分
C. 70 ~ 80 次 / 分
D. 70 ~ 90 次 / 分
E. 60 ~ 100 次 / 分

18. 每两次正常心脏搏动之后出现一次期前收缩，称为
A. 二联律
B. 三联律
C. 奔马律
D. 心房纤颤
E. 心动过速

19. 正常人通常能听到几个心音
A. 1 个
B. 2 个
C. 3 个
D. 4 个
E. 5 个

20. 完全性房室传导阻滞时，听诊检查可出现
A. 开瓣音
B. 枪击音
C. 大炮音
D. 喀喇音
E. 鸟鸣音

21. 关于第一心音（S_1）和第二（S_2）的判定，**错误**的是
A. S_1 音调较 S_2 低
B. S_1 时限较 S_2 长
C. S_2 在心尖部较响
D. 颈动脉的向外搏动与 S_1 同步或几乎同步
E. S_1 至 S_2 的距离较 S_2 至下一心搏 S_1 的距离短

22. 心尖部舒张期隆隆样杂音，第一心音增强，音调高而脆，呈拍击样，见于下列何种疾病
A. 心肌炎
B. 心肌病
C. 心肌梗死
D. 二尖瓣狭窄
E. 二尖瓣关闭不全

23. 第一心音减弱通常**不出现**于下列何种情况

A. 心肌炎
B. 心肌病
C. 心肌梗死
D. 二尖瓣狭窄
E. 二尖瓣关闭不全

24. 下列哪项不是心肌严重受损的体征
A. 奔马律
B. 钟摆律
C. 胎心音
D. 喀喇音
E. 第一心音减弱

25. 下列哪种疾病不出现肺动脉瓣区第二心音亢进
A. 二尖瓣狭窄
B. 左心功能不全
C. 室间隔缺损
D. 主动脉瓣狭窄
E. 肺动脉瓣狭窄

26. 关于第二心音分裂，下列哪项是错误的
A. 健康青少年可出现生理分裂
B. 主动脉瓣关闭不全时可出现通常分裂
C. 房间隔缺损时可出现固定分裂
D. 主动脉瓣狭窄时可出现反常分裂
E. 左束支传导阻滞时可出现逆分裂

27. 下列哪项体征标志有严重器质性心脏病，常见于心脏衰竭患者
A. 开瓣音
B. 喀喇音
C. 奔马律
D. S1 增强
E. P2 减弱

28. 二尖瓣开瓣音可出现于
A. 二尖瓣脱垂
B. 二尖瓣狭窄
C. 左心房黏液瘤
D. 缩窄性心包炎
E. 二尖瓣关闭不全

29. 心尖部听到很响亮的收缩期杂音，听诊器离开胸壁一定距离也能听到，该杂音程度为
A. 2 级
B. 3 级
C. 4 级
D. 5 级
E. 6 级

30. 下列哪项是二尖瓣狭窄的特征性
A. 开瓣音
B. P_2 分裂
C. S_1 增强
D. 心尖部舒张期隆隆样杂音
E. Graham-Steell 杂音

31. 关于 Graham-Steell 杂音，下列哪项不正确
A. 二尖瓣狭窄可引起
B. 舒张期递减型，吹风样杂音
C. 在胸骨左缘第 2 肋间最响
D. 平卧位及吸气时杂音增强
E. 肺动脉瓣器质性关闭不全

32. 二尖瓣狭窄的舒张期隆隆样杂音是
A. 递增型杂音
B. 递减型杂音
C. 连续型杂音
D. 一贯型杂音
E. 递增递减型杂音

33. 下列哪种体位可使二尖瓣狭窄的杂音增强
A. 坐位
B. 立位
C. 平卧位
D. 左侧卧位
E. 右侧卧位

34. 主动脉瓣关闭不全时闻及舒张期叹气样杂音是
A. 递增型杂音
B. 递减型杂音
C. 一贯型杂音
D. 连续型杂音
E. 递增递减型杂音

35. 主动脉瓣关闭不全时不出现
A. 水冲脉
B. 第二心音增强
C. 主动脉瓣第二听诊区叹气样舒张期杂音
D. 心浊音界呈靴形
E. Austin Flint 杂音

36. 主动脉瓣关闭不全时杂音性质为

A．机器声样
B．吹风样
C．隆隆样
D．叹气样
E．乐音样

37. 下列哪种疾病可闻及 Austin Flint 杂音
A．主动脉瓣狭窄
B．肺动脉瓣狭窄
C．二尖瓣狭窄
D．二尖瓣关闭不全
E．主动脉瓣关闭不全

38. 坐位前倾时更易于闻及的是
A．肺动脉瓣狭窄杂音
B．二尖瓣关闭不全杂音
C．三尖瓣关闭不全杂音
D．主动脉瓣关闭不全的叹气样杂音
E．二尖瓣狭窄的舒张期隆隆样杂音

39. 深吸气时，下列哪种疾病杂音增强
A．主动脉瓣狭窄杂音
B．主动脉瓣关闭不全杂音
C．二尖瓣关闭不全杂音
D．二尖瓣狭窄的舒张期隆隆样杂音
E．肺动脉瓣狭窄或关闭不全杂音

40. 深呼气时，下列哪种疾病杂音增强
A．二尖瓣狭窄
B．三尖瓣狭窄
C．三尖瓣关闭不全
D．肺动脉瓣狭窄
E．肺动脉瓣关闭不全

41. 做 Valsalva 动作时，可使下列哪种疾病的杂音增强
A．二尖瓣狭窄
B．二尖瓣关闭不全
C．肥厚型梗阻性心肌病
D．主动脉瓣狭窄
E．主动脉瓣关闭不全

42. 动脉导管未闭的杂音是
A．一贯型杂音
B．递减型杂音
C．递增型杂音
D．连续型杂音
E．递增递减型杂音

43. 下列心包摩擦音的听诊特性中哪项不正确
A．屏住呼吸时，摩擦音不消失
B．坐位前倾时听诊更清楚
C．性质粗糙，为类似纸张摩擦的声音与心跳一致
D．胸骨左缘第 3．4 肋间最清楚
E．呈递减型，可沿胸骨左缘向下传导

44. 水冲脉临床上主要见于
A．缩窄性心包炎
B．二尖瓣狭窄
C．二尖瓣关闭不全
D．主动脉瓣狭窄
E．主动脉瓣关闭不全

45. 心包积液时可出现
A．水冲脉
B．交替脉
C．重搏脉
D．奇脉
E．迟脉

46. 左心室衰竭时可出现
A．水冲脉
B．交替脉
C．重搏脉
D．脉搏短绌
E．脉搏消失

47. 下列哪项不属于周围血管征
A．水冲脉
B．枪击音
C．Duroziez 双重杂音
D．毛细血管搏动征
E．肝 - 颈静脉回流征

48. 我国目前高血压诊断标准为
A．收缩压 >140mmHg，舒张压 >90mmHg
B．收缩压 >141 mmHg，舒张压 >91mmHg
C．收缩压 ≥140 mmHg，舒张压 ≥90mmHg
D．收缩压 >160mmHg，舒张压 >95mmHg
E．收缩压 ≥141mmHg，舒张压 ≥91mmHg

49. 枪击音和Duroziez双重杂音见于下列哪种疾病
   A. 二尖瓣关闭不全
   B. 三尖瓣关闭不全
   C. 肺动脉瓣关闭不全
   D. 主动脉瓣关闭不全
   E. 多发性大动脉炎
50. 肝-颈静脉回流征阳性为下列哪种疾病的重要征象
   A. 肺癌
   B. 肝硬化
   C. 右心衰竭
   D. 胸腔积液
   E. 上腔静脉压迫症

（二）A_2型题（病例组型最佳选择题）

（51～53题共用题干）

男，46岁，以低热、盗汗、呼吸困难2周入院。超声心动图检查显示：大量心包积液

51. 此患者脉搏可呈
   A. 交替脉
   B. 奇脉
   C. 水冲脉
   D. 脉搏增强
   E. 脉搏短绌
52. 血管检查时可有
   A. 肝-颈静脉回流征阳性
   B. 脉压增大
   C. 脉率减慢
   D. 动脉枪击音
   E. 颈动脉搏动明显
53. 坐位检查时，其心脏相对浊音界可呈
   A. 梨形
   B. 靴形
   C. 烧瓶形
   D. 球形
   E. 不规则形

（三）B_1型题（配伍题）：

（54～57题共用备选答案）
   A. 心尖冲动位置向上移位
   B. 心尖冲动向左下移位
   C. 心尖冲动向左侧移位
   D. 心尖冲动位于右侧第5肋间锁骨中线内0.5～1.0cm
   E. 心尖冲动位于左锁骨中线内0.5～1.0cm
54. 妊娠后期
55. 左心室增大
56. 右心室增大
57. 右位心

（58～60题共用备选答案）
   A. 心尖冲动增强
   B. 心尖冲动减弱
   C. 负性心尖冲动
   D. 剑突下心尖冲动
   E. 胸骨左缘第3～4肋间冲动
58. 甲状腺功能亢进患者
59. 心力衰竭患者
60. 右心室增大

四、简答题

1. 如何鉴别右室肥大或腹主动脉瘤所引起的剑突下搏动？
2. 叙述心脏震颤产生的机制是什么？有何临床意义。
3. 叙述心脏各瓣膜听诊区的部位。
4. 叙述第一心音与第二心音如何鉴别。
5. 叙述心脏杂音的产生机制。
5. 叙述心脏杂音的分级。
6. 叙述典型二尖瓣狭窄患者视、触、叩、听诊检查有哪些异常体征？
7. 叙述典型二尖瓣关闭不全患者视、触、叩、听诊检查有哪些异常体征？
8. 叙述典型主动脉瓣狭窄患者视、触、叩、听诊检查有哪些异常体征？
9. 叙述典型主动脉瓣关闭不全患者视、触、叩、听诊检查有哪些异常体征？
10. 叙述典型心包积液患者视、触、叩、听诊检查有哪些异常体征？

第九章 腹部检查

学习目标

通过本章内容的学习，学生应能：

识记：

描述腹部检查内容及顺序。

理解：

总结腹部常见体征及临床意义。

运用：

联系腹部检查方法对腹部进行检查，准确记录检查结果。

腹部主要由腹壁、腹腔和腹腔内脏器组成。腹部范围上起膈，下至骨盆，腹部上以两侧肋弓下缘和胸骨剑突与胸部为界，下至两侧腹股沟韧带和耻骨联合，前面和侧面由腹壁组成，后面为脊柱和腰肌。腹腔内有很多重要脏器，包括消化、泌尿、生殖、内分泌、血管系统等。腹腔脏器很多，且又互相交错重叠。腹部检查是体格检查中的重要组成部分，是诊断疾病的方法之一。腹部检查应用视诊、触诊、叩诊及听诊四种方法，尤以触诊最为重要。检查时，腹部触诊和叩诊可能影响肠鸣音的活跃程度，可根据专科情况，腹部检查改为视、听、触、叩诊的顺序进行，但记录顺序仍然是视、触、叩、听诊。

第一节 腹部体表标志及分区

一、腹部体表标志

为了有助于描述病变部位，常用腹部体表标志如下（图 2-9-1）：

1. 肋弓下缘　由第 8 ~ 10 肋软骨连接形成的肋弓，肋弓下缘是腹部体表的上界。
2. 胸骨剑突　是腹部体表的上界。
3. 腹上角　两侧肋弓的交角。
4. 脐　位于腹部中心，向后投影相当于第 3 ~ 4 腰椎之间。
5. 髂前上棘　是髂嵴前方突出点，是腹部九区法的标志和骨髓穿刺的部位。
6. 腹直肌外缘　（上端）相当于锁骨中线在腹部的延续。
7. 腹中线（腹白线）　为胸骨中线在腹部的延续。
8. 腹股沟韧带　是腹部体表的下界。

9．耻骨联合　两耻骨间的纤维软骨连接，共同组成腹部体表下界。

10．肋脊角　两侧背部第12肋骨与脊柱的交角。

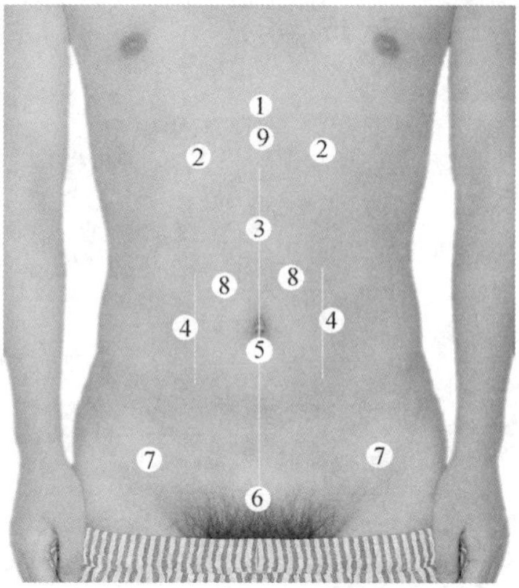

图 2-9-1　腹部体表标志

1. 腹上角 2. 肋弓下缘 3. 腹中线 4. 腹直肌外缘 5. 脐 6. 耻骨联合 7. 腹股沟韧带 8. 腹直肌腱划 9. 胸骨剑突

二、腹部分区

目前常用的腹部分区有以下三种方法：

1．四区法：通过脐划一水平线与一垂直线，两线相交将腹部分为四区，即左、右上腹部和左、右下腹部（图2-9-2）。

四区法腹腔主要脏器部位：

左上腹：肝左叶、脾、胃、小肠、胰体、胰尾、左肾上腺、左肾、结肠脾曲、部分横结肠、腹主动脉。

右上腹：肝、胆囊、幽门、十二指肠、小肠、胰头、右肾上腺、右肾、结肠肝曲、部分横结肠、下腔静脉。

左下腹：乙状结肠、部分降结肠、小肠、膨胀的膀胱、增大的子宫、女性左侧卵巢和输卵管、男性左侧精索、左输尿管。

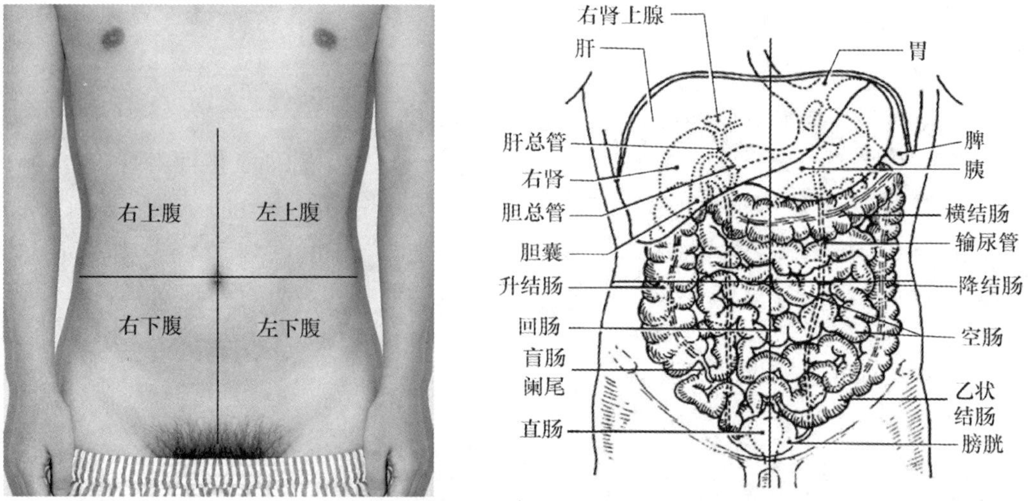

图 2-9-2　腹部四区法分区及所对应的脏器

右下腹：盲肠、阑尾、部分升结肠、小肠、右输尿管、膨胀的膀胱、增大的子宫、女性右侧输卵管、男性右侧精索。

（二）九区法

由两侧肋弓下缘最低点连线和两侧髂前上棘连线为两条水平线，左、右髂前上棘至腹中线连线的中垂线为两条垂直线，四线相交将腹部划分为“井”字形九区（图2-9-3），即左、右上腹部（季肋部），左、右侧腹部（腰部），左、右下腹部（髂窝部）及上腹部、中腹部（脐部）和下腹部（耻骨上部）。九区所包含的主要脏器有：

1．左上腹部（左季肋部）　脾、胃、结肠脾曲、胰尾、左肾、左肾上腺。

2．上腹部　胃、肝左叶、十二指肠、大网膜、横结肠、胰头和胰体、腹主动脉。

3．右上腹部（右季肋部）　肝右叶、胆囊、结肠肝曲、右肾、右肾上腺。

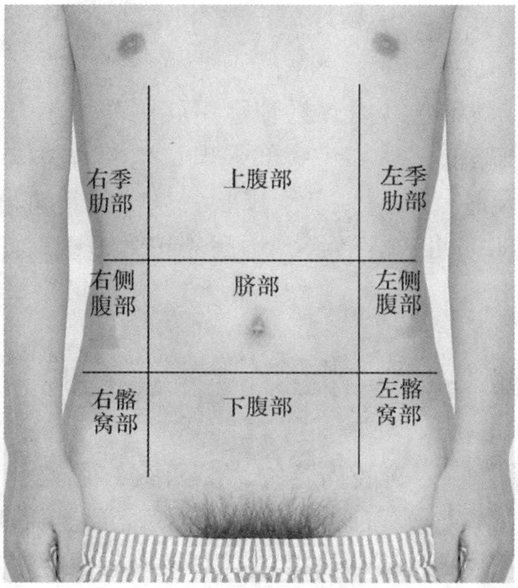

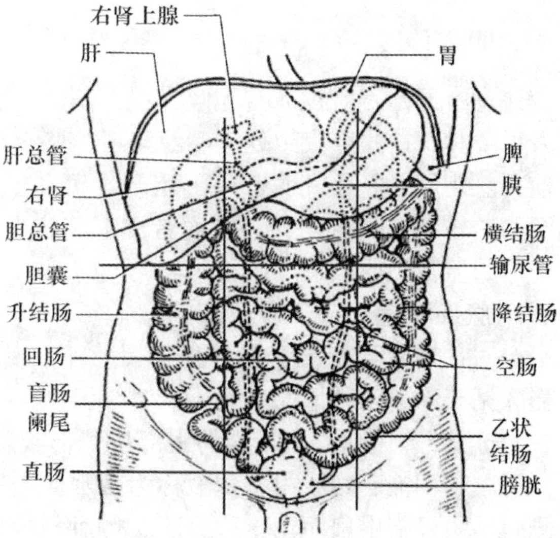

图 2-9-3 腹部九区法分区及所对应的脏器

4．左侧腹部（左腰部） 降结肠、空肠或回肠、左肾。

5．中腹部（脐部） 下垂的胃或横结肠、十二指肠、空肠和回肠、输尿管、腹主动脉、肠系膜及其淋巴结、大网膜。

6．右侧腹部（右腰部） 升结肠、空肠、右肾。

7．左下腹部（左髂窝） 乙状结肠、女性左侧卵巢及输卵管、男性左侧精索。

8．下腹部（耻骨上部） 回肠、胀大的膀胱、增大的子宫、乙状结肠、输尿管。

9．右下腹部（右髂窝） 盲肠、阑尾、回肠末段、淋巴结、女性右侧卵巢及输卵管、男性右侧精索。

（三）七区法

七区法（图 2-9-4）与九区法相近，即在九区法基础上，将两侧腹部的三区改为通过脐的水平线分成上下两区，即左、右季肋部，上腹部、脐部、下腹部，左、右髂部。

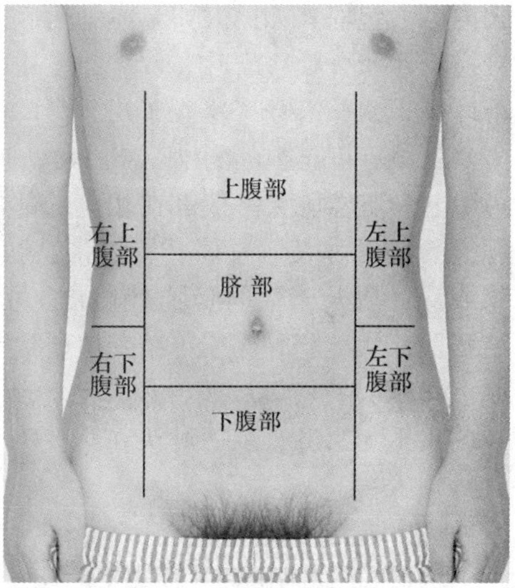

图 2-9-4 腹部七区法分区

第二节 视 诊

进行腹部视诊前，嘱受检者排空膀胱，取低枕仰卧位，两手自然置于身体两侧，充分暴露腹部（从肋弓下缘、剑突至腹股沟韧带和耻骨联合）。室内必须温暖，光线要充足，最好利用自然光线，因为在灯光下常不能辨别皮肤的某些变化，如皮肤黄染等。光源应从头部或侧面射来，这样有利于观察腹部表面隆起、凹陷、蠕动和搏动，医师应立于受检者的右侧，自上而下进行全面观察，有时医师需要将视线降低至腹平面，从侧面呈切线方向观察腹部细小征象。

腹部视诊的主要内容有腹部外形、呼吸运动、腹壁静脉、胃肠型和蠕动波、腹壁皮肤等。

一、腹部外形

应注意腹部是否对称，有无隆起或凹陷。有腹水或腹部包块时，还应测量腹围的大小。健康成年人平卧时，前腹壁大致处于肋缘至耻骨联合平面或略低凹，称为腹部平坦，坐起时脐以下部分稍前凸。肥胖者及小儿腹部外形稍凸，可高于肋缘及耻骨平面，呈饱满状；老年人腹肌松弛，但皮下脂肪较多，腹形略大；消瘦者皮下脂肪少，腹部下凹呈低平状，均属于正常范围。此外，若腹外形明显膨隆或凹陷，应视为异常。

（一）腹部膨隆

平卧时前腹壁明显高于肋缘至耻骨水平，称腹部膨隆。生理性膨隆见于妊娠、肥胖等，病理性膨隆见于以下两种情况：

1. 全腹膨隆　弥漫性膨隆的腹部呈球形或扁圆形，多因腹腔内容物增多所致，常见于下列情况。①腹腔积液：腹腔内有积液称为腹水。当平卧位，大量积液情况下因液体下沉积于腹腔两侧使侧腹部明显膨出扁而宽，称蛙腹，侧卧位或坐位则因液体移动使得腹下部膨出，常见于肝硬化门脉高压症、心力衰竭、缩窄性心包炎、肾病综合征、结核性腹膜炎等。腹水量多时可致腹压增高使脐外突。②腹内积气：腹内积气多在胃肠道内，移动体位时其形态无明显改变，见于各种原因引起的肠梗阻或肠麻痹；若腹腔内积气，称为气腹，见于胃肠穿孔或治疗性人工气腹。③腹内巨大包块：如巨大卵巢囊肿、畸胎瘤等。

提示：全腹膨隆时，常需测量腹围，观察膨隆程度和变化。测量方法是让受检者排尿后，取平卧位，用软尺经脐绕腹1周，所测得周长即为腹围，通常以cm为单位。

2. 局部膨隆　常由脏器肿大、腹内肿瘤或炎症性包块、胃或肠胀气以及腹壁上的肿物或疝等引起。脏器肿大一般都在相应的部位，并有该脏器的外形特征。常见有肝癌、各种原因引起的肝大、胆囊肿大、胃癌、胃扩张、胰腺肿瘤或囊肿、多囊肾、子宫增大（妊娠、肌瘤等）、卵巢癌或囊肿以及胀大的膀胱（排尿后可消失）、回盲部结核或肿瘤、Crohn病及阑尾周围脓肿、降结肠及乙状结肠肿瘤或干结粪块所致等。

提示：鉴别腹腔肿物和腹壁肿物的方法是嘱受检者仰卧做屈颈抬肩动作，使腹壁肌肉紧张，如肿块更加明显，说明肿块在腹壁上；若变得不明显或消失，说明肿块在腹腔，被收缩变硬的腹肌所掩盖。

（二）腹部凹陷

仰卧位时前腹壁明显低于肋缘至耻骨的水平面，称腹部凹陷。全腹凹陷，主要见于显著消瘦和严重脱水者。严重时前腹壁明显凹陷几乎贴近脊柱，肋弓、髂嵴和耻骨联合显露，腹外形如舟状，称舟状腹（图2-9-5），见于恶病质，如结核病、恶性肿瘤等慢性消耗性疾病。局部凹陷较少见，可见于腹壁疝（白线疝、脐疝、腹股沟疝或切口疝）和手术后腹壁瘢痕收缩所致。

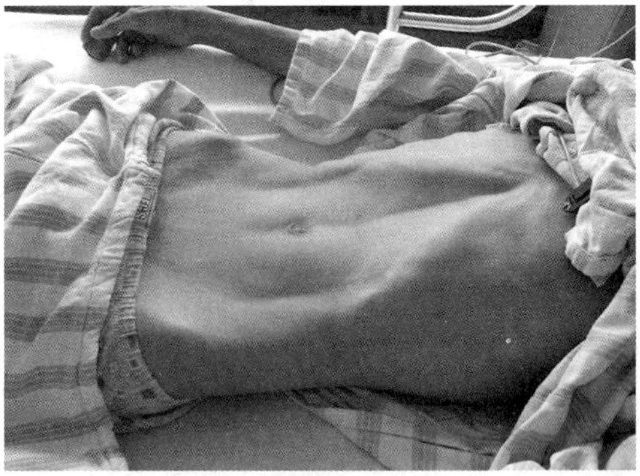

图2-9-5　舟状腹

二、呼吸运动

正常人腹壁随呼吸上下起伏，即为腹式呼吸运动。正常成年男性及小儿以腹式呼吸为主，成年女性以胸式呼吸为主。腹式呼吸减弱见于急性腹痛、腹膜炎症、腹水、腹腔内巨大肿物或妊娠。腹式呼吸消失见于胃肠穿孔所致急性腹膜炎、膈肌麻痹等。腹式呼吸增强见于癔症性呼吸或胸腔疾病。

三、腹壁静脉

正常人腹壁皮下静脉一般不明显，皮肤较薄而松弛的老年人可见静脉暴露于皮肤，但无曲张征象。

腹壁静脉曲张最常见于门静脉循环障碍或上、下腔静脉回流受阻。由于静脉回流受阻时，侧支循环形成，腹壁静脉可显而易见，甚至曲张。检查腹壁曲张静脉的血流方向，有助于判定静脉阻塞的部位。

检查血流方向时可选择一段没有分支的腹壁静脉，医师将右手示指和中指并拢压在静脉上，然后一手指紧压静脉向外滑动，排空该段静脉内的血液，至一定距离放松该手指，另一手指压紧不动，看静脉是否迅速充盈，用同法放松另一手指即可看出血流方向。如果被挤空的静脉迅速充盈，表示血流方向是从放松手指的一端流向紧压手指的一端（图 2-9-6ab）。

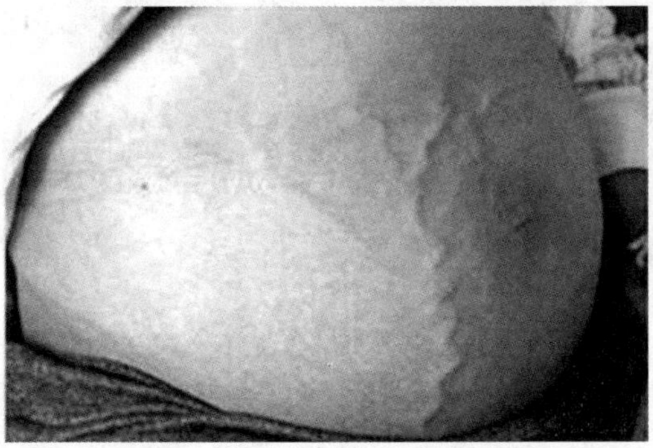

图 2-9-6a　腹壁静脉曲张

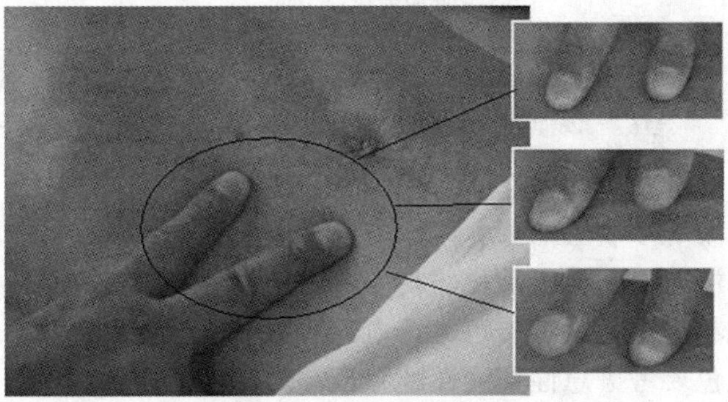

腹壁静脉曲张血流方向检查

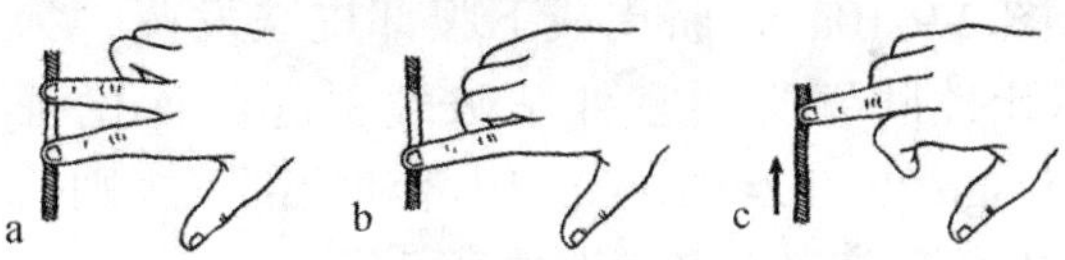

血流方向检查示意图

图 2-9-6b　腹壁静脉曲张及血流方向检查示意图

正常时，脐水平以上的腹壁静脉血流方向系自下而上经胸壁静脉和腋静脉流入上腔静脉，脐水平线以下的腹壁静脉血流方向系自上而下经大隐静脉流入下腔静脉。

门静脉高压时，血流方向与正常相同（图 2-9-7）。门静脉高压显著时，脐周曲张的静脉向四周放射，称作海蛇头征水母头征（caput medusae）。下腔静脉梗阻时，无论脐水平线以上或脐水平线以下，血流方向均自下而上（图 2-9-8）；上腔静脉梗阻时，无论脐水平线以上或脐水平线以下，血流方向均自上而下。

四、胃肠型和蠕动波

正常人腹部一般看不到胃和肠的轮廓及蠕动波形，但在腹壁菲薄或松弛的老年人、经产妇或极度消瘦者可见到。

胃肠道发生梗阻时，梗阻上端的胃或肠段，由于胀气膨隆，可显示出各自的轮廓称为胃型或肠型（图 2-9-9）。为克服下端梗阻，梗阻上端增强蠕动，可在腹壁上见到蠕动波（perislalsis）。

提示：观察蠕动波时，让患者仰卧位，双下肢伸直，从侧面水平方向进行观察，也可用手轻拍腹壁诱发。疑有胃肠梗阻，可嘱患者饮水或轻拍、按摩上腹部，可激发蠕动波出现。

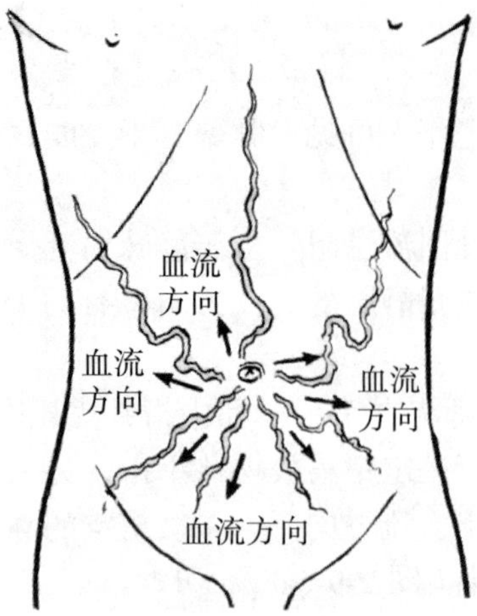

图 2-9-7 门静脉梗阻腹壁浅静脉分布和血流方向
箭头所示为血流方向

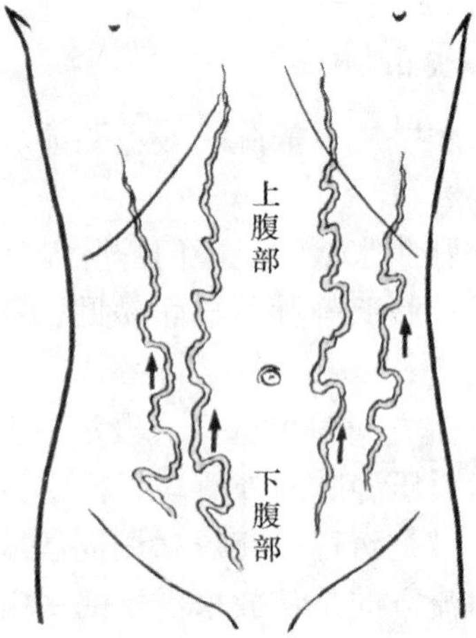

图 2-9-8 下腔静脉梗阻腹壁浅静脉分布和血流方向
箭头所示为血流方向

五、腹壁皮肤

1. 色素 正常人腹部皮肤颜色较暴露部位稍淡。皮肤皱褶处（腹股沟及腰带部位）有褐色素沉着，是肾上腺皮质功能减退征的表现。散在点状深褐色素沉着可见于血色病。左腰部皮肤呈蓝色要考虑急性坏死性胰腺炎，为血液自腹膜后间隙渗到侧腹壁皮下所致格雷特纳征（Grey-Turner sign）（图 2-9-10a）。脐周或下腹部皮肤发蓝，为急性坏死性胰腺炎、宫外孕破裂引起的库伦征（Cullen sign）（图 2-9-10b）。腹部和腰部不规则的斑片状色素沉着多为多发性神经纤维瘤。

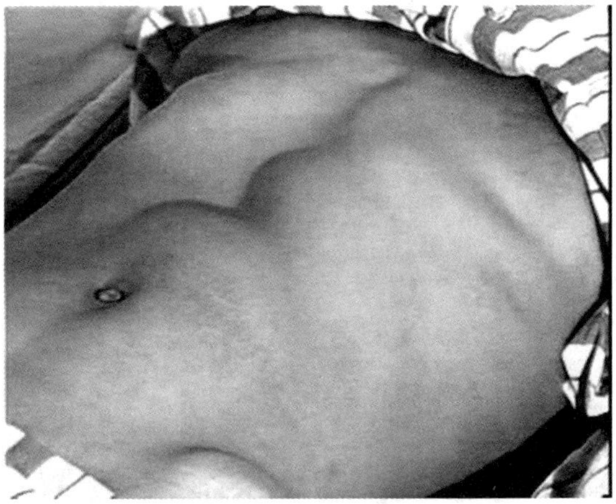

图 2-9-9 胃肠型

2. 皮疹 充血性或出血性皮疹，常见于高热性疾病或某些传染病（麻疹、猩红热、斑疹伤寒）及药物过敏等。

3. 腹纹 白纹（银白色条纹）是腹壁真皮结缔组织因张力增高断裂引起的，多见于肥胖、妊娠，妊娠纹在初产妇呈淡蓝色或粉红色，产后为银白色。紫纹（紫红色条纹）是皮质醇增多症

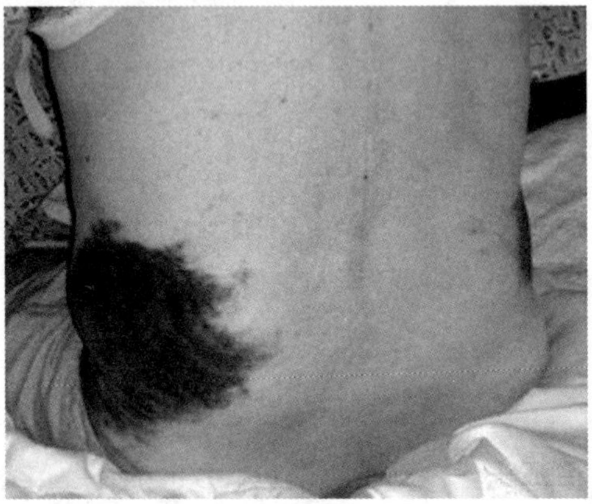

图 2-9-10a Grey-Turner 征

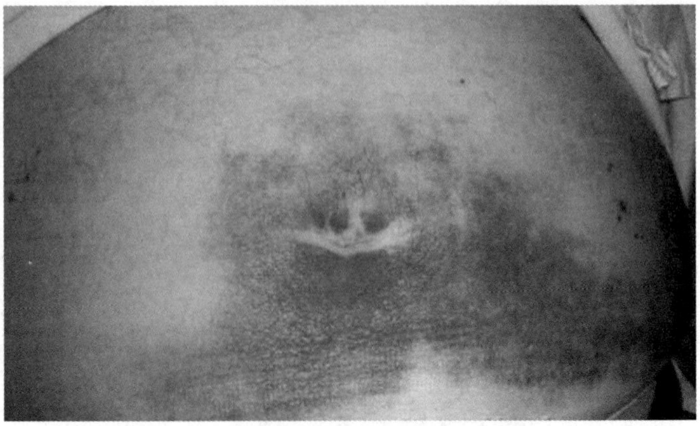

图 2-9-10b Cullen 征（彩图见书后）

（Cushing 病）的常见表现，可出现于下腹两侧、股外侧，是由于肥胖、皮肤薄、蛋白分解亢进、皮肤弹性纤维断裂所致。

4．瘢痕　是外伤、手术、皮肤感染的遗迹。注意观察瘢痕的部位及长度。

5．脐部　脐部异常情况：脐分泌物为浆液性、脓性有臭味多考虑炎症，水样有尿味是脐尿管未闭所致，脐部长期溃烂不愈要考虑结核，脐部溃疡、坚硬、固定突出多由癌症所致。

6．疝　是由于腹内压增高，腹腔内容物经腹壁或骨盆壁的间隙或薄弱部分向体表突出而形成。成人主要有腹股沟斜疝、股疝，婴儿可见脐疝。

7．腹部体毛　男性阴毛分布呈正三角形尖端向上，女性阴毛分布呈倒三角形尖端向下。女性阴毛呈男性分布多为皮质醇增多症。

六、上腹部搏动

上腹部搏动大多由腹主动脉搏动传导而来，可见于正常人体型较瘦者。腹主动脉瘤及二尖瓣或三尖瓣关闭不全引起右心室增大者均可见上腹部明显搏动，鉴别的方法可用拇指指腹贴于剑突下部，于吸气时指尖部感到搏动为右心室增大，如于呼气时指腹感到搏动明显，则为腹主动脉搏动。

第三节　触　　诊

触诊是腹部检查的主要方法。嘱受检者取仰卧位，头垫低枕，两手自然放于躯干两侧，两腿屈曲，做缓慢深呼吸。医师站在受检者右侧，前臂应与其腹部表面在同一水平。检查时，态度和蔼，手要温暖，动作要轻柔，由浅入深。右手四指并拢，手掌平放于腹部，利用掌指关节和腕关节的活动，柔和地进行滑动触摸。一般自左下腹开始逆时针方向检查，由下向上，先左后右。先触诊“正常”的部位，逐渐移向“病变”部位。边触诊边观察受检者的反应与表情，同时与受检者交谈，转移其注意力而减少腹肌紧张，以保证顺利完成检查。

腹部触诊内容主要有腹壁紧张度、压痛和反跳痛、液波震颤、腹部肿块及肝、胆囊、脾、肾等主要脏器。

一、腹壁紧张度

正常人腹壁有一定张力，但触之柔软。若触诊时医师手过凉或受检者怕痒而发笑可使腹肌反射性痉挛，称肌卫增强。在适当诱导或转移注意力后可消失，不属异常。

检查方法：先行浅触诊（下压 1cm 左右），然后行深触诊（下压约 2cm 或更多），当受检者腹壁较厚或医师力气较小时，可用左手置于右手背部，两手重叠，以并拢的手指末端逐渐加压进行。对大量腹水者可采用浮沉触诊法（冲击触诊法）。

某些病理情况可使全腹或局部腹肌紧张度增加。全腹壁紧张见于以下几种情况：①腹腔内容物增加，如肠胀气、气腹、大量腹水时，腹部张力增高，但无肌痉挛和压痛。②急性胃肠穿孔或脏器破裂所致急性弥漫性腹膜炎，因腹膜受刺激而引起腹肌痉挛，腹壁常有明显紧张，甚至硬如木板，称板状腹。③结核性腹膜炎时，炎症发展较慢，腹膜中度紧张，且有腹膜增厚和肠管、肠系膜粘连，触诊时有揉面感或柔韧感，亦可见于癌性腹膜炎。局部腹壁紧张常因该处腹内脏器炎症波及腹膜而引起，如右下腹肌紧张常见于急性阑尾炎；右上腹肌紧张常见于急性胆囊炎等。

腹壁紧张度减低或消失见于慢性消耗性疾病，经产妇、瘦弱的老年人或刚放过大量腹水者，检查时腹壁松软无力。

二、压痛及反跳痛

正常人腹部无压痛及反跳痛。如由浅入深触诊发生疼痛，称压痛，一般表示该区域的脏器有病变。当腹部脏器有炎症、淤血、肿瘤、破裂、扭转以及腹膜的病变、受刺激等均可出现相应部位的压痛。如胃炎或溃疡病，在剑突下有压痛；急性胆囊炎时，常在右上腹有压痛；阑尾炎时，右下腹有压痛；脐部压痛，见于小肠、肠系膜、横结肠或输尿管病变；左、右下腹部压痛，常见于膀胱、女性生殖器官及其周围组织病变（图 2-9-11）。阑尾点压痛检查方法及 Rapp 压痛区示意图（图 2-9-12 a、图 2-9-12 b）。

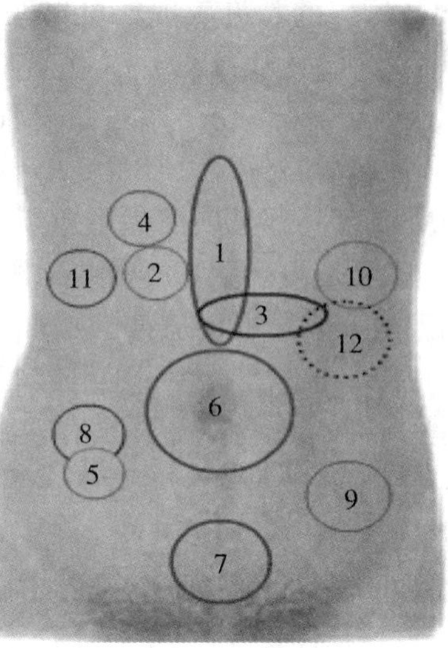

图 2-9-11 腹部常见疾病压痛点

1. 胃炎或溃疡；2. 十二指肠溃疡；3. 胰腺炎或肿瘤；4. 胆囊；5. 阑尾炎；6. 小肠疾病；7. 膀胱或子宫病变；8. 回盲部炎症、结核；9. 乙状结肠炎症或肿瘤；10. 脾或结肠脾区病变；11. 肝或结肠肝区病变；12. 胰腺炎的腰部压痛点

此外，胸部病变如下叶肺炎、胸膜炎、心肌梗死等也常在上腹部或季肋部出现压痛。反跳痛检查方法：当触诊腹部出现压痛后，用并拢的示指、中指和环指可于原处稍停片刻，然后迅速将手抬起，如此时患者感觉腹痛骤然加重，并有痛苦表情，称为反跳痛（rebound tenderness）。反跳痛是腹膜壁层已受炎症累及的征象，多见于腹膜炎。压痛、反跳痛、腹肌紧张是腹膜炎的重要体征，三者统称为腹膜刺激征（peritoneal irritation sign），或称腹膜炎三联征。

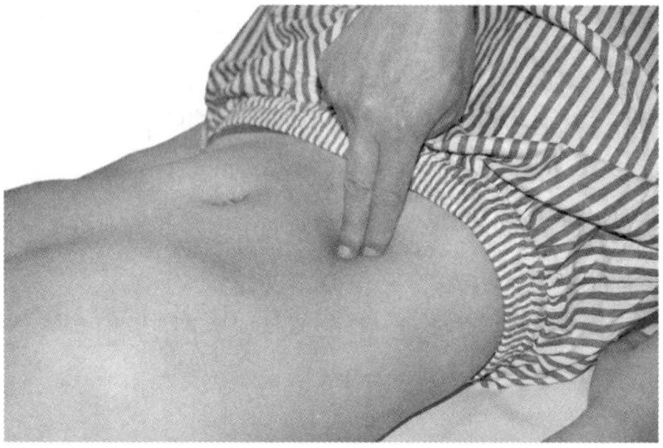

图 2-9-12a 阑尾点压痛检查方法

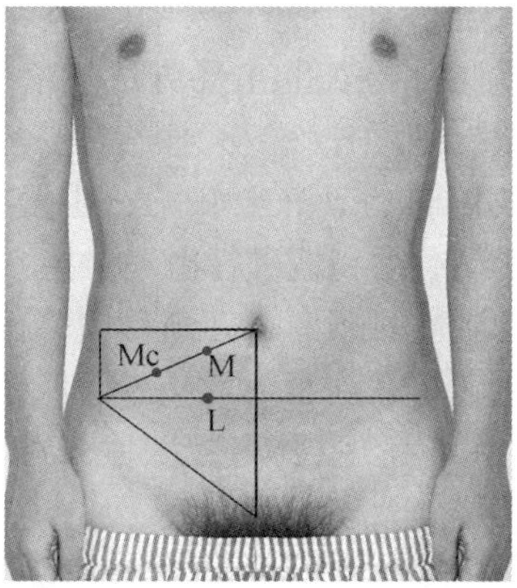

图 2-9-12b Rapp 压痛区示意图

Mc：McBurney 点 M：Morris 点 L：Lenz 点

点线围成四边形为 Rapp 压痛区

三、腹部肿块

多由肿大或异位的脏器、肿瘤、囊肿、炎性肿块或肿大的淋巴结等形成。为了鉴别包块的性质，触诊时应注意了解包块的位置、大小、形态、硬度、压痛、搏动、移动度、与邻近组织的关系。

用手捏起肿块处的皮肤和皮下组织，如捏不起或反而出现牵缩性的凹窝，则表示该肿块与腹壁之间有粘连；如局部皮肤和肿块能单独捏起，则表示该肿块与腹内脏器无关。腹膜前的肿块，一般较易触及，并可推动；腹膜后肿块，由于部位较深，一般不易触及。如肿块与邻近组织粘连，压痛明显，活动度小，则炎症的可能性大；如边界清楚，表面光滑，压痛不明显，活动度较大，多为良性肿瘤；如边界不清楚，表面凹凸不平，质地坚硬，活动度差，应考虑恶性肿瘤的可能性。

正常腹部可以触到以下脏器，触诊时要注意鉴别（图 2-9-13）：

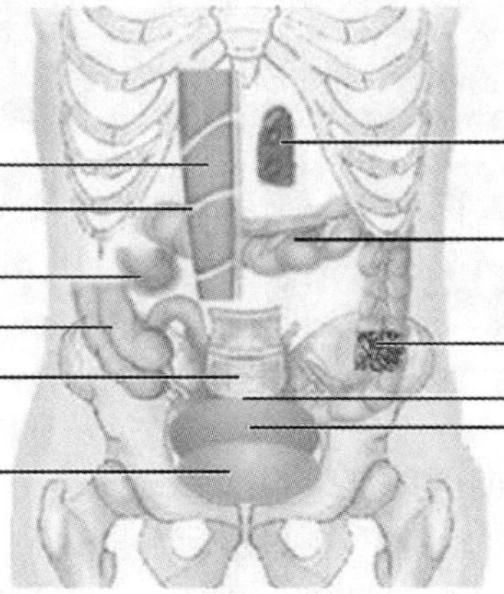

图 2-9-13 腹部触诊时易误诊的正常脏器（彩图见书后）

1．腹直肌肌腹及腱划　在腹肌发达的人或运动员明显，隆起呈圆形或方块，较硬，间有横行凹沟为腱划。可能误为腹壁肿物或肝缘。

2．腰椎椎体及骶骨岬　正常消瘦者和腹壁薄弱者在脐附近中线处可触及骨样硬度的肿块，自后壁向前突起，不能推动，有时左前方有搏动，此为腰椎第 4～5 椎体或骶骨岬向前突出所致，初学者易误认为后腹壁肿物。

3．乙状结肠粪块　正常乙状结肠在左下腹近腹股沟韧带处可被触及，尤以内有粪便时明显，呈光滑的条索状，无压痛，可被推动，必要时可在排便或灌肠后复查，粪便引起的肿块即消失或移位，可与其他肿块鉴别。

4．横结肠　正常消瘦者可在上腹部触及的横条状物，可活动，稍向下垂，腊肠样粗细，光滑柔软，可推动。

5．盲肠　在右下腹近腹股沟韧带处可触到，呈圆柱状，表面光滑，可移动，无压痛。

6．其他　包括胀满的膀胱、妊娠的子宫。

四、液波震颤

液波震颤（fluid thrill）亦称波动感（fluctuation）。当腹腔内有大量游离液体时，用手叩击腹部一侧，在对侧可感到波动感。

检查方法：受检者平卧，医师以一手掌面贴于受检者一侧腹壁，另一手四指并拢屈曲，用指端叩击对侧腹壁，如有大量液体存在，则贴于腹壁的手掌有被液体冲击的感觉，即波动感。为防止腹壁本身的震动传至对侧，让助手手掌尺侧缘压于脐部腹中线上，再按上法叩击时，即可阻止腹壁振动的传导（图 2-9-14a、b）。此法用于检查大量腹水者，腹水量达 3000～4000ml 时方可查出，不如移动性浊音敏感。

五、肝触诊

嘱受检者取仰卧位，两膝关节屈曲，使腹肌放松，并做均匀深呼吸以使肝上下移动。医师用单手触诊法、双手触诊法或钩指触诊法进行触诊。

检查方法①单手触诊法：医师站在受检者右侧，右手掌平放在右侧腹壁，掌指关节自然伸直，四指并拢，与肋缘大致平行，自右髂前上棘平面开始，逐渐向上移动触诊。触诊应与呼吸

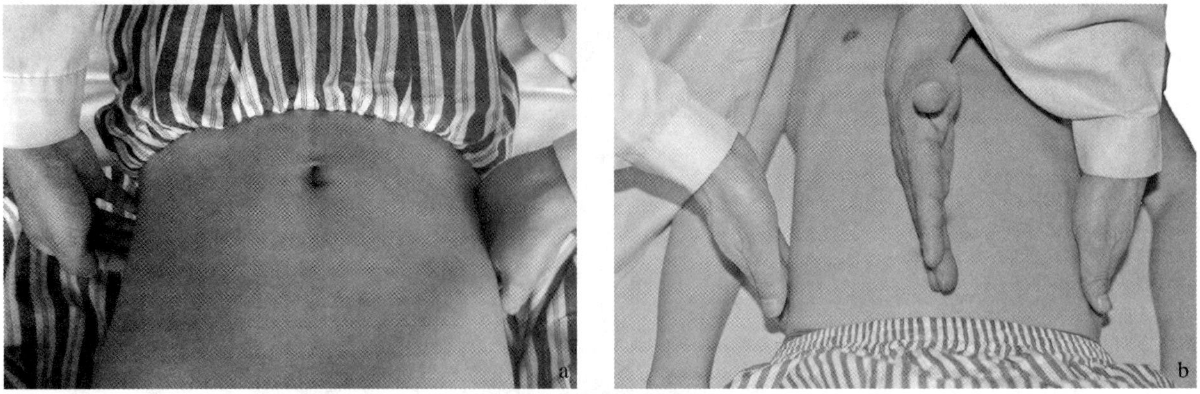

图 2-9-14　液波震颤检查方法

配合，随受检者呼气时，手指压向腹深部，再次吸气时，手指向上迎触下移的肝缘；如此反复进行，手指逐渐向肋缘移动，直至触到肝缘或肋缘为止（图 2-9-15a）。②双手触诊法：医师用左手托住受检者的右腰部，拇指张开置于肋部，右手的触诊方法同前（图 2-9-15b）。③钩指触诊法：适用于儿童和腹壁薄软者。触诊时，医师位于受检者右肩旁，面向其足部，将右手掌搭在其右前胸下部，右手第二至第五指屈曲呈钩状，嘱受检者做深而慢的腹式呼吸运动，医师手指随吸气而更进一步屈曲指关节，这样手指指腹容易触到下移的肝下缘（图 2-9-15c）。

触诊应在右锁骨中线上及前正中线上进行。当触及肝时应测量肝下缘与肋缘或剑突根部的距离，以 cm 表示。

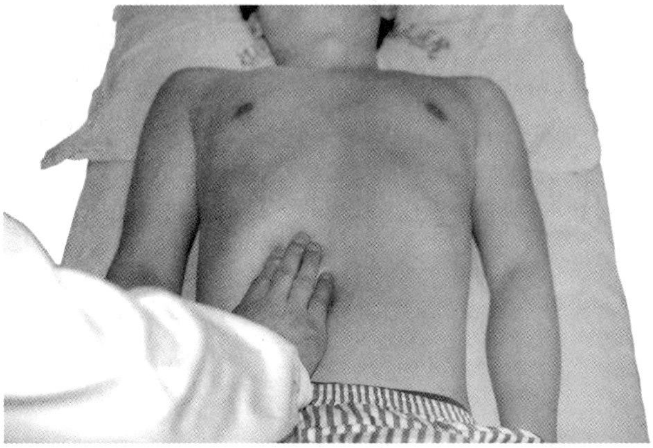

a. 单手触诊法

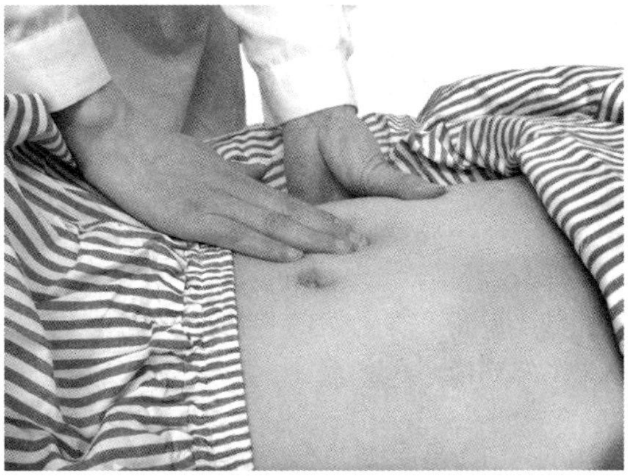

b. 双手触诊法

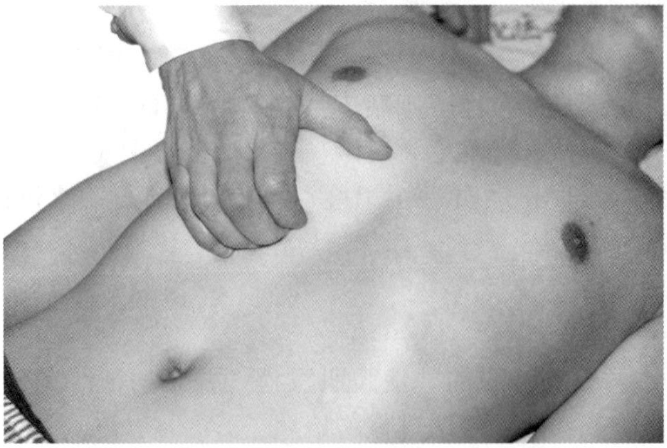

c. 钩指触诊法

图 2-9-15　肝触诊方法

触诊肝时，应注意下列内容：

1. 大小　正常人的肝，一般在肋缘下触不到。当腹壁松软、体型较瘦的人，在深吸气时可分别于肋弓下及剑突下触及肝下缘，但分别不超过 1cm 和 3cm。若超过上述标准，应考虑肝下移或肝大，此时可参照肝上界确定。内脏下垂、肺气肿、右侧胸腔大量积液等使肝下移，亦可触及肝下缘，但同时肝浊音上界下移。弥漫性肝大见于肝炎、肝淤血、脂肪肝、肝硬化、白血病、血吸虫病等。局限性肝大见于肝脓肿、肝肿瘤、肝囊肿等。肝缩小见于急性和亚急性重型肝炎、晚期肝硬化。

提示：肝大小记录方法：在自然、平静的呼吸状态下，在右锁骨中线及前正中线上分别记录肝下缘至右肋下和剑突下的距离，常以 cm 表示。

2. 质地　一般将肝质地分三级，即质软、质韧（中等硬度）及质硬。正常肝质地柔软，如触口唇；急性肝炎及脂肪肝时质地稍韧，慢性肝炎及肝淤血质韧如触鼻尖；肝硬化、肝癌质地坚硬，如触前额；肝脓肿或肝囊肿呈囊性感。

3. 表面形态和边缘　正常肝表面光滑，边缘整齐，且薄厚一致。边缘钝见于脂肪肝或肝淤血；表面不光滑，呈结节状，见于肝癌、肝硬化和肝包虫病。

4. 压痛　正常肝无压痛，如肝包膜有炎性反应或因肝大受到牵拉，则肝有压痛。轻度弥漫性压痛见于肝炎、肝淤血等，局限性剧烈压痛见于较表浅的肝脓肿，叩击痛见于深部肝脓肿。

5. 搏动　正常肝以及因炎症、肿瘤等原因引起的肝大并不伴有搏动。如果触到肝搏动，应注意其为传导性抑或扩张性。较大的腹主动脉瘤时，肝可有传导性搏动；严重三尖瓣关闭不全时，肝可有扩张性搏动。

提示：传导性搏动是因肝传导了其下面的腹主动脉的搏动，检查时放在肝表面的两手掌有被推向上的感觉；扩张性搏动是因为三尖瓣关闭不全时，右心室收缩搏动通过右心房、下腔静脉而传导至肝，使肝本身呈扩张性，检查时两手掌置于肝左右叶上，感到两手被推向两侧。

当右心衰竭引起肝淤血肿大时做肝 - 颈静脉回流征检查，即用手掌压迫右上腹，观察颈静脉，如出现颈静脉怒张更加明显，则为肝 - 颈静脉回流征阳性。

提示：常见的几种疾病及其肝触诊特征表 2-9-1。

表 2-9-1　常见几种疾病的肝触诊断特征

状态	肝界	表面	质地与边缘	疼痛	其他
正常、儿童及肝下移状态	正常	光滑，无结节	质软、整齐、较薄	无触痛及叩痛	无血管杂音及搏动
肝癌	增大	不光滑	质硬、边钝	多有	可有
肝脓肿	稍大	光滑	正常或稍钝	多有	-
肝炎	增大	光滑	正常或稍钝	多有	-
急性重型肝炎	缩小	-	-	多有	-
肝硬化	左大	有结节	质硬、钝	可有	右叶小左叶大
肝淤血	增大	光滑	质稍硬边钝	可有	肝颈静脉征
多囊肝	增大	可不光滑	质软或硬，边钝	多有	肝可巨大
气腹、胃肠穿孔	缩小消失	-	-	-	腹部鼓音区扩大
胃肠胀气	缩小	-	-	-	-

注：正常肝大小约 25cm × 15cm × 6cm

六、脾触诊

正常情况下脾不能被触及。脾明显肿大而位置又较表浅时，用单手浅部触诊即可查到。如果肿大的脾位置较深，应用双手触诊法进行检查。

检查方法：受检者取仰卧位，两腿稍屈曲，医师左手绕过受检者前方，手掌置于其左腰部第7～10肋处，试将其脾从后向前托起，右手掌平放于上腹部，与肋弓呈垂直方向，嘱受检者深呼吸，以手指弯曲的力量下压腹壁，随腹部起伏自下而上触诊。在脾轻度肿大而仰卧位不易触到时，可嘱受检者取右侧卧位，右下肢伸直，左下肢屈曲进行触诊，则较易触到（图2-9-16）。

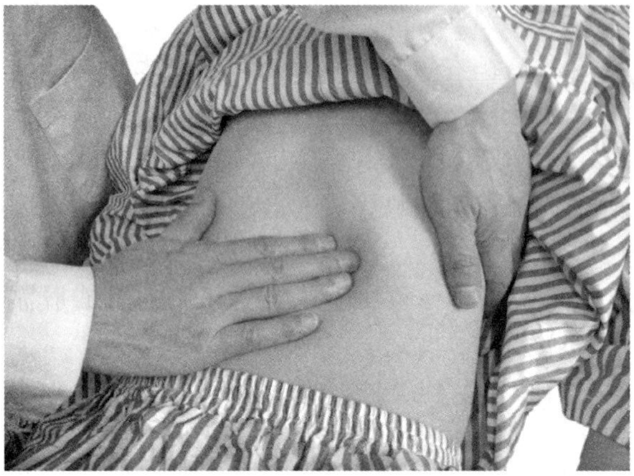

平卧位

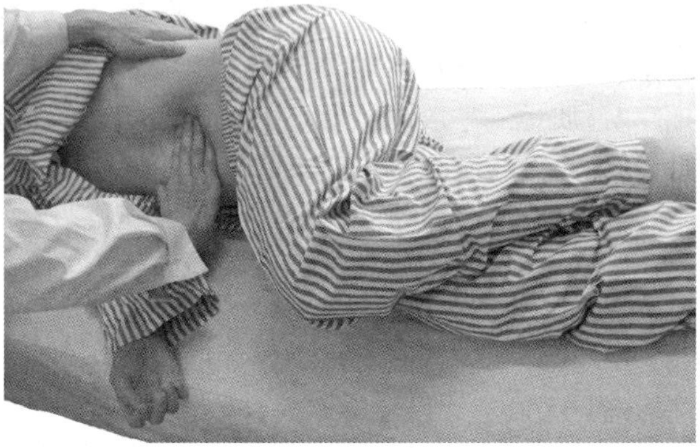

侧卧位

图 2-9-16 脾触诊法

脾大的测量法有以下几种（以cm表示）：

1. Ⅰ线（甲乙线）指左锁骨中线与左肋缘交点至脾下缘的距离。

2. Ⅱ线（甲丙线）指左锁骨中线与左肋缘交点至脾最远点的距离。

3. Ⅲ线（丁戊线）指脾最右缘与前正中线的距离。如脾高度增大向右越过正中线，则测量脾最右缘至正中线的最大距离，以“+”表示；如未超过正中线，则测量脾最右缘与正中线的最短距离，以“－”表示（图2-9-17）。

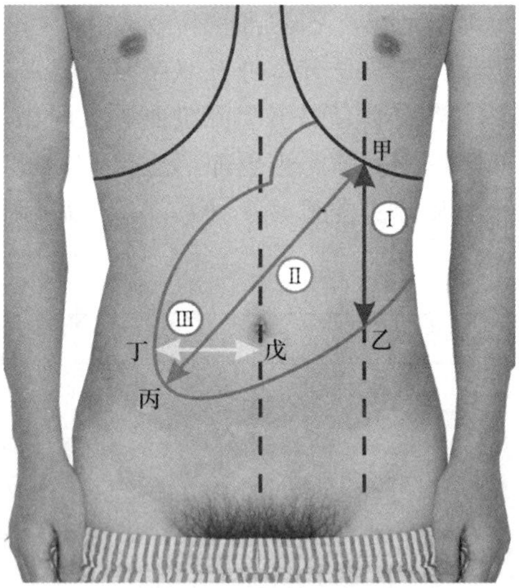

图 2-9-17 脾大测量法

临床上，将脾大分为轻、中、高三度。深吸气时，脾缘不超过肋下2cm为轻度肿大；超过2cm至脐水平线之间，为中度肿大；超过脐水平线或前正中线则为高度肿大，即巨脾，此时应加测第Ⅱ、Ⅲ线，并作图表示。

触诊脾时要注意大小，还要注意其质地、表面情况、有无压痛及摩擦感等。脾切迹是其特有表现，有助于鉴别。

脾轻度肿大常见于急慢性肝炎、伤寒、粟粒型结核、急性疟疾、感染性心内膜炎及败血症等；中度肿大常见于肝硬化、慢性淋巴细胞性白血病、淋巴瘤、系统性红斑狼疮等；高度肿大，脾表面光滑者见于慢性粒细胞性白血病、黑热病、慢性疟疾等，表面不平滑而有结节者见于淋巴肉瘤和恶性组织细胞病。脾压痛见于脾脓肿、脾梗死等。

七、胆囊触诊

胆囊触诊方法同肝触诊，正常胆囊隐存在肝后不能触及。胆囊肿大时，在右肋缘下腹直肌外缘可触到一梨形或卵圆形、张力较高的包块，随呼吸而上下移动，质地视病变性质而定。如胆囊肿大，有囊性感和明显压痛者，见于急性胆囊炎；进行性肿大且无压痛者，见于壶腹周围癌；如胆囊肿大，有实体感者，见于胆囊结石或胆囊癌。

胆囊触痛征检查方法（图 2-9-18）：医师以左手掌平放于受检者的右肋缘部，左手拇指钩压右侧腹直肌外缘与肋弓交界处（胆囊点），首先以拇指用力按压腹壁，然后嘱受检者缓慢深吸气，如在吸气过程中因疼痛而突然屏气，则称 Murphy 征阳性，又称胆囊触痛征，见于急性胆囊炎。如仅有疼痛而无突然屏气，则为胆囊触痛。

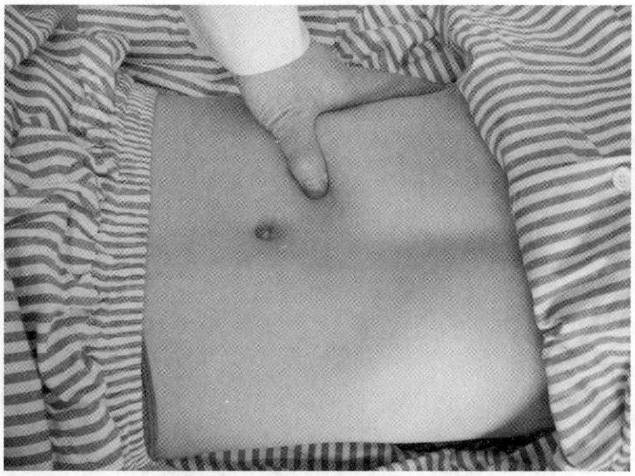

图 2-9-18　胆囊触痛征检查方法

Courvoisier 征又称无痛性胆囊增大征，表现为进行性加重的梗阻性黄疸，无痛性胆囊显著增大，是由于胰头癌压迫胆总管致胆道阻塞。

八、肾触诊

正常人肾一般不易触及，有时可触到右肾下极。身材瘦长者，肾下垂、游走肾或肾代偿性增大时，较易触及。在深吸气时能触到 1/2 以上的肾即为肾下垂。如肾下垂明显并能在腹腔各个方向移动时称为游走肾。肾大见于肾盂积水或积脓、肾肿瘤、多囊肾等。当肾盂积水或积脓时，肾的质地柔软而富有弹性，有时有波动感。多囊肾时，肾为不规则形增大，有囊性感。肾肿瘤时，则肾表面不平，质地坚硬。

检查方法：一般用双手触诊法（参图 2-3-1b）。嘱受检者取仰卧位，两腿屈曲并做深呼吸。医师位于受检者右侧，触诊右肾时，以左手掌托住其右腰部向上推起，右手掌平放在右上腹部，手指方向大致平行于右肋缘，于受检者吸气时双手相对挤压。如触到光滑钝圆的脏器，且极易从触诊者手中滑脱，可能为肾下极。如能在双手间握住更大部分，则略能感知其蚕豆状外形，握住时受检者常有酸痛或类似恶心的不适感。触诊左肾时，左手绕过受检者前方而托住左腰部，右手掌横置于受检者左上腹部，依前法进行触诊。

当肾和尿路有炎症或其他疾病时，可在一些部位出现压痛点。临床上常用的有①季肋点：在第 10 肋骨前端；②上输尿管点：在脐水平线上腹直肌外缘；③中输尿管点：在髂前上棘水平腹直肌外缘，相当于输尿管第二狭窄处；④肋脊点：背部第 12 肋骨与脊柱的夹角（肋脊点）的顶点；⑤肋腰点：背部第 12 肋骨与腰肌外缘的夹角（肋腰角）顶点（图 2-9-19 a ~ e）。

检查方法：双手拇指依次深压两侧肋弓第 10 肋弓下缘偏内（季肋点）、脐水平腹直肌外缘（上输尿管点）和髂前上棘水平腹直肌外缘（中输尿管点），背部第 12 肋与脊柱夹角的顶点（即肋脊点）和第 12 肋与腰肌外缘的夹角顶点（即肋腰点），同时询问受检者有无疼痛。

九、膀胱触诊

正常膀胱空虚时不易触及，只有当积尿、充盈胀大时才可能触及。

膀胱胀大原因可见于尿道梗阻（前列腺肥大或癌）、脊髓病（截瘫）所致的尿潴留，也可见于昏迷患者、腰椎或骶椎麻醉后、手术后局部疼痛患者。

检查方法：一般采用单手滑行触诊法。嘱受检者取仰卧屈膝位，医师用右手自脐开始向耻骨方向触摸，触到肿块时应注意其性质。膀胱增大多因积尿引起，为扁圆形或圆形，呈囊性感觉，手不能有推移，按压时憋胀有尿意，可与增大子宫、卵巢囊肿及直肠肿瘤鉴别。

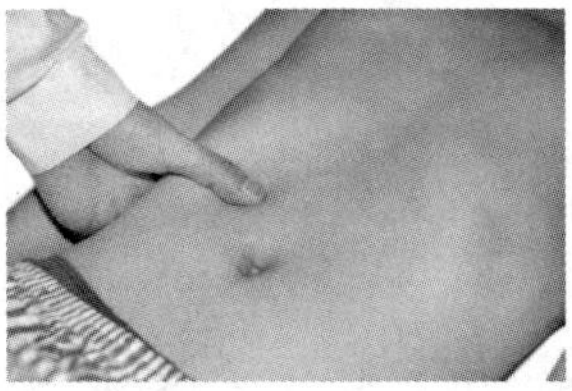

a．季肋点

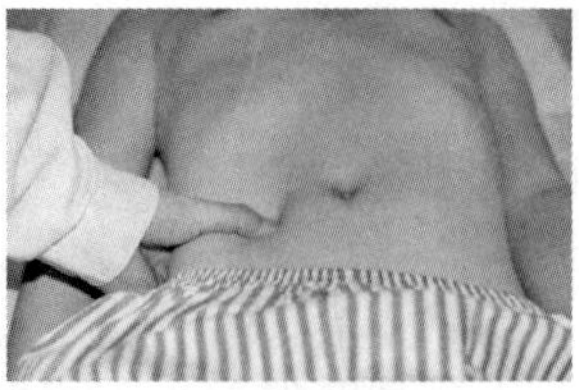

b．上输尿管点

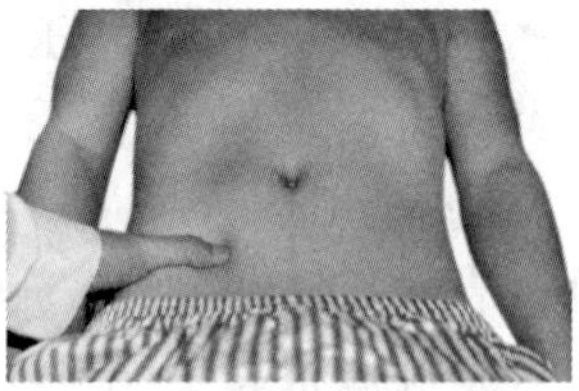

c．中输尿管点

腹面

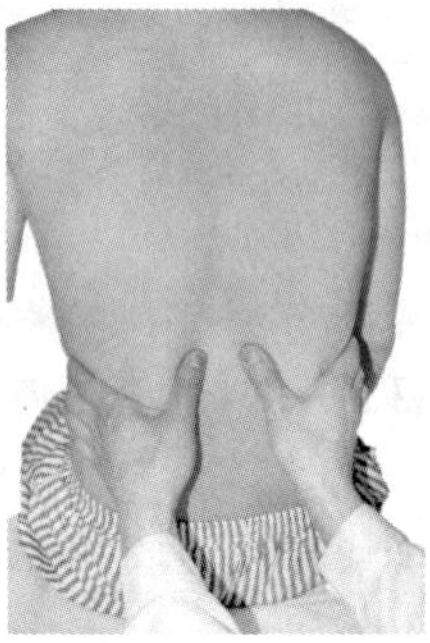

d．肋脊点

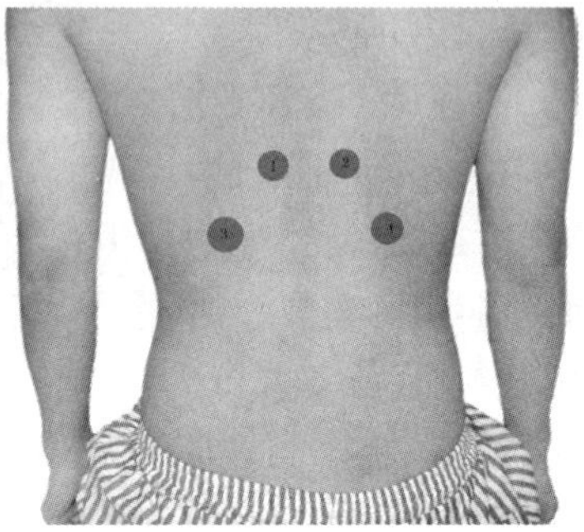

e．1. 左侧肋脊点 2. 右侧肋脊点
3. 左侧肋腰点 4. 右侧肋腰点

背面

图 2-9-19 肾疾病压痛点检查示意图

第四节 叩 诊

腹部叩诊的主要目的在于叩知某些脏器的大小，有无叩击痛，胃肠道充气情况，膀胱充盈的程度，腹腔内有无积气、积液和包块等。腹部叩诊一般多采用间接叩诊法。

一、腹部叩诊音

正常腹部叩诊除肝、脾所在部位及增大的膀胱和子宫占据的部位为浊音外，其余大部分部位均为鼓音。明显的鼓音可见于胃肠高度胀气、人工气腹和胃肠穿孔等。如果肝、脾或其他脏器极度肿大，腹腔内肿瘤或大量腹水时，鼓音范围缩小，病变部位可出现浊音或实音。

检查方法：腹部叩诊音分布检查同浅触诊检查，从左下腹开始，以逆时针方向叩诊，以发现有无异常的浊音或实音。

二、肝和胆囊叩诊

用叩诊法可确定肝的大小。一般都是沿右锁骨中线，由肺部向下叩诊。当由清音转为浊音时，即为肝上界。此处相当于被肺遮盖的肝上缘，故又称肝相对浊音界。再向下叩 1～2 肋间，则浊音变为实音，此处的肝不再为肺遮盖而直接贴近胸壁，称肝绝对浊音界。确定肝下界时，最好由腹部鼓音区沿右锁骨中线向上叩，由鼓音转为浊音处即为肝下界。由于肝下界与胃、结肠等重叠，很难叩准，一般叩得的肝下界比触得的肝下缘上移 2～3cm，故多用触诊确定。匀称体型者的肝正常在右锁骨中线上，其上界在第 5 肋间，下界位于右季肋下缘，两者之间的距离正常为 9～11cm；右腋中线肝上界为第 7 肋间，右肩胛线为第 10 肋间。体型矮胖者肝浊音界上移一个肋间，体型瘦长者则可下移一个肋间。

肝浊音界扩大见于肝癌、肝脓肿、肝炎、肝淤血和多囊肝等；肝浊音界缩小见于急性重型肝炎、肝硬化和胃、肠胀气等；肝浊音界消失代之以鼓音者，多由肝表面覆有气体所致，是急性胃肠穿孔的一个重要征象，也可见于间位结肠、全内脏翻转；肝浊音界上移，见于右肺纤维化、右肺不张等；肝浊音界下移，见于肺气肿、右侧气胸等疾病。

肝区叩击痛的检查方法：医师将左手掌平置于右胸下部，右手握拳，叩击在左手手背上，询问受检者有无疼痛。

正常人肝无叩击痛，而在肝炎、肝脓肿者肝区可有叩击痛。

胆囊位于深处，临床上不能用叩诊检查其大小，仅能检查胆囊区有无叩击痛，有叩击痛是胆囊炎的重要体征。

三、胃泡鼓音区及脾叩诊

胃泡鼓音区又称特劳伯鼓音区（Traube's area）位于左前胸下部肋缘以上，约呈半圆形，为胃底穹窿含气所形成。其上界为膈及肺下缘，下界为肋弓，左界为脾，右界为肝左缘。其大小则受胃泡含气量的多少和周围器官组织病变的影响。此区明显缩小或消失可见于脾大、左侧胸腔积液、心包积液、肝大等。

提示：检查时在左锁骨中线前胸下部，自上而下做间接叩诊，由肺区清音变为鼓音，即为胃泡鼓音区的上界，再做水平方向叩诊鼓音区大小。

当脾触诊不满意或在肋下触到很少的脾缘时，宜用脾叩诊法进一步检查脾大小。一般脾浊音区的确定宜采用轻叩法。患者仰卧或右侧卧位，检查者用间接叩诊法在左腋中线上，由肺区向下叩诊，由清音转为实音，即为脾所在。正常脾浊音区在左腋中线第 9～11 肋间，长度为 4～7cm，前界不超过腋前线。脾浊音区扩大见于各种原因所致的脾大。脾浊音区缩小见于左侧气胸、胃扩张、鼓肠等。

四、移动性浊音

腹腔内有较多的液体存留时，因重力关系，液体多积存于腹腔的低处，故在此处叩诊呈浊音。当因体位不同可出现浊音区变动的现象，称移动性浊音。当仰卧位时，腹中部由于肠管内有气体而在液面浮起，叩诊呈鼓音，两侧腹部因腹水积聚叩诊呈浊音。患者向一侧卧位时，位置低的一侧腹部因腹水积聚呈更大范围的浊音，而在上面的另一侧腹部转为鼓音。再向另一侧卧位时，浊音则转为鼓音，而浊音移至靠床的另一侧腹部。这是诊断腹水常用的重要检查方法之一。当腹腔内游离腹水在 1000ml 以上时，即可查出移动性浊音（shifting dullness）。

检查方法：受检者先取仰卧位，叩诊先从脐部开始，沿脐水平向左侧方向移动，当叩诊音由鼓音变为浊音时，板指位置固定，嘱受检者右侧卧位，稍停片刻，重新叩诊该处，听取音调是否变为鼓音。然后向右侧移动叩诊，移动不便时可改变指尖方向，叩得浊音后，叩诊板指固定位置，嘱受检者再向左侧翻身呈左侧卧位，停留片刻后再次叩诊，听取叩诊音的变化（图 2-9-20）。

大量腹水应与巨大卵巢囊肿相鉴别，方法为：①仰卧位时，卵巢囊肿浊音区在腹中部，鼓音区则在腹部两侧，腹水则相反（图 2-9-21）；②卵巢囊肿的浊音不呈移动性；③尺压试验，患者仰卧位，用一硬尺横置于腹壁上，医师两手将尺下压，如为卵巢囊肿，则腹主动脉的搏动可经囊肿传到硬尺，使硬尺发生节奏性搏动；如为腹水，则硬尺无搏动。

腹部外形呈蛙腹状，或膨隆呈球状，脐部外突，波动感，移动性浊音阳性，统称为腹水征。其中以移动性浊音较灵敏、可靠。

引起腹水的常见病因有肝硬化、结核性腹膜炎、肾病综合征、心功能不全、原发性或继发性腹膜癌等。

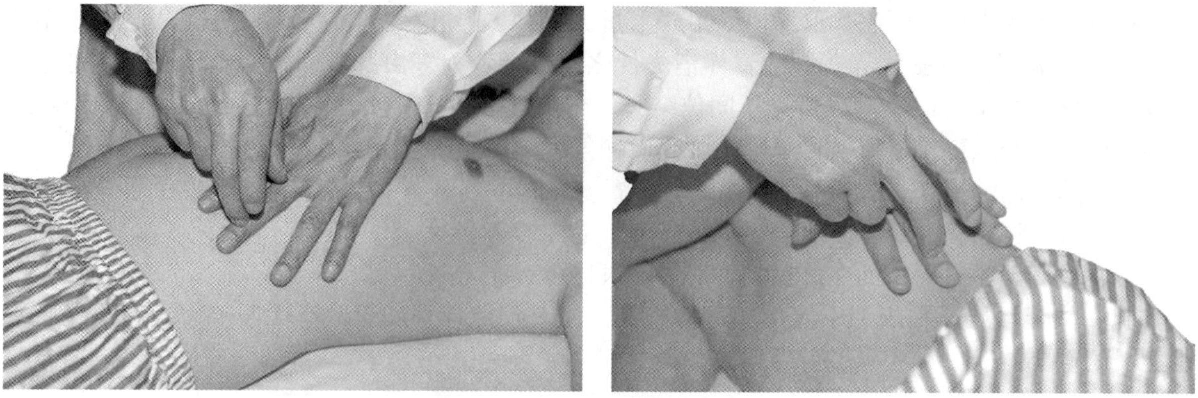

仰卧位叩诊　　侧卧位叩诊

图 2-9-20　移动性浊音检查方法

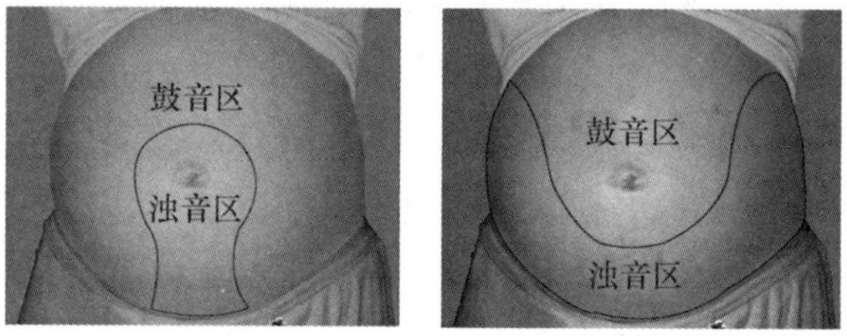

卵巢囊肿　　大量腹水

图 2-9-21　卵巢囊肿与腹水叩诊音鉴别示意图

五、肾叩诊

肾叩诊主要用于检查肾病变。

检查方法：嘱受检者取坐位或侧卧位，医师用左手掌平放在其肋脊角处（肾区），右手握拳用尺侧以轻到中等的力量叩击左手背（图 2-9-22）。

正常时肋脊角处无叩击痛，如有肾炎、肾盂肾炎、肾结石、肾结核及肾周围炎时，肾区有不同程度的叩击痛（图 2-9-23）。

六、膀胱叩诊

当膀胱触诊不满意时，可用叩诊来判断膀胱膨胀的程度。一般由脐水平线叩向耻骨联合（图 2-9-24）。如发现由鼓音转浊音，且浊音区一直延续到耻骨联合上缘，并隐没于其后，呈圆形浊

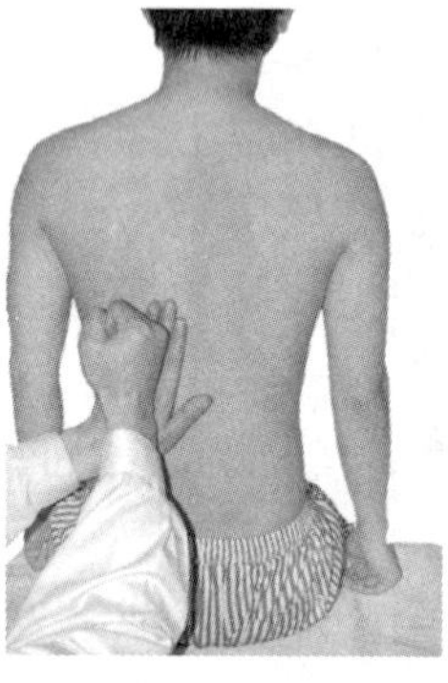

图 2-9-22　肾叩诊方法

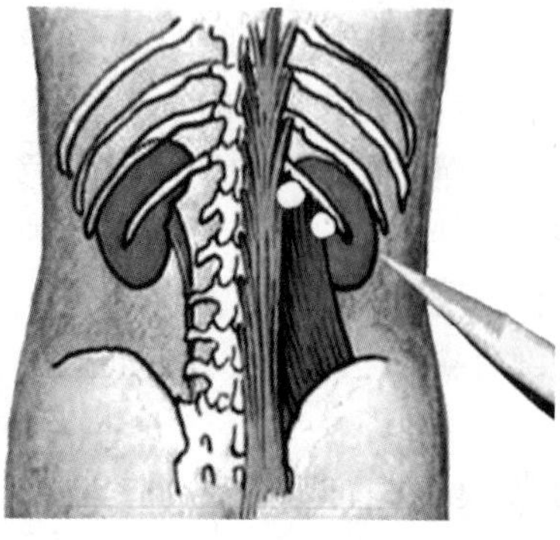

图 2-9-23　肾区叩痛部位示意图（彩图见书后）

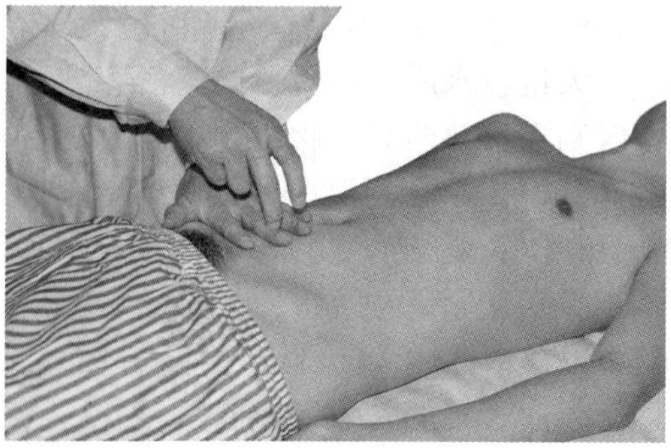

图 2-9-24　膀胱叩诊

音区，则可能为胀大的膀胱，当尿液排出后，浊音区叩诊则变为鼓音。而妊娠子宫、卵巢囊肿或子宫肌瘤时，在膀胱区均叩得浊音，应注意鉴别。

第五节　听　　诊

腹部听诊的内容主要有肠鸣音、振水音、血管杂音等。妊娠5个月以上的妇女还可在脐下方听到胎心音。听诊时重点注意上腹部、脐部、侧腹部及肝、脾各区。

检查方法：嘱受检者取平卧位，医师将已温暖的听诊器体件置腹壁上，有步骤地在腹部进行全面听诊。

一、肠鸣音

肠蠕动时，肠管内气体和液体随之而流动，产生一种断断续续的“咕噜”声（或气过水声），称为肠鸣音（bowel sound）。正常情况下，肠鸣音4～5次/分。当肠蠕动增强时，肠鸣音达10次/分以上，称肠鸣音活跃，常见于急性胃肠炎、服泻药后或胃肠道大出血时；如肠鸣音次数多且响亮、高亢甚至呈叮当声或金属音，称为肠鸣音亢进，见于机械性肠梗阻。偶尔听到或持续3～5min才听到一次或听不到者，称为肠鸣音减弱或消失，见于急性腹膜炎或麻痹性肠梗阻等。

提示：肠鸣音的听诊应在触诊、叩诊前进行，可以避免外加因素的刺激使肠蠕动发生变化。其声响和音调变异较大，只有靠医师的经验来判定是否正常。

二、振水音

胃内有多量液体及气体存留时可出现振水音（succussion splash）。

检查方法：嘱受检者取仰卧位，医师用左耳凑近上腹部，或用听诊器体件置于上腹部，示、中、环指三指并拢置于上腹部，手指与腹壁呈70°做数次急速有力的冲击动作，如能听到气、液撞击的声音，即为振水音。亦可用双手扶着患者腰部，左右摇晃，此时即可听到液、气相互撞击的声音。

正常人饮大量水后，可出现振水音。若在空腹或饭后6h以上仍有振水音，表示胃液潴留，见于幽门梗阻、胃扩张等。

三、血管杂音

正常腹部无血管杂音。腹部血管杂音对诊断某些疾病有一定作用，听诊中不应忽视。血管杂音有动脉性和静脉性杂音。动脉性杂音的听诊主要在腹主动脉、肾动脉、髂动脉及股动脉处进行（图2-9-25）。若这些部位出现杂音则提示腹主动脉瘤或腹主动脉狭窄、肾动脉狭窄、左叶肝癌压迫肝动脉或腹主动脉。静脉性杂音为连续的嗡鸣声或“潺潺”声，无收缩期与舒张期性质，常出现于脐周或上腹部，尤其是腹壁静脉曲张严重处，此音提示门静脉高压时的侧支循环形成。

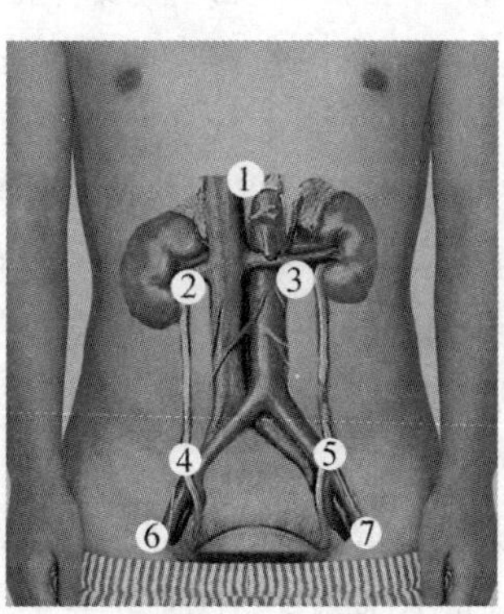

图2-9-25　腹部血管杂音听诊部位示意图
1.腹主动脉听诊区；2.肾动脉听诊区；3.肾动脉听诊区；4.右髂总动脉听诊区；5.左髂总动脉听诊区；6.右股动脉听诊区；7.左股动脉听诊区
（彩图见书后）

提示：腹部检查是体格检查中的重要组成部分，是诊断疾病的方法之一。腹部检查应用视诊、触诊、叩诊及听诊四种方法，尤以触诊最为重要。检查时，腹部触诊和叩诊可能影响肠鸣音的活跃程度，可根据情况，按视、听、触、叩诊的顺序进行，但记录顺序仍然是视、触、叩、听诊。①视诊检查内容包括腹部外形、呼吸运动、腹壁静脉、胃肠型和蠕动波等；②触诊包括腹壁紧张度、压痛及反跳痛、腹部肿块、液波震颤以及肝、脾、胆囊、肾、膀胱触诊；③叩诊有腹部叩诊音、肝、胆囊、胃泡鼓音区、脾、移动性浊音和肾、膀胱叩诊；④听诊主要检查肠鸣音、振水音和血管杂音。在学习中要求掌握腹部脏器，主要是肝、胆、脾及腹部常见疾病的检查方法、注意事项及临床意义。

第六节 临床病例查体思维

【病例一】

某男，36岁，因反复上腹痛3年，呕吐3天入院。3年前出现上腹痛，呈灼痛感，饥饿时加重，进食后可减轻，以冬春季发作频繁。3天前无原因出现上腹饱胀，反复发作呕吐，呕吐物为酸臭的宿食，呕吐后感到舒适。如何对该患者进行腹部检查？可能会出现哪些重要体征？

1．症状特点　反复上腹痛3年，呕吐3天，呕吐物为酸臭的宿食，呕吐后感到舒适。

2．可能出现的疾病　消化性溃疡合并幽门梗阻。

3．可能会出现的重要体征

视诊：腹平坦，可见胃型及胃蠕动波。

触诊：腹软，剑突下偏右手掌大区域压痛，无反跳痛。肝脾肋下均未触及。

叩诊：无移动性浊音。

听诊：上腹可听到振水音，肠鸣音4次/分。

【病例二】

男性，30岁，反复上腹痛10年，加重并上腹剧痛4h，近10天来每半夜出现上腹痛，昨夜12点突发持续性上腹部剧痛，继而延及全腹，伴恶心、呕吐、大汗淋漓。如何对该患者进行腹部检查？可能会出现哪些重要体征？

1．症状特点　反复上腹痛，半夜突感上腹剧痛，继而延及全腹，伴恶心、呕吐、大汗淋漓。

2．可能出现的疾病　十二指肠溃疡穿孔、急性腹膜炎。

3．可能会出现的重要体征

（1）一般检查　急性重病容，强迫仰卧位，呼吸浅速，脉搏细弱、增快。

（2）腹部体征

视诊：腹膨隆、腹式呼吸减弱或消失。

触诊：板状腹、压痛、反跳痛。

叩诊：肝浊音界缩小或消失、移动性浊音阳性。

听诊：肠鸣音减弱或消失。

【病例三】

男性，46岁，8年前患乙型肝炎，未系统治疗，迁延未愈。近3年常感全身乏力、食欲缺乏，时有齿龈出血，鼻出血。半年来见腹部明显鼓胀，下肢水肿，尿量减少。如何对该患者进行腹部检查？可能会有哪些重要体征？

1．症状特点　患乙型肝炎8年未系统治疗，迁延未愈；乏力、食欲缺乏；出血现象；腹胀明显、尿少、下肢水肿。

2．可能诊断的疾病　肝硬化。

3．可能会出现的重要体征：

（1）一般检查　面色灰暗黝黑，巩膜轻度黄染，皮肤蜘蛛痣，可见肝掌。
（2）腹部体征
视诊：蛙腹，腹壁静脉显露。
触诊：肝触不清，肝 - 颈静脉回流征阴性，脾大。
叩诊：肝界可缩小，移动性浊音阳性。

（应　萍）

单元目标检测练习（七）

一、名词解释
1. 蛙腹
2. 舟状腹
3. 揉面感
4. 反跳痛
5. 肝 - 颈静脉回流征阳性
6. Murphy 征阳性
7. 移动性浊音
8. 肠鸣音

二、填空题：
1. 腹部视诊的主要内容有：________、________、________、________、________。
2. 正常肠鸣音大约 ________次 / 分钟，肠鸣音活跃时达 ________次 / 分钟以上。
3. 正常脾叩诊部位在 ________，其长度约为 ________cm。
4. 腹部触到异常包块时，需描述：________、________、________、________、________、________、________、________。
5. 脾轻度肿大是指 ________，中度肿大是指 ________，重度肿大是指 ________。
6. 肝的触诊方法有：________、________、________。
7. 右下腹常见的病理性包块有：________、________、________、________。
8. 正常肝触诊在锁骨中线肋缘下小于 ______cm，剑突下小于______cm。
9. 腹壁静脉曲张见于：________、________。
10. 腹式呼吸消失见于：________、________。
11. 腹部深触诊法包括：________、________、________、________、________。
12. 腹膜刺激三联征是指：________、________、________。

三、选择题
（一）A_1 型题（单句型最佳选择题）

1. 区别腹部肿块来自腹腔或腹壁最简易的检查方法
   A. 超声检查
   B. 钡餐检查
   C. 腹部体格检查
   D. 腹部 X 线检查
   E. 胃肠镜检查
2. 鉴别右心衰与肝硬化的主要点是
   A. 腹水
   B. 有无肝功能损害
   C. 肝是否肿大
   D. 颈静脉是否充盈
   E. 脾是否肿大

3. 腹部检查下列哪项错误
A. 振水音见于幽门梗阻
B. 肋下触及肝提示肝大
C. 正常人不能触及脾
D. 肠鸣音消失可见于急性腹膜炎
E. 正常人可触到腹主动脉搏动
4. 腹部触诊的内容不包括
A. 压痛及反跳痛
B. 肌紧张度
C. 肿块
D. 移动性浊音
E. 液波震颤
5. 肿块形状的描述，下列哪项不正确
A. 胆囊肿大多如梨形
B. 脾切迹的存在是脾大的特征
C. 肾肿大的下极仍呈半圆形
D. 香肠型肿块常见于肠套，输卵管积水
E. 形状不规则的肿块一定属恶性
6. 腹部检查方法以哪种最为重要
A. 望诊
B. 触诊
C. 听诊
D. 叩诊
E. 嗅诊
7. 关于腹部膨隆的叙述，下列哪些是正确的
A. 成年人平卧时，前腹壁大致处于肋缘至耻骨联合平面
B. 坐起时脐部以下部分稍前凸出
C. 小儿腹部高于肋缘及耻骨水平
D. 肥胖者腹部高于肋缘及耻骨水平
E. 仰卧时前腹壁明显高于肋缘及耻骨水平
8. 检查腹壁静脉曲张患者，脐部以上血流方向由下至上，脐以下血流由上至下。该患者符合下列哪项
A. 上腔静脉阻塞
B. 下腔静脉阻塞
C. 门静脉高压或门静脉阻塞
D. 髂内静脉阻塞
E. 髂外静脉阻塞
9. 腹部揉面感最多见于
A. 腹部肿瘤
B. 急性弥漫性腹膜炎
C. 结核性腹膜炎
D. 胃肠胀气
E. 门脉高压症
10. 肝触诊中质地最硬的疾病是
A. 肝炎
B. 肝脓肿
C. 肝囊肿
D. 肝癌
E. 脂肪肝
11. 弥漫性肝大在临床上最常见于下列哪种疾病
A. 肝淤血
B. 脂肪肝
C. 肝炎
D. 白血病
E. 早期肝硬化
12. 下列哪种病变可使肝浊音界下移
A. 肺不张
B. 肺气肿
C. 大叶性肺炎
D. 肝硬化
E. 肝脓肿
13. 感到液波震颤时，游离腹水量至少需达
A. 1000ml
B. 2000ml
C. 1500ml
D. 2500ml
E. 3000～4000ml
14. 关于肾下垂的概念，下列哪项是正确的
A. 在深吸气时能触到肾下极
B. 在深吸气时能触到 1/2 以上的肾
C. 在深呼气时能触到 1/2 以上的肾
D. 在深吸气时能触到 2/3 以上的肾
E. 在深吸气时能触到 1/4 以上的肾
15. 腹水征中较为敏感可靠的是
A. 蛙状腹
B. 肚脐外突
C. 波动感
D. 移动性浊音
E. 腹部膨隆
16. 肝逐渐肿大，质地坚硬如石，有结节，最常见于

A．肝淤血
B．慢性肝炎
C．肝癌
D．脂肪肝
E．急性肝炎

17. 触诊正常脾，下列叙述哪项正确
A．坐位前倾可触及
B．左卧位可触及
C．右卧位可触及
D．仰卧位可触及
E．正常情况下脾不能触及

18. 肝触诊最常用的触诊法是
A．双手触诊法
B．钩指触诊法
C．单手触诊法
D．冲击触诊法
E．浅部触诊法

19. 腹部移动性浊音阳性，游离腹水量至少达
A．300ml
B．500ml
C．800ml
D．1000ml
E．1500ml

20. 关于腹部叩诊，下列叙述哪项正确
A．正常腹部叩诊均为鼓音
B．正常腹部叩诊除肝脾所在部位，余为鼓音
C．胃肠穿孔时，肝绝对浊音区扩大
D．腹部叩诊音包括鼓音、浊音、过清音
E．肺气肿肝浊音界上移

21. 下列哪种情况出现肝浊音界消失
A．气胸
B．急性重型肝炎
C．急性胃肠穿孔
D．肝癌
E．肺气肿

22. 肠鸣音消失常见于
A．大量腹水
B．机械性肠梗阻
C．巨大卵巢囊肿
D．肠麻痹
E．急性胆囊炎

23. 上腹部听到连续的嗡鸣声，常提示
A．腹主动脉瘤
B．肾动脉狭窄
C．肝癌
D．门静脉高压侧支循环形成
E．腹主动脉狭窄

24. 肝浊音界缩小应除外
A．暴发性肝炎
B．急性重型肝炎
C．急性胃肠穿孔
D．肝硬化
E．胃肠胀气

25. 腹腔积液与腹腔积气鉴别，下列哪项最有价值
A．腹部外伤
B．腹壁张力
C．移动体位时其形态有无改变
D．肝浊音界改变
E．移动性浊音

26. 上腹中部膨隆，下列哪项应除外
A．肝左叶肿大
B．胃癌
C．胃扩张
D．脾大
E．胰腺肿瘤

27. 关于全腹凹陷的叙述，下列哪项是**错误**的
A．仰卧时前腹壁明显低于肋缘至耻骨的水平面
B．见于消瘦和脱水者
C．见于消耗疾病晚期
D．膈疝时腹内脏器进入胸腔
E．呼气时出现腹凹陷见于膈麻痹

28. 腹式呼吸减弱的原因应除外
A．腹水
B．急性腹痛
C．胃肠穿孔所致急性腹膜炎或膈麻痹
D．腹内巨大肿物
E．足月妊娠

29. 腹部的浅部触诊法有利于检查下列各项，除外
A．有无压痛

B．抵抗感
C．搏动
D．某些肿大的肿瘤
E．阑尾压痛点

30．关于脾大的测量法，下列哪项是**错误**的
A．第Ⅰ线测量指左肋缘至脾下缘的距离
B．第Ⅱ线测量指左锁骨中线与左肋缘交点至脾最远点的距离
C．第Ⅲ线测量指脾右缘与前正中线距离
D．脾轻度肿大只作第Ⅰ线测量
E．脾明显肿大时，应加做第Ⅱ线测量和第Ⅲ线测量

31．关于脾大分度及测量法，下列哪项是**错误**的
A．深吸气时，脾缘不超过肋下3cm为轻度肿大
B．超过2cm至脐水平线以上为中度肿大
C．超过脐水平线为高度肿大
D．超过前正中线亦为高度肿大
E．如脾高度肿大向右越过正中线，则测量脾右缘至正中线的最大距离，以"+"表示

32．脾轻度肿大见于下列各项，除外
A．急、慢性肝炎
B．伤寒
C．粟粒结核
D．骨髓纤维化
E．亚急性感染性心内膜炎

33．关于腹部检查的叙述，下列哪项是**错误**的
A．正常可触及腹主动脉搏动
B．肝下缘触及说明肝大
C．脾正常人不能触及
D．振水音可见于幽门梗阻
E．肠鸣音消失可见于肠麻痹

34．肝浊音界向上移位应除外
A．右肺纤维化
B．右下肺不张
C．气腹
D．鼓肠
E．右侧张力性气胸

35．关于胃泡鼓音区的叙述，下列哪项是**错误**的
A．位于左前胸下部边缘以上
B．呈半圆形
C．上界为膈及肺下缘
D．下界为肋弓
E．左界为脾，右界为胰

（二）A_2 型题（病例摘要型最佳选择题）

36. 男，12岁，持续高热4天。体查：心前区隆起，可见心尖冲动，胸骨左缘第3、4肋间可触及收缩期震颤，肝未触及，脾左肋下2cm，质软，无压痛。该患者脾大最可能的病因是
A．伤寒
B．急性疟疾
C．亚急性感染性心内膜炎
D．粟粒结核
E．败血症

37. 男，40岁，畏寒、发热6天，肝区疼痛1天。腹部体查：肝右肋下2cm，质软，触痛，边缘整齐，肝右侧肋间隙局限性压痛，并有叩击痛。该患者最有可能的诊断是
A．肝癌
B．肝炎
C．肝脓肿
D．多囊肝
E．肝包虫病

38. 男，55岁，腹部体查：肝剑突下5cm，边缘不整，坚硬，有压痛，表面有结节感，可闻及血管杂音。该患者最可能拟诊为
A．肝左叶癌
B．肝血管瘤
C．肝血吸虫病
D．腹主动脉瘤
E．胰腺囊肿

39. 男，35岁，上腹部反复发作性疼痛10年，近来上腹疼痛缓解的规律消失，且出现持续的剧烈上腹痛及腰背痛，背部明显压痛。该患者最可能的诊断是
A．胃溃疡活动期
B．胃黏膜脱垂
C．十二指肠溃疡活动期

D．胃癌
E．穿透性溃疡
40. 男，48 岁，体查发现右肾肿大，表面不平，质地坚硬，最可能是
A．多囊肾
B．肾盂积脓
C．肾肿瘤
D．游走肾
E．肾盂积水
41. 男，28 岁，持续性右上腹痛 2 天，疼痛放射至右肩部，腹部体查发现右上腹肌紧张、压痛、反跳痛。该患者最可能的诊断是
A．急性胃炎
B．急性胰腺炎
C．急性胆囊炎
D．急性肝炎
E．右肾结石

（三）A_3 型题（病例组型最佳选择题）

（42 ~ 44 共用题干）
男，32 岁，腹部剧烈阵发性绞痛 3h，伴呕吐，腹部检查发现肠鸣音 8 次 / 分，伴金属音。

42. 该患者最可能的诊断是
A．急性腹膜炎
B．机械性肠梗阻
C．急性肠炎
D．急性胃肠出血
E．麻痹性肠梗阻
43. 上述患者未做处理，现满腹剧痛 1h，腹部检查发现腹式呼吸运动减弱，腹部稍隆起，触诊时全腹腹肌紧张，压痛和反跳痛。该患者最可能的诊断是
A．急性弥漫性腹膜炎
B．急性阑尾炎
C．急性胰腺炎
D．门静脉性肝硬化
E．结核性腹膜炎
44. 如患者考虑诊断为急性弥漫性腹膜炎，因咳嗽、呼吸、转动体位均可使疼痛加剧，患者被迫采取何种体位
A．侧卧位
B．仰卧位，两下肢屈曲
C．仰卧位，两下肢伸直
D．俯卧位
E．半呈卧位

（45 ~ 47 共用题干）
女性 30 岁，转移性右下腹痛 10h。

45. 除考虑急性阑尾炎外，还应考虑
A．十二指肠溃疡穿孔
B．输卵管扭转
C．宫外孕破裂
D．输尿管结石
E．肠系膜淋巴结炎
46. 诊断阑尾炎的重要依据是
A．早期上腹痛或脐周痛
B．右下腹压痛
C．右下腹包块
D．右下腹 Mc Burney 点有显著而固定的压痛与反跳痛
E．早期上腹痛数小时后转为右下腹痛
47. 该患者术后一周腹部持续性胀痛，排气排便消失，诊断为麻痹性肠梗阻，其临床表现应除外
A．肠鸣音亢进
B．肠鸣音消失
C．大小肠均胀气
D．无肠型及蠕动波
E．呕吐

（48 ~ 49 共用题干）
男性，23 岁，2 年来经常有空腹时上腹部即感疼痛及夜间痛，以秋末冬初为重，伴腹胀。查体：腹软，剑突下轻压痛，无反跳痛。

48. 最可能诊断为
A．肠癌
B．胃溃疡
C．十二指肠溃疡
D．胰腺炎
E．肠梗阻
49. 近两月来，呕吐频繁。查体：上腹部见蠕动波，振水音阳性，其呕吐物的性状应是

A．黄绿色液体
B．咖啡样液体
C．鲜血
D．酸酵食物
E．带粪臭味

（50～52 共用题干）

男，48 岁，近 1 周饭后上腹胀痛不适，每晚或次晨发生呕吐，呕吐大量酸臭的宿食，吐后感舒适，食欲正常，检查发现上腹有振水音。

50. 该患者最可能是
A．正常情况
B．胃内有大量液体潴留
C．腹腔内有大量液体
D．腹腔内有游离气体
E．腹腔内有肿块

51. 下列哪项不会出现振水音
A．正常人餐后 1h
B．幽门梗阻
C．正常人清晨空腹
D．胃扩张
E．正常人大量饮水后

52. 该患者再次检查发现上腹部出现胃型及蠕动波。该患者最可能的诊断是
A．急性胃扩张
B．肠梗阻
C．急性胃炎
D．幽门梗阻
E．急性胆囊炎

（四）B_1 型题（配伍题）：

53～56 题共用备选答案
A．扁圆形膨隆
B．蛙形膨隆
C．球形膨隆
D．局部膨隆
E．尖凸型膨隆

53. 肝硬化腹水
54. 胃肠穿孔
55. 腹内脏器肿大，腹内肿瘤
56. 肥胖，腹壁皮下脂肪过多

57～60 题共用备选答案
A．肝轻度肿大，表面光滑，边缘钝，质稍韧，有压痛
B．肝明显肿大，表面光滑，边缘圆钝，质韧，有压痛，肝 - 颈静脉回流阳性
C．早期肝大，晚期缩小，质较硬，表面可触到小结节，无压痛
D．肝逐渐增大，质地坚硬，表面高低不平，有大小不等结节，边缘不整
E．肝大，表面光滑，质软或稍韧，无压痛

57. 肝淤血
58. 肝硬化
59. 肝癌
60. 急性肝炎

四、问答题

1. 简述正常腹部可触到哪些的包块。
2. 如何鉴别腹水与巨大卵巢囊肿。
3. 简述急性腹膜炎的体征。
4. 简述肝硬化的体征。
5. 简述脾大的测量法及临床分度。
6. 简述腹部常用的触诊法及适应证。
7. 简述腹部触诊的内容。

第十章　生殖器、肛门及直肠检查

学习目标

通过本章内容的学习，学生应能：

识记：

描述生殖器、肛门及直肠检查内容。

理解：

总结生殖器、肛门及直肠检查异常改变及临床意义。

运用：

联系生殖器、肛门及直肠检查方法进行检查，准确记录检查结果。

生殖器、肛门及直肠检查是全身体格检查的一部分，要充分认识到生殖器、肛门及直肠检查对临床诊断及治疗具有重要意义，不能因为被检查者不愿意接受检查而轻易放弃，以致发生漏诊、误诊，甚至延误治疗，尤其对有检查指征的患者，检查者有责任说服患者配合检查。男医生检查女患者时，应有女性医务人员在场。

第一节　男性生殖器检查

男性生殖器包括外生殖器（阴茎、阴囊）与内生殖器（包括睾丸、精索、附睾、前列腺、精囊）两部分构成。

一、阴毛及阴茎

【检查方法】

检查者应当着患者之面洗手。可单手或双手戴手套检查，以降低被感染或传播疾病的机会。

患者取站位或仰卧位，以使患者处于舒适状态裸露下腹部和大腿中段以下的区域，充分暴露外生殖器。

视诊：观察耻骨区皮肤及阴毛的分布，及与年龄、发育的关系。注意有无溃疡、斑痕、损伤、水肿、结节，皮肤颜色的改变及感染等。

用手持提阴茎翻起包皮，视诊尿道外口的位置。有无移位或狭窄、有无红肿、溃疡。注意尿道外口有无分泌物及其颜色、数量、黏度和气味。观察冠状沟内面有无溃疡、新生物、红斑及肿胀，注意异常的部位、大小，有分泌物时记录其性状。龟头部分检查完毕应将包皮复位，以免发生包皮嵌顿。

触诊：用拇指压迫阴茎下段及龟头两侧，触诊阴茎龟头，从根部到末端依次触诊阴茎体，包括阴茎和尿道海绵体，前后及两侧。正常阴茎内不应扪及任何结节、无压痛，如有则描述其位置和大小。依次压迫阴茎根部到尿道外口，观察有无异常分泌物流出，若有异常分泌物时应做涂片及革兰氏染色检查。

男性阴毛较粗糙，呈菱形分布。老年人阴毛稀疏灰白，某些内分泌疾病阴毛缺失或呈女性分布。

阴茎（penis）为前端膨大的圆柱体，分为头（前端膨大部位）、体（中部圆柱形部位）、根（藏于阴囊和会阴皮肤的深面固定部）三部分。正常成年人阴茎长 7～10cm，由 3 条海绵体构成。其检查顺序如下：

（一）包皮

阴茎的皮肤在阴茎颈（阴茎头后较细的部分）前向内翻转包绕阴茎头的表面称为包皮（prepuce）。成人包皮不应掩盖尿道口，翻起包皮后应露出尿道口。若包皮上翻不能或上翻包皮不能显露阴茎头时，称为包茎。见于先天性包皮口狭窄或炎症、外伤后粘连。若包皮长度超过并包覆阴茎头，但翻起后能露出尿道口或阴茎头，称包皮过长。包皮过长及包茎易引起尿道外口炎症，也可成为阴茎癌的重要致病因素之一。幼儿包皮较长，包着整个阴茎头。

提示：包皮过长与包茎临床表现不同，但因其均易于包皮腔内存留污物而可能导致其他并发症，因此提倡早期手术治疗。

（二）阴茎头与阴茎颈

阴茎前端膨大部分称阴茎头（glans penis）或龟头。在阴茎头的底边凸隆游离称为阴茎头冠（corona of glans penis），冠后与阴茎体交界部较细部分呈一环形浅沟，称为阴茎颈（neck of penis）。正常阴茎头光滑、红润。如有硬结伴暗红色溃疡、易出血或融合成菜花样，应考虑阴茎癌。阴茎颈处单发椭圆形质硬溃疡称下疳（chancre），愈后留有斑痕，常见于梅毒。阴茎颈及阴茎头部出现淡红色小丘疹，逐渐融合成蕈样或菜花样、乳突状隆起，见于尖锐湿疣。

（三）尿道口

尿道口出现红肿、分泌物及溃疡伴触痛，常见于感染所引起的尿道炎；尿道口出现于阴茎腹面，常见于先天性尿道下裂；尿道口狭窄常见于先天性或炎症粘连。

（四）阴茎大小与形态

成年人阴茎过小呈婴儿型阴茎，见于垂体功能不全或性腺功能不全患者。儿童期阴茎过大呈成人型阴茎，见于性早熟。

二、阴囊

阴囊（scrotum）囊壁由多层组织构成，内有两个囊腔，每个囊腔内含有精索、睾丸及附睾。

【检查方法】

被检查者坐位或仰卧，两腿稍分开。

视诊：观察阴囊外形是否对称、皮肤颜色、皱褶、有无皮疹、水肿、静脉扩张、瘘管等。

触诊：睾丸触诊，即将双手的拇指置于阴囊前面，其余四指置于阴囊后面，双手同时触诊，应先将睾丸轻轻推至阴囊下部，此处血管组织少，易于扪清。正常睾丸为长 4～5cm、坚韧的椭圆形结构。确定阴囊内是否有两个睾丸，轻轻触诊每个睾丸，注意其质地、形状、大小、有无结节、触痛及肿块。

附睾触诊：用拇指、示指和中指触诊，附睾呈逗号状附着在睾丸的后外侧，两侧大小、部位相似；注意其质地、形状、太小、有无压痛、结节及其和睾丸的关系。

精索触诊：触摸精索有几种方法，一种是一手轻轻地向下牵拉睾丸，另一手从阴囊后方轻轻用拇指和示指滑动触摸直至触及一卷曲状结构；另一种是示指从阴茎根部外侧套入皮内在耻骨下辗动，可能在某处辗滚至精索上，千万别挤压指下的精索。检查精索静脉有无曲张：精索静脉曲张为一沿精索走行的蚯蚓状蟠曲的柔软的团块，阴囊提起后曲张的静脉会逐渐塌陷。当疑有静脉曲张时，应以站立位观察，因为一旦患者平卧，曲张静脉可消失。

阴囊内若有包块，首先应确定它是源于阴囊内容物，还是其他部位组织或包块下降所致。任何阴囊包块均应进行透光试验以区别包块是囊性还是实质性。透光试验的方法是，在两指间固定包块，以不透光的纸卷成筒状，一端置于阴囊肿大的部位，然后由对侧以手电筒照射。注意，此检查应在暗室进行。

（一）阴囊皮肤及外形

正常阴囊皮肤色暗而多皱褶，外有少量阴毛，富有汗腺和皮脂腺，双侧对称。其常见异常有：

1．阴囊湿疹　早期皮肤出现小丘疹、疱疹和小水疱，有大量浆液渗出和糜烂，瘙痒明显，逐渐皮肤增厚呈苔藓样，并有小片鳞屑，这种改变为阴囊湿疹（scroti eczema）的特点。

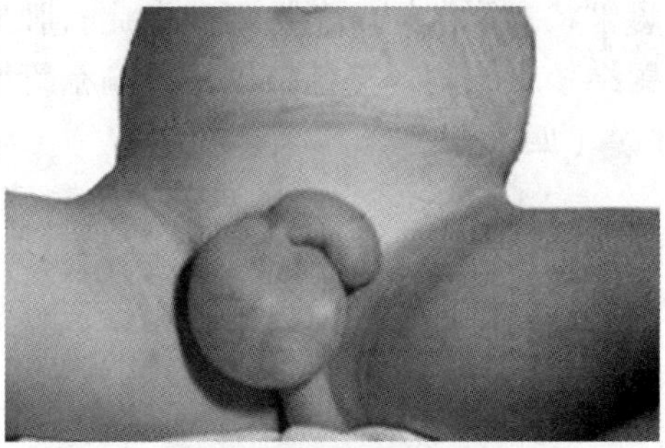

图 2-10-1　阴囊水肿

2．阴囊水肿　可为全身水肿的一部分，如右心衰竭、肾病综合征；也可因局部因素所致，如局部炎症或过敏反应、静脉回流受阻或丝虫病等。阴囊皮肤肿胀，紧绷光亮，指压有明显凹陷，无压痛。

3．阴囊象皮肿　阴囊皮肤增厚、粗糙，触之似大象的皮肤，故称阴囊象皮肿（chyloderma）。见于血丝虫病所致的淋巴管炎或淋巴管阻塞。

4．阴囊疝　表现为一侧或双侧阴囊肿大，触之有囊样感，有时可推回腹腔，当患者咳嗽使腹内压增加时可再降入阴囊。阴囊疝（scrotalhernia）是由于肠管或肠系膜等腹腔脏器经腹股沟管下降至阴囊内所形成。

疝的检查方法：

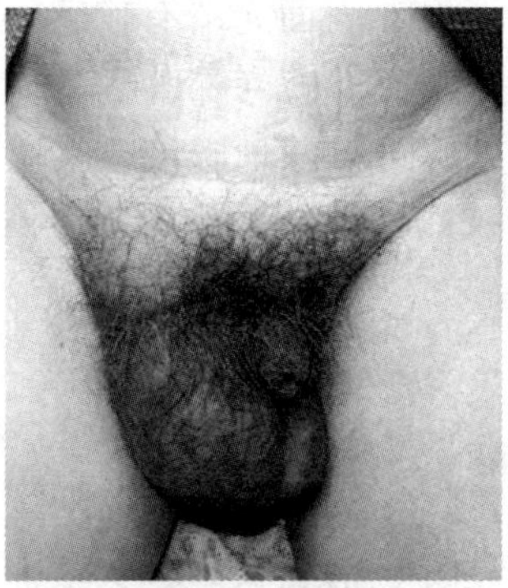

图 2-10-2　腹股沟斜疝

患者取站立位，检查者站于将检查的同侧，用右手检查右侧、左手检查左侧。以一手置于患者的腰背部，另一手的手臂和示指大致与被检查者的腹股沟韧带平行，用示指向上外方向插入阴囊皮肤以检查外环；注意外环的大小和张力及黑氏三角区的腹壁肌张力，然后检查咳嗽冲击感。嘱患者头偏向对侧并咳嗽，如手指感到咳嗽冲击感，则为阳性，并提示疝的存在。

鉴别斜疝与直疝：如患者站立时腹股沟区或阴囊区出现包块，应做包块还纳试验。以一手置于患者背部，另一手的手掌置于腹股沟区并和腹股沟韧带平行对着包块轻柔而又持续加压，如包块缩回，此时可将手指轻轻地滑向内环方向（腹股沟韧带的中点）压住此点，如包块不再出现，或仅用力时感到冲动感，则为斜疝；如不能控制包块或仍从腹前壁突出，则为直疝。

5．鞘膜积液　当鞘膜或邻近器官出现病变时，鞘膜液体分泌增多，形成鞘膜积液，此时阴囊肿大触之有水囊样感。透光试验显示阴囊为橙红色、均质、半透明状。阴囊疝、睾丸肿瘤、鞘膜积血等则不透光。

提示：阴囊肿大可以是阴囊局部病变所致，也可以是其他部位病变累及阴囊，注意鉴别。

（二）睾丸（testis）

正常左、右各一，椭圆形，表面光滑柔韧。其常见异常如下：

1．睾丸触痛　急性肿痛、压痛明显者，常见于急性睾丸炎，外伤或流行性腮腺炎、淋病等。

慢性肿痛多由睾丸结核引起。

2. 睾丸肿大　一侧睾丸肿大、质硬并有结节，多无明显压痛，应考虑睾丸肿瘤或白血病细胞浸润。

3. 睾丸缩小　睾丸萎缩可由流行性腮腺炎、外伤后遗症及精索静脉曲张引起。睾丸过小常由先天性或内分泌异常引起，如肥胖性生殖无能症、垂体功能或性腺功能不全。

4. 睾丸未触及

（1）隐睾：睾丸隐藏于腹腔内、腹股沟阴茎根部或会阴部称隐睾症（cryptorchism）。

（2）无睾：无睾症常见于性染色体数目异常，可为单侧或双侧。双侧无睾丸患者生殖器官及第二性征均发育不良。

（三）附睾

附睾位于睾丸后外侧，是贮存精子和促进精子成熟的器官。上端膨大为附睾头，下端细小如囊锥状为附睾尾。急性附睾炎症时肿痛明显，常可致睾丸肿大，睾丸与附睾触诊时分辨不清。附睾结核常致附睾呈结节硬块伴输精管增粗呈串珠状，无明显压痛。

（四）精索

为柔软的圆条索状结构，由输精管、提睾肌、血管、淋巴管及神经等组成，精索在左右阴囊腔内各一条。急性精索炎症表现为局部皮肤红肿常伴有挤压痛。输精管结核表现为串珠样肿胀。精索静脉曲张时，触诊精索如蚯蚓团样感。靠近附睾的精索触及硬结多为丝虫病所致。

三、前列腺

前列腺位于膀胱下方，耻骨联合后约 2cm 处，包绕在尿道根部，形状如前后稍扁的栗子，上宽下窄，正中有纵行浅沟。将其分成两叶，尿道从中纵行穿过。

检查方法：

嘱被检者取膝胸位或左侧卧位做直肠指诊。检查者戴手套，涂润滑油，徐徐插入肛门，向腹侧触诊。前列腺正常时质韧有弹性，左右两叶之间触及正中沟。良性前列腺肿大时，正中浅沟消失，表面光滑有韧感、无压痛及粘连，多见于老年人；前列腺肿大且有明显压痛多见于急性前列腺炎。前列腺肿大、质硬，无压痛，表面触及硬结节者应考虑前列腺癌。前列腺触诊时按摩前列腺可取前列腺液做实验室检查。

提示：前列腺无痛性肿大，质硬，表面不光滑伴坚硬结节者，应考虑前列腺癌。

四、精囊

精囊腺为菱锥形囊状附属性腺，位于前列腺上方。正常精囊柔软、光滑、肛门指检不易触及。精囊病变常继发于前列腺病变，如精囊可触及条索状肿胀并有压痛，见于前列腺炎或积脓累及精囊时；精囊表面触及结节状，多见于前列腺结核累及精囊。精囊表面触及肿大硬节，应考虑前列腺癌。

第二节　女性生殖器检查

女性生殖器包括外生殖器（阴阜、大阴唇、小阴唇、阴蒂、阴道前庭）与内生殖器（阴道、子宫、输卵管、卵巢）。

一般情况下女性生殖器不做常规检查，如疑有妇产科疾病应由妇产科医生检查，男医生为患者进行妇科检查应有女医务人员陪同。

【检查方法】

检查时嘱患者先排空膀胱，暴露下身，仰卧于检查台上，小腿屈曲，两大腿外展。患者是否处于舒适良好的体位并放松是检查的关键。垂危患者可在病床上检查。检查者需戴消毒手套。

视诊　注意外阴的发育、阴毛的分布、外阴皮肤的颜色、有无炎症、疤痕、静脉曲张、外伤、肿瘤等，阴蒂有无肥大。

触诊　用拇指与示指分开两侧阴唇，暴露前庭望诊。观察尿道口和阴道口。未婚妇女处女膜仅有一小孔，已婚妇女可插入两指，经产妇女见处女膜破裂痕迹。应注意有无处女膜闭锁。用拇指和示指扪诊尿道旁腺和巴氏腺，正常时不能扪及。感染时可扪及巴氏腺囊肿或脓肿。尿道感染时，用示指从阴道内挤压可见尿道口有脓性分泌物。

一、外生殖器

通过视诊主要观察阴阜、大阴唇、小阴唇、阴蒂、阴道前庭及阴道壁（经阴道扩张器检查）。

1. 阴阜　阴阜（mons pubis）位于耻骨联合前面的外阴部，皮下脂肪丰富，为柔软的脂肪垫，性成熟后皮肤表面有阴毛，呈倒三角形分布，为女性第二性征之一。如阴毛明显稀少或缺如见于性功能减退或席汉病；如阴毛明显增多，呈男性分布，则多见于肾上腺皮质功能亢进。

2. 大阴唇　大阴唇（greater lip of pudendum）在性成熟后表面可有阴毛。未生育妇女两侧自然合拢遮盖外阴，经产妇两侧大阴唇常分开，老年人或绝经后常萎缩。

3. 小阴唇　小阴唇（lesser lip of pudendum）前端融合后再分开两叶包绕阴蒂，后端会合形成阴唇系带。小阴唇出现红肿、疼痛见于小阴唇炎症，小阴唇出现白斑见于局部色素脱失的女阴白斑征，若有结节、溃疡应考虑癌变，如有乳突状或蕈样突起见于尖锐湿疣。

4. 阴蒂　阴蒂（clitolis）过小见于性功能发育不全，过大应考虑两性畸形，红肿见于外阴炎症。

5. 阴道前庭　阴道前庭（vestibule　vaginae）为两侧小阴唇之间的菱形区，前部有尿道开口，后部有阴道开口。前庭大腺位于大阴唇后部，开口于小阴唇与处女膜的沟内，如黄豆大。如局部出现红肿、硬结、疼痛或有脓液溢出，见于前庭大腺脓肿。肿大明显而压痛轻见于前庭大腺囊肿。

二、内生殖器

检查方法有：①阴道窥具检查；②双合诊（戴手套的手的示、中指进入阴道，另一手在腹部配合）；③三合诊（戴手套的手的示、中指分别进入阴道及直肠，另一手在腹部配合）；④肛腹诊（戴手套的手的示指进入直肠，另一手在腹部配合）。

1. 阴道　阴道（vagina）为生殖通道，内腔狭窄但富于弹性。未婚女性一般不做阴道检查。正常阴道黏膜呈淡红色，有许多横纹皱襞，柔软、光滑。阴道顶端为子宫颈。

2. 子宫　子宫（uterus）位于盆腔中央，呈倒梨形的中空肌质器官。子宫的触诊以双合诊法进行（未婚者一般不行此项检查）。正常子宫颈表面光滑，质韧如鼻端，妊娠时质软如唇、着紫色。正常未孕子宫长 7～8cm，宽 4～5cm，厚 2～3cm；触之较韧，光滑无压痛。子宫体积均匀增大见于妊娠，非匀称性增大见于各种肿瘤。如有接触性出血和质硬不平应考虑宫颈癌的可能。

3. 输卵管　正常输卵管（uterine tube）表面光滑，质韧无压痛。长 8～14cm。输卵管急、慢性炎症或结核可触及输卵管肿胀、增粗、有结节、弯曲或僵直，且与周围组织粘连、固定、压痛明显。明显肿大应考虑输卵管积脓或积水。双侧输卵管病变致管腔狭窄或梗阻者，则难以受孕。

4. 卵巢　卵巢（ovary）为一对扁椭圆形性腺，表面常不平，成年女子的卵巢约 4cm×3cm×1cm 大小；绝经后萎缩变小、变硬；卵巢增大常见于肿瘤或炎症等。

提示：女性内生殖器检查需触诊与视诊结合，未婚女性一般不行阴道检查。

第三节 肛门与直肠检查

肛门与直肠检查方法简便，常可发现具有重要临床意义的体征，但临床常被忽略而致漏诊。根据病情需要，检查时可让被检查者采取不同的体位，以求取得最佳效果。常用的检查体位有：

1．肘膝位　患者背向光线，双肘关节屈曲，弯曲上身，使前胸及一侧面紧贴检查台面，双膝跪在检查台上，臀部抬高。此种体位适用于前列腺、精囊及直肠前部和内镜检查（图 2-10-3）。

2．前俯位　让患者背向光线站立，上身向前弯曲匍伏床边，使髋部弯曲成 90° 姿势，检查者用双手拇指将臀部肌肉轻轻分开，露出肛门。此种体位适用于门诊或轻症患者。

3．左侧卧位　被检查者背向光线取左侧卧，右腿向腹部屈曲，左腿伸直，臀部靠近检查台边；医生站在背后检查。适用于危重患者、年老体弱或女性患者（图 2-10-4）。

根据病情需要还可采取仰卧位或截石位、蹲位等。

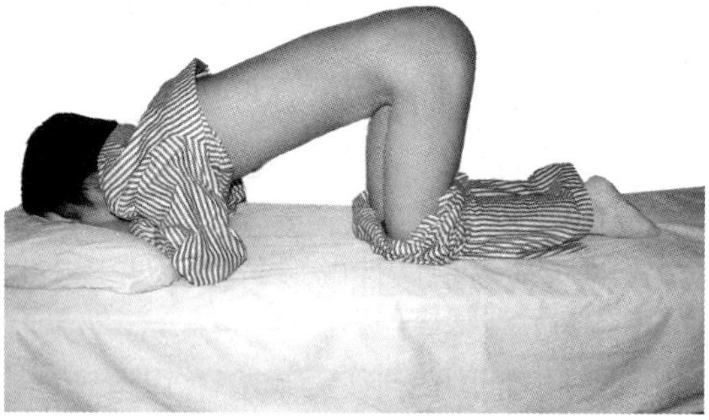

图 2-10-3　肘膝位

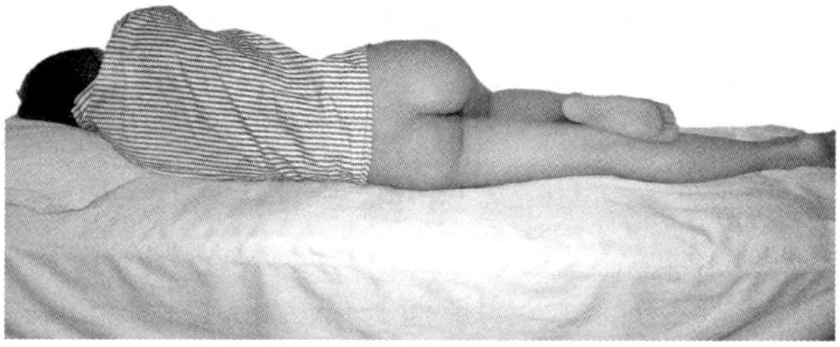

图 2-10-4　左侧卧位

一、视诊

检查者用手分开被检查者臀部，观察肛门周围皮肤颜色及皱褶，同时注意有无红肿、脓血、瘢痕、痔、肛裂及瘘管等。

1．肛门瘢痕与红肿　肛门周围瘢痕多见于感染、外伤、手术可致肛周斑痕。肛门周围红肿及压痛，多为肛门周围炎症或脓肿。

2．肛门闭锁与狭窄　肛门闭锁（proctatresia）与狭窄多见于新生儿先天性畸形，因感染、外伤、手术可致肛门狭窄，常伴肛周斑痕。

3．肛裂　肛裂（anal fissure）是指肛管齿状线以下深达皮肤全层的纵行及菱形裂口，常伴感染溃疡，排便疼痛、便血。（图 2-10-5）

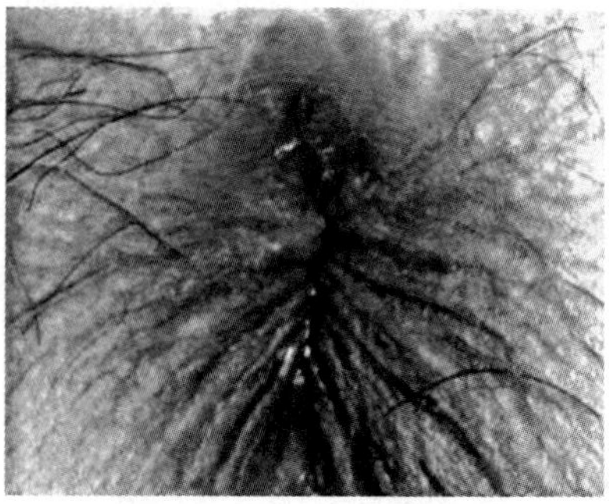

图 2-10-5　肛裂

4．痔　痔（hemorrhoid）是直肠下端黏膜下或肛管边缘皮下的静脉丛扩大和曲张所致的静脉团，分为内痔（internal hemorrhoid）位于齿状线以上，于肛门内口见柔软的紫红色包块，被覆黏膜，排便时可突出肛门口外，常表现为无痛性出血。外痔（externa hemorrhoid）位于齿状线以下，在肛门口外可见柔软的紫红色包块，表面被覆肛管皮肤。患者常有大便带血、痔块脱出、疼痛或痒感。混合痔（mixed hemorrhoid）由齿状线上、下静脉扩张引起，上部被直肠黏膜覆盖，下部被肛管皮肤覆盖。兼具内、外痔的特点。三种痔示意图见图 2-10-6。

5. 肛门直肠瘘　简称肛瘘（archosyrinx），即直肠、肛管与周围皮肤相通的瘘管，患者常述有脓性分泌物自瘘管开口处流出，多由肛管或直肠周围脓肿（图 2-10-7）、结核、克罗恩病所致，不易愈合。检查时肛门周围皮肤有瘘管开口（外口），有时，瘘管内口位于直肠或肛管内，可伴有硬结。（图 2-10-8a、b）。

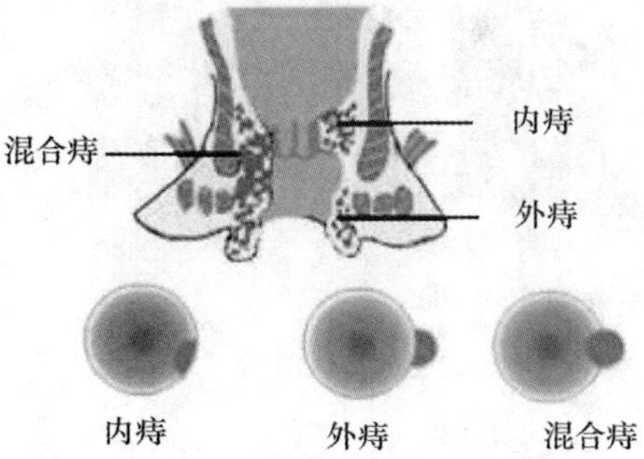

图 2-10-6　三种痔示意图（彩图见书后）

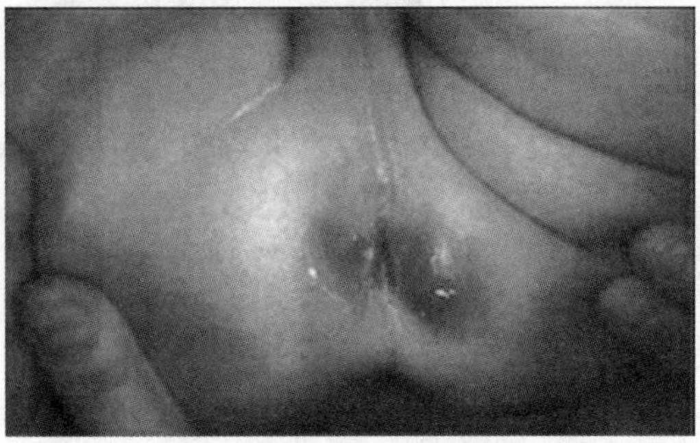

图 2-10-7　肛周脓肿

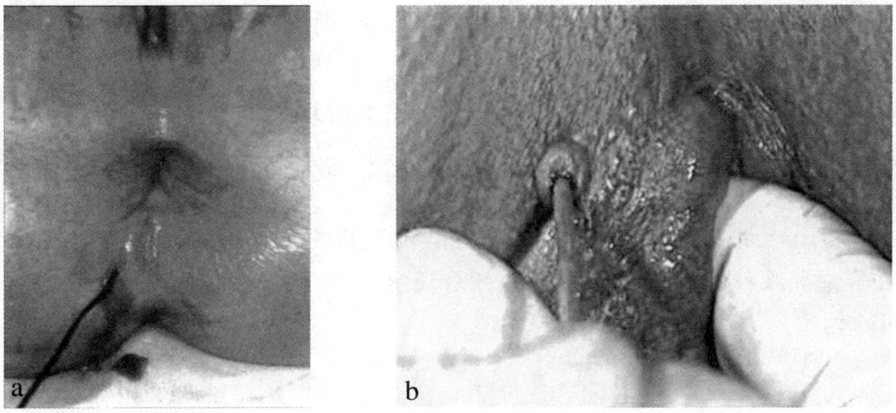

图 2-10-8　肛瘘

6. 直肠脱垂　又称脱肛（archocele），是指肛管、直肠或乙状结肠下端肠壁部分或全层外翻脱出肛门外。检查时嘱患者取蹲位，或同时用力屏气做排便动作，观察肛门外有无突出物。如在肛门外看到紫红突出物，即为直肠部分脱垂（直肠黏膜脱垂），如在肛门外看到椭圆形、表面有环状突出物即为直肠完全脱垂（直肠壁全层脱垂）。

提示：痔是直肠下端黏膜下或肛管边缘皮下的静脉丛的静脉扩大和曲张，肛裂是肛管下端皮肤纵行裂口，肛瘘是直肠、肛管与周围皮肤相通所形成的异常瘘管、脱肛是肠壁部分或全层外翻脱出肛门外。

二、触诊

常称为肛门及直肠指诊。方法简便易行，对肛门、直肠局部病变诊断有重要价值外，还用于检查盆腔疾病，如前列腺精囊、子宫输卵管、阑尾炎、髂窝脓肿等。

检查方法：

患者可任取肘膝位、前俯位、左侧卧位等体位的一种，全身放松，避免肛门括约肌紧张。检查者右手戴手套或指套，示指涂以润滑剂如肥皂液、液状石蜡油、凡士林等，先以示指指腹于肛门外口轻轻按摩，待患者肛门括约肌松弛后，再徐徐插入肛门、直肠内进行检查（图 2-10-9）。先检查肛门及括约肌的紧张度，再有顺序地上下左右全面检查肛管、直肠内壁，注意有无压痛、表面光滑度，有无肿块及搏动感。男性可触诊前列腺与精囊，女性可查子宫、 子宫颈、输卵管等器官。检查完毕后取出指套，观察其上有无脓血等分泌物，必要时送检。

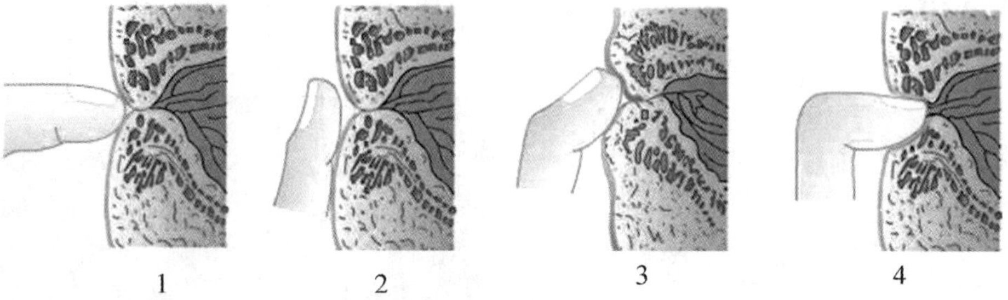

图 2-10-9 直肠指诊示意图
1 错误手法 2～4 正确手法及步骤

肛门病变记录方式一般按截石位钟面时针位表示，见图 2-10-10。

触诊检查应注意下列表现：①触痛剧烈，常见于肛裂或局部感染引起。②肛管内壁触及压痛伴波动感肿块，见于直肠、肛门周围脓肿或坐骨直肠窝脓肿。③直肠内触及柔软、光滑、活动无压痛、有弹性的包块，多为直肠息肉。④触及硬而凹凸不平的肿块，应考虑直肠癌。⑤指诊后指套表面带有黏液或脓血，应取其标本做镜检或细菌学检查。

提示：直肠指诊的方法简便，实用，可发现肛门直肠多种疾病，如临床需要应尽量说服被检查者配合检查。另外还可根据检查目的不同采取不同的体位。

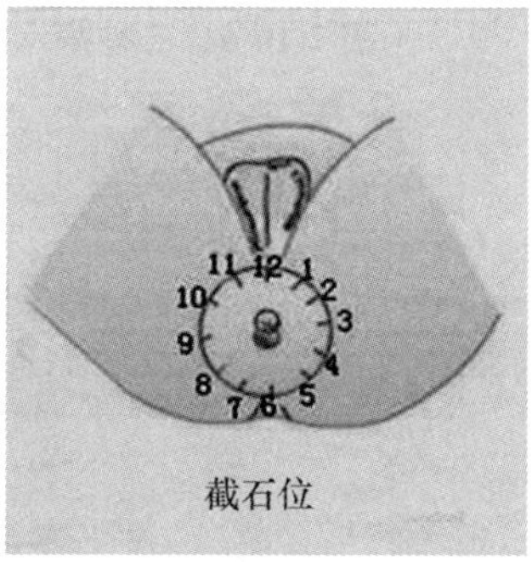

图 2-10-10 肛门病变记录方式示意图

第四节 临床病例查体思维

【病例一】

男，53 岁。反复便秘 3 月余、排便疼痛伴便血 20 天。考虑为肛门直肠病变的可能，应如何进行肛门直肠体查？可能会出现哪些重要体征？

临床思维：

1．症状特点 反复解干结大便、排便时疼痛伴便血。

2．可能出现的疾病 肛裂、痔（外痔或混合痔）。

3．需鉴别的疾病 需鉴别的疾病是直肠癌、结肠癌、肠结核、肠套叠、克罗恩（Crohn）病、细菌性痢疾、直肠炎、小肠恶性淋巴瘤等。

肛门直肠体查方法：

患者取肘膝位或前俯位，检查者用手分开患者臀部，先观察肛门周围皮肤颜色及皱褶，注意有无红肿、脓血、瘢痕、痔、肛裂及瘘管等。再取蹲位，嘱患者用力屏气做排便动作，观察肛门外有无突出物。

如果未发现肛裂或痔，则进行直肠指诊。

直肠指诊时注意表面光滑度，有无包块及包块的性质。

可能出现的重要体征：

视诊：肛门某点位置（多在12点）单发的纵向、椭圆形裂口，基底较硬，肉芽灰白，齿线上乳头肥大，或可见一突出肛门外的袋状皮垂（前哨痔）。呈典型的肛裂三联征。

触诊：轻触裂口位置有剧烈疼痛。肛裂呈典型的三联征诊断明确，一般不必再做肛门直肠指检或肛镜检查。

技能要点：

1. 患者可任取肘膝位、前俯位、左侧卧位等体位的一种，全身放松，避免肛门括约肌紧张。

2. 直肠指检时检查者右手戴手套或右示指戴指套。示指涂以润滑剂，先以示指指腹于肛门外口轻轻按摩，待患者肛门括约肌松弛后，再徐徐插入肛门、直肠内进行检查。

3. 发现病变位置的正确记录方法。

（吴　勇）

单元目标检测练习（八）

一、名词解释

1. 隐睾
2. 痔
3. 肛裂
4. 肛瘘
5. 脱肛

二、填空题

1. 检查肛门时，被检查者体位有＿＿＿＿卧位、＿＿＿＿和＿＿＿＿位。
2. 当直肠右侧壁触有肿块和饱满感觉且伴明显触痛时，见于＿＿＿＿或＿＿＿＿。
3. 痔疮可引起明显的临床症状，外痔易产生＿＿＿＿，内痔易产生＿＿＿＿。
4. 对直肠出血的患者和近期脓血便患者，＿＿＿＿检查应列为常规体检内容。
5. 外生殖器检查发现外生殖器发育明显不良，见于＿＿＿＿。
6. 儿童外生殖器呈成年型，见于＿＿＿＿。

三、选择题

（一）A_1型题（单句型最佳选择题）

1. 进行男性生殖器检查时，对性生活史中有溃疡或其他病损史者，下列哪项是**错误**的
   A. 检查者应当着患者之面洗手
   B. 应双手戴手套检查
   C. 降低被感染或传播疾病的机会
   D. 可单手戴手套
   E. 不必戴手套
2. 进行男性生殖器检查时，若包皮口过小，包皮不能退缩显露阴茎头时，下列哪项是**错误**的
   A. 称为包茎
   B. 称为包皮过长
   C. 见于包皮炎症、外伤后粘连
   D. 见于包皮外伤后粘连
   E. 先天性包皮口狭窄
3. 阴茎头如出现硬结伴暗红色溃疡、易出血或为菜花样，应考虑
   A. 阴茎癌
   B. 梅毒
   C. 尖锐湿疣

D．下疳
E．包皮炎症或外伤后粘连
4. 尿道口出现于阴茎腹面常见于
A．先天性尿道下裂
B．淋球菌尿道炎
C．包皮过长
D．先天性尿道口狭窄
E．尿道口炎症粘连引起
5. 成年人阴茎过小呈婴儿型阴茎，**不可能**见于
A．垂体功能不全
B．性腺功能不全患者
C．流行性腮腺炎后遗症
D．性早熟
E．外伤及精索静脉曲张后遗症
6. 阴囊皮肤及皮下组织增生，皮肤增厚、粗糙，触之似大象的皮肤，见于
A．阴囊湿疹
B．阴囊水肿
C．右心衰竭
D．阴囊炎症、过敏、静脉回流受阻等
E．血丝虫病
7. 阴囊疝检查下列哪项是**错误**的
A．用示指向上外方向插入阴囊皮肤以检查外环
B．注意外环的大小和张力
C．注意黑氏三角区的腹壁肌张力
D．嘱患者头偏向对侧并咳嗽，感觉咳嗽冲击感
E．如手指感到咳嗽冲击感，则为阴性，并提示疝的存在
8. 附睾呈结节硬块伴输精管增粗呈串珠状，见于
A．急性附睾炎
B．急性睾丸炎
C．附睾结核
D．精索静脉曲张
E．隐睾
9. 老年人良性前列腺肿大时，下列哪项体征是**错误**的
A．正中浅沟消失，表面光滑、质韧
B．无压痛及粘连
C．前列腺肿大且有明显压痛
D．前列腺肿大、质硬，并可触及坚硬结节
E．前列腺肿大、质软，且无明显压痛
10. 在位于大阴唇后部，触及如蚕豆大硬结、有疼痛，有明显波动感，轻轻挤压硬结小阴唇与处女膜的沟内有脓液溢出，常见于
A．前庭大腺脓肿
B．小阴唇炎症
C．大阴唇炎症
D．两性畸形
E．外阴炎症
11. 子宫检查时发现触诊质硬如鼻端，宫颈表面光滑，质软如唇着紫色。见于
A．宫颈炎
B．宫颈癌
C．妊娠
D．各种肿瘤
E．卵巢肿瘤
12. 下面关于直肠的描述哪项是**错误**的
A．直肠长约 12cm
B．直肠远段为肛管直肠连接部
C．直肠骶曲凸侧向后
D．直肠会阴凸侧向前
E．直肠下部膨大为直肠壶腹部
13. 阴囊皮肤出现小丘疹、疱疹和小水疱，可有渗液和糜烂面，瘙痒明显，随病情发展阴囊皮肤增厚呈苔藓样。见于
A．阴囊湿疹
B．阴囊水肿
C．阴囊疝
D．丝虫病
E．鞘膜积液
14. 睾丸急性肿痛、压痛明显者见于
A．流行性腮腺炎、淋病等
B．睾丸结核
C．睾丸肿瘤
D．睾丸白血病细胞浸润
E．垂体功能不全

（二）A_2 型题（病例摘要型最佳选择题）

15. 男，56 岁，阴茎头部出现菜花样硬结伴暗红色溃疡，触及易出血，应考虑为
A．阴茎癌

B．梅毒
C．尖锐湿疣
D．尿道结石
E．淋病
16. 男，23 岁，尿道口出现红肿、分泌物伴触痛 3 天，应考虑为
A．先天性尿道下裂
B．尿道细菌感染
C．尿道口狭窄
D．阴茎癌
E．尖锐湿疣

（三）A_3 型题（病例组型最佳选择题）

17～18 题共用题干

男，8 岁，两侧腮腺肿大 4 天，睾丸肿痛 1 天

17. 该患者见于
A．急性鞘膜积液
B．急性丝虫病
C．急性阴囊疝
D．急性睾丸结核
E．流行性腮腺炎
18. 常见的鉴别检查有
A．透光试验
B．鞘膜穿刺
C．丝虫检查
D．OT 试验
E．阴囊活检

19～20 题共用答案

男，60 岁，血便伴疼痛 3 天，大便成形，体查：消瘦，肛门齿状线以下 3 点处可见紫红色硬块。

19. 该患者最可能诊断是
A．肛门脓肿
B．内痔
C．外痔
D．混合痔
E．直肠癌
20. 需和下列哪项疾病鉴别
A．直肠癌
B．脱肛
C．肛门闭锁
D．肛裂
E．肛瘘

（四）B_1 型题（标准配伍题）：

21～24 题共用备选答案
A．肛门血管性肿物呈紫红色，伴出血
B．肛门血管性肿物呈紫红色，伴疼痛
C．肛门口可见整圈淡红色黏膜
D．肛门黏膜有狭长的裂痕及梭形溃疡
E．肛门口狭窄
21．脱肛
22．外痔
23．内痔
24．肛裂
25～27 题共用备选答案
A．白斑病
B．输精管结核
C．流行性腮腺炎合并睾丸炎
D．睾丸结核
E．睾丸肿瘤
25．睾丸急性肿痛
26．睾丸慢性肿痛
27．一侧睾丸肿大坚硬并有结节

28～30 题共用备选答案
A．附睾附近的精索触及硬结
B．一侧睾丸摸不到
C．输精管增粗呈串珠状
D．阴囊透光试验为橙红色、均质、半透明状。
E．阴囊透光试验为不透光
28．疝及睾丸肿瘤
29．隐睾
30．睾丸鞘膜积液

四、问答题

1. 简述直肠指诊的方法。
2. 男性生殖器检查应包括什么？

3. 男，65 岁，前列腺检查发现前列腺肿大应如何鉴别疾病？
4. 简述阴囊透光试验的方法及其意义。
5. 体查时如何简单鉴别斜疝与直疝？
6. 直肠、肛门指检触诊检查应注意哪项临床表现？

第十一章　脊柱及四肢检查

学习目标

通过本章内容的学习，学生应能：

识记：

描述脊柱及四肢检查内容。

理解：

总结脊柱及四肢异常改变的临床意义。

运用：

联系脊柱及四肢检查方法进行检查，准确记录检查结果。

第一节　脊 柱 检 查

脊柱（spine）是支持体重，维持躯体各种姿势的重要支柱，是躯体活动的枢纽，脊柱的椎管内容纳并保护脊髓。检查时患者取站立位或坐位，检查按视诊、触诊、叩诊顺序进行。

一、脊柱弯曲度

（一）生理性弯曲

正常人直立时从侧面观察脊柱有四个生理性弯曲：即颈段稍向前凸，胸椎稍向后凸，腰椎明显向前凸，骶椎明显向后凸；从后面观察脊柱无侧弯。

检查方法

视诊：患者站立位或取坐位，双眼平视，双上肢自然下垂，检查者从前、侧、后面仔细查看是否有畸形，检查者用示指与中指沿患者的棘突从上向下快速压划，皮肤可见一条红线，以此判断有无脊柱侧弯。病理性状态下通常可见三种基本的畸形：①脊柱侧凸；②驼背；③前凸。

触诊：检查者用拇指从枕部粗隆自上而下逐一按压脊柱每一棘突及椎旁肌肉检查有无压痛。患有器质性脊柱疾病（包括颈、胸、腰椎）患者局部可有压痛。（图 2-11-1）。

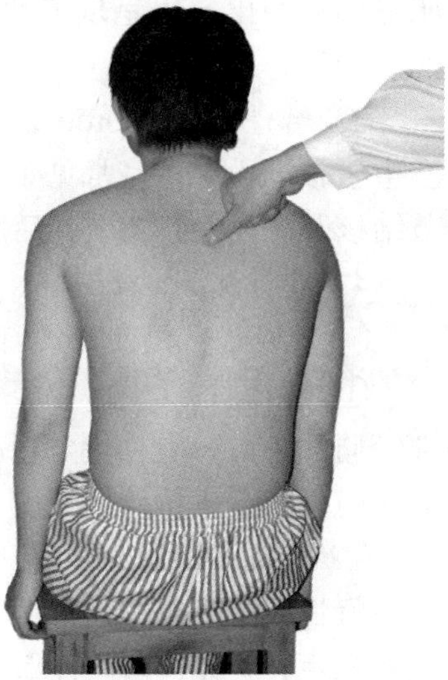

图 2-11-1　脊柱压痛检查

叩诊：包括直接叩诊和间接叩诊。直接叩诊：检查者用叩诊锤或手指叩击每个棘突。间接叩诊：患者取坐位，检查者将左手置于患者头顶，右手半握拳用小鱼际肌部叩击左手。注意患者的疼痛表现，正常人应无叩痛（图 2-11-2a、b）。

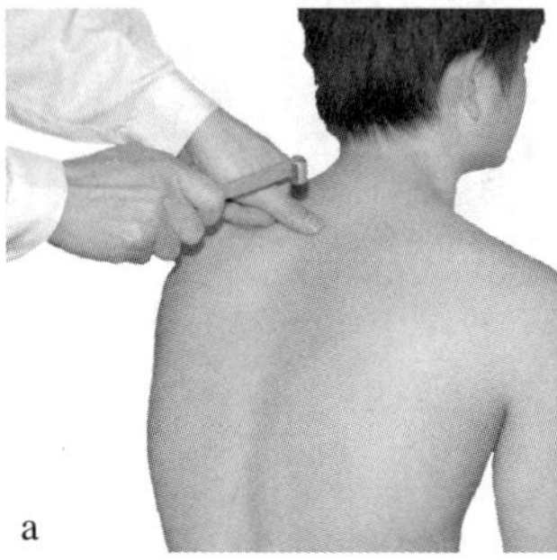
a

a. 直接叩诊

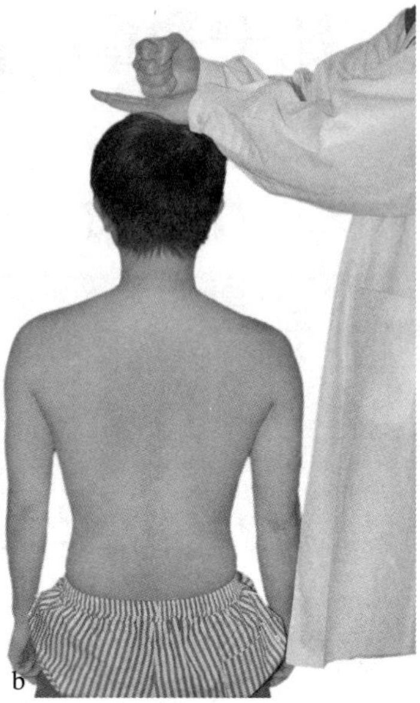
b

b. 间接叩诊

图 2-11-2 脊柱叩击

（二）常见脊柱畸形

1. 颈椎变形 正常颈部无侧偏、前屈、过度后伸、僵硬感。颈部偏斜见于先天性斜颈。

2. 脊柱后凸（kyphosis）脊柱过度后弯称脊柱后凸，俗称驼背（gibbus），多发生于胸段脊柱。脊柱后凸表现为前胸凹陷，头颈向前（图 2-11-3）。常见于佝偻病、结核病（脊柱结核因脊椎体破坏致使棘突明显向后突出，可呈现成角畸形）、强直性脊柱炎、脊柱退行性变、外伤等。

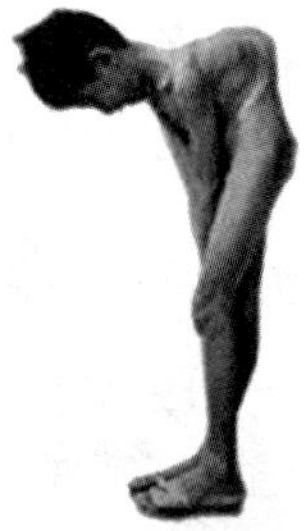

图 2-11-3 脊柱后凸畸形

3. 脊柱前凸（lordosis）脊柱过度向前凸出性弯曲称脊柱前凸，多发生于腰椎段脊柱。常见于妊娠晚期、大量腹水及腹腔巨大肿瘤、髋关节结核及先天性髋关节的后脱位等。

4. 脊柱侧凸（scoliosis）脊柱偏离正中线向左或右偏曲称脊柱侧凸，包括以下几种：

（1）姿势性侧凸：无脊柱结构异常，早期脊柱弯曲度不固定，改变体位可使侧凸消失。见于：①儿童发育期坐、立姿势不良；②代偿性侧凸是一侧下肢明显短于另一侧下肢所致；③坐骨神经痛性侧凸，脊柱侧弯可减轻椎间盘对神经根的压迫从而减轻疼痛；④脊髓灰质炎后遗症致相应肌肉瘫痪萎缩所致脊柱侧凸。

（2）器质性侧凸：特点是改变体位不能使侧凸得到纠正。见于先天性脊柱发育不良、肌肉麻痹、慢性胸膜肥厚及粘连、肩及胸廓的畸形等（图 2-11-4）。

提示：姿势性侧凸特点是无脊柱结构异常，器质性侧凸特点是改变体位不能使侧凸得到纠正。

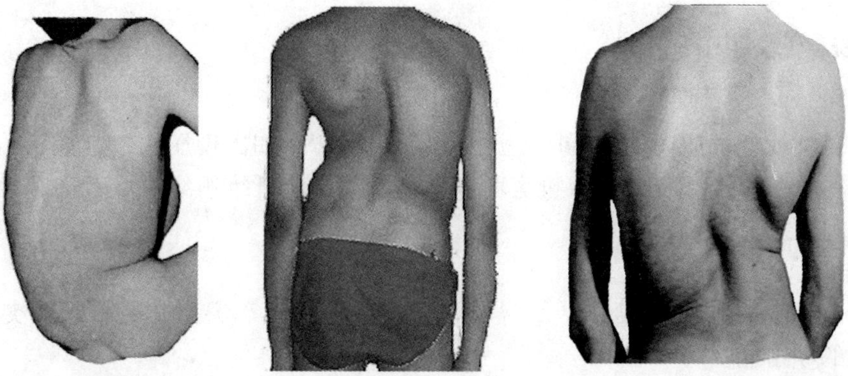

a．腰椎侧凸　　b．胸椎侧凸　　c．胸腰椎联合侧凸

图 2-11-4　脊柱侧凸

二、脊柱活动度

（一）检查方法

1．颈部活动度　正常颈椎稍向前弯曲。检查者嘱患者前屈用颏部去触胸前，从而估计颈椎的屈曲度，正常颈椎可屈曲 35°～45°。然后嘱患者头尽量仰头后伸，正常能后伸 35°～45°。

侧屈　嘱患者用右耳触碰右肩，左耳触碰左肩。侧弯时对侧的疼痛多为肌肉的疼痛。正常侧屈每侧约 45°。

旋转　检查颈部的旋转，可嘱受检者用颏部分别去接触左右肩，但不能抬高肩部去触颏部。正常的旋转每侧 60°～80°。

颈部旋转抵抗阻力　为检查患者颈部肌肉（胸锁乳突肌）的肌力，在检查者给予阻力的情况下嘱患者用颏部去触肩部。

2．腰部活动度　腰前屈　嘱患者弯腰尽量以手触地，记录屈曲度数。正常情况从直立到屈曲约有 45°活动度。当发现患者弯腰活动受限时，可嘱患者去拾地上所放物品，正常人可弯腰拾起物品，称拾物试验阴性。

提示：腰部有病变的患者其腰部僵硬，不能弯腰，通过屈髋、屈膝保持腰部直位，并且一只手按于膝部，另一手小心地拾起物品，称拾物试验阳性。

腰伸展　检查者站在患者后面，固定患者两侧骨盆与髋关节，嘱患者腰尽量向后弯曲，以检查其腰部伸展度，正常的伸展度约 30°。

腰侧屈　是检查脊柱向两边弯曲的活动度。检查者同样固定患者骨盆与髋关节，嘱患者向右侧弯腰，再向左侧弯腰。正常情况每侧活动度 20°～35°。

腰旋转　检查者同样固定患者骨盆与髋关节，嘱患者肩部向右旋，然后向左旋，正常人其躯干旋转度每侧约 30°。躯干旋转包括胸腰椎活动。

提示：疑有脊柱外伤、骨折、关节脱位，应避免做脊柱运动，以免损伤脊髓。

（二）正常脊柱活动度

正常人脊柱颈椎段及腰椎段活动度最大，胸椎段活动范围最小，骶椎和尾椎已融合几乎无活动度。

（三）脊柱活动受限

1．颈椎段活动受限　常见于：①颈部肌纤维组织炎及韧带劳损；②颈椎病；③颈椎结核、肿瘤致颈椎骨质破坏；④颈椎外伤、骨折、关节脱位等。

2．腰椎段活动受限　常见于：①腰部肌纤维组织炎及韧带劳损；②腰椎间盘突出；③椎管狭窄；④腰椎骨折、脱位；⑤腰椎结核、肿瘤致腰椎骨质破坏等。

三、脊柱压痛及叩击痛

（一）压痛

检查脊椎棘突或椎旁肌肉有无局限性压痛及肌肉痉挛；如出现压痛，常提示压痛部位存在病变。如落枕时斜方肌中点处有压痛，椎旁肌肉压痛常提示肌纤维组织炎或劳损，急性腰肌劳损者常出现椎旁肌肉压痛及痉挛。

（二）叩击痛

叩击痛阳性见于：①脊柱结核；②脊柱骨折；③腰椎间盘突出；④椎间盘突出症者常有向上、下肢放射的叩击痛。

提示：颈椎检查慎用直接叩击法。

第二节 四肢与关节检查

关节是骨骼的间接连接。关节常由关节面、关节软骨、关节囊、关节腔组成。四肢及关节的检查主要运用视诊与触诊，两者相互配合，观察四肢及其关节的形态，肢体位置、活动度及运动情况等。

一、检查方法

上肢检查时应要求患者脱去上衣，暴露从指端到肩部的全部上肢。

视诊主要是观察双侧肢体的外形，长度是否等长及关节的对称性，有无损伤、瘢痕、红斑、淤斑、肌肉萎缩、畸形，有无发绀和杵状指（趾），屈、伸、收、展等活动有无受限。

（一）指关节运动

嘱被检查者五指掌屈做握拳运动；嘱受检者拇指靠向手掌尺侧缘（小指侧），其余四指平伸的拇指对掌运动。

（二）腕关节运动

嘱受检者手腕尽量主动背伸的背伸运动，正常者可背伸 30°～60°。嘱受检者手腕尽量主动向下弯曲，观察屈曲程度，掌屈正常 50°～60°。

（三）肘关节运动

屈肘 嘱受检者尽量主动屈曲肘关节，使前臂紧靠上臂，然后将前臂返回到伸直状态再重复一次。

伸肘 嘱受检者尽量主动伸直双臂，当前臂伸直时，肘部则完全伸展（0～15°）。不能完全伸展的为屈曲挛缩，并应测量其挛缩程度（如伸肘差 5°或挛缩 5°）。

旋前和旋后 嘱受检者屈肘呈 90°，双上臂紧靠胸侧，拇指向上，也可手握短棒作为标志。双前臂主动向内旋转（旋前）、向外旋转（旋后）。正常情况下分别为 80°、100°。

（四）肩关节运动

检查者可通过受检者日常生活（梳头、穿衣）的能力来估计受检者肩关节的功能，以下三个简单的动作可作为过筛检查：①让受检者一手上举，越过头顶触及对侧耳朵；②让受检者双手上举，置于枕后；③让受检者一手沿后背尽量伸至最高点，正常能触及对侧肩胛骨。

（五）髋关节运动

屈髋 嘱受检者尽可能向胸部屈膝以检查髋关节屈曲运动。正常约为 120°。

内旋和外旋运动　嘱受检者屈膝屈髋（约各90°）或检查者将受检者膝髋各屈大约90°然后向内旋转其足与小腿表现为髋关节外旋运动，向外旋转其足与小腿即表现为髋关节内旋运动。正常情况下髋关节内旋为40°、外旋为60°。

（六）膝关节运动

嘱受检者平卧，放松膝关节，检查者用手触摸髌骨并上下来回推动，观察髌骨滑动，注意有无疼痛、触痛和擦响。

屈膝　嘱受检者主动屈曲膝关节。正常情况下，可屈曲130°。

检查膝周肌力　受检者屈膝后，检查者双手分别置于受检者胫前下方，并施加压力，请受检者对抗阻力主动伸膝，检查伸肌肌力。

（七）踝、足关节运动

触诊踝关节（包括跟腱）　触摸踝关节前、后、两侧以及跟腱，注意有无触痛。

背屈和跖屈　嘱受检者做主动背屈和跖屈运动。正常时，背屈大约20°，跖屈约45°。

足内翻和外翻　嘱受检者做主动内翻和外翻运动。内翻是足底翻向人体中线的运动，外翻是离开人体中线的运动。

受检者主动屈趾、伸趾，注意活动范围。

二、常见四肢与关节异常

正常人双侧上下肢分别等长，形态对称，无畸形。

（一）长度异常

见于先天性短肢畸形、骨折重叠和关节脱位等。如肩关节脱位时，患侧上臂长于健臂。肱骨颈骨折时患侧短于健侧。

（二）形态异常

1．肩部形态异常　肩关节脱位或三角肌萎缩时，肩关节弧形轮廓消失，肩峰突出，呈方肩；锁骨骨折、外伤性肩锁关节脱位使肩部突出畸形，如戴肩章状。

2．腕部形态异常

（1）垂腕症：腕关节与掌指关节不能主动伸直，拇指不能外展。见于桡神经损伤（图2-11-5）。

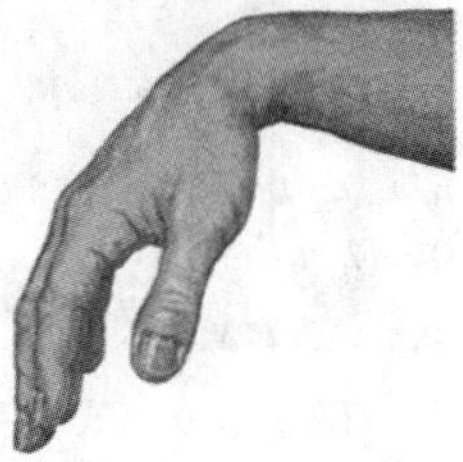

图2-11-5　腕下垂

（2）腕部局部肿胀：腕关节肿胀常见于外伤、关节炎、关节结核。

（3）腕部局部隆起：常见于①腱鞘囊肿（发生于腕关节背面或桡侧出现圆形无痛性隆起，触之坚韧，推之可沿肌腱的垂直方向稍微移动）；②腱鞘滑膜炎（发生于腕关节背面或掌面关节面呈结节状隆起，影响关节活动）；③腱鞘纤维瘤（发生于腕关节背面，触之柔软或较韧，推之可随肌腱的推动而来回移动）。

3．手部形态异常

（1）匙状甲（koilonychia）：亦称反甲，表现为指甲中央凹陷，边缘翘起呈匙状，病变指甲变薄、表面粗糙有条纹。常见于缺铁性贫血、高原疾病，偶见于甲癣及风湿热（图2-11-6）。

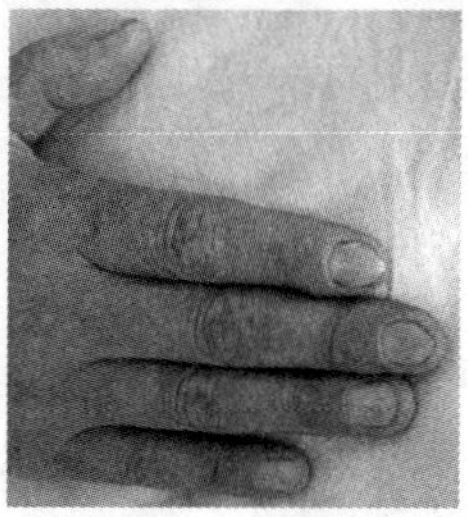

图2-11-6　匙状甲

（2）杵状指（趾）（acropachy）：亦称槌状指（趾），表现为手指或足趾末端增生、肥厚、呈杵状膨大。其特点为末端指（趾）节从根部到末端呈弧形隆起（图2-11-7）。发病机制可能与肢体末端慢性缺氧、代谢障碍、中毒性损伤有关。缺氧可致末端肢体毛细血管增生扩张。临床常见于：①化脓性支气管肺病变（支气管肺癌、支气管扩张、肺脓肿、脓胸等）；②肥大性骨关节病、原发性支气管肺癌；③某些心血管疾病（先天性心脏病、亚急性感染性心内膜炎等）；④炎症性肠病、

Crohn 病、溃疡性结肠炎、肝硬化等；⑤锁骨下动脉瘤可引起同侧的单侧杵状指。

（3）指关节梭形肿胀：常见于类风湿性关节炎，多为双侧性、近端指间关节梭形肿胀（图 2-11-8）。

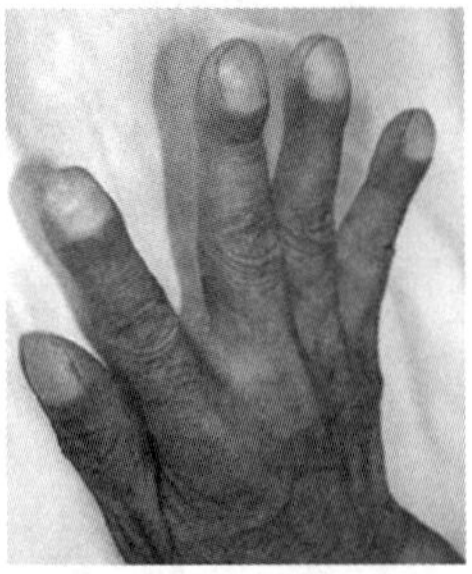

图 2-11-7　杵状指

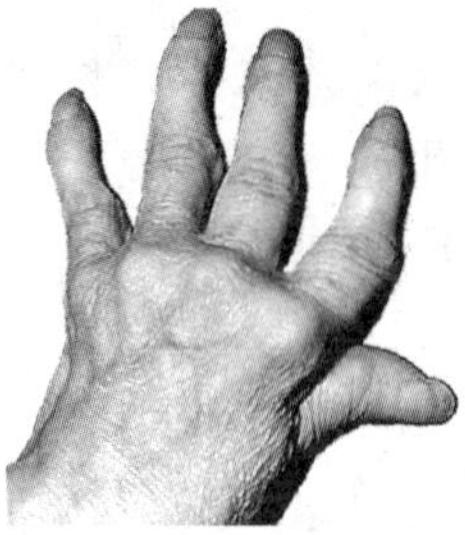

图 2-11-8　梭状指

（4）爪形手：手掌的骨间肌和小鱼际肌萎缩，手指关节呈鸟爪样变形（图 2-11-9），常见于尺神经损伤、进行性肌萎缩、脊髓空洞征及麻风等。

（5）猿掌：见于正中神经损伤，大鱼际肌肉萎缩，拇指不能外展（图 2-11-10）。

（6）餐叉样手：见于 Colles 骨折引起的手呈“餐叉样”畸形（侧面观）和“枪刺刀样”畸形（正面观）（图 2-11-11）。

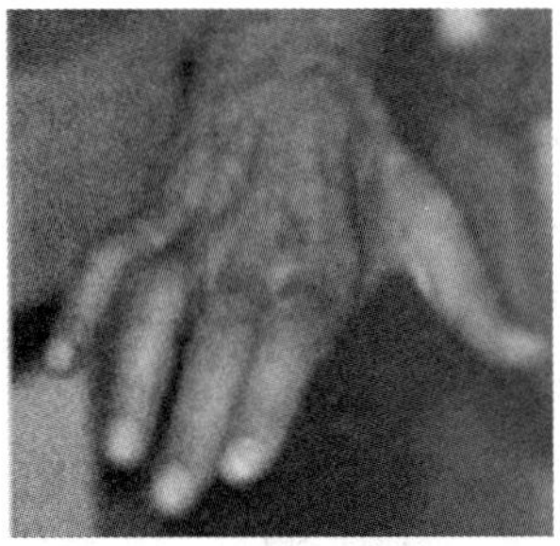

图 2-11-9　爪形手

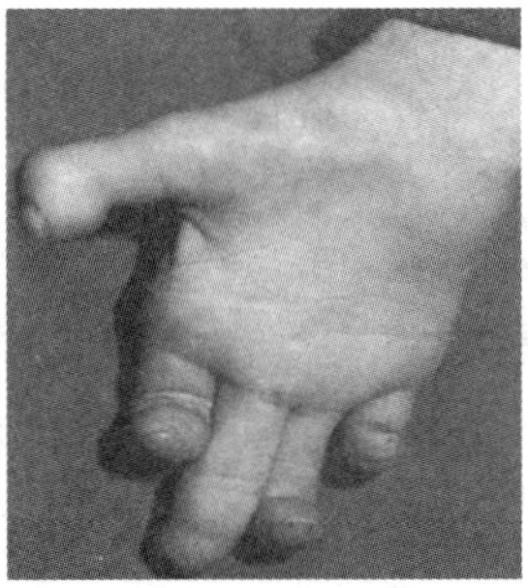

图 2-11-10　猿掌

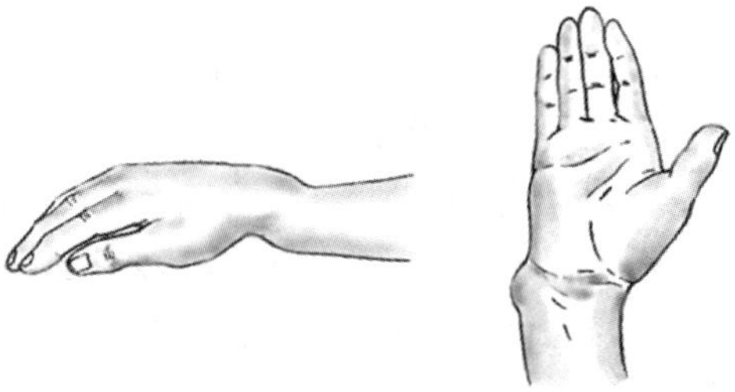

“餐叉”样畸形（侧面观）　“枪刺刀”畸形（正面观）

图 2-11-11　Colles 骨折

4. 膝关节形态异常

（1）膝内、外翻：正常人站立时双脚并拢，双侧膝和内踝可以并拢，如双侧内踝靠拢时两膝部却向外分离，膝关节向内形成角度，双下肢呈“O”状，称膝内翻（genu varum）又称“O”形腿畸形（图 2-11-12）。当双膝靠拢时，两内踝分离，小腿向外偏斜，双下肢呈“X”状，称膝外翻（genu valgum），又称“X”形腿畸形（图 2-11-13）。膝内、外翻常见于佝偻病和大骨节病。

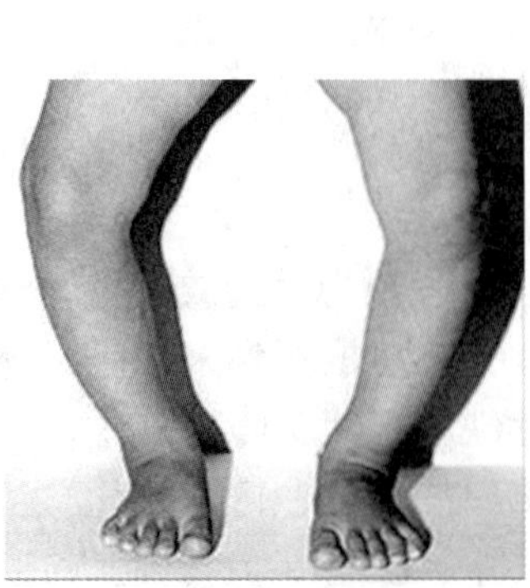

图 **2-11-12**　膝内翻

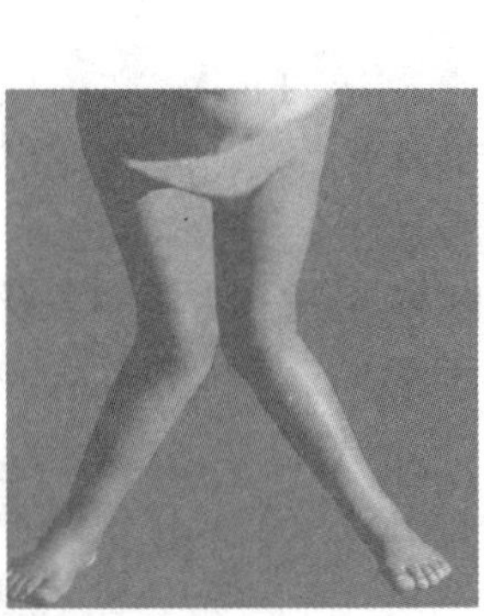

图 **2-11-13**　膝外翻

（2）膝关节肿胀：①膝关节肿胀：多见于风湿性关节炎、外伤性关节炎等；②膝关节积液：表现为少量积液时，膝关节屈曲90°时，髌骨两侧的凹陷消失；大量积液时，膝关节周围明显肿胀，触诊有浮动感（图2-11-14），浮髌试验阳性，常伴膝关节疼痛、压痛及功能障碍。常见于类风湿关节炎、骨性关节炎、外伤、结核等。

浮髌试验检查方法：患者仰卧位，伸直膝关节并放松下肢肌肉。检查者左手拇指与其余四指分开，分别置于髌骨近侧，向下压迫髌上囊使囊内液体流入关节。右手示指垂直轻压髌骨后迅速抬起。如有膝关节积液，检查者可感觉到髌骨与股骨接触并有浮动感，即为浮髌试验阳性（图2-11-15）。

提示：正常膝关节腔内含有液体约5ml，当关节积液超过50ml时，浮髌试验方为阳性。

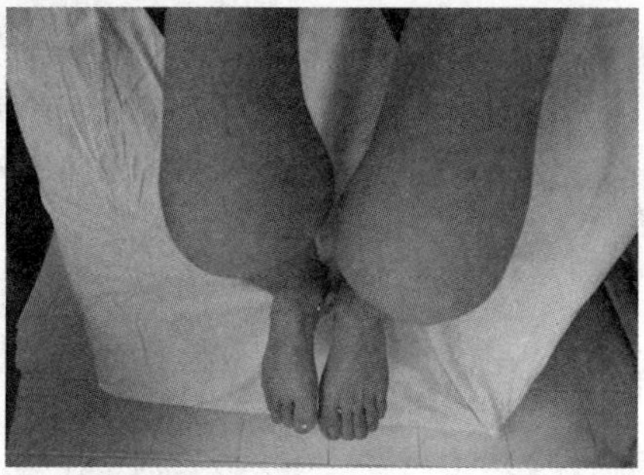

图 **2-11-14**　膝关节积液

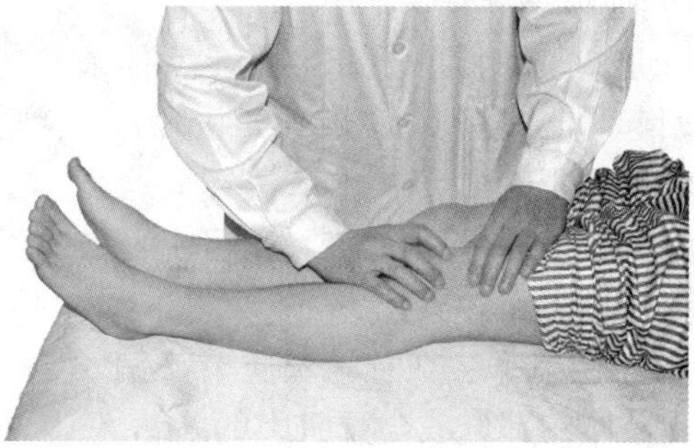

图 2-11-15　浮髌试验

5. 踝关节与足部形态异常

（1）肿胀：①单侧均匀性肿胀，常见于踝关节扭伤、结核、化脓性关节炎等；②双侧均匀性肿胀，常见于右心衰早期，也可见于类风湿性关节炎等；③局部性肿胀，足背或内、外踝局部肿胀见于腱鞘炎或腱鞘囊肿；跟骨结节处肿胀见于跟腱周围炎；拇趾、跖趾关节红、肿、疼痛，见于痛风，可伴痛风石。其他尚可见于骨折、骨质增生等，常伴疼痛即压痛。

（2）局部隆起：见于外伤、骨折、痛风石、骨质增生等。

（3）足内、外翻：正常人当膝关节固定时，足掌可向内翻、外翻达35°，复原时足掌可全面着地。若足掌部呈固定性内翻、内收畸形，称为足内翻（图2-11-16）。足掌部呈固定性外翻、外展，称为足外翻（图2-11-17）。足外翻或内翻畸形多见于先天性畸形及脊髓灰质炎后遗症。

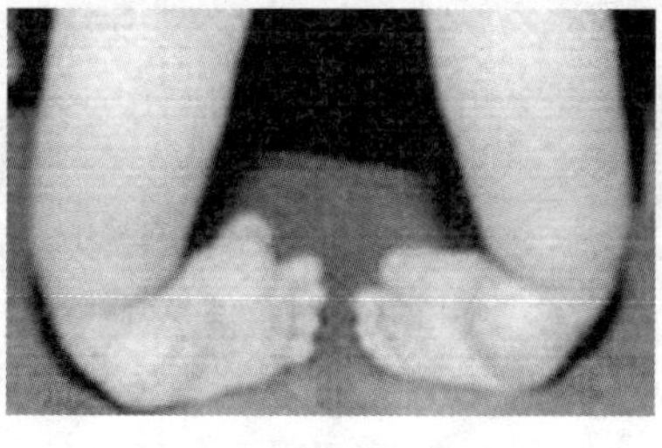

图 **2-11-16**　足内翻

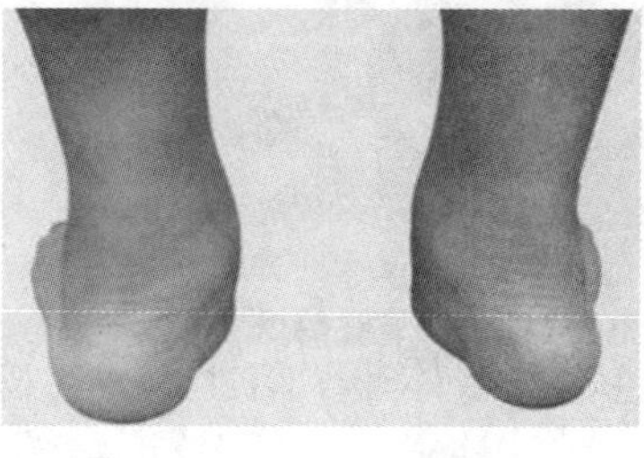

图 2-11-17　足外翻

（4）扁平足：足纵弓塌陷，足底部变平，直立时足底中部内侧也着地，又称平跖足、平板脚，患者不能持久直立并影响长途行走及行进速度（图2-11-18）。

（5）高弓足：足纵弓高起，足背隆起，足趾分开，站立时足底中部不能着地（图2-11-19）。常见于下肢神经麻痹、脊柱裂、先天性共济失调。

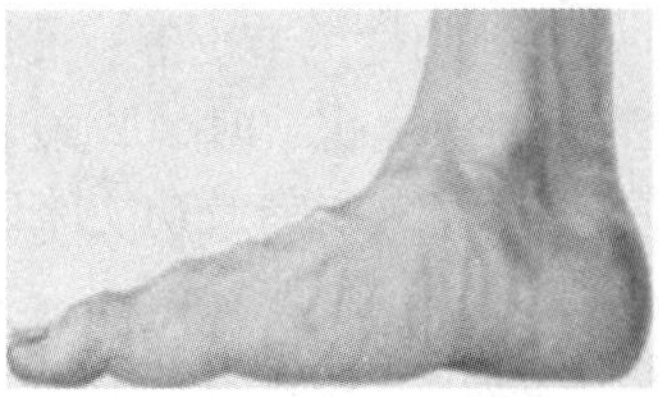

图 2-11-18 扁平足

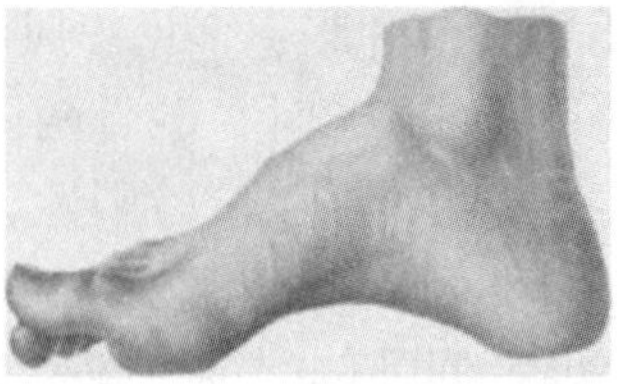

图 2-11-19 高弓足

（6）马蹄足：踝关节跖屈，足跟悬空，前半足着地。见于腓总神经损伤、跟腱挛缩、脑瘫等（图 2-11-20）。

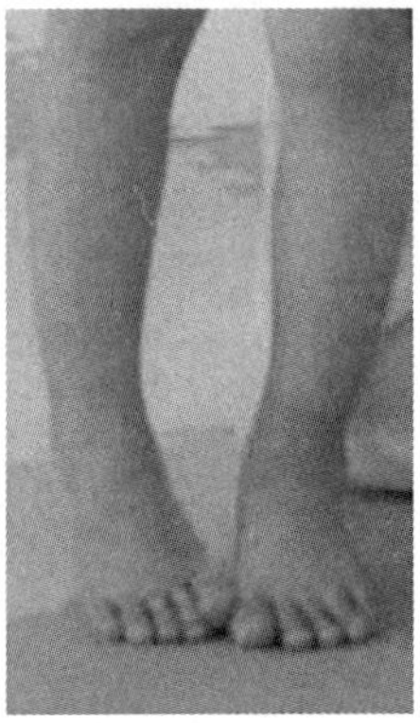

图 2-11-20 马蹄足

6. 其他形态异常

（1）肢端肥大症：成年人发生垂体前叶功能亢进，生长激素分泌增多，引起骨末端及其韧带等软组织增生、肥大，使肢体末端异常粗大，称为肢端肥大征。

（2）骨折：骨折和关节脱臼可出现肢体的变形或缩短，骨折时可触到骨擦感或听到骨擦音。

（3）肌肉萎缩：在脊髓灰质炎、偏瘫、周围神经损伤以及肢体失用可引起肢体的部分或全身肌肉的萎缩。

（4）下肢静脉曲张：下肢静脉回流受阻时多见于小腿浅静脉（大、小隐静脉）曲张如蚯蚓状怒张、弯曲，站立位时更明显（图 2-11-21）。重者有小腿肿胀，局部皮肤暗紫、色素沉着，严重者出现溃疡且经久不愈。

（5）水肿：①全身性凹陷性水肿（图 2-11-22）：常见于右心衰竭、低蛋白血症、肾功能不全等；②双下肢非凹陷性水肿：常见于甲状腺功能减退；③ 单侧肢体水肿多见于静脉回流受阻如血栓性静脉炎；④单侧肢体非凹陷性水肿、皮肤增厚变粗：常见于淋巴液回流受阻如丝虫病。

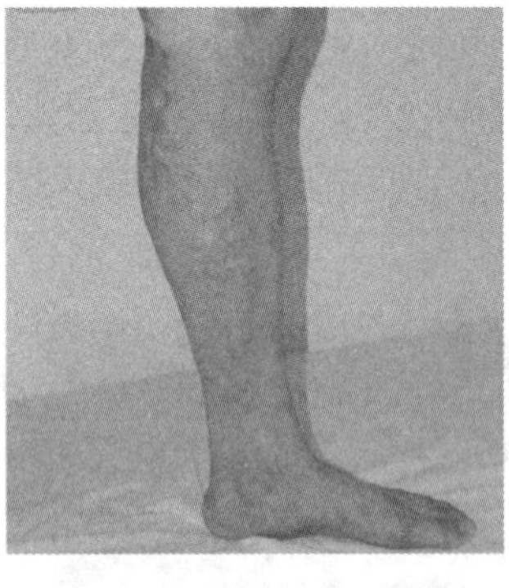

图 2-11-21 下肢静脉曲张

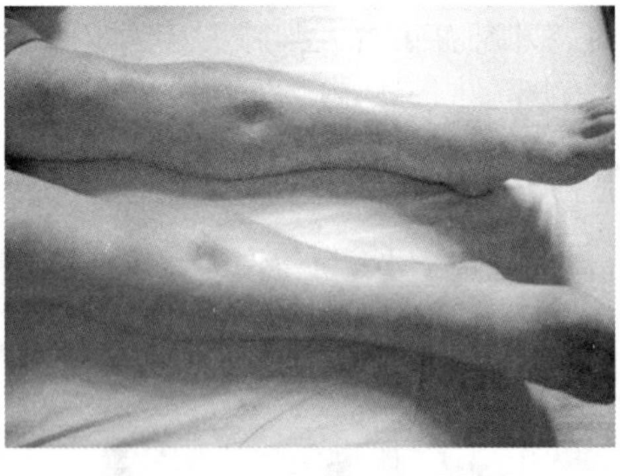

图 2-11-22 下肢凹陷性水肿

第三节 临床病例查体思维

【病例一】

女，73 岁，右手疼痛、肿胀 1 天。昨天因路滑跌倒，右手掌着地。当时剧烈疼痛，被人扶起后发现右手腕肿胀，经家人一般处理后肿胀、疼痛一直不缓解。门诊经 X 线检查诊断为伸直型桡骨下段骨折。应如何进行前臂骨折体查？可能会出现哪些重要体征？

1．症状特点　右手疼痛、肿胀。

2．可能出现的疾病　X 线诊断为伸直型桡骨下段骨折。

3．需鉴别的疾病　需鉴别的疾病是肱骨骨折、尺骨桡骨双骨折等。

4．前臂体查方法　嘱咐或协助患者脱去上衣，暴露从指端到肩部全部上肢。

注意重点观察双上肢是否等长，右腕部肿胀、压痛、畸形及右腕关节活动情况。

5．可能出现的临床重要体征

视诊：右手腕关节有明显肿胀，腕关节背伸、掌屈及前臂的旋前运动受限。右手掌正面观，见“枪刺样”畸形；侧面观，见“餐叉样”畸形。

触诊：右手腕关节肿胀处有明显压痛，轻轻移动桡骨下段有摩擦感。

听诊：轻轻移动桡骨下段有摩擦音。

摩擦感和摩擦音检查时手法要轻，不要反复进行，以免加重患者痛苦。

（熊正南）

单元目标检测练习（九）

一、名词解释

1. 杵状指（趾）
2. 匙状指
3. 浮髌试验
4. 爪形手
5. 膝内翻

二、填空题

1. 肩关节弧形轮廓消失肩峰突出呈方肩见于________或________时；肩部突出畸形如戴肩章状，见于________、________。
2. 脊柱结核时的特征表现是________。
3. 掌指（趾）关节对称性畸形改变是________的特征。
4. 诱发低钙血症时的手足搐搦常用方法是________试验。
5. 杵状指最常见于________和________。
6. 浮髌试验阳性是________的确切体征。

三、选择题

（一）A_1 型题（单句型最佳选择题）

1．正常人直立时脊柱从侧面观察有四个生理弯曲部位，下列哪项**不对**

A．颈段稍向前凸

B．胸椎稍向后凸

C．腰椎明显向前凸

D．骶椎明显向后凸

E．从后面观察脊柱向前凸。

2．脊柱过度后凸也称驼背，多发生于

A．颈段脊柱

B．胸段脊柱

C．腰段脊柱

D．腰、骶段

E．骶椎

3．脊柱过度向前凸，多发生于

A．颈段脊柱

B．胸段脊柱
C．颈胸段脊柱
D．腰段脊柱
E．骶椎

4. 脊柱过度前凸一般**不见于**
A．晚期妊娠
B．椎间盘突出症
C．髋关节结核
D．先天性髋关节后脱位
E．大量腹水

5. 老年人骨质退行性变，常出现的是
A．脊柱前凸
B．脊柱后凸
C．脊柱侧凸
D．杵状指
E．匙状指

6. 脊柱后凸为“成角畸形”常见的疾病为
A．佝偻病
B．脊柱外伤
C．骨质退行性变
D．胸椎结核
E．椎间盘脱出症

7. 不会出现脊柱后凸呈弧形的疾病是
A．脊柱结核
B．腰椎间盘脱出症
D．脊柱外伤
C．强直性脊柱炎
E．佝偻病

8. 下列哪项**不是**器质性侧凸
A．先天性脊柱发育不良
B．肌肉麻痹
C．慢性胸膜肥厚及粘连
D．肩及胸廓的畸形等
E．坐、立姿势不良

9. 下列哪项**不是**脊柱姿势性侧凸的常见原因
A．儿童发育期坐、卧姿势不正确
B．一侧下肢明显短于另一侧
C．椎间盘突出症
D．脊髓灰质炎后遗症
E．肩部或胸廓的畸形

10. 脊柱活动度最大的是
A．颈椎与腰椎
B．颈椎与胸椎
C．仅有胸椎
D．腰椎与骶椎
E．骶椎与胸椎

11. 佝偻病时**不常**出现
A．方颅
B．手镯腕
C．膝内翻
D．膝外翻
E．足内翻

12. 哪种疾病可见匙状指（反甲）
A．先心病
B．支气管扩张症
C．肝硬化
D．缺铁性贫血
E．肺脓肿

13. 杵状指最常见的疾病为
A．肺癌
B．支气管哮喘
C．类风湿
D．风湿性关节炎
E．化脓性支气管肺部疾病

14. 指关节梭形畸形常见于
A．尺神经损伤
B．进行性肌萎缩
C．麻风病
D．类风湿性关节炎
E．风湿性关节炎

15. “爪形手”常见于
A．类风湿性关节炎
B．骨退行性变
C．麻风病
D．尺神经损伤
E．关节脱臼

16. 下列哪项**不正确**
A．尺神经损害——爪形手
B．缺铁性贫血——匙状指
C．支气管扩张——杵状指
D．类风湿性关节炎——梭形关节
E．正中神经损伤——垂腕

17. 下列哪组是**不正确**的
A．指关节梭形膨胀——类风湿性关节炎
B．爪形手——尺神经损伤

C. 肢端肥大——脑血管瘤
D. 象皮肿——丝虫病
E. 浮髌试验——膝关节腔积液

18. 浮髌试验主要是检查
A. 痛风
B. 关节腔积液
C. 老年性骨关节病
D. 佝偻病
E. 腱鞘滑膜炎

19. 餐叉样手见于
A. 痛风
B. 佝偻病
C. Colles 骨折
D. 正中神经损伤
E. 尺神经损伤

20. 关于膝内、外翻的叙述下列哪项不正确
A. 正常人双脚并拢直立时，两膝及双踝均能靠拢
B. 双侧内踝靠拢时两膝部却向外分离，膝关节向外形成角度呈“O”形而称为膝内翻
C. 当双膝关节靠拢时，两小腿斜向外方呈“X 形”使两腿内踝分离，称为膝外翻
D. 膝内、外翻多见于先天畸形
E. 膝内、外翻多见于佝偻病和大骨节病

21. 关于平跖足的叙述，不正确的是
A. 足底变平
B. 直立时足底中部内侧不能着地
C. 多为先天性异常
D. 患者不能持久站立
E. 影响长途行走及行进速度

22. 检查髋关节运动功能时下列哪项错误
A. 屈曲时股前部与腹壁相贴
B. 后伸可达 30°
C. 外旋与内旋各 45°
D. 内收 25°
E. 外旋约 80°

23. 关于膝关节的描述，下列不对的是
A. 膝关节如出现红、肿、热、痛为炎性所致
B. 血友病可经常出现关节腔积液
C. 关节腔内液体超过 50ml 时，称为关节腔积液
D. 无关节腔积液时，浮髌试验阳性
E. 关节腔积液时，当膝关节屈曲成 90°时，髌骨两侧的凹陷消失

24. 关于类风湿性脊柱炎的特点，下列哪项不对
A. 常发生于成人
B. 脊柱胸段呈弓形后凸
C. 常有脊柱强直性固定
D. 仰卧位时不能伸直
E. 向前弯腰时脊柱后凸可纠正

25. 下列哪项不是单侧下肢水肿的常见原因
A. 血栓性静脉炎
B. 肢体瘫痪
C. 淋巴管阻塞
D. 静脉外部受压
E. 结节性多发性大动脉炎

26. 下列哪项的表述是正确的
A. 全身性凹陷性水肿一定是低蛋白血症
B. 双下肢非凹陷性水肿，一定是甲状腺功能减退
C. 单侧肢体水肿一定是血栓性静脉炎
D. 单侧肢体非凹陷性水肿一定是丝虫病
E. 非凹陷性水肿，常见于甲状腺功能减退

27. 关于下肢静脉回流受阻的叙述下列哪项不正确
A. 多见于小腿浅静脉（大、小隐静脉）
B. 静脉曲张如蚯蚓状怒张、弯曲
C. 静脉曲张立者减轻
D. 重者有小腿肿胀，局部皮肤暗紫、色素沉着
E. 严重者出现溃疡且经久不愈

28. 下列哪项不正确
A. 足内、外翻多见于先天性畸形及脊髓灰质炎后遗症
B. 扁平足不影响长途行走及行进速度
C. 高弓足常见于下肢神经麻痹、脊柱裂、先天性共济失调

D. 马蹄足见于腓总神经损伤、跟腱挛缩、脑瘫等
E. 肢端肥大症见于成年人垂体前叶功能亢进

29. 下列说法**不对**的是
A. 浮髌现象常见于关节腔积液
B. 反甲常见于缺铁性贫血
C. 杵状指常见于关节腔积液
D. 膝关节变形常见于风湿性关节炎
E. 指端发绀常见于支气管扩张

30. 下列哪项**不会**出现肌肉萎缩
A. 偏瘫
B. 骨折和关节脱臼固定并发症
C. 脊髓灰质炎后遗症
D. 垂体前叶功能亢进
E. 周围神经损伤

（二）A_2 型题（病例摘要型最佳选择题）

31. 男，60 岁，甲亢手术 3 年，近期出现双下肢非凹陷性水肿，最可能是
A. 并发甲亢性心脏病
B. 并发肾功能不全
C. 并发丝虫病
D. 并发甲状腺功能减退
E. 并发血栓性静脉炎

32. 男，45 岁，反复出现拇趾、跖趾关节红、肿、疼痛 6 年，病情程度与食海鲜有关，最可能是
A. 类风湿性关节炎
B. 拇、跖趾关节腱鞘炎或腱鞘囊肿
C. 痛风石
D. 拇、跖趾关节骨折
E. 拇、跖趾骨质增生

33. 男，15 岁，膝关节匀称性肿大、屈曲 90°时，髌骨两侧的凹陷消失，可除外哪项疾病
A. 类风湿关节炎
B. 骨性关节炎
C. 外伤
D. 结核
E. 骨软骨瘤

34. 男，30 岁，大鱼际肌肉萎缩，拇指不能外展呈猿掌，常见于
A. 正中神经损伤
B. 尺神经损伤
C. 尺桡关节半脱位
D. Colles 骨折
E. 大骨节病

（三）A_3 型题（病例组型最佳选择题）

35～37 题共用题干
女，16 岁，消瘦伴杵状指 2 年来而求诊

35. 与杵状指发病机制无关的是
A. 慢性缺氧
B. 代谢障碍
C. 中毒性损伤
D. 末端毛细血管丰富
E. 末端肢体毛细血管增生扩张

36. 患者**不可能**患的疾病是
A. 化脓性支气管肺病变
B. 亚急性感染性心内膜炎
C. 原发性支气管肺癌
D. 炎症性肠病
E. 肢端肥大症

37. 若患者有咳嗽、吐脓痰、咯鲜血 6 年病史，最可能的疾病是
A. 支气管扩张
B. 感染性心肌炎
C. 肺结核
D. Crohn 病
E. 支气管肺癌

（四）B_1 型题（标准配伍题）

38～41 题共用备选答案
A. 脊柱固定
B. 脊柱侧弯
C. 胸椎成角畸形
D. 腰椎过度前凸
E. 驼背

38. 类风湿性脊椎炎
39. 姿势不良表现为
40. 椎结核为
41. 长期大量腹水

42～46 题共用备选答案
A. 肢端发绀

B．反甲
C．杵状指
D．膝关节变形
E．浮髌现象

42. 气管扩张
43. 感染性心内膜炎
44. 缺铁性贫血
45. 风湿性关节炎
46. 关节腔积液

47～50 题共用备选答案
A．杵状指
B．匙状指
C．爪形手
D．指关节梭形
E．肢端肥大症

47. 感染性心内膜炎
48. 类风湿性关节炎
49. 垂体前叶嗜酸细胞瘤
50. 缺铁性贫血

四、简答题

1. 脊柱检查所包括的主要内容是什么?
2. 叙述脊柱压痛与叩击痛检查方法。
3. 脊柱后凸常见于哪些疾病?

第十二章　神经系统检查

学习目标

通过本章内容的学习，学生应能：

识记：

描述神经系统检查内容及顺序。

理解：

总结神经系统异常体征的临床意义。

运用：

联系神经系统检查方法进行检查，准确记录检查结果。

神经系统检查目的是了解神经系统有无损害及损害的部位和程度。通过准确的检查，可获得对疾病“定位”和“定性”的诊断信息。检查应按一定顺序，并注意和一般体检结合进行，同时注意双侧对比。通常先查脑神经，然后依次查上、下肢的运动系统和反射，最后查感觉功能和自主神经系统。

第一节　脑神经检查

一、嗅神经

嗅神经检查方法：先询问患者有无嗅幻觉等主观嗅觉障碍，然后嘱受检者闭目，先压住一侧鼻孔，以特殊气味的物品（非挥发性、非刺激性气味）如牙膏、香烟、香皂、醋等，分别置于另一侧鼻孔下，让受检者辨别。同样方法检查对侧，注意双侧比较。除鼻腔本身疾病外，嗅觉障碍常见于同侧嗅神经损害，如外伤、嗅沟病变压迫嗅球、嗅束等。嗅觉过敏多见于癔症。

二、视神经

主要检查视力、视野和眼底。

（一）视力

分远视力和近视力，检查时一般使用国际标准视力表，分别检查左右眼，未被检查的眼必须遮盖。当视力明显减退而不能看清视力表时，可嘱受检者辨认眼前手指数目，即检查者伸出若干个手指，请患者背着光说出来伸出的手指数，如相距 50cm 处能够正确数出，其视力为指数 /50cm。如果在眼前 5cm 处仍不能正确数出手指数，检查者将手在患者眼前摆动，让受检者分辨手在摆动与否，若在相距 20cm 处可正确分辨手的摆动，则其视力为手动 /20cm。如不能辨认距眼前 5cm 处的手的摆动，应进行光感检查，即在暗室内用手电筒的灯光在某一距离照射患者的眼，检查感知光亮的存在与否，如在 4m 能辨出有亮光，其视力为 4m 光感应。无光感则称完全失明。视力减退除眼局部病变（屈光不正、白内障）外，视神经病变亦出现视力障碍。

（二）视野

正视前方，双眼保持不动时所能看到的最大范围称视野。正常人视野鼻侧约 60°，颞侧约 90°，上方约 55°，下方约 70°，外下方视野最大。采用手试对比检查法可粗略地检查视野。检查方法：受检者背光与检查者相对而坐，相距约 1m，两眼分别检查。检查右眼时，让受检者用眼罩遮盖左眼，检查者遮盖右眼，两人相互注视，眼球不能转动。检查者用示指或视标在两人之间等距离处，分别从上、下、内、外等不同方位，由周边向中心缓慢移动，嘱受检者看到手指时告知，可与检查者的正常视野比较。如对比检查法出现结果异常或疑有视野缺失，需进一步利用视野计做精确的视野测定。凡视野通路的某一部位受损，则可引起视野缺损。视野的左或右一半缺失称偏盲，见于一侧视束受损；双眼视野颞侧偏盲或象限偏盲，见于视交叉以后的中枢病变，单侧不规则的视野缺损见于视神经和视网膜病变。

（三）眼底检查

详见第七篇第三十六章第一节。

三、动眼神经、滑车神经、展神经

动眼神经、滑车神经、展神经共同支配眼球运动，统称眼球运动神经，可同时检查。检查方法见第二篇第五章第二节眼球运动检查。检查时应注意眼裂的大小、眼球运动、瞳孔及对光反射、调节反射等。

动眼神经麻痹常表现为眼球向内、向上及向下活动受限，常伴上睑下垂、调节反射消失。展神经受损表现为眼球向外转动障碍，滑车神经受损表现为眼球向下及向外运动减弱。此外眼球运动神经麻痹可导致相应眼外肌运动障碍，从而引起麻痹性斜视，单眼运动神经麻痹可致复视。

四、三叉神经

三叉神经为混合性神经，主要支配面部感觉和咀嚼肌运动。感觉神经分三支，包括眼支、上颌支、下颌支。

（一）面部感觉

用大头针、棉签及盛有冷、热水的试管分别测试面部三叉神经分布区皮肤的痛觉、触觉和温度觉，两侧及上中下三支对比，确定有无异常及异常范围。各种感觉均缺失见于周围性病变，洋葱皮样分离性感觉障碍见于核性病变。

（二）反射

角膜反射（corneal reflex）：嘱受检者睁眼向内侧注视，以捻成细束的棉絮轻触角膜外侧，注意避免触及睫毛，正常反应为双侧眼睑迅速闭合。被触及的一侧眼睑闭合反应称直接角膜反射，对侧眼睑闭合为间接角膜反射。直接与间接角膜反射均消失见于三叉神经病变（传入障碍）；直接反射消失，间接反射存在，见于患侧面神经瘫痪（传出障碍）。

下颌反射：嘱患者略张口，检查者将拇指置于受检者下颌中央，然后轻叩拇指，引起受检者下颌快速上提，正常人一般不易引出。下颌反射活跃见于双侧锥体束病变。

（三）运动功能

首先观察颞肌、咀嚼肌有无萎缩，然后检查肌力，检查者双手触压受检者双侧颞肌、咀嚼肌，嘱其做咀嚼动作，对比两侧肌力是否对称。咀嚼肌无力或萎缩见于三叉神经运动纤维受损。检查翼状肌时，嘱受检者张口或露齿，以上下门齿中缝为标准，判断下颌有无偏斜，如下颌偏斜提示该侧翼状肌瘫痪；前伸下颌时，中枢性三叉神经损害下颌偏向健侧，周围性（核性及神经本身）三叉神经损害下颌偏向患侧。

五、面神经

面神经主要支配面部表情肌及舌前2/3味觉。

（一）运动功能

先观察额纹、眼裂、鼻唇沟和口角是否对称，有无肌痉挛，然后嘱受检者做皱额、瞬目、示齿、鼓腮和吹哨等动作。面神经周围性（核或核下性）损害导致眼裂上、下的面部表情肌均瘫痪，表现为患侧额纹减少，眼裂增大、眼睑闭合不全、瞬目减慢，鼻唇沟变浅，示齿时口角歪向健侧，鼓腮或吹哨时患侧漏气。可见于面神经管病变、Bell麻痹等。中枢性（核上的皮质脑干束或皮质运动区）损害只造成病灶对侧眼裂以下的表情肌瘫痪，皱额、闭眼无明显影响，常见于脑血管病。

（二）味觉检查

嘱受检者伸舌，以棉签分别蘸取少许不同味感的物质（糖、盐、醋或奎宁溶液等）涂于舌面，测试味觉。每种食物测试完后，要用水漱口，再测试下一种。面神经受损时舌前2/3味觉减退或消失。

六、位听神经

位听神经分为耳蜗神经和前庭神经两部分。

（一）耳蜗神经检查

主要是听力检查，见第二篇第五章第二节。

（二）前庭神经检查

主要司平衡觉，检查时要注意询问受检者有无眩晕、呕吐、站立不稳等症状。检查有无眼球震颤（眼球发生一系列有规律的快速往返运动）。检查方法：嘱患者头部固定，两眼注视上、下、左、右移动的医生手指（向外侧方向移动时，勿超过45°），观察有无自发性眼球震颤及其运动方向。运动的方向以水平方向最常见，垂直和旋转方向较少见；通过外耳道灌注冷、热水试验或旋转试验，观察有无前庭功能障碍所致的眼球震颤反应减弱或消失。平衡功能检查先让患者睁眼站立，双脚并拢，观察其有无摇晃；然后闭目站立，观察其是否倾倒。前庭功能障碍或出现眼球震颤、平衡障碍。

七、舌咽神经、迷走神经

舌咽神经、迷走神经在解剖和功能上关系密切，常同时受损。

（一）运动

注意受检者有无声音嘶哑、饮水呛咳、吞咽困难及鼻音。让受检者发"啊"音，观察腭垂是否居中，两侧软腭上举是否一致。当一侧神经受损时，该侧软腭上举无力，腭垂偏向健侧；双侧麻痹时，腭垂虽居中，但双侧软腭抬举受限，甚至完全不能。

（二）咽反射

嘱受检者张口，用压舌板轻触两侧咽后壁，正常出现咽肌收缩和舌后缩，并引起恶心反应，舌咽、迷走神经损害时，患侧咽反射减弱或消失。

（三）感觉

棉签触两侧软腭及咽后壁，观察感觉。另外舌咽神经支配舌后1/3味觉，受损时此区味觉减退。检查方法同面神经检查。

八、副神经

副神经主要支配胸锁乳突肌和斜方肌。检查时注意胸锁乳突肌与斜方肌有无萎缩，耸肩及转颈运动是否正常。副神经受损时，表现为患侧耸肩、转头无力、肩下垂、肌肉萎缩。

九、舌下神经

舌下神经主要支配舌肌运动，检查时让受检者伸舌，注意观察伸舌有无偏斜、舌肌有无萎缩及肌束震颤，单侧舌下神经麻痹伸舌时舌尖偏向患侧，双侧麻痹则伸舌受限或不能。

提示：在临床工作中，脑神经检查对神经系统疾病的定位诊断有重要意义。对脑神经进行检查时，应确定是否有异常、异常的范围及其关联情况。

第二节　运动功能检查

运动功能检查包括随意运动、不随意运动（不自主运动）和共济运动检查。

一、随意运动

随意运动由锥体束司理，受大脑皮质运动区支配。检查包括观察肌容积、肌力、肌张力、姿势和步态。

（一）肌容积

比较对称部位的肌肉体积，观察有无肌萎缩、假性肥大，也可比较两侧肢体相同部位的周径，相差大于 1cm 者为异常。肌萎缩常见于下运动神经元损害和肌肉疾病，假性肥大常见于进行性肌营养不良，多见于腓肠肌和三角肌。

（二）肌力

肌力（muscle strength）是指随意运动时肌肉的最大收缩力。检查方法：先令受检者做肢体伸屈运动，检查者从相反方向给予阻力，感受受检者克服阻力的力量；对于有意识障碍的患者或婴幼儿检查不配合时，可给予疼痛刺激，观察肢体活动情况来判断。检查时要注意双侧对比，两侧不等则有意义。须排除因疼痛、关节强直或肌张力过高所致的活动受限。

1. 肌力的记录采用 0～5 级的六级分级法。

0 级　完全瘫痪，测不到肌肉收缩。

1 级　仅有肌肉收缩，但不能产生运动。

2 级　肢体能在床面上水平移动而不能抬离床面。

3 级　肢体可抬离床面，但不能抵抗阻力。

4 级　能抵抗部分阻力，但较正常差。

5 级　正常肌力。

1～4 级为不完全性瘫痪或轻瘫。

2. 临床意义。①单瘫：指单一肢体瘫痪，多见于脊髓灰质炎；②偏瘫：指一侧肢体（上、下肢）瘫痪，常伴同侧脑神经损伤，多见于颅内病变、脑卒中等；③交叉瘫：指一侧肢体瘫痪、对侧脑神经损害，多见于脑干病变；④截瘫：指双下肢瘫痪；高位截瘫常指四肢瘫，是脊髓横贯性损伤的结果，见于脊髓外伤、炎症等。

提示：瘫痪的类型与病变部位密切相关。

（三）肌张力

肌张力（muscle tension）是指静息状态下肌肉的紧张度和被动运动时遇到的阻力。检查方法：嘱受检者放松，检查者通过触诊肌肉硬度及被动伸、屈受检者肢体感知其肌肉阻力进行判断。

正常时触诊肌肉有一定紧张度，被动活动肢体关节时，会一直存在适当的阻力。肌张力改变表现为肌张力增高和肌张力减低。

1. 肌张力增高 触摸肌肉时其紧张度增加，有坚实感，被动活动肢体时阻力增加。

（1）痉挛状态：被动伸屈其肢体时，起始阻力较大，终末时突然阻力减小，故又称折刀现象，见于锥体束损害。

（2）铅管样强直：伸、屈肌的张力均增高，被动运动时其阻力增加是均匀一致的，多见于锥体外系病变。

2. 肌张力减低 触摸肌肉松软，被动活动肢体阻力下降，关节活动范围增大，见于脊髓前角灰质炎、周围神经炎、小脑病变和肌源性病变等。

（四）姿势与步态

检查者须从前面、后面和侧面分别观察受检者的姿势、步态、起步情况、步幅及速度等。神经系统病变所致常见异常步态包括痉挛性偏瘫步态、慌张步态、小脑步态、感觉性共济失调步态、跨阈步态等，详见第二篇第四章第一节。

二、不随意运动（不自主运动）

不随意运动是指在意识清醒的情况下，随意肌（骨骼肌）不自主收缩引起的无目的异常运动，多为锥体外系病变所致。

（一）震颤

震颤（tremor）为两组拮抗肌收缩引起的不自主运动，常见以下几种类型：

1. 静止性震颤 指静止时震颤明显，运动时减轻，睡眠时消失，常伴肌张力增高。常见于帕金森病。

2. 意向性震颤 又称动作性震颤。患者于运动时，特别是做精细动作时出现震颤，且愈接近目标愈明显，休息时消失。常见于小脑疾病。

（二）舞蹈样运动

舞蹈样运动（choreic movement）指面部及肢体出现快速、无目的、不对称、幅度不等的、不能自控的运动，表现为突然做鬼脸（挤眉、眨眼、伸舌）、摆头、耸肩、扭颈、手指及手臂间断性屈伸、摆手等类似舞蹈样动作，睡眠时消失。多见于儿童期脑风湿性疾病。

（三）手足徐动

手足徐动（athetosis）为手指或足趾的一种缓慢持续的伸展扭曲动作，见于脑性瘫痪、肝豆状核变性及脑基底核变性。

提示：不自主运动以震颤最常见，注意其类型及病因。

三、共济运动

机体任一动作的完成均依靠某组肌群协调一致的运动，称共济运动（coordination）。共济运动除与小脑的协调、平衡、姿势控制功能有关外，尚需运动系统的正常肌力，前庭神经系统的平衡功能，眼、头部、身体动作的协调及深感觉等共同参与。上述任何部位的损伤均可引起共济失调（ataxia）。检查方法：应先观察受检者日常活动，如吃饭、穿衣、取物、书写、讲话、站立及步态等是否协调，有无意向性震颤或语言顿挫等，然后再查以下试验：

（一）指鼻试验

嘱受检者先用示指指尖指向前方 0.5m 检查者的示指，再用示指触碰自己的鼻尖，先慢后快，先睁眼检查，后闭眼检查，重复进行，两侧比较，观察其是否准确。如睁眼时指鼻尚准确，闭眼时出现障碍，见于感觉性共济失调。小脑病变时同侧指鼻试验不准，睁眼闭眼均不能完成。

（二）跟-膝-胫试验

受检者仰卧，抬起一侧下肢，然后将足跟置于对侧膝盖上，再使足跟沿胫骨前缘向下移动，重复进行，左右对比，观察其是否能准确完成。小脑病变时，动作笨拙不稳。如果只在闭目时出现上述障碍常见于感觉性共济失调。

（三）轮替动作

嘱受检者伸直手掌，以前臂行快速旋前旋后动作，或一手用手掌、手背连续交替拍打对侧手掌。共济失调者动作缓慢、不协调。

（四）闭目难立征

闭目难立征（Romberg test）检查嘱受检者足跟靠拢站立，闭目，双手向前平伸，如出现身体摇摆或倾斜为阳性，提示小脑病变。如闭目时站立不稳而睁眼时能站稳，则提示感觉性共济失调。

提示：共济运动检查常需受检者睁眼、闭眼分别进行检查。睁眼、闭眼检查均出现共济失调，常提示小脑病变，睁眼能够纠正或改善常提示感觉性共济失调。但肌力减退或肌张力异常时，此项检查意义不大。

第三节　感觉功能检查

感觉功能检查除特殊感觉（视、听、味、嗅）外，本节主要介绍躯体感觉包括浅感觉、深感觉和复合感觉的检查。感觉功能检查主观性强，受检者需意识清醒且充分配合，同时注意左右对比，近远端对比。为了避免主观或暗示作用，检查时嘱受检者闭目。

一、浅感觉

（一）痛觉

用大头针针尖均匀轻刺受检者皮肤，询问其是否感到疼痛。检查时注意两侧对称比较，若出现障碍，注意其程度（过敏、减退、消失）及范围。痛觉障碍常见于脊髓丘脑侧束病变。

（二）触觉

用棉签轻触受检者皮肤或黏膜，询问其有无感觉。触觉障碍常见于脊髓丘脑前束和后索病变。

（三）温度觉

用两个分别盛有热水（40～50℃）或冷水（0～10℃）的玻璃试管，交替接触受检者皮肤，让其辨别冷热。温度觉障碍常见于脊髓丘脑侧束病变。

二、深感觉

（一）运动觉

嘱受检者闭目，检查者轻握其足趾或手指两侧并向上或向下移动，让受检者说出移动的方向是"向上"或"向下"。运动觉障碍常见于后索病变。

（二）位置觉

检查者将受检者的肢体摆成某一姿势，嘱受检者闭目并描述该姿势，或用对侧肢体模仿。位置觉障碍常见于后索病变。

（三）震动觉

用震动着的音叉（128Hz 或 256Hz）柄置于骨隆起处（内、外踝，桡、尺骨茎突等），嘱受检者回答有无震动感，注意双侧对比。震动觉障碍常见于后索病变。

三、复合感觉

复合感觉是大脑通过对各种感觉刺激综合分析的结果，故又称皮质感觉。在疑有皮质病变且深浅感觉正常的基础上进行此项检查，以实体觉为主。

（一）实体觉

嘱受检者闭目单手触摸熟悉的物品，如钥匙、纽扣、钢笔、手表等，说出物品的形状和名称。先测患侧，再测健侧。此功能障碍见于皮质病变。

（二）皮肤定位觉

检查者用手指或棉签轻触受检者皮肤某处，让受检者说出被触部位。此功能障碍见于皮质病变。

（三）两点辨别觉

用钝脚分规轻轻刺激皮肤上两点，并逐渐缩小两脚间距，直到受检者把两点感觉为一点为止，测此时两点的实际距离，注意双侧对比。正常情况舌尖、鼻尖、手指最敏感，躯干最差。此障碍见于额叶病变。

（四）体表图形觉

受检者闭目，检查者在其皮肤上画简单图形（方形、圆形、三角形等）或写简单的字（1、2、3 等数字），让受检者辨认。此功能障碍常见于丘脑水平以上病变。

第四节 神经反射检查

神经反射是通过反射弧完成的。反射弧由感受器、传入神经（感觉神经）、反射中枢（脑和脊髓）、传出神经（运动神经）和效应器（肌肉，腺体等）组成。反射弧中任一环节出现病变，均可影响反射，使其减弱或消失。反射弧同时受高级中枢控制，如锥体束病变时，可使反射活动失去控制而出现反射亢进。根据刺激的部位，可将反射分为浅反射和深反射。

一、浅反射

浅反射（superfical reflexes）为刺激皮肤、黏膜所引起的反射。临床常用的浅反射检查有以下几种：

（一）角膜反射

见本章第一节。

（二）腹壁反射

1. 检查方法　受检者仰卧，下肢稍屈曲，检查者以竹签分别沿肋缘下、脐水平、腹股沟自外向内轻划上、中、下腹壁皮肤（图 2-12-1），正常可引起被刺激的局部腹壁肌肉收缩。其反射弧中枢分别位于胸髓 7 ~ 8 节、胸髓 9 ~ 10 节和胸髓 11 ~ 12 节。

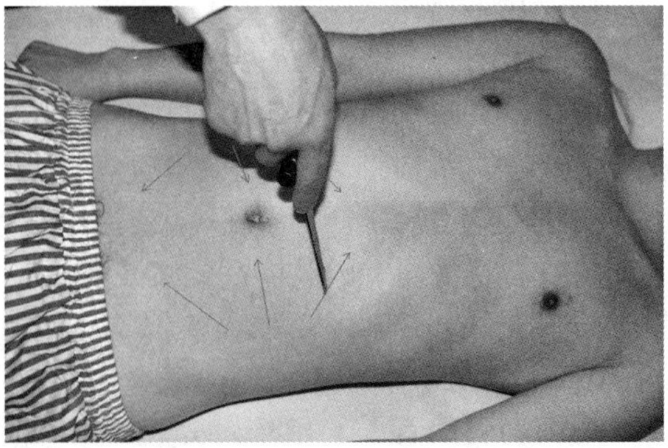

图 2-12-1　腹壁反射

2. 临床意义　节段性上、中或下部腹壁反射消失常见于上述不同水平的胸髓节段病变；一侧上、中或下腹壁反射均消失，常见于锥体束损害。双侧上、中、下腹壁反射均消失，见于昏迷、急性腹膜炎。此外，深睡、麻醉、新生儿等腹壁反射也常消失；肥胖、老年人、经产妇等由于腹壁过于松弛，腹壁反射不易引出。

（三）提睾反射

1．检查方法　用钝竹签由下向上轻划大腿上部内侧皮肤，可引起同侧提睾肌收缩，睾丸上提。其反射弧中枢位于腰髓 1～2 节段。

2．临床意义　双侧反射消失，常见于腰髓 1～2 节病变、昏迷患者；一侧反射减弱或消失见于锥体束病变；此外老年人及局部病变如腹股沟疝、阴囊水肿、睾丸炎等可影响提睾反射。

（四）跖反射

1．检查方法　受检者仰卧，下肢伸直，检查者手持受检者踝部，用钝竹签划足底外侧，即由足跟沿外侧划向小趾跖趾关节处再转向拇趾侧。正常反应为五趾跖屈。其反射弧中枢位于骶髓 1～2 节段。

2．临床意义　跖反射消失常见于骶髓 1～2 节段病变。

（五）肛门反射

1. 检查方法　用钝头竹签轻划肛门周围皮肤，可引起肛门外括约肌收缩，其反射弧中枢位于骶髓 4～5 节段。

2. 临床意义　肛门反射障碍常见于骶髓 4～5 节段病变或肛尾神经病变。

二、深反射

深反射指刺激肌腱、骨膜引起的肌肉收缩反应，又称腱反射。

（一）检查方法

1．肱二头肌反射（biceps tendon reflex）　受检者前臂半屈，检查者左手托住受检者肘部，左拇指按住其肱二头肌肌腱，右手持叩诊锤叩击置于肱二头肌腱上的左手拇指。正常反应为出现肱二头肌收缩，前臂快速屈曲（图 2-12-2）。其反射弧中枢位于颈髓 5～6 节。

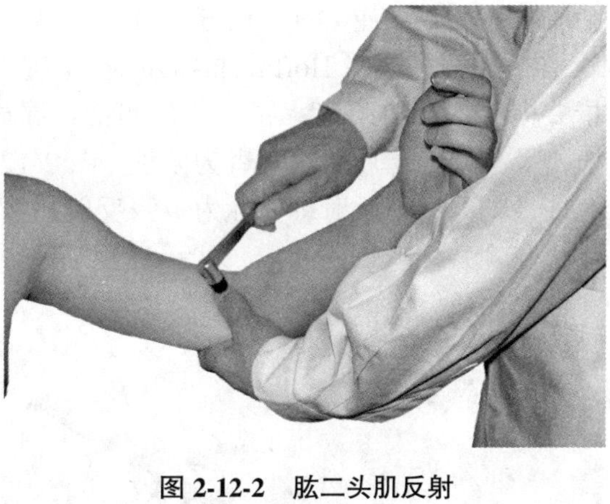

图 2-12-2　肱二头肌反射

2．肱三头肌反射（triceps tendon reflex）　受检者前臂半屈、旋前，上臂外展，检查者左手托住其肘部，右手持叩诊锤直接叩击鹰嘴突上方肱三头肌腱。正常反应为出现肱三头肌收缩，引起前臂伸展（图 2-12-3）。其反射弧中枢位于颈髓 6～7 节。

3．桡骨膜反射（radioperiosteal reflex）　受检者前臂半屈，检查者以左手托住其腕部，并使腕部自然下垂，右手持叩诊锤直接叩击桡骨茎突。正常表现为屈肘及前臂旋前（图 2-12-4），其反

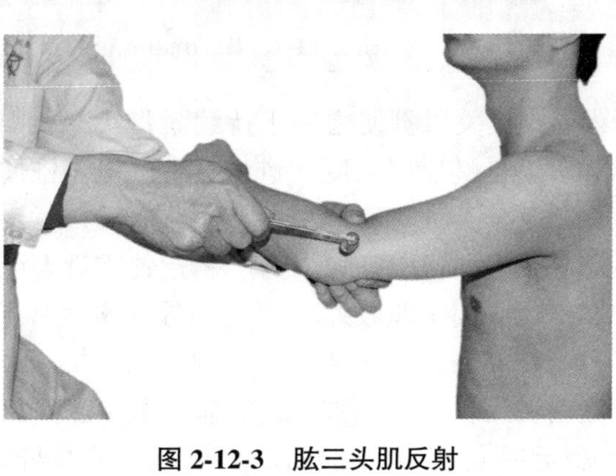

图 2-12-3　肱三头肌反射

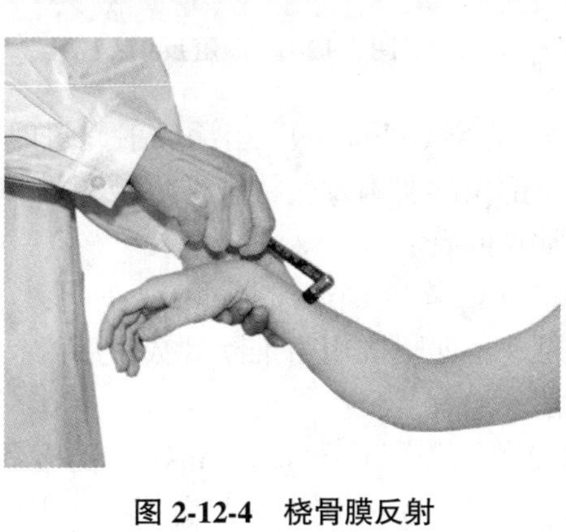

图 2-12-4　桡骨膜反射

射弧中枢位于颈髓 5 ~ 6 节。

4. 膝反射（patellar tendon reflex） 受检者坐位或仰卧，坐位时，两小腿自然悬垂或足着地；仰卧时，膝稍屈，检查者以左手托腘窝，右手持叩诊锤叩击髌骨下缘股四头肌肌腱。正常反应为出现小腿伸展（图 2-12-5），其反射弧中枢位于腰髓 2 ~ 4 节。

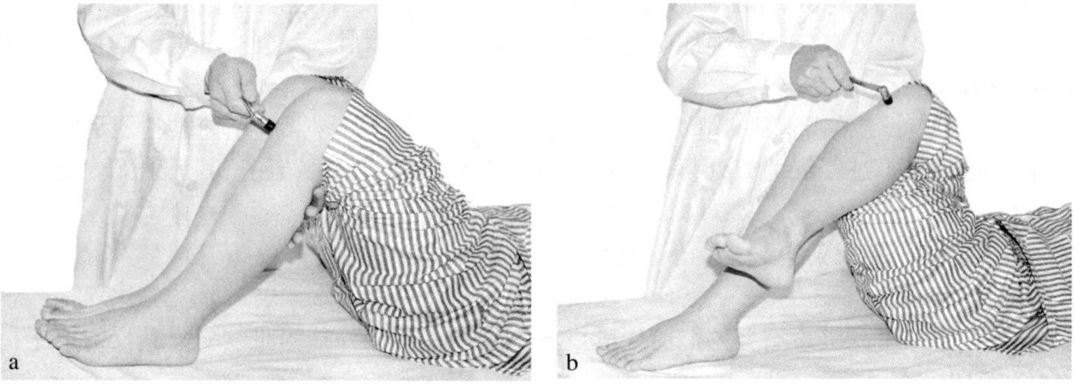

图 2-12-5 膝反射

5. 跟腱反射（achilles tendon reflex） 又称踝反射，受检者仰卧，屈髋屈膝，下肢外旋、外展，两腿分开，检查者左手轻扳其足使其背屈成直角，右手持叩诊锤叩击其跟腱。正常反应为腓肠肌收缩，足跖屈（图 2-12-6），其反射弧中枢位于骶髓 1 ~ 2 节。

6. 霍夫曼征（Hoffmann sign） 检查者左手握受检者手腕部，右手示、中指夹住受检者中指并向上提，将腕稍背屈，其余四指半屈放松，检查者以拇指快速弹刮受检者中指指甲，引起拇指及其余各指屈曲内收者为阳性（图 2-12-7）。其反射弧中枢位于颈髓 7 节 ~ 胸髓 1 节。以往此征被列入病理反射，实际为牵张反射，阳性视为深反射亢进。

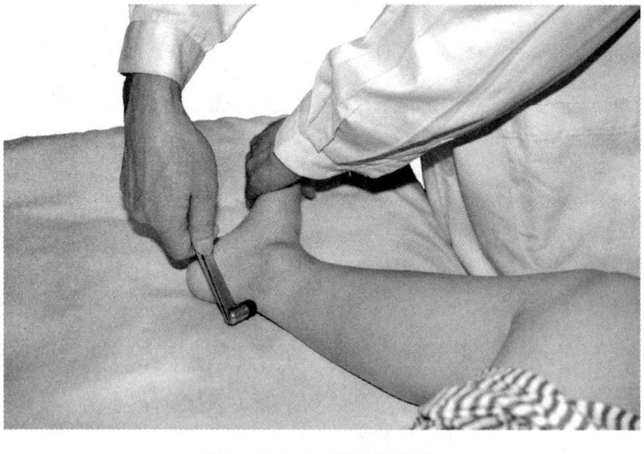

图 2-12-6 跟腱反射

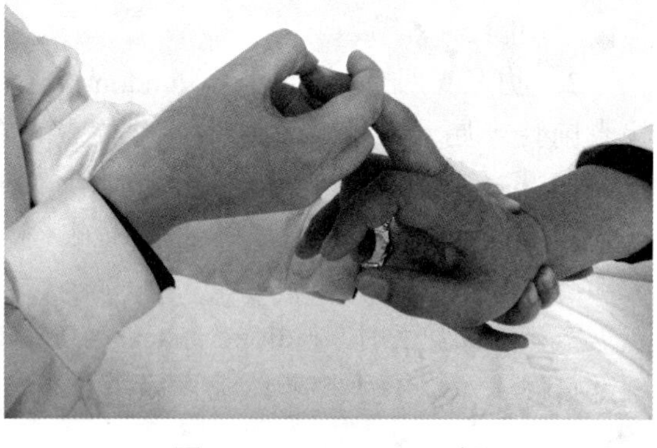

图 2-12-7 Hoffmann 征

7. 阵挛（clonus） 当深反射亢进时，如突然牵拉相关肌腱使之处于持续紧张状态，则出现该牵拉部位的肌肉发生持续性、节律性收缩，称阵挛。是腱反射高度亢进的表现，见于锥体束损害。常见的有：

（1）髌阵挛（patellar clonus）：受检者仰卧，下肢伸直，检查者以拇、示指置髌骨上缘，突然而迅速地向下方用力推髌骨数次后维持推力，如出现股四头肌收缩，引起髌骨节律性上下颤动为阳性。

（2）踝阵挛（ankle clonus）：受检者仰卧，检查者用左手托其腘窝使膝髋关节半屈曲，右手握足掌前端，突然用力使足背屈，并用手持续，引起腓肠肌、比目鱼肌节律性收缩致足部快速节律性屈伸动作为阳性（图 2-12-8）。

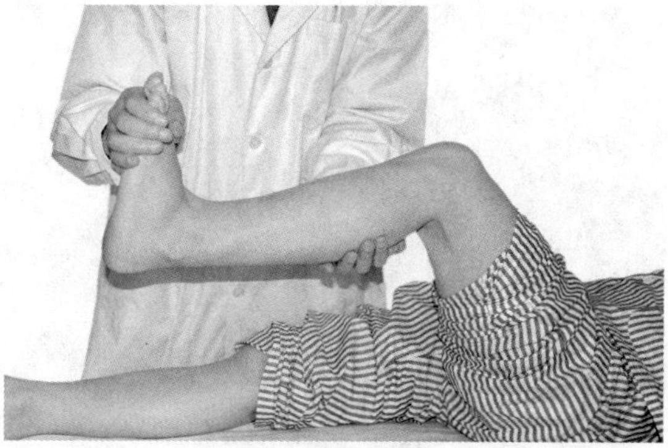

图 2-12-8　踝阵挛

（二）临床意义

1. 深反射减弱、消失　提示反射弧受损或中断，脊髓受损常见。亦见于神经肌肉接头或肌肉本身疾病，如重症肌无力，周期性瘫痪等。麻醉、昏迷、熟睡、脊髓损伤休克期、颅内压增高，尤其后颅窝肿瘤，深反射也降低或消失。

2. 深反射亢进　多见于锥体束病变，癔症或其他神经官能症深反射也可亢进。正常人有时亦可出现深反射亢进，而老年人跟腱反射可消失，故反射的不对称比增强或消失更有意义。因此应注意双侧对比。

提示：神经反射检查比较客观，较少受意识活动的影响，但检查时受检者应保持安静和松弛状态。检查时应注意反射的改变程度（可分为亢进、活跃或增强、正常、减弱、消失）和两侧是否对称，后者尤为重要。

三、病理反射

锥体束受损时，大脑失去了对脑干和脊髓的抑制作用而出现的异常反射称病理反射。1 岁半以内的婴幼儿由于神经系统发育不完善，正常可出现此种反射，不属于病理性。

1. 巴宾斯基征（Babinski sign）　检查方法同跖反射（图 2-12-9）。阳性反应为拇趾背屈，其余四趾扇形展开（图 2-12-10）。

2. 奥本海姆征（Oppenheim sign）　检查者以拇指和示指沿受检者胫骨前缘自上向下用力滑压，阳性反应同 Babinski 征（图 2-12-11）。

3. 戈登征（Gordon sign）　检查者以一定力量捏压受检者腓肠肌，阳性表现同 Babinski 征（图 2-12-12）。

4. 查多克征（Chaddock sign）　检查者用钝头竹签划受检查者外踝下方及足背外缘，阳性反应同 Babinski 征。

提示：巴宾斯基等位征包括① Oppenheim 征；② Gordon 征；③ Chaddock 征：用钝竹签由外踝下方向前划至足背外侧；④ Scheffer 征：用手挤压跟腱；⑤ Gonda 征：用力下压第 4、5 足趾，数分钟后突然放松；⑥ Pussep 征：轻划足背外侧缘。

这些等位征的阳性反应及病理意义均同 Babinski 征，但 Babinski 征是临床上最常用且最典

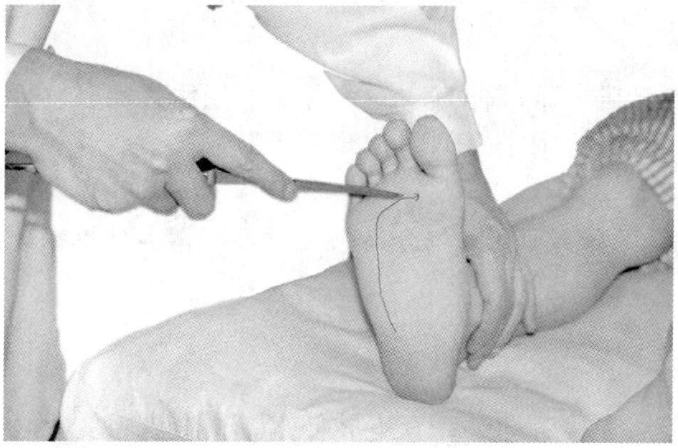

图 2-12-9　Babinski 征

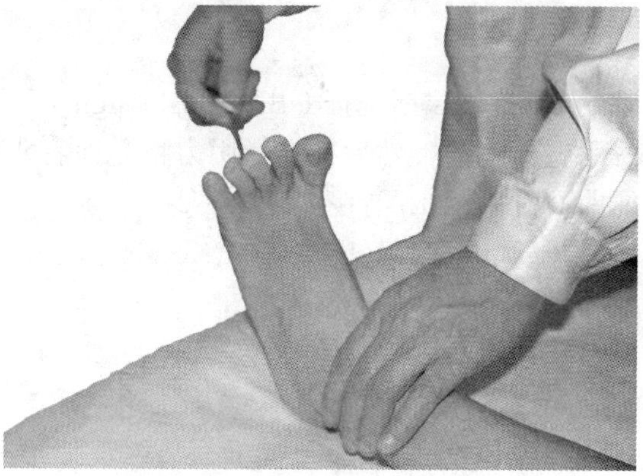

图 2-12-10　Babinski 征阳性

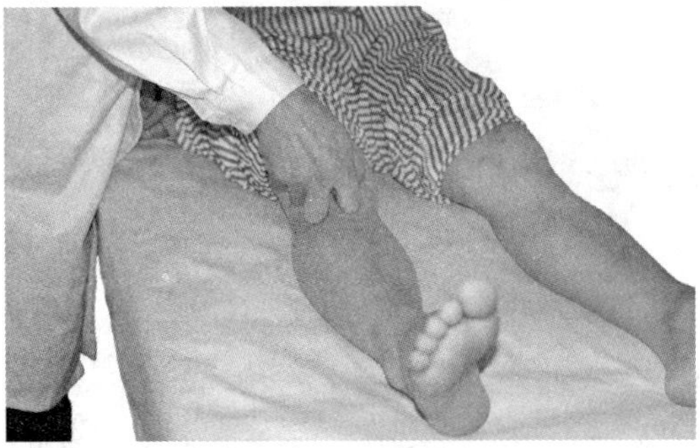

图 2-12-11 Oppenheim 征

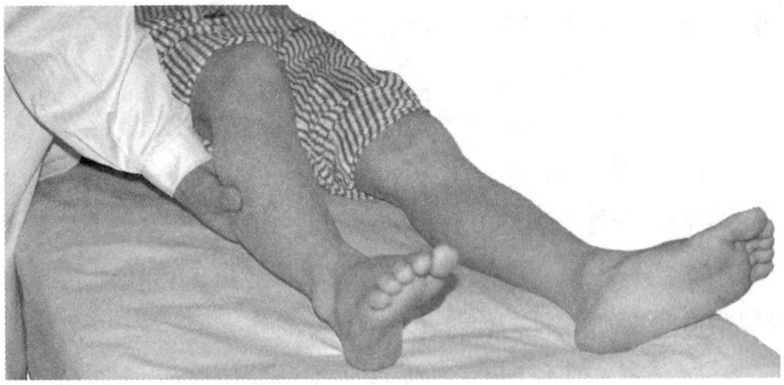

图 2-12-12 Gordon 征

型的病理反射。

四、脑膜刺激征

脑膜刺激征是脑膜受激惹所出现的体征。见于脑膜炎、蛛网膜下腔出血、颅内压增高、脑膜转移瘤等。检查方法包括：

1．颈强直 受检者去枕平卧，检查者一手置其胸前，另一手托住枕部并使其被动做屈颈动作（图 2-12-13），若屈颈受限且感觉到抵抗力增强，即为颈部阻力增高或颈强直，但需排除颈椎病。

2．克尔尼格征（Kernig sign） 受检者仰卧，一侧下肢屈髋屈膝呈直角，检查者左手按住其膝关节，将其小腿抬高伸膝（图 2-12-14）。正常人膝关节可伸达 135° 以上。如小于 135° 并出现疼痛、伸膝受阻或对侧下肢屈曲者为阳性。

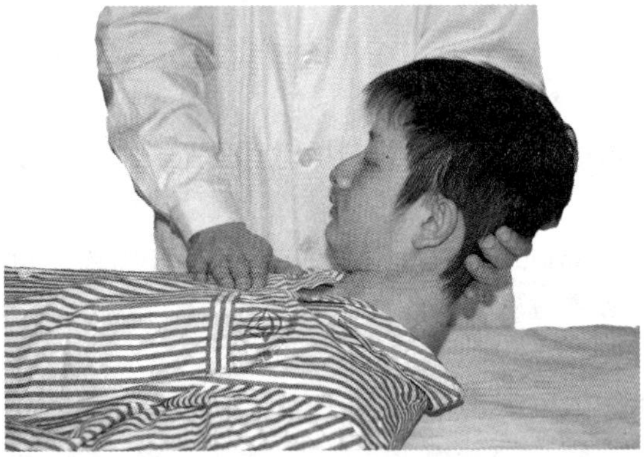

图 2-12-13 颈强直

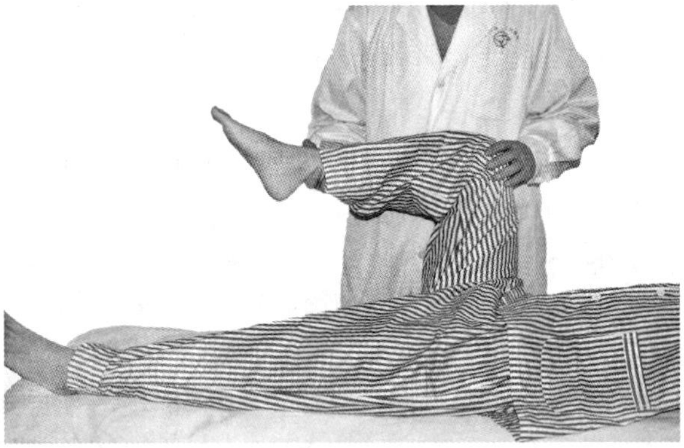

图 2-12-14 Kernig 征

3．布鲁津斯基征（Brudzinski sign） 受检者仰卧，下肢伸直。检查者一手托住其枕部，另一手置其胸前，然后检查者用力将受检者头向胸部屈颈。阳性表现为出现双下肢髋关节、膝关节屈曲（图 2-12-15）。

提示：如颈强直（+）而 Kernig 征（－），称为颈强 - Kernig 征分离，见于后颅窝占位性病变及小脑扁桃体疝等。

五、拉塞格征

拉塞格征（Lasegue sign）又称直腿抬高试验。受检者仰卧，双下肢伸直，检查者将受检者的一侧下肢抬高（图 2-12-16）。正常时下肢抬高 70° 以上无疼痛。如抬高 30° 以内出现疼痛为阳

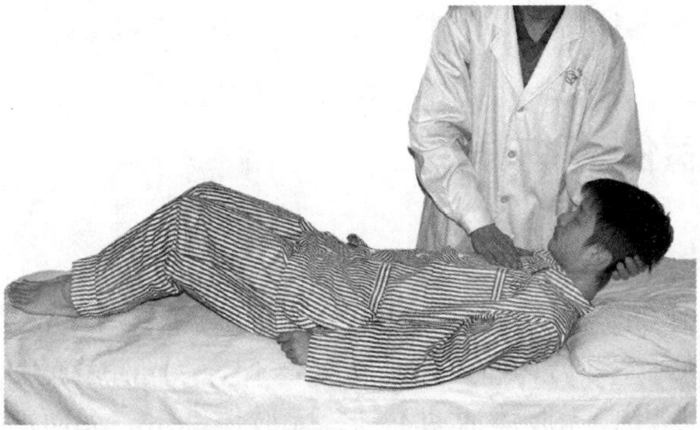

图 2-12-15　Brudzinski 征

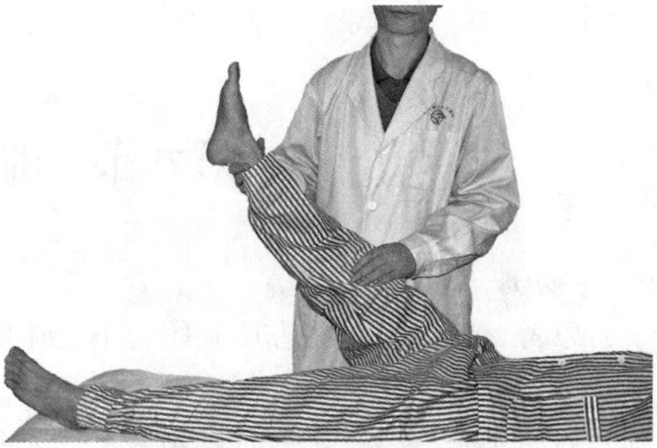

图 2-12-16　拉塞格（Lasegue）征

性，为神经根受到刺激所致。见于坐骨神经痛、腰椎间盘突出症、腰骶神经炎等。

第五节　自主神经功能检查

自主神经又称植物神经，包括交感神经和副交感神经两个系统，主要功能是调节内脏、血管和腺体等活动，同时在大脑皮层高级中枢的调节下，维持整个机体内外环境的平衡。临床常用以下几种检查方法：

1. 眼心反射　受检者安静平卧 10min 后测脉率。然后嘱其双眼自然闭合，检查者用示指和中指分别置于受检者一眼球的两侧，逐渐加压按压，以受检者不感到疼痛为限。20～30s 后，再测脉率。正常情况压迫后脉率可减慢 10～12 次 / 分。如减慢超过 12 次 / 分，则提示副交感神经（迷走神经）功能增强。如压迫后脉率并不减慢或反而增快，称为倒错反应，提示交感神经功能亢进。注意切忌同时按压两侧眼球，以免引起心搏骤停。

2. 卧立位试验　先测受检者平卧位时脉率，然后嘱其站立再测其脉率。由卧位到立位脉搏增加大于 10～12 次 / 分，为交感神经功能增强。反之由立位到卧位测脉率，若脉搏减慢大于 10～12 次 / 分，则为副交感神经兴奋性增强。

3. 竖毛试验　将冰块置于受检者颈后或腋窝，正常数秒钟后由于交感神经兴奋致竖毛肌收缩，毛囊处隆起，从而出现“鸡皮疙瘩”。根据反应的部位可协助交感神经功能障碍的定位诊断。

4. 皮肤划痕症　用钝头竹签在受检者上臂外侧或背部皮肤上划压，以不出血为度，数分钟后皮肤上出现白色划痕（血管收缩），称皮肤划痕症。正常此痕迹持续 1～5min 即自行消失。如持续时间较长，提示交感神经兴奋性增高。如皮肤划压后，很快出现红色痕迹，持续时间较长，且逐渐增宽或皮肤隆起，则提示副交感神经兴奋性增高或交感神经麻痹。

5. 发汗试验　常用碘淀粉法，先将碘 1.5g、蓖麻油 10ml 与 95% 乙醇 100ml 混合液涂满全身，待干后均匀涂淀粉，皮下注射毛果芸香碱 10mg 使全身出汗。出汗处皮肤变蓝，无汗处皮肤颜色不变。该试验可协助判断交感神经功能障碍的范围。

提示：交感神经系统受刺激时出现心动过速、支气管扩张、肾上腺素和去甲肾上腺素释放、胃肠道蠕动减弱、排尿抑制、排汗增加和瞳孔扩大。

副交感神经系统受刺激时出现：心动过缓、支气管收缩、唾液和泪液分泌增加、胃肠蠕动增加、排尿增加和瞳孔缩小。

第六节 临床病例查体思维

【病例一】

患者，男，35 岁。左眼睑闭合不全伴口唇歪斜 3h。

患者于入院前一天有着凉史。入院当天晨起后觉左耳后疼痛，左眼睑闭合不全，同时家属发现其口唇歪斜。当时无头痛、无头晕、无恶心、呕吐，无肢体活动不利，无肢体麻木，无面部疼痛，无复视，无耳鸣，无听力下降，无发热，无意识障碍，遂来急诊。为明确诊断，该患者需要做哪些神经系统体格检查？可能会出现哪些重要体征？

1. 症状特点　急性起病，起病前有着凉史，病变为单侧性，表现为左眼睑闭合不全，口唇歪斜，同时伴有耳后疼痛。无肢体瘫痪，无耳部症状。

2. 可能出现的疾病　左侧周围性面瘫。

3. 可能会出现的重要体征　左侧额纹变浅，左侧皱额不能，左眼睑闭合不全，左鼻唇沟变浅，左侧鼓腮不能，吹哨时左侧漏气。

4. 技能要点　掌握面神经检查的方法。

【病例二】

女性，70 岁。突发失语伴右半身活动不能 2 天入院。

患者 2 天前晨起发现不能说话，并感右半身乏力，不能活动。尿失禁一次，无呕吐。未到医院治疗。既往有高血压病史 30 年，未系统用药治疗。查体：BP 160/90mmHg，神志清。如何对该患者进行神经系统检查？可能会出现哪些重要体征？

1. 症状特点　老年患者，失语伴右半身活动不能 2 天。安静时突然发病。出现过尿失禁，无头痛及呕吐，意识清醒。

2. 可能出现的疾病　脑血栓形成。

3. 可能会出现的重要体征　混合性失语，双眼球向左侧偏视（向病灶侧注视），口角向左偏斜，右侧上下肢肌力下降，肌张力正常。右侧腱反射活跃、感觉障碍。右侧 Babinski 征（+）。

4. 技能要点　掌握生理反射和病理反射的检查方法，熟悉脑神经检查的方法。

【病例三】

患者，女，43 岁。入院前一天下午做家务时突然出现刀劈样剧烈头痛，于社区医院检查未发现异常即回家，回家后觉头痛加剧，伴喷射样呕吐二次，即送医院急诊，拒绝腰椎穿刺检查，予甘露醇补液后稍好转，回家，次日又因头痛呕吐再次入院。辅助检查：① CSF：深粉红色，WBC 5×10^6/L，其余均为 RBC，单核 34%，多形核 66%，糖 2.4mmol/L，蛋白 0.78g/L，氯化物 130mmol/L。②头颅 CT：各脑沟及双侧裂池见高密度影。应如何对该患者进行神经系统体格检查？可能会出现哪些重要体征？

1. 症状特点　劳动后突然起病，剧烈头痛，伴恶心、呕吐，呕吐为喷射性。

2. 可能出现的疾病　蛛网膜下腔出血。

3. 可能会出现的重要体征　颈强直、Kernig 征（+）、Brudzinski 征（+）。

4. 技能要点　掌握脑膜刺激征的检查方法。

（蔡　芬）

单元目标检测练习（十）

一、名词解释

1. 肌张力
2. 共济运动
3. 偏瘫
4. 阵挛
5. Babinski 征

二、填空题

1. 肌张力增加可分为______与______两类，其中因锥体束受损表现为______，锥体外系损害表现为______，后者若伴有震颤，可出现______。

2. 不同部位损伤，瘫痪的表现形式不同，如脊髓横贯性损伤时出现______，脊髓灰质炎时出现______，内囊损伤时出现______，一侧脑干损伤时出现______。

3. 锥体束受损时膝反射______，病理反射______，肌力______，肌张力______，腹壁反射______。

4. 浅感觉包括______、______、______。

5. 脑膜刺激征包括______、______、______。

三、选择题

（一）A_1 型题（单句型最佳选择题）

1. 一侧肢体随意运动丧失，伴同侧中枢性面瘫及舌瘫，称为
   A. 偏瘫
   B. 单瘫
   C. 截瘫
   D. 交叉瘫
   E. 轻瘫

2. 滑车神经受损时出现
   A. 眼球向内活动受限
   B. 眼球向上活动受限
   C. 眼球向上及外展运动减弱
   D. 眼球向下及外展运动减弱
   E. 眼球震颤

3. 脊髓横贯性损害**不出现**下列哪个症状
   A. 受损平面以下双侧肢体瘫痪
   B. 受损平面以下完全性感觉障碍
   C. 括约肌功能障碍
   D. 偏瘫
   E. 皮肤干燥、无汗

4. 肢体能在床面上移动，但不能抬离床面，该肌力级别属于
   A. 1 级
   B. 2 级
   C. 3 级
   D. 4 级
   E. 0 级

5. 急性脊髓炎最常累及的脊髓节段是
   A. 胸髓
   B. 颈髓
   C. 腰髓
   D. 骶髓
   E. 尾髓

6. 反映锥体束损害的神经反射为
   A. 霍夫曼征
   B. 角膜反射
   C. 下腹壁反射
   D. 颈项强直
   E. Babinski 征阳性

7. 关于舌下神经检查，下列哪项叙述是正确的
   A. 嘱患者张口发“a”音，观察两则软腭上抬是否有力
   B. 观察腭垂是否居中
   C. 嘱患者伸舌，观察有无偏斜
   D. 观察鼻唇沟及口角两侧是否对称

E. 观察患者是否有吞咽困难

8. 关于角膜反射错误的是

A. 嘱向一侧注视，以捻成细束的棉絮从另一侧轻触该侧角膜外侧

B. 正常反应是双侧眼睑敏捷闭合

C. 被触及的一侧眼睑闭合反应称直接反射，对侧眼睑闭合为间接反射

D. 直接与间接角膜反射均消失，见于同侧三叉神经病变

E. 直接反射消失，间接反射存在，见于患侧动眼神经瘫痪

9. 关于指鼻试验错误的是

A. 嘱被检查者先用示指指尖指向检查者一手指，再用示指指尖触碰自己的鼻尖

B. 先慢后快，先睁眼检查，后闭眼检查，重复进行

C. 如睁眼时指鼻尚准确，闭眼时出现障碍，见于感觉性共济失调

D. 小脑病变时同侧指鼻试验不准，睁眼闭眼均不能完成

E. 锥体束病变时指鼻试验不准，睁眼闭眼均不能完成

10. 动眼神经麻痹，一般不包括下列哪种表现

A. 眼球向内活动受限

B. 向上活动受限

C. 向下活动受限

D. 上睑下垂

E. 眼球向外侧看障碍

11. 一侧三叉神经病变表现为

A. 同侧直接与间接角膜反射均消失

B. 同侧直接反射消失，间接反射存在

C. 同侧间接反射消失，直接反射存在

D. 同侧直接与间接角膜反射均存在

E. 对侧直接与间接角膜反射均消失

12. 关于左侧周围性面神经损伤，叙述错误的是

A. 口角偏向右侧

B. 左侧鼻唇沟变浅

C. 右侧鼻唇沟变浅

D. 吹哨和鼓腮时左侧漏气

E. 左侧额纹减少或消失

13. 关于右侧中枢性面神经损伤，叙述错误的是

A. 口角偏向右侧

B. 左侧鼻唇沟变浅

C. 鼓腮时左侧无力

D. 吹哨时左侧漏气

E. 左侧额纹减少或消失

14. 关于桡骨膜反射检查错误的是

A. 被检查者前臂半屈，检查者托住其腕部

B. 被检查者腕部自然下垂

C. 检查者用叩诊锤直接叩击桡骨茎突

D. 正常表现为屈肘及前臂旋后

E. 其反射弧中枢位于颈髓 5～8 节

15. 垂腕症见于

A. Colles 骨折

B. 尺神经损伤

C. 类风湿关节炎

D. 桡神经损伤

E. 正中神经损伤

16. 脑膜刺激征检查正确的是下列哪一组

A. Kernig征、Brudzinski征、Oppenheim征

B. Kernig 征、Hoffmann 征、Oppenheim 征

C. 颈项强直、Brudzinski 征、Babinski 征

D. 颈项强直、Kernig 征、Brudzinski 征

E. Kernig 征、Hoffmann 征、Babinski 征

17. 静止性震颤的特点不包括

A. 震颤于静止时明显

B. 震颤于睡眠时消失

C. 静止性震颤常伴肌张力增高

D. 震颤麻痹主要表现为静止性震颤

E. 静止性震颤常伴肌张力下降

18. 支配舌前 2/3 味觉的神经是

A. 三叉神经

B. 面神经

C. 舌咽神经

D. 迷走神经

E. 舌下神经

19. 支配舌后 1/3 味觉的神经是

A. 三叉神经

B. 面神经

C．舌咽神经与迷走神经
D．副神经
E．舌下神经

20．患者浅感觉障碍，可能出现异常的是
A．关节觉
B．痛温觉
C．震动觉
D．位置觉
E．两点辨别觉

21．下列反射的反射弧中枢，叙述**错误**的是
A．膝腱反射在腰髓 2～4 节
B．跟腱反射在腰髓 4～5 节
C．肱二头肌反射在颈髓 5～6 节
D．肱三头肌反射在颈髓第 7～8 节
E．桡骨膜反射在颈髓 5～6 节及 7～8 节

22．下列哪项**不属**浅感觉检查
A．位置觉
B．粗触觉
C．痛觉
D．温觉
E．精细触觉

23．下列哪项**不属于**深反射
A．肱二头肌反射
B．膝腱反射
C．跟腱反射
D．跖反射
E．桡骨膜反射

24．下列哪项**不属于**交感神经的功能
A．心率加快
B．瞳孔缩小
C．胃肠道蠕动减慢
D．排尿抑制
E．支气管扩张

25．下列提示小脑病变的体征**不包括**
A．动作性震颤
B．闭目难立征（Romberg 征）阳性
C．指鼻不准
D．跟膝胫试验阳性
E．静止性震颤

26．坐骨神经受刺激时，直腿抬高试验阳性是指
A．下肢抬高床面不足 70°
B．下肢抬高床面不足 90°
C．下肢抬高床面不足 30°
D．下肢抬高床面不足 50°
E．下肢抬高床面不足 80°

27．一侧角膜直接反射消失，而间接反射存在，病变位于
A．同侧面神经
B．对侧面神经
C．同侧三叉神经眼支
D．对侧三叉神经眼支
E．同侧动眼神经

28．中枢性面神经麻痹，下列叙述**错误**的是
A．病变对侧鼻唇沟变浅
B．露齿时病变对侧口角下垂
C．对侧不能闭目
D．不能吹口哨和鼓腮
E．额纹无变化

29．一侧瞳孔直接对光反应存在，间接对光反应消失，病变最可能位于
A．同侧动眼神经
B．对侧动眼神经
C．同侧视神经
D．对侧视神经
E．对侧面神经

30．前庭神经受损时可发现
A．眼球震颤
B．眩晕、呕吐
C．平衡失调
D．深感觉障碍
E．浅感觉障碍

31．下列哪项**不属**锥体束征
A．Babinski 征
B．Chaddock 征
C．Hoffmann 征
D．Oppenheim 征
E．Gordon 征

32．对周围性瘫痪最有诊断意义的是
A．肌张力减弱
B．腱反射减弱
C．Babinski 征阳性
D．肌肉明显萎缩
E．腱反射亢进

33. 对中枢性瘫痪最有诊断意义的是
A. 腱反射减弱
B. 肌张力增高
C. 巴宾斯基征阳性
D. 肌肉萎缩
E. 肌张力减弱

34. 一侧三叉神经瘫痪，下列叙述错误的是
A. 张口时下颌偏向患侧
B. 患侧咀嚼肌无力
C. 患侧面部温觉丧失
D. 患侧直接角膜反射消失
E. 患侧间接角膜反射消失

35. 除哪项以外，均为眼球的运动神经检查应注意的
A. 眼球位置
B. 瞳孔大小
C. 眼球运动情况
D. 有无眼震
E. 眼裂大小

36. 关于巴宾斯基（Babinski）征，下列叙述错误的是
A. 与锥体束受损有关
B. 一岁以下婴儿是正常的原始保护反射
C. 检查方法是用竹签经足背外缘自后向前轻划
D. 阳性反应为趾背屈，其余四趾呈扇形展开
E. 正常成人为阴性

（二）A_2 型题（病例摘要型最佳选择题）

37. 患者，男，60 岁，近期行走不灵活，转身困难，不能后退，面部表情少，步行时向前冲，生活尚能自理，诊断首先考虑
A. 脑血栓形成
B. 帕金森病
C. 脑出血
D. 重症肌无力
E. 运动神经元病

38. 某患者，受冷风吹面后，次日晨起发现口角流涎。检查：一侧眼裂较大，不能皱额，鼻唇沟变浅，口角下垂。应首先考虑的诊断是
A. 蛛网膜下腔出血
B. 脑瘤
C. 脑梗死
D. 脑出血
E. 周围性面神经麻痹

39. 患者，男，65 岁，昨日晨起时感左侧肢体活动不灵，无明显头痛、呕吐。以往有高血压病史。查体：P72 次 / 分，BP170/100mmHg，神智清，心肺未见异常，左侧偏瘫。最可能的诊断为
A. 脑出血
B. 脑血栓形成
C. 急性脊髓炎
D. 多发性神经
E. 小脑病变

（三）A_3 型题（病例组型最佳选择题）

（40～42 题共用题干）

患者，男，26 岁，突然剧烈头痛，呕吐 2h 入院。有偏头痛史 8 年。查体：神志清楚，颈项强直、Kernig 征阳性，四肢肌力正常。

40. 诊断首先考虑
A. 脑出血
B. 蛛网膜下腔出血
C. 偏头痛
D. 结核性脑膜炎
E. 三叉神经痛

41. 为明确诊断，需要立即执行的检查是
A. 脑电图检查
B. 脑脊液检查
C. 头部 CT
D. 头部 MRI
E. 脑血管造影

42. 该病最常见的原因是
A. 动脉瘤
B. 血液病
C. 高血压动脉硬化
D. 动脉炎
E. 脑动静脉畸形

（43～45 题共用题干）

患者，女，67 岁，农民。高血压病史 12

年，不规则服药，某日晨起突发头痛，意识不清，40min 后送至医院，查体：昏迷，BP 220/120mmHg，双眼右侧凝视，左足外旋位。

43. 最可能的诊断是
A. 晕厥
B. 脑出血
C. 脑血栓形成
D. 蛛网膜下腔出血
E. 心肌梗死

44. 最可能的病变部位是
A. 右侧脑干
B. 右侧半球表面
C. 右侧半球深部
D. 左侧半球表面
E. 左侧半球深部

45. 下列哪项检查对明确诊断最有价值
A. 腰椎穿刺
B. 脑电图
C. 脑血管多普勒
D. 头颅 CT 检查
E. 开颅检查

(四) B_1 型题(配伍题)

46～50 题共用备选答案
A. 坐骨神经痛
B. 脑膜炎
C. 锥体束受损
D. 深反射亢进
E. 膝腱反射减弱或消失

46. Babinski 征阳性见于
47. 拉塞格(lasegue)征阳性常见于
48. Hoffmann 征阳性见于
49. Brudzinski 征阳性见于
50. 腰髓 2～4 节受损

51～55 题共用备选答案
A. 深反射
B. 浅反射
C. 病理反射
D. 脑膜刺激征
E. 自主神经功能检查

51. Kernig 征属于
52. Oppenheim 征属于
53. 膝反射属于
54. 眼心反射属于
55. 提睾反射属于

56～60 题共用备选答案
A. 静止性震颤
B. 动作性震颤
C. 舞蹈样动作
D. 手足徐动征
E. 闭目难立症(闭目时站立不稳而睁眼时能站稳)

56. 震颤麻痹
57. 小脑疾病
58. 儿童脑风湿性疾病
59. 脑性瘫痪、肝豆状核变性
60. 深感觉障碍

四、简答题

1. 何谓震颤？其表现形式有哪些？各有何临床意义？
2. 试述肌力的分级及各级的含义。
3. 如何检查膝反射？有何临床意义？
4. 一患者右眼直接对光反射、间接对光反射均消失，左眼直接对光反射、间接对光射存在，推测哪侧什么颅神经受损？可能还伴有哪些临床表现？

第三篇　临床诊断方法与病历书写

第十三章　临床诊断方法

学习目标

通过本章内容的学习，学生应能：

识记：

描述临床诊断内容及格式。

理解：

总结临床诊断思维的基本原则。

运用：

联系临床诊断思维过程对该病做出正确诊断。

诊断疾病是临床医生最基本的临床实践活动。诊断疾病的过程是一个逻辑思维过程，也是医生认识疾病及其客观规律的过程。诊断就是将所获得的临床资料进行整理，通过分析综合、推理判断，对患者所患疾病提出的一种符合客观实际的判断或结论。

正确的诊断才能导向正确的治疗，能否及时正确地诊断疾病，反映了医生的水平、能力和素质。

第一节　诊 断 步 骤

确定诊断一般有四个步骤，即搜集临床资料、分析综合评价资料、提出初步诊断、确立或修正诊断。

一、搜集临床资料

正确的诊断来源于周密细致的调查研究。调查了解、搜集资料是诊断疾病的第一步，也是最基本的方法。搜集临床资料包括病史采集、体格检查、实验室及其他资料的搜集，所搜集的资料要具有真实性、科学性、完整性和系统性，才能为正确的诊断提供可靠的依据。

（一）病史采集

症状是病史的主体，症状的特点及其发生发展与演变过程，对于形成诊断起着非常重要的作用。近半数疾病的诊断可以通过详尽而完整的病史初步确定。但症状并不等于疾病，临床医生要通过症状这一现象，结合医学知识、临床经验，认识疾病的本质特点。因此，病史采集要全面系统，真实可靠，要反映疾病的动态变化及个体的特征。

提示：症状是病史的主体。病史采集要全面系统，真实可靠，要反映疾病的动态变化及个体的特征。注重疾病的共性，兼顾患者的个性。

（二）体格检查

在病史采集（问诊）的基础上，对患者进行全面、有序、重点、规范和正确的体格检查，发现阳性和具有鉴别意义的阴性体征，为疾病的诊断和鉴别诊断提供依据。体格检查结合病史资料，也可以解决大部分疾病的临床诊断问题。故在体格检查时，还须注意及时补充和核实病史资料，边查边问、边问边想、边想边查，验证核实，以保证资料的完整、真实、准确。

提示：体格检查要全面、有序、重点、规范和正确，发现阳性或具有鉴别意义阴性的体征。

（三）实验室及其他特殊检查

在获得病史和体格检查的基础上，进行必要的实验室检查和其他特殊检查，会使临床诊断更加准确、可靠。选择这类检查时，临床医生要注意：①检查的目的和意义；②检查的时机；③检查的灵敏度和特异性；④检查的安全性；⑤检查的成本和获得的信息以及患者的承受能力（即成本-效益分析）。

提示：选择检查要有针对性，切不可盲目、滥用和不必要的重复检查，加重患者负担。《中华人民共和国侵权责任法》第六十三条规定：医疗机构及其医务人员不得违反诊疗规范，实施不必要的检查。

二、分析综合评价资料

对于通过病史采集、体格检查、实验室及其他特殊检查所获得的各种临床资料，进行分析、综合、整理和评价，这是正确诊断疾病的一个非常重要的环节，也是最易被忽视的环节。

疾病的表现复杂多样，一些疾病具有特征性的症状和（或）体征，但也有部分患者表现不典型，不具备这些特征性改变。患者常因不同的文化素养、知识层次、性格特点、神经类型、心理状态、社会地位等因素影响而使所采集的病史琐碎、凌乱，缺乏条理性，甚至遗漏。也有患者恶意隐瞒、编造，使信息失真。因此，临床医生必须对所获得的资料进行分析、综合、整理，去伪存真，使其具有真实性、系统性、完整性。这样才能为临床诊断提供准确可靠的依据。

对于实验室和其他特殊检查资料也要科学地评价，必须与病史资料和体格检查结果结合起来进行分析、整理，切不可仅凭某项检查结果就诊断疾病。同时，也要考虑检查的时机、检查的灵敏度和特异性（假阳性和假阴性）、检查结果误差的大小、是否存在影响检查的因素，还要考虑检查结果是否与其他临床资料相符合，是否能够合理地解释。

通过分析、综合、整理和评价，对主要临床表现、特点及其病情演变情况有一清晰的认识，对其他表现有一个合理的解释，就能为初步诊断提供诊断依据。

三、提出初步诊断

医生根据所掌握的医学知识和自己的临床经验，将可能性较大的疾病依次排列出来，逐一进行鉴别，形成初步诊断。初步诊断是医生根据在较短的时间内所掌握的资料提出的，病情变化复杂，疾病在不同发展阶段表现不一，医生的认识水平也难免有一定局限性，因此，初步诊断主观臆断的成分较多。

提示：初步诊断是医生根据在较短的时间内所掌握的资料提出的，主观臆断的成分较多。

四、验证及修正诊断

初步诊断是否正确，需要在临床诊疗实践中加以验证。提出初步诊断后制订相应的诊疗方案，给予必要的治疗，细致地观察病情变化，及时进行必要的特殊检查或复查，补充病史或体格检查资料，都将为验证诊断及修正诊断提供可靠的依据。

对于一时难以确定诊断的疑难患者，还应积极查阅文献资料，及时组织讨论。

提示：经验是在反复实践中积累的，试验性治疗也是获得正确诊断的一种途径。

第二节 临床诊断思维方法

临床思维方法是医生认识、判断、治疗疾病的临床实践过程中所采用的逻辑推理活动。在临床实践中要有所发现、有所建树，必须掌握和运用科学的思维方法。临床思维方法运用的程度和效率也直接反映医生的能力和水平。

一、临床思维步骤

对于每一个具体病例，临床医生从搜集临床资料（病史采集、体格检查、实验室及其他特殊检查）、分析综合评价资料、提出初步诊断，到最后确立或修正诊断，得出正确的诊断，使患者获得正确的治疗，是一个认识 - 实践 - 再认识的过程。一般说来，应该包括以下步骤：

1. 解剖学方面有无结构改变。
2. 生理学方面有无功能改变。
3. 病理生理学方面有无病理变化和发病机制上的可能性。
4. 是否存在致病原因。
5. 病情轻重如何。
6. 提出初步假说（提出初步诊断）。
7. 权衡支持与不支持初步诊断的证据（症状、体征、实验室资料），证实或排除初步假说。
8. 鉴别诊断，注意优势证据。
9. 缩小范围，考虑最大可能性的诊断。
10. 进一步寻找新的证据，证实诊断，确定处理措施。

二、临床诊断思维的基本原则

在疾病诊断过程中，必须注意一些基本原则：

1. 实事求是原则 要尽量掌握丰富的第一手资料，认真观察，尊重事实，实事求是地对待客观资料。不要随意地根据自己掌握的知识范围和局限的临床经验任意取舍。避免主观性和片面性。

2. 患者整体原则 以患者为整体考虑，抓重点、抓关键的临床现象。要避免只见病不见人。

3. “一元论”原则 尽可能以一种疾病解释多种临床表现。如果实在不能以一种疾病来解释，再考虑同时有其他疾病的可能。

4. 常见病、多发病原则 选择主要诊断时尽量首先选择常见病、多发病。同时要考虑当地流行病、地方病。

5. 器质性病变优先原则 在器质性病变与功能性病变不易区分时，首先考虑器质性病变，以免延误治疗。

6. 可治病优先原则 存在两种（或多种）可能的诊断时，优先考虑疗效好、可以治疗的疾病。但不要忽视难治、疗效差的疾病。

第三节 临床诊断的内容和格式

一、诊断的内容

诊断是临床医生制订诊疗方案的基础，必须全面概括、重点突出。诊断内容包括：

1．病因诊断　明确提出致病原因，如风湿性心脏病、结核性脑膜炎等。

2．病理解剖诊断　对病变部位、性质、细微结构变化做出判断，如二尖瓣狭窄、肾小球肾炎等。

3．病理生理诊断　确定疾病引起的机体功能状况改变，如心功能不全、甲状腺功能亢进症、肾功能不全等。

4．疾病的分型与分期　一些疾病有分型、分期，在诊断中应当明确，如慢性肾功能不全代偿期、肝硬化肝功能失代偿期，扩张型心肌病、肥厚型心肌病、1型糖尿病、2型糖尿病等。

5．并发症的诊断　并发症是指原发疾病的发展或在原发疾病的基础上产生和导致机体的进一步损害。其虽然与主要疾病的性质不同，但发病机制上有一定关系。如伤寒合并肠穿孔、糖尿病肾病等。

6．伴发疾病诊断　伴发疾病或并存病是指同时存在的，与主要疾病不相关的疾病，其对机体和主要疾病可能发生影响，如角膜斑翳、龋齿、肠蛔虫等。

7．症状或体征原因待诊诊断　对于某些病例一时难以明确诊断，临床上也常用症状或体征的原因待诊（查）作为临时诊断，如发热原因待诊、腹痛原因待诊、血尿原因待查等。待诊待查的病例，应尽量列出一些倾向性诊断，如发热原因待诊：①伤寒？②败血症？如果不提出倾向性诊断意见，仅仅单列一症状或体征待诊待查，等于没有做出诊断。

二、诊断的格式

依照我国卫计委有关病历管理相关规定，书写临床诊断时，疾病名称应按照《疾病和有关健康问题的国际统计分类》（ICD，目前使用的版本为ICD-10）的要求书写，但《疾病和有关健康问题的国际统计分类》最新版更新周期较长，应当注意。诊断书写要规范、完整，一些修饰词、限制词不要省略；疾病部位一定要写具体，避免出现笼统的诊断。

有多种诊断同时存在时，要正确选择主要诊断。一般选择对就诊者健康危害最大、花费医疗精力最多、住院时间最长的疾病作为主要诊断；对于导致死亡的疾病，也常作为主要诊断。

住院病历中诊断的书写一般按主要的、急性的、原发的、本科的疾病写在前，而次要的、慢性的、继发的、他科的疾病排列在后。书写时也不要遗漏那些不常见的疾病或其他疾病。

临床综合诊断传统上应写在病历记录末页的右下方。诊断之后要有医师签名，以示负责。临床综合诊断的书写格式如下：

例1

诊断：1．风湿性心瓣膜病（病因诊断）
　　　　二尖瓣狭窄和关闭不全（病理解剖诊断）
　　　　心房颤动（病理生理诊断）
　　　　心功能Ⅲ级（病理生理诊断）
　　　2．慢性扁桃体炎（伴发疾病诊断）

例2

诊断：1．2型糖尿病（病因诊断）

糖尿病肾病（并发症）

慢性肾功能不全氮质血症期（病理生理诊断）

2. 龋齿（伴发疾病诊断）

第四节 临床病例诊断思维

【病例一】

男性，58 岁，室内装修工。因咳嗽、咳痰 2 个月，痰中带血 1 周入院。

患者 2 个月前无明显诱因出现刺激性咳嗽，咳少量灰白色黏液，伴右胸背胀痛。无发冷、发热、心悸、盗汗。曾在当地医院诊断为“呼吸道感染”，服用抗生素及消炎止咳中药，疗效不显著。1 周来间断痰中带血，有时血多痰少，但无大量咯血。

起病以来渐消瘦，近日稍感疲乏，食欲尚可，大小便正常。

既往无肺炎及结核病史。吸烟 30 余年，每日 1 包左右。从事室内装修业务 7 年。

查体：T 37℃，P 82 次 / 分，R 20 次 / 分，BP 124/84mmHg。发育正常，营养中等，神清合作。皮肤巩膜无黄染。双侧锁骨上未触及肿大淋巴结，气管居中，无声嘶。双胸廓对称，叩清，右上肺可闻及干啰音，无湿啰音，左肺呼吸音正常，心率 82 次 / 分，律齐，无杂音。腹平软、未及肝脾或肿物。未见杵状指，膝反射正常。未引出病理征。

辅助检查：Hb 120g/L，WBC 8.1×10^9/L。胸部 X 线片示：右上肺前段有一约 3cm×4cm 大小椭圆形块状阴影，边缘模糊毛糙，可见细短的毛刺影。

临床诊断思维：

（一）临床特点（诊断依据）

1. 老年男性，有长期吸烟史及有机溶剂挥发气体吸入史。

2. 有持续 2 个月的刺激性咳痰史及近期咯血史，伴有右胸闷痛。

3. 右上肺可闻局限性干啰音，此处右上肺前段 X 线片显示肺癌较典型的病变。

（二）要考虑的疾病（初步诊断）

支气管肺癌（原发性）

（三）需排除的疾病（鉴别诊断）

主要需与类似症状的肺部疾病相鉴别。

1. 肺炎　起病急骤，有畏寒发热等症状。

2. 慢性气管炎　持续时间久，抗菌药物一般有效。

3. 肺结核　年轻时患病较多，病灶密度高，有时可有钙化点或有空洞，或有纤维包膜，边界清楚。

（四）要考虑的进一步检查

1. 胸部 CT 片　进一步鉴别，并了解淋巴结转移及支气管阻塞情况，提供治疗依据。

2. 纤维支气管镜及活检，协助诊断。

3. 痰脱落细胞检查，或癌胚抗原（CEA）检测，供诊断参考。

4. 腹部 B 超，除外肝转移，提供治疗参考。

【病例二】

男性，27 岁。因急性腹痛 1 天半，急诊入院。

患者于 36h 前突然发作腹痛，遍及全腹，尤以右下腹为甚，为阵发性绞痛。伴有肠鸣，多次呕吐，呕吐物开始为暗绿色液体，以后有粪臭味。近两天来未进食，亦未排便排气，尿少，不觉发热。

两年前曾因“急性阑尾炎穿孔”做过“阑尾切除术”。

查体：急性病容，神志清楚，BP 100/60mmHg，P 132 次 / 分，T 37.6℃，皮肤无黄染，明显干燥，弹性差。心肺正常。腹膨隆，未见肠型，全腹触诊柔软，广泛轻压痛，无反跳痛，未触及肿块，肝脾不大，肠鸣音高亢，可闻及气过水音。

辅助检查：Hb 160g/L．WBC 10.5×10^9/L。X 线腹部透视提示有多个液平面。

临床诊断思维：

（一）临床特点（诊断依据）

1．青年男性，急性阵发性腹痛，伴有肠鸣亢进，是急性机械性肠梗阻的表现。

2．腹胀、呕吐。后期呕吐物有粪臭味，是低位肠梗阻的表现。

3．停止排便排气，有可能是完全性肠梗阻。

4．有腹部手术史，是引起粘连性单纯性肠梗阻常见原因。

5．腹透提示有多个液平面，也是肠梗阻的表现。

（二）要考虑的疾病（初步诊断）

急性肠梗阻（机械性，单纯性，低位小肠梗阻）

（三）需排除的疾病（鉴别诊断）

主要需与类似症状的急腹症相鉴别。

1．急性胃肠炎，也有腹痛、呕吐等症状，一般腹胀不十分明显，可有腹泻。

2．输尿管结石，可引起右下腹痛，但是呈发作性，持续时间不会太长。

3．其他外科急腹症如消化道穿孔，胆囊炎胆石症等，亦应想到，予以鉴别。

（四）要考虑的进一步检查

1．尿常规及沉渣镜检，用以除外尿路结石。

2．B 超，用以除外胆道结石、胆囊炎和尿路结石等。

3．血酸碱度及电解质含量，以协助制订治疗方案，输液种类与量等。

【病例三】

男性，20 岁，学生。因发热、食欲减退、恶心 3 周，皮肤黄染 2 周入院。

患者 3 周前无明显诱因发热，达 38℃，无发冷和寒战，不咳嗽。感全身不适、乏力、食欲减退、恶心、右上腹部不适，无呕吐。曾服感冒药无好转。2 周前家人发现皮肤发黄，尿亦黄色。无皮肤瘙痒，睡眠稍差，大便正常，发病以来体重无明显变化。

既往体健，无肝炎及胆囊炎和胆石症史，无药物过敏史。无输血史，无疫区接触史。

查体：T 37.8℃，P 84 次 / 分，R 18 次 / 分，BP 120/80mmHg。

一般情况可，皮肤略黄，无出血点。浅表淋巴结无肿大。巩膜黄染。咽（－），心肺正常。腹平软，肝肋下 2.5cm，质软，轻压痛和叩击痛。脾右侧卧位肋下刚触及，移动性浊音（－）。下肢无水肿。

实验室检查：Hb 126g/L，Ret 1.0%，WBC 5.2×10^9/L，N 0.65，L 0.30，M 0.5，PLT 200×10^9/L；尿常规：尿胆红素（＋），尿胆原（－），余（－）；粪便常规（－），潜血（－）。

临床诊断思维：

（一）临床特点（诊断依据）

1．青年男性，有发热、全身不适、乏力、食欲减退、恶心和右上腹不适等黄疸前期表现，1 周后出现黄疸。

2．查体见皮肤、巩膜黄染，肝脾大，肝区有压痛和叩击痛。

3．化验尿液检查呈肝细胞性黄疸表现。

（二）要考虑的疾病（初步诊断）

急性黄疸型病毒性肝炎。

（三）需排除的疾病（鉴别诊断）

主要与其他原因黄疸鉴别。

1．溶血性黄疸 一般伴贫血，Ret 升高，尿胆红素（－），血清间接胆红素增高。

2．肝外阻塞性黄疸 有胆石症、胰头癌等引起肝外阻塞性黄疸的病因，常伴皮肤瘙痒，粪色变浅，尿胆原（－），血清直接胆红素增高，而间接胆红素正常。

（四）要考虑的进一步检查

根据初步诊断和鉴别诊断，为确诊肝炎和病毒的类型应作：

1．肝功能包括血清胆红素测定。

2．肝炎病毒学指标检查。

3．腹部 B 超观察肝脾情况。

（莫敬清）

第十四章　病历书写

学习目标

通过本章内容的学习，学生应能：

识记：

复述病历书写的基本要求及格式。

理解：

总结病历书写的意义。

运用：

联系病历书写的要求、内容及格式，书写完整病历。

第一节　病历书写的重要意义与基本要求

一、病历书写的重要意义

病历是指医务人员在医疗活动过程中形成的文字、符号、图表、影像、切片等资料的总和，包括门（急）诊病历和住院病历。

病历书写是指医务人员通过问诊、查体、辅助检查、诊断、治疗、护理等医疗活动获得有关资料，并进行归纳、分析、整理形成医疗活动记录的行为。一份完整的病历不仅可提供充分的诊断和治疗依据，而且还是总结医疗经验、充实教学内容、进行科学研究的重要资料。病历质量的高低，可反映一个医院的医疗管理和服务质量；也体现医务人员的责任心和业务素质。在出现医疗纠纷时，还可作为重要的法律文件。

书写病历是执业医师的法定义务，《中华人民共和国执业医师法》、《医疗事故处理条例》及《医疗机构管理条例》等法律法规均有具体要求。新近颁布实施的《侵权责任法》也对病历资料的书写和妥善保管提出了具体要求。执业医师必须按照现行《病历书写基本规范》（前卫生部2010年下发）的要求，在规定的时间内、按规定的格式要求完成。

二、病历书写的基本要求

1．病历记录应当客观、真实、准确、及时、完整、规范。病历书写要重点突出、层次分明、表述准确。书写时使用蓝黑墨水或碳素墨水，门（急）诊病历和需复写留底的资料可用蓝或黑色油水的圆珠笔书写。书写中若出现错字、句，应在其字、句中间划双横线标出，若需改正，应在错字、错句之后及时改正，不得采用刀刮、胶粘、涂黑、剪贴等方法抹去原来的字迹。

2．病历应由本医疗机构合法执业的医务人员书写，进修医务人员应当由接收进修的医疗机构根据其能否胜任本专业的实际情况认定后书写病历。实习医师、毕业后尚未取得执业资格的住院医师所书写的住院病历，要经本医疗机构注册的执业医师审阅、修改并签字。修改时，应当注明修改日期，修改人员签名，并保证原记录清楚、可辨。

3. 病历书写应当使用中文和医学术语。通用的外文缩写和无正式中文译名的症状、体征、疾病名称可使用外文。病历书写过程中要规范使用汉字、简化字，不得自行杜撰。

4. 门（急）诊病历的内容包括门诊病历首页、病历记录、化验单、医学影像资料等。门（急）诊病历记录应当由接诊医生在患者就诊时及时完成，急诊病历就诊时间记录应当具体到分钟。

5. 抢救危重患者时，应当及时书写抢救记录。对收入急诊留观室的患者，应当书写留观记录。

6. 各项记录书写结束时应在右下角签全名。实习、进修、尚未取得执业资格的住院医师书写的各种记录要由执业医师审查确认无误后，在其斜杠左侧签字，如：杨丽琼 / 刘阳。

7. 日期和时间使用阿拉伯数字书写，采用 24h 制记录。

8. 对按照有关规定须取得患者书面同意方可进行的医疗活动，应当由患者本人签署知情同意书。患者不具备完全民事行为能力时，应当由其法定代理人签字；患者因病无法签字时，应当由其授权的人员签字；为抢救患者，在法定代理人或被授权人无法及时签字的情况下，可由医疗机构负责人或者授权的负责人签字。在实施如特殊检查、特殊治疗、手术、实验性临床诊疗措施时，应当及时向患者说明医疗风险、替代医疗方案等情况，并取得其书面同意；因实施保护性医疗措施不宜向患者说明的，应当将有关情况告知患者近亲属，由患者近亲属签署知情同意书，并及时记录。患者无近亲属的或者患者近亲属无法签署同意书的，由患者的法定代理人或者关系人签署同意书。

三、打印病历及电子病历简介

1. 打印病历　打印病历是指应用字处理软件编辑生成并打印的病历（如 Word 文档、WPS 文档等）。打印病历要按照《病历书写基本规范》规定的内容录入并及时打印，相应医务人员要手写签名。各医疗机构打印病历要求统一纸张、字体、字号及排版格式。打印字迹应清楚易认，符合病历保存期限和复印的要求。打印病历编辑过程中按照权限要求进行修改，已完成录入打印并签名的病历不得修改。

2. 电子病历　电子病历是指医务人员在医疗活动过程中，使用医疗机构信息系统生成的文字、符号、图表、图形、数据、影像等数字化信息，并能实现存储、管理、传输和重现的医疗记录，是病历的一种记录形式。其内容按照卫计委《病历书写基本规范》执行。按照前卫生部《电子病历基本规范（试行）》（2010 年下发）的要求，电子病历系统应当为操作人员提供专有的身份标志和识别手段，并设置有相应权限；操作人员对本人身份标志的使用负责。医务人员采用身份标志登录电子病历系统完成各项记录等操作并予确认后，系统显示医务人员电子签名。电子病历系统设置医务人员审查、修改的权限和时限。实习医务人员、试用期医务人员记录的病历，应当经过在本医疗机构合法执业的医务人员审阅、修改并予电子签名确认。医务人员修改时，电子病历系统进行身份识别、保存历次修改痕迹、标记准确的修改时间和修改人信息。

提示：①书写病历是执业医师的法定义务，必须按照《病历书写基本规范》的要求，在规定的时间内、按规定的格式要求完成。②病历记录要客观、真实、准确、及时、完整、规范。病历书写时要重点突出、层次分明、表述准确。③书写病历要养成良好习惯，若出现错字、句，应在其字、句中间划双横线标出，不得采用刀刮、胶粘、涂黑、剪贴等方法抹去原来的字迹。

第二节　住院期间病历的格式与内容要求

一、住院病历

住院病历又称完整病历，是病历书写的基础，一般由实习医生书写。书写完整病历是训练系统收集病史、系统体格检查和归纳分析能力的最好方法，因此要求实习医师必须掌握。

（一）一般资料

一般资料包括姓名、性别、年龄、民族、婚姻状况、出生地、职业、入院时间、病历书写日期、病史陈述者。住址及电话根据各省（市）的具体要求书写，应尽量确切。城市写到门牌号码，农村写到村、组。年龄要写实际年龄，成人以周岁计，1岁以内以月计，1月内以日计。急诊患者入院时间应写明具体时间，记录到时、分。

（二）主诉

主诉为患者就诊最主要的原因，包括症状（或体征）及持续时间。如果主诉多于一项，应按发生先后次序分别列出。主诉应简明、扼要，能正确反映疾病的主要问题。

例一：发热伴咳嗽2天。

例二：劳累后心悸、气促8年，加重1月余，双下肢水肿6天。

（三）现病史

现病史是围绕主诉从发病到就诊时的详细过程。反映本次疾病的发生、演变、诊疗过程等方面的详细情况。现病史主要内容应包括下列几方面：

1. 发病情况　记录发病的时间、地点、起病缓急、前驱症状、可能的原因或诱因。

2. 主要症状特点及其发展变化情况　按发生的先后顺序描述主要症状的部位、性质、持续时间、程度、缓解或加重因素，以及演变发展情况。如急起右上腹部钝痛、向右背部放射（参见本书第二章病史采集的具体要求）。注意不要遗漏与鉴别诊断有关的阳性或阴性病史。

3. 伴随症状　记录伴随症状，描述伴随症状与主要症状之间的相互关系。询问、了解伴随症状的情况有助于判断疾病发生的部位和性质，有助于鉴别诊断。

4. 发病以来诊治经过及结果　记录患者本次发病后到入院前，在院内、外接受检查与治疗的详细经过及疗效。对患者提供的药名、诊断和手术名称需加引号（“”）以示区别。关于外院的治疗情况必须力求简明扼要。

5. 发病以来一般情况　简要记录患者发病后的精神状态、睡眠、食欲、大小便、体重等情况。

6. 与本次疾病虽无紧密关系、但仍需治疗的其他疾病情况，可在现病史后另起一段予以记录。

（四）既往史

既往史包括患者过去的健康和疾病情况，内容主要有下列各项：

1. 既往健康状况　是健康还是较虚弱。

2. 疾病史　患过哪些主要疾病，包括急、慢性传染病史。

3. 预防接种史。

4. 手术、外伤史。

5. 输血史。

6. 食物及药物过敏史。

（五）系统回顾

系统回顾要全面回顾各系统的症状。

1. 呼吸系统　有无咳嗽、咳痰、咯血、胸痛、发热、盗汗史。

2. 循环系统　有无心慌、气促、发绀、心前区疼痛、水肿、晕厥、少尿史。

3. 消化系统　有无食欲减退、反酸、胃灼热、嗳气、吞咽困难、呕吐、腹痛、腹泻及黑便，有无黄疸、体重下降史。

4. 泌尿系统　有无尿频、尿急、尿痛、血尿、排尿困难、腰痛、夜尿增多及颜面水肿史。

5. 血液系统　有无苍白、乏力、出血点、淋巴结及肝脾大、发热、鼻出血、牙龈出血史。

6. 内分泌及代谢系统　有无发育畸形、性欲及性格的改变、体重改变、多汗、怕热、肌肉震颤、营养障碍及多饮、多食史。

7. 关节及运动系统　关节有无红、肿、热、痛和活动障碍、外伤、骨折、脱臼史。

8. 神经系统　有无头痛、头晕、失眠、精神障碍、记忆力改变、有无视力障碍、抽搐、肢体痉挛及瘫痪史。

（六）个人史

个人史包括以下内容：

1. 出生地、居留地以及变迁和居留时间。

2. 生活及饮食习惯，嗜好（有烟酒嗜好者注明每日用量及期限，有药物嗜好者注明药物名称）。

3. 职业、工种、工作条件情况，包括劳动方式。

4. 环境与毒物、粉尘、放射性物质或其他有害物质接触情况及疫水接触史。

5. 有无重大精神创伤史。

6. 性病、冶游史。

（七）婚姻史

婚姻史记述婚姻状况（未婚或已婚、离异等），结婚年龄、配偶健康状况，是否近亲结婚。若配偶死亡应注明死因及时间。

（八）月经史及生育史（女性）

月经史包括初潮年龄、行经日数、周期日数、末次月经日期、绝经年龄、经量及色泽、有否疼痛等。月经史记录格式：初潮年龄$\frac{\text{经期日数}}{\text{周期日数}}$末次月经日期或闭经年龄。生育史记录已婚女性生育情况如妊娠胎次、分娩次数，有无流产、早产、死产、手术产、产褥热史等。

（九）家族史

询问父母、兄弟姐妹、配偶及子女的健康状况。死亡者的年龄及其原因。对有遗传倾向及传染性疾病应重点询问，如恶性肿瘤、高血压病、糖尿病、出血性疾病、肝炎、结核及精神障碍等。必要时，还应追问其祖父母、叔伯、姑母、堂兄弟姐妹及外祖父母、舅父、姨母、表兄弟姐妹等健康情况。

（十）体格检查

体温（T）、脉搏（P）、呼吸（R）、血压（BP）、身高和体重（儿科患者记录）

一般状况：发育（正常、不正常）、体型（无力型、正力型或超力型）、营养（良好、中等、不良）、体位、面容与表情、步态、神志（清楚、模糊、谵妄、昏睡、昏迷）、语言状态、检查能否合作。

皮肤：色泽、湿润情况，有无脱水、多汗、皮疹、出血（斑、点）、瘢痕、溃疡、皮下结节或肿块、瘘管、肝掌、蜘蛛痣、色素沉着等，毛发分布、皮肤划痕。

淋巴结：全身及局部浅表淋巴结情况，如肿大，应描述部位、数目、大小、硬度、活动度、粘连、瘘管、压痛。

头部：大小、有无畸形、肿物、压痛，头发。

眼：眉毛（脱落）、睫毛（倒睫）、眼睑（水肿、运动、下垂）、眼球（凸出、凹陷、运动、震颤、斜视)、结膜(充血、水肿、苍白、出血、滤泡)、巩膜黄染、角膜(浑浊、瘢痕、反射)、瞳孔(大小，形态、对称、对光及调节反射)。

耳：耳郭形状，外耳道是否通畅，有无分泌物、乳突区压痛、听力等。

鼻：外形、有无中隔偏曲、鼻翼扇动，有无鼻甲肥大或阻塞、分泌物、鼻旁窦区压痛。

口腔：气味、唾液分泌、唇(颜色、疱疹、溃疡)。牙齿(数目、龋齿、缺齿、义齿、残根，注明其位置。牙齿位置按方式记录)，牙龈(色泽、肿胀、色素沉着、溢脓、出血、铅线)，舌(形态、舌质、舌苔、溃疡、震颤、正中或偏斜)，扁桃腺(大小、充血、分泌物)，咽(色泽、分泌物)。

上

右	87654321	12345678	左
	87654321	12345678	

下

颈部：是否对称、软硬度，有无抵抗、强直、颈静脉充盈、颈动脉异常搏动，气管位置、甲状腺(大小、硬度、压痛、结节、震颤、血管杂音、杂音)。

胸部：胸廓的形态(对称、畸形、乳房、局部隆起、肋间隙、压痛)，呼吸(频率、节律、深度)，有无胸壁静脉曲张。

肺：

视诊　呼吸类型、呼吸运动(两侧对比)。

触诊　语颤、摩擦感、呼吸运动度、皮下捻发感。

叩诊　叩诊音分布，肺下界、肺下缘移动范围。

听诊　呼吸音，有无干啰音、湿啰音，胸膜摩擦感，语音传导。

心脏：

视诊　心前区隆起，心尖冲动或心脏搏动(位置、范围、强度、节律、频率)。

触诊　心尖冲动，震颤(部位、时相)，心包摩擦感。

叩诊　心脏左、右浊音界，可用左、右第2、3、4、5肋间至正中线的距离(cm)表示。须注明左锁骨中线距前正中线的距离(cm)，心脏是否扩大。

听诊　心率、心律、心音、杂音(部位、强度、时相、性质、传导方向、与呼吸及体位改变的关系)，心包摩擦音。

血管检查：桡动脉的脉率、节律(规则、不规则、脉搏短绌)、动脉壁的性质、紧张度、动脉的异常搏动。

周围血管征：毛细血管搏动征，枪击音、水冲脉、Duroziez 征(杜 - 罗征)。

腹部：

视诊　形态、呼吸运动、皮疹、色素、条纹、瘢痕、脐、疝、静脉曲张与血流方向、胃肠型及蠕动波、异常搏动。

触诊　腹壁紧张度，有无压痛、反跳痛、液波震颤、腹部包块(部位、大小、形状、硬度、压痛、搏动、移动度)。

肝：大小(以厘米分别记录肋下、剑突下大小)，肝上界的位置以平静呼吸的吸气末为准，质地(柔软、中等、硬、坚硬)，表面及边缘状况，有无结节、压痛，搏动。肝 - 颈静脉回流征。

胆囊：大小、形态、压痛、墨菲征(Murphy 征)。

脾：大小、质地、压痛、边缘。巨脾则以甲乙(Ⅰ)线、甲丙(Ⅱ)线、丁戊(Ⅲ)线三条线表示，单位以厘米(cm)计算。

肾：可否触到、大小、硬度，有无肋脊点、肋腰点压痛。

叩诊 鼓音区，有无移动性浊音、肝区叩击痛、肾区叩击痛，膀胱充盈情况。

听诊 肠鸣音（活跃、减弱、消失、亢进），振水音，血管杂音。

肛门：痔、肛裂、脱肛、肛瘘等。如做肛门指诊应注意：狭窄、包块、压痛、前列腺肿大及压痛。

外生殖器：根据病情需要做相应检查或是标明未查。

男性 发育、畸形、包皮、睾丸、附睾、精索、有无鞘膜积液、炎症、溃疡。

女性 有特殊情况时，可请妇科医师会诊。男医生检查时必须有女护士在旁协助。

脊柱及四肢：脊柱有无畸形、椎体压痛，运动度、四肢有无畸形、杵状指（趾），静脉曲张，骨折，关节情况（红、肿、积液、活动度、畸形）。

神经系统：

生理反射：浅反射（角膜反射、腹壁反射、提睾反射）。深反射（肱二头肌腱反射、肱三头肌腱反射、膝腱反射、跟腱反射、Hoffmann 征）。

病理反射：Babinski 征、Oppenheim 征、Gordon 征、Chaddock 征。

脑膜刺激征：颈项强直、Kerning 征、Brudzinski 征。

（十一）专科情况

记录专科的特殊情况，按各专科要求记录。

（十二）实验室及其他特殊检查（辅助检查）

记录入院前所做的与本次疾病相关的主要检查及其结果。应分类按检查时间顺序记录检查结果，如系在其他医疗机构所做检查，应当写明该机构名称及检查号。

（十三）病历摘要

要重点突出，将在病史、查体、实验室及器械检查中发现的重要的阳性表现和有鉴别诊断价值的阴性结果进行简明扼要的概述，字数以 300 字左右为宜。

（十四）初步诊断

初步诊断是指经治医师根据患者入院时情况，综合分析所做出的诊断。按病情的主次排列，与入院主诉有关的或对生命有威胁的疾病排列在前，尚未确诊的疾病列在最后。应包括病因、病理形态、病理生理及功能诊断。对待查待诊病例应列出可能性较大的诊断（参见本书第十三章）。一般写在中线的右侧。

（十五）医师签名

医师签名应签全名，清晰、可辨认。如系实习医师或无执业资格的医师书写，需经带教的执业医师审核，以经治医师 / 实习医师（或无执业资格的医师）格式签署。一般写在中线的右侧。

（十六）完成日期

以 ×××× 年 × 月 × 日记录病历完成日期。

注意，住院期间确定的诊断如与初步诊断不同时，应补充诊断或修正诊断，并签名和记录日期。

提示：完整病历一般只作为实习医师和住院医师规范化培训时病历书写训练，日常工作中主要以入院记录形式书写。

完整住院病历示例

姓名：张 ××

性别：女

年龄：45 岁

婚姻：已婚

民族：侗族

职业：农民

出生地：湖南省芷江县

住址：×× 省 ×× 县 ×× 区 ×× 乡 ×× 村 ×× 组

联系电话：×××××××

电子邮件（E-mail）：无

入院日期：2015.6.10.14:00

记录日期：2015.6.10

病史叙述者：患者本人

主诉：劳累后心悸、气促 8 年，加重 2 月余，下肢水肿 5 天。

现病史：患者自 2007 年春起每于劳累或登楼时感心悸、气促，休息后可减轻，当时曾在湖南省芷江县人民医院透视发现“心脏扩大”，因症状不重故未治疗。今年 4 月初因劳累过度，受凉后当晚咳嗽，咽痛，痰中带血，心悸、气促，不能平卧。乡村医师给服“止咳剂”，并注射“青霉素”，症状无好转。近 5 天来出现下肢水肿，尿少。大便成形，每日一次。食欲差，睡眠欠佳，体重无明显变化。病程中未用过“洋地黄”。

既往史：过去体质较弱，自幼常有咽痛发作。1978 年曾患“伤寒”，已治愈。否认“肝炎”、“结核”等传染病史及接触史，有卡介苗接种史。无外伤史、无输血史及药物过敏史，无长期用“洋地黄”及其他药物史。

系统回顾

1．呼吸系统　幼年时常有咽痛，发作时咽部有异物感，有时伴发热，服“消炎片”数日即愈。自 2004 年后，冬季常有轻咳，无痰，无胸痛、盗汗、咯血。

2．循环系统　无心前区疼痛、头昏、头痛及晕厥史。

3．消化系统　无反酸、嗳气、腹痛、腹泻、呕吐、黑便史。

4．泌尿系统　无尿频、尿急、尿痛、排尿困难、腰痛史。

5．血液系统　无头晕、眼花、耳鸣、鼻出血、牙龈出血、黄疸、淋巴结肿大、骨骼疼痛史。

6．代谢及内分泌系统　无多饮、多尿、多汗、怕热史，性格、智力、皮肤、性欲无明显变化。

7．神经系统　无意识障碍、记忆力改变、视力障碍、抽搐、瘫痪、精神异常等病史。

8．关节及运动系统　5 年前于天冷或气候变化时出现两膝关节疼痛，非游走性，局部无红肿及运动障碍。

个人史：生于原籍，未去过其他地方。小学毕业后在本地务农。无烟酒嗜好。无毒物及疫水接触史。无重大精神创伤。居住条件较潮湿。

月经史：$15\frac{4}{26}$2015 年 5 月 25 日，月经量正常，无血块及痛经。白带量不多，无异味。

婚姻生育史：20 岁结婚，婚后未孕。

家族史：父母均去世，死因不详。1 妹 3 弟，其妹偶有膝关节痛，其他均健康。无“肝炎”、“结核”等传染病及遗传病史，家属成员中无类似患者。

体格检查

T 38℃，P 86 次 / 分，R 28 次 / 分，BP 110/76mmHg，体重 46kg。

一般情况：发育正常，营养中等，神志清楚，慢性病容，表情倦怠，半坐位，检查合作。

皮肤：温度稍高、干燥、弹性减弱，无出血点、蜘蛛痣、皮疹。

淋巴结：两颌下均可触及一淋巴结，直径 1.0cm，质软，可移动，轻度压痛。其他浅表淋巴结无肿大。

头部：头颅无畸形，无压痛，无肿块，头发色黑，有光泽，分布均匀。

眼：眉毛无脱落，无倒睫，眼睑无下垂、水肿及内外翻，结合膜无充血、出血及滤泡。巩膜未见黄染。角膜透明，瞳孔大小正常、等圆，对光反射、调节反射存在。

耳：听力正常，外耳道无流脓，乳突无压痛。

鼻：无畸形，中隔无偏曲，鼻腔通畅，无异常分泌物，鼻旁窦无压痛。

口腔：无特殊气味，唇发绀，牙齿排列整齐，$\frac{\mid 6}{\mid}$龋齿，牙龈无红肿溢脓，舌苔薄白。咽部充血，两侧扁桃体Ⅱ度肿大，表面无异常分泌物。声音无嘶哑。腮腺无肿大。

颈部：颈软，可见颈静脉怒张及颈动脉搏动。气管居中。甲状腺不肿大。

胸廓：对称无畸形，肋间隙无明显增宽及变窄，胸壁无压痛，胸壁静脉无曲张。乳房扁平，松弛，无硬结。

肺

视诊：呼吸运动两侧相等，呼吸较浅快，节律规则。

触诊：呼吸运动减弱，两侧相等，语音震颤两侧对称，无胸膜摩擦感。

叩诊：两肺呈清音，右肺尖宽 3cm，左肺尖宽 4cm，右肺下界在右锁骨中线、腋中线及肩胛线处分别为第 6、第 8、第 10 肋间。两肺下缘移动度约 2cm。

听诊：两肺肺泡呼吸音稍减弱，可闻及散在干啰音，肺底部可闻及湿啰音，以右侧为甚，未闻及异常呼吸音，语音传导无明显增强或减弱，未闻及胸膜摩擦音。

心脏

视诊：心前区无隆起，心尖冲动弥散，在左侧第 5 肋间锁骨中线外 2.0cm 处最明显。

触诊：心尖冲动位置同上，弥散，无抬举感，未触及震颤及心包摩擦感。

叩诊：心浊音界如下所示：

右（cm）	肋间	左（cm）
2	第 2	5
4	第 3	7.5
5	第 4	9.5
/	第 5	11

锁骨中线距前正中线 8.5cm，心脏向两侧扩大。

听诊：心率 102 次 / 分，节律绝对不齐，心音强弱不一，肺动脉瓣区第二音亢进，未闻及附加音。心尖部可闻及 3/6 级吹风性收缩期杂音，向背部传导，并可闻及舒张期隆隆样杂音。未闻及心包摩擦音。

血管检查：桡动脉搏动两侧相等。有脉搏短绌，脉率 86 次 / 分，未见毛细血管搏动，无枪击音或杜氏双重音。

腹部

视诊：腹部微饱满，未见腹壁静脉显露。

触诊：腹软，无压痛及反跳痛，未扪及腹部肿块。肝右肋缘下 4cm，剑突下 6cm，质地中等，边钝，表面光滑，有轻度压痛。脾、肾、胆囊均未扪及，肋脊点无压痛，液波震颤阳性。

叩诊：腹中部鼓音，两侧叩诊浊音，移动性浊音阳性。双肾区、肝区均有轻叩痛。

听诊：肠鸣音 5 次 / 分，无振水音及血管杂音。

肛门及外生殖器：无外痔、脱肛。外生殖器无畸形，发育正常（或者是"未查"）。

脊柱四肢：无畸形，各关节无红肿，活动自如，手指轻度发绀，无杵状指。双下肢中度凹陷性水肿，无杵状趾。

神经系统：双侧肱二头肌、肱三头肌腱反射及双膝腱、跟腱反射均正常，凯尔尼格征、布鲁津斯基征及巴宾斯基征阴性。

实验室检查

血常规：RBC 3.85×10^{12}/L，Hb 106g/L，WBC 14.2×10^{9}/L，N 0.81，L 0.19。

尿常规：黄色，微浊，酸性，相对密度 1.018，蛋白（+）、糖（－），镜检：白细胞 3 ~ 5/HP，透明管型 0 ~ 1/HP。

粪常规：黄、软，镜检（-）。

病历摘要

张 ××，女，45 岁，农民。因劳累后心悸，气促 8 年，加重 2 月余，并咳嗽，痰中带血，夜间不能平卧。近 5 天出现下肢水肿。于 2015 年 6 月 10 日入院。此次发病与劳累受寒有关，病程中未用过“洋地黄”类药物治疗。入院时体查：T 38℃，P 86 次 / 分，呼吸急促，28 次 / 分，BP 110/75mmHg。半坐位，口唇及指端发绀。咽部充血，两侧扁桃体Ⅱ度肿大。颈静脉怒张。心界向两侧扩大，心率 102 次 / 分，节律绝对不齐，肺动脉瓣区第二心音亢进，心尖部闻及 3/6 级收缩期吹风样杂音及舒张期隆隆样杂音。脉搏短绌。两肺有散在干啰音，肺底部有湿啰音。肝大，右肋下 4cm，剑突下 6cm，并有压痛。腹水征阳性。双下肢中度凹陷性水肿。尿液检查：红细胞 3.85×10^{12}/L，血红蛋白 106g/L，白细胞 14.2×10^{9}/L，N 0.81，L 0.19，尿常规蛋白（+），镜检可见少量白细胞，透明管型 0 ~ 1/LP。

初步诊断：

1. 风湿性心脏病
   二尖瓣狭窄并关闭不全
   心脏扩大
   心房纤颤
   心功能Ⅳ级。
2. 肺部感染。
3. 慢性扁桃体炎。
4. 龋齿$\dfrac{|\,6}{|}$

（医师签名）×××
2015.6.10

二、入院记录

入院记录是病历的核心部分，既往又称住院志，是指患者入院后，由经治医师通过问诊、查体、辅助检查获得有关资料，并对这些资料归纳分析书写而成的记录。可分为入院记录、再次或多次入院记录、24h 内入出院记录、24h 内入院死亡记录。

24h 内入出院记录系患者入院至出院不足 24h；24h 内入院死亡记录系患者入院至死亡不足 24h 的入院特殊记录形式，由于患者在院时间短，收集的资料信息有限，记录相对简单。

1. 入院记录　入院记录由取得执业资格的住院医师或进修医师在患者入院后 24h 内完成。也可由实习医师书写，再由带教医师修改。与完整病历相比较，入院记录不必写系统回顾和摘要，对既往史、个人史及家族史均应根据患者具体情况做重点记述，但必须反映患者疾病的全貌。

入院记录格式要求如下：

姓名、性别、年龄、民族、婚姻状况、出生地、职业、入院时间、病历书写时间、病史陈述者等，这部分书写要求与完整病历要求相同。

主诉：另起一段，可不列标题。

现病史：另一起段，内容与完整病历相同，但相对要精简。

既往史：另起一段，重点记录。不必记录系统回顾，但有意义的内容不要遗漏。

个人史、月经史、婚烟生育史、家族史等与完整病历要求基本相同，但也相对精简。

体格检查：

体温（T）、脉搏（P）、呼吸（R）、血压（BP）、体重（儿科特别要求）。

各系统检查按视、触、叩、听及系统顺序记录。重点记录阳性体征，对有鉴别诊断意义的阴性体征不要遗漏。根据专科需要在专科情况中记录的则可记录为“见专科情况”，不必重复。

专科情况：根据专科需要记录专科特殊情况（外科系统患者应单独列出，神经内科患者也应单列）。

与本次疾病有关的辅助检查结果：记录要求与完整病历相同。本院的检查应注明检查日期，如系在其他医院所做的检查，应注明该医院名称及检查日期。

入院诊断：与住院病历书写要求相同。

医师签名：与住院病历书写要求相同。

提示：主诉要简明，重点突出；现病史要围绕主诉询问，与主要诊断密切相关；既往史与个人史等相关病史不要遗漏；体格检查要系统规范；多问多写多练，才能写好病历。

入院记录示例

姓名：李 ××

性别：男

年龄：34 岁

婚姻：已婚

联系电话：×××××××

入院时间：2014.7.14.11：00

病史陈述者：患者本人

主诉：右下腹疼痛伴发热 29h。

出生地：湖南怀化市

民族：苗族

职业：个体商贩

住址：怀化市迎丰市场 B 栋 12 号

电子邮件（E-mail）：××××

记录日期：2014.7.14

入院方式：步行

现病史：患者于昨天上午 6 时无明显诱因出现右下腹疼痛，呈持续性钝痛，逐渐加剧，继之出现发热（体温未测）。腹痛剧烈时伴恶心，并呕吐 2 次，呕吐物为胃内容物，量不多。在家自服“颠茄合剂”10ml，疼痛未缓解。病后患者未进食，大小便正常，无尿频、尿急、尿痛及腰痛。

既往史：患者既往体健，否认“肝炎”、“结核”、“伤寒”等传染病史，无外伤、手术史及输血史。无药物过敏史。

个人史：未到过外地，无血吸虫疫水接触史。吸烟近 10 年，每天 20 支左右。无毒物接触史。

家族史：父母及兄弟 3 人均体健，无其他特殊病史。

体格检查：

T 38.2℃，P 89 次/分，R 20 次/分，BP 135/85mmHg。发育良好，营养中等，神志清楚，

自动体位，急性痛苦病容。皮肤巩膜无黄染，无出血点及皮疹。全身浅表淋巴结未扪及。头颅五官无异常，咽无充血，扁桃体不大。颈软，气管居中，甲状腺不大，颈静脉无怒张。胸廓形态正常，叩诊清音，双肺呼吸音清晰，无胸膜摩擦音。心界不大，心率89次/分，律齐，心音正常，未闻及心脏杂音及心包摩擦音。腹部检查见外科情况。脊柱四肢无畸形，活动自如。肛门外生殖器未见异常。双膝反射正常，凯尔尼格征阴性、布鲁津斯基征阴性，巴宾斯基征阴性。

外科情况：腹部平坦，呼吸运动自如，未见腹壁静脉曲张，未见肠型及蠕动波。腹部柔软，右下腹有中度压痛，较固定，以麦氏点为明显，有肌紧张和反跳痛，未扪及包块，肝脾未扪及。肝浊音界位于右第5肋间叩及，双肾区无叩痛。肠鸣音存在，无明显亢进。结肠充气试验（+），腰大肌试验（+），闭孔肌试验（-）。

门诊化验结果：

血常规：Hb 115g/L，WBC 12.5×10^9/L，N 0.89，L 0.11。

尿常规：黄色，尿糖（-），蛋白（-），镜检（-）。

入院诊断：急性阑尾炎

医师签名：王 ××

2．再次或多次入院记录　患者如因同一种疾病再次住入同一医院时应书写再入院记录，要求在患者入院后24h内完成。主诉可紧随一般项目后记录，可不另列标题，应注明第几次入院。书写现病史时，首先应对本次住院前住院经过进行小结，然后再书写本次入院的现病史。既往史、个人史、月经史、生育史、家族史等无明显变化时不必每次均记录，可以写“见第一次入院记录”。如有变化，则应详细记录。其余书写格式与入院记录相同。

再入院记录示例

姓名：彭 ××　　出生地：湖南省望城县

性别：男　　民族：汉

年龄：42岁　　职业：公务员

婚姻：已婚　　住址：长沙市政府宿舍2区3栋402号

联系电话：×××××××　　电子邮件（E-mail）：××××

入院日期：2014.5.26 10：00　　记录日期：2014.5.27

病史陈述者：患者本人　　入院方式：步行

主诉：反复双下肢水肿两年余，少尿6天。第二次入住本院。

现病史：患者于2012年4月5日因双下肢水肿半月第一次住本院。诊断为原发性肾病综合征，系膜增殖型肾炎。经用泼尼松、环磷酰胺及综合治疗1个月，水肿消失，蛋白尿由6g/d，定性+++转为0.35g/d，定性+，于2012年5月16日出院。

出院后一直坚持服药，泼尼松为60mg/d，尿蛋白转阴后每周减量5mg，减至5mg/d时维持3个月，复查血、尿常规正常后停用。停药之后自我感觉良好，每隔1～2个月复查一次尿蛋白均为阴性。今年5月20日淋雨受凉后出现发热、咽痛，测体温38.2℃，尿量较前减少，约每天400ml；并发现双下肢踝关节以下开始水肿，并逐渐向上延至大腿，压之凹陷，并感腹部增大，食欲缺乏。自觉腰部胀痛，但无尿频、尿急及尿痛。

本次起病以来精神状态及体力尚可，睡眠好，大便正常。

既往体健。个人史、婚育史、家族史见第一次入院记录。

体检检查：T 37℃，P 87次/分，R 18次/分，BP 140/90mmHg。

发育正常，营养中等，被动体位，神清合作，慢性病容。皮肤巩膜无黄染，浅表淋巴结不大。头颅五官无畸形，瞳孔等大等圆，外耳道无溢脓，鼻翼无扇动。颈软，气管居中，甲状腺不大，颈静脉无怒张，肝颈回流征阴性。胸廓大小正常，双侧对称，双肺语颤正常，叩诊清音，未闻及干、湿啰音。心尖冲动不明显，心界无扩大，心率 87 次 / 分，律齐，无杂音。腹稍显饱满，无压痛，肝脾未扪及，移动性浊音阳性，肠鸣音存在。肾区轻叩痛，脊柱四肢无畸形，双下肢大腿以下明显水肿，压之凹陷深，平复缓慢。肛门及外生殖器未查。膝反射正常，凯尔尼格征、布鲁津斯基征阴性，巴宾斯基征阴性。

门诊资料：2012 年 5 月 23 日尿沉渣红细胞 45/μL，异形 75%，均一形 25%，白细胞 2～7/HP，颗粒管型 3～8/LP。血液生化：三酰甘油 7.5 mmol/L，胆固醇 12.3mmol/L，血清总蛋白 58 g/L，白蛋白 25g/L，球蛋白 33g/L，尿素氮 7.1mmol/L，血肌酐 168 μmol/L。

入院诊断：

原发性肾病综合征

系膜增殖型肾炎

肾功能不全代偿期

医师签名：× × ×

三、病程记录

病程记录是病历的主要组成部分，是指继入院记录之后，对患者病情和诊疗过程所进行的连续性记录。内容包括患者的病情变化情况、重要的辅助检查结果及临床意义、上级医师查房意见、会诊意见、医师分析讨论意见、所采取的诊疗措施及效果、医嘱更改及理由、向患者及其近亲属告知的重要事项等。

1. 首次病程记录　是指患者入院后由经治医师或值班医师书写的第一次病程记录，应当在患者入院 8h 内完成。首次病程记录的内容包括病例特点、拟诊讨论（诊断依据及鉴别诊断）、诊疗计划等。

（1）病例特点　应当在对病史、体格检查和辅助检查进行全面分析、归纳和整理后写出本病例特征，包括阳性发现和具有鉴别诊断意义的阴性症状和体征等。

（2）拟诊讨论（诊断依据及鉴别诊断）　根据病例特点，提出初步诊断和诊断依据；对诊断不明的写出鉴别诊断并进行分析，并对下一步诊治措施进行分析。

（3）诊疗计划　提出具体的检查及治疗措施安排。

部分省市还要求病例分型。

提示：首次病程记录反映医师的综合分析能力。诊断及诊断依据是分析重点，要注意逻辑性，体现医师的业务水平。

2. 日常病程记录　是指对患者住院期间诊疗过程的经常性、连续性记录。书写日常病程记录时，首先标明记录时间，另起一行记录具体内容。其主要内容包括：

（1）患者自觉症状、情绪、饮食、睡眠、排便、排尿等一般情况。

（2）病情变化情况：是否出现新的症状、体征，有无并发症。

（3）各种辅助检查、诊疗操作结果的分析。

（4）各种治疗的效果及反应，诊疗措施更改及其理由。

（5）原诊断修改或新诊断的确立，说明诊断依据和鉴别诊断。

（6）会诊意见、上级医师指导意见及执行情况。

（7）与患者亲属或单位及其他有关人员谈话的内容以及对方的意见。

对病危患者应当根据病情变化随时书写病程记录，每天至少 1 次，记录时间应当具体到分钟。对病重患者，至少 2 天记录一次病程记录。对病情稳定的患者，至少 3 天记录一次。对于手术后患者，术后 3 天内一般要求每天记录。

3. 上级医师查房记录　是指上级医师查房时对患者病情、诊断、鉴别诊断、当前治疗措施疗效的分析及下一步诊疗意见等的记录。要记录查房者姓名及专业技术职务、对病情的分析和具体诊疗意见。

4. 疑难病例讨论记录　是指由科主任或具有副主任医师以上专业技术任职资格的医师主持、召集有关医务人员对确诊困难或疗效不确切病例讨论的记录。内容包括讨论日期、主持人、参加人员姓名及专业技术职务、具体讨论意见及主持人小结意见等。

5. 抢救记录　是指患者病情危重，采取抢救措施时做的记录。因抢救急危患者，未能及时书写病历的，有关医务人员应当在抢救结束后6h内据实补记，并加以注明。内容包括病情变化情况、抢救时间及措施、参加抢救的医务人员姓名及专业技术职称等。记录抢救时间应当具体到分钟。

6. 有创诊疗操作记录　是指在临床诊疗活动过程中进行的各种诊断、治疗性操作（胸腔穿刺、腹腔穿刺等）的记录。应当在操作完成后即刻书写。内容包括操作名称、操作时间、操作步骤、结果及患者一般情况，记录过程是否顺利、有无不良反应，术后注意事项及是否向患者说明。

病程记录还有术前小结、术前讨论记录、手术记录、手术安全核查记录、手术清点记录、麻醉术前访视记录、麻醉记录、手术后记录、交（接）班记录、转科记录、阶段小结、会诊记录、死亡记录、死亡讨论记录等其他各项记录，卫计委《病历书写基本规范》均有相应具体规定，书写时都必须按照规范要求书写。

首次病程记录示例

2014.4.15.10:00

1. 病例特点

（1）青年女性，24岁，病程2.5个月。

（2）临床表现：咳嗽、活动后气促。

（3）既往：体健，否认任何病史，无特殊环境毒物接触史。

（4）查体：口唇无发绀，双肺呼吸音低，右下肺可闻及少量爆裂音，$P_2>A_2$。

（5）辅助检查：外院检查结果2014年4月13日血常规WBC 7.0×10^9/L，N 0.74，嗜酸性粒细胞计数正常。

2014年4月5日肝肾功能正常，Ig、补体、抗ENA抗体、抗ds-DNA、ESR、CRP、蛋白电泳正常。

血气分析：pH 7.44，PO_2 80mmHg，PCO_2 41.1mmHg，SB 27.8mmol/L。

支原体抗体IgM 1∶80，TB-Ab（－），CEA正常。

2014年3月20日及2014年3月30日胸片，2014年3月23日及2014年4月2日CT提示：双下肺片状影，病变有加重趋势。

我院检查：2014年4月15日血气分析pH 7.481，PO_2 80.4mmHg，PCO_2 43.6mmHg，SB 24.8 mmol/L。

肺功能：限制性通气功能障碍，弥散性功能障碍。

2. 拟诊讨论　患者有咳嗽、气短，Ⅰ型呼吸衰竭，影像学表现为双肺弥漫性间质浸润，抗感染治疗无效。间质病变有原因清楚的和不清楚的，分别进行讨论：

（1）感染性疾病：普通感染不支持，因为患者已经应用过多种抗生素，但病变仍加重。支原体、衣原体感染也不像，这种感染影像学上多为肺内游走性阴影，而且患者接受过敏原药物的治疗，但无效。结核感染：患者中毒症状不明显，目前没有证据。真菌：痰量不多，而且痰不黏稠。所以目前不能确定为感染性疾病。

（2）肿瘤：病变进展很快，要警惕肿瘤的可能。

（3）血管炎：目前无全身受累的证据，故不能诊断。

（4）外源性过敏性肺泡炎：患者有短期渐进性的咳嗽，气短，影像学上有弥漫的间质及肺泡的浸润，但患者无特殊环境接触史，不支持。

（5）结缔组织病：很多结缔组织病都可导致肺间质病变，但目前无证据。

3．病历分型 C型。

4．诊疗计划

（1）完善常规检查：三大常规，肝、肾功能。

（2）胸部高分辨CT。

（3）排除肿瘤：腹部B超、盆腔B超、肺癌筛选、癌标记物的检查系列。

（4）痰病原学检查。

（5）查免疫指标。

（6）氧疗，缓解Ⅰ型呼吸衰竭。

（7）必要时行支气管镜或肺活检。

肖××

日常病程记录示例

2014-5-20 9：00

昨晚患者呼吸平稳，胸闷、气促消失，入睡良好，稍咳。予氨茶碱口服，略有恶心感，食纳欠佳。进食稀饭约50g，大便干结。查：无发绀及气促，呼吸20次/分，气管居中，双肺叩诊呈过清音，双肺呼吸音减弱，对称，右肺基底部可闻少许湿啰音。心率90次/分，律齐。插管部位伤口干燥，无渗出，水封瓶已更换无菌盐水。

肖××

四、出院记录

出院记录是患者住院诊疗经过的小结，于患者出院后24h内完成。按照《病历书写基本规范》，也属于病程记录。主要内容有：

1．入院、出院日期、住院天数。

2．入院时病情摘要及入院诊断。

3．住院期间的病情变化及诊疗经过。

4．出院时情况：包括出院时主要的症状、体征或手术情况、疾病的恢复程度等。

5．出院诊断。

6．出院时医嘱：包括主要药物的名称、用法及建议。

7．医师签名。

8．记录日期。

出院记录示例

入院日期：2014.4.11

出院日期：2014.5.30

住院天数：49天

入院诊断：1．风湿性心脏瓣膜病

二尖瓣狭窄并关闭不全

心脏扩大

心功能Ⅳ级

2．慢性扁桃体炎

入院情况：患者林祥，男，17 岁。因反复关节疼痛 5 年，劳累后心悸、气促 2 年，加重 1 个月入院。5 年前始感双膝关节疼痛。近 2 年来出现劳累后心悸、气促，双下肢水肿。入院时体查：二尖瓣面容，皮肤、巩膜无黄染。咽红，双侧扁桃体 Ⅰ 度肿大。颈静脉怒张。双肺底少量细湿啰音。心尖冲动在左侧第 6 肋间锁骨中线外 1.5cm 处，可触及舒张期震颤。心率 120 次 / 分，律齐，P_2 亢进，$P_2 > A_2$。心尖区可闻及 3/6 级收缩期吹风样杂音及舒张期隆隆样杂音。腹平软，肝于右锁骨中线肋缘下 3cm，剑突下 5cm 处可扪及，质中等、触痛；脾未扪及；腹水征阴性。双下肢明显凹陷性水肿。血沉 50mm/h。

住院经过：住院后胸部 X 线摄片（X 线号 1234）示左心房、左心室、右心室均扩大。心电图显示左心房增大。二维 B 超示风湿性心脏病、二尖瓣狭窄及关闭不全。经抗感染、抗风湿、强心、利尿等治疗，病情明显好转，心力衰竭控制、气促缓解、肝缩小、水肿消退。

出院情况：自觉症状基本消失。颈静脉无怒张，双肺呼吸音清晰，心率 76 次 / 分，律齐。心脏杂音无变化。肝于右锁骨中线肋缘下 2cm 处可扪及，双下肢无水肿。血沉 10mm/h。

出院诊断：风湿性心脏瓣膜病

二尖瓣狭窄并关闭不全

心脏扩大

心功能Ⅳ级

出院医嘱：1．全休 1 个月。

2．避免体力劳动。

3．避免受凉，限制钠盐摄入。

4．出院带药　地高辛 0.25mg q.d × 7

维生素 B_1 10mg t.i.d × 30

硝酸异山梨醇酯 10mg t.i.d × 30

肠溶阿司匹林 0.1 t.i.d × 30

5．定期复查。

肖 ××

2014-5-30

五、同意书

凡在临床诊治过程中，需进行手术治疗、输血治疗、特殊检查、特殊治疗、实验性临床医疗和医疗美容的患者，根据医疗卫生相关法律、法规的规定，应对其履行告知义务，并详尽填写知情同意书。填写同意书之前，经治医师或主要的实施者必须尽量用通俗易懂的语言向患者或其授权人、法定代理人、关系人告知患者的病情、医疗措施、目的、名称、可能出现的并发症及医疗风险等，并及时解答其咨询。目前的同意书主要有以下几种：

1．输血及血液制品治疗知情同意书　输血及血液制品治疗知情同意书是指输血或血液制品前，经治医师向患者告知输血或血液制品的相关情况，并由患者签署是否同意输血或血液制品的医学文书。输血及血液制品治疗知情同意书内容包括患者姓名、性别、年龄、科别、病案号、诊断、输血或血液制品指征、拟输血成分或血液制品名称、输血前有关检查结果、输血风险及可能产生的不良后果、患者签署意见并签名、医师签名并填写日期。

2．手术同意书　是指手术前，经治医生向患者告知拟施手术的相关情况，并由患者签署是否同意手术的医学文书。内容包括术前诊断、手术名称、拟施行手术的必要性和目的，术中术后可能出现的并发症及手术风险、其他不可预料的意外等。

3．麻醉同意书 是指麻醉前，麻醉医师向患者告知拟施麻醉的相关情况，并由患者签署是否同意的医学文书。包括术前诊断、拟施行的手术、拟施行的麻醉方式、实施本麻醉及手术存在的危险性、可能发生的并发症和意外等。

4．特殊检查、特殊治疗同意书 特殊检查、特殊治疗同意书是指在实施特殊检查、特殊治疗前，经治医师向患者告知特殊检查、特殊治疗的相关情况，并由患者签署是否同意检查、治疗的医学文书。内容包括特殊检查、特殊治疗项目名称、目的、可能出现的并发症及风险、患者签名、医师签名等。有关特殊检查、特殊治疗按《医疗机构管理条例实施细则》(1994 年前卫生部令第 35 号)有关规定执行。

同意书必须经患者或其授权人、法定代理人、关系人签字和医师签全名。同意书一式两份，医患双方各执一份。医方的一份应归入病历保存。由患者近亲属或其法定代理人、关系人签字的，应提供授权人的授权委托书、身份证明及被委托人的身份证明，并提供身份证明的复印件。其授权委托书及身份证明的复印件随同同意书归入病历。

提示：限于篇幅，请同学们自学《病历书写基本规范》，特别要注意其他各种病程记录书写练习，只有多练多写，才能写好。

第三节 门(急)诊病历

一、门诊病历

门诊病历首页(封面)应将患者的姓名、性别、出生年月日、民族、婚姻状况、职业、工作单位、住址、药物过敏史等项填写清楚。每次就诊时均应填写就诊日期(年、月、日、时)，各种检查报告单如检验、影像检查资料等摘要记录并顺序整齐粘贴好。门诊病历记录由接诊医师在患者就诊时完成。

1．门诊病历的书写要求

(1)初诊门诊病历的书写：

就诊时间：

主诉：

现病史：

既往史、个人史、家族史等(简要记录与本次发病有关的病史或其他有意义的病史)

体格检查：(主要记录与本次疾病相关的阳性体征和有意义的阴性体征)

辅助检查结果：

初步诊断：

处理与建议：

医师签名：

(2)复诊门诊病历的书写：

就诊时间：

病史：上次诊治后的情况，上次建议检查的结果。

体格检查：(主要记录阳性体征变化和新的阳性体征发现)

辅助检查结果：

初步诊断：(如无变化可不写)

处理与建议：

医师签名：

提示：初诊患者的病史及体格检查要求比较全面，但要问题突出、简明扼要，以便复诊时参考。医生特别注意要及时书写相关内容，避免遗漏。

门诊病历示例

1. 初诊病历示例

内科：2014.3.20

阵发性咳嗽半月。

半月前受凉后开始咳嗽，呈阵发性，无畏冷发热，无咯血及胸痛，伴有少量的白色黏稠痰。曾服止咳糖浆等 3 天，效果不好。

既往有 10 年余慢性咳嗽史，曾诊断为："慢性支气管炎"，不吸烟。否认肺结核病史。

体格检查：BP 128/82 mmHg，无呼吸困难，唇不发绀。双肺有散在干啰音，未闻及湿啰音，心率 90 次 / 分，律齐，无杂音，腹平软无压痛，肝脾未触及，双下肢无水肿。

血常规：Hb 120g/L，WBC 11.0×10^9/L，N 0.8，L 0.2。

初步诊断：慢性支气管炎急性发作

处理：（1）胸片检查

（2）交沙霉素 0.2 t.i.d × 3

（3）复方甘草糖浆 10ml t.i.d × 3

医师签名：× × ×

2. 复诊病历示例

内科：2014.3.23

经以上处理后咳嗽稍缓解，已不咳痰。

体格检查：一般情况可，双肺未闻及干湿啰音。

胸片：双肺纹理增粗，无器质性病变，心影正常。

处理：（1）复方甘草糖浆 10ml t.i.d × 3

（2）交沙霉素 0.2 t.i.d × 3

医师签名：× × ×

二、急诊病历

（一）急诊病历书写基本要求

1. 凡来急诊科（室）就诊者，必须使用急诊专用病历。

2. 急诊病历封面由急诊分诊护士协助就诊者填写。

3. 急诊病历经分诊台护士统一分诊到相关诊室就诊。

4. 分诊与就诊时间记录要求具体到 × × × × 年 × 月 × 日 × 时 × 分。

5. 有条件的医疗单位急诊就诊者的病历封面内容、就诊时的主要临床表现（病史与体征）、分诊科别等内容由分诊台输入计算机或登记入册，长期保存。

6. 急诊病历封面内容应包括患者姓名、性别、年龄或出生年月、籍贯、工作单位、详细住址，食物及药物过敏史以及护送者的情况和联系电话等项目。

7. 急诊病历本内容包括病历封面、三测单、病案单、处方单、护理记录单、化验单及透视等检查结果粘贴单等。

8. 急诊病历记录分为初诊和复诊病历记录。

初诊病历记录书写内容应当包括封面、就诊时间、科别、主诉、现病史、既往史、阳性体征，有意义的阴性体征和辅助检查结果，诊断及治疗意见和医师签名等。

复诊病历记录书写内容应包括就诊时间、科别、主诉、病史，必要的体格检查和辅助检查结果、诊断、治疗处理意见和医师签名等。

9. 急诊病历记录由接诊医师于患者就诊时完成。书写记录要重点突出，并随时做好补充记录。

10. 急诊室抢救危重患者时，应按《病历书写基本规范》规定书写抢救记录。

11. 急诊病历去向：

（1）患者就诊后自行妥善保管，复诊时可重复使用，以便医师参考。

（2）留院观察者，急诊病历可做留观记录。

（3）如患者需要住院时，随同转入相应住院科室。

（4）凡患者死亡者，病历一律留急诊科妥善保存，不得外借及擅自带出。

（二）急诊病历书写格式

急诊科别、就诊时间（年、月、日、时、分）

主诉：

现病史：

既往史：（包括个人史、家庭史，女性还要包括月经、生育史等）要求简明记录与本次就诊有关的内容。

体格检查：T、P、R、BP，主要记录阳性体征以及有意义的阴性体征。

辅助检查结果：

初步诊断：

处理与建议：

医师签名：×××

急诊病历示例

外科急诊：2014.5.18.19:30

转移性右下腹疼痛 5h。

患者 5h 前突然发生上腹疼痛，钝痛，后转移至右下腹，无腹泻、呕吐。大、小便正常。过去无类似病史。

体格检查：T 38.8℃，P 118 次 / 分，R 18 次 / 分，BP 110/70mmHg。急性痛苦面容，无气促及发绀。双肺无啰音，心率 118 次 / 分。腹平，呼吸运动无明显受限，右下腹局限性肌紧张，麦氏点压痛和反跳痛明显，未触及包块，肠鸣音正常。

血常规：WBC 10.9×10^9/L，N 0.80，L 0.20。

尿常规：正常

粪常规：正常

胸片：正常

初步诊断：急性阑尾炎

处理与建议：建议收住普外科治疗。

医师签名：×××

三、急诊留观病历

急诊留观病历是急诊患者因病情需要留院观察期间的病历。

急诊留观病历书写格式：

一般资料：

急诊科别、就诊时间（年、月、日、时、分）

主诉：

现病史：

既往史：（包括个人史、家庭史，女性还要包括月经、生育史等）要求简明记录与本次就诊有关的内容。

体格检查：T、P、R、BP，主要记录阳性体征以及有鉴别诊断意义的阴性体征。

辅助检查结果：

初步诊断：

处理与建议：

医师签名：×××

留院观察期间的记录与日常病程记录相同。重点记录观察期间病情变化和诊疗措施，记录简明扼要，并注明患者去向。抢救危重患者时，应当书写抢救记录。

提示：急诊病历记录一定要认真、及时。门（急）诊抢救记录也要按照住院病历抢救记录书写内容及要求书写。

第四节 处方书写要求

处方是由注册的执业医师和执业助理医师在诊疗活动中为患者开具的、由取得药学专业技术职务任职资格的药学专业技术人员审核、调配、核对，并作为患者用药凭证的医疗文书。处方包括医疗机构病区用药医嘱单。处方具有法律上、技术上和经济上的意义。医师开具处方和药师调剂处方应当遵循安全、有效、经济的原则。

一、处方的类型

根据我国《处方管理办法》规定，分为普通处方、急诊处方、儿科处方、麻醉药品和第一类精神药品处方、第二类精神药品处方，分别以不同颜色的纸张印刷并在右上角标明。

二、处方的内容

处方内容分为前记、正文和后记部分。

前记包括医疗机构名称、费别、患者姓名、性别、年龄、门诊或住院病历号，科别或病区和床位号、处方编号、临床诊断、开具日期等，并可添列特殊要求的项目。麻醉药品和第一类精神药品处方还应当包括患者身份证明编号，代办人姓名、身份证明编号。

正文是处方的主要部分，以 Rp 或 R（拉丁文 Recipe“请取”的缩写）标示，分列药品名称、剂型、规格、数量、用法用量。

后记包括医师签名或者加盖专用签章，药品金额以及审核、调配，核对、发药药师签名或者加盖专用签章。

三、处方书写的基本要求

1. 患者一般情况、临床诊断填写清晰、完整，并与病历记载相一致。
2. 每张处方限于一名患者的用药。
3. 字迹清楚，不得涂改；如需修改，应当在修改处签名并注明修改日期。
4. 药品名称应当使用规范的中文名称书写，没有中文名称的可以使用规范的英文名称书写；医疗机构或者医师、药师不得自行编制药品缩写名称或者使用代号；书写药品名称、剂量、规格、用法、用量要准确规范，药品用法可用规范的中文、英文、拉丁文或者缩写体书写，但不得使用“遵医嘱”、“自用”等含糊不清字句。

5．患者年龄应当填写实足年龄，新生儿、婴幼儿写日、月龄，必要时要注明体重。

6．西药和中成药可以分别开具处方，也可以开具一张处方，中药饮片应当单独开具处方。

7．开具西药、中成药处方，每一种药品应当另起一行，每张处方不得超过 5 种药品。

8．中药饮片处方的书写，一般应当按照“君、臣、佐、使”的顺序排列；调剂、煎煮的特殊要求注明在药品右上方，并加括号，如布包、先煎、后下等；对饮片的产地、炮制有特殊要求的，应当在药品名称之前写明。

9．药品用法用量应当按照药品说明书规定的常规用法用量使用，特殊情况需要超剂量使用时，应当注明原因并再次签名。

10．除特殊情况外，应当注明临床诊断。

11．开具处方后的空白处画一斜线以示处方完毕。

12．处方医师的签名式样和专用签章应当与院内药学部门留样备查的式样相一致，不得任意改动，否则应当重新登记留样备案。

13．药品剂量与数量用阿拉伯数字书写。剂量应当使用法定剂量单位：重量以克（g）、毫克（mg）、微克（μg）、纳克（ng）为单位，容量以升（L）、毫升（ml）为单位，国际单位（IU）、单位（U），中药饮片以克（g）为单位。

片剂、丸剂、胶囊剂、颗粒剂分别以片、丸、粒、袋为单位；溶液剂以支、瓶为单位；软膏及乳膏剂以支、盒为单位；注射剂以支、瓶为单位，应当注明含量；中药饮片以剂为单位。

（莫敬清 黄民江）

单元目标检测练习（十一）

一、名词解释

1．病历

2．首次病程记录

3．上级医师查房记录

4．入院记录

5．初步诊断

二、填空题

1．诊断疾病的基本步骤是__________、__________、__________、__________。

2．入院记录、再次或多次入院记录应在__________完成。

3．因抢救急危患者，未能及时书写病历的，有关医务人员应当在抢救结束后__________h 内据实补记，并加以注明。

4．病危患者应当__________随时书写病程记录，每天至少 1 次，记录时间应当具体到分钟。

5．首次病程记录应在患者入院后__________内完成。

6．有创诊疗操作记录应当在__________书写。内容包括操作名称__________、__________、__________、结果及患者一般情况，记录过程是否顺利、，术后注意事项及是否向患者说明。

7．病历书写应当__________、__________、__________、__________、__________、__________。

8．为抢救患者，在法定代理人或被授权人无法及时签字的情况下，可由 ＿＿＿＿＿＿签字。

9．尽可能以一种疾病解释多种临床表现。如果实在不能以一种病来解释，再考虑同时有其他疾病的可能，是临床诊断思维的 ＿＿＿＿＿＿原则。

三、选择题

（一）A_1 型题（单句型最佳选择题）

1. 病历书写应当规范，书写中出现错字、句的处理可做
   A．刀刮
   B．胶粘
   C．涂黑
   D．剪贴
   E．划双横线
2. 书写病历下列哪项**不属于**基本要求
   A．内容真实
   B．描述精练
   C．填写全面
   D．格式规范
   E．实验室检查齐全
3. 有关病历书写**不正确**的是
   A．入院记录需在患者入院后 24h 内完成
   B．出院记录应在患者出院后 24h 内完成
   C．首次病程记录应在患者入院后 8h 内完成
   D．病情稳定的慢性患者可 5 天记录一次病程记录
   E．日期和时间使用阿拉伯数字书写，采用 24h 制记录
4. 对于主诉的书写，下列哪项描述**不恰当**
   A．文字精练
   B．字数在 20 字左右
   C．描述症状或体征及其持续时间
   D．症状的记录顺序应该按照发生的时间先后来记录
   E．不能直接使用病名或描述实验室检查异常
5. 下列**不符合**主诉书写要求的是
   A．反复咳嗽、咳痰、喘息 20 年，加重 2 年
   B．反复发作的右侧头痛
   C．活动后心慌气短 2 年，下肢水肿半月
   D．尿急、尿频、尿痛 2 天
   E．上腹部疼痛反复发作 3 年，2h 前呕血约 200ml
6. 有关再入院记录**不正确**的是
   A．患者再次住入同一医院时应书写再入院记录
   B．既往史、个人史、月经史、生育史、家族史等无明显变化时不必每次均记录
   C．应注明于何时第几次入院
   D．首先应对本次住院前住院经过进行小结，然后再书写本次入院的现病史
   E．要求在患者入院后 24h 内完成
7. 下列输血治疗知情同意书内容**错误**的是
   A．输血风险及可能产生的不良后果
   B．患者的诊断、输血指征和拟输血成分
   C．输血前有关检查结果
   D．患者签署的意见
   E．输血后发生不良反应的处理过程
8. 下列哪项记录**不属于**个人史内容
   A．出生于北京市，曾在山东临沂服兵役 4 年
   B．吸烟近 10 年，现每日 20 支左右
   C．北京某公交公司汽车驾驶员
   D．工作场所无特殊有害物质接触
   E．在部队服兵役时曾左踝关节脱臼
9. 病历摘要的书写应避免
   A．高度概括
   B．＜300 字
   C．不少于 800 字
   D．综合体检中阳性结果
   E．描述实验室检查的阳性和重要阴性结果
10. 病历中生命体征记录包括
    A．体温、脉搏、呼吸、血压
    B．呼吸、脉搏、心率、血压
    C．神志、血压、心率、呼吸
    D．瞳孔、神志、血压、呼吸
    E．体温、脉搏、血压、神志
11. 出院记录书写以下哪点**不妥**
    A．在患者出院后 24h 内完成
    B．出院记录一式 2 份，另立专页
    C．应有住院医师审签
    D．包括入院、出院日期、住院天数
    E．由经治医师书写

12．过去所患疾病与本次住院无关应写在何处

A．会诊记录

B．转科记录

C．病程记录

D．既往史

E．出院记录

13. 在临床诊治过程中，下列哪种情况患者**不需要**签署知情同意书

A．手术治疗

B．输血治疗

C．胃镜检查

D．抽血查癌症相关指标

E．实验性临床药物使用

14. 临床诊断疾病名称的书写应按照

A．临床医师书写习惯

B．疾病和有关健康问题的国际统计分类（ICD-10）的基本原则

C．临床专科教科书

D．上级医师的要求

E．各专业期刊要求

15. 关于疑难病例讨论记录**不正确**的是

A．参加人员姓名和专业技术职务

B．上级医师对确诊困难或疗效不确切病例的诊疗意见

C．对确诊困难或疗效不确切病例讨论的记录

D．主持人小结意见

E．具体讨论意见

（二）B_1 型题（配伍题）

（16～20 题共用备选答案）

A．科主任或副主任医师以上

B．主治医师

C．住院医师

D．经治医师

E．会诊医师

16．入院记录由谁书写

17．病程记录由谁书写

18．会诊意见由谁书写

19．疑难病例讨论由谁主持

20．死亡病例讨论由谁主持

四、简答题

1．简述病历书写的重要性。

2．简述现病史的主要内容及要求。

3．简述病程记录的主要内容。

4．卫计委规定的三级查房指哪三级？上级医师查房应记录哪些内容？

5．简述门诊病历的主要内容。

五、问答题

【病例一】 患者男性，20 岁，咯血，伴发热 1 个月。

作为住院医师，按照标准住院病例要求，围绕以上主诉，请写出询问该患者现病史及相关的内容。

【病例二】 男性，32 岁，右下腹部绞痛伴恶心 4h。

作为住院医师，按照标准住院病例要求，围绕以上主诉，请写出询问该患者现病史及相关的内容。

六、独立完成完整病历 2 份，内、外科各 1 份。

第十五章　心电图检查

学习目标

通过本章内容的学习，学生应能：

识记：

复述正常心电图特点、常见心律失常心电图特点、心肌梗死心电图特点。

理解：

总结心电图波形的产生原理、心电图导联体系的构成。

运用：

联系心电图的阅读方法，正确判读心电记录图形。

第一节　心电图基本知识

在心脏发生机械收缩之前，首先发生电激动。心脏电激动所产生的微小电流可经人体组织传到体表。如果在体表不同部位放置两个电极，分别用导线连接至心电图机，即可将体表两点间的电位变化描记下来，形成一条连续的曲线，即为心电图（electrocardiogram，ECG）。

知识链接

Willem Einthoven（威廉·艾因特霍芬）与心电图

Willem Einthoven（1860 － 1927 年），荷兰生理学家，被誉为“心电图之父”，诺贝尔奖得主。1902 年，他用其发明的弦线型电流计自体表描记出心电活动，并对其描记出的心电波形进行命名，这种命名一直沿用至今。1903 年，他首次提出心电图（electracardiogram）这个专用名词。

一、心电产生的基本原理

（一）心肌细胞的除极、复极和电偶

心肌细胞的电激动是由于细胞膜内外离子的跨膜运动所致。在静息状态下，心肌细胞膜外主要分布带正电荷的阳离子，膜内分布着带等量负电荷的阴离子，膜内外两侧保持动态平衡，无电位变化，无电流产生。这种状态称为极化状态。当心肌细胞膜的一端受到阈刺激时，引起细胞膜的通透性发生改变，导致膜内外离子流动，使膜内外电荷分布发生逆转，此过程称为细胞的除

极（depolarization）。此时，细胞除极端表面带负电荷（称电穴），未除极端表面仍带正电荷（称电源），从而形成一对电偶（dipole），其电源在前，电穴在后，两端形成电位差，产生电流，自电源流入电穴，并沿此方向迅速扩展，直至整个心肌细胞除极完毕，这一过程称为除极。除极完毕后，心肌细胞膜内带正电荷，膜外带同等数量的负电荷。这种状态称为除极状态。心肌细胞除极完成后，由于细胞的代谢作用，使细胞膜内外离子逐渐恢复到原来的极化状态，这一过程称为复极（repolarization）。复极与除极先后顺序一致，但复极电偶的方向与除极电偶相反，进行较缓慢，直至整个细胞全部复极（图 4-15-1）。

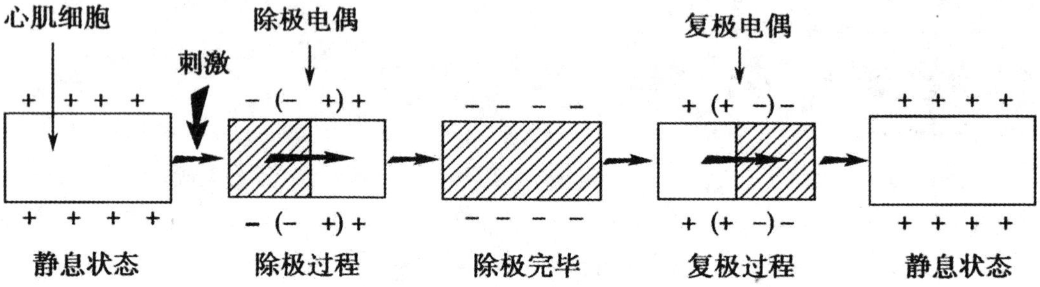

图 4-15-1　心肌细胞的除极和复极过程以及所产生的电偶变化

就单个心肌细胞而言，除极时，探查电极对着电源时，描记出向上的波，背向电源产生向下的波形，在细胞中部则记录出双向波形。复极过程与除极过程方向相同，但因复极过程的电偶是电穴在前，电源在后，因此记录的复极波方向与除极波相反。但是，就心室壁整体而言，除极从心内膜向心外膜，而复极则从心外膜向心内膜，两者电源均在心外膜侧，故正常人的心电图中，记录到的复极波方向常与除极波主波方向一致，表现为除极产生的 R 波和复极产生的 T 波均向上，这与单个心肌细胞不同。单个心肌除极时，电源在前，电穴在后；复极时，则相反。正常心室整体除极、复极时，电源均在心外膜侧，故除极波、复极波方向一致。

（二）心电向量

在心脏的电激动过程中产生了许多电偶，这些电偶的方向不同、其两端的电位差大小不一。这种既有大小，又有方向的电位变化，称为心电向量（vector）。通常用箭头表示其方向，其长度表示电位大小。一片心肌是由多个心肌细胞所组成，除极与复极时会产生很多个电偶向量，把它们叠加在一起成为一个电偶向量，这就是综合心电向量（resullatant vector）。心脏是由几个部分心肌组成的，除极时，是不同方向的电偶向量同时活动，各自产生不同方向的电动力，把几个不同方向的心电向量综合成一个向量，就代表整个心脏的综合心电向量。综合心电向量合成的法则：在同一轴上向量方向一致者其向量相加，向量方向相反其向量相减，两个心电向量的方向构成一定角度者，则取平行四边形对角线求得（图 4-15-2）。

在心电活动周期中，各部心肌除极与复极有一定的顺序，每一瞬间均有不同部位的心肌的心电活动。例如：心室除极 0.01s，0.02s～0.08s 的心电向量在某一瞬间又有众多的心肌细胞产生方向不尽相同的电偶向量，把这些电偶向量按平行四边形法依次加以综合，这个最后综合而成的向量称为瞬间综合心电向量。

心脏是立体器官，它产生的瞬间向量在空间朝向四面八方，把一瞬间综合心电向量的尖端构成一点，则在整个心电活动周期中随着时间的推移，把移动的各点连接起来的环形轨迹就构成空间心电向量环即空间向量心电图（图 4-15-3）。

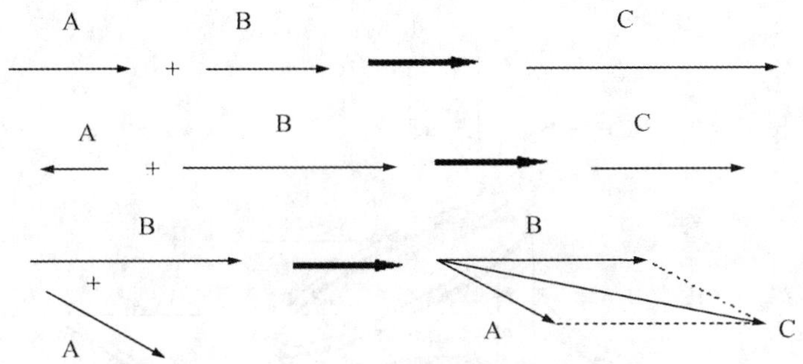

图 4-15-2　综合心电向量的合成原则

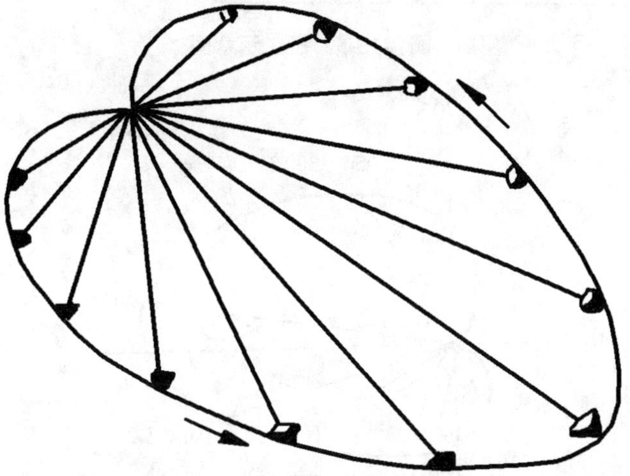

图 4-15-3　模拟空间心向量环

空间心电向量环是一个立体图形，在平面纸上描绘立体图形是困难的，通常采用空间心电向量环在三个不同的互相垂直的平面的投影来观察（图 4-15-4）。所谓投影，就是与某一平面垂直的平行光线照在心电向量环上，此向量环在这个平面上形成的影像称为投影（图 4-15-5）。然后把投影在每一面的形态绘成平面图，由这三个平面图组成空间立体图像。此即临床上常规记录的心电向量图。亦称空间向量环的第一次投影。

临床上常用的三个平面（额面、横面、矢状面）由三个轴（Y 轴、X 轴、Z 轴）组成（图 4-15-4）。以横面为例简述心电向量图的基本图形如下：（图 4-15-6）。

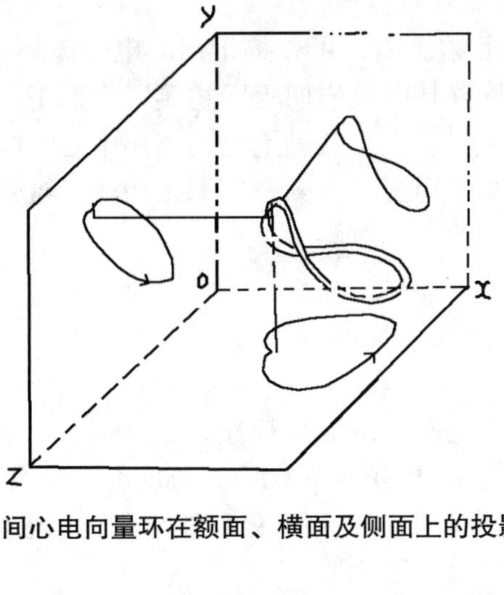

图 4-15-4　空间心电向量环在额面、横面及侧面上的投影模型示意图

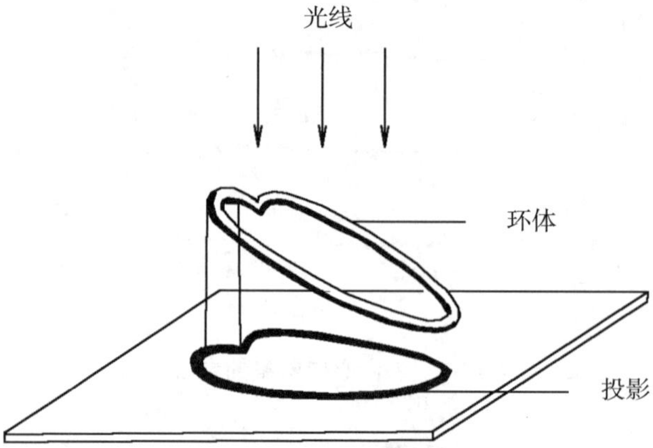

图 4-15-5 投影示意图

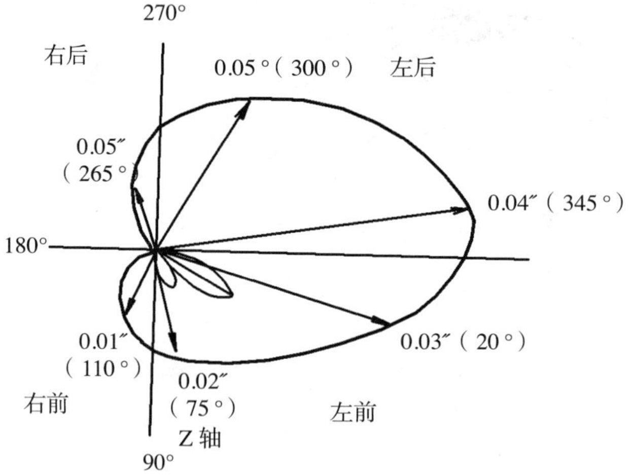

图 4-15-6 横面心向量环的基本图形

P 环　亦称 P 向量环，心房激动时，把各瞬间向量连接起来形成的环。一般 P 环形态多呈椭圆形，立体方位指向左下略偏前或后。

QRS 环　心室激动时，把各瞬间向量连接起来形成的环。QRS 环代表心室肌的除极过程，环体椭圆形，呈逆钟向运行，三分之一位于 X 轴之前，三分之二位于 X 轴之后，其综合向量的方向(QRS 电轴)指向左后。

T 环　代表心室肌的复极过程，心室电激动恢复期各瞬间向量连接起来形成的环。其综合向量的方向指向左前与 QRS 环电轴方向基本一致。

根据心向量环在心导联轴上的投影，可以描记出心电图波形：投影在心导联轴的正方向上，得到一个向上的波；投影在心导联轴的负方向上，得到一个向下的波；投影在导联轴上的距离离中心电端越远，波的振幅越高；投影在导联轴上的距离离中心电端越近，波的振幅越低。

提示：投影在心导联轴的正方向上，得到一个向上的波；投影在心导联轴的负方向上，得到一个向下的波。

二、心电图导联体系

(一)心电图导联

通过导联线将探测电极与心电图机电流计相连，用以记录心电图的电路连接方法称为心电图导联。目前普遍采用国际通用的 12 导联体系(lead system)，分为肢体导联(limb leads)和胸导联(chest leads)。肢体导联包括标准导联Ⅰ、Ⅱ、Ⅲ及加压单极肢体导联 aVR、aVL、aVF。常

用胸导联包括 V_1～ V_6 6 个心前区导联。

标准导联为双极导联，反映两个电极所在部位之间的电位差。标准Ⅰ导联：探查电极正极置于左上肢，负极置于右上肢；标准Ⅱ导联：探查电极正极置于左下肢，负极置于右上肢；标准Ⅲ导联：探查电极正极置于左下肢，负极置于左上肢。此可设想为以心脏为重心的等边三角形的三个顶点(图 4-15-7)。

加压单极肢体导联属单极导联，反映某检测部位的电动势。要测出该点的电动势必须以中心电端（规定其电动势为零）为参照。常规定上述等边三角形的重心即为中心电端。将探查电极的负极置于中心电端（通过心电图机处理），正极置于右上肢即为 aVR，正极置于左上肢即为 aVL，正极置于左下肢即为 aVF（图 4-15-8）。

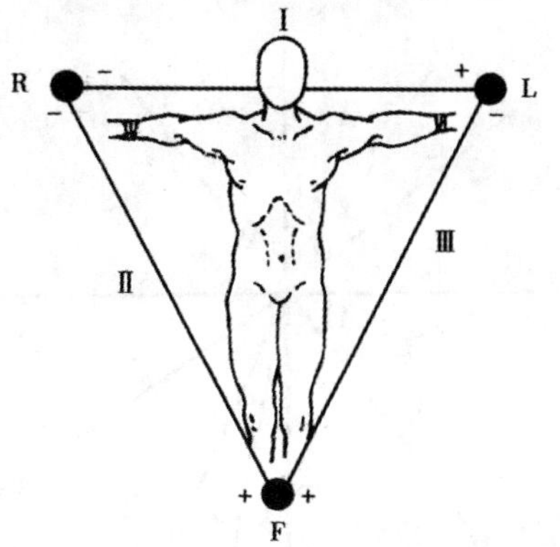

图 4-15-7　标准导联及其导联轴

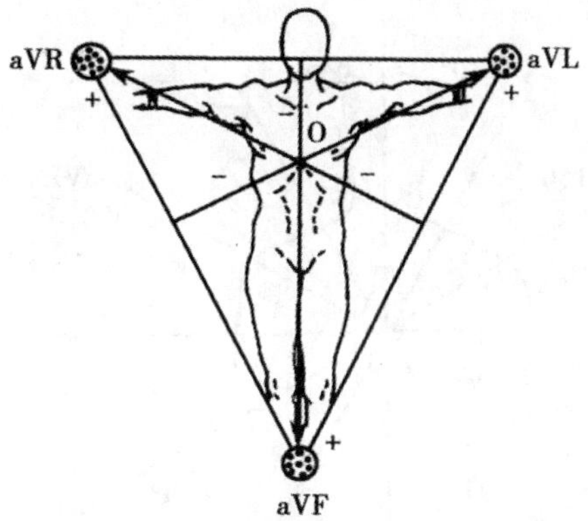

图 4-15-8　加压单极肢体导联及其导联轴

胸导联为单极导联，反映胸壁某部位的电动势。将探查电极的负极置于中心电端（通过心电图机处理），正极置于胸壁相应位置即为胸导联。胸导联具体连接位置如下表（表 4-15-1）。

表 4-15-1　胸导联电极位置

导联名称	正极（探查电极）	负极
V_1	胸骨右缘第 4 肋间	中心电端
V_2	胸骨左缘第 4 肋间	中心电端
V_3	V_2 与 V_4 连线的中点	中心电端
V_4	左锁骨中线与第 5 肋间相交处	中心电端
V_5	左腋前线与 V_4 水平相交处	中心电端
V_6	左腋中线与 V_4 水平相交处	中心电端
V_7	左腋后线与 V_4 水平相交处	中心电端
V_8	左肩胛下角线与 V_4 水平相交处	中心电端
V_{3R}	V_1 与 V_{4R} 连线的中点	中心电端
V_{4R}	右锁骨中线与第 5 肋间相交处	中心电端

V_1 到 V_6 为常用胸导联。临床上诊断后壁心肌梗死还常选用 V_7～V_9 导联，V_7 位于左腋后线 V_4 水平处，V_8 位于左肩胛下角线 V_4 水平处，V_9 位于左脊旁线 V_4 水平处。小儿心电图或诊断右心病变（例如右心室心肌梗死）有时需要选用 V_{3R}～V_{6R} 导联，电极放置右胸部与 V_3～V_6 对称处。

常规心电图为体表心电图，有 10 个电极放置在四肢及胸前。置于四肢的电极板放在两腕、两踝内上侧约 5cm 处。电极板的导线颜色也有统一规定，红、黄、绿、黑色导线分别连于右上肢、左上肢、左下肢、右下肢电极板（地线）；胸前导联为 6 个钟形电极，也有统一规定颜色，V_1～V_6 导联线颜色分别为红、黄、绿、棕、黑、紫色。

（二）导联轴

在导联的正、负极之间画一条假想的直线称为导联轴（lead axis），其方向由负极指向正极。

1. 肢体导联轴 肢体导联的导联轴位于额面。标准导联可以用一个等边三角形来表示，等边三角形的三个顶点 L、R、F 分别代表左上肢、右上肢、左下肢，等边三角形的中心 O 点相当于零电位点或中心电端，OR 连线相当于 aVR 的导联轴，OL 连线相当于 aVL 的导联轴，OF 连线相当于 aVF 的导联轴。以中心电端 O 为起点，通过平行移动将 6 个肢体导联轴放在一块，则组成肢体导联的额面六轴系统（图 4-15-9）

2. 胸导联轴 胸导联的导联轴基本位于横面，以中心电端为中心，$OV_1 \sim OV_6$ 分别为 $V_1 \sim V_6$ 的导联轴（探测电极为正，其对侧为负），构成胸导联的横面六轴系统（图 4-15-10）。

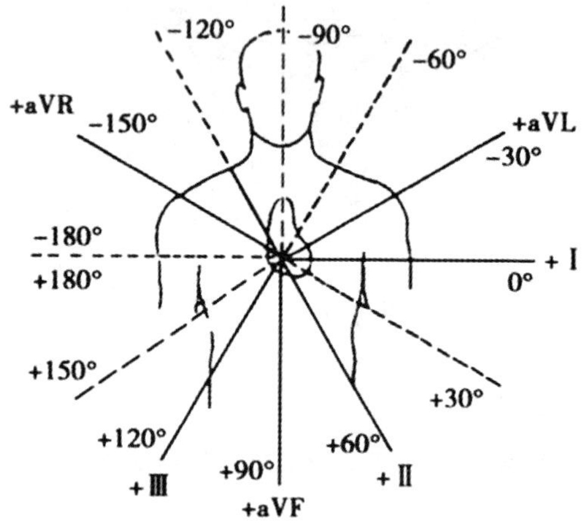

图 4-15-9 肢体导联的额面六轴系统

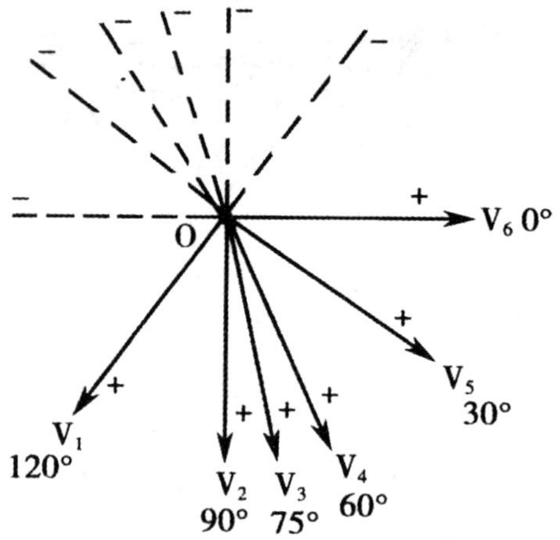

图 4-15-10 胸导联的横面六轴系统

第二节 正常心电图

一、心电图记录纸

心电图记录纸为纵线和横线划分成的正方形方格纸，每个最小方格边长为 1mm。横线表示时间，其标准由走纸速度来决定。由于心电图有大小宽窄不同的波形，如果描记在一张静止不动的纸上，必然相互重叠无法分析，因而描记心电图时必须让心电图纸以规定的速率移动。记录纸常规走纸速度为 25mm/s，故横线 1mm 需时 1/25 秒即 0.04 秒。如果走纸速度选择为 50mm/s, 则横线 1mm 需时 1/50 秒即 0.02 秒。纵线表示电压，其标准由定标电压来决定。常规情况下，设置定标电压 1mV，基线便应准确抬高 10mm, 则纵线 1mm 代表 1/10mV 即 0.1mV。(图 4-15-11)

二、心电图各波段的组成和命名

正常心电活动始于窦房结，兴奋心房的同时经结间束传导至房室结，然后循希氏束→左右束支→浦肯野纤维顺序传导，最后兴奋心室。这种先后有序的电激动的传导，引起一系列电位变化，形成了心电图上相应的波段（图 4-15-12）。临床心电图学对这些波段规定了统一命名。

P 波，为最早出现、波幅较小的波，反映心房除极的电位变化。

P-R 段：是从 P 波终点至 QRS 波群起点间的线段，反映心房复极过程及希氏束、束支的电活动。

P-R 间期：为心房开始除极至心室开始除极间的时间，为 P 波与 P-R 段时间的合计。

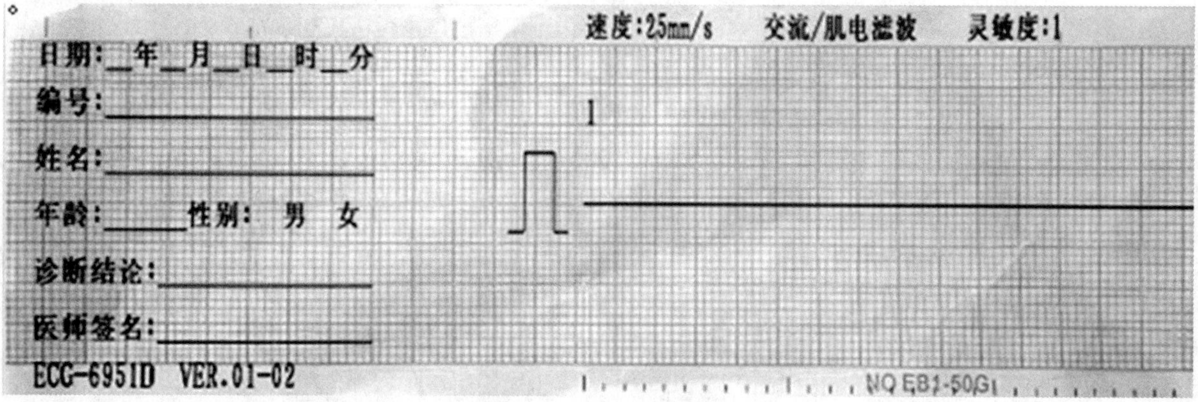

图 4-15-11 心电图纸

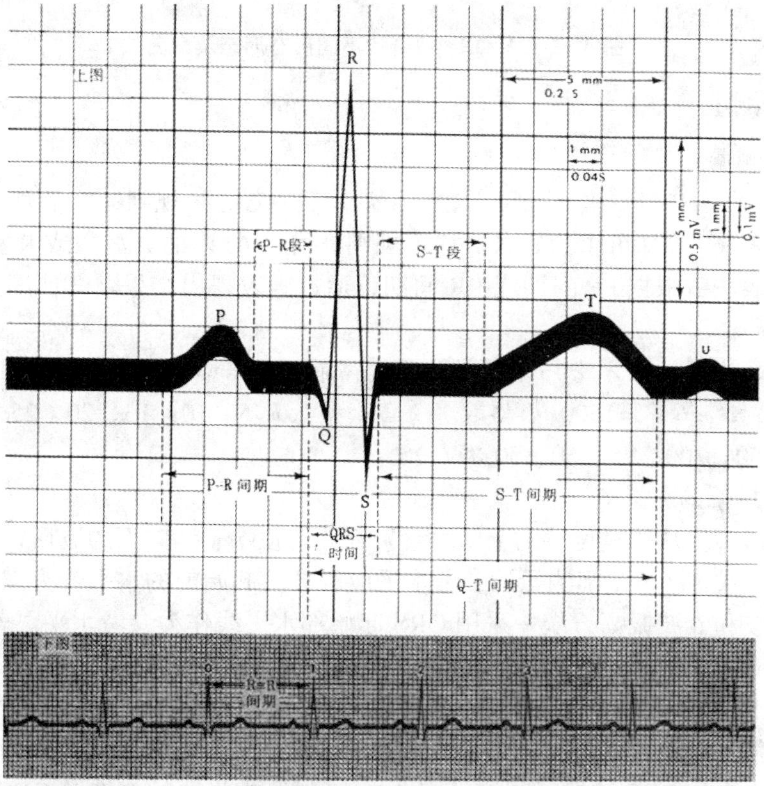

图 4-15-12 上图：一组典型的心电图；下图：一系列正常心电图

QRS 波群：为振幅较大的波段，反映心室除极的全过程。QRS 波群可呈多种形态，命名规则如下：第一个向上的波为 R 波，R 波之前向下的波为 Q 波，R 波之后向下的波为 S 波，S 波之后向上的波为 R′ 波，R′ 波之后向下的波为 S′ 波，依次类推。如果整个 QRS 波群全部向下，则称为 QS 波。至于采用 Q 或 q、R 或 r、S 或 s 表示，应根据其幅度大小而定，振幅超过 0.5mV 的，用大写字母表示，振幅小于或等于 0.5mV 的用小写字母表示（图 4-15-13）。

S-T 段：是从 QRS 波群终点至 T 波起点间的线段，多位于等电位线上，代表心室缓慢复极过程。

T 波：是 QRS 波群后的一个波形，其主波方向常与同一导联 QRS 波群主波方向一致，代表心室快速复极过程。Q-T 间期：是从 QRS 波群起点至 T 波终点的间距，代表心室除极和复极的总时间。

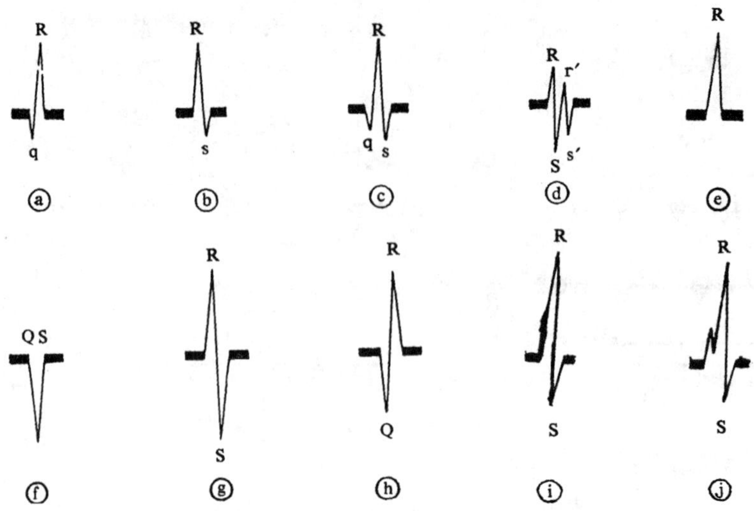

图 4-15-13 QRS 波群的不同形态形态及命名法

三、心电图测量

（一）心率的测量

心率（heart rate，HR）测量有三种方法。①计算法：若心律规则，只需测量一个相邻 RR（或 PP）间期，然后被 60 除即可求出；若心律不规则，可数 6s 内的 P 波数或 R 波数乘以 10，即为平均心率。②查表法：根据 PP 间期或 RR 间期，通过查表得出结果。③使用专门的心率尺直接读出相应的心率数。

提示：心率的快速计算方法，先判断是否心律不齐，若心律规整，①用 1500 除以Ⅱ导联处 RR 间期的小横格数。心率 =1500/ 小格数。②当小格数是 5、10、15、20、25、30 等整数时，心率分别是 300、150、100、75、60、50 次 / 分。

（二）各波段振幅的测量

对向上的波形，应从等电位线的上缘垂直量到波的顶端；对向下的波形，应从等电位线的下缘垂直量到波的底端。P 波振幅测量的参考水平应以 P 波起始前的水平线为准。测量 QRS 波群、J 点、ST 段、T 波和 u 波振幅，统一采用 QRS 起始部水平线作为参考水平。若 QRS 起始部为一斜线，应以 QRS 波起点作为测量参考点。

（三）各波段时间的测量

一般规定，测量各波时间应自波形起点的内侧缘测量至该波形终点的内侧缘。若采用单导联心电图机记录，P 波及 QRS 波群时间测量应选择 12 导联中最宽的 P 波及 QRS 波群进行；P-R 间期应选择 12 导联中 P 波宽大且有 Q 波的导联测量；Q-T 间期应取 12 导联中最长的 Q-T 间期测量。若使用 12 导联同步心电图机记录，测量 P 波和 QRS 波时间，应分别从 12 导联同步记录中最早的 P 波起点测量至最晚的 P 波终点以及从最早 QRS 波起点测量至最晚的 QRS 波终点；P-R 间期应从 12 导联同步心电图中最早的 P 波起点测量至最早的 QRS 波起点；Q-T 间期应是 12 导联同步心电图中最早的 QRS 波起点至最晚的 T 波终点的间距（图 4-15-14）。

（四）心电轴

1．概念 心电轴一般是指平均 QRS 电轴（mean QRS axis），它是心室除极过程中综合 QRS 向量，借以说明心室在除极过程这一总时间内的平均电势方向和强度。临床上通常用其在额面上的投影，即额面 QRS 电轴表示，并以该轴和标准Ⅰ导联轴正侧段的夹角度数来表示心电轴的偏移方向。

2．测定方法 心电轴的测量有三种方法。①目测法：根据标准Ⅰ导联和标准Ⅲ导联 QRS 波

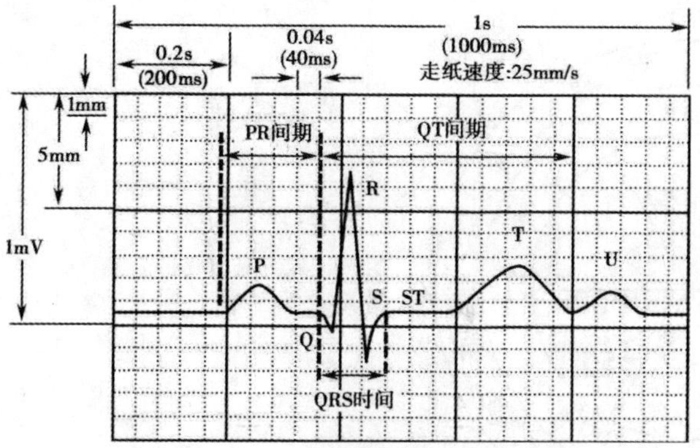

图 4-15-14a　心电图各波时间的测量

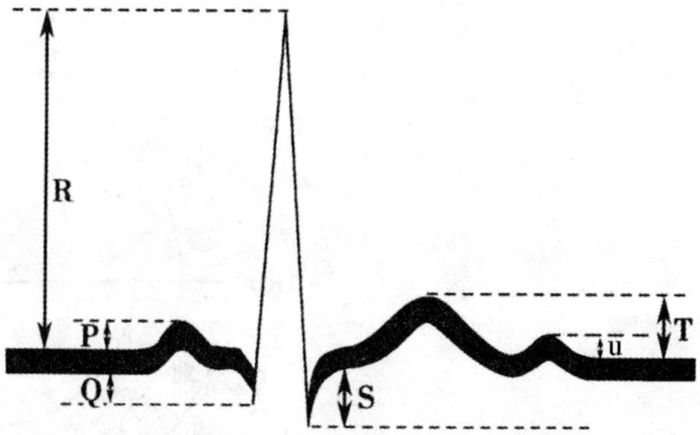

图 4-15-14b　心电图各波时间的测量

主波方向大致估测心电轴方位。将标Ⅰ固定不动，把标Ⅲ移至标Ⅰ的下方，若Ⅰ、Ⅲ导联 QRS 主波均为正向波，可推断电轴不偏；若Ⅰ导联为负向波，Ⅲ导联为正向波，属电轴右偏；若Ⅰ导联为正向波，Ⅲ导联为负向波，属电轴左偏；若Ⅰ、Ⅲ导联均为负向波，属“不确定电轴”(图 4-15-15)。②振幅法：分别求出Ⅰ和Ⅲ导联的 QRS 波振幅的代数和，并将数值记于相应导联轴上，然后自上述两点各画出该导联轴的垂线，求得两垂直线的交叉点。电偶中心 O 点与该交叉点相连即为心电轴，该轴与Ⅰ导联轴正侧的夹角即为心电轴的角度(图 4-15-16)。③查表法：将计算的Ⅰ、Ⅲ导联 QRS 波振幅代数和值直接查专用的心电轴角度表求得心电轴度数。

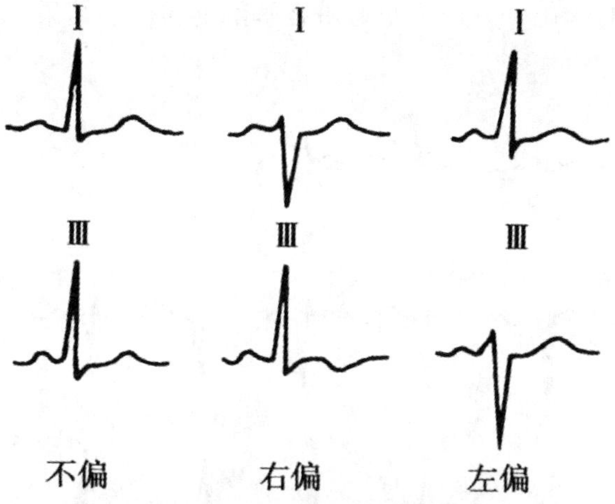

图 4-15-15　目测法测心电轴

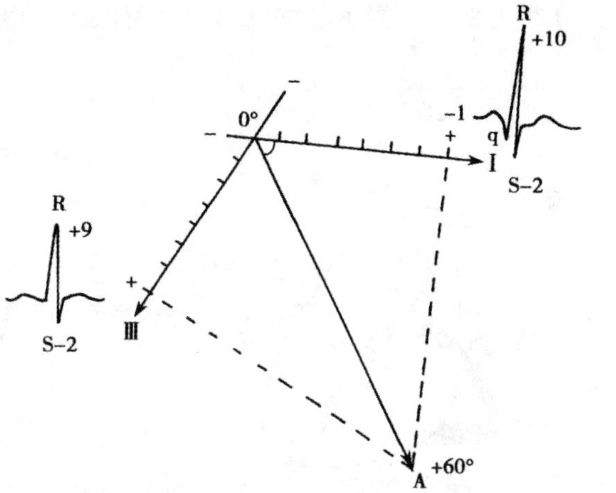

图 4-15-16　振幅法测心电轴

提示：目测法测量心电轴，结果判断可总结为：尖对尖，向右偏；口对口，向左偏；尖重叠，则不偏。

3. 临床意义　正常心电轴的范围为 -30°～ +90°之间；心电轴位于 -30°～-90°范围为心电轴左偏；心电轴位于+90°～ +180°范围为心电轴右偏；心电轴位于 -90°～-180°范围，传统上称为电轴极度右偏，近年主张定义为“不确定电轴”。心电轴的偏移，一般受心脏在胸腔内的解剖位置、两侧心室的质量比例、心室内传导系统的功能、激动在室内传导状态以及年龄、体型等因素影响。左心室肥大、左前分支传导阻滞等可使心电轴左偏；右心室肥大、左后分支传导阻滞等可使心电轴右偏；不确定电轴可以发生在正常人(正常变异)，亦可见于某些病理情况，如肺心病、冠心病、高血压等。

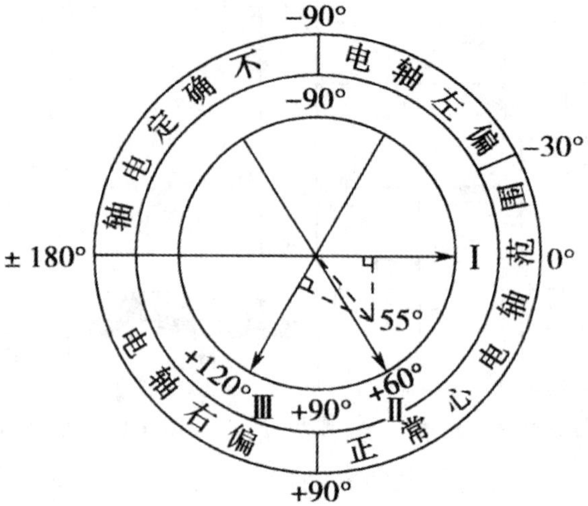

图 4-15-17 正常心电轴及其偏移

（五）心脏循长轴转位

心脏循长轴转位是指自心尖部朝心底部方向观察（从脚往头方向观察），心脏可循其本身长轴做顺时针方向或逆时针方向转位（图 4-15-18）。心脏循长轴转位可通过过渡区波形出现的位置来判断。正常时 V_3 或 V_4 导联 R、S 大致相等，为左、右心室过渡区波形。V_5、V_6 导联呈现过渡区波形，表明心脏发生顺时针方向转位，可见于右心室肥大；V_1、V_2 导联呈现过渡区波形，表明心脏发生逆时针方向转位，可见于左心室肥大。但需要指出，心电图上的这种转位图形在正常人亦常可见到，提示这种图形改变有时为心电位的变化，并非都是心脏在解剖上转位的结果。

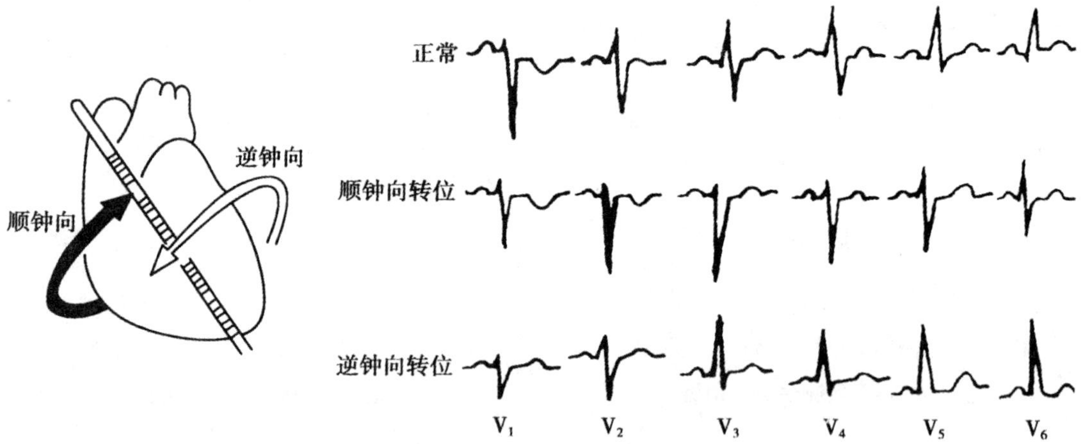

图 4-15-18 心脏循长轴转位及心电图变化

四、心电图波形特点与正常值

（一）P 波

代表心房除极的电位变化。P 波前半部代表右心房除极，后半部代表左心房除极，中间代表左右心房同时除极。

1. 形态 一般呈钝圆形，偶可出现切迹或双峰，但峰距＜0.04s。P 波在Ⅰ、Ⅱ、aVF、V_4 ~ V_6 导联直立，aVR 导联倒置，其余导联可直立、倒置或双向。这样的 P 波称为窦性 P 波。

2. 时间 ＜0.12s。

3．振幅　在肢体导联一般<0.25mV，在胸导联一般<0.20mV。

（二）P-R 间期

为心房开始除极至心室开始除极的时间，从 P 波起点内侧缘至 QRS 波群起点内侧缘测量，正常范围为 0.12～0.20s。P-R 间期与年龄及心率有关，幼儿及心动过速时，P-R 间期相应缩短；老年人及心动过缓时，P-R 间期相应延长，但不超过 0.22s。

（三）QRS 波群

代表心室除极的电位变化。

1．形态和振幅：正常 QRS 波群形态在各导联可不相同。

（1）肢体导联：Ⅰ、Ⅱ导联的 QRS 波群在电轴不偏的情况下，主波方向一般向上。R_{I} <1.5mV。aVR 导联的 QRS 波群主波方向向下，可呈 QS、rS、rSr′ 或 Qr 型，aVL 与 aVF 导联的 QRS 波群主波方向不定，可呈 qR、Rs 或 R 型，也可呈 rS 型。R_{aVR} <0.5mV，R_{aVL} <1.2mV，R_{aVF} <2.0mV。

（2）胸导联：正常人 V_1、V_2 导联多呈 rS 型，R/S <1，RV_1 不超过 1.0mV。不应出现 Q 波，但偶尔可呈 QS 波；V_3、V_4 导联多呈过渡区波形，R/S 约等于 1；V_5、V_6 导联多呈 qR、qRs、Rs 或 R 型，R/S>1，R_{V5} 不超过 2.5mV，$R_{V1}+S_{V5}$ <1.2mV，$R_{V5}+S_{V1}$ <4.0mV（男）或 3.5mV（女）。

2. 时间　正常成人 QRS 波群多为 0.06～0.10s，一般不超过 0.11s。

知识链接

每个肢体导联 QRS 波群振幅的绝对值<0.5mV，或每个胸导联 QRS 波群振幅的绝对值<0.8mV，称为低电压，常见于肺气肿、心包积液、冠心病等。

3．R 峰时间（R peak time，Rpt）过去称为室壁激动时间（VAT），为 QRS 波群起始点与 R 波顶峰垂直线的水平距离。若有 R′ 波，则应量到 R′ 波峰；若 R 波有切迹，应量至切迹第二峰（图 4-15-19）。正常成人 R 峰时间在 V_1、V_2 导联不超过 0.04s，在 V_5、V_6 导联不超过 0.05s。

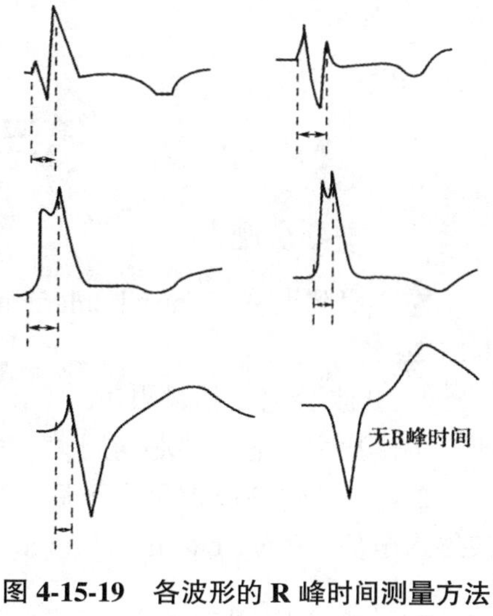

图 4-15-19　各波形的 R 峰时间测量方法

4．Q 波　除Ⅲ和 aVR 导联外，正常 Q 波的时间一般 <0.04 s，Ⅲ导联 Q 波的时间可达 0.04 s，aVR 导联可出现较宽的 Q 波或 QS 波。正常 Q 波振幅小于同导联 R 波的 1/4。正常人 V_1、V_2 导联不应出现 Q 波，但偶尔可呈 QS 波。超过正常范围的 Q 波，即 Q 波过深或过宽均称为异常 Q 波，常见于心肌梗死、心肌病等。

（四）J 点

为 QRS 波群的终点与 ST 段起点的交接点，多在等电位线上，正常上下偏移不超过 0.1mV。

（五）ST 段

代表心室缓慢复极过程。为 QRS 波群的终点至 T 波起点间的线段，多为等电位线，亦可轻微偏移，但在任何导联 (avR 除外)ST 段下移不应超过 0.05mV；ST 段上抬，在肢体导联及 V_4、V_5、V_6 导联不应超过 0.1mV，在 V_1、V_2 导联不应超过 0.3mV，在 V_3 导联不应超过 0.5mV。

（六）T 波

代表心室快速复极时的电位变化。

1. 形态　宽而圆钝的波形，其上升速度较慢而下降速度较快，两支不对称。T 波的方向大多与 QRS 主波的方向一致。T 波方向在Ⅰ、Ⅱ、$V_4 \sim V_6$ 导联向上，aVR 导联倒置，Ⅲ、aVL、aVF、$V_1 \sim V_3$ 导联可以向上、双向或向下。若 V_1 的 T 波方向向上，则 $V_2 \sim V_6$ 导联就不应再向下。

2. 振幅　除Ⅲ、aVL、aVF、$V_1 \sim V_3$ 导联外，其他导联 T 波振幅一般不应低于同导联 R 波的 1/10。T 波在胸导联有时可高达 1.2 ~ 1.5mV 尚属正常，但不应超过同导联 R 波的高度。

（七）Q-T 间期

为 QRS 波群的起点到 T 波终点的时间，代表心室除极和复极全过程所需的时间，正常范围为 0.32 ~ 0.44s。由于 Q-T 间期受心率影响很大，常采用 R-R 间期校正的 Q-T 间期（Q-Tc），Q-Tc $=$ Q-T 间期 / $\sqrt{R-R}$ 。Q-Tc 就是 R-R 间期为 1s 时的 Q-T 间期。Q-Tc 的正常上限值是 0.44s，超过即为延长。

（八）u 波

为 T 波后 0.02 ~ 0.04s 出现的一个振幅很小的波，代表心室后继电位，其产生机制尚未完全清楚。u 波方向与 T 波一致，在胸导联较易见到，尤其 V_3 导联较明显。u 波明显增高常见于低血钾。

五、小儿心电图特点

小儿的生长发育迅速，其心电图随年龄变化也较大。总的趋势可概括为自起初的右心室占优势型逐渐转变为左心室占优势型，具体有以下特点：

1. 小儿心率快，P-R 间期较成人短，7 岁以后趋于恒定（0.10 ~ 0.17s），至 10 岁以后才可保持为成人的心率水平。小儿的 Q-Tc 间期也较成人略长。

2. 小儿的 P 波时间较成人短，小于 0.09s，P 波的电压在新生儿期较成人高，以后则较成人低。

3. 婴幼儿的 QRS 波群呈右心室占优势型，具体表现为：Ⅰ导联有深 S 波；V_1（V_{3R}）导联呈高 R 波，但 V_5、V_6 导联常有深 S 波，V_5、V_6 的 R 波电压随年龄增长而增高；小儿 Q 波较成人深。3 个月内的小儿 V_5、V_6 常缺 q 波。新生儿期的心电图主要呈“悬垂型”，心电轴超过 +90° ，以后与成人基本相同。

第三节　心房、心室肥大

一、左心房肥大

左心房肥大（left atrial enlargement）时，主要表现为心房除极时间延长。心电图表现为（图 4-15-20）：

1. P 波增宽，其时限≥0.12s，常呈双峰型且峰距≥0.04s，以Ⅰ、Ⅱ、aVL 导联明显。常见于二尖瓣狭窄引起的左心房肥大，故又称“二尖瓣型 P 波”。

2. V_1 导联 P 波常呈先正后负的双向波。将 V_1 负向 P 波的时间乘以负向 P 波振幅，称为 P 波终末电势（P-wave terminal force，Ptf）。左心房肥大时，PtfV_1 绝对值≥0.04mm · s。

二、右心房肥大

右心房肥大（right atrial enlargement）时，主要表现为心房除极波振幅增高。心电图表现为（图 4-15-21）：

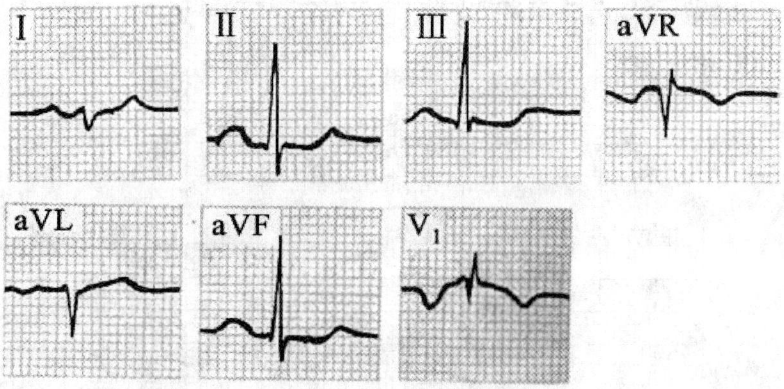

图 4-15-20 左心房肥大

1．P 波高尖，其振幅≥0.25mV，以Ⅱ、Ⅲ、aVF 导联较明显。常见于肺源性心脏病引起的右心房肥大，故又称“肺型 P 波”。

2．V_1 导联 P 波直立时，其振幅≥0.15mV;P 波为双向时，振幅算术和≥0.20mV。

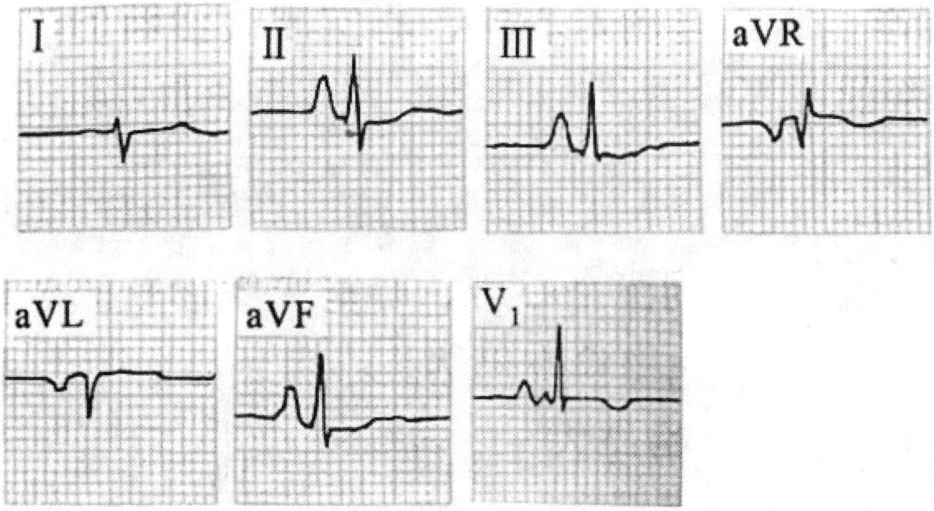

图 4-15-21 右心房肥大

提示：需要指出的是，上述所谓“肺型 P 波”及“二尖瓣型 P 波”，并非慢性肺心病及二尖瓣疾病所特有，故不能称为具有特异性的病因学诊断意义的心电图改变。

三、双心房肥大

双心房肥大（biatrial enlargement）时，由于左、右心房激动并非完全同时而有先后，故其向量不易抵消而各自表现出来，呈现异常高尖并增宽的双峰型 P 波。心电图表现为（图 4-15-22）：

1．P 波增宽≥0.12s，其振幅≥0.25mV。

2．V_1 导联 P 波高大双相，上下振幅均超过正常范围。

四、左心室肥厚

正常时心室综合心电向量表现为左室占优势的特征。左心室肥厚（left ventricular hypertrophy，LVH）时，可使左室占优势的情况更为突出。左心室肥厚的心电图表现为（图 4-15-23）：

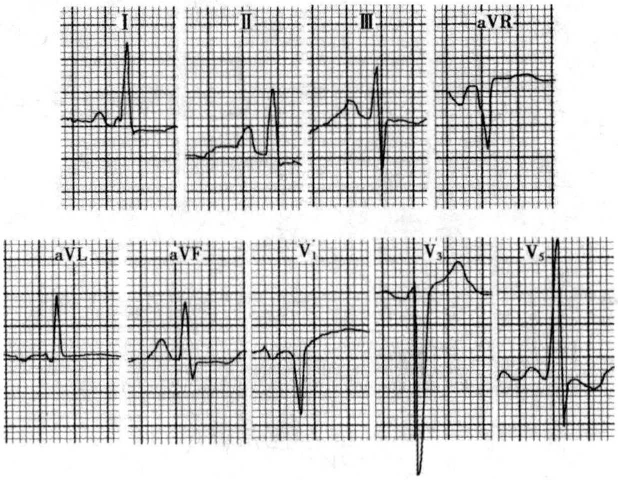

图 4-15-22 双侧心房肥大

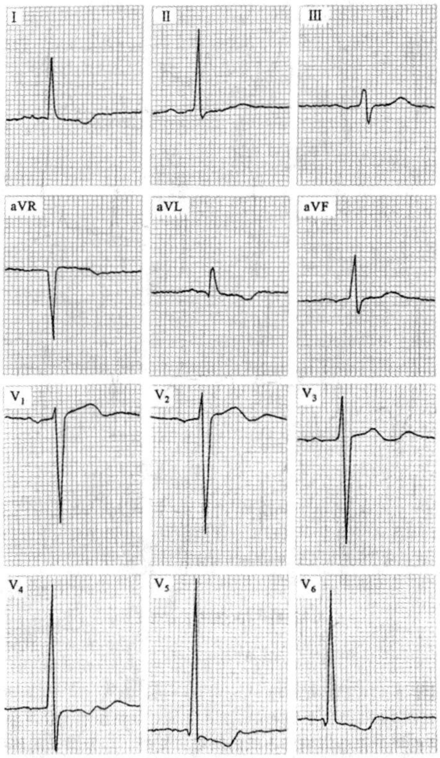

图 4-15-23 左心室肥厚

1. QRS 波群电压增高 ①胸导联：$R_{V5}>2.5mV$；$R_{V5}+S_{V1}\geqslant4.0mV$（男性）或$\geqslant3.5mV$（女性）。②肢体导联：$R_{Ⅰ}>1.5mV$，$R_{aVL}>1.2mV$，$R_{aVF}>2.0mV$，$R_{Ⅰ}+S_{Ⅲ}>2.5mV$。

2. 心电轴左偏。

3. QRS 波群时间轻度延长到 0.10～0.11s，但一般<0.12s。

4. 继发性 ST-T 改变 在 R 波为主的导联，其 ST 段可呈下斜型压低达 0.05mV 以上，T 波低平、双向或倒置。在以 S 波为主的导联（V_1 导联）则反而可见直立的 T 波。QRS 波群电压增高同时伴有 ST-T 改变者，传统上称左心室肥厚伴劳损。

五、右心室肥厚

右心室壁厚度仅有左心室壁的 1/3，故右心室肥厚（right ventricular hypertrophy，RVH）到一定程度时，才显示肥厚图形改变。右心室肥厚的心电图表现为（图 4-15-24）：

1．V_1 导联 R/S ＞1，呈 R 型或 Rs 型，重度右心室肥大可使 V_1 导联呈 qR 型（除外心肌梗死）；V_5 导联 R/S ≤1 或 S 波比正常加深；aVR 导联以 R 波为主，R/q 或 R/S ≥1。R_{V1} ≥1.0mV，R_{v1} ＋ S_{v5} ＞1.05mV（重症＞1.2mV）；RavR ＞0.5mV。

2．心电轴右偏≥＋ 90°（重度可＞110°）。

3．继发性 ST-T 改变 右胸导联 ST 段下降，T 波倒置，传统上称右心室肥大伴劳损。

4．显著顺时针方向转位，V_1 ~ V_6 呈 rS 型。

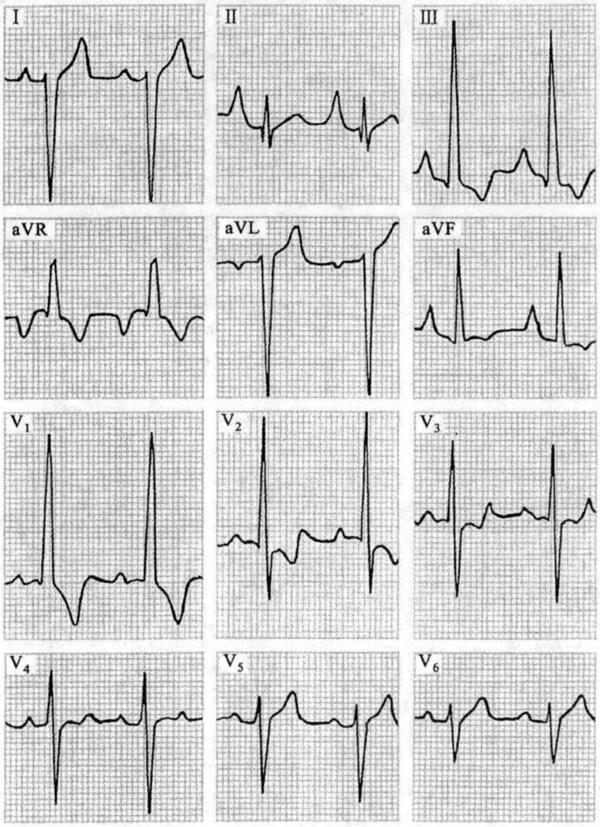

图 4-15-24　右心室肥厚

诊断右心室肥大，有时定性诊断（依据 V_1 导联 QRS 形态及电轴右偏等）比定量诊断更有价值。一般来说，阳性指标愈多，则诊断的可靠性越高。虽然心电图对诊断明显的右心室肥大准确性较高，但敏感性较低。

六、双心室肥厚

双心室肥厚（biventricular hypertrophy）心电图表现有以下三种情况：

1．大致正常心电图 因左、右心室均等肥厚，增加的除极向量方向相反，互相抵消。

2．单侧心室肥厚心电图 只表现出一侧心室肥厚，而另一侧心室肥厚的图形被掩盖。

3．双侧心室肥厚心电图 既表现右心室肥大的心电图特征（V_1 导联 R 波为主，电轴右偏等），又存在左心室肥大的某些征象（图 4-15-25）。

心房、心室肥大，心电图诊断只供参考，不能确诊，所以诊断时需密切结合临床资料。

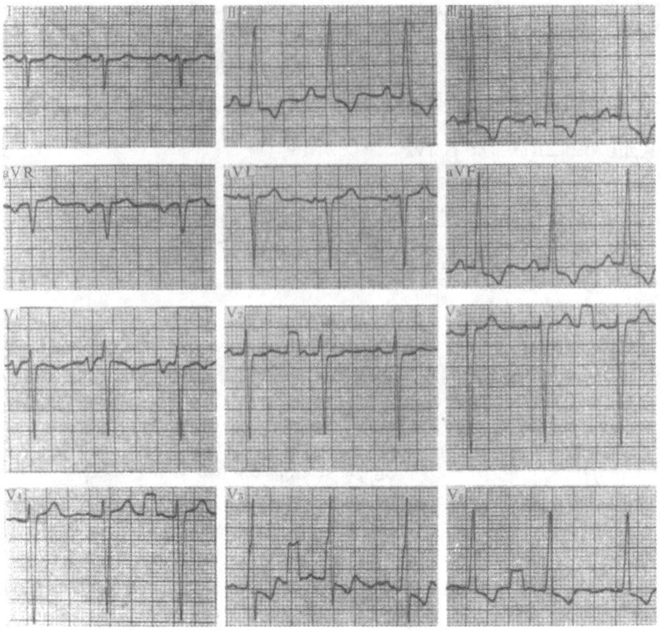

图 4-15-25 双侧心室肥厚

第四节 心肌缺血与 ST-T 改变

心肌缺血（myocardial ischemia）是指心肌的血液供应不能满足心肌活动的需要，临床上多见于冠状动脉粥样硬化性心脏病。心肌缺血使心室复极受影响，心电图表现为与缺血区相关的导联发生 ST-T 的异常改变。其改变类型与缺血的严重程度、持续时间和缺血发生的部位有关。

一、心肌缺血的心电图类型

心肌缺血最常见的变化为 T 波改变，也可出现 ST 段改变。

1．缺血型心电图改变 主要表现为 T 波变化（图 4-15-26）。

心内膜下心肌缺血时，心内膜复极时间较正常更为延迟（正常心脏心内膜复极较心外膜晚），

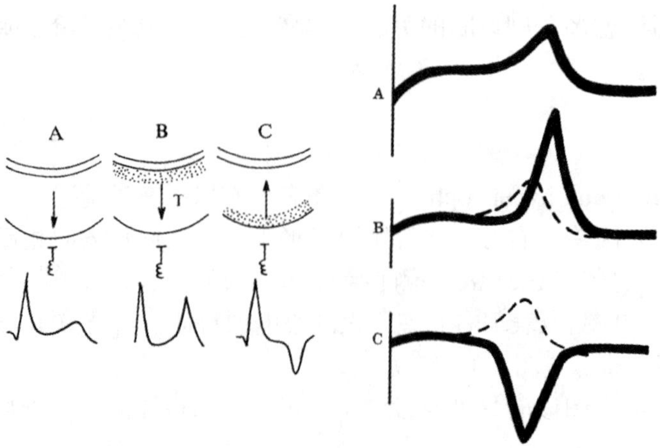

图 4-15-26 心肌缺血引起的 T 波改变

使原来存在的与心外膜复极向量相抗衡的心内膜复极向量减小或消失，致使T波向量增加，出现高大的T波。例如下壁心内膜下心肌缺血，下壁导联Ⅱ、Ⅲ、aVF可出现高大直立的T波。

心外膜下心肌缺血时，将引起心肌复极顺序的逆转，即心内膜先复极，膜外电位为正，而缺血的心外膜心肌尚未复极，膜外电位仍呈相对的负性，于是出现与正常方向相反的T波向量。此时面向缺血区的导联记录出倒置的T波。例如下壁心外膜下心肌缺血，下壁导联Ⅱ、Ⅲ、aVF可出现倒置的T波。

2．损伤型心电图改变　心肌缺血时间延长、程度加重，将出现心肌损伤，以至于心肌细胞的除极速度减慢，除极尚未结束复极即已开始，导致形成损伤型ST段移位，表现为ST段压低或ST段抬高两种类型（图4-15-27）。

心内膜下心肌损伤时，ST向量由心外膜面指向心内膜面，使位于心外膜面的导联出现ST段压低。ST段压低有三种类型：①水平型压低，即R波顶点垂线与ST段的交角等于90°；②下斜型压低，即R波顶点垂线与ST段交角大于90°；③上斜型压低，即R波顶点垂线与ST段交角小于90°。一般认为，ST段水平型压低及下斜型压低对诊断心肌缺血更有意义。

心外膜下心肌损伤时，ST向量由心内膜面指向心外膜面，使位于心外膜面的相应导联出现ST段抬高，而对侧部位的导联常可记录到相反的ST改变。发生透壁性心肌缺血时，心电图往往表现为心外膜下缺血（T波深而倒置）或心外膜下损伤（ST段抬高）类型（图4-15-27D、E）。

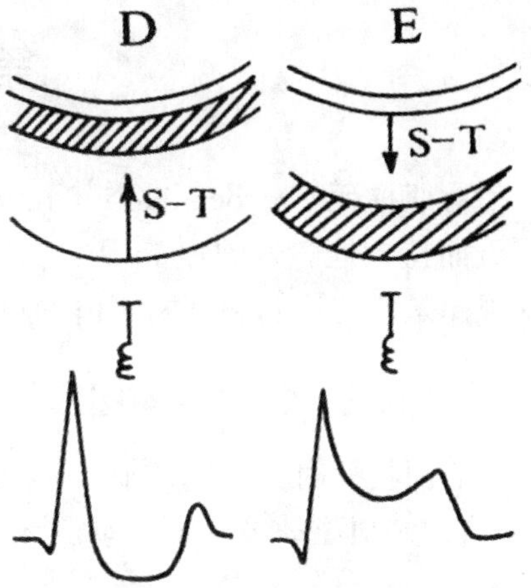

图4-15-27a　心肌损伤引起的ST-T改变

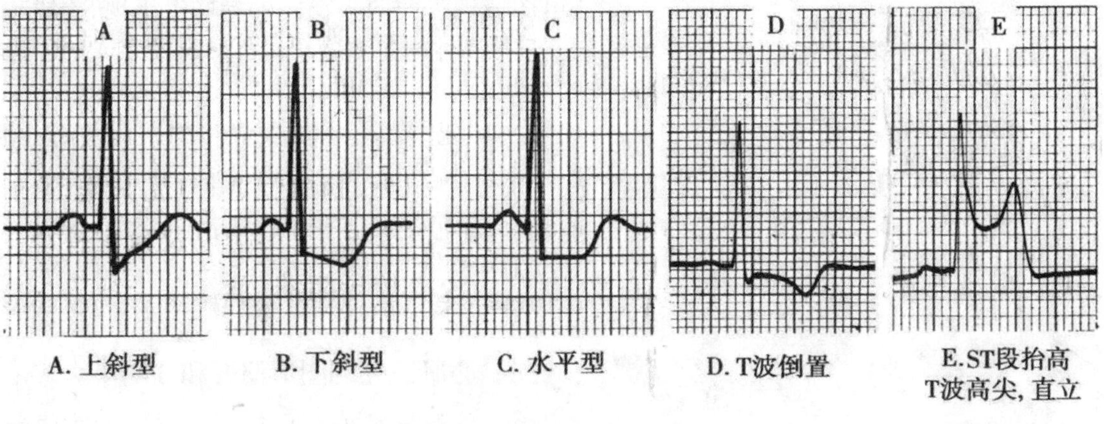

图4-15-27b　心肌损伤引起的ST-T改变

二、ST-T改变的临床意义

心肌缺血的心电图可仅表现为ST段改变或者T波改变，也可同时出现ST-T改变。典型的心肌缺血发作时，面向缺血部位的导联常显示缺血型ST段压低（水平型或下斜型下移≥0.1mV）和（或）T波倒置。慢性冠状动脉供血不足多为持续和较恒定的缺血型ST改变，呈水平型或下斜型下移（≥0.05mV）和（或）T波低平、负正双向和倒置，而于心绞痛发作时出现ST-T改变加重或伪性改善。冠心病患者心电图上出现倒置深尖、双肢对称的T波（称之为冠状T波），反映心外膜下心肌缺血或有透壁性心肌缺血，亦见于心肌梗死患者。变异型心绞痛多引起暂时性ST段抬高并常伴有高耸T波和对应导联的ST段下移，这是急性严重心肌缺血的表现，如ST段持续抬高，提示可能发生心肌梗死。

三、ST-T 的心电图鉴别

ST-T 改变在心电图中较常见，但其是非特异性心肌复极异常的共同表现。除心肌缺血外，心肌病、心肌炎、心包炎等均出现此类 ST – T 改变。低钾血症、高钾血症、药物影响以及心室肥大、束支传导阻滞等也可引起非特异性 ST – T 改变。所以必须结合临床资料进行鉴别后，方可做出心肌缺血或“冠状动脉供血不足”的心电图诊断。

第五节 心 肌 梗 死

心肌梗死（myocardial infarction）系由于冠状动脉血液供应急剧减少或中断，使相应的心肌严重而持久地急性缺血、损伤、坏死，属于冠心病的严重类型，其特征性的心电图改变及其演变规律是确定诊断和判断病情的重要依据之一。

一、心肌梗死的基本图形

心肌梗死时，可因缺血、损伤、坏死而相应产生特征性的心电图改变（图 4-15-28）。

1．缺血型改变　冠状动脉闭塞后，立即产生心肌缺血，影响其复极。若缺血发生在心内膜面，T 波高而直立；若发生在心外膜面，表现为 T 波倒置，典型者呈现冠状 T 波（对称性倒置）。

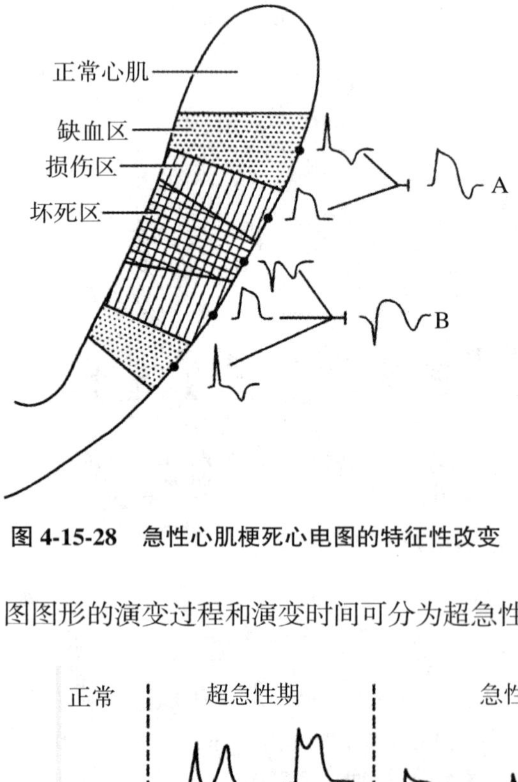

图 4-15-28　急性心肌梗死心电图的特征性改变

2．损伤型改变　缺血时间长会引起心肌损伤，心电图表现为面向损伤区的导联上出现 ST 段抬高，若明显抬高并与 T 波融合，可形成弓背向上的单向曲线。

3．坏死型改变　更进一步的缺血引起心肌坏死，坏死的心肌细胞丧失了电活动，坏死区心肌不再产生心电向量，但正常心肌除极未变，致使产生一个与梗死部位相反的综合向量，心电图表现为面向坏死区的导联出现异常深而宽的 Q 波或 QS 型波。

二、心肌梗死的图形演变和分期

急性心肌梗死发生后，心电图随着心肌缺血、损伤、坏死的发展而呈现一定规律演变。根据心电图图形的演变过程和演变时间可分为超急性期、急性期、亚急性期（近期）和陈旧期（图 4-15-29）。

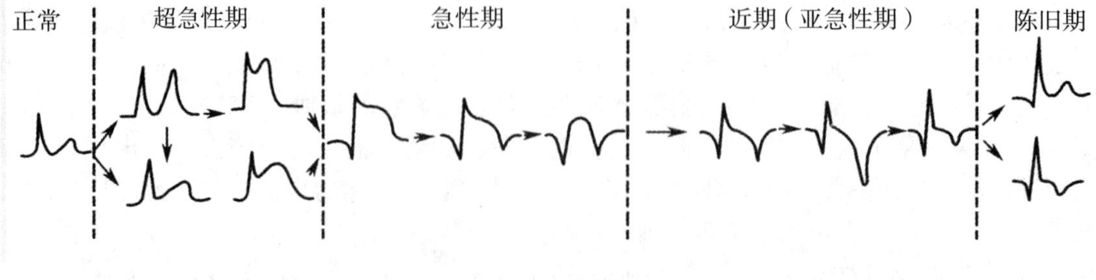

图 4-15-29　典型的急性心肌梗死的图形演变过程及分期

1. 超急性期（早期） 急性心肌梗死发生数分钟后，首先出现短暂的心内膜下心肌缺血，心电图上产生高大的T波，以后迅速出现ST段呈斜型抬高，与高耸直立的T波相连。此期持续时间短，仅数小时，临床上不易记录到。但此期对治疗十分重要，是溶栓治疗的最佳时期，此期若治疗及时而有效，有可能避免发展为心肌梗死或使已发生梗死的范围趋于缩小。

2. 急性期 心肌梗死后数小时或数日，心电图呈现一个动态演变过程：①ST段呈弓背向上抬高，并可形成单向曲线，继而逐渐回落；②由于心肌坏死，导致面向坏死区导联的R波振幅降低或丢失，出现异常Q波或QS波；③T波由直立开始倒置，并逐渐加深。坏死型的Q波、损伤型的ST段抬高和缺血型的T波倒置在此期内可同时并存。一般持续数天，多不超过2周。

3. 亚急性期（近期） 心肌梗死后数周至数月。此期以坏死及缺血图形为主要特征。抬高的ST段恢复至基线，缺血型T波由倒置较深逐渐变浅，坏死型Q波持续存在。

4. 陈旧期（愈合期） 心肌梗死后3～6个月或更久。T波逐渐恢复正常或持续倒置、低平，趋于恒定不变，残留下坏死型的Q波。

三、心肌梗死的定位诊断

心肌梗死的部位可以依据心电图上“心肌梗死基本图形”出现的导联来确定。心肌梗死图形出现的导联与心肌缺血部位及冠状动脉供血区域的关系见下表（表4-15-2）。

表4-15-2 心电图导联与心室部位及冠状动脉供血区域的关系

导联	心室部位	供血的冠状动脉
V_1～V_3	前间壁	左前降支
V_3～V_5	前壁	左前降支
V_1～V_5、Ⅰ、aVL	广泛前壁	左前降支
V_7～V_9	正后壁	回旋支或右冠状动脉
Ⅱ、Ⅲ、aVF	下壁	右冠脉（多数）或左回旋支（少数）
Ⅰ、aVL、	高侧壁	左前降支或左回旋支
V_{3R}～V_{4R}	右心室	右冠状动脉

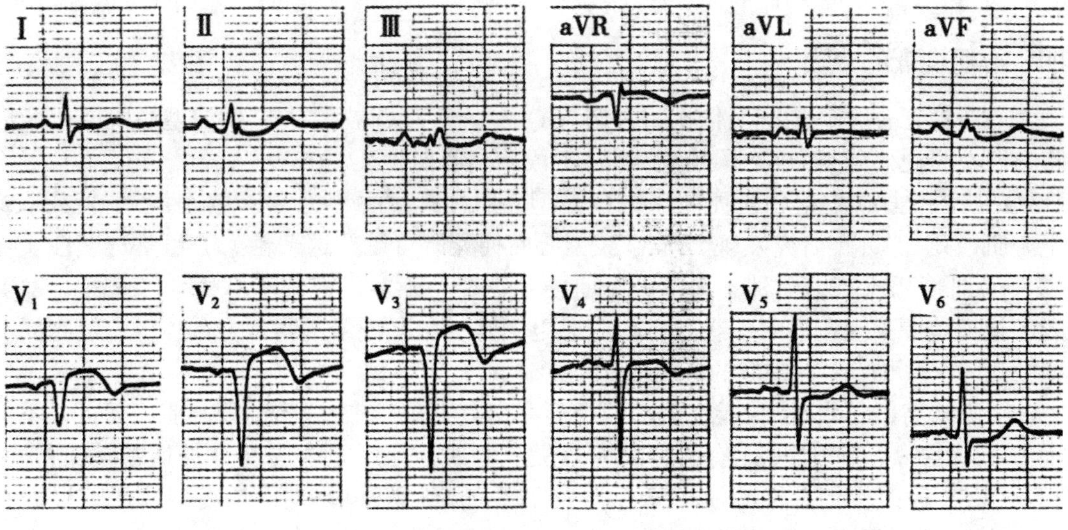

图4-15-30 急性前间壁心肌梗死

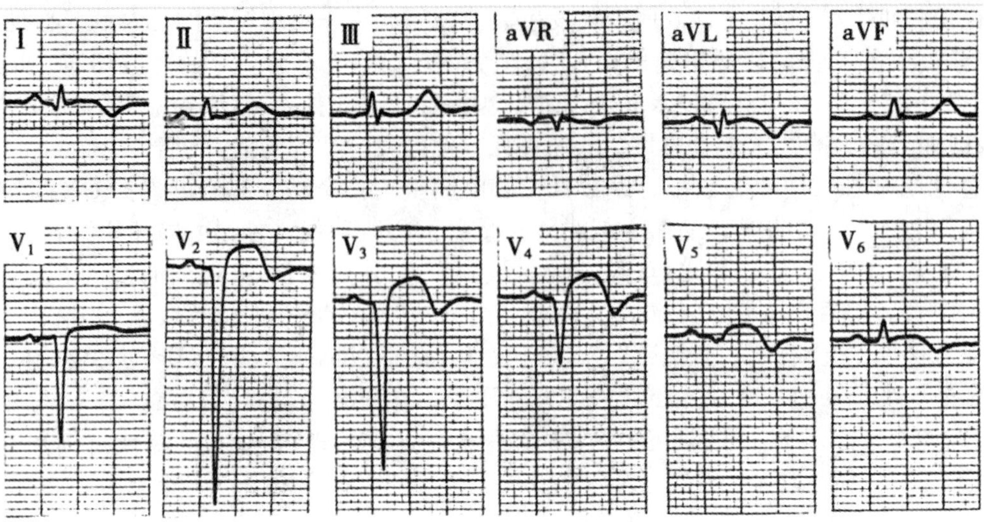

图 4-15-31 急性广泛前壁心肌梗死

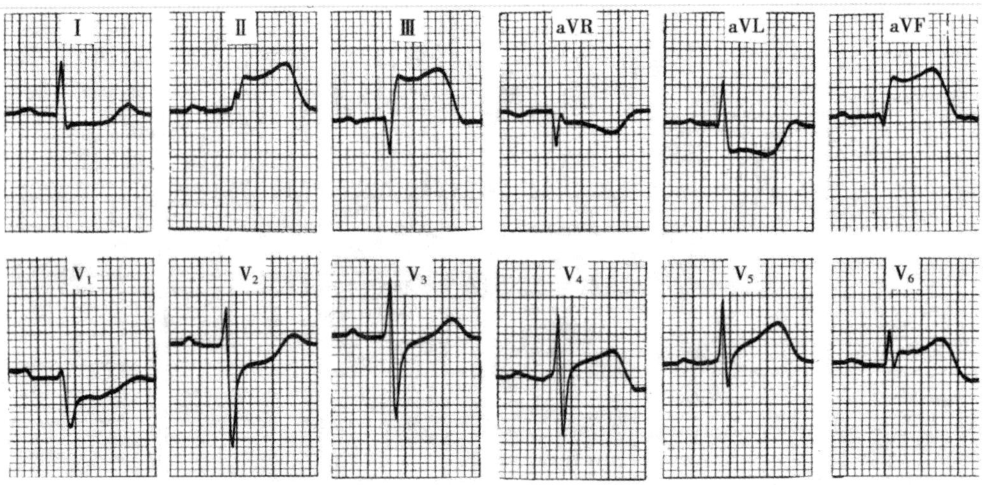

图 4-15-32 急性下壁心肌梗死

四、心肌梗死的分类

关于心肌梗死分类，传统上依据是否出现 Q 波，分为 Q 波型和非 Q 波型心肌梗死，近年来主张将急性心肌梗死分类为 ST 段抬高和非 ST 段抬高心肌梗死。

1. Q 波型和非 Q 波型心肌梗死 非 Q 波型心肌梗死过去称为“非透壁性心肌梗死”或“心内膜下心肌梗死”。近年研究发现，非 Q 波型心肌梗死既可是非透壁性，亦可是透壁性。与典型的 Q 波型心肌梗死比较，此种不典型的心肌梗死较多见于多支冠状动脉病变。此外，发生多部位梗死、梗死范围弥漫或局限、梗死区位于心电图常规导联记录的盲区（右心室、基底部、孤立正后壁梗死等）均可产生不典型的心肌梗死图形。

2. ST 段抬高型和非 ST 段抬高型心肌梗死 研究发现，ST 段抬高型心肌梗死可以不出现 Q 波，而非 ST 段抬高型心肌梗死有的可出现 Q 波。心肌梗死后是否出现 Q 波通常是回顾性诊断。近年提出以 ST 段改变把急性心肌梗死分类为 ST 段抬高型和非 ST 段抬高型，便于根据心电图 ST 段是否抬高而选择正确和合理的治疗方案，突出了早期干预的重要性。

五、心肌梗死的鉴别诊断

1. 单纯的ST段抬高　可见于早期复极综合征、急性心包炎、变异型心绞痛等。根据心肌梗死常伴有异常Q波及心电图形动态演变过程可鉴别。

2. 异常Q波　感染或脑血管意外可出现短暂QS或Q波，但没有典型演变过程，且很快恢复正常。心脏横位可导致Ⅲ导联出现Q波，但Ⅱ导联通常正常。顺时针方向转位、左心室肥大及左束支传导阻滞时，V_1、V_2导联可有QS波。右心室肥大、心肌病也可出现异常Q波，但都缺乏ST段及T波的同时改变，并没有一定的演变规律，故可和急性心肌梗死区别。

心电图是确诊心肌梗死的重要手段，根据心电图的典型改变及所出现的导联对心肌梗死可做出定性、定位、分期诊断及预后判定。临床常用心电监护仪进行病情及演变、疗效及并发症的观察。

第六节　心律失常

一、心脏的电生理特性

心肌细胞具有自律性、兴奋性、传导性和收缩性，前三者与心律失常密切相关。

（一）自律性

自律性（autorhythmicity）亦称自动节律性，指心肌在无外界刺激下能自动地、规律地产生兴奋及发放冲动的特性。正常情况下，只有心脏传导系统的细胞具有自律性，其中以窦房结自律性最高，正常频率为60～100次/分；房室交界为心脏第二级起搏点，频率为40～60次/分；希氏束以下为心脏第三级起搏点，频率为25～40次/分。窦房结为主导节律，主导心脏活动，称为窦性心律。当窦房结功能不良时，低位起搏点可取而代之成为主导节律，形成逸搏或逸搏心律（连续三次以上逸搏），此为被动性保护心律，为下级起搏点的自主性心律。

所谓逸搏是指高位节律点因病变或受抑制而出现停搏或节律明显减慢，使激动不能正常下传时，低位节律点就会发出1～2个较正常高位节律点低的冲动激动心房或心室，称为逸搏。连续三个以上的逸博，称为逸搏心律。逸搏或逸搏心律是一种生理性保护机制。

（二）兴奋性

心肌细胞受刺激后能引起应答反应的能力称为兴奋性（excitability）或应激性，通常表现为细胞膜通透性改变，产生动作电位。不同的细胞或同一细胞在不同状态下兴奋性不同。心肌细胞在一次兴奋之后进入较长的不应期。

1. 有效不应期　心肌细胞开始除极后的一段时间内对任何刺激均无反应，称为绝对不应期（absolute refractory period，ARP），历时约200ms。在其后的一小段时间内（约10ms）强刺激可以产生局部兴奋，但不能扩布到邻近细胞，两者合并起来称为有效不应期（effective refractory period，ERP）。心室的ARP相当于心电图的QRS波开始至T波升支前段。

2. 相对不应期　有效不应期后心肌细胞兴奋性有所恢复，以高于正常阈值的较强刺激引起扩布性兴奋，此期称为相对不应期（relative refractory period，RRP）。此扩布性兴奋传导慢或易发生递减传导。心室的RRP相当于T波峰至T波终点处。

有效不应期加上相对不应期称为总不应期，历时250～400ms。从绝对不应期到相对不应期前一半的一段时间，心肌细胞的兴奋性已开始恢复，但不一致，各部分心肌的兴奋性和传导速度差异显著，此时若受到一适当强度的刺激，可发生多处的单向阻滞和折返激动而引起颤动，称为易颤期或易损期。心室的易颤期相当于心电图T波顶峰偏前约30ms处。室性期前收缩若发生在此期（称 R on－T 现象），易引起室性阵发性心动过速或心室纤颤。

3．超常期　在相对不应期后的一段时间，用稍低于阈值的刺激也能激发动作电位的产生，称之为超常期。

（三）传导性

心肌激动时能自动向邻近细胞扩散称为传导性（conductivity）。心肌各部位的传导速度并不相同，以浦肯野纤维及束支传导速度最快，房室结传导最慢。心肌传导功能异常包括：完全性传导阻滞、单向传导阻滞、隐匿性传导、传导延迟及折返激动等，均与心律失常有关。

二、心律失常的分类

心脏冲动的起源和（或）传导异常，引起心脏的冲动频率、节律紊乱及速度传导改变称为心律失常（arrhythmia）。负责心脏正常冲动形成与传导的特殊心肌称为心脏的传导系统，包括窦房结、结间束、房室结、希氏束、左右束支及浦肯野纤维等。

心律失常分类方法很多，目前多按形成原因分为两类（表 4-15-3）：

- 激动起源异常
  - 窦性心律失常：过速、过缓、不齐、停搏
  - 异位心律
    - 被动性：逸搏与逸搏心律
    - 主动性：
      - 期前收缩（房性、房室交界性、室性）
      - 心动过速（房性、房室交界性、室性）
      - 扑动与颤动（心房、心室）
- 激动传导异常
  - 生理性传导障碍：干扰与脱节（包括心脏各个部位）
  - 病理性传导障碍：
    - 窦房阻滞
    - 房内阻滞
    - 房室传导阻滞（一度、二度Ⅰ型和Ⅱ型、三度）
    - 室内传导阻滞（左、右束支阻滞，左束支分支阻滞）
    - 意外传导（超常传导、裂隙现象、维登斯基现象）
  - 传导途径异常：预激综合征

表 4-15-3　心律失常分类

三、窦性心律失常

起源于窦房结的心律称为窦性心律（sinus rhythm）。窦性心律心电图特征（图 4-15-33）：

1．窦性 P 波规律出现，P 波在Ⅰ、Ⅱ、aVF、$V_4 \sim V_6$ 导联直立，在 aVR 导联倒置。

2．P-R 间期≥0.12s。

3．P 波频率为 60～100 次/分。

（一）窦性心律失常

1．窦性心动过速（sinus tachycardia，STC）　窦性心律的 P 波频率＞100 次/分时称为窦性心动过速。见于体力活动、情绪波动、吸烟、饮兴奋性饮料、饮酒等；也见于某些病理因素，如发热、甲状腺功能亢进、贫血、失血、心肌炎和使用拟肾上腺素类药物等。其心电图特点：①具有窦性心律的特点；②成人心律＞100 次/分；③部分患者可伴有继发性 ST-T 变化（图 4-15-34）。

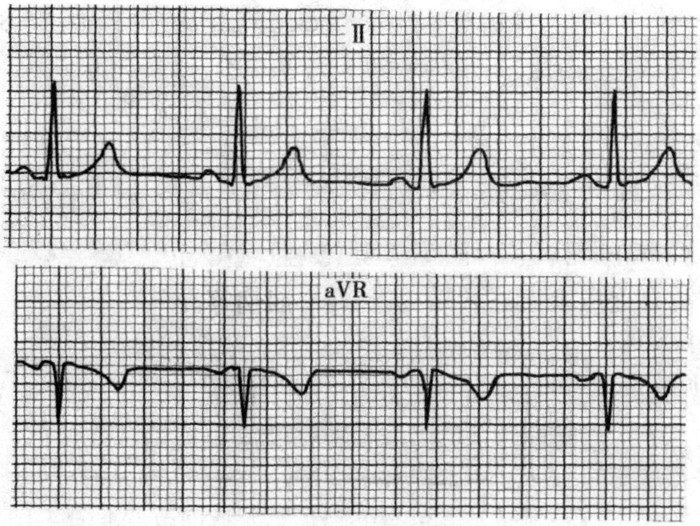

图 4-15-33　窦性心律

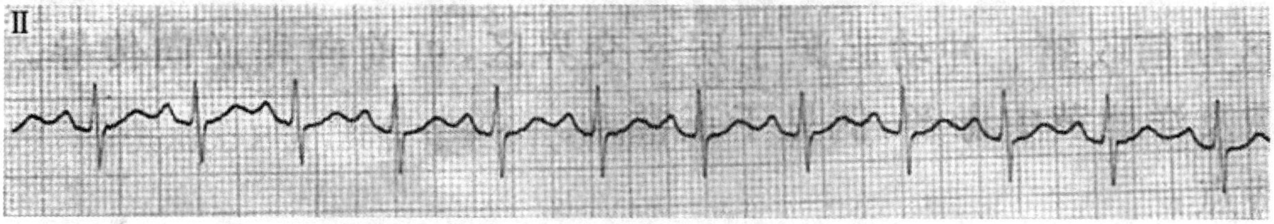

图 4-15-34　窦性心动过速

2．窦性心动过缓（sinus bradycardia，SBC）窦性心律的 P 波频率＜60 次 / 分时称为窦性心动过缓。见于运动员、老年人及颅内压增高、服用洋地黄过量、甲状腺功能减退或使用 β 受体阻滞剂等。其心电图特点：①具有窦性心律的特点；②成人心律＜60 次 / 分（图 4-15-35）。

3．窦性心律不齐（sinus arrhythmia，SAT）窦性心律节律不整，在同一导联上 P-P 间期差值＞0.12s，常与窦性心动过缓同时存在。多见于青少年或自主神经功能不稳定者，常与呼吸有关，一般无临床意义。其心电图特点：①具有窦性心律的特点；②同一导联上的 P-P 间期相差＞0.12s；③常与窦性心动过缓同时发生（图 4-15-35）。

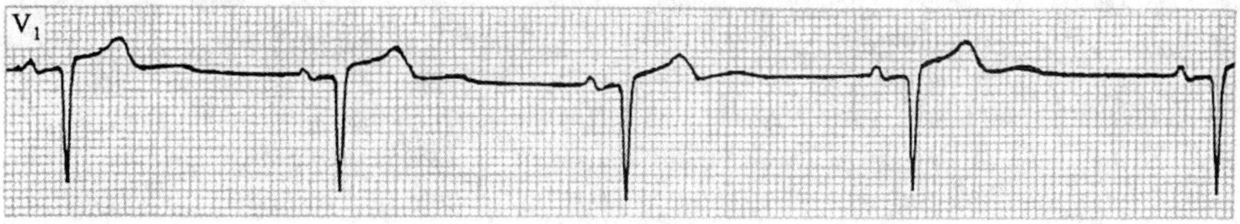

图 4-15-35　窦性心动过缓及窦性心律不齐

4．窦性停搏（sinus arrest，SA）亦称窦性静止，指在一段时间内窦房结不发放冲动。其心电图特点：①具有窦性心律的特点；②正常 P-P 间距中突然出现 P 波脱落（无 P 波及其后继的 QRS 波群），且长 P-P 间距与正常 P-P 间距无整倍数关系。窦性停搏后常出现逸搏或逸搏心律（图 4-15-36）。

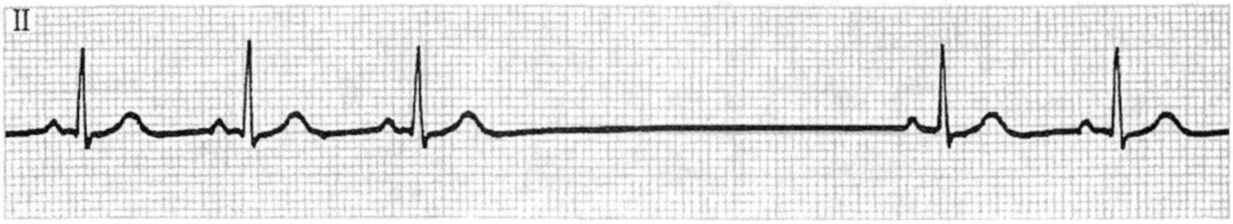

图 4-15-36 窦性停搏

5. 病态窦房结综合征（sick sinus syndrome，SSS） 简称病窦综合征，是由于窦房结功能及其周围组织病变引起的以缓慢性心律失常为主的临床综合征。多见于冠心病、病毒性心肌炎、心肌病等。其心电图特点：①严重而持久的窦性心动过缓，心率常<50 次 / 分，且不能用阿托品等药物纠正；②窦性停搏或窦房阻滞；③常并发室上性心动过速、心房扑动、心房颤动，又称慢快综合征；④可出现多级房室传导阻滞；⑤可有 P 波形态及方向改变（图 4-15-37）。

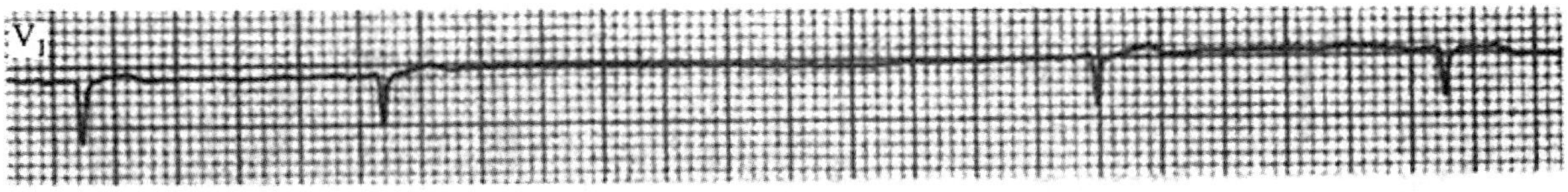

图 4-15-37 病态窦房结综合征

四、期前收缩

期前收缩（premature contraction，PC）指起源于窦房结以外的异位起搏点提前发出的冲动，引起心脏提前激动，又称过早搏动或早搏，是临床上最常见的心律失常。

期前收缩的产生机制包括：①折返；②触发活动；③异位起搏点的兴奋性增高。

期前收缩的分类：①根据异位起搏点部位，分为房性、室性、交界性期前收缩，以室性期前收缩最为常见。②根据异位起搏点的数目，分为单源性与多源性期前收缩。后者多见于器质性心脏病。③根据发生频率，分为偶发和频发，频率≥6 次 / 分为频发性期前收缩。④根据期前收缩的规律性，分为二联律（期前收缩与窦性心律交替出现）、三联律（每两个窦性心搏后出现一次期前收缩）、四联律（每三个窦性心搏后出现一次期前收缩）等。

1. 室性期前收缩（premature ventricular contraction，PVC） 心电图表现为（图 4-15-38）：①提前出现宽大畸形的 QRS 波群，时间常>0.12s，T 波方向常与 QRS 波群的主波方向相反，其前无 P 波或相关 P 波。②往往出现完全性代偿间歇，即期前收缩前后两个窦性 P 波间距等于窦性周期（正常 P-P 间期）的 2 倍。

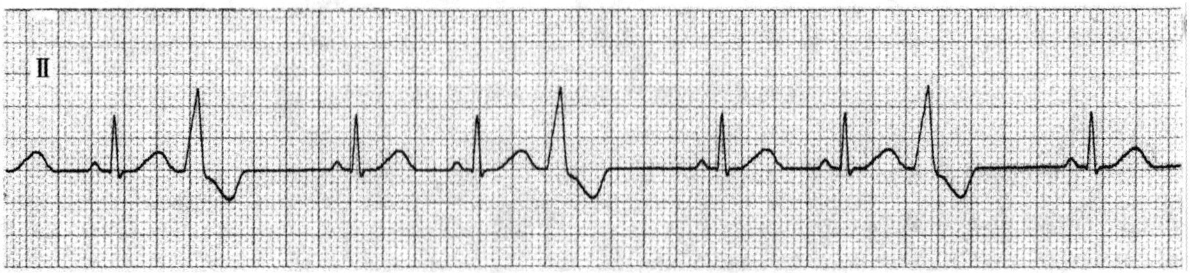

图 4-15-38 室性期前收缩（三联律）

2．房性期前收缩（premature atrial contraction，PAC） 心电图表现为（图 4-15-39）：

①提前出现的异位 P′ 波，形态与窦性 P 波不同。

②多数后继的 QRS 波群形态与窦性相同，P′ -R 间期＞0.12s。

③大多为不完全性代偿间歇，即期前收缩前后两个窦性 P 波的间距小于正常 P-P 间距的 2 倍。

④部分期前收缩的 P′ -R 间期可延长；部分异位 P′ 波后无 QRS 波群，是房性期前收缩未下传；部分 P′ 波后的 QRS 波群增宽变形，呈右束支传导阻滞图形，是由于心室处在相对不应期，干扰了房性期前收缩激动在心室内的传导，形成室内差异性传导。

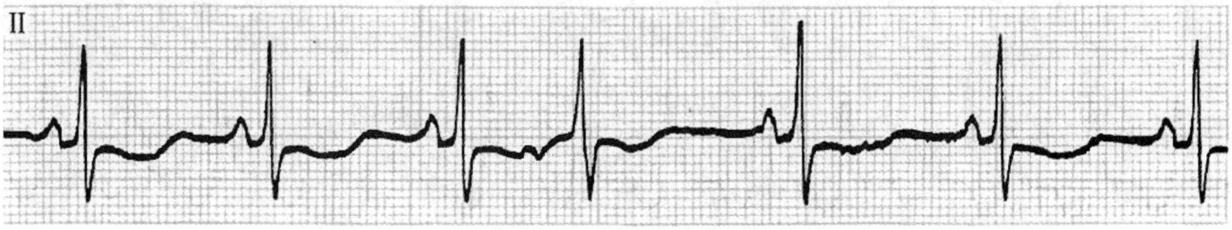

图 4-15-39　房性期前收缩

3．交界性期前收缩（premature junctional contraction，PJC） 心电图表现为（图 4-15-40）：

①提前出现的 QRS-T 波，其形态与窦性 QRS-T 波基本相似。

②逆行性 P′ 波（P′ 波在Ⅱ、Ⅲ、aVF 导联倒置，aVR 导联直立），可出现在 QRS 波群之前（P′ -R 间期＜0.12s）或之后（R-P′ 间期＜0.20s）或与 QRS 波群重叠。

③大多为完全性代偿间歇。

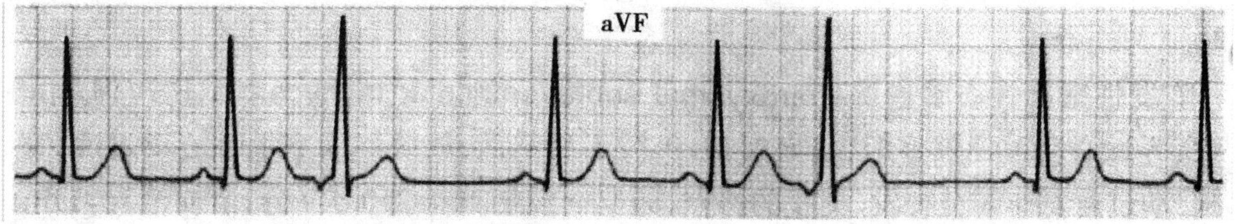

图 4-15-40　交界性期前收缩

五、异位性心动过速

异位性心动过速是指异位节律点兴奋性增高或折返激动引起的快速异位心律，实质是连续出现 3 次或以上的期前收缩。根据异位节律点的发生部位，分为房性、交界性及室性心动过速。

1．阵发性室上性心动过速（paroxysmal supraventricular tachycardia，PSVT） 简称室上速，分为房性和交界性心动过速，常因 P′ 波无法辨别，故将两者统称为室上性阵发性心动过速。发作特点：突发突止。心电图表现为：① P′ 波消失；②心室率一般为 160～250 次 / 分，节律绝对整齐，QRS 波群形态一般与窦性 QRS 波群形态相同。如伴有室内差异性传导或束支传导阻滞时，可呈宽大的 QRS 波。③常伴有继发性 ST-T 改变（图 4-15-41）。

临床上最常见的室上速为预激旁路引起的房室折返性心动过速及房室结双径路引起的房室结折返性心动过速。这两类心动过速患者多不具有器质性心脏病，由于解剖学定位比较明确，可通过导管射频消融术根治。

2. 阵发性室性心动过速（paroxysmal ventricular tachycardia，PVT） 简称室阵速。心电图表现为：① QRS 波群呈宽大畸形，时间＞0.12s；②心室率多为 140～200 次 / 分，节律略有不齐；③ QRS 波与 P 波无固定关系（房室分离），P 波频率慢于 QRS 波频率，此可明确诊断；④可有 P 波下传，夺获心室，形成“正常化”的 QRS 波（心室夺获）(ventricular capture，VC ）或部分夺获心室，形成室性融合波（ ventricular fusion，VF ），是诊断室性心动过速的可靠依据（图 4-15-42 ）。

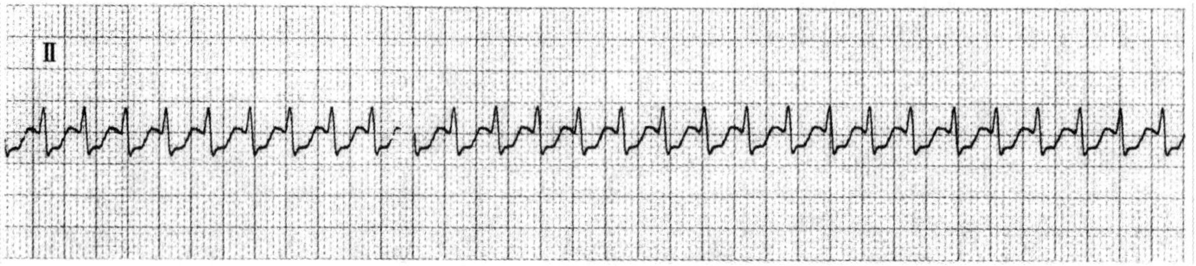

图 4-15-41 室上性心动过速

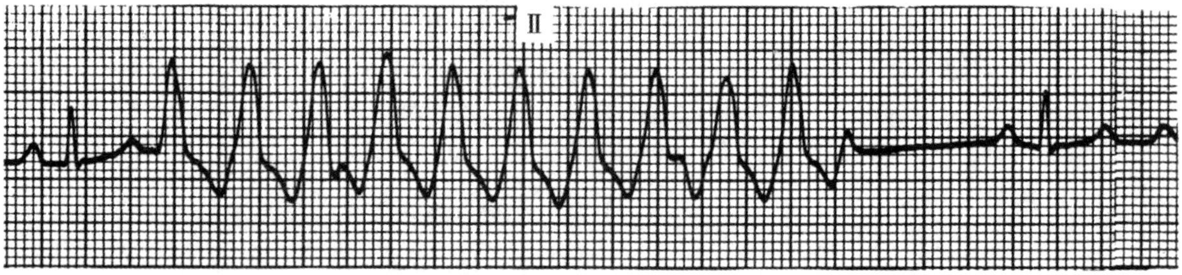

图 5-15-42 阵发性室性心动过速

3. 非阵发性心动过速（ nonparoxysmal tachycardia，NPT ） 又称加速性自主心律，包括加速的房性、交界性、室性自主心律，以非阵发性交界性心动过速最常见，发作多有渐起渐止的特点。多发生于器质性心脏病。

①非阵发性交界性心动过速（ nonparoxysmal junctional tachycardia，NPJT ） 心率多为 70 ~ 130 次 / 分，律齐，QRS 波群为室上性，时间＜0.10s。

②非阵发性室性心动过速（ nonparoxysmal ventricular tachycardia，NPVT ） 心率多为 60 ~ 100 次 / 分，QRS 波群宽大畸形。

4. 扭转型室性心动过速（ torsade de pointes，TDP ） 是一种严重的室性心律失常，常为心室颤动的前奏，发作时可见一系列增宽变形的 QRS 波群以每 3 ~ 10 个心搏围绕基线不断扭转其主波方向，每次发作持续数秒钟到数十秒钟而自行终止。临床上见于先天性长 Q-T 间期综合征、严重的房室传导阻滞、低钾、低镁伴有异常 T 波及 u 波和服用奎尼丁、胺碘酮等药物所致（图 4-15-43 ）。

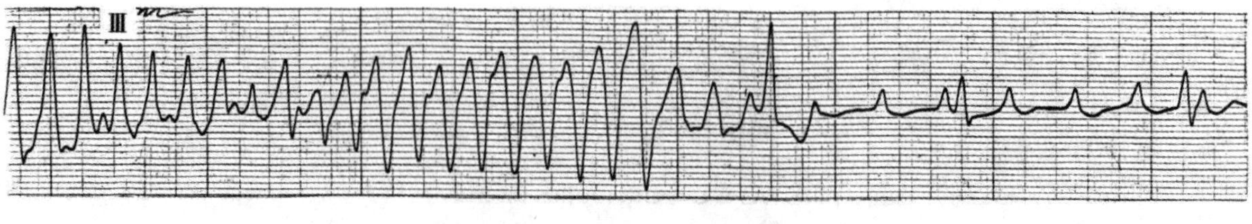

图 4-15-43 扭转型室性心动过速

六、扑动与颤动

扑动与颤动可出现于心房或心室，扑动较规则，颤动常极不规则，室扑、室颤属临终前的一种表现。主要的电生理基础为心肌的兴奋性增高，不应期缩短，同时伴有一定的传导障碍，形成环形激动及多发微折返。

1．心房扑动（atrial flutter，AF） 简称房扑，发病机制为房内大折返环路激动，多为短阵发作。心电图表现为：①P 波消失，出现规则的大锯齿形房扑波（F 波），F 波振幅大小一致，间隔整齐，F 波间无等电位线，频率多为 250～350 次 / 分，在Ⅱ、Ⅲ、aVF 及 V_1 导联中显著。②F 波多以固定比例（2∶1 或 3∶1）下传心室，心室律规则；若房室传导比例不固定，则心室律不规则。③若 F 波的大小和间距有差异，且频率＞350 次 / 分，称不纯性心房扑动。④QRS 波群形态多呈室上性，时间＜0.10s，若伴室内差异性传导、束支传导阻滞等则 QRS 波群时间增宽（图 4-15-44）。

2．心房颤动（atrial fibrillation，Af） 简称房颤，发病机制多认为是房内有多个小折返激动，与心房扩大和心房肌受损有关，也可见于无明显器质性心脏病者。少数呈阵发性，多数为慢性永

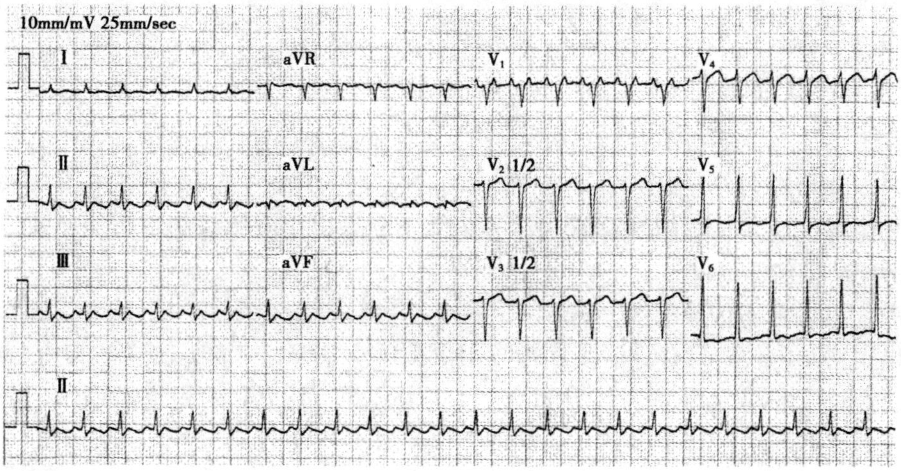

图 4-15-44　心房扑动

久性房颤。心电图表现为：①正常 P 波消失，出现大小不等、形态各异、间隔极不均匀的颤动波（f 波），频率为 350～600 次 / 分，以 V_1 导联最显著。②心室律绝对不齐，QRS 波一般不增宽，当伴室内差异性传导、束支传导阻滞等时，QRS 波群可宽大畸形。③心室率可分为快速型（心率＞100 次 / 分），多见于未经治疗者或伴有预激综合征及甲亢患者；缓慢型（心率≤100 次 / 分），多见于稳定慢性房颤（图 4-15-45）。

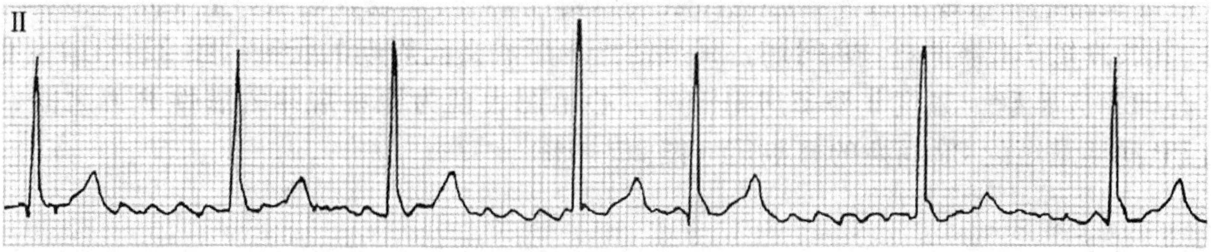

图 4-15-45　心房颤动

3. 心室扑动（ventricular flutter，VF） 简称室扑，发病机制是心室肌产生环形激动。心电图表现为：①正常的 P-QRS-T 消失，出现连续快速而相对规则的大振幅波动，频率为 200 ~ 250 次 / 分；②室扑不能持久，很快会转为室颤或恢复（图 4-15-46）。

4. 心室颤动（ventricular fibrillation，Vf） 简称室颤，发病机制是心室出现多灶性局部兴奋，致完全失去排血功能，是心搏停止前的征象。心电图表现为：P-QRS-T 消失，出现大小、形态、间隔极不一致的低小波，频率为 200 ~ 500 次 / 分（图 4-15-46）。

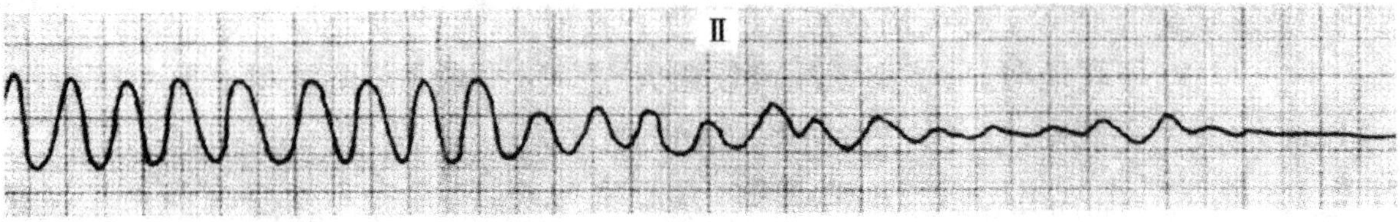

图 4-15-46 心室扑动与心室颤动

七、心脏传导阻滞

心脏传导系统的任何部位由于器质性损害、迷走神经张力增高或是药物作用及位相性的影响等，引起传导延缓或阻滞称为心脏传导阻滞（heart block，HB）。心脏传导阻滞包括窦房传导阻滞、房内传导阻滞、房室传导阻滞和室内传导阻滞，其中以房室传导阻滞最为常见。

（一）窦房传导阻滞

根据阻滞程度，窦房传导阻滞（sinoatrial block，SAB）分为一、二、三度。因常规心电图不能直接描记出窦房结电位，只有二度窦房传导阻滞出现房室漏搏才能诊断。二度 SAB 分为两型：

1. 二度Ⅰ型 又称文氏型窦房传导阻滞，心电图表现为：P-P 间距逐渐缩短，漏搏后 P-P 间距突然变长，长 P-P 间距＜基本的 P-P 间距的 2 倍（图 4-15-47）。

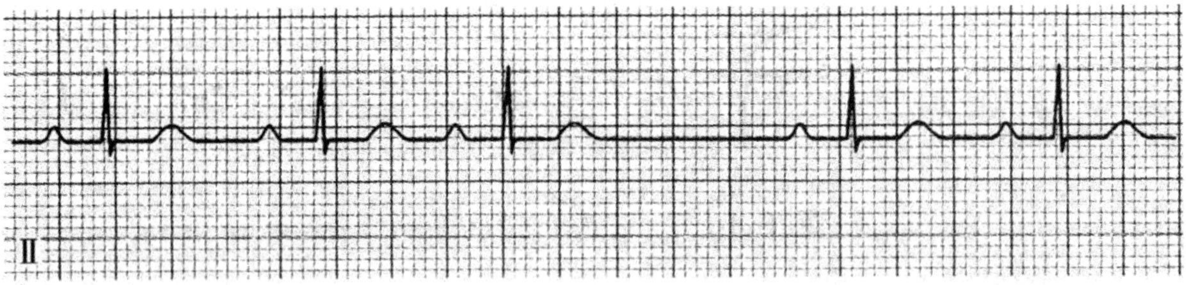

图 4-15-47 二度Ⅰ型窦房阻滞

2. 二度Ⅱ型 又称莫氏型窦房传导阻滞，心电图表现为：在规律的窦性 P-P 间距中突然出现一个长 P-P 间距，长 P-P 间距等于正常窦性 P-P 间距的整倍数，多为 2 倍（图 4-15-48）。

（二）房室传导阻滞

按阻滞程度，房室传导阻滞（atrioventricular block，AVB）可分为三度。

1. 一度房室传导阻滞 心电图表现为：P-R 间期延长，成人超过 0.20s，每个 P 波后都有 QRS 波群（图 4-15-49）。

2. 二度房室传导阻滞 心电图表现为 P 波后有 QRS 波脱漏，分为两型。①Ⅰ型（又称 Morbiz Ⅰ型）：也称文氏型，心电图表现为 P 波规律出现，P-R 间期逐渐延长，直到一个心室波

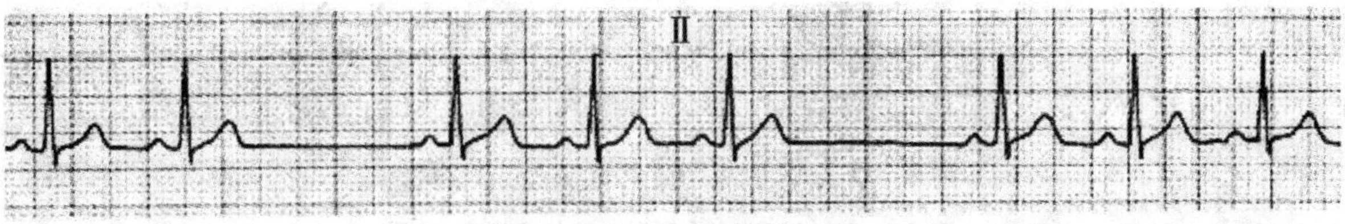

图 4-15-48 二度Ⅱ型窦房阻滞

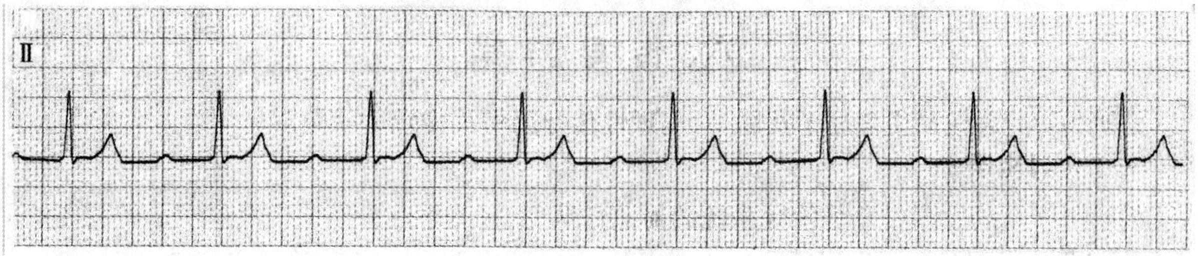

图 4-15-49 一度房室阻滞

脱漏，P-R 间期又趋缩短，之后又逐渐延长，心室波脱漏，周而复始（图 4-15-50）。②Ⅱ型（又称 Morbiz Ⅱ型），心电图表现为 P-R 间期固定（正常或延长），部分 P 波后无 QRS 波群。凡连续出现两次或以上的 QRS 波群脱漏者，称为高度房室传导阻滞（图 4-15-51）。

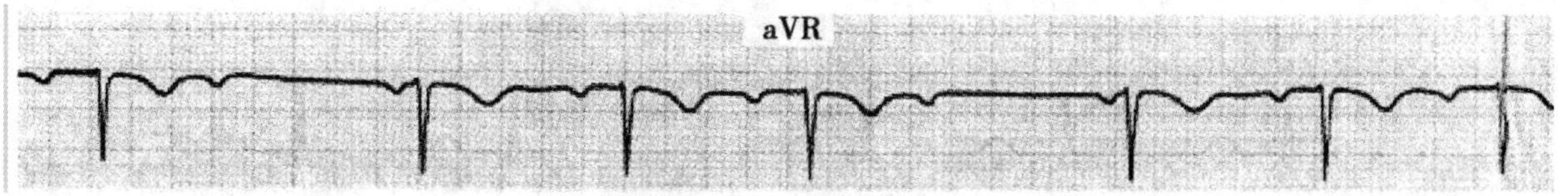

图 4-15-50 二度Ⅰ型房室阻滞

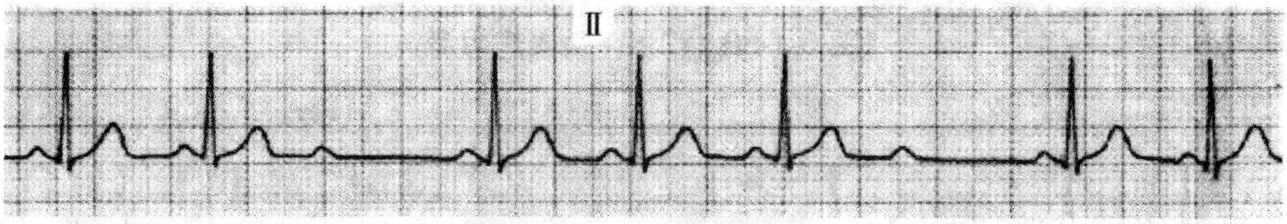

图 4-15-51 二度Ⅱ型房室阻滞

3. 三度房室传导阻滞 又称为完全性房室传导阻滞（complete atrioventricular block，CAVB）。心电图表现为：P 波与 QRS 波群毫无关系，P 波频率快于 QRS 波群频率。QRS 波群的形态取决于起搏点的位置：起搏点在房室束分叉以上，出现交界性逸搏心律，QRS 波群形态基本正常；起搏点在房室束分叉以下，出现室性逸搏心律，QRS 波群形态宽大畸形（图 4-15-52）。

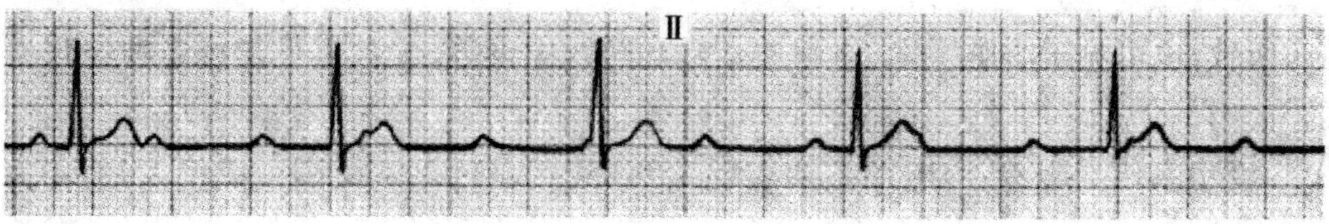

图 4-15-52a 三度房室阻滞，交界性逸搏心律

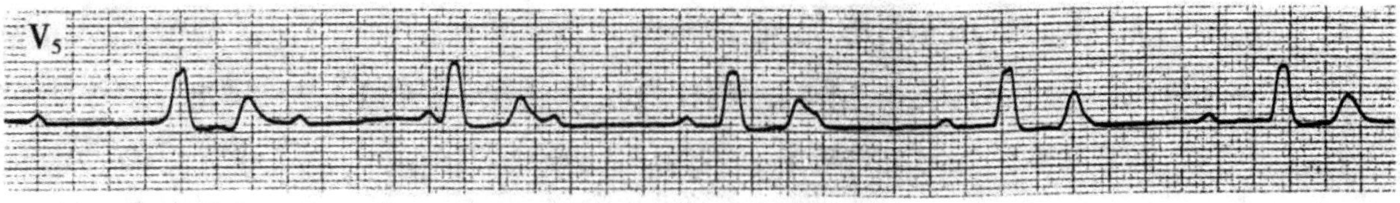

图 4-15-52b 三度房室阻滞，室性逸搏心律滞

（三）室内传导阻滞

发生在房室束支以下部位的传导障碍统称为室内传导阻滞（intraventricular block，IVB），包括右束支传导阻滞、左束支传导阻滞、左前分支传导阻滞、左后分支传导阻滞、双束支传导阻滞等。

1. 右束支传导阻滞（right bundle branch block，RBBB） 右束支细长，由单侧冠状动脉分支供血，故传导阻滞常见，可见于各种心脏病，也可见于健康人。

完全性右束支传导阻滞（complete right bundle branch block，CRBBB）的心电图表现（图 4-15-53）为：① QRS 波群时间≥0.12s，V_1 导联 R 峰时间＞0.05s；② V_1、V_2 导联 QRS 波呈 rsR′ 或 M 形波，此为最特征性的改；ST 段轻度压低，T 波倒置；③ Ⅰ、V_5、V_6 导联 S 波增宽并有切迹，时间≥0.04s，T 波方向与 S 波方向相反；④ aVR 导联呈 QR 型，R 波宽而有切迹。

若 QRS 波群时间＜0.12s，其余特点与完全性右束支传导阻滞相同，为不完全性右束支传导阻滞（incomplete right bundle branch block，IRBBB）。

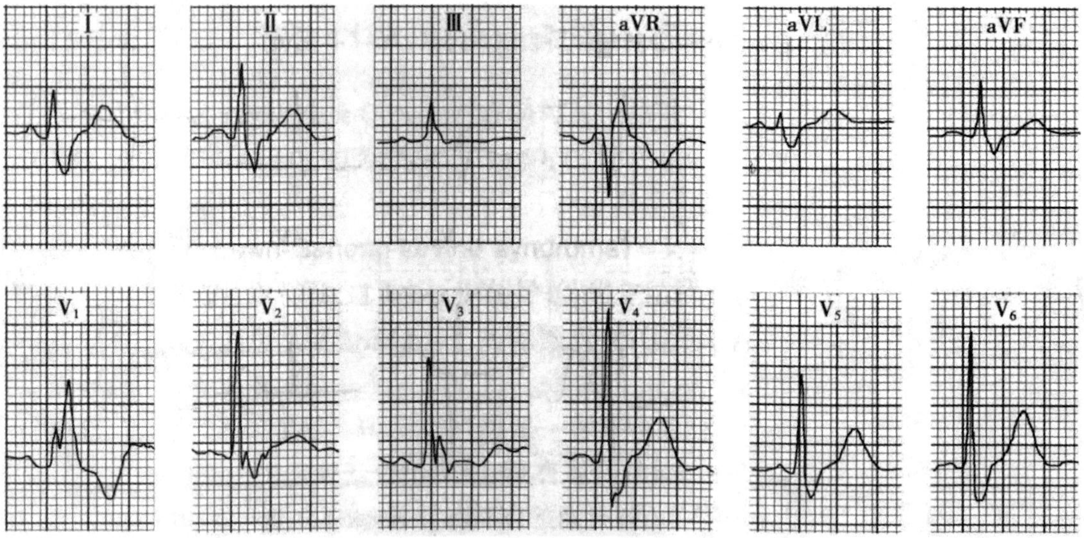

图 4-15-53 完全性右束支阻滞

2. 左束支传导阻滞（left bundle branch block，LBBB） 左束支粗而短，由双侧冠状动脉分支供血，不易阻滞，若发生阻滞，常为器质性病变。

完全性左束支传导阻滞（complete left bundle branch block，CLBBB）心电图表现（图 4-15-54）为：① QRS 波群时间≥0.12s；② V_1、V_2 导联呈 rS 波，S 波明显加深增宽，或呈宽而深的 QS 波；③ Ⅰ、aVL、V_5、V_6 导联 R 波增宽、顶峰粗钝或有切迹，V_5、V_6 导联的 R 峰时间＞0.06s；④心电轴左偏；⑤继发性 ST-T 改变，T 波方向与 QRS 波群主波方向相反。

若 QRS 波群时间＜0.12s，其余特点与完全性左束支传导阻滞相同，为不完全性左束支传导阻滞（incomplete left bundle branch block，ILBBB）。

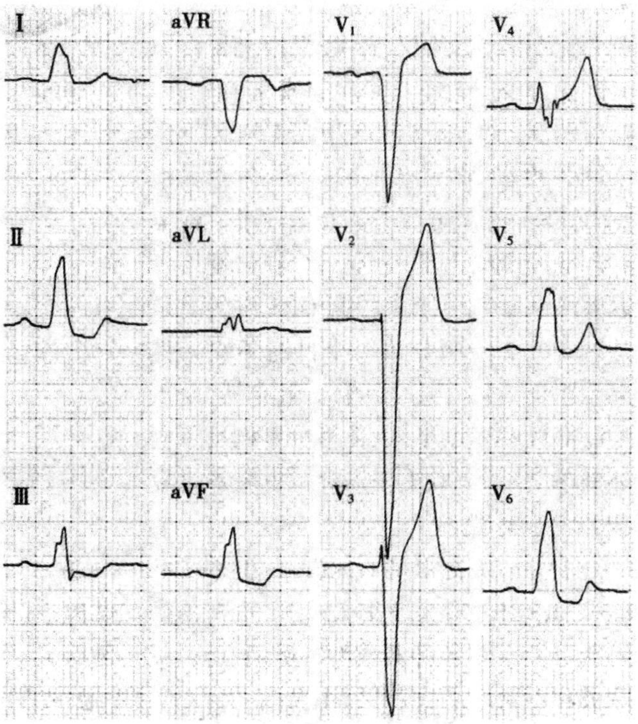

图 4-15-54　完全性左束支阻滞

3. 左前分支传导阻滞（left anterior block，LAB）左前分支细长，易发生传导阻滞。心电图表现为：①Ⅱ、Ⅲ、aVF 导联 QRS 波群呈 rS 型，$S_{Ⅲ}>S_{Ⅱ}$；②Ⅰ、aVL 导联呈 qR 型，$R_{aVL}>R_{Ⅰ}$；③心电轴左偏在 $-30°\sim-90°$，$\geqslant-45°$ 有较肯定诊断价值（图 4-15-55）。

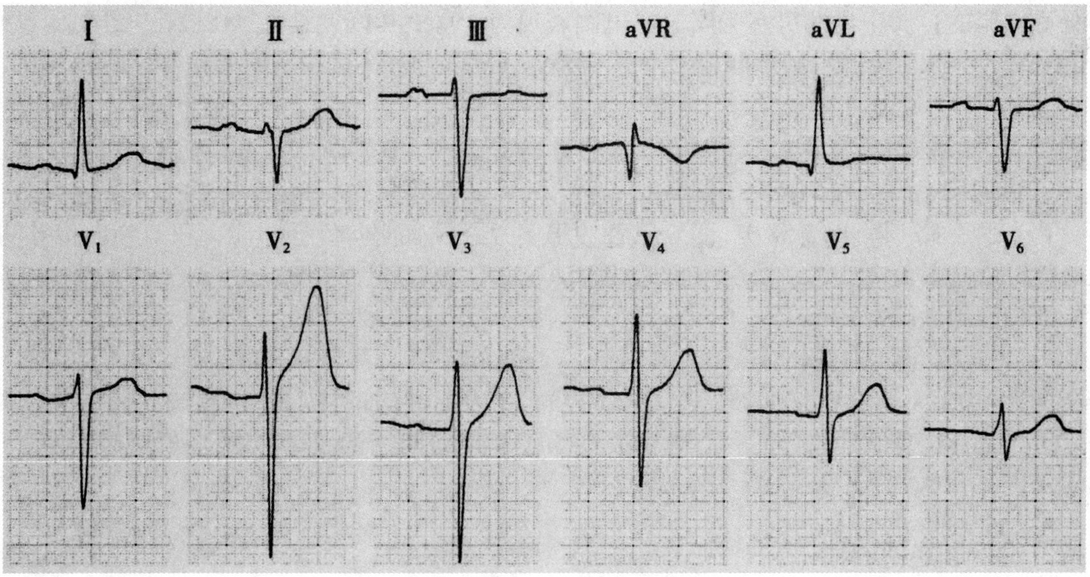

图 4-15-55　左前分支阻滞

4. 左后分支传导阻滞（left posterior block，LPB）左后分支粗，具有双重血供，发生传导阻滞较少见。心电图表现为：①Ⅰ、aVL 导联呈 rS 型，Ⅲ、aVF 导联呈 qR 型，q 波时间<0.025s，$R_{Ⅲ}>R_{Ⅱ}$；②QRS 波群时间<0.12s；③心电轴右偏在 $+90°\sim+180°$，若 $>+110°$ 更可靠（图 4-15-56）。

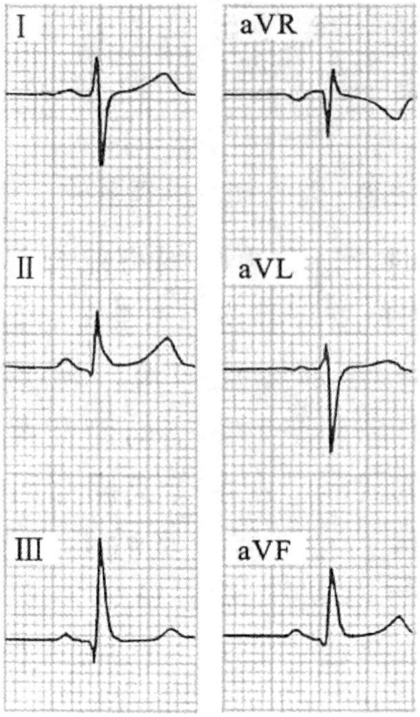

图 4-15-56 左后分支阻滞

（四）预激综合征

在正常的房室结传导途径外，出现了异常传导通路（旁路），心脏电活动经此通路提前到达心室，使其预先激动，故称预激综合征（pre-excitation syndrome，PES）。预激综合征多见于正常人，预后较好，少数合并阵发性室上性心动过速或房颤等心律失常，甚至发生室颤。采用导管射频消融术可彻底根治。

1. 经典型预激综合征（Wolff Parkinson While syndrome，WPW 综合征）是通过房室旁路预激部分心室肌的，属于显性房室旁路。心电图表现为：① P-R 间期缩短＜0.12s；② QRS 波群增宽≥0.12s；③ QRS 波群起始部粗钝，称为预激波（delta 波）；④ P-J 间期正常；⑤出现继发性 ST-T 改变。

根据 V_1 导联 delta 波及 QRS 波群主波的方向分为 A、B 两型。A 型：V_1 导联的 delta 波及 QRS 主波方向向上，为左侧旁路（图 4-15-57）。B 型：V_1 导联的 delta 波及 QRS 波群主波方向均向下，为右侧旁路（图 4-15-58）。部分患者的房室旁路没有前向传导功能，仅有逆向传导功能，窦性心律时心电图正常，可引发房室折返性心动过速，为隐匿性旁路。

2. 变异型预激综合征

（1）LGL 综合征（Lown Ganong Levine syndrome）：又称短 P-R 综合征，心电图表现为：① P-R 间期＜0.12s；②无 delta 波；③ QRS 波群形态及时间均正常（图 4-15-59）。

（2）Mahaim 型预激综合征：心电图表现为① P-R 间期正常；② QRS 波群时间增宽；③有 delta 波（图 4-15-60）。

八、逸搏和逸搏心律

当高位起搏点不发出激动或节律明显减慢或产生阻滞不能正常下传时，由低位起搏点发出延迟及较低频率的激动称为逸搏（escape，E），连续三次以上者称为逸搏心律（escape rhythm）。常发生于窦性心动过缓、窦性停搏、窦房传导阻滞及迷走神经张力增高等情况时，具有防止心脏停搏的保护作用。有房性、交界性及室性三种，以交界性最常见。

1. 交界性逸搏心律（junctional escape rhythm，JER） 又称交界性自主心律，在比正常 P-P

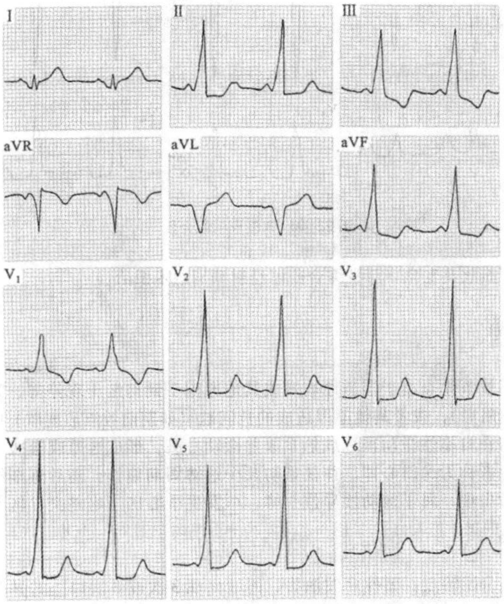

图 4-15-57　**WPW** 综合征（**A** 型）

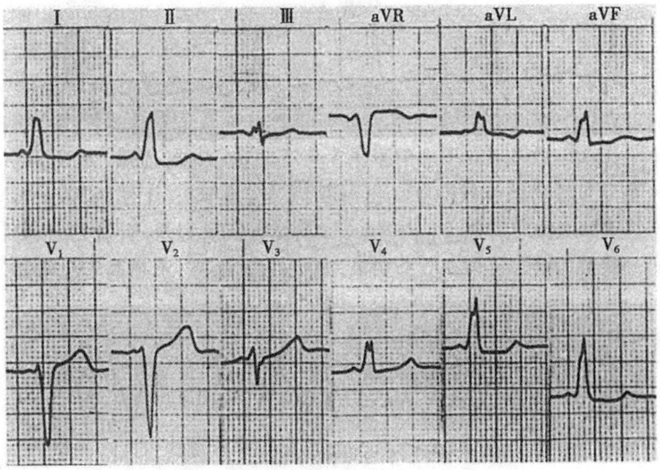

图 4-15-58　**WPW** 综合征（**B** 型）

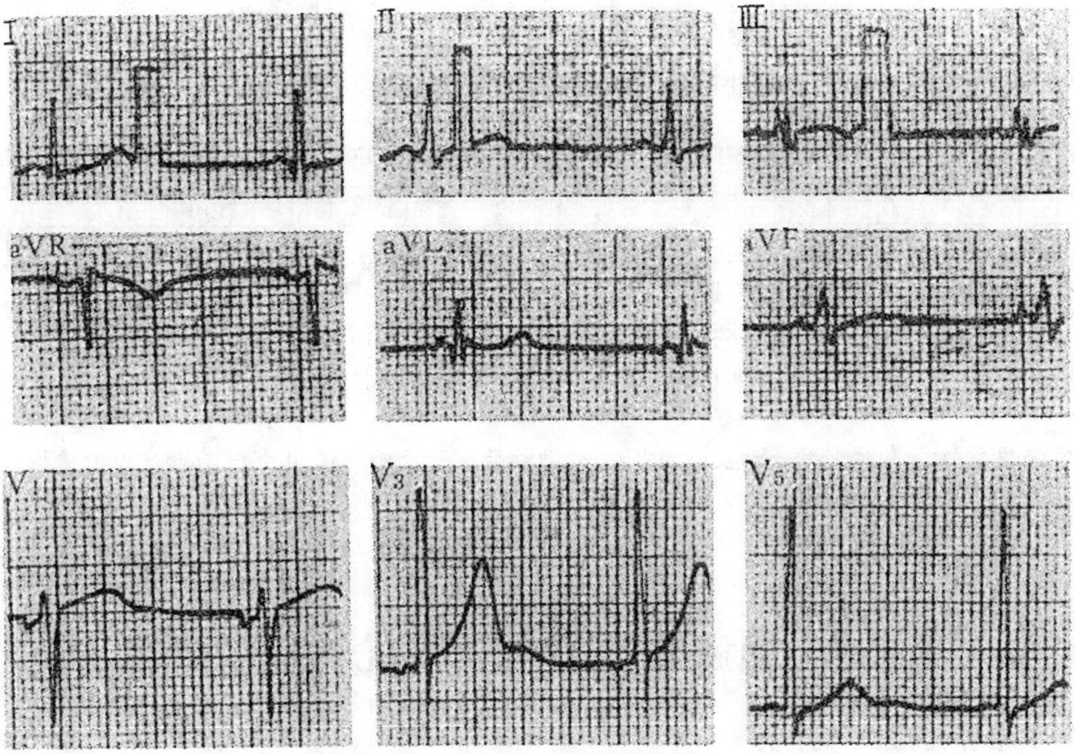

图 **4-15-59**　短 **P-R** 综合征心电图一例

间期长的间歇后出现室上性 QRS 波形，逆性 P 波可出现在 QRS 波之前、中、后，节律整齐，频率为 40～60 次 / 分（图 4-15-61）。

2．室性逸搏心律（ventricular escape rhythm，VER）又称室性自主心律，在比正常 P-P 间期长的间歇后出现室性 QRS 波形，无相关 P 波，节律可不齐，频率为 20～40 次 / 分。

提示：每种心律失常都有其特征性心电图表现，根据心电图特征性表现即可确诊。但有些心

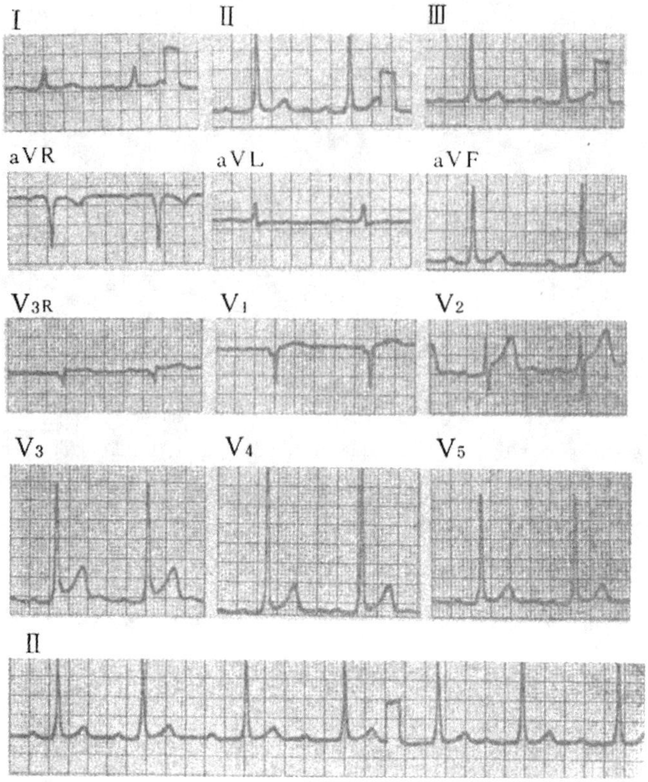

图 4-15-60 Mahaim 型预激综合征的心电图

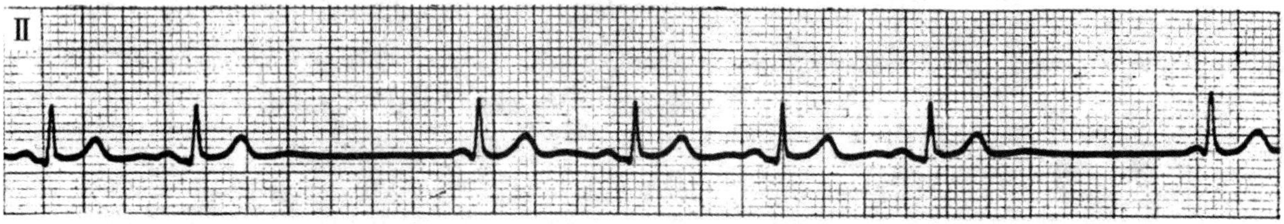

图 4-15-61 二度Ⅱ型窦房阻滞伴交界性逸搏

律失常呈发作性，有时需结合动态心电图、运动负荷试验及临床心电生理学检查等特殊检查来诊断。临床电生理学检查是心律失常介入治疗必须进行的检查。

第七节 电解质紊乱和药物对心电图的影响

一、电解质紊乱影响

正常机体心肌细胞内外各种电解质维持动态平衡，当机体发生某些疾病时可造成血清电解质的浓度增高或降低，影响心肌电活动，引起心电图改变。

1. 高钾血症 血清钾浓度＞5.5mmol/L，称为高钾血症。细胞外血钾浓度超过 5.5mmol/L，心电图表现为 Q-T 间期缩短，T 波高耸且基底部变窄；血清钾浓度＞6.5mmol/L 时，QRS 波群逐渐增宽，P-R 及 Q-T 间期延长，R 波电压降低及 S 波加深，ST 段压低；当血清钾浓度增高＞7.0mmol/L，QRS 波群进一步增宽，P-R 及 Q-T 间期进一步延长；P 波增宽，振幅低，甚至消失，形成“窦室传导”。高血钾的最后阶段，宽大的 QRS 波甚至与 T 波融合呈正弦波。高血钾可引起室性心动过速、心室扑动或颤动，甚至心脏停搏（图 4-15-62）。

2. 低钾血症 血清钾浓度＜3.5mmol/L，称为低钾血症。典型心电图改变为 ST 段压低，T 波低平或倒置，u 波增高或 T-u 融合，Q-T 间期延长，Q-T-u 间期延长。低血钾还可引起房性、室性心动过速，室内传导阻滞及房室传导阻滞等心律失常（图 4-15-63）。

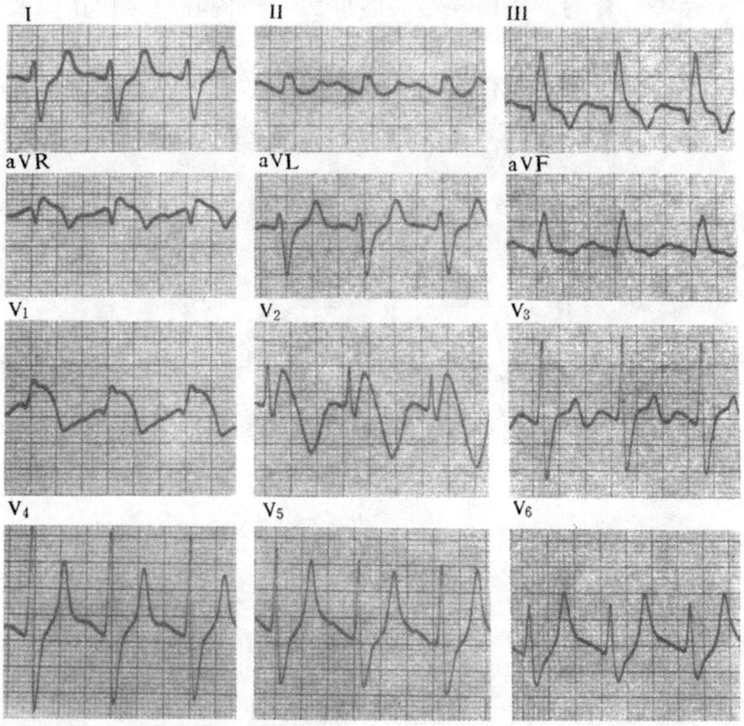

图 4-15-62 高钾血症

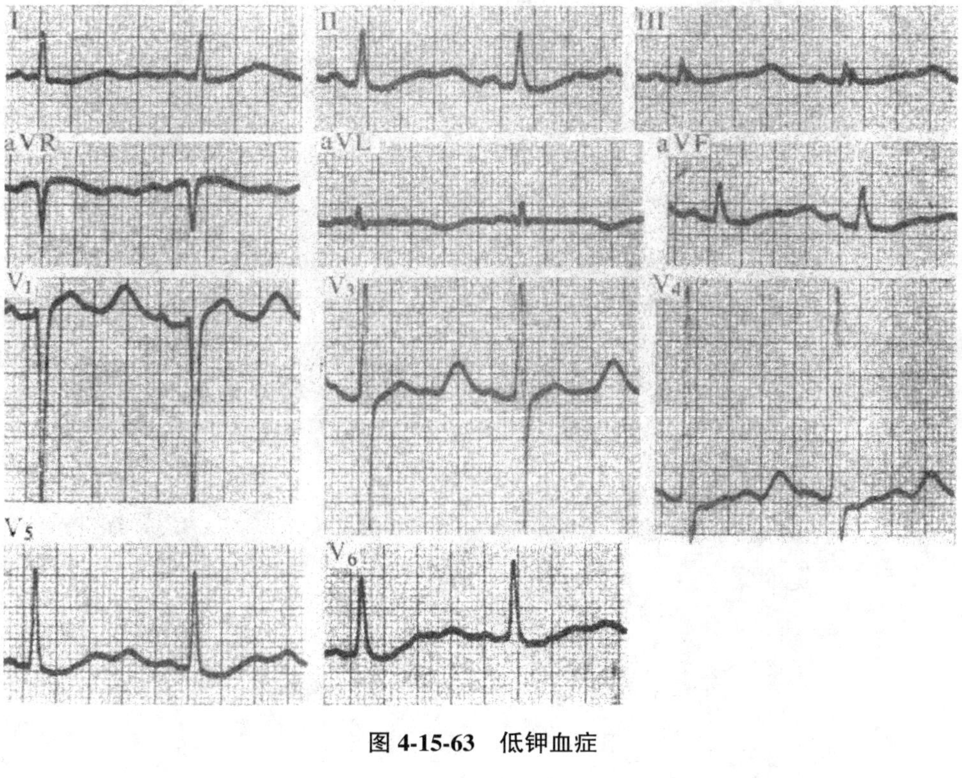

图 4-15-63 低钾血症

二、药物影响

临床应用的许多药物，尤其是用来治疗心脏疾病的药物（洋地黄、抗心律失常药等），可影响心肌电活动，从而引起心电图改变。

（一）洋地黄

临床主要用于治疗心力衰竭，能增强心肌收缩力，减慢心率，使用时心电图可出现特征性改变。

1. 洋地黄效应　心电图表现为：① ST 段呈斜型下移，T 波低平、双向或倒置，ST-T 呈“鱼钩形”（图 4-15-64）；② Q-T 间期缩短。上述表现为已接受洋地黄治疗的标志。

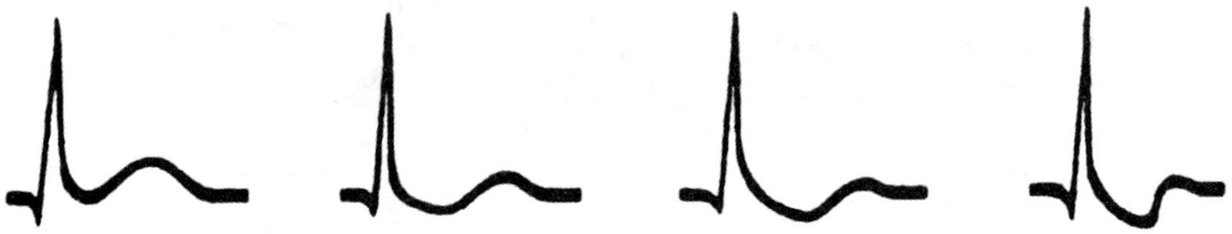

图 4-15-64a　洋地黄引起 ST-T 变化，逐渐形成特征性 ST-T 改变（鱼钩形）

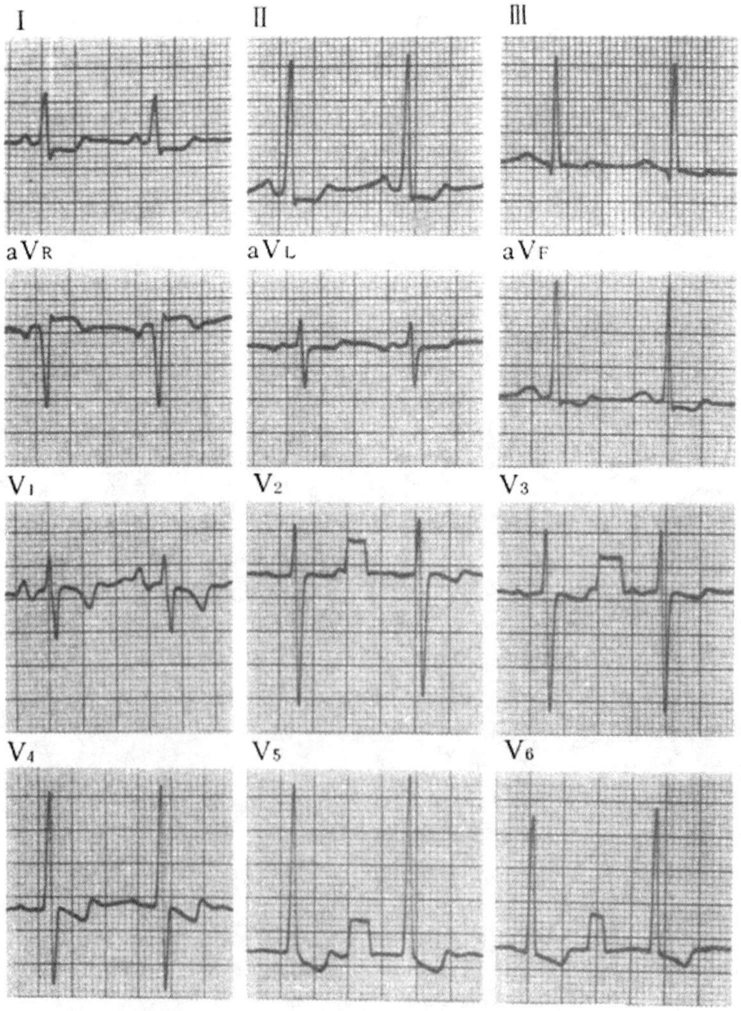

图 4-15-64b　洋地黄效应

2. 洋地黄中毒　心电图表现为各种心律失常，最常见者为室性心律失常，以频发性及多源性室性期前收缩多见，严重者可出现室性心动过速甚至室颤；还可见房室传导阻滞、心房扑动、心房颤动等（图 4-15-65）。

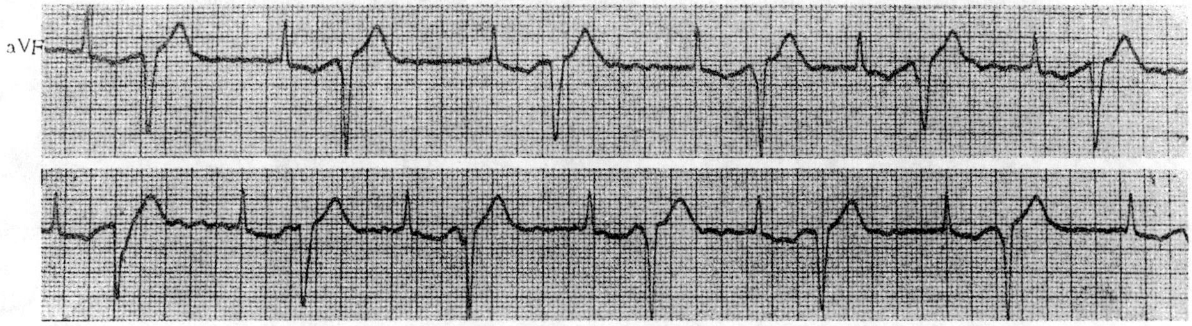

图 4-15-65　洋地黄中毒

（二）奎尼丁

具有降低心肌自律性、延长不应期、减慢传导等作用，常用于心律失常的治疗。治疗剂量时的心电图表现为：① Q-T 间期延长；② T 波低平或倒置；③ u 波增高；④ P 波稍宽，可有切迹，P-R 稍延长。中毒时的心电图表现为：① Q-T 间期显著延长；② QRS 波群时间明显延长；③各种程度的房室传导阻滞、缓慢性窦性心律失常及各种室性心律失常。

（三）胺碘酮

广谱的抗心律失常药，比较安全。但长期使用后心电图可出现 Q-T 间期延长和心动过缓。

提示：心脏电活动易受各种因素的影响，尤其是药物、电解质的影响，要熟悉药物的作用机制及毒副作用，熟悉电解质对心电活动的影响。在某些特殊药物（抗心律失常药等）使用中，常需定期观察心电图。药物、电解质紊乱的影响，心电图仅供参考，最准确的还是血药浓度和电解质的测定。

第八节　心电图的分析方法及临床应用

一、心电图的分析方法

1. 首先浏览一遍心电图，检查各导联标志，导联是否连错，有无基线摆动，有无肌颤动或交流电干扰等伪差（图 4-15-66），是否为常规标准电压及纸速。

2. 按顺序观察各导联 P 波、P-R 间期、QRS 波群、ST 段、T 波及 Q-T 间期是否在正常范围。

3. 根据各导联有无 P 波及 P 波方向，P 波与 QRS 波群的关系，确定基本心律是窦性还是异位心律。

4. 测量 P-P、R-R 间距，观察心律是否规则并计算心房率、心室率。

5. 观察标准肢体导联，判断心电轴有无偏移。

6. 观察胸导联，判断有无心脏顺、逆时针方向转位。

7. 综合分析心电图观测数值，结合临床资料，提出心电图诊断意见，即正常心电图、可疑

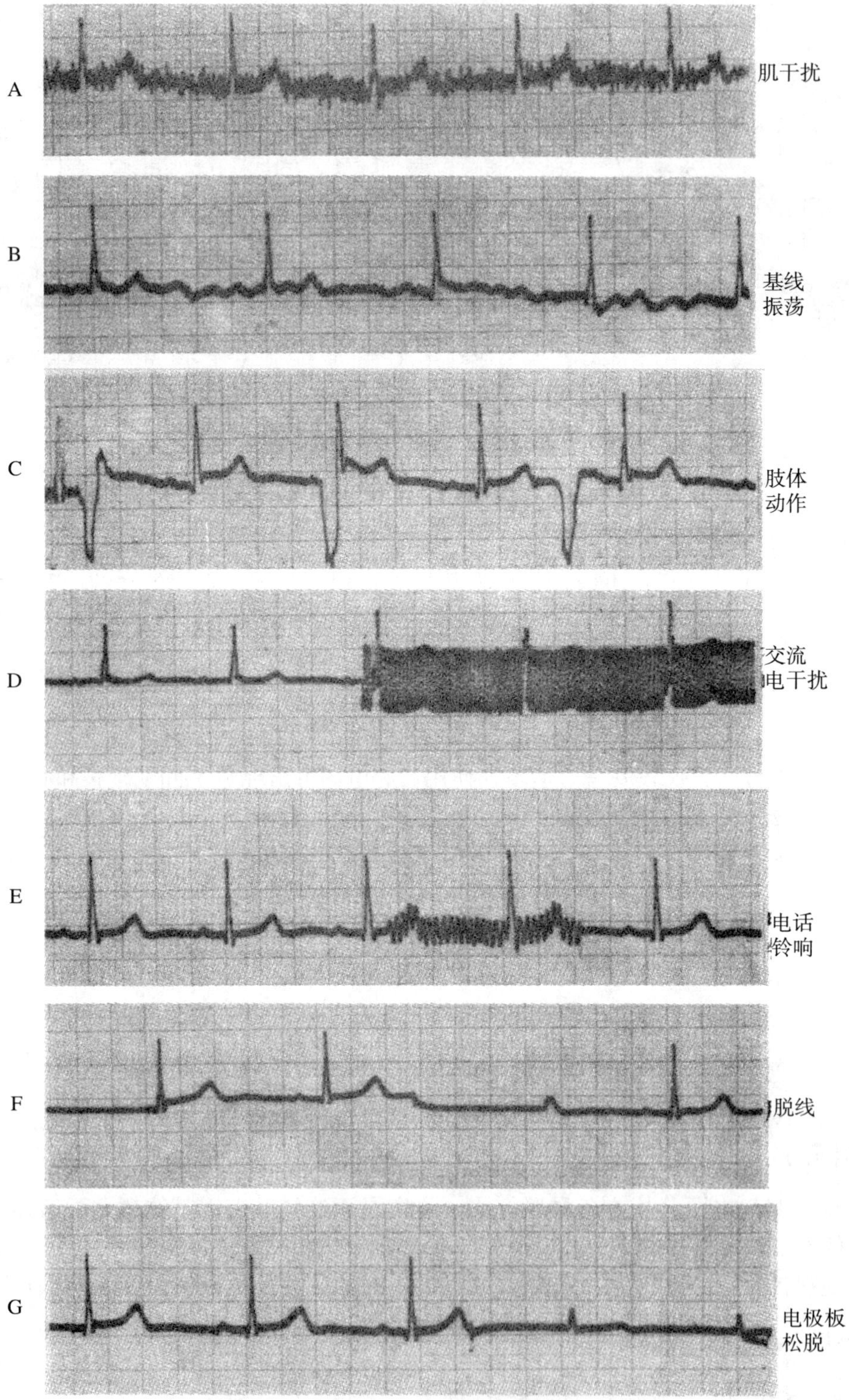

图 4-15-66 心电图上可能出现的伪差

心电图、异常心电图。

二、心电图的临床应用

心电图是一种临床广泛使用、无创、简便的器械检查方法之一，主要反映心脏电活动，对心血管疾病的诊断有重要价值。

（一）心电图的应用范围

1. 对各种心律失常有肯定诊断价值。

2. 对心肌梗死具有重要诊断价值，可对心肌梗死做出定性、定位、分期诊断，并可观察心肌梗死的病情演变和疗效。

3. 可协助诊断心脏房室肥大、心肌损害（心肌炎、心肌病等）、冠状动脉供血不足等病变。

4. 可协助了解某些药物的疗效及有无中毒，有无电解质紊乱及紊乱程度。

5. 用于手术麻醉、急危重症患者抢救、心导管检查、登山及航天运动的心电监测等。

（二）心电图检查的局限性

许多心脏疾病，尤其是早期患者，心电图表现可正常；还有许多心电图表现缺乏特异性，使得部分疾病的心电图表现一致，如ST-T改变可见于冠心病、心肌炎、心肌病等。故心电图诊断必须与临床密切结合，才能得出全面正确的诊断。

提示：心电图是临床常用的检查方法之一，具有操作简单、无创、快速的特点。但各种检查都有其适用范围及局限性，心电图检查也是如此，故要根据患者的具体情况来选择。

第九节　动态心电图

动态心电图（ambulatory electrocardiogram，AECG）是用随身携带的记录器连续记录24h或更长时间的心电活动，经计算机处理分析及回放打印的心电图。该项检查由美国学者Holter首先应用于临床，故又称Holter检查。动态心电图能有效地补充常规心电图仅能做短暂静息记录的不足，可记录患者不同状态下的心电图。

一、动态心电图系统简介

动态心电图系统包括记录系统、回放分析系统和打印系统。

1. 记录系统　包括导联线和记录器。记录器有两种：磁带式和固态式。记录器佩戴在受检者身上，导联线与受检者胸部上的电极相连，可连续同步记录和储存24h或更长时间的心电信号。

2. 回放分析系统　包括计算机系统和心电分析软件。回放系统能对记录器记录到的心电信号进行分析。分析人员可通过人机对话对计算机分析的心电图资料进行检查、判定、修改和编辑。

3. 打印系统　能将分析、编辑好的心电图图例、相关的数据和诊断报告打印出来。

二、导联系统

目前多采用双极导联，根据不同检测目的选择电极，常用导联及电极放置部位如下：

1. CM_5 导联　正极连于左腋前线平第5肋间处，负极连于右锁骨下窝中1/3处。该导联对检出缺血性ST段下移最为敏感，是常规使用的导联。

2. CM_1 导联　正极连于胸骨右缘第4肋间或胸骨上，负极连于左锁骨下窝中1/3处。该导联可清晰地显示P波，对分析心律失常最为有利。

3. MaVF 导联 正极连于左腋前线肋缘，负极连于左锁骨下窝中 1/3 处。该导联对左室下壁心肌缺血的检出较有利。

4. CM_2 或 CM_3 导联 正极连于 V_2 或 V_3 的位置，负极连于右锁骨下窝中 1/3 处。对疑有冠状动脉痉挛或变异型心绞痛时，应联合应用 MaVF 导联。

三、临床应用

1. 判断心悸、气促、头昏、晕厥、胸痛等症状的性质。
2. 对心律失常进行定性、定量的诊断。
3. 评价和诊断心肌缺血，尤其是发现无症状心肌缺血的重要手段。
4. 急性心肌梗死随访及预后评估。
5. 抗心律失常药物及抗心肌缺血药物的疗效评定。
6. 选择安装起搏器的适应证，评定起搏器功能。
7. 医学科学研究和流行病学调查。

四、注意事项

1. 动态心电图常受患者体位、活动、情绪、睡眠等因素的影响，故对动态心电图检测到的某些结果，尤其是 ST-T 改变，应结合病史、症状及其他临床资料综合分析以做出正确的诊断。

2. 患者在检测过程中应做好日志，按时间记录其活动状态和有关症状。其对于正确分析动态心电图资料具有重要参考价值。

3. 动态心电图并不能了解患者即刻的心电变化，也不能反映某些异常心电图改变的全貌。对于心脏房室大小的判断、束支传导阻滞、预激综合征的识别以及心脏损伤、心肌梗死的诊断和定位等仍需依靠常规 12 导联心电图检查。

提示：动态心电图有效地补充了常规心电图仅能做短暂静息记录的不足，可记录患者不同状态下的心电图。但只是常规心电图的补充，并不能取代，使用时要根据其临床应用范围进行选择。

第十节 心电图运动负荷试验

心电图运动负荷试验（electrocardiogram exercise test）是指让受检者进行一定量的运动，增加心肌耗氧量，通过观察心电图有无心肌缺血变化，以发现冠心病的一种心电图诊断方法。

一、运动试验的原理

生理情况下，机体在运动时，肌肉组织的需氧量增加，为满足机体需要，心率相应加快，心排出量相应增加，心肌耗氧量也必然增加，冠状动脉血流量增加。冠心病患者在静息状态下可以不发生心肌缺血，当运动负荷增加伴随心肌耗氧量增加时，冠状动脉血流量不能相应增加，则会引起心肌缺血缺氧，心电图上可出现相应异常改变。心肌耗氧量与心率快慢、心室大小、室壁张力、室内压力增加速度及心室射血时间有关。一般常用心率或心率与收缩期血压的乘积来反映心肌耗氧量情况。

二、运动试验负荷量的确定

运动试验负荷量包括极量和亚极量负荷。临床上大多采用亚极量运动负荷试验。

1. 极量　指受检者运动后心率达到生理极限的负荷量。最大心率粗略估算法：220 - 年龄。

2. 亚极量　指受检者运动后心率达到最大心率的 85% ~ 90% 的负荷量。

三、心电图运动试验方法

1. 平板运动试验（treadmill test）为目前应用最广泛的运动负荷试验方法。让受检者在活动的平板上走动，根据事先设定的运动方案，仪器自动分级依次递增平板速度及坡度，直到受检者的心率达到亚极量水平。运动前描记受检者卧位和立位心电图，并测血压作为对照。运动中监测受检者的心率、心律及 ST-T 改变，并每 3min 记录心电图和测血压一次。达到亚极量负荷并保持该负荷量运动 1 ~ 2min，然后停止。运动终止后，每 2min 记录一次心电图，至少观察 6min。若 ST 缺血性改变仍未恢复到运动前图形，需继续观察直到完全恢复。分析运动前、中、后的心电图变化以做出结果判断。

2. 踏车运动试验（bicycle ergometer test）让受检者在有功率计的踏车上做蹬车运动，分级依次增加负荷量，直到受检者心率达到亚极量负荷。分析运动前、中、后记录的心电图，做出结果判断。其优点是能根据个人情况，达到所需负荷量水平，且结果可靠。

3. Master 二阶梯试验　可根据年龄、性别、体重不同，以不同速度和时间完成规定次数的二阶梯运动，然后分析运动前后心电图的变化，得出结果判断。由于负荷量小，敏感性差，假阳性率较高，此法已基本被淘汰。

四、运动试验的适应证和禁忌证

1. 适应证　①对病因不明的胸痛或可疑冠心病患者进行鉴别诊断；②对冠心病患者的心脏负荷能力进行评估；③对治疗冠心病的药物或手术治疗效果进行评估；④对冠心病的易患人群进行流行病学调查。

2. 禁忌证　①急性心肌梗死或心肌梗死合并室壁瘤者；②心力衰竭者；③ 2 级以上的高血压者；④不稳定型心绞痛者；⑤中、重度瓣膜病或先天性心脏病者；⑥其他不能运动或不宜运动的心肺及全身疾病者。

五、运动试验结果的判断

运动试验可有假阳性和假阴性，需结合临床其他资料进行综合判断。平板或踏车运动试验阳性标准主要包括：

1. 运动中出现典型心绞痛。

2. 运动中心电图出现 ST 段下斜型或水平型下移 ≥0.1mV，并持续存在 2min 以上。

提示：运动试验主要用于可疑冠心病的检查，但有假阳性和假阴性。随着冠状动脉造影不断的广泛应用，运动试验的使用在逐渐减少。

（马新华）

单元目标检测练习（十二）

一、名词解释

1. 心电向量
2. 导联轴
3. 心电轴

4. R 峰时间
5. 病理性 Q 波
6. 心律失常
7. 期前收缩
8. 完全性代偿间歇
9. 二联律
10. 预激综合征

二、填空题

1. 当记录纸常规走纸速度为 25mm/s 时，横线 1mm 表示__________s；常规标准电压为 1mV 时，纵线 1mm 表示__________mV。

2. 正常心电轴的范围为__________之间，心电轴位于__________范围为心电轴左偏，心电轴位于__________范围为心电轴右偏。

3. P 波代表__________的电位变化，QRS 波群代表__________的电位变化，T 波代表__________的电位变化，P-R 间期为__________的时间，Q-T 间期代表__________的时间。

4. 心肌梗死的基本图形表现为：__________，__________，__________。

5. 经典型预激综合征心电图表现为：__________，__________，__________，__________，__________。

6. 洋地黄效应心电图表现为：__________，__________。

三、选择题

（一）A_1 型题（单句型最佳选择题）

1. 标准Ⅱ导联的连接方式是
   A. 左上肢为正极，右上肢为负极
   B. 左上肢为负极，左下肢为正极
   C. 左下肢为正极，右上肢为负极
   D. 右上肢为正极，左下肢为负极
   E. 右上肢为负极，右下肢为正极

2. QRS 波群只表现为一个向下的波群时，应命名为
   A. S 波
   B. Q 波
   C. qR 波
   D. qS 波
   E. QS 波

3. 有关窦性 P 波的描述，下列哪项是错误的
   A. 在大部分导联呈钝圆形，可有轻度切迹
   B. P 波方向在Ⅰ导联可向下
   C. P 波时限小于 0.12s
   D. 心率在正常范围时，成人 P-R 间期为 0.12～0.20s
   E. P 波方向在 aVR 导联向下

4. 正常心电图的 ST 段压低，在任何导联均不超过（定准电压 1mV=10mm）
   A. 0.25 小格
   B. 0.5 小格
   C. 0.75 小格
   D. 1.0 小格
   E. 1.5 小格

5. 关于正常胸导联的 QRS 波群的形态和变动范围，正确的是
   A. V_1～V_5 导联 R 波逐渐减小，S 波逐渐增高
   B. V_1、V_2 导联多呈 rS 型
   C. V_3 导联的 R/S 小于 1
   D. V_5 导联 R 波可超过 2.5mV
   E. V_1 导联不应有 QS 型

6. 正常心电图在以下哪一个导联 P 波是倒置的
   A. Ⅰ导联
   B. Ⅱ导联
   C. aVR 导联
   D. aVF 导联
   E. V_4～V_6 导联

7. 诊断左心室肥大最主要的条件是
   A. QRS 波增宽
   B. 左室高电压

C. 心电轴显著左偏
D. T 波倒置明显
E. ST 段可抬高

8. 用目测法判断心电轴左偏的是
A. Ⅰ和Ⅲ导联主波向上
B. Ⅰ导联主波向下，Ⅲ导联主波向上
C. Ⅰ导联主波向上，Ⅲ导联主波向下
D. Ⅰ和Ⅲ导联主波向下
E. 以上都不是

9. 左心房肥大的心电图表现为
A. P 波倒置
B. P 波增宽呈双峰
C. P 波低平
D. P 波尖锐高耸
E. P-R 间期延长

10. 下列哪项属于被动性异位心律失常
A. 房性早搏
B. 心房扑动
C. 心房颤动
D. 阵发性室上性心动过速
E. 交界性逸搏心律

11. 下列哪项**不是**阵发性室上性心动过速的特点
A. 心率通常超过 150 次 / 分
B. 心律十分整齐
C. 突然发作、突然终止
D. 第一心音强弱不等
E. 常伴有继发性 ST-T 改变

12. 下列哪项有利于室性心动过速和室上性心动过速的鉴别
A. 心室率 160 次 / 分
B. 心脏扩大
C. QRS 波群宽大畸形
D. 心室夺获和室性融合波
E. 过去发现有室性早搏

13. 下列哪一项**不是**室性期前收缩的心电图表现
A. 提前出现的 QRS-T 波，前无相关的 P 波
B. 提前出现的 QRS 波宽大畸形
C. QRS 时限＞0.12s
D. T 波方向多与 QRS 的主波方向相反
E. 代偿间歇多不完全

14. 心电图上 u 波明显增高，临床上见于
A. 高钾血症
B. 低钾血症
C. 高钙血症
D. 低钙血症
E. 低镁血症

15. 二度Ⅰ型房室传导阻滞即文氏现象的心电图特征是
A. P-R 间期进行性缩短
B. R-R 间距进行性缩短
C. 固定的房室 3 : 1 传导
D. P-R 间期进行性延长，伴 QRS 波脱漏
E. P-R 间期进行性延长

16. 患者突发心悸，心电图示心率 180 次 / 分，QRS 波时间 0.10s，R-R 绝对整齐。可能的诊断是
A. 房室交界性逸搏心率
B. 阵发性室上性心动过速
C. 阵发性室性心动过速
D. 窦性心动过速
E. 房颤

17. 心电图诊断心房颤动最重要的依据是
A. 出现异常 P 波
B. P 波消失，代之以 f 波
C. R-R 间距不规则
D. QRS 波群形态不一致
E. 心室率快

18. $V_1 \sim V_3$ 导联出现梗死图形，心肌梗死发生的部位多考虑为
A. 前壁梗死
B. 前间壁梗死
C. 下壁梗死
D. 高侧壁梗死
E. 右心室梗死

19. 陈旧性透壁性心肌梗死患者，其心电图一定有
A. T 波高耸
B. ST 段弓背向上抬高
C. T 波倒置
D. 坏死型 Q 波
E. ST 段下移

20. 心肌梗死患者，其心电图表现为巨大高耸 T 波，随后出现 ST 段抬高，但无异

常 Q 波，则该患者处于心肌梗死的
A. 超急期
B. 急性期
C. 近期
D. 陈旧期
E. 亚急性期

21. 心电图检查**不能**做出直接诊断的是
A. 心律失常
B. 心室肥大
C. 心功能级别
D. 高血钾
E. 心肌缺血

22. 提示心电图上有房室交界性期前收缩的是
A. 提前出现宽大畸形 QRS 波群
B. 提前出现逆行 P′ 波
C. 提前出现的 QRS-T 波群
D. 代偿间歇完全
E. T 波与 QRS 波群主波方向相反

23. 可见窦性 P 波的是
A. 心房扑动呈 4∶1 比例下传
B. 心房颤动
C. 房性阵发性心动过速
D. 窦性心动过速
E. 室上性阵发性心动过速

24. 如果 P 波在Ⅱ、Ⅲ、aVF 导联上电压增高且时间超过正常，V_1 导联 P 波为双向波，前部向上、高而尖，后部向下、宽而钝，则可以诊断为
A. 双侧心房肥大
B. 左心房肥大
C. 右心房肥大
D. 房内传导阻滞
E. 双房正常

25. 关于完全性左束支传导阻滞的心电图特点，**错误**的是
A. V_5、V_6 导联出现增宽的 R 波
B. V_1 导联多呈 rS 或 QS 型
C. Ⅰ导联 R 波宽大
D. QRS 波群时限 >0.12s
E. V_5 导联呈 rSR′ 型

26. 三度房室传导阻滞一定出现
A. P 波与 QRS 波群有关
B. 室性逸搏心律
C. P-P 间距 >R-R 间距
D. 心室夺获
E. 房室分离

27. 预激综合征患者最容易发生
A. 窦性心动过速
B. 一度房室传导阻滞
C. 心房颤动
D. 完全性房室传导阻滞
E. 阵发性室上性心动过速

28. 正常心脏传导系统中传导速度最慢的是
A. 结间束
B. 房室结
C. 希氏束
D. 左、右束支
E. 浦肯野纤维

29. 在房室传导阻滞中，若房室传导比例为 4∶1，则为
A. 几乎完全性房室传导阻滞
B. 三度房室传导阻滞
C. 高度房室传导阻滞
D. 二度Ⅰ型房室传导阻滞
E. 二度Ⅱ型房室传导阻滞

30. 心电图的基本图形及等电位线消失，QRS-T 波被波形一致且宽大整齐的大正弦波替代，频率为 200 ~ 250 次 / 分，应考虑
A. 心房扑动
B. 心房颤动
C. 心室扑动
D. 心室颤动
E. 心搏骤停

31. 心房颤动的心电图表现
A. P 波消失，出现 f 波，心房率为 350 ~ 600 次 / 分
B. P 波消失，出现 F 波，心房率为 250 ~ 350 次 / 分
C. P 波高尖，电压超过 0.25mV
D. P 波增宽，时间超过 0.12s
E. P-R 间期延长，时间超过 0.12s

32. 完全性右束支传导阻滞，心电图最具有诊断价值的是
A. P-R 间期 0.16s

B．电轴左偏
C．电轴右偏
D．V_1 呈 rsR′ 型
E．有除极迟缓的 S 波，QRS >0.12s

33.急性心肌梗死心电图的缺血型改变主要是
A．P 波改变
B．QRS 波改变
C．ST 段改变
D．T 波改变
E．u 波改变

34.正常心脏的电活动起源于
A．窦房结
B．房室结
C．希氏束
D．左心房
E．右心房

35.变异型心绞痛发作时，心电图改变的特点是
A．心率减慢
B．ST 段下移
C．ST 段抬高
D．Q-T 间期缩短
E．可出现 Q 波

36.窦性心动过速的心率范围通常是
A．60～80 次 / 分
B．80～100 次 / 分
C．100～180 次 / 分
D．180～200 次 / 分
E．200～220 次 / 分

37.关于正常 ST 段的偏移值，不正确的是
A．ST 段下降在胸导联不超过 0.05mV
B．ST 段抬高在 V_1 导联不超过 0.30mV
C．ST 段抬高在 V_3 导联不超过 0.50mV
D．ST 段抬高在 V_5 导联不超过 0.10mV
E．ST 段下降在肢体导联不超过 0.10mV

38.心律失常的诊断，哪一项检查最有价值
A．心脏听诊
B．心电图
C．心向量图
D．心音图
E．超声心动图

39.下壁心肌梗死出现特征性心电图改变的导联是
A．Ⅰ、aVL、V_5
B．V_1、V_2、V_3
C．V_{3R}、V_{4R}、V_{5R}
D．V_7、V_8
E．Ⅱ、Ⅲ、aVF

40.下列哪项提示 P 波异常
A．Ⅱ导联 P 波直立
B．Ⅲ导联 P 波双向
C．aVR 导联 P 波倒置
D．aVL 导联 P 波不明显
E．V_6 导联 P 波倒置

41.下列哪项反映心肌有损伤
A．期前收缩
B．心动过速
C．病理性 Q 波
D．ST 段抬高
E．T 波倒置

42.心肌梗死发生最常见的部位是
A．前壁
B．前间壁
C．高侧壁
D．下壁
E．右心室

43.下列不是三度房室传导阻滞的心电图表现为
A．P 波与 QRS 波群无关
B．R 波频率大于 P 波频率
C．R-R 间距相等
D．P-P 间距相等
E．心室率多在 30～40 次 / 分

44.V_5 导联的探查电极位于
A．胸骨左缘第 4 肋间
B．左锁骨中线与 V_4 水平相交处
C．左腋前线与 V_4 水平相交处
D．左腋中线与 V_4 水平相交处
E．左腋后线与 V_4 水平相交处

45.室性早搏宽大畸形的 QRS 波群前为
A．无窦性 P 波
B．有窦性 P 波
C．有提前出现的 P′ 波
D．无相关的 P 波
E．有逆行 P′ 波

46. 二度Ⅰ型房室传导阻滞最主要的诊断依据是
A. P 波与 QRS 波群无关
B. 有心室漏搏
C. P-P 间期逐次延长
D. R-R 间距逐次缩短
E. P-R 间期逐次延长加漏搏

47. 某患者的心电图，P 波与 QRS 波群均有规律出现，P 波与 QRS 波不相关，P 波频率 >QRS 波频率。其诊断考虑为，
A. 二度Ⅰ型（莫氏Ⅰ型）房室传导阻滞
B. 二度Ⅱ型（莫氏Ⅱ型）房室传导阻滞
C. 三度房室传导阻滞
D. 阵发性室上性心动过速
E. 交界性心律

48. 关于房性早搏的心电图特征，**不正确**的是
A. 有提早出现的 P′ 波
B. P′ -R 间期 >0.12s
C. P′ 波与窦性 P 波形态常不同
D. 代偿间歇不完全
E. 多数 P′ 波后的 QRS 波群宽大畸形

49. 可肯定为病理性 Q 波的是
A. aVR 导联呈 QS 型
B. aVF 导联 Q 波时限 0.12s
C. Ⅱ导联 Q 波振幅等于同导联 R 波的 1/6
D. $V_1 \sim V_3$ 导联呈 Qr 型，时限 0.06s
E. V_5 导联呈 qRs 型

50. 心脏兴奋由窦房结传导至房室结，表现在心电图上的相应部分是
A. P 波
B. P-R 间期
C. Q-T 间期
D. ST 段
E. Tu 段

（二）A_2 型题（病例摘要型最佳选择题）

51. 体格检查发现脉律不齐，最常见于下列哪种情况
A. 窦性心律不齐
B. 房性早搏
C. 室性早搏
D. 正常心电图
E. 窦房阻滞

52. 男性，35 岁。既往有心肌炎病史，最易出现的心律失常是
A. 窦性心律不齐
B. 房性早搏
C. 室性早搏
D. 房室阻滞
E. 窦房阻滞

53. 患者，男，60 岁，有冠心病病史，突发持续性胸痛，首选的检查是
A. 心电图检查
B. 冠状动脉造影
C. 血液检查
D. B 超检查
E. CT 检查

54. 患者，男，32 岁，因发作性心悸至门诊就诊，既往无心肌炎、冠心病等病史，为明确诊断，首选的检查是
A. 胸片检查
B. 心电图检查
C. 血液检查
D. B 超检查
E. CT 检查

55. 男性，65 岁，突然失语，右侧肢体偏瘫，心电图示：P 波消失，代之以 f 波，R-R 间距绝对不齐，心室率 130 次 / 分，心电图诊断为
A. 房性心动过速
B. 室性心动过速
C. 窦性心动过速
D. 快速房颤
E. 室上性心动过速

（三）B_1 型题（标准配伍题）

（56 ~ 58 题共用备选答案）
A. P 波振幅≥0.25mV
B. u 波明显
C. P 波增宽≥0.12s
D. 冠状 T
E. T 波高耸，基底部变窄

56. 肺型 P 波
57. 高血钾
58. 二尖瓣型 P 波

（59 ~ 60 题共用备选答案）

A．1/2
B．1/4
C．1/5
D．1/6
E．1/10

59. 正常心电图 Q 波振幅应小于同导联 R 波的

60. 正常心电图 T 波**不应**低于同导联 R 波的

四、简答题

1．简述心电图的应用范围。

2．简述心肌梗死时心电图的图形演变特点。

（马新华）

第十六章　肺功能检查

学习目标

通过本章内容的学习，学生应能：

识记：

复述肺容积的组成、通气功能、血气分析的主要检测指标。

理解：

总结换气功能检查临床意义。

运用：

联系肺功能检查结果作出通气功能障碍类型、呼吸衰竭、酸碱失衡的判断。

肺功能检查可对受检者呼吸生理功能的基本状况做出质与量的评价：明确肺功能障碍的程度和类型；观察肺功能损害的可复性；对疾病诊断、治疗、疗效观察、预后判断及康复；劳动力鉴定；胸腹部手术的耐受性的评估，因而已被广泛应用于医学各个领域。

肺功能检查主要包括肺容积、通气功能、换气功能、呼吸动力学、气体血液运输等内容，现就临床上常用的几项肺功能检查进行简述。

第一节　通气功能检查

一、肺容积测定

（一）肺容积及其组成

肺容积（lung volume）是指在静息状态下，一次呼吸所出现的容积变化，不受时间限制，即呼吸道与肺泡的总容积，具有静态解剖意义，是最基本的肺功能检查项目。可分为八项，其中潮气容积、补吸气容积、补呼气容积和残气容积四项彼此互不重叠，称为基础肺容积（basal lung volume）；而深吸气量、肺活量、功能残气量和肺总量则由两个或两个以上基础肺容积组成，称为基础肺容量（basal lung capacity）（图 4-16-1）。

1. 潮气容积（lidal volume，VT） 是指平静呼吸时每次吸入和呼出的气量，正常人约500ml。

2. 补呼气容积（expiratory reserve volume，ERV） 是指平静呼气末再做深呼气所能呼出的最大气量，正常男性（1603±492）ml，女性（1126±338）ml。

3. 补吸气容积（inspiratory reserve volume，IRV） 是指平静吸气末再做深吸气所能吸入的最大气量，正常男性约 2160ml，女性约 1400ml。

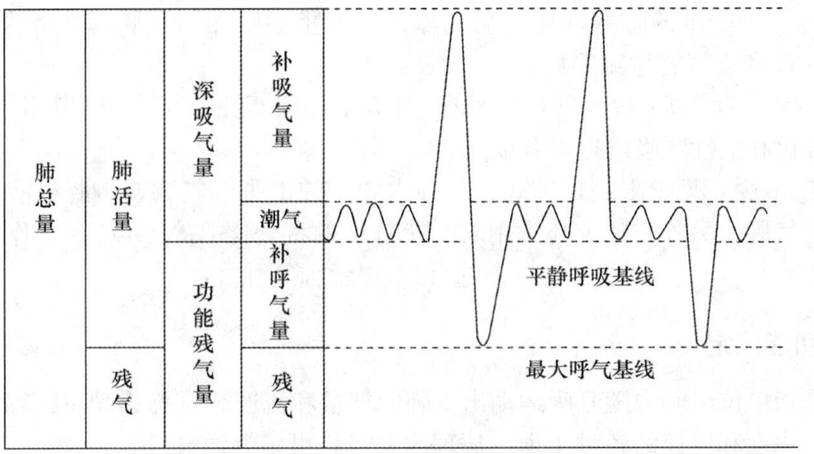

图 4-16-1　肺容积及其组成

4. 残气容积（residual volume，RV） 是指补呼气末肺内剩留的气量，正常男性（1615±397）ml，女性（1245±336）ml。

5. 深吸气量（inspiratory capacity，IC） 是指平静呼气末做深吸气所能吸入的最大气量，IC= VT+ IRV。正常男性（2617±548）ml，女性（1970±381）ml。

6. 肺活量（vital capacity，VC） 是指最大吸气后所能呼出的最大气量，VC= IC + ERV。正常男性（4217±690）ml，女性（3105±452）ml。

7. 功能残气量（function residual capacity，FRC） 是指平静呼气末肺内残留的气量，FRC=RV+ERV。正常男性（3112±611）ml，女性（2348±479）ml。

8. 肺总量（total lung capacity，TLC） 是指最大吸气后肺内所含的气量，TLC=VC+RV。正常男性（5766±782）ml，女性（4353±644）ml。

提示：肺容积分为基础肺容积和基础肺容量，前者包括潮气容积、补吸气容积、补呼气容积和残气容积，彼此互不重叠；后者包括深吸气量、肺活量、功能残气量和肺总量，它们分别由两个或两个以上基础肺容积组成。

（二）测定方法与结果判读

受检者在测定前应安静休息 15min。然后取立位或坐位，夹上鼻夹，含口器与肺量计相连，平静呼吸 5 次后开始测定。所测数据须通过体温、大气压、饱和水蒸气压进行校正。肺容积的八项指标中只有潮气容积、补呼气容积、深吸气量和肺活量可用肺量计直接测定；功能残气量和残气容积不能用肺量计直接测得，需用气体分析方法间接测算，常用的方法有两种：密闭式氦稀释法和密闭式氮稀释法；而肺总量和补吸气容积则根据上述 6 项指标测定结果，分别用肺活量加上残气容积和深吸气量减去潮气量进行计算。

正常人的肺有较强的储备功能，且受年龄、性别、身高、体表面积等因素的影响，因此肺容积各项指标的个体差异很大。在判定结果时，通常把实测值占预计值的百分率作为评价依据。

提示：潮气容积、补呼气容积、深吸气量和肺活量可用肺量计直接测定，功能残气量和残气容积需用气体分析方法间接测算，肺总量和补吸气容积则分别用肺活量加上残气容积和深吸气量减去潮气量进行计算。

（三）临床意义

1. VT、ERV、IC　均受呼吸肌功能的影响，当呼吸肌功能不全，如重症肌无力、膈麻痹、吉兰巴雷综合征时，可使其减少；此外，当胸廓、肺活动度降低以及气道阻塞时，IC 也会降低。

2. VC　是肺功能检查中简单易行，而又最有价值的参数之一。VC 减低有限制性通气功能障碍，如胸廓畸形、广泛胸膜增厚、大量胸腔积液、气胸、肺不张、肺水肿、大量腹水、腹腔大肿瘤等；也可见于严重的阻塞性通气功能障碍，如重症肌无力、膈麻痹、吉兰巴雷综合征，以及严重的COPD和支气管哮喘等病。

3．FRV和RV ①增高：提示肺弹性回缩力下降，如阻塞性肺气肿、气道部分阻塞；②下降：见于肺间质纤维化和急性呼吸窘迫综合征。

4．TLC ①减少：见于限制性肺病，如肺水肿、肺不张、气胸、胸腔积液等；②增加：主要见于阻塞性肺气肿。另外临床上还常用RV与TLC的百分比（RV/TLC %）作为判断肺气肿的指标。正常男性＜35 %，女性约29 %，超过40%提示肺气肿。

二、通气功能测定

通气功能是指单位时间内随呼吸运动出入肺的气量和流速，又称为动态肺容积。临床上凡能影响呼吸频率、深度和流速的各种生理、病理因素，均可影响通气量。

（一）每分钟静息通气量（minute ventilation，VE）

VE是指在静息状态下，每分钟进出肺的气量，即维持基础代谢所需的气量，等于潮气量与呼吸频率的乘积（VE=VT×f）。

1．测定方法 嘱受检者安静卧床休息15min，待呼吸平稳后，将已调试好的肺量计与之相接进行测定。重复呼吸2min，同时记录呼吸曲线与自动氧耗量。选择呼吸曲线平稳、基线呈水平状态、氧摄取曲线均匀的1min，计算VE，并经BTPS校正。

2．正常参考值及临床意义 男性（6663±200）ml，女性（4217±160）ml。＞10L/min提示通气过度，可造成呼吸性碱中毒；＜3L/min提示通气不足，可造成呼吸性酸中毒。

（二）最大自主通气量（maximal voluntary ventilation，MVV）

MVV是指以最快呼吸频率和最大呼吸幅度呼吸，在1min内所得的通气量。可用于评估肺组织弹性、气道阻力、胸廓弹性和呼吸肌的力量，临床上常用作考核通气功能障碍、通气功能储备能力的指标。

1．测定方法 有密闭式和开放式两种，其中开放式适用于大规模筛查。测定前须询问有无禁忌证，如严重心肺疾病及咯血等。嘱受检者取立位，与肺量计连接，平静呼吸4～5次后尽最大的力量，以最快呼吸频率与最大呼吸幅度持续重复呼吸12s或15s。休息10min后重复1次，2次测定结果差异＜8%。将测得的通气量乘5或4即求得MVV。

2．正常参考值及临床意义 男性（104±2.71）L，女性（82.5±2.17）L。作为通气功能障

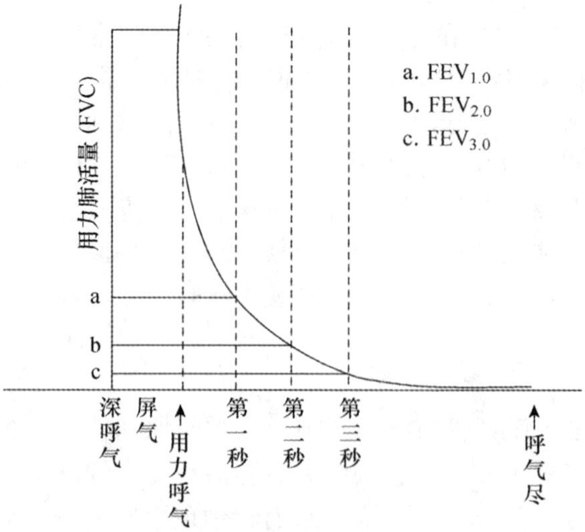

图 4-16-2 用力肺活量

碍考核指标时，常以实测值占预计值百分比进行判定，如<80 % 为异常。阻塞性或限制性通气障碍，如阻塞性肺气肿、呼吸肌功能障碍、胸廓、胸膜、弥漫性肺间质疾病和大面积肺实变等均可使之降低。此外该指标还能反映机体的通气储备能力。多以通气储备的百分比进行判定，其计算公式为：

$$\text{通气储备量 \%} = \frac{MVV - VE}{MVV} \times 100\%。$$

通气储备量百分比常用于胸部手术前肺功能评价、预计肺并发症发生风险以及职业病劳动能力鉴定。正常值>95%，<86% 提示通气储备不足，60% ~ 70% 为气急阈。

（三）用力肺活量（forced vital capacity，FVC）

FVC 是指深吸气至肺总量位后用最大的力量和最快的速度所能呼出的全部气量。正常情况下 FVC = VC，当气道则阻塞时 FVC <VC。除 FVC 外，还应分别测定第 1、2、3s 所呼出气量占 FVC 的百分比，正常值分别为 83%、96%、99%（图 4-16-2）。临床上一般以第一秒用力呼气容积（forced expiratory volume in one second,$FEV_{1.0}$）和 $FEV_{1.0}$/FVC%（简称一秒率）作为判定指标。

1. 测定方法　仪器预先准备，肺量计筒容积要>7L，积聚时间≥10s，流量 12L/s 时的阻力为 1.5cmH_2O/（L · s）。嘱受检者取立位，与肺量计连接后做最大吸气至肺总量位，屏气 1s 后以最大力量、最快速度呼气至残气量位，重复 2 次。选择最佳曲线进行计算。

2. 正常参考值及临床意义　男性（3179 ± 117）ml，女性（2314 ± 48）ml，$FEV_{1.0}$/FVC% 男女均>80%。如 $FEV_{1.0}$ 和 $FEV_{1.0}$/FVC% 均降低，提示患者有阻塞性通气障碍，如 COPD、支气管哮喘急性发作。但在可逆性气道阻塞中，如支气管哮喘，在应用支气管扩张剂后，上述两项指标可较前改善。值得注意的是，$FEV_{1.0}$ 和 $FEV_{1.0}$/FVC% 正常也可见于限制性通气障碍的患者，如弥漫性肺间质疾病、胸廓畸形等。

（四）最大呼气中段流量（maximal mid-expiratory flow, MMEF、MMF）

是根据 FVC 曲线而计算得到的用力呼出肺活量 25% ~ 75% 的平均流量。

1. 测定方法　将 FVC 曲线起、止两点间分为四等分，测量中间 50% 的肺容量与其所用呼气时间相比所得值。

2. 正常参考值及临床意义　男性（3452 ± 1160）ml/s，女性（2836 ± 946）ml/s（图 4-16-3）。该指标主要与小气道管径有关，与呼吸力度无关，因此 MMF 降低反映小气道的阻塞。与 $FEV_{1.0}$

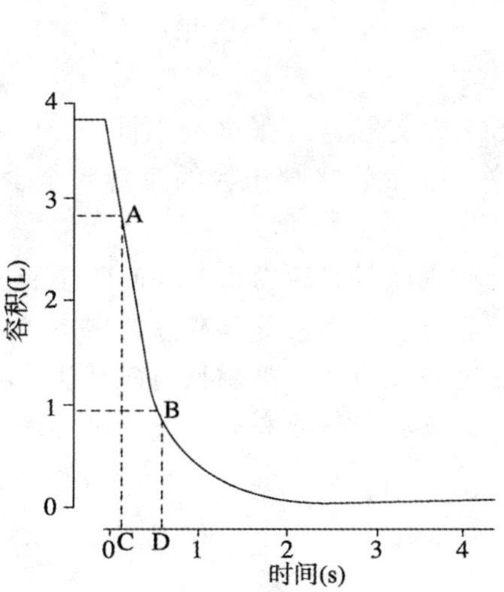

图 4-16-3　最大呼气中段流量

和 $FEV_{1.0}/FVC\%$ 相比，MMF 能更灵敏地反映气道阻塞情况。

三、临床应用

（一）通气功能障碍类型及判断

通气功能障碍分为阻塞性、限制性和混合性三种类型。

1. 阻塞性通气功能障碍的特点是以流速降低为主（$FEV_{1.0}/FVC\%$），见于各种原因所致的气道阻塞以及肺气肿等。

2. 限制性通气功能障碍则以肺容积（VC）减少为主，见于肺间质病变、肺占位性病变、胸膜病变、胸廓病变等使肺扩张受限的情况。

3. 混合性通气功能障碍兼有二者的特点。

三种通气功能障碍的判断见表 4-16-1。

表 4-16-1 通气功能障碍的类型

	$FEV_{1.0}/FVC\%$	MVV	VC	气速指数 *	RV	TLC
阻塞性	↓↓	↓↓	正常或↓	<1.0	↑	正常或↑
限制性	正常或↑	↓或正常	↓↓	>1.0	正常或↓	↓
混合性	↓	↓	↓	= 1.0	不定	不定

注：$气速指数=\frac{MVV\ 实测值/预计值（\%）}{VC\ 实测值/预计值（\%）}$

（二）支气管舒张试验

用于气道阻塞的可逆性判断及药物疗效的判断。

1. 测定方法　测定前 24h 患者停用支气管舒张药。如果肺功能检查结果提示 $FEV_{1.0}$ 或（和）$FEV_{1.0}/FVC\%$ 降低时，给予患者吸入沙丁胺醇 0.2mg 后 15～20min，再次测定 $FEV_{1.0}$ 和 $FEV_{1.0}/FVC\%$，通过下述公式计算通气改善率：

$$通气改善率=\frac{用药后测定值-用药前测定值}{用药后测定值}\times 100\%$$

2. 结果判断　改善率>15% 为支气管舒张试验阳性。15%～24% 为轻度可逆，25%～40% 为中度可逆，>40% 为高度可逆。支气管哮喘患者的改善率至少应达到 15% 以上，而慢性阻塞性肺疾病患者的改善率不明显。

提示：通气功能是指单位时间内随呼吸运动出入肺的气量和流速，它是肺功能测定的最基本内容，根据上述通气功能测定的指标，通气功能障碍分为阻塞性、限制性和混合性三种类型。阻塞性通气功能障碍的特点是以流速降低为主，限制性通气功能障碍则以肺容积减少为主，混合性通气功能障碍兼有二者的特点。如要判断被检查者气流受限可逆或不完全可逆，则需做支气管舒张试验。

第二节 换气功能检查

一、弥散功能检查

弥散是指氧和二氧化碳通过肺泡膜进行交换的过程，一般以弥散量（diffusion capacity，DL）作为判定指标，它是指肺泡膜两侧气体分压差为0.133kPa（1mmHg）时，气体在单位时间（1min）内所能通过的气体量（ml）。能够影响DL的因素有弥散面积、弥散距离（厚度）、肺泡与毛细血管的氧分压差、气体分子量、气体在介质中的溶解度、肺泡毛细血管血流以及气体与血红蛋白的结合力。氧和二氧化碳在肺内的弥散功能不同，根据计算，二氧化碳的弥散速率是氧的21倍，因此二氧化碳一般不存在弥散功能障碍，临床上所称的弥散障碍通常指的是氧弥散障碍，其后果是缺氧。

提示：弥散功能障碍的结果通常是造成缺氧。

临床上弥散功能的检查常用一氧化碳，采用单次呼吸法进行侧定，其正常值男性187.52～288.8ml/（kPa·min）[18.23～38.41ml/（mmHg·min）]，女性156.77～179.7ml/（kPa·min）[20.85～23.9ml/（mmHg·min）]。弥散量低于正常值的80%，提示有弥散功能障碍。可见于肺纤维化、肺气肿、肺结核、气胸、肺炎、肺水肿、肺淤血等。

二、通气/血流比值（ventilation/perfusion ratio，V/Q）

气体进入肺泡后要进行有效的气体交换，除了要有足够的肺通气量和血流量之外，还要求通气/血流比值适当。在静息状态下，正常成年人肺泡通气量约4L/min，血流量约5L/min，V/Q比值为0.8，此时换气效能最佳。如V/Q比值>0.8，通常是由于局部血流障碍，使得进入肺泡的气体无充足的血液与之交换，出现无效腔气增加；反之，如V/Q比值<0.8，则是由于局部气道阻塞，部分血液无通气与之交换，成为无效灌注，而导致静动脉分流效应。上述两种情况均可造成换气功能障碍，其后果主要是缺氧，一般无二氧化碳潴留。

提示：气体进入肺泡后要进行有效的气体交换，除了要有足够的肺通气量和充分的血流量之外，还要求二者在数量上比例适当。当比值为0.8时，换气效能最佳。二者比例失调时可造成换气功能障碍，其后果主要是缺氧。

目前尚无直接简便的V/Q比值测定方法，一般是通过动脉血气分析项目计算相关生理学指标进行间接判断。临床上凡能影响肺顺应性、气道阻力的各种因素，均可导致V/Q比例失调，而V/Q比例失调是肺部疾病引起缺氧的主要原因，常见于肺实质、肺间质、肺血管与气道病变，如肺炎、肺不张、肺纤维化、急性呼吸窘迫综合征、肺栓塞、肺水肿、支气管哮喘、阻塞性肺气肿等。

第三节 血 气 分 析

血气分析是指应用血气分析仪，对所采集动脉血中的氧、二氧化碳以及与酸碱平衡有关的各项指标进行检查的诊断方法。它能直接反映被检查者的通气和换气功能及其伴随的酸碱平衡调节状态，既可明确呼吸衰竭的诊断，又有助于了解呼吸衰竭的性质、程度，判断治疗效果，对重症患者监护、指导氧疗、机械通气、纠正酸碱失衡和电解质紊乱均有重要价值。

一、指标及正常范围

1．动脉血氧分压（PaO_2）是指动脉血液中物理溶解的氧分子所产生的压力。正常值为95～100mmHg，随着年龄的增长而降低，其年龄预计公式为PaO_2 = 100mmHg－年龄 ×0.33。

2．动脉血氧饱和度（SaO_2）是指动脉血氧与血红蛋白结合的程度，即单位血红蛋白含氧的百分数。正常值为95%～98%。

3．动脉血二氧化碳分压（$PaCO_2$）是指动脉血液中物理溶解的二氧化碳分子所产生的压力。正常值为35～45mmHg，平均40mmHg。

4．pH 是血液中氢离子浓度[H^+]的负对数值。正常值为7.35～7.45，平均7.40。

5．标准碳酸氢盐（standard bicarbonate，SB）是指动脉血在38 ℃、$PaCO_2$40mmHg、$SaO_2$100%条件下，所测得血浆碳酸氢盐的含量。正常值为22 ～27mmol/L，平均24mmol/L。

6．实际碳酸氢盐（actual bicarbonate，AB）是指隔绝空气的血标本，在实际条件下测得的血浆碳酸氢盐的实际含量。正常人SB与AB两者无差异。

7．缓冲碱（buffer bases，BB）是指血液中一切具有缓冲作用的碱（负离子）的总和，包括碳酸氢盐、血红蛋白、血浆蛋白和磷酸二氢盐。正常值45～55mmol/L，平均50mmol/L，其中碳酸氢盐是BB的主要成分，约占50%（24/50）。

8．剩余碱（bases excess，BE）是指在38℃、SaO_2为100%、$PaCO_2$为40mmHg的标准条件下，将血液标本滴定至pH等于7.40所需要的酸或碱的量。需加酸者，BE为正值；需加碱者，BE为负值。正常值为0±2.3mmol/L。

9．血浆二氧化碳含量（total plasma CO_2 content，T- CO_2）是指血浆中结合的和物理溶解的二氧化碳总含量，动脉血浆二氧化碳总量 = HCO_3^- + $PaCO_2$ × 0.03 = 25.2mmol/L，其中HCO_3^-即AB占95%以上，故T- CO_2基本反映碳酸氢盐的含量。

10．阴离子间隙（anion gap，AG）是指血清中常规测得的阳离子总数与阴离子总数之差。因血清中主要的阳离子为Na^+，约占阳离子总数的90%，主要的阴离子为Cl^-和HCO_3^-，约占阴离子总数的85%，因此AG的计算公式一般用AG = Na^+ －（Cl^- + HCO_3^-），以mmol/L表示，正常值为8～16mmol/L。

二、临床意义

血气分析的临床应用非常广泛，其中在呼吸衰竭的诊断和各型酸碱平衡失调的判定方面最为重要，现对此进行简述。

（一）判断呼吸衰竭及其类型

动脉血气分析是临床上诊断呼吸衰竭的主要依据，参考的指标是PaO_2和$PaCO_2$。在海平面大气压、安静状态、呼吸室内空气且无左心衰竭和心内及大血管之间异常分流的情况下，PaO_2 <60mmHg，或伴$PaCO_2$ ≥50mmHg，即为呼吸衰竭。若仅有PaO_2降低，而$PaCO_2$正常或<35mmHg，为I型呼吸衰竭；若在PaO_2降低的同时，伴有$PaCO_2$升高，则为II型呼吸衰竭。

提示：在海平面大气压、安静状态、呼吸室内空气且无左心衰竭和心内及大血管之间异常分流的情况下，PaO_2 <60mmHg，或伴$PaCO_2$ ≥50mmHg，即为呼吸衰竭。若仅有PaO_2降低，而$PaCO_2$正常或降低，为I型呼吸衰竭；若在PaO_2降低的同时，伴有$PaCO_2$升高，则为II型呼吸衰竭。

（二）判断酸碱平衡失调

判断酸碱平衡失调的指标很多，其中主要参考的是pH、$PaCO_2$、HCO_3^-、BE和BB。

1．了解患者有无酸碱平衡失调

（1）首先看pH：若pH <7.35为失代偿性酸中毒，pH >7.45为失代偿性碱中毒；但pH在正常范围不能排除酸碱失衡，还有可能是代偿性酸碱失衡或混合性酸碱失衡。

（2）其次应注意 AG：它是协助判断代谢性酸中毒和各种混合性酸碱失衡的重要指标。当 AG ＞30mmol/L 时，肯定有酸中毒；在 20～30mmol/L 时，酸中毒可能性很大；在 17～19mmol/L 时，只有少数病例（约 29%）有酸中毒。

2. 了解酸碱失衡的原因是呼吸性因素还是代谢性因素

（1）首先看 HCO_3^-：包括 SB 和 AB，SB 能准确反映代谢性酸碱失衡，AB 则受呼吸和代谢双重因素影响。临床上若 AB ＞SB 提示呼吸性酸中毒，AB ＜SB 提示呼吸性碱中毒，AB ＝ SB ＝正常值提示酸碱平衡，AB ＝ SB ＜正常值提示代谢性酸中毒，AB ＝ SB ＞正常值提示代谢性碱中毒。

（2）其次看 BE 和 BB：二者均为判定代谢性酸碱失衡的重要指标。BE 正值增加和 BB 增加，提示代谢性碱中毒；BE 负值增加和 BB 减少，提示代谢性酸中毒。

（3）$PaCO_2$ 和 T- CO_2：二者均受呼吸和代谢双重因素的影响，因此单独查看某一指标意义不大，需要结合其他血气分析指标检查的结果进行综合分析。一般二者升高可能是呼吸性酸中毒或代谢性碱中毒，二者降低可能是呼吸性碱中毒或代谢性酸中毒。

3. 全面综合分析　人体是一个复杂的整体，当出现酸碱失衡，特别是混合性酸碱失衡时，仅凭实验室的判断是不够的，必须结合临床资料、血电解质检查等指标，方能得出正确结论。

提示：诊断酸碱平衡失调是一个复杂的过程，首先应判断患者是否存在酸碱平衡失调，其次判断是呼吸性还是代谢性酸碱平衡失调，第三判断是单一的还是混合性的酸碱平衡失调。该过程除了参考血气分析的各项指标外，还必须结合临床资料、血电解质检查等，方能得出正确结论。

（郝彩玲）

第十七章　内 镜 检 查

学习目标

通过本章内容的学习，学生应能：

识记：

描述内镜检查的适应证、禁忌证、并发症及注意事项。

理解：

总结内镜检查异常镜像的产生机理及临床意义。

运用：

联系内镜检查的适应证、禁忌证，合理选用适合患者的检查方法，并能正确分析检查结果。

第一节　概　　述

内镜（endoscopy）自19世纪发明至今已先后经历四代，依次分别是：硬式内镜、可曲式内镜、纤维内镜和电子内镜。目前，第三代纤维内镜在临床应用最为广泛。第四代电子内镜图像经视频处理器处理后，直接显示在电视屏幕上，图像清晰、逼真、分辨率高。同时可供多人观看，便于教学和会诊，并有录像、摄影等多种功能，便于资料保存和研究。电子内镜正在逐渐替代纤维内镜，得到广泛应用。目前，内镜除用来检查消化系统、呼吸系统、泌尿系统和妇科等管道器官外，还可以检查胸腹腔和腹腔内一些实质性脏器。内镜的用途越来越广泛，除了疾病诊断方面外，治疗方面也显现出它的多样性和优越性：如取出腔内异物、拆除缝线、对出血病灶喷洒或注射止血药物、钳夹止血、电灼、电凝止血、食管静脉曲张结扎或硬化治疗、食管狭窄的扩张、息肉切除、病变黏膜局部切除、切开Oddi括约肌取石或减压、各种腹腔镜手术等。内镜检查和治疗虽较安全，但也存在一定的风险及并发症，检查和治疗前需充分告知被检查者或其近亲属，征得同意并签署知情同意书。

提示：内镜发展先后经历了四代，分别是：硬式内镜、可曲式内镜、纤维内镜和电子内镜。目前内镜除用于诊断疾病外，也已成为治疗疾病不可缺少的工具之一。

第二节　上消化道内镜检查

上消化道内镜检查包括食管、胃、十二指肠的检查，通常也称胃镜检查。它柔软可弯曲、窥视清晰、操作安全、患者痛苦小。除可用于检查外，还可实施各种治疗，是临床上应用最早、进展最快的内镜检查。

提示：上消化道内镜通常也称胃镜，可对食管、胃、十二指肠的病变进行检查和治疗。

一、适应证

1. 有上消化道症状，但原因不明者。

2. 原因不明的上消化道出血。早期做急诊胃镜不仅有助于病因和病变部位的诊断，还可同时在内镜直视下进行治疗。

3. X线钡餐检查不能确诊或不能解释的上消化道病变。特别是黏膜病变和疑有肿瘤需进行活组织检查者。

4. 虽已确诊但需要长期随访观察的上消化道病变。

5. 上消化道病变治疗前后的对比观察。

6. 需要进行内镜治疗者，如镜下止血、摘取异物、食管管腔狭窄扩张、息肉摘除、食管静脉曲张的硬化剂注射与结扎。

二、禁忌证

随着器械的改良、技术的进步，禁忌证已较过去明显减少。下列情况属于检查的禁忌证：

1. 严重肺功能不全者。

2. 有严重心脏病、心功能不全、严重心律失常、频发心绞痛、急性心肌梗死和主动脉瘤的患者。

3. 休克、昏迷等危重患者。

4. 严重咽喉部疾患内镜不能插入者。

5. 腐蚀性食管炎和胃炎的急性期。

6. 食管、胃、十二指肠穿孔的急性期。

7. 神志不清、精神失常不能合作者。

8. 急性传染性肝炎或胃肠道传染病，暂停检查；慢性乙肝、丙型肝炎或抗原携带者、AIDS患者应备有特殊的消毒措施。

提示：胃镜检查前应把握好检查的适应证和禁忌证，以避免并发症的发生。

三、检查前准备

1. 检查前应详细询问病史，进行体格检查，必要时做肺功能、心电图、动脉血气分析等检查，以确定是否适于做检查。

2. 术前禁食8h。估计有胃排空延缓者，需禁食更长时间；有幽门梗阻者，检查前应先洗胃；做过钡餐检查者，应在检查后2～3天再行胃镜检查。

3. 检查前吞服麻醉去泡糊剂10ml，具有麻醉、润滑和消除黏膜表面泡沫的作用，可使患者检查时痛苦减轻，同时内镜视野更清晰。

4. 为减少检查过程中胃肠蠕动和痉挛，术前10min可肌内注射阿托品0.5mg，精神过度紧张者，可肌内注射地西泮10mg。

提示：为确保胃镜检查结果的准确可靠，术前应禁食8h；有幽门梗阻者，检查前应先洗胃；做过钡餐检查者，应在检查后2～3天再行胃镜检查。同时检查前吞服麻醉去泡糊剂。

四、操作步骤

1. 患者取左侧卧位，轻度屈膝，头稍后仰，放松腰带和领口，取出义齿，口边放置弯盘，嘱患者咬紧牙垫（咬口）。

2. 术者左手持胃镜的操纵部，右手持先端约20cm处，直视下将胃镜经咬口徐徐插入口腔，沿舌背、咽后壁插入食管。插镜时嘱患者做深呼吸，并配合吞咽动作。术者操作时动作轻柔，避免暴力，勿将胃镜插入气管。整个插镜过程在电视屏幕监视下进行。

3. 当确认胃镜先端进入贲门后，随即向胃内注气，使胃体张开于胃底部略向左、向上旋镜可见胃体腔；推进至幽门前区时，俟机进入十二指肠球部；再将胃镜先端右旋上翘各 90°，术者向右转 90°，即可见到十二指肠降段及乳头部。随后由此退镜，配合注气和抽吸，逐一检查十二指肠、胃及食管的病变。

4. 检查时应注意胃肠腔的大小、形态、胃肠壁及皱襞情况、黏膜、黏膜下血管、分泌物性状及胃蠕动情况。观察时应无盲区，注意勿遗漏胃角上部、胃体垂直部、后壁及贲门下部。对可疑病变部位可摄像、活检、刷检和抽取胃液以协助诊断。

五、结果判断

1. 正常镜像

（1）食管：黏膜呈淡红色，黏膜下血管可见，上段血管成纵行走向，中段呈树枝状，下段呈纵行且血管排列较密呈栅状排列。在食管与贲门交接处，浅淡的食管黏膜与橘红色胃黏膜互相交叉，构成齿状线。

（2）胃：黏膜呈橘红色，表面光滑有光泽，附有清洁透明的黏液；黏膜表面有小的隆起和凹陷，分别称为胃小区和胃小凹；胃蠕动波自胃体下部远端开始，向幽门推进。

（3）十二指肠：黏膜色泽较胃黏膜略淡，如被胆汁染色可略发黄，表面呈微细颗粒天鹅绒状（十二指肠绒毛），黏膜下可透见毛细血管。

2. 异常镜像

（1）炎症：上消化道有急性炎症时一般不做胃镜检查，故胃镜发现以慢性炎症居多。

①浅表性炎症：表现为黏膜充血、发红，呈斑片状、条纹状或簇状分布；黏膜水肿，反光增强，胃小区显著；表面糜烂，可平坦或隆起，呈大小不同的黏膜缺损，表面有白色薄苔；黏膜下出血可呈点、片状分布，暗红色或棕色；黏膜皱襞增粗，黏膜呈细颗粒状。发炎的黏膜表面有较多透明或黄白色分泌物附着，难以冲洗。另外，黏膜发炎后较脆，易出血。

②萎缩性胃炎：黏膜苍白或花斑状（白色为主），黏膜萎缩变薄，皱襞变浅甚至消失，适度充气情况下，黏膜下可见网状细小血管或蓝色树枝状较大血管。此外，萎缩伴有增生时，黏膜呈小结节状或粗糙颗粒状，表面无光泽，分泌物少，胃大弯黏液池黏液减少。黏膜活检有助确诊。

③肥厚性胃炎：黏膜肥厚、水肿，皱襞粗大，似脑回状，充气不能展平，颜色深红，分泌物多，常伴糜烂，也可呈结节状或铺路石样外观。

（2）溃疡：可位于消化道的任何部位，以十二指肠球部和胃窦小弯部多见。镜下见圆形或椭圆形凹陷，直径 0.5～1.5cm，基底平整，覆以白苔或黄白苔，边缘清晰整齐，有充血、水肿和黏膜集中现象，一般 4～8 周自然或治疗后愈合。

胃的良性溃疡应与恶性溃疡相鉴别，后者实际上是癌的一种类型，一般较良性溃疡大而不规则，周边不整，底部不平，形似火山口，明显高出黏膜表面，质地坚硬，易脆出血，与良性溃疡鉴别有困难时，需结合活组织病理学检查确诊。

（3）肿瘤：以胃癌和食管癌多见，胃镜是确诊此类疾病的最佳检查方法。

早期胃癌仅累及黏膜或黏膜下层，多无淋巴结转移。此时，肿瘤表现为微小的隆起或凹陷，直径一般不超过 1cm，需仔细观察，并结合活组织病理学检查做出诊断。进展期胃癌可根据其镜下形态分为隆起型、溃疡型和浸润型三种，鉴别一般不难。浸润型胃癌胃壁变得僵硬、增厚、扩张受限，缺乏蠕动，形成皮革胃，易被忽视。

食管癌以鳞状上皮癌多见，占 90% 左右，此外还有腺癌和未分化癌等。早期食管癌镜下表现为黏膜局部糜烂，光泽较差，表面呈颗粒状，微小乳头状，有时与炎症不易区别，需进行活组织病理学检查。

提示：胃镜是确诊各种上消化道疾病的主要手段，检查时除应注意肉眼直接看到的征象外，必要时还应进行活组织病理学检查协助诊断和鉴别诊断。

六、并发症

胃镜检查虽安全，但有可能会出现喉痉挛、下颌关节脱臼、低氧血症、感染、器械损伤（出血、穿孔）、心搏骤停、心肌梗死、心绞痛等并发症，因此术前应严格把握适应证。

七、注意事项

1. 检查结束后应尽量抽气防止腹胀。
2. 术后禁食 2h 后进流质饮食，做活检者勿立即进食热饮和粗糙食物。

第三节　结肠镜检查

结肠镜检查对诊断下消化道病变，尤其是对不明原因的下消化道出血、下腹痛和腹泻等具有重要意义。结肠镜可到达回盲部甚至末段回肠，从而了解全结肠和部分小肠的病变。但结肠镜检查要比上消化道内镜检查操作复杂，技术要求较高，患者也有一定的痛苦。故应恰当选择适应证。

一、适应证

1. 有下消化道症状、体征，怀疑直肠、结肠、盲肠或回肠末段病变，但临床不能确诊者。
2. 钡灌肠检查不能确诊或不能解释的病变，如狭窄、溃疡、息肉、癌肿、憩室等，特别是疑有肿瘤需要进行活组织病理学检查者。
3. 肠道炎性疾病的诊断与随访观察。
4. 结肠癌普查及其术前诊断与术后观察。
5. 原因不明的低位肠梗阻或腹部包块需要进一步明确诊断者。
6. 结肠息肉摘除术及其术后随访观察和治疗。
7. 下消化道出血的止血治疗。

二、禁忌证

1. 严重心肺功能不全者。
2. 神志不清、精神失常不能合作者。
3. 结肠急性炎症性病变，如急性菌痢、爆发型溃疡性结肠炎等。
4. 急性弥漫性腹膜炎以及怀疑有脏器穿孔、广泛肠粘连者。
5. 妊娠妇女。
6. 严重的肛门、直肠狭窄。

三、检查前准备

1. 检查前应详细询问病史，进行体格检查，以确定是否适于做检查，有无禁忌证。
2. 肠道准备　肠道的清洁度是结肠镜检查成败的关键性因素之一。

（1）检查前进低脂、少渣的半流质饮食 1～2 天，检查当日晨禁食。

（2）清洁肠道：多采用盐类泻剂。嘱患者检查前一天进流食，检查前 3～4h 口服 25% 硫酸镁 150～200ml，而后 2h 内服完 5% 葡萄糖生理盐水 1000ml，一般 45min 内产生腹泻，可达到清洁肠道效果。

液状石蜡不能有效致泻，又可损坏结肠镜前部橡胶外皮；甘露醇虽可有效导泻，但在肠道内被细菌分解可产生易燃气体，如行高频电凝治疗有引起爆炸的危险，应特别注意。另外肥皂水灌肠刺激肠黏膜，可造成假象，也应列为禁忌。

提示：肠道准备是结肠镜检查成败的关键，检查前应进低脂、少渣的半流质饮食 1～2 天，当晨禁食，并用盐类泻剂清洁肠道。但禁忌使用液状石蜡、甘露醇、肥皂水做肠道准备。

3．为减少检查过程中胃肠蠕动和痉挛，术前 10min 可肌内注射阿托品 0.5mg；精神过度紧张者，可肌内注射地西泮 10mg、哌替啶 50mg，但哌替啶可降低引起肠穿孔等反应的信号，因此使用时应予以注意。

四、操作步骤

1．患者检查前换上后裆开洞的检查裤，取左侧卧位，双腿屈曲。

2．术者先做直肠指诊，了解有无狭窄、痔疮、肛裂和肿瘤等。助手用硅油涂抹肠镜先端（禁忌使用液状石蜡），让患者张口呼吸，放松肛门括约肌，用示指按压镜头，使结肠镜滑入肛门。

3．镜头进入肛门 5～10cm 后，观察肠腔并循腔进镜向纵深插入，同时助手随时用沾有硅油的纱布润滑镜身，以减少插镜、退镜时的阻力和摩擦肛门的痛苦，保护肠黏膜。

4．遵照循腔进镜配合滑进，少注气、适当钩拉、去弯取直、防袢、结袢等插镜原则缓慢插入结肠镜。特别注意抽吸缩短与取直乙状结肠与横结肠，在脾曲和肝曲处适当钩拉、旋镜，并配合患者呼吸和体位进镜，以减小转弯处的角度，缩短检查的距离。

5．助手按要求以适当的手法按压腹部，以减少肠管弯曲及结袢，防止乙状结肠和横结肠结袢，有助于检查的顺利完成。

6．当看到月牙形的阑尾孔、Y 字形的盲尖皱襞及鱼口样的回盲瓣时，提示已到达回盲部。此时尽可能调整结肠镜先端角度，俟机进入回盲瓣，观察末段回肠 15～30cm 范围的肠腔与黏膜。

7．退镜时，操纵上下左右旋钮，灵活旋转先端，同时适量注气、抽气逐段仔细观察肠壁、肠腔及袋囊情况。对有价值的部位可摄像、活检及行细胞学检查。

五、结果判断

1．正常镜像　正常结肠黏膜呈橘红色，表面光滑湿润、有光泽；黏膜下血管清晰可见，称血管纹理，为鲜红色树枝状分枝，主干较粗分枝逐渐变得纤细，且相邻血管终末分枝相互吻合交错成网状，边缘光滑，粗细均匀。

2．异常镜像

（1）肠结核：好发于回盲部，其次为升结肠，典型病变有溃疡增生结节及愈合过程中因瘢痕所致的肠管变形、假憩室形成、肠腔狭窄及回盲瓣变形。

（2）溃疡性结肠炎：病变以左半侧结肠多见，常从直肠开始。镜下见黏膜广泛充血、水肿、糜烂或表浅溃疡，表面有脓苔和渗出物，形态多样，常伴炎性息肉。晚期肠管缩短变形，结肠袋、半月襞消失，结肠呈铅管状。

（3）克罗恩（Crohn）病：好发于回肠末段，镜下见跳跃式或节段性分布的溃疡，溃疡较深，沿肠管纵轴分布，肠腔内黏膜可见假息肉和鹅卵石样增生，肠壁增厚、肠腔狭窄。

（4）结肠息肉：好发于左半结肠，根据组织学分为：腺瘤、炎性息肉、错构瘤性息肉、增生性息肉，观察时应注意其大小、形态、有无蒂等，这对判断类型和预后较为重要。

（5）结肠癌：好发于直肠和乙状结肠，早期镜下分型采用早期胃癌分类法；进展期分为息肉样型、溃疡型、浸润型、溃疡浸润型等，前两型多见。结肠镜是确诊此类疾病的主要手段，与其他疾病难于鉴别时需进行活组织病理学检查。

提示：结肠镜是确诊各种直肠、结肠以及部分回肠疾病的主要手段，检查时同样需要进行活组织病理学检查以协助诊断和鉴别诊断。

六、并发症

结肠镜检查一般较安全，但也可能会出现肠穿孔、肠出血、肠系膜裂伤、浆膜撕裂、结肠黏膜下气肿等并发症。用甘露醇做肠道准备者做息肉电切时甚至会引起肠道气体爆炸等意外。

七、注意事项

1. 结肠镜检查术前应避免使用甘露醇做肠道准备。
2. 检查结束后应尽量抽气防止腹胀，并嘱患者适当休息，观察 15 ~ 30min 后再离开。
3. 做过镜下治疗的患者，应给予抗生素治疗、流质饮食和适当休息 3 ~ 4 天，必要时住院观察。

第四节　纤维支气管镜检查

纤维支气管镜检查是借助纤维支气管镜对支气管、肺疾病进行诊断和治疗的一项重要手段。因其具有管径细、弯曲度大、可视范围广、操作安全、患者痛苦小，且能在直视下进行活检或刷检等优点，因此该项技术在临床上得到了广泛应用。

一、适应证

1. 原因不明的咯血，需明确出血的部位和原因者；出血原因和部位虽已明确，但内科治疗无效或反复咯血，而又不能进行急诊手术，需局部止血治疗者。
2. 临床表现或影像学检查怀疑肺癌者。
3. 痰液细胞学检查发现癌细胞者。
4. 原因不明的干咳或局限性喘鸣者。
5. 吸收缓慢或在同一部位反复发生肺炎者。
6. 原因不明的肺不张或胸腔积液。
7. 性质不明的弥漫性肺病变或肺内占位性病变，需进行活检者。
8. 原因不明的喉返神经、膈神经麻痹，或上腔静脉阻塞者。
9. 为避免口腔污染，经纤维支气管镜收集下呼吸道分泌物检查者。
10. 做支气管肺泡灌洗或选择性支气管造影。
11. 治疗　取出支气管异物，紧急情况下引导行气管插管实施机械通气，肺化脓症或呼吸道烧伤患者需直视下吸除脓痰、脓栓、坏死物以解除气道阻塞，严重哮喘患者施行机械通气或有细支气管黏液栓塞需吸取痰栓缓解哮喘发作，支气管胸膜瘘瘘口的闭合，肺癌局部放、化疗以及激光、冷冻治疗等。

二、禁忌证

1. 严重肺功能不全者。

2．有严重心脏病、心功能不全、严重心律失常、频发心绞痛、最近6周发生心肌梗死者、主动脉瘤有破裂危险者。

3．对麻醉药过敏者。

4．颈椎畸形，无法插入纤维支气管镜者。

5．出、凝血机制严重异常者。

6．急性上呼吸道感染或活动性肺结核未经治疗者。

7．对检查不能耐受或不合作者。

三、检查前准备

1．检查前应详细询问病史，进行体格检查，阅读X线胸片或CT片，必要时做肺功能、心电图、动脉血气分析以及出、凝血功能等检查，以确定是否适于做纤维支气管镜检查。

2．术前禁食4～6h，术前半小时皮下注射阿托品0.5mg，肌内注射地西泮10mg。

3．麻醉　先用2%利多卡因溶液咽喉喷雾做局部麻醉，每2～3min一次，共3次；然后再经环甲膜穿刺注入或镜管插入气管后注入2～5ml 2%利多卡因溶液。

提示：纤维支气管镜检查的禁忌证较多，检查前应完善相关检查以确定是否适于做纤维支气管镜检查；另外该项检查对患者刺激较大，检查前应做好麻醉，以减轻患者的痛苦。

四、操作步骤

1．患者取平卧位或坐位。

2．术者左手持纤维支气管镜的操纵部，拨动角度调节环钮，使插入部末端略向上翘起，右手将镜徐徐插入鼻腔，插入前鼻腔内先滴入1%麻黄碱2～3滴。

3．纤维支气管镜插入鼻腔后，将角度调节环钮拨回原位，镜管沿咽后壁滑入喉部，找到会厌和声门，并观察声带活动情况。

4．当声门开放时，迅速将镜插入气管，并在直视下推进直至隆突。看清两侧支气管口后，把镜插入一侧主支气管，一般先健侧再患侧，自上而下依次检查各段支气管。

5．检查时应注意黏膜的颜色、表面情况与质地，有无充血、水肿、渗出、出血、糜烂、溃疡、增生、结节以及新生物，间嵴是否增宽，管壁是否受压，管腔有无狭窄与阻塞，分泌物的量与性状。必要时可刷检或活检，协助进行病理学、细胞学或细菌学检查。

五、并发症

纤维支气管镜检查过程中可能会出现喉痉挛、低氧血症、咯血、气胸、麻醉药物过量或过敏而发生的呼吸抑制，甚至心搏骤停等并发症。因此术前应严格掌握适应证，术中和术后严密观察病情，出现并发症时，要及时采取相应措施。

六、注意事项

1．术后禁食2～3h，待麻醉作用消失后方能进食，以防误吸，同时尽量少说话，使声带得到休息。

2．操作过程中严格无菌操作，预防呼吸道感染。

提示：纤维支气管镜检查过程中注意观查患者反应，出现并发症立即采取措施实施抢救；另外，检查前患者常规做咽喉部麻醉，为防止术后发生误吸，应待麻醉作用消失后方能进食。

（郝彩玲）

单元目标检测练习（十三）

一、名词解释

1. 肺容积
2. 每分钟静息通气量
3. 剩余碱
4. 恶性溃疡
5. 支气管舒张试验

二、填空题

1. 肺活量包括__________、__________、__________。
2. Ⅱ型呼吸衰竭患者，其血液气体分析检查结果为 PaO_2__________、$PaCO_2$__________。
3. 上消化道内镜检查包括__________、__________、__________的检查。
4. 纤维支气管镜检查主要用于__________和__________疾病的诊断和治疗。

三、选择题

（一）A_1 型题（单句型最佳选择题）

1. 肺容积包括
   A. 潮气量 + 补吸气量
   B. 补吸气量 + 残气量
   C. 补呼气量 + 残气量
   D. A 项 +B 项
   E. A 项 +C 项
2. 肺活量包括
   A. 潮气量 + 补吸气量 + 补吸气量
   B. 潮气量 + 补吸气量 + 残气量
   C. 潮气量 + 补呼气量 + 残气量
   D. 补吸气量 + 补呼气量 + 残气量
   E. 以上都包括
3. 平静呼吸后遗留于肺内的气量是
   A. 潮气量
   B. 残气量
   C. 功能残气量
   D. 补吸气量
   E. 肺活量
4. 平静呼吸时每次吸入和呼出的气量是
   A. 肺活量
   B. 潮气量
   C. 通气量
   D. 肺总量
   E. 残气量
5. 平静吸气末再作深吸气所能吸入的最大气量是
   A. 补呼气量
   B. 深吸气量
   C. 补吸气量
   D. 肺总量
   E. 潮气量
6. 正常成人的潮气量约为
   A. 500ml
   B. 800ml
   C. 1000ml
   D. 1500ml
   E. 4000ml
7. 肺功能正常的主要判断标准为
   A. VC ＞80%, FEV1（%）＞70%
   B. VC ＞85%, FEV1（%）＞80%
   C. VC ＞80%, FEV1（%）＞85%
   D. VC ＞90%，FEV1（%）＞80%
   E. 以上都不是
8. 正常人 RV/TLC% 为
   A. ＜30%
   B. ＜35%
   C. 40%
   D. ＜45%
   E. ＜50%
9. 阻塞性肺气肿的判断标准
   A. RV/TLC（%）≤35
   B. RV/TLC（%）≥35
   C. RV/TLC（%）≥36

D．RV/TLC（%）≤30

E．以上都不是

10. 功能残气量与残气量的区别为

A．功能残气量是呼出气量

B．残气量是呼出气量

C．都是反应肺容积的指标

D．残气量是平静呼气后残留于肺内的气量

E．功能残气量是平静呼气后残留于肺内的气量

11. 功能残气量及残气量增加的临床意义

A．提示肺呼气过度

B．提示肺充气过度

C．提示有间质性肺水肿

D．提示有肺不张

E．提示有中等量以上的胸腔积液

12. 以下肺阻塞性通气功能障碍的判断标准正确的是

A．FEV1（%）明显下降

B．MVV 增加

C．VC 增加

D．气速指数＞1.0

E．以上都不是

13. 以下情况时补吸气量下降，但哪项除外

A．胸腔积液

B．肺气肿

C．胸膜粘连

D．肺纤维化

E．胸廓畸形

14. 肺气肿患者测定肺功能**不出现**哪项结果

A．肺活量增加

B．最大通气量减低

C．残气量增加

D．肺总量增加

E．残气量 / 肺总量增加

15. 在下列关于动脉血二氧化碳分压的描述中，哪项是**错误**的

A．正常值为 35～45mmHg

B．是判断呼吸衰竭类型与程度的指标

C．Ⅱ型呼吸衰竭动脉血二氧化碳分压必须小于 50mmHg

D．可用来判断代谢性酸碱平衡失调的代偿反应

E．是判断呼吸性酸碱平衡失调的指标

16. 在动脉血氧分压的叙述中，哪项是**不正确**的

A．健康成人随着年龄的增加而降低

B．正常值为 95～100mmHg，但老年人需用预计公式计算正常值

C．可判断有无缺氧及缺氧的程度

D．可判断有无呼吸衰竭

E．以上均不正确

17. 呼吸性酸中毒的血气分析可能为

A．pH7.30，$PaCO_2$ 50mmHg

B．pH7.30，$PaCO_2$ 40mmHg

C．pH7.40，$PaCO_2$ 20mmHg

D．pH7.35，$PaCO_2$ 45 mmHg

E．以上都不是

18. 呼吸性中毒患者，治疗 5 天后好转，查血气分析为：pH7.30，$PaCO_2$ 48mmHg，HCO_3^- 27mmol/L，Cl^-110mmol/L,K^+5mmol/L,AG 为 16mmol/L，可能存在以下哪种情况

A．呼吸性酸中毒＋代谢性酸中毒

B．呼吸性酸中毒＋代谢性碱中毒

C．呼吸性酸中毒失代偿

D．呼吸性酸中毒失代偿＋呼吸性酸中毒代偿

E．以上都不是

19. 判断酸碱平衡调节中机体代偿性程度最重要的指标是

A．PaO_2

B．$PaCO_2$

C．BE

D．HCO_3^-

E．pH

20. 关于标准碳酸氢盐的描述哪项正确

A．受呼吸影响较大

B．是反应呼吸性碱中毒的指标

C．是准确反应代谢性酸碱平衡失调的指标

D．正常值为：45～55mmol/L

E．以上各项均不正确。

21. 下列哪项血气分析指标可作为肺通气功能指标

A．PaO_2

B．CO_2CP

C．$PaCO_2$

D．SaO_2

E．$P(A\text{-}a)O_2$（肺泡 - 动脉血氧分压差）

22. 下列哪项测定值排除了呼吸影响，最能全面反映代谢因素的改变

A．CO_2CP

B．AB

C．SB

D．BE

E．pH

23. 血气分析中代表呼吸性酸碱平衡的指标是

A．pH

B．HCO_3^-

C．PaO_2

D．BE

E．AB

24. 代偿性代谢性酸中毒可能出现的血气分析结果是

A．AB ↓，pH 正常

B．AB ↑，Ph ↑

C．AB 正常，pH 正常

D．AB ↑，pH ↓

E．AB 正常，pH ↓

25. 失代偿性代谢性酸中毒的特征是

A．pH 正常，HCO_3^- ↓，$PaCO_2$ ↓

B．pH ↓，HCO_3^- ↑，$PaCO_2$ ↓

C．pH 正常，HCO_3^- ↓，$PaCO_2$ ↑

D．pH ↓，HCO_3^- ↓，$PaCO_2$ ↓

E．pH 正常，HCO_3^- ↑，$PaCO_2$ ↑

26. 某患者动脉血气分析结果分析如下：pH 7.25，AB 15mmol/L，SB 18mmol/L，BE^-5mmol/L，$PaCO_2$ 30mmHg，可考虑为

A．代谢性酸中毒

B．代谢性碱中毒

C．呼吸性酸中毒

D．呼吸性碱中毒

E．呼吸性酸中毒合并代谢性碱中毒

27. 失代偿性呼吸性酸中毒时，血气分析的改变是

A．$PaCO_2$ ↑，pH >7.40

B．$PaCO_2$ ↑，pH <7.35

C．$PaCO_2$ ↓，pH <7.35

D．$PaCO_2$ ↓，pH >7.45

E．$PaCO_2$ ↑，pH 7.35 ~ 7.45

28. 某患者动脉血气分析结果如下：pH 7.188，HCO_3^- 27.6mmol/L，BE^- 5mmol/L，$PaCO_2$ 70mmHg 可考虑为

A．代谢性酸中毒

B．呼吸性酸中毒

C．呼吸性酸中毒合并代谢性酸中毒

D．代谢性碱中毒

E．呼吸性酸中毒合并代谢性碱中毒

29. 下列哪项**不适用**于进行上消化道内镜检查

A．上消化道出血

B．溃疡病

C．萎缩性胃炎

D．食管肿瘤

E．腐蚀性胃炎

30. 纤维支气管镜检查的禁忌证是

A．严重肺功能不全

B．咯血

C．阻塞性肺炎或肺不张

D．胸腔积液

E．上腔静脉阻塞综合征

31. 纤维支气管镜检查的适应证是

A．咯血

B．严重器质性心脏病

C．高热

D．高血压

E．疑有主动脉瘤患者

32. 纤维支气管镜检查术后一般应禁食

A．2 ~ 3h

B．4 ~ 4h

C．4 ~ 6h

D．6 ~ 8h

E．8 ~ 10h

33. 患者在进行纤维胃镜检查时感到恶心、难受，此时应该

A．拔出纤维胃镜重做

B．让患者做深呼吸以减轻不适

C. 告知患者不适合做此项检查
D. 让患者改变体位
E. 让患者随口腔唾液做咽下动作

34. 诊断慢性胃炎最可靠的方法是
A. 病史和临床表现
B. 纤维胃镜检查
C. 胃液分析
D. 胃肠钡餐检查
E. 血清抗体检查

35. 下列哪个部位不是结肠镜检查的范围
A. 乙状结肠
B. 降结肠
C. 空肠
D. 升结肠
E. 末端回肠

36. 皮革胃见于
A. 浅表性胃炎
B. 萎缩性胃炎
C. 肥厚性胃炎
D. 早期胃癌
E. 进展期胃癌

37. 以下哪项不是下消化道内镜的适应证
A. 结肠癌普查
B. 急性弥漫性腹膜炎
C. 检查息肉摘除
D. 下消化道出血的止血治疗
E. 原因不明的低位肠梗阻

38. 关于结肠镜检查前准备注意事项，下列说法错误的是
A. 术前进低脂、少渣的半流质饮食1～2天
B. 清洁肠道多采用液状石蜡
C. 为减少检查过程中胃肠蠕动和痉挛，术前10min可肌内注射阿托品
D. 精神过度紧张者，可肌内注射地西泮10mg
E. 禁忌使用肥皂水灌肠

39. 关于胃镜检查前准备，下列说法错误的是
A. 术前应禁食8h
B. 有幽门梗阻者，检查前先洗胃
C. 精神过度紧张者，可肌内注射地西泮
D. 做过钡餐检查者，应在检查后2～3h再行胃镜检查
E. 检查前吞服麻醉去泡沫剂

40. 结肠镜检查时，发现黏膜下血管为鲜红色树枝状分枝，主干较粗，分支逐渐变得纤细，提示
A. 肠结核
B. 溃疡性结肠炎
C. 正常
D. 结肠癌
E. Crohn 病

（二）B_1 型题（配伍题）

（41～44 题共用备选答案）
A. VT+IRV
B. VT+IRV+ERV
C. RV+ERV
D. VT+IRV+ERV+RV
E. VT×f

41. 肺活量
42. 肺总量
43. 功能残气量
44. 深吸气量

（45～47 共用备选答案）
A. FEV_1/FVC ↓
B. 功能残气量及 FVC ↓
C. FEV_1 及 RV/TLC ↓
D. FEV_1/FVC 及 FVC ↑
E. 吸入支气管舒张剂后 FEV_1/FVC ＜70% 及 FEV_1 ＜80% 预计值

45. 重度肺间质纤维化
46. 慢性阻塞性肺气肿
47. 慢性阻塞性肺疾病

（48～50 题共用备选答案）
A. 判断缺氧及程度指标
B. 反映肺换气功能指标
C. 判断肺通气指标
D. 反映组织缺氧指标
E. 反映代谢因素改变指标

48. PVO_2（混合静脉血氧分压）
49. PC（A-a）O_2（肺泡 - 动脉血氧分压差）
50. PaO_2

（51～54 题共用备选答案）
A. 血 pH
B. PaO_2

C．$PaCO_2$
D．碱剩余
E．P50
51.衡量肺泡通气量
52.判断早期缺氧
53.反映血液酸碱度
54.判断代谢性酸碱失衡
（55～57 题共用备选答案）
A．胃镜检查
B．结肠镜检查
C．十二指肠镜检查
D．小肠镜检查
E．食管镜检查
55.梗阻性黄疸
56.上消化道出血
57.便血
（58～50 题共用备选答案）
A．好发于回盲部
B．病变以左半侧结肠多见
C．好发于回肠末端
D．好发于直肠和乙状结肠
E．病变以右半侧结肠多见
58.克罗恩病（Crohn 病）
59.肠结核
60.结肠癌

四、简答题

1．简述通气功能障碍的类型、特点及其区别。
2．简述胃镜检查的适应证。

（郝彩玲）

第五篇　实验诊断

第十八章　血 液 检 查

学习目标

通过本章内容的学习，学生应能：

识记：

复述血液检查的正常参考值。

理解：

总结血液检查结果变化的临床意义。

运用：

联系血液检查的特点，合理选用检查项目，正确分析检查结果。

第一节　标本采集与处理

血标本分为全血、血浆和血清等。全血：由血细胞和血浆组成，主要用于临床血液学检查，如血细胞计数、分类和形态学检查等。全血标本的化学物质检查易受血细胞量增减的影响，现在的临床化学检查已较少使用全血标本。血浆：为全血除去血细胞和钙离子，含有其他全部凝血因子，适合化学成分的检测和血栓与止血的检查。细胞内、外各种溶质成分和含量有差别。疾病时，血细胞内成分变化较小，但血浆中成分变化可很大。血清：是离体后的血液自然凝固后析出的液体部分，除纤维蛋白原等凝血因子在凝血时消耗外，其他成分与血浆基本相同，更适用于多数临床化学和临床免疫学检查。在少数项目检查，血浆和血清的测定也有些差别。

一、采血方法

血标本的正确采集是获得准确、可靠实验结果的关键。血液标本的采集分为皮肤采血法、静脉采血法和动脉采血法。

（一）静脉采血法

当所需血量较多或采用全自动血液分析仪测定时，通常使用静脉采血法（veni puncture for blood collection）。通常采用位于体表的浅静脉如肘部静脉、手背静脉或内踝静脉，婴幼儿可采用股静脉、颈外静脉等采血。

（二）皮肤采血法

皮肤采血法（skin puncture for blood collection）曾长期被称为毛细血管采血法。主要用于需血量较少（<0.2ml）的检查或一般常规检查。多选择左手环指或耳垂采血部位采血。耳垂采血痛感较轻，操作方便，但血循环较差，受气温影响较大，检查结果不够恒定。

（三）真空采血法

真空采血法（vacuum tube for blood collection），又称为负压采血法。血标本转运方便，特别适用于病房和野外流动采血，能避免对医护人员的感染和患者血标本间的交叉污染。

二、抗凝剂选择

实验室常用的抗凝剂有以下几种。

1．乙二胺四乙酸（ethylenediamine tetraacetic acid，EDTA）盐　常用的乙二胺四乙酸盐有钠盐或钾盐，能与血液中钙离子结合成螯合物，而使 Ca^{2+}失去凝血作用，从而阻止血液凝固。EDTA 盐对血细胞形态和血小板计数影响很小，适用于多项血液学检查，尤其是血小板计数、血细胞分析仪等。但 EDTA 影响血小板聚集，不适合于做凝血象检查和血小板功能试验。

2．草酸盐（sodium oxalate）　常用的有草酸钠、草酸钾和草酸铵，它们溶解后解离的草酸根与标本中的钙离子形成草酸钙沉淀，使 Ca^{2+}失去凝血功能，阻止凝血。高浓度钾离子或钠离子易使血细胞脱水皱缩，而草酸铵则可使血细胞膨胀，草酸铵和草酸钾或草酸钠以适当比例混合不影响红细胞的形态和体积，可用于血细胞比容的测定。血细胞比容比较，测定值可降低 8%～13%，此时的血浆量也相应增加；用它测定血浆中化学成分，结果可低 5%左右。标本中如加入高浓度的草酸盐抗凝剂，可发生溶血和改变血液 pH，干扰血浆中的钾、钠和氯测定，还能抑制有些酶的活性。

3．肝素（heparin）　肝素是生理性抗凝剂，抗凝能力强，不影响血细胞体积，不易溶血。但可干扰某些凝血机制检查。大多数检查都可用肝素抗凝，如红细胞渗透脆性试验等。

4．枸橼酸盐　枸橼酸盐主要为枸橼酸钠（trisodium citrate），能与血液中的钙离子结合形成螯合物，阻止血液凝固。枸橼酸盐在血中的溶解度低，抗凝力不如前几种抗凝剂。多用于血液学检查，如血沉、凝血功能测定等。因其毒性小，也用于血液保养。

三、血涂片制备与染色

血液涂片和染色的好坏直接关系到检验的结果。良好血涂片的标准是：厚薄适宜，头体尾分明，细胞分布均匀，血膜边缘整齐，两端和两边留有一定的空隙。为观察细胞内部结构，识别各种细胞及其内部的异常变化，要进行血细胞染色。染色常用的方法有瑞特（Wright）染色法、吉姆萨（Giemsa）染色法或两者联合染色。

第二节　血细胞检查

血细胞检查一般包括血细胞常规检测（简称血常规，blood routine test）、网织红细胞计数和红细胞沉降率测定。血常规包括红细胞计数（red blood cell count, RBC）、血红蛋白测定、白细胞计数及分类计数。近年来，由于血液分析仪的广泛应用，血液常规检测项目增加到血红蛋白测定、红细胞计数、红细胞平均值测定和红细胞形态检测；白细胞计数及其分类计数；血小板计数、血小板平均值测定和血小板形态检测。

一、红细胞检查

（一）红细胞计数和血红蛋白浓度测定

【参考值】

	红细胞计数	血红蛋白浓度测定
成年男性	（4.0～5.5）$\times 10^{12}$/L	120 ～160g/L
成年女性	（3.5～5.0）$\times 10^{12}$/L	110 ～150 g /L
新生儿	（6.0～7.0）$\times 10^{12}$/L	170 ～200 g/L

【临床意义】

1．增加

（1）生理性增加：见于新生儿、高原居民、剧烈运动、激动、兴奋、恐惧或受冷水浴等刺激时。

（2）病理性增加：

1）相对性增高，又称假性增高，由于血液浓缩引起。见于剧烈呕吐、严重腹泻、大面积烧伤、大量出汗、多尿等。

2）继发性增加，又称代偿性增高，见于肺源性心脏病、先天性心脏病等。

3）原发性增加，见于原因不明的骨髓增殖性疾病，如真性红细胞增多症。

2．减少

1）生理性减少见于：生长发育快的婴幼儿，对营养的摄取、利用能力降低以及造血功能减退的老年人，妊娠中晚期血液稀释等；

2）病理性减少见于：各种原因引起的贫血。

（二）红细胞形态的改变

正常红细胞呈双面凹陷圆盘形，经 Wright 染色后呈淡红色，圆形无核，中心淡染，周边较深，直径 6～9μm（平均 7.5μm）。贫血时除红细胞数量减少外，尚可出现各种异常形态。

1．红细胞大小异常

1）大红细胞（macrocyte）：指红细胞直径 >10μm。常见于营养性巨幼细胞性贫血、恶性贫血和部分溶血性贫血。

2）巨红细胞（megalocyte）：指红细胞直径 >15μm。常见于叶酸和维生素 B_{12} 缺乏所致的巨幼细胞性贫血，且伴有中性粒细胞的巨杆状核和分叶过多。

3）小红细胞（microcyte）：指红细胞直径＜6μm。常见于缺铁性贫血、珠蛋白合成障碍性贫血。胞体小且中心淡染区消失见于遗传性球形红细胞增多症。

4）红细胞大小不均（anissocytosis）：指红细胞直径相差一倍以上。常见于各种重症增生性贫血，在重症巨幼细胞贫血时尤为显著。

2．红细胞染色异常

1）正常色素性红细胞（normochromic）：为淡红色圆盘状，中央生理淡染区不超过细胞直径的 1/3。见于正常人、再生障碍性贫血、急性失血及白血病等。

2）低色素性红细胞（hypochromatic erythrocyte）：血红蛋白含量低，染色淡，中心淡染区扩大。常见于缺铁性贫血、珠蛋白生成障碍性贫血、铁粒幼细胞贫血，也可见于某些血红蛋白病。

3）高色素性红细胞（hyperchromatic erythrocyte）：血红蛋白含量高，染色深，中心淡染区消失。常见于巨幼细胞贫血。

4）嗜多色性红细胞（polychromatophil erythrocyte）：胞质内残存部分嗜碱物质（核糖体），染成红蓝混合色调，呈灰蓝或灰红色。见于各种增生性贫血，尤以溶血性贫血多见。

5）细胞着色不一（anisochromic）：血片中出现低色素性和正常色素性红细胞，又称双形性贫血，常见于铁粒幼细胞性贫血。

3．红细胞结构异常

1）嗜碱性点彩红细胞（basophilic stippling erythrocyte）：重金属中毒时红细胞膜受损，胞质中的核糖体聚集变性而成嗜碱颗粒。常见于铅中毒者。

2）染色质小体（HoweII-jolly 小体）：位于成熟或幼稚红细胞胞质内的紫红色圆形颗粒。见于溶血性贫血、巨幼细胞性贫血、白血病、脾切除后等。

3）卡波环（Cabot 环）：呈紫红色线圈状或"8"字形，存在于成熟或幼稚红细胞胞质内，常与 HoweII-jolly 小体并存。见于溶血性贫血、巨幼细胞贫血、白血病、脾切除后或铅中毒等。

4）有核红细胞（nucleated erythrocyte）：幼稚红细胞出现在外周血中。常见于溶血性贫血、巨幼细胞贫血、各种白血病等。

4．红细胞形态改变

1）球形红细胞（spherocyte）：直径＜6μm，厚度增加，无中心浅染区，似球形。见于遗传性球形红细胞增多症（球形红细胞＞25%）。

2）椭圆形红细胞（elliptocyte）：呈椭圆形或杆状。见于遗传性椭圆形红细胞增多症（椭圆形红细胞常＞25%）。

3）镰刀形红细胞（sickle cell）：形如镰刀。见于镰形红细胞性贫血（HbS 病）。

4）口形红细胞（stomatocyte）：形如鱼口。常见于遗传性口形红细胞增多症（＞10%）。少量可见于弥散性血管内凝血（DIC）及酒精中毒。

5）靶形红细胞（target cell）：细胞中心和外缘染色深，二者之间以苍白环相隔，形如射击之靶。常见于珠蛋白生成障碍性贫血（靶形红细胞常＞20%）。少量也可见于缺铁性贫血、溶血性贫血以及黄疸或脾切除后。

6）棘红细胞（acanthocyte）：细胞表面有长短不一、间距不等的棘状突起。常见于遗传性β脂蛋白缺乏症。还可见于酒精中毒性肝病或制片不当。

7）裂红细胞（schistocyte）：是红细胞碎片或不完整的红细胞，大小不一，形态不规则。正常人血涂片中裂红细胞＜2%，在弥散性血管内凝血（DIC）、微血管病性溶血性贫血、心源性溶血性贫血时可增多。

8）红细胞形态不齐（poikilo-cytosis）：指红细胞形态异常，发生各种改变，呈多样性。可见泪滴状、梨形、棍棒状、三角形、盔形、新月形等，常见于巨幼细胞贫血、骨髓增生异常综合征（MDS）、骨髓纤维化、溶血等。

提示：红细胞的形态异常有大小不均，形态不整，染色异常，靶形，点彩，染色质小体，有核红细胞等。

（三）红细胞比容测定

红细胞比容（hematocrit，HCT）是指红细胞在血液中所占容积的比值，主要与红细胞数量及其大小有关。

【参考值】

	成年男性	0.42～0.49（42% ～49%）
	成年女性	0.37～0.43（37%～43%）
	儿童	0.35～0.49（35%～49%）
	新生儿	0.49～0.54（49%～54%）

微量法较温氏法平均低 0.01～0.02。

【临床意义】

1．增高　见于各种原因引起的血液浓缩、红细胞增多症等。HCT 增高可致全血黏度增加，造成缺氧和易致血栓形成等后果。

2．减低　见于各种贫血。由于贫血类型不同，血细胞比容减低的程度与红细胞计数的减少不一定平行。

提示：红细胞比容增高见于脱水，大面积烧伤等；减少见于各种贫血。

（四）红细胞平均值

1．平均红细胞容积（MCV）指每个红细胞的平均体积，用飞升（fl）表示。

【计算】

$$MCV = \frac{每升血液中血细胞比容}{每升血液中红细胞数} = \frac{PCV（L/L）\times 10^{15}}{RBC（/L）}（fl）$$

【参考值】 手工法：80～92fl；血细胞分析仪法：80～100fl。

2. 平均红细胞血红蛋白含量（MCH）指每个红细胞内血红蛋白含量，用皮克（pg）为单位。

【计算】

$$MCH = \frac{每升血液中血细胞比容}{每升血液中红细胞数} = \frac{Hb（g/L）\times 10^{12}}{RBC（/L）}（pg）$$

【参考值】 手工法：27～31pg；血细胞分析仪法：27～34pg。

3. 平均红细胞血红蛋白浓度（MCHC）是指每升血液中红细胞所含血红蛋白克数，用g/L为单位。

【计算】

$$MCHC = \frac{每升血液中血细胞比容}{每升血液中红细胞数} = \frac{Hb（g/L）}{PCV（L/L）}（g/L）$$

【参考值】 320～360g/L。

综合分析MCV、MCH、MCHC三个平均值，用于贫血的细胞形态学分类，并据此初步判断贫血的病因，见表5-18-1。

表5-18-1 根据MCV、MCH、MCHC的贫血形态学分类

贫血类型	MCV（fl）	MCH（pg）	MCHC（g/L）	病因
正细胞性贫血	82～92	27～31	320～360	急性失血性贫血、急性溶血性贫血、再生障碍性贫血、白血病等
大细胞性贫血	>92	>31	320～360	巨幼细胞贫血
单纯小细胞性贫血	<82	<27	320～360	慢性感染、炎症、肝病、尿毒症、恶性肿瘤、风湿性疾病等所致的贫血
小细胞低色素性贫血	<82	<27	<320	缺铁性贫血、珠蛋生成障碍性贫血、铁粒幼细胞性贫血

（五）网织红细胞计数

网织红细胞（reticulocyte，Ret）是介于晚幼红细胞和成熟红细胞之间尚未完全成熟的红细胞。因其胞质内残存着数量不等的嗜碱性物质（核糖体、RNA），经活体染色后，胞质中出现浅蓝或深蓝色颗粒，颗粒多时呈网织状结构，故称之为网织红细胞。

【参考值】 相对值 成人 0.005～0.015

新生儿 0.02～0.06

绝对值 （24～84）$\times 10^9$/L

【临床意义】

1. 增高 表示骨髓造血功能旺盛，见于增生性贫血。特别是溶血性贫血，Ret 可高达 20% 甚至更高。急性失血次之，缺铁性和巨幼细胞贫血轻度增加。白血病、重金属中毒、疟疾、肿瘤等病理性因素刺激也可使网织红细胞呈不规则轻度增高。

提示：增多见于溶血性疾病，缺铁性贫血和巨幼红细胞性贫血治疗有效时。

2. 减低 表示骨髓造血功能低下，如再生障碍性贫血，急性再障其浓度值可降至 15×10^9/L 以下，当采用放疗和化疗治疗肿瘤时，亦可造成对骨髓的抑制而致 Ret 降低。

提示：减少表示骨髓造血功能低下。

二、白细胞检查

（一）白细胞计数

【参考值】 成人 （4.0～10.0）$\times 10^9$/L

儿童 （5.0～12.0）$\times 10^9$/L

新生儿 （15.0～20.0）$\times 10^9$/L

【临床意义】

白细胞数高于 10.0×10^9/L 称白细胞增多（leukocytosis），低于 4.0×10^9/L 称白细胞减低（leukopenia）。白细胞总数变化的临床意义见白细胞分类计数。

（二）白细胞分类计数

白细胞分类（differential count，DC）是在油镜下对染色血涂片的白细胞进行分类，求出各种类型白细胞的比值（百分率），并观察其形态结构的变化。

【参考值】 见表 5-18-2

表 5-18-2 各类白细胞参考值

细胞名称	百分率（%）	绝对值（$\times 10^9$/L）
中性杆状核粒细胞	1～5	0.04～0.5
中性分叶核粒细胞	50～70	2～7
嗜酸性粒细胞	0.5～5	0.05～0.5
嗜碱性粒细胞	0～1	0～0.1
淋巴细胞	20～40	0.8～4
单核细胞	3～8	0.12～0.8

【临床意义】

1. 中性粒细胞（neutrophilia，N）

（1）生理性增多：新生儿较高，第 6～9 天与淋巴细胞大致相等，以后淋巴细胞逐渐增多，到 4～5 岁两者又基本相等，以后中性粒细胞逐渐增至成人水平。午后、运动、进食、疼痛、脑力和体力劳动、冷热水浴、日光或紫外线照射、严寒、暴热、剧痛、情绪激动及妊娠等。

（2）病理性增多：

1）反应性增多：见于急性感染或炎症，如急性化脓性胆囊炎、急性胰腺炎、局限性的感染、菌血症、败血症或脓毒血症，广泛的组织损伤或坏死，如严重外伤、手术创伤、大面积烧伤、冻伤以及血管栓塞，急性溶血，急性失血，急性中毒，恶性肿瘤，类风湿性关节炎，自身免疫性溶血性贫血等。

2）异常增生性增多：见于粒细胞白血病、骨髓增殖性疾病，如真性红细胞增多症、原发性血小板增多症、骨髓纤维化等。

提示：中性粒细胞增多见于急性化脓性细菌感染，急性中毒，恶性肿瘤及白血病，急性大出血，心肌梗死和血管栓塞。

（3）中性粒细胞减少：中性粒细胞绝对值低于 1.5×10^9 / L，称为粒细胞减低症（granulocytopenia）。低于 0.5×10^9 / L，称为粒细胞缺乏症（agranulocytosis）。中性粒细胞减少见于伤寒和副伤寒、再生障碍性贫血、粒细胞缺乏症、放射性损伤、自身免疫性疾病，如系统性红斑狼疮等。

提示：中性粒细胞减少见于某些革兰氏阴性杆菌感染，传染病，化学药物中毒与放射线损伤，某些血液病，过敏性休克等。

2．嗜酸性粒细胞（eosinophil, Eos，E）嗜酸性粒细胞基本无杀菌能力，主要作用是抑制嗜碱性粒细胞和肥大细胞合成与释放活性物质，分泌组胺酶破坏组胺，限制超敏反应。

（1）增多：见于

1）过敏性疾病，如支气管哮喘、血管神经性水肿、荨麻疹、食物过敏等；

2）寄生虫病，尤其是肠道寄生虫如钩虫、蛔虫感染等；

3）某些皮肤病，如湿疹、疱疹样皮炎、真菌性皮肤病、银屑病等；

4）某些传染病：如猩红热；

5）某些肿瘤，如淋巴系统的恶性肿瘤及某些上皮组织恶性肿瘤；

6）某些血液病，如慢性粒细胞性白血病，罕见的嗜酸性粒细胞性白血病等。

提示：嗜酸性粒细胞增多见于过敏性疾病，皮肤病，传染病，某些血液病。

（2）减少：见于严重的组织损伤（大手术、大面积烧伤和重度创伤）、伤寒、副伤寒及其他传染病的进展期、肾上腺皮质功能亢进（Cushing 综合征）、长期使用肾上腺糖皮质激素等。

提示：嗜酸性粒细胞减少见于伤寒、副伤寒等。

3．嗜碱性粒细胞（basophilic granulocyte，B）

增多：见于慢性粒细胞性白血病、嗜碱性粒细胞性白血病、某些转移癌及骨髓纤维化。

4．淋巴细胞（lymphocytopenia，L）

（1）增多：

1）生理性增多：儿童期淋巴细胞较高；

2）病理性淋巴细胞增多：见于某些病毒或杆菌感染，如流行性腮腺炎、传染性单核细胞增多症、伤寒、副伤寒、百日咳、结核病等；急性传染病及中毒症的恢复期；某些血液病与恶性肿瘤，如淋巴细胞性白血病、淋巴瘤等；移植排斥反应。此外，再生障碍性贫血及粒细胞缺乏症等呈相对增多，即淋巴细胞的绝对值不增加，而比值增高。

提示：淋巴细胞增多见于某些病毒感染的传染病，某些血液病等。

（2）减少：主要见于长期接触放射线、细胞免疫缺陷病及应用肾上腺皮质激素等。此外，各种引起中性粒细胞增多的原因均可导致淋巴细胞相对减少。

5．单核细胞（monocyte, M） 单核细胞增多见于婴幼儿及学龄前儿童，某些感染，如活动性肺结核、亚急性感染性心内膜炎、疟疾、黑热病、立克次体病等；某些血液病，如单核细胞性白血病等。各种白细胞数量变化的临床意义简要概括如表 5-18-3。

表 5-18-3　各种白细胞数量变化的临床意义

分类	常见疾病
中性粒细胞增多	急性化脓性感染，严重组织损伤，急性溶血，急性大出血，急性中毒，白血病及恶性肿瘤
中性粒细胞减少	某些革兰氏阴性杆菌感染，病毒感染，再生障碍性贫血等血液病，慢性理化损伤，自身免疫性疾病，脾功能亢进等
嗜酸性粒细胞增多	寄生虫病，药物过敏及变态反应性疾病，皮肤病，血液病和某些恶性肿瘤以及某些传染病等
嗜酸性粒细胞减少	伤寒、副伤寒初期，大手术及烧伤等应激状态，长期应用糖皮质激素
嗜碱性粒细胞增多	慢性粒细胞性白血病，骨髓纤维化，转移性恶性肿瘤，过敏性疾病，糖尿病等
淋巴细胞增多	某些病毒感染，结核病，淋巴细胞性恶性疾病，移植排斥反应，自身免疫病等
淋巴细胞减少	接触放射线，应用糖皮质激素，免疫缺陷病
单核细胞增多	急性传染病恢复期，淋巴瘤，某些血液病如单核细胞白血病，某些感染性疾病如结核、疟疾等

6．外周血白细胞的核象变化及形态改变

（1）中性粒细胞的核象变化：中性粒细胞的核象是指粒细胞的分叶状况，它反映粒细胞的成熟程度。正常情况下，中性粒细胞核分 3～5 叶。病理情况下，可出现核左移和核右移。

1）核左移：外周血中杆状核粒细胞>6%，乃至出现更幼稚的细胞称为核左移。核左移常有白细胞总数增多者，称为再生性左移。核左移，但白细胞总数不增加或降低者，称为退行性左移或变质性左移。

2）核右移：外周血中中性分叶核粒细胞增多，同时分 5 叶核以上的细胞>3%时称为核右移。见于营养性巨幼细胞性贫血、恶性贫血、再障等。

提示：中性杆状核粒细胞增多 >6% 时，称为核左移。中性分叶核粒细胞核出现 5 叶以上超过 3% 者，称为核右移。

（2）中性粒细胞的中毒性变化：

1）大小不均（anisocytosis）：中性粒细胞体积大小悬殊，可能是骨髓内中性粒细胞的前期细胞发生不规则分裂的原因。

2）中毒颗粒（toxic granulation）：中性粒细胞胞质内出现深紫蓝色或紫黑色的粗大而分布不均匀的颗粒。

3）空泡变性（vacuolation）：在中性粒细胞胞质中出现大小不等的单个或多个空泡，是脂肪变性的结果。

4）核变性：包括核固缩、核溶解、核破裂等。

5）球形包涵体（Dohle 小体）：胞质内出现大小不等的蓝色点状、线形、梨状或云雾状嗜碱性物质，是由于局部胞质不成熟、核质发育不平衡的结果。

6）杜勒小体（Dohle body）：中性粒细胞胞质因毒性变而保留的嗜碱性区域。呈圆形、类圆形的云雾状，染灰蓝色，直径 1～2μm，是核质发育不平衡所致。见于严重感染如猩红热、白喉、肺炎、麻疹、败血症、烧伤等。

提示：中性粒细胞出现中毒性颗粒，空泡，杜勒体，核变性为严重感染的迹象。

（3）棒状小体（Auer 小体）：出现在中性粒细胞或单核细胞胞质内的紫红色棒状小体，对急性粒细胞性白血病、急性单核细胞性白血病的诊断和鉴别诊断有重要价值。

提示：棒状小体见于急粒，急单，而急淋则不见。

（二）类白血病反应

类白血病反应（leukemoid reaction）是指机体受某些疾病或外界因素刺激而产生类似白血病的血象反应。其特点：①外周血白细胞数显著增高，和（或）出现幼稚细胞；②骨髓象有核细胞增生活跃，粒细胞核左移、可有毒性改变，红系无明显异常；③原发疾病好转或解除后，类白血病反应消失，预后良好。

第三节 贫血的其他检查

一、溶血性贫血的筛选试验

（一）血浆游离血红蛋白测定

【参考值】 0～40mg/L

【临床意义】 增高见于：阵发性睡眠性血红蛋白尿（PNH）、蚕豆病、阵发性寒冷性血红蛋白尿、冷凝集素综合征等。自身免疫性溶血性贫血、珠蛋白合成障碍性贫血时也可轻度增高。

（二）血清结合珠蛋白测定

【参考值】 0.5～1.5g/L

【临床意义】 减低见于：各种溶血性贫血，尤其是血管内溶血。

二、红细胞膜缺陷检验

（一）红细胞渗透脆性试验（erythrocyte osmotic fragility test）

【参考值】 开始溶血 4.4 ～ 4.8g ／ L（氯化钠）
完全溶血 2.8～3.2g ／ L（氯化钠）
患者与正常对照相差 0.4g ／ L 以上为阳性

【临床意义】

（1）脆性增加：见于遗传性球形红细胞增多症、自身免疫性溶血性贫血伴球形红细胞增多、遗传性椭圆形红细胞增多症等。

（2）脆性降低：见于珠蛋白生成障碍性贫血、缺铁性贫血等。

（二）自身溶血试验及纠正试验（autohemolysis and correction test）

【参考值】 正常红细胞孵育 48h 后，溶血率一般＜4.0%，加葡萄糖或 ATP 后溶血率更低，多＜0.6%。

【临床意义】 本试验主要用于遗传性非球形细胞溶血性贫血的鉴别诊断。

三、红细胞酶缺陷检验

（一）高铁血红蛋白还原试验（methemoglobin reduction test）

【参考值】 高铁血红蛋白还原率（光电比色法）＞75%。

【临床意义】 是一种 6- 磷酸葡萄糖脱氢酶（G-6-PD）缺乏症的筛查试验，高铁血红蛋白还原率＜30%提示 G-6-PD 显著缺乏，见于半合子或纯合子患者。高铁血红蛋白还原率 31%～74%为中间反应，见于杂合子患者。

（二）丙酮酸激酶荧光斑点试验和活性测定

【参考值】 正常人丙酮酸激酶活性斑点在 25min 内消失，酶活性 15.1±4.99U/gHb。

【临床意义】 丙酮酸激酶严重缺乏（纯合子）荧光 60min 内不消失，杂合子 25～60min 消失。

四、血红蛋白异常的检验

血红蛋白异常的检验主要采用血红蛋白电泳的方法。

【参考值】 正常血红蛋白区带 HbA ＞95%，HbF ＜2%，$HbA_2$1.0～3.1%。

【临床意义】 与正常人血红蛋白电泳图谱比较，可发现异常血红蛋白区带，如 HbH、HbE、HbBarts、HbS、HbD、HbC 等。HbA_2 增多是诊断 β 珠蛋白生成障碍性贫血的重要指标。

五、阵发性睡眠性血红蛋白尿（PNH）的检验

（一）酸化血清溶血试验（又称 Ham 试验）

【参考值】 正常人：阴性。

【临床意义】 阳性见于 PNH，是 PNH 确诊试验。

（二）蔗糖溶血试验（又称糖水试验）

【参考值】 正常人：阴性。

【临床意义】 阳性见于阵发性睡眠性血红蛋白尿（PNH），也见于某些再生障碍性贫血、自身免疫性溶血性贫血等。

六、自身免疫性溶血性贫血的检验

抗人球蛋白试验（coomb' s test）。检测患者血清中存在不完全抗体是间接抗人球蛋白试验，检测患者红细胞比较其表面有无不完全抗体是直接抗人球蛋白试验。

【参考值】 直接、间接抗人球蛋白试验均阴性。

【临床意义】 阳性见于自身免疫溶血性贫血、新生儿溶血病、冷凝集素综合征等。

第四节　出血与血栓性疾病的检查

正常止血机制包括血管壁、血小板、凝血系统、抗凝血系统和纤维蛋白溶解系统。各因素之间相互制约，处于动态平衡之中。

一、止凝血机制

（一）血管壁在止血中的作用

当血管壁受到损伤时，止血的即刻反应是反射性血管收缩，以明显减少损伤区域的血流；血管内膜受损，暴露出内膜下胶原纤维，通过黏附性血浆蛋白 von Willebrand 因子（vWF）与血小板膜糖蛋白 Ib（glycoprotein Ib，GPIb）之间的结合，使得血小板黏附于胶原纤维，进而启动血小板聚集反应以利于初步止血。受损的血管内皮细胞释放内皮素，活化血小板释出 TXA_2 等生物活性物质均可使血管收缩，从而强化止血过程。血管内膜下组织因子（tissue factor，TF）的暴露（启动外源凝血途径）和凝血因子 XII 的活化（启动内源凝血途径）生成的凝血酶，通过对纤维蛋白的“交联”和诱导血小板聚集，进一步放大了止血效应。血管壁的止血作用可概括为：①血管收缩以限制或减少血流；②血小板活化形成血小板血栓；③凝血系统激活形成交联纤维蛋白。

（二）血小板在止血中的作用

正常情况下，血小板是沿着毛细血管内壁整齐排列，维持着血管内壁的光滑和完整性。当血管受损，胶原暴露，血小板黏附到血管内膜下成分始动了初期止血相。血小板黏附通过 vWF 因子结合到内膜下受体和结合到血小板膜糖蛋白 Ib 而介导。内膜下胶原纤维通过刺激血小板颗粒分泌 ADP 和合成 TXA_2 而诱导血小板聚集。通过凝血过程启动生成的凝血酶可调节和放大血小板聚集效应（第二相聚集）。止血反应的血管收缩作用可通过血小板释放的 5 －HT 和 TXA_2 而得到加强。同时，血小板激活使得膜上的凝血因子结合部位（PF_3、FXa、Va 结合部位）暴露，加速了凝血酶原激活和凝血酶形成。通过“血小板 - 血管壁”相互作用（黏附）、

“血小板 - 血小板”相互作用（聚集），形成白色止血栓。血小板聚集需纤维蛋白原和血小板膜糖蛋白Ⅱb/Ⅲa（GP Ⅱb/Ⅲa）介导，GPⅡb/Ⅲa 系纤维蛋白原受体。血小板血栓的止血作用是临时性的；有效地止血，有赖于在“白色血栓”周围形成纤维蛋白凝块。此外，血小板内的肌动 - 球蛋白有助于凝块的收缩和稳定。

（三）凝血因子在止血中的作用

血液凝固过程实质上代表了止血的第二个时相。血液凝固反应过程也是一种通过一系列酶促反应，由可溶性的血浆蛋白（纤维蛋白原）转变成不溶性的纤维蛋白凝块的过程。凝血反应可分为内源和外源途径。当血管损伤后，内皮下组织暴露，内源性和外源性凝血机制被启动，最终在体内循共同通路完成血液凝固过程。

（四）凝血共同途径

从 FX 激活形成凝血酶原酶后，到使纤维蛋白形成的过程即凝血共同途径。

综上所述，由于血管损伤而诱发的即刻止血过程涉及血管壁、血小板、血液凝固 3 个主要环节。

（五）抗凝血系统 血液的凝固不是无限延伸和放大的，它受到抗凝血系统的调节，以降低凝血因子的活化，减少纤维蛋白的形成。

（1）抗凝血酶Ⅲ（antithrombin Ⅲ，AT Ⅲ）：是由肝细胞和内皮细胞合成和分泌的，可以通过氨酸蛋白酶形成 1∶1 的复合物而将其灭活。可灭活凝血酶、FⅨa、FⅩa、FⅪa、FⅫa 等。

（2）蛋白 C（protein C，PC）和蛋白 S（protein S，PS）：PC 和 PS 是依赖维生素 K 的抗凝蛋白酶，与血栓调节蛋白结合后，可迅速灭活 FⅤa、FⅧa。

（六）纤维蛋白溶解系统

纤维蛋白溶解系统（简称纤溶系统）的作用是将沉积在血管内外的纤维蛋白降解而保持血管通畅，以上血栓形成或溶解已形成的血栓，使血流再流通。纤溶的过程包括纤溶酶原转化成纤溶酶和纤溶酶溶解纤维蛋白两个过程。纤溶酶原在组织型纤溶酶原激活物、尿激酶型纤溶酶原激活物及 FⅫa 和激肽释放酶等的激活下转变为纤溶酶。纤溶酶降解纤维蛋白原和纤维蛋白成为碎片 X、Y、D、E、A、B、C、H 等纤维蛋白（原）。

二、血栓与止血检验

（一）毛细血管脆性试验（capillary resistance test，CRT）

【方法】 先在肘关节下方前臂腹测，画出直径 5cm 的圆圈，并将圈内陈旧性出血点标出，然后在划圆圈的上肢测出血压并将气囊内的压力稳定在收缩压与舒张压的中间，维持 10min 后，解出袖带，再数圆圈内新出血点数。

【参考值】 5cm 直径圆圈内新出血点数：男性＜5 个；女性＜10 个。

【临床意义】 新生出血点数超过正常为阳性。见于毛细血管壁缺陷，如毛细血管扩张症、维生素 C 缺乏症、过敏性紫癜等；血小板缺陷，如原发性血小板减少性紫癜（idiopathic thrombocytopenic purpura，ITP）、血小板无力症、血管性血友病等。

出血时间测定（bleeding time, BT）

【参考值】 Simplate Ⅱ型测定器：2.3 ~ 9.5min；Surgicutt 型测定器：＜8min；Ivy 法：2 ~ 7min。

【临床意义】

1. BT 延长　见于：

（1）血小板数量异常：如原发性和继发性血小板减少性紫癜等；

（2）血小板功能缺陷：如血小板无力症、巨大血小板综合征等；

（3）血管异常：如血管性血友病；

（4）纤溶亢进症；

(5)严重凝血因子缺乏：如FⅡ、FⅤ、FⅦ、FⅨ或纤维蛋白原缺乏，弥散性血管内凝血等。

2. BT缩短　主要见于血栓前状态或血栓栓塞性疾病，如妊娠高血压综合征、心肌梗死、脑血管病变、弥散性血管内凝血（DIC）高凝期等。

提示：出血时间延长见于血小板减少症，血管壁异常，凝血因子异常性疾病。缩短见于高凝状态，血栓性疾病。

（二）血小板计数（platelet count，Plt）

【参考值】（100～300）$\times 10^9$/L。

【临床意义】

1. 生理性变化　正常生理情况下，一天内血小板的变化在6%～10%之间。午后较早晨高，冬季较春季高，高原居民较平原居民高，月经后较月经前高，运动后增高，休息后恢复，妊娠中晚期高，分娩后恢复等。

2. 病理性变化

（1）血小板增加：血小板数超过400×10^9/L称为血小板增多，常见于骨髓增生性疾病，如真性红细胞增多症、慢性粒细胞白血病等；原发性血小板增多症；血小板反应性增多，如严重组织损伤、急性大出血、急性溶血、某些肿瘤等。

（2）血小板减少：血小板数低于100×10^9/L称为血小板减少，低于50×10^9/L时，可发生自发性出血。常见于：

1)造血功能障碍：如再生障碍性贫血、急性白血病、放射病、多发性骨髓瘤、骨髓纤维化等；

2)血小板破坏增加：如原发性血小板减少性紫癜（ITP）、脾功能亢进、系统性红斑狼疮等；

3)血小板消耗过多：弥散性血管内凝血（DIC）、血栓性血小板减少性紫癜等；

4)血小板分布异常：脾大（肝硬化、Banti综合征）等。

提示：血小板增多见于急性失血及溶血，血小板增多症。血小板减少见于造血功能障碍，血小板破坏过多，血小板消耗增加。

（三）血小板相关抗体检测

【参考值】 PAIgG：0～78.8ng/10^7血小板；PAIgM：0～7.0ng/10^7血小板；PAIgA：0～2.0ng/10^7血小板；PAC_3：0～18ng/10^7血小板。

【临床意义】 90%以上的ITP患者PAIgG增高，如同时测定PAIgM、PAIgA和PAC_3，阳性率可高达100%，且随治疗好转而水平下降。

（四）血小板黏附试验（platelet adhesion test，PAdT）

【参考值】 玻璃柱法：62.5%±8.61%；玻璃球法：34.9%±5.95%；玻璃滤器法：31.9%±10.9%。

【临床意义】

1. PAdT增高　血栓前状态和血栓性疾病，如心肌梗死、心绞痛、脑血管病变、糖尿病、深静脉血栓形成、妊娠高血压综合征、肾小球肾炎、动脉粥样硬化、肺栓塞等。

2. PAdT减低　血管性血友病、巨大血小板综合征、血小板无力症、尿毒症、肝硬化、骨髓增生异常综合征（MDS）、急性白血病、服抗血小板药物、低（无）纤维蛋白原血症等。

（五）血块收缩试验（clot retraction test，CRT）

血液凝固后，血小板收缩蛋白使纤维蛋白网眼缩小，将网隙中的血清挤出。观察一定条件下析出的血清量，可间接反映血小板的功能。

【参考值】 定量试验：48%~64%。

【临床意义】 血块退缩不良见于血小板减少、血小板功能异常、红细胞增多症及纤维蛋白原或凝血酶原显著降低等。

（六）全血凝固时间测定（clotting time，CT）

血液离开血管进入注射器开始计时，直至在试管内凝固所需的时间即凝血时间。

【参考值】 玻璃试管法 4 ~ 12min
塑料试管法 10 ~ 19min
硅化试管法 15 ~ 32min

【临床意义】

1. CT 延长 见于血友病、纤维蛋白原或凝血酶原缺乏症、抗凝物质过多、纤溶亢进等。

2. CT 缩短 见于弥散性血管内凝血早期、血栓性疾病等。

提示：CT 延长主要见于凝血活酶生成障碍。CT 缩短主要见于高凝状态，血栓性疾病。CT 检测还可用于肝素治疗监测。

（七）血浆凝血酶原时间测定（prothrombin time，PT）

【参考值】 参考值为 11 ~ 14s，超过正常对照 3s 即有病理意义。

【临床意义】

1. PT 延长 见于：

1）先天性外源性凝血因子缺乏：如纤维蛋白原、凝血酶原、V、VII、X 因子缺乏症；

2）获得性外源性凝血因子缺乏：如胆汁淤积性黄疸、肝疾病、胃肠功能紊乱等；

3）抗凝物质过多、弥散性血管内凝血等。

2. PT 缩短 见于：

1）先天性因子 V 增多症；

2）长期服避孕药、血栓前状态和血栓性疾病等。

提示：PT 延长主要见于外源性凝血活酶生成障碍。PT 缩短同 APTT。PT 检测还可用于抗凝治疗的监控。

（八）活化部分凝血活酶时间测定（activated partial thromboplastin time，APTT）

【参考值】 正常 32 ~ 34s，超过正常对照 10s 为异常。

【临床意义】 同 CT 测定。在使用肝素治疗期间，用 APTT 监测药物用量。一般以 APTT 值维持在正常对照的 1.5 ~ 3.0 倍为宜。

（九）血浆抗凝血酶 III（anti thrombin III activity，AT-III）活性测定

【参考值】 85% ~ 135%（发酵底物法）

【临床意义】

1. AT-III 活性减低 见于：

1）先天性 AT-III 缺陷；

2）获得性 AT-III 缺陷，如肝疾病、DIC、外科手术后；

3）血栓前状态或血栓性疾病，如心肌梗死、心绞痛、缺血性脑血管病、深静脉血栓、肺梗死。

2. AT-III 活性增高 见于：血友病、口服抗凝药物等。

（十）凝血酶时间测定（thrombin time，TT）

【参考值】 16 ~ 18s，被检血浆比正常延长 3s 有意义。

【临床意义】 TT 延长 见于：肝素或类肝素物质增多，如重症肝炎、胰腺疾病或用肝素治疗中、AT-III 活性增高、低（无）纤维蛋白原血症、DIC 中晚期 FDP 增多等。

（十一）优球蛋白溶解时间测定（euglobulin lysis time，ELT）

【参考值】 加钙法（129.8 ± 41.1）min
加酶法（157.5 ± 59.1）min

【临床意义】

1. ELT 缩短 反映纤溶活性增强，见于原发性或继发性纤溶亢进，如 DIC。

2. ELT 延长 反映纤溶减低，见于血栓前状态或血栓性疾病。

（十二）血浆鱼精蛋白副凝试验（3P 试验）

【参考值】 正常人为阴性。

【临床意义】 阳性见于 DIC 的早、中期，对 DIC 的确诊极有意义。此外在溶栓治疗后亦可呈阳性反应。3P 试验阴性并不能完全排除 DIC，因为 DIC 的晚期无 X 碎片可呈阴性反应。

（十三）血浆 D- 二聚体（D-dimer）测定

【参考值】 0～0.20mg/L（ELISA 法）

【临床意义】 D- 二聚体是交联纤维蛋白的特异性降解产物，即只有在血栓形成和 DIC 时才会在血浆中增高。D- 二聚体升高见于：

①血栓性疾病如深静脉血栓、心肌梗死、肺梗死；

② D- 二聚体是继发性纤溶的特有降解产物，DIC 时增高，以此可与原发性纤溶鉴别；

③ D- 二聚体增高可作为溶栓治疗有效的观察指标。

第五节　血型与输血的检查

血型是人体血液的一种遗传性状，这种遗传性状，受独立的遗传基因的控制。由若干个抗原抗体组成的血型体系称为血型系统。

一、红细胞血型系统

（一）ABO 血型系统

1．ABO 血型系统的抗原和抗体　根据 Landsteiner 的理论，红细胞上存在 A、B 两种抗原，根据两种抗原及血清中在红细胞上存在的抗体，将 ABO 血型系统分为四型（表 5-18-4）。

表 5-18-4　ABO 血型系统分型

血型	红细胞表面抗原	血清中的抗体
A	A	抗 B
B	B	抗 A
AB	AB	无
O	无	抗 A、抗 B

2．ABO 血型鉴定和交叉配血试验

（1）ABO 血型鉴定：ABO 血型抗体可以在生理盐水介质中使相应的红细胞发生凝集反应。采用标准抗 A 和抗 B 血清检测红细胞上血型抗原称为正向定型，用标准 A 型和 B 型红细胞鉴定血清中存在的血型抗体称为反向定型，从而判定血型（见表 5-18-5）。出现红细胞凝集者为阳性，红细胞呈散在游离状态为阴性。

表 5-18-5　血型结果判定

标准血清＋受检者红细胞		标准红细胞＋受检者血清		
抗 A	抗 B	血型	A 抗原	B 抗原
＋	—	A 型	—	＋
—	＋	B 型	＋	—
—	—	O 型	＋	＋
＋	＋	AB 型	—	—

注：（＋）表示凝集；（－）表示不凝集。

（2）交叉配血试验：交叉配血的目的是检查受血者与供血者是否存在血型抗原与抗体不合的情况。使供血者红细胞与受血者血清反应（主侧交叉配血）和受血者红细胞与供血者血清反应（次侧交叉配血），观察两者是否出现凝集的试验。交叉配血时，主侧管和次侧管均不凝集，表示配血完全相合，可以输血；主侧管凝集，次侧管不凝集，绝不可输血；如主侧管不凝集和不溶血，次侧管凝集且较弱，可少量输血。

提示：最重要必需 ABO 血型相同，而且交叉配血无凝集时才能输血。

3．ABO 血型系统的临床意义。

（1）输血的需要：循环血量不足或血细胞的减少（大失血或贫血），会发生一系列的病理生理变化，严重者危及生命。输血是治疗与抢救生命的重要手段。

（2）新生儿溶血病的检测：母婴不合的妊娠导致的免疫新生儿溶血病要依靠血型血清学检查来诊断。

（3）器官移植：受者与供者之间必须 ABO 血型相符才能移植。如血型不符会引起急性排异反应，导致移植失败。

（4）其他：用于亲缘鉴定等。

（二）Rh 血型系统

Rh 血型系统是 1940 年由 Landsteiner 和 Wiener 描述的仅次于 ABO 系统的又一重要的系统。他们首先在恒河猴（Rhesus monkey）红细胞上发现了抗原，因此取名 Rh 抗原。

1．Rh 血型系统的抗原和抗体　目前已发现的 Rh 抗原有 40 多种。其中以 C、D、E、c、e 最为常见。这 5 种抗原中 D 的抗原性最强（仅次于 ABO 血型系统中的 A 抗原、B 抗原），故临床上以含 D 抗原为 Rh 阳性，不含 D 抗原为 Rh 阴性。

Rh 血型天然抗体很少，一般都是由红细胞免疫后，如 Rh 血型不合的输血或妊娠所产生的免疫性抗体。常见抗体有抗 C、抗 D、抗 E、抗 c 和抗 e5 种。抗 D 与 D 红细胞可产生严重的溶血反应。

2．Rh 血型鉴定　Rh 抗体属 IgG 型，不能在盐水介质中与红细胞发生凝集，常用方法有低离子强度盐水试验、酶介质法、抗人球蛋白法又称（Coomb’s 试验）、凝集胺法。

3．Rh 血型的临床意义

（1）Rh 血型不合输血引起的溶血反应：Rh 抗体几乎都是由于输入 Rh 血型不合的血液或母胎 Rh 血型不合的妊娠等同种免疫作用而产生。如果某个体已产生 Rh 抗体，在输入 Rh 血型不合的血液时，将发生溶血性输血反应，严重者可导致死亡。其中最常见的是抗 D 抗体，D 抗原的免疫原性最强，正常 D 阴性受血者接受一次 D 阳性红细胞输血后，产生抗体的概率＞50%。此外，输血和妊娠中不相合抗原所致的抗 E、抗 C 等也应引起重视。

（2）Rh 阳性红细胞所引起的新生儿溶血病：Rh 阴性的母亲孕育了 Rh 阳性胎儿后，胎儿血液可渗入母亲的血循环中，母体受到胎儿红细胞的刺激，可以产生相应的抗体。此种免疫性抗体能通过胎盘而破坏胎儿的红细胞，如果是第一胎所产生抗 D 抗体，效价较低，一般对胎儿无明显影响。如再次妊娠 Rh 阳性胎儿时，抗 D 效价很快升高，此抗体通过胎盘进入胎儿体内而发生新生儿溶血病。

二、人类白细胞抗原系统

人类白细胞抗原（human leucocyte antigen，HLA）是最主要的组织相容复合物（major histocompatibility complex，MHC）。1945 年由 Dausset 首先在人白细胞上发现。这些抗原不仅为白细胞所特有，也存在于其他许多组织细胞（如胎盘、肾、脾、肺、肝、心脏等细胞）、血小板及原纤维细胞上。HLA 又称为移植抗原，作为一种遗传标记广泛应用于基础医学、临床医学、预防医学、法医学、社会医学等方面。

第六节 红细胞沉降率检查

红细胞沉降率（ESR）简称血沉，是红细胞在一定条件下沉降的速度。凡影响红细胞悬浮稳定性的因素就会影响红细胞聚集性，故血浆蛋白成分（白蛋白、纤维蛋白原及球蛋白等）、红细胞因素、生理因素、理化因素等均可引起血沉改变。

【参考值】 男性≤15mm/h 女性≤20mm/h

【临床意义】

1．生理性增快 妇女月经期ESR略增快，妊娠3个月后可能因生理性贫血ESR逐渐加快，直至分娩后3周逐渐恢复正常。老年人也可因血浆纤维蛋白原含量逐渐增加而血沉加快。

2．病理性增快

①各种炎症，如急性细菌性炎症、结核病活动期、病毒感染、活动性风湿热、风湿性关节炎和心肌炎等；

②严重的组织损伤及坏死，如大手术、急性心肌梗死、大面积烧伤等；

③恶性肿瘤、白血病等；

④高球蛋白血症，如系统性红斑狼疮、慢性肾炎、肝硬化、多发性骨髓瘤等；

⑤其他，如贫血、高胆固醇血症等。

提示：红细胞沉降率检查主要用于观察结核病、风湿病等病情变化，某些疾病的鉴别诊断及健康检查。

ESR在临床诊断无特异性。一般用于以下情况的辅助诊断：

①动态观察病情变化。炎症性疾病及组织损伤或坏死如风湿热、结核病、心肌梗死等，病变活动时ESR增快，病情好转或静止时，ESR可较前降低或恢复至正常；

②良性肿瘤与恶性肿瘤鉴别的参考。良性肿瘤ESR多正常，恶性肿瘤则有不同程度增快，晚期或有转移时常明显增快；

③反映血浆中球蛋白增高，从而考虑一些导致高球蛋白血症疾病的诊断与鉴别诊断。

第十九章　骨髓细胞学检查

学习目标

通过本章内容的学习，学生应能：

识记：

描述正常骨髓象特征及常见疾病的骨髓象特征。

理解：

总结骨髓检查的适应证禁忌证，骨髓象改变的临床意义。

运用：

结合骨髓细胞学知识，准确分析骨髓检查结果。

第一节　概　　述

一、造血器官

人体的不同生长发育阶段，其主要的造血器官各不相同。人体的造血可分为胚胎期造血和出生后造血。胚胎期造血分为中胚叶造血期、肝造血期和骨髓造血期。出生后，在正常生理情况下，骨髓是生成红细胞系统、粒细胞系统和巨核细胞系统的唯一场所。

二、血细胞的生成发育与成熟

骨髓是人出生后唯一能生成所有血细胞的场所，肝造血在出生后停止，脾只保留终生生成淋巴细胞的功能。所有血细胞的生成均源于共同的造血干细胞（hematopoietic stem cell），生成过程可划分为三个连续的阶段：①造血干细胞阶段，其具有高度自我更新和多向分化的能力；②造血祖细胞（hematopoietic progenitor cell）阶段，其具有定向地向各系列发育的能力，无多向分化功能，早期有低度自我更新的能力；③原始及幼稚细胞阶段，为骨髓形态学上开始可辨认的细胞，然后进一步成熟为具有特定功能的各系血细胞（终末细胞）。

造血干细胞阶段，包括全能干细胞（totipotential stem cell，TSC）以及由其分化的髓系干细胞（myeloid stem cell）和淋巴系干细胞（lymphoid stem cell）。在具有细胞系特异性的造血生长因子的参与调控下，诱导干细胞向各系祖细胞分化。骨髓干细胞可分化为红系、粒 - 单核系、巨核系、嗜酸性、嗜碱性粒系祖细胞。红细胞生成素（erythropoietin，Epo）诱导干细胞向红系祖细胞分化，并能刺激红系祖细胞增殖分化，促进幼红细胞分化成熟和启动血红蛋白的合成；粒 - 单核系受刺激因子（GM-CSF）诱导向粒 - 单核系祖细胞分化，在不同的调控条件下，诱导增殖分化为粒细胞和单核细胞。巨核细胞受刺激因子（Meg-CSF）和血小板生成素（thrombopoietin，Tpo）诱导巨核系祖细胞的分化，促使巨核系祖细胞的形成、增殖以及促进巨核细胞的成熟和血小板的生成。淋巴系干细胞分化为T淋巴系和B淋巴系祖细胞，然后形成T淋巴细胞、B淋巴细胞。B淋巴细胞受抗原刺激，可转化为免疫母细胞，并进一步转变为浆细胞。

第二节　骨髓检验步骤及正常骨髓象

一、标本采集

骨髓液采集是通过骨髓穿刺抽吸。如进行骨髓细胞形态学检查，应立即制作骨髓液涂片，并在空气中晃动加速干燥，防止细胞聚集或溶血；供骨髓干细胞培养或细菌培养时，应立即分别按要求接种在特定的培养基中。

二、骨髓检验的适应证和禁忌证

（一）适应证

1．确诊某些造血系统疾病　白血病、再生障碍性贫血、巨幼红细胞性贫血、恶性组织细胞病、多发性骨髓瘤、骨髓转移癌等，并可通过复查来评价疗效和判断预后。

2．协助诊断某些疾病　如缺铁性贫血、溶血性贫血、脾功能亢进、原发性血小板减少性紫癜等。

3．提高某些疾病的诊断率　如骨髓液找疟原虫、黑热病小体、狼疮细胞，或做细菌培养、染色体检查、分子生物检验、干细胞培养等，均可提高相应疾病诊断的阳性率。

提示：凡不明原因的肝、脾和淋巴结肿大，不明原因的发热、骨痛、恶病质，末梢血细胞数量过多、过少或出现幼稚细胞等均为骨髓检查的适应证。

（二）禁忌证

骨髓穿刺的禁忌证为血友病、严重凝血功能障碍者。晚期孕妇慎做骨髓穿刺，小儿及不合作者不宜做胸骨穿刺。

三、骨髓检验步骤

（一）骨髓涂片的低倍镜观察

1．了解涂片取材、染色是否满意。

2．判断增生程度　根据多个视野有核细胞与成熟红细胞的比例，估计增生程度，可分5级（见表5-19-1）。

表5-19-1　骨髓增生程度五级估计标准

增生程度	有核细胞：成熟红细胞	有核细胞／高倍镜视野	常见病例
增生极度活跃	1：1	＞100	各种白血病
增生明显活跃	1：10	50～100	各种白血病、增生性贫血
增生活跃	1：20	20～50	正常、某些贫血
增生减低	1：50	5～10	再生障碍性贫血（慢性型）、粒细胞缺乏症
增生极度减低	1：200	＜3	再生障碍性贫血（急性型）

3．观察巨核细胞　除出血性疾病应做全片巨核细胞计数外，其他疾病只需粗略估计巨核细胞数量。

4．观察涂片边缘或片尾有无体积较大或异常病理细胞如转移癌细胞、异常组织细胞等，并用油镜鉴定。

（二）骨髓涂片的油镜观察

1．骨髓有核细胞的分类计数　要求计数 200 ~ 500 个有核细胞（不包括破碎细胞、分裂型细胞及巨核细胞，巨核细胞应单独分类）。

2．观察各系统细胞的形态

（1）粒系有无大小和胞核异常、有无毒性变、包涵体及核与胞质发育不平衡等；

（2）红系统大小是否均匀、有无巨幼样变、嗜碱性点彩红细胞及成熟红细胞有无异常等；

（3）巨核细胞形态大小是否正常、有无小型巨核细胞，同时要注意血小板数量、形态；

（4）其他增生系列细胞的形态观察。

3．有无血液寄生虫和其他病理异常细胞。

（三）血片的观察

骨髓片观察完后，对血片进行白细胞分类计数及血细胞形态的观察。

四、正常骨髓象特征

1．骨髓增生程度　增生活跃。

2．粒／红比例为 2 ~ 4 : 1。

3．粒细胞系统　约占有核细胞的 50% ~60%。以中性杆状核最多，原始粒细胞＜2%，早幼粒细胞＜5%，嗜酸性粒细胞＜5%，嗜碱性粒细胞＜1%。

3．红细胞系统　幼红细胞约占有核细胞的 20%，以晚幼红细胞为主，中幼红细胞次之，早幼红细胞＜5%，原始红细胞＜1%，无巨幼红细胞。

4．淋巴细胞系统　约占有核细胞的 20%，幼儿偏高，可达 40%。以成熟淋巴细胞为主，原淋巴和幼淋巴细胞罕见。

5．单核细胞系统　正常＜4%，是成熟型单核细胞。

6．浆细胞系统　浆细胞是由 B 淋巴细胞转化而来，＜2%，以成熟阶段的浆细胞为主。

7．巨核细胞系统　为（25 ~ 75）$\times 10^9$/L，其中原巨核细胞 0 ~ 5%，幼巨核细胞 0 ~ 10%，颗粒型巨核细胞 10% ~ 50%，产血小板型巨核细胞 20% ~70%，裸核 0 ~ 30%。

五、骨髓象分析

（一）骨髓有核细胞增生程度

1．极度活跃　反应骨髓造血功能亢进，主要见于各种白血病。

2．明显活跃　反应骨髓造血功能旺盛，主要见于白血病、增生性贫血。

3．增生活跃　反应骨髓造血功能基本正常，主要见于正常骨髓、某些增生性贫血。

4．减低　反应骨髓造血功能低下，主要见于造血功能不良、粒细胞减少症。

5．极度减低　反应骨髓造血功能衰竭，主要见于再生障碍性贫血。

（二）骨髓中各系统细胞比例

1．粒细胞系与红细胞系比例（粒／红比例）

（1）粒／红比例增加：见于

1）急性或慢性粒细胞性白血病；

2）急性化脓性感染、中性粒细胞性类白血病反应；

3）纯红细胞性再生障碍性贫血。

（2）粒／红比例减低或倒置：见于

1）粒细胞系减少，如粒细胞缺乏症；

2）红细胞系增多，如各种增生性贫血、脾功能亢进及真性红细胞增多症等。

2．粒细胞系统

（1）增多：见于

1）各型粒细胞白血病。急性粒细胞白血病以原粒细胞及早幼粒细胞增多为主，慢性粒细胞白血病以中性晚幼粒及杆状核粒细胞增多为主。

2）大部分急性炎症和感染性疾病、中性粒细胞性类白血病反应等，以中性晚幼粒及杆状核粒细胞增多为主。

（2）减少：见于再生障碍性贫血、粒细胞缺乏症或粒细胞减少症。

3．红细胞系统

（1）增多：见于

1）各类增生性贫血如溶血性贫血、失血性贫血、缺铁性贫血等，以中幼红及晚幼红细胞增多为主；

2）巨幼细胞贫血，以巨幼红细胞增多为主；

3）急性红白血病，以原红及早幼红细胞增多为主，并常伴幼红细胞巨幼样变。

（2）减少：见于再生障碍性贫血。但在部分慢性型再生障碍性贫血病例，骨髓呈灶性增生部位所采取的骨髓标本，红细胞系比例可增多。

4．淋巴细胞系统

（1）相对性增多：见于再生障碍性贫血、粒细胞缺乏症或粒细胞减少症。

（2）绝对性增多：见于急性和慢性淋巴细胞白血病、恶性淋巴瘤、传染性淋巴细胞增多症和传染性单核细胞增多症、其他病毒感染、淋巴细胞性类白血病反应等。

5．单核细胞系统

增多见于：

（1）血液系统疾病如急性单核细胞白血病、急性粒-单核细胞白血病、恶性组织细胞病、淋巴瘤等；

（2）某些感染性疾病如结核病、布氏杆菌病、原虫感染（疟疾、黑热病）、感染性心内膜炎等；

（3）风湿性疾病如系统红斑狼疮、类风湿性关节炎；

（4）其他如恶性肿瘤、肝硬化、药物反应等。

6．浆细胞系统　浆细胞是由B淋巴细胞转化而来。

增多见于：

（1）多发性骨髓瘤、浆细胞白血病、巨球蛋白血症、重链病等；

（2）反应性浆细胞增多，如慢性炎症及感染性疾病、风湿性疾病、恶性肿瘤、过敏性疾病；

（3）再生障碍性贫血、粒细胞缺乏症等。

7．巨核细胞系统

（1）增多见于：

1）原发性血小板减少性紫癜等；

2）骨髓增殖性综合征如慢性粒细胞性白血病、真性红细胞增多症、原发性血小板增多症、骨髓纤维化等；

3）脾功能亢进；

4）巨核细胞白血病。

（2）减少见于：急、慢性再生障碍性贫血、急性白血病及其他骨髓浸润或破坏的疾病等。

六、骨髓报告的填写

骨髓检查诊断报告内容包括：

（1）骨髓象特征，描述骨髓取材、涂片、染色情况，骨髓增生程度、粒红比值和各系统细胞数量变化及形态特征；

（2）血象特征，描述血片所见细胞数量变化及形态特征；

（3）特殊检查，如组化染色、免疫细胞化学染色等；

（4）诊断意见及建议，综合骨髓象、血象及临床资料，客观地向临床提出细胞学诊断意见或可供临床参考的意见。报告单举例见表 5-19-2。

表 5-19-2 骨髓细胞学检查报告

姓名 张 ×× 性别 女 年龄 25 病室 3 科别 血液 病例号 113609

临床诊断 缺铁性贫血 送检医师 李 ×× 标本号 226521

标本采取部位 左髂后上棘 采取日期 2015 年 3 月 12 染色方法

细胞名称			骨髓片 %	骨髓片 参考值	血片 %
粒细胞系统	原粒细胞			0 ~ 1.8	
	早幼粒细胞		1.1	0.4 ~ 3.9	
	中性粒细胞	中幼	4.7	2.2 ~ 12.2	
		晚幼	9.1	3.5 ~ 13.2	
		杆状核	16.2	16.4 ~ 32.1	3.0
		分叶核	12.6	4.2 ~ 21.2	62.0
	嗜酸粒细胞	中幼		0 ~ 1.4	
		晚幼		0 ~ 1.8	
		杆状核		0.2 ~ 3.9	
		分叶核	1.0	0 ~ 4.2	
	嗜碱粒细胞	中幼		0 ~ 0.2	
		晚幼		0 ~ 0.3	
		杆状核		0 ~ 0.4	
		分叶核		0 ~ 0.2	2.0
红细胞系	原红细胞		1.5	0 ~ 1.9	
	早幼红细胞		4.9	0.2 ~ 0.6	
	中幼红细胞		17.4	2.6 ~ 10.7	
	晚幼红细胞		12.6	5.2 ~ 17.5	
淋巴细胞系	原淋巴细胞			0 ~ 0.4	
	幼淋巴细胞			0 ~ 2.1	
	淋巴细胞		16.5	10.7 ~ 43.1	30
单核细胞系	原单核细胞			0 ~ 0.3	
	幼单核细胞			0 ~ 0.6	
	单核细胞		1.6	1.0 ~ 6.2	3.0
浆细胞系	原浆细胞			0 ~ 0.1	
	幼浆细胞			0 ~ 0.7	
	浆细胞			0 ~ 2.1	

骨髓象特征：

1. 骨髓取材、涂片、染色良好。
2. 骨髓增生明显活跃，粒系统 44.7% 红系统 36.4%，粒：红＝1.23：1。
3. 粒细胞系：各阶段比值、形态大致正常。
4. 红细胞系：明显增生，以早、中幼红细胞增生为主，尤以中幼红细胞增生明显。幼红细胞大多个体小，胞质蓝染且少。有的胞质边缘呈水滴状，细胞外形畸曲不平。成熟红细胞大小不等，部分中心苍白区扩大，可见嗜多色性红细胞及点彩红细胞。
5. 其他系列细胞未见异常。
6. 巨核细胞全片 31 个，血小板成堆出现，形态未见异常。
7. 未见寄生虫及异常细胞。
8. 骨髓铁染色：细胞外铁阴性，铁幼粒红细胞 2%。

血片：

1. 涂片及染色良好。
2. 白细胞分类、形态未见异常。
3. 成熟红细胞大小不等，中心苍白区扩大。
4. 血小板易见，未见寄生虫。

结论及建议：

根据骨髓象及血象所见，结合临床资料，符合缺铁性贫血骨髓象。

检验者 XXX

报告日期：2015 年 3 月 15 日

续表

其他细胞	巨核细胞	31 个 / 片	0 ~ 0.3	
	网状细胞	0.6	0 ~ 1.0	
	内皮细胞		0 ~ 0.4	
	吞噬细胞		0 ~ 0.4	
	组织嗜碱细胞		0 ~ 0.5	
	组织嗜酸细胞		0 ~ 0.2	
	脂肪细胞		0 ~ 0.1	
	分类不明细胞		0 ~ 0.1	
红系核分裂细胞		0 ~ 17.0		
粒系核分裂细胞		0 ~ 7.0		
粒细胞：幼红细胞		1.23：1	2.76 ± 0.87：1	
骨髓计数有核细胞数		500 个		

第三节　常用血细胞化学染色

一、过氧化物酶染色（POX）

【原理】 利用血细胞内所含的过氧化物酶能分解试剂中的底物 H_2O_2，释放氧气，使无色的联苯胺氧化为蓝色联苯胺，后者与亚硝基铁氰化钠结合形成蓝黑色颗粒，沉着于细胞质酶所在部位。

【结果】 阴性：胞质中无蓝黑色颗粒；弱阳性：胞质中出现稀疏的细小颗粒；强阳性：胞质内充满密集的粗大颗粒。

【临床意义】 主要用于急性白血病类型的鉴别。急性粒细胞白血病时，白血病细胞多呈强阳性反应；急性单核细胞白血病时呈弱阳性或阴性反应；急性淋巴细胞白血病则呈阴性反应。

提示：过氧化物酶染色急粒阳性，急单弱阳性，急淋阴性。

二、中性粒细胞碱性磷酸酶染色（NAP）

【原理】 中性粒细胞碱性磷酸酶染色主要存在于成熟的中性粒细胞胞质中，其显示方法有偶氮联法和钙 - 钴法两种。随染色方法与试剂不同，阳性反应的结果也不同，但均在酶所在部位形成有色沉淀。

【参考值】 正常人中性粒细胞 NAP 阳性率＜40%，以“+”的阳性反应为主，阳性积分＜70 分。

【临床意义】

1. 用于鉴别感染的性质：病毒感染 NAP 活性减低，细菌感染 NAP 活性增强；
2. 用于慢粒与类白血病反应的鉴别：前者减低，后者增高；
3. 用于急性白血病类型的鉴别：急淋 NAP 增高，急粒 NAP 减低；
4. 用于 PNH 与再生障碍性贫血的鉴别：前者减低，后者增高；
5. 用于恶性组织细胞病与反应性组织细胞增生的鉴别：前者减低，后者增高。

提示：正常人积分不超过＜70。积分增高见于急淋、细菌感染等；积分降低见于急慢性粒细胞性白血病及病毒感染等。

三、过碘酸 - 雪夫反应

【原理】

过碘酸—雪夫反应（periodic acid — Schiff’s reaction，PAS 反应） 过碘酸能将血细胞内的

糖原氧化，生成醛基。醛基与 Schiff 液中的无色品红结合，形成紫红色化合物，定位于胞质内。

【结果】 胞质中出现红色物质者为阳性反应。阳性反应物可呈颗粒状、小块状或弥漫均匀红色。PAS 反应的阳性程度通常以强阳性、阳性、弱阳性和阴性来表示。也可用阳性百分率（观察同一类型细胞的阳性细胞率）和积分值来表示。

【临床意义】

1. 红血病或红白血病时幼红细胞呈强阳性反应，积分值明显增高，有助于与其他红细胞系统疾病的鉴别。严重缺铁性贫血、重型珠蛋白生成障碍性贫血及巨幼细胞贫血中，部分病例的个别幼红细胞可呈阳性反应。

2. 急性粒细胞白血病时，原粒细胞呈阴性反应或弱阳性反应，阳性反应物质呈细颗粒状或均匀淡红色；急性淋巴细胞白血病时，白血病性原淋和幼淋细胞常呈阳性反应，阳性反应物质呈粗颗粒状或块状；急性单核细胞白血病时，白血病性原单核细胞大多为阳性反应，呈弥漫性均匀红色或细颗粒状，有时在胞质边缘或伪足处颗粒较粗大。因此，PAS 反应对三种急性白血病类型的鉴别有一定参考价值。

3. 其他巨核细胞 PAS 染色呈阳性反应，有助于识别不典型巨核细胞，如急性巨核细胞白血病（M_7）和 MDS 中的小巨核细胞；Gaucher 细胞 PAS 染色呈强阳性反应，有助于与 Niemann-Pick 细胞鉴别；腺癌细胞呈强阳性反应，骨髓转移时 PAS 染色可帮助与白血病细胞鉴别。

四、氯乙酸 AS-D 萘酚酯酶染色

【原理】

氯乙酸 AS-D 萘酚酯酶，又称粒细胞酯酶，是一种分解特异性酯类的水解酶，主要存在于粒系细胞和肥大细胞内，不被氟化钠抑制。此酶可将基质液中的氯乙酸 AS-D 萘酚水解，产生萘酚 AS-D，与重氮盐 GBC 偶联，在胞质内产生不溶性红色沉淀。

【结果】 阳性：胞质中出现红色沉淀。

【临床意义】 主要用于鉴别急性白血病类型：急性粒细胞白血病呈强阳性；急性单核细胞白血病和急性淋巴细胞白血病呈阴性；急性粒 - 单核细胞白血病时，可见阴性和阳性两种细胞。

五、α- 醋酸萘酚脂酶染色

【原理】

α- 醋酸萘酚脂酶（α-NAE），又称单核细胞脂酶，是一种分解非特异性酯类的水解酶，主要存在于单核细胞和组织细胞内，能被氟化钠抑制。此酶可将基质液中的 α- 醋酸萘酚水解，产生 α- 萘酚，与重氮染料偶联，在胞质内形成不溶性的有色沉淀。

【结果】 阳性：胞质中出现棕黑色或灰黑色沉淀。

【临床意义】 主要用于急性单核细胞白血病与急性粒细胞白血病的鉴别：急性单核细胞白血病、急性粒 - 单核细胞白血病的单核系细胞呈阳性反应，可被氟化钠抑制（抑制率＞50%）；急性粒细胞白血病一般为阴性或呈弱阳性反应，不被氟化钠抑制。

六、铁染色

【原理】

骨髓中的铁以铁蛋白或含铁血黄素的形式贮存于骨髓基质或巨噬细胞内，称细胞外铁。骨髓中可利用铁存在于幼红细胞内，称细胞内铁，含内铁的细胞又称铁粒幼红细胞。内铁和外铁都是 3 价铁，在酸性环境中，普鲁士蓝反应阳性，呈蓝色小珠粒或块片状物。

【参考值】 细胞外铁：＋ ~ ＋＋。细胞内铁：铁粒幼红细胞 19% ~ 90%（各实验室有一定差异），以 I 型为主。

【临床意义】 铁染色主要用于贫血的诊断和鉴别诊断。

（1）缺铁性贫血：细胞外铁消失，细胞内铁＜15% 或为 0，经治疗后，细胞外铁增高；

（2）非缺铁性贫血：如巨幼红细胞性贫血、溶血性贫血等内、外铁正常或增高；

（3）铁粒幼红细胞贫血：内外铁显著增高，并可见较多的环形铁粒幼红细胞（含铁粒 6 个以上，并有 2/3 以上铁粒环绕核周径者）。

提示：细胞外铁正常为 +～++。细胞内铁，铁粒幼细胞 30%～90%，平均 60%，缺铁性贫血时，细胞外铁明显减少，非缺铁性贫血基本正常，铁粒幼细胞性贫血增加，可见环形铁粒幼细胞。

第四节 常见血液病的血象及骨髓象

一、贫血的血象与骨髓象特征

贫血（anemia）是指 RBC、Hb、HCT 低于正常参考值下限的一大组疾病。其分类方法有多种，实验室常用的分类方法主要根据外周血检查结果和骨髓象改变特点对贫血进行分类。依骨髓象改变将贫血分为三种①增生性贫血：如缺铁性贫血、失血性贫血、溶血性贫血；②增生不良性贫血：如再生障碍性贫血、纯红细胞再生障碍性贫血；③骨髓红系成熟障碍（无效生成）：如巨幼红细胞性贫血、骨髓增生异常综合征、慢性疾病性贫血等。现将几种常见贫血的血液学特点分述如下：

（一）增生性贫血

1．骨髓象

1）骨髓增生活跃或明显活跃。

2）红系增生显著，以中、晚幼红细胞增多为主，粒红比值减小。

3）幼红细胞及成熟红细胞形态随贫血的类型不同而不同。如缺铁性贫血时，幼红细胞个体小，胞质少，边缘不整和嗜碱蓝染，成熟红细胞大小不均匀，以小细胞为主，中心淡染区扩大，甚至出现环形红细胞；急性失血性贫血和溶血性贫血（无 Hb 尿者）幼红细胞形态正常，随溶血性贫血的病因不同，可出现相应的异形红细胞、嗜多色性红细胞及点彩红细胞。

4）粒系统比值形态大致正常或比值相对减少，由钩虫引起的缺铁性贫血可有嗜酸性粒细胞的增多。

5）巨核细胞和血小板正常。

2．血象

（1）Hb、RBC、HCT 均减少。

（2）网织红细胞正常或增多，尤以溶血性贫血增多最显著。

（3）白细胞分类计数正常，红细胞形态同骨髓改变。

3．其他检查

（1）骨髓铁染色示细胞外铁消失，内铁减少、血清铁蛋白＜14 μg/L、血清铁＜10μmol/L 等提示缺铁性贫血；

（2）血浆游离血红蛋白增高，血清结合珠蛋白降低见于溶血性贫血。

（二）巨幼红细胞性贫血

1．骨髓象

（1）增生明显活跃，粒红比值减低。

（2）红系统显著增生，幼红细胞比例常＞40%，以早、中幼红细胞阶段为主，巨幼红细胞＞10%；巨幼红细胞的特点为胞体大、胞质丰富、核染色质与同期细胞比细致、疏松、核与胞质发育不平衡，呈“核幼质老”现象。

（3）分裂象易见，可见 Howell-Jolly 小体、核形不规则及多核巨幼红细胞。

（4）成熟红细胞大小不均匀，中心淡染区消失。

（5）粒系和巨核系可见巨型变，常见巨晚幼粒和巨杆状粒细胞，成熟粒细胞分叶过多。

2．血象 RBC、Hb 减少，形态改变同骨髓象；WBC 正常或稍低，中性粒细胞胞体偏大，呈核右移；PLT 正常或减少，可见巨大血小板；网织红细胞轻度增多，绝对值减少。

3．其他检查

（1）血清维生素 B_{12} ＜90pg/ml；

（2）血清叶酸＜3ng/ml。

（三）再生障碍性贫血

1．骨髓象

（1）增生减低或极度减低；

（2）红系、粒系、巨核系三系均受抑制，幼红细胞和幼粒细胞罕见，比值减少，巨核细胞罕见或缺如，血小板减少；

（3）成熟淋巴细胞相对增多，可达 80% 以上；

（4）非造血细胞如浆细胞、组织嗜碱细胞、组织细胞易见。

2．血象 全血细胞减少，网织红细胞减少，成熟红细胞形态正常，白细胞分类计数以成熟淋巴细胞为主，中性粒细胞比值减少，原发性再生障碍性贫血周围血无幼红细胞。

3．其他检查

（1）细胞化学染色 NAP 增高，中性粒细胞 PAS 比正常人显著增强，储存铁偏高；

（2）血细胞分析仪检查 MPV 减小。

（四）贫血的实验鉴别诊断方法

贫血诊断包括三大步骤：

（1）确定有无贫血；

（2）确定贫血程度；

（3）明确贫血类型和原因。

检测 RBC、Hb 和 HCT（PCV）可确定有无贫血及贫血程度。根据血细胞形态特点、红细胞三种平均值、MCV 与红细胞分布宽度（RDW）关系和骨髓象可对贫血进行分类。

1．正细胞正色素性贫血 该类贫血红细胞形态无明显改变，根据 Ret、全血细胞分析、骨髓象检查可做出初步鉴别。

2．小细胞低色素性贫血 根据有关铁检查的指标（血清铁、总铁结合力等）、血红蛋白电泳、红细胞形态分析等可做出鉴别。

3．大细胞性贫血 根据 Ret、骨髓幼红细胞增生情况、红细胞形态、维生素 B_{12} 和叶酸测定等，可做出鉴别。

4．贫血的治疗效果 观察一周内选择查 Ret；一周后查 RBC、Hb；随后查红细胞直方图、RDW，这些改变早于红细胞三种平均值。

二、白血病的血象与骨髓象特征

白血病是国内高发的恶性肿瘤之一，是儿童及 35 岁以下成人发病率和病死率最高的恶性肿瘤。根据白血病的细胞分化程度和自然病程，白血病可分为急性和慢性两大类。国内急性白血病明显多于慢性白血病，约为 5.6∶1，成人急性白血病以急性粒细胞白血病最多见，儿童则是以急性淋巴细胞白血病较多见。慢性白血病中，慢性粒细胞白血病较慢性淋巴细胞性白血病多见。

（一）急性白血病

1．骨髓象

（1）增生明显活跃或极度活跃；

（2）原始细胞＋早期幼稚细胞应＞30%；

（3）有白血病细胞，核分裂相及退化细胞增多；

（4）除病理细胞系列外，其他系列血细胞均受抑制。

2．血象

（1）白细胞增多性白血病，WBC 多在（10～50）$\times 10^9$/L 之间，分类易见原始幼稚细胞；

（2）白细胞减少性白血病，WBC 减少，分类不易见到原始幼稚细胞；

（3）RBC 和 Hb 显著减少；PLT 常＜50 $\times 10^9$/L。

3．其他检查　细胞化学染色、免疫检查、染色体及分子生物检查等。

（二）慢性粒细胞性白血病

1．骨髓象

（1）增生极度活跃；

（2）粒系比值增大，粒：红达 10～50：1；

（3）尤以中幼、晚幼及杆状核粒细胞明显增多，嗜酸、嗜碱性粒细胞增多，原粒细胞、早幼粒细胞＜10%～15%，粒细胞形态正常或有一定异常；

（4）红系细胞相对减少或受抑制，可有巨幼样变，成熟红细胞形态正常；

（5）巨核细胞早期显著增多，血小板增多，晚期均减少；

（6）淋巴系比值减少，为成熟淋巴细胞。

2．血象

（1）WBC 显著增多，一般在（100～400）$\times 10^9$/L，甚至可达 1000 $\times 10^9$/L；

（2）分类粒细胞可达 90%，以中幼粒细胞以下阶段为多，原粒细胞、早幼粒细胞＜5%～10%，嗜酸和嗜碱性粒细胞增多。嗜碱性粒细胞可高达 10%～20%，是慢性粒细胞白血病的特征之一；

（3）血小板早期增多，晚期减少；

（4）淋巴细胞和单核细胞减少。

3．其他检查　中性粒细胞碱性磷酸酶（NAP）活性显著降低。90%～95% 以上病例可出现 Ph 染色体（费城染色体），为慢性粒细胞白血病的特异性异常染色体，是本病特征之一。

提示：急性白血病相应某细胞的高度增生，以相应的原始细胞及早期的幼稚细胞为主。慢性白血病以相应某细胞增生，以成熟或接近成熟细胞为主。

第二十章　排泄物、分泌物及体液的检查

学习目标

通过本章内容的学习，学生应能：

识记：

描述尿液、粪便、痰液、脑脊液及浆膜腔积液精液，前列腺液检查的正常参考值。

理解：

总结上述检查结果的临床意义。

运用：

联系医学知识，对上述检果进行准确分析。

第一节　尿 液 检 查

一、标本采集

尿液收集容器要求清洁、干燥、一次性使用，收集尿液时避免阴道分泌物、月经血、粪便以及干扰性化学物质如表面活性剂、清洁剂等混入污染，容器上要做好姓名、病室、收集时间等必要的标记。通常收集尿液量 10 ~ 20ml，如收集定时尿，容器应足够大，并加盖。做细菌培养，应在无菌条件下，用无菌容器收集中段尿液。尿标本应避免强光照射，以免尿胆原等物质因光照或氧化而减少。收集 24h 全部尿液时，容器内应加防腐剂。注意防腐剂使用的种类、使用方式，并嘱咐患者注意防腐剂对自身的伤害。某些特殊检查应按试验要求留取标本，如做尿糖检查应留空腹尿。尿标本收集后应立即送检，在 2h 内检查完毕，以免细菌繁殖、蛋白变性、有形成分溶解等。

二、尿液的一般检查

（一）一般性状检查

提示：尿液的理学检查包括尿量，颜色，透明度，比密，尿渗量等。

1. 尿量（urinary volume）主要取决于肾小球滤过率和肾小管重吸收率。尿量常受气候、出汗量、饮水量和食物的影响。正常成人 24h 尿量为 1.0 ~ 2.0L，平均 1.5L。

【临床意义】

（1）增多：24h 尿量多于 2.5L 为多尿。

1）生理性增多　见于饮水过多，精神紧张，输液过多，应用利尿剂、脱水剂或食用有利尿作用的食品等；

2）病理性增多　见于糖尿病、尿崩症、慢性肾炎、肾盂肾炎晚期、急性肾衰竭多尿期等。

（2）减少：24h 尿量＜0.4L 为少尿。24h 尿量＜0.1L 为无尿。

1）生理性尿量减少：见于出汗过多、水分摄入不足等。

2）病理性尿量减少：

①肾前性：见于休克，大出血，心力衰竭，严重肝病，呕吐、腹泻、烧伤等引起的脱水等；

②肾性：见于各种肾小球疾病引起的肾衰竭、肾移植后急性排斥反应；

③肾后性：见于各种原因引起的尿路梗阻，如肿瘤、结石、前列腺增生等。

提示：正常成人 24h 尿液量 1000～2000ml。多尿＞2500ml/24h，少尿＜400ml/24h，无尿或尿闭＜100ml/24h。

2．颜色　正常尿呈淡黄色。

【临床意义】

尿色的改变易受尿量、食物、药物、疾病等因素的影响。尿内含有一定量的红细胞时称血尿（hematuria）。出血量不多时外观呈淡红色，出血量多时呈红色。每升尿中血量超过 1ml 时即可出现淡红色，称肉眼血尿。

常见尿色与疾病的关系见表 5-20-1。

表 5-20-1　尿色与疾病的关系

尿色	原因	常见疾病
深黄色	胆红素	阻塞性黄疸、肝细胞性黄疸等
浅红色或红色	红细胞	急性肾小球肾炎、肾结核、肾肿瘤、肾或泌尿道结石、某些出血性疾病
棕褐色或浓茶色	血红蛋白	各种原因所致溶血性疾病
蓝绿色	铜绿假单胞杆菌	泌尿系感染
乳白色	脂肪微粒	丝虫病或其他原因的肾周淋巴管阻塞、脓尿、细菌尿、泌尿系感染等
近于无色	磷酸盐	碱中毒、尿路结石、糖尿病、尿崩症、间质性肾炎等

3．透明度　新鲜尿清澈透明，放置一段时间后微浊，是由尿路黏膜分泌物、少量上皮细胞和磷酸盐、碳酸盐、尿酸盐析出的结晶等引起。

【临床意义】 新鲜尿混浊见于：

（1）尿酸盐沉淀；

（2）磷酸盐或碳酸盐沉淀；

（3）脓尿或菌尿，见于泌尿系感染如肾盂肾炎、膀胱炎等。

提示：尿液混浊度增加，主要见于尿中无机盐增多，菌尿，脓尿，乳糜尿等。

4．酸碱反应（pH）　正常尿液呈弱酸性或中性（pH6.0～7.0），久置后呈弱碱性。尿液酸碱反应常受食物、药物的影响，进食植物性食物多者呈中性或弱碱性，进食肉类食物及蛋白质多者呈弱酸性。

【临床意义】

（1）强酸性：见于酸中毒、糖尿病、肾炎、尿路结核、白血病、痛风、服大量酸性药物等；

（2）强碱性：见于碱中毒、膀胱炎、肾盂肾炎、严重呕吐及服用大量碱性药物等。

5．相对密度（relative density 又称比重）

【参考值】 正常成人普通饮食情况下，尿比重在 1.015～1.025 之间，晨尿约 1.020。

【临床意义】

（1）增高：见于急性肾炎、高热、脱水、糖尿病等。

（2）降低：见于慢性肾衰竭（尿比重常固定在 1.010）、尿崩症（尿比重常＜1.003）等。

提示：正常尿比重一般在 1.015 ~ 1.025 之间。

（二）化学检验

1. 蛋白质（Pro）

【参考值】 定性试验呈阴性；定量：20 ~ 80mg/24h 尿。

提示：尿内蛋白质含量超过 150mg/24h，蛋白质定性试验呈阳性反应称为蛋白尿。24h 超过 3.5g 为大量蛋白尿。

【临床意义】

（1）生理性蛋白尿：是指泌尿系统并无器质性病变，而是由于各种体内环境因素所致的暂时性蛋白尿。

1）功能性蛋白尿：见于剧烈活动、妊娠期、寒冷、高热等，是因肾血管痉挛或充血，肾小球通透性增加所致。尿蛋白一般不超过（＋），定量多＜0.5g/24h；

2）体位性蛋白尿，又称直立性蛋白尿，在晨尿中无蛋白，较长时间站立后尿中蛋白量增高，而平卧后尿蛋白又减少或消失，是立位引起肾暂时淤血所致。

（2）病理性蛋白尿：是指泌尿系统因器质性病变或其他病理原因引起的持续性蛋白尿。包括：

1）肾小球性蛋白尿（glomerular-proteinuria）：蛋白尿以白蛋白为主，尿蛋白质定量常＞1g/24h。多见于原发性或继发性肾小球疾病；

2）肾小管性蛋白尿（tubular proteinuria）：蛋白尿以 α_2、β_2 微球蛋白为主，白蛋白含量正常或轻度增加，蛋白排出量常＜1g/24h。多见于肾盂肾炎、急性肾小管坏死、急慢性间质性肾炎等；

3）混合性蛋白尿（mixed proteinuria）：尿中同时出现小分子及大分子量的蛋白。见于慢性肾炎、肾小管间质病、糖尿病型肾病综合征、系统性红斑狼疮等；

4）"溢出性"蛋白尿（overflow proteinuria）：由于血浆中低分子量蛋白质如免疫球蛋白的轻链、血红蛋白或肌红蛋白等在血中过多，经肾小球滤过，超过肾小管重吸收能力而产生蛋白尿。见于多发性骨髓瘤、巨球蛋白血症、急性溶血性疾病、骨骼肌严重创伤等；

5）组织性蛋白尿（histic proteinuria）：受炎症、中毒或药物刺激，肾小管对 T-H 糖蛋白的分泌量增加或因组织破坏使尿蛋白增加所致的蛋白尿；

6）假性蛋白尿：肾以下的泌尿道疾病，产生大量脓液、血液、黏液等含蛋白质成分的物质，也可出现尿蛋白阳性，称为假性蛋白尿，见于膀胱炎、前列腺炎、肾盂肾炎等。

2. 尿糖（Glu）

【参考值】 定性为阴性；定量为 0.56 ~ 5.0mmol/24h。

提示：正常人尿中含糖（一般指葡萄糖）量极微，当血糖浓度超过 8.8mmol/L（1.6g/L）时出现尿糖。

【临床意义】

（1）暂时性糖尿：见于精神紧张、摄入大量糖、妊娠等；

（2）持续性糖尿：见于糖尿病、甲亢、腺垂体功能亢进、嗜铬细胞瘤、库欣（Cushing）综合征、肾小管功能不全、肾糖阈降低、颅内压增高。

3. 尿酮体（Ket）

【参考值】 定性试验阴性；定量 0.34 ~ 0.85mmol/24h。

【临床意义】 阳性见于糖尿病酮症酸中毒、严重妊娠呕吐、长期不能进食或绝食等。

提示：酮体是乙酰乙酸、β- 羟丁酸和丙酮的总称，是脂肪分解代谢的中间产物。当血中酮体增高而从尿中排出，尿酮体检查阳性时称为酮尿（ketonuria）。

4. 尿中胆色素

【参考值】 尿胆红素为阴性；

尿胆原为弱阳性，尿液稀释至 1/20 后多为阴性。

【临床意义】

（1）在阻塞性黄疸、肝细胞性黄疸时，尿中可出现胆红素。溶血性黄疸患者的尿中，一般不见胆红素。

（2）尿胆原稀释前呈阴性常见于完全阻塞性黄疸，尿胆原增多常见于溶血性疾患及肝实质性病变如肝炎。

提示：尿中胆色素包括胆红素（Bilirubin，Bil）、尿胆原（urobilinogen，Uro）和尿胆素（urobilin）简称尿三胆。

5．血红蛋白尿（BLD）

【参考值】 阴性。

【临床意义】 隐血试验阳性，见于急性溶血性疾病、药物中毒引起的肾衰竭、肾小球肾炎、肾脓肿、肾结石、肾盂肾炎、膀胱结石及炎症等。

提示：血浆中游离血红蛋白超过肾阈值 1.5g/L 时，即可产生血红蛋白尿，可用隐血试验（occult blood test）检出。

6．尿亚硝酸盐（Nit）

【参考值】 阴性。

【临床意义】 尿液中亚硝酸盐阳性检出率，取决于感染细菌是否含有硝酸盐还原酶、食物中是否含适量硝酸盐、尿液标本在膀胱中停留时间（尿液应在膀胱内停留 4h 以上）及尿量等因素。阳性提示尿路感染，但阴性不能排除尿路感染。

提示：正常人尿液中存在硝酸盐，这是机体内的正常代谢产物。某些细菌因含有硝酸盐还原酶，可使硝酸盐还原为亚硝酸盐，尿亚硝酸盐定性试验阳性。

7．尿含铁血黄素（Rous 试验）

【参考值】 阴性。

【临床意义】 含铁血黄素是慢性血管内溶血的重要征象之一。阳性见于阵发性睡眠性血红蛋白尿或其他慢性溶血性疾病引起的长期血管内溶血。溶血初期或溶血较轻也可呈阴性反应。

提示：肾小管上皮细胞可吸收并分解血红蛋白，形成含铁血黄素，当随尿排出时即成为含铁血黄素尿。

8．尿淀粉酶（urine amylase）测定

【参考值】 ＜1000U/L 苏氏（Somogyi）法。

【临床意义】

急性胰腺炎一般在发病后 12h 尿淀粉酶开始升高，持续 3 ~ 10 天后恢复正常；慢性胰腺炎急性发作可呈中度升高。此外胰腺管阻塞，如胰腺癌、胰腺外伤、胆石症、胆总管阻塞、胆囊炎等尿淀粉酶也轻度升高。

9．妊娠试验（HCG 检测）

【参考值】 阴性。

【临床意义】

阳性表明尿液中绒人毛膜促性腺激素（HCG）增高，见于妊娠。采用免疫胶体金试纸条孕后 7 天可呈阳性结果，直至分娩后转为阴性。死胎及流产亦转为阴性。此外，葡萄胎、绒毛膜上皮癌、睾丸畸胎瘤也呈阳性结果。

提示：妊娠试验可用于早期妊娠及生殖系统肿瘤的诊断和鉴别诊断。

（三）显微镜检查

1．上皮细胞　尿中所见的上皮细胞，可由肾、尿路等处细胞脱落而混入，包括肾小管上皮

细胞（renal tubular epithelial cell，又称小圆上皮）、移行上皮细胞（transitional epithelial cell）、鳞状上皮细胞（squamous epithelial cell）。

【临床意义】

（1）肾小管上皮细胞来自肾小管的立方上皮，此种细胞在尿中出现，常提示肾小管有病变，见于急性肾小管肾炎；

（2）移行上皮细胞来自肾盂输尿管、膀胱及尿道近膀胱段等处。在正常尿中不易见到，在肾盂、输尿管或膀胱颈炎症时可成片脱落；

（3）鳞状上皮细胞来自尿道前段或阴道的表层。正常尿中常见少量此类细胞。妇女尿中可大量出现，临床意义不大。若同时伴有大量白细胞，应注意泌尿系统炎症，肾盂肾炎时也增高。

2．白细胞

尿中白细胞一般多为中性分叶核粒细胞，在肾移植术后和淋巴细胞性白血病尿中可见大量淋巴细胞。

【参考值】 <200 万个 /24 小时；正常男性<3/HP；女性<5/HP。

【临床意义】 ≥5/HP 为镜下脓尿。主要见于泌尿系感染，如肾盂肾炎、肾结核、膀胱炎、尿道炎、精囊炎、前列腺炎等。

3．红细胞

【参考值】 <100 万个 /24 小时或<3/HP。

【临床意义】 如尿红细胞≥3/HP 为镜下血尿。血尿的出现提示泌尿系统有出血，见于急性肾炎、肾结核、泌尿道结石、肾肿瘤、出血性疾病等。

提示：正常人在激烈运动或重体力活动后可出现暂时性的血尿。

4．管型（casts） 管型是蛋白质、细胞及其破碎产物在肾小管内凝固而形成的圆柱状体。

【参考值】 正常尿中无管型或偶见透明管型。

【临床意义】

（1）透明管型（hyaline cast）：透明管型正常人尿中一般无，偶见于老年人清晨第一次尿中，在激烈运动后、高热、全身麻醉等情况下，可一过性出现。在肾实质病变时，如急性肾小球肾炎的早期及恢复期、肾盂肾炎、肾动脉硬化可明显增多，恶性高血压和充血性心功能不全时亦可见到。

（2）细胞管型（cellular cast）：管型基质内含有细胞，其数量超过管型体积的 1/3 时，称细胞管型。根据管型基质内所含细胞种类的不同，此类管型又可分为以下几种类型：

1）红细胞管型：红细胞管型是由于肾小球或肾小管出血，或血液流入肾小管所致。常见于急性肾小球肾炎、慢性肾小球肾炎急性发作期、急性肾小管坏死、肾移植术后急性排异反应。此管型还可能是某些疾病有肾损害时，或是某些肾病的唯一表现，如系统性红斑狼疮和其他结缔组织病、肾硬化、肾静脉血栓形成等。

2）白细胞管型：此种管型的出现，提示有化脓性炎症，常见于肾盂肾炎、间质性肾炎等。

3）肾上皮细胞管型：此种管型出现，提示有肾小管病变，常见于急性肾小管坏死、药物或重金属中毒及肾移植术后排异反应，妊娠子痫等。

4）混合细胞管型：此种管型见于肾炎反复发作、肾充血、坏死及肾病综合征等。

（3）颗粒管型（granular cast）：颗粒管型多由崩解变性的细胞分解物嵌入管型基质而成，根据其颗粒的粗细又可分为粗颗粒和细颗粒管型两种。细颗粒管型大量出现见于急性肾炎后期和慢性肾炎时，粗颗粒管型见于慢性肾炎或某些原因（药物中毒）引起肾小管损伤时。

（4）蜡样管型（waxy cast）：此种管型出现提示局部肾单位有长期阻塞，有少尿或无尿现象存在，说明肾病变严重。见于慢性肾小球肾炎的晚期肾功能不全及肾淀粉样变。

（5）脂肪管型（fatty cast）：见于慢性肾小球肾炎、尤其多见于肾病综合征时。

（6）宽大管型（broad cast）：又称肾功能不全管型，可见于慢性肾炎尿毒症时。

常见管型的种类及临床意义见表 5-20-2。

表 5-20-2　常见管型的种类及临床意义

类型	组成成分及来源	临床意义
透明管型	肾小管分泌的 T-H 糖蛋白纤维血浆蛋白	肾小球肾炎、肾盂肾炎、慢性肾病、心力衰竭、应激反应、剧烈运动
红细胞管型	管型基质嵌入红细胞	急性肾小球肾炎、急性肾小管坏死、肾出血、肾硬化
白细胞管型	管型基质嵌入白细胞	肾盂肾炎、间质性肾炎
上皮细胞管型	管型基质嵌入肾上皮细胞	急性肾小管坏死、肾移植术后排异反应，妊娠子痫等
颗粒管型	细胞管型退变、细菌、尿酸盐	尿流停滞、慢性肾炎溶菌酶等凝聚
蜡样管型	颗粒管型颗粒融合、硬化	尿流停滞、晚期肾功能不全及肾淀粉样变
脂肪管型	蛋白、肾上皮细胞变性	肾病综合征等
宽大管型	蛋白基质、产生于集合管	肾衰、慢性肾炎尿毒症

提示：管型是尿沉渣中最有意义的成分，其组成及类别对肾实质性疾患的诊断、鉴别诊断有重要价值。出现大量管型是肾实质性疾患的标志。

5. 结晶　尿中结晶多来源于食物或盐类的代谢物的析出，一般无临床意义。若出现于新鲜尿液中，并同时伴有多量红细胞，应怀疑有结石的可能；新鲜尿中出现尿酸铵，并有大量白细胞，表示膀胱有细菌感染。在酸性尿中，检出磺胺类药物结晶，应立即停药并碱化尿液。

6. 寄生虫及虫卵　乳糜尿中可能找到微丝蚴；泌尿系统感染时可见阴道毛滴虫，在新鲜尿中可见其梨形滋养体；埃及血吸虫侵入肾及膀胱时，其虫卵可由尿中排出；污染粪便的尿液，有时亦可见到虫卵；污染精液的尿液，可找到精子，但通常已无活动能力。

7. 尿沉渣定量检查

（1）过筛法和定量尿沉渣分析法：

【参考值】

正常人每微升新鲜尿中红细胞、白细胞、肾小管上皮细胞为 0～2/μl，超过 2～5/μl 为可疑，细胞>10/μl 具有临床意义。

（2）1 小时尿沉渣计数法：

【参考值】　红细胞　男性＜3 万/小时　女性＜4 万/小时。

白细胞　男性＜7 万/小时　女性＜14 万/小时。

管型＜3400 个 /小时。

【临床意义】

正常情况下，细胞排泄率女性高于男性。急性肾小球肾炎时，红细胞、管型、白细胞均增多，但以红细胞最为突出；肾盂肾炎和尿路感染则以白细胞增多最为突出。

（3）尿红细胞形态检查：

按尿中红细胞的形态，可将血尿分为三种：

1）均一红细胞血尿：红细胞外形及大小正常，不伴红细胞管型，见于非肾小球性血尿。

2）变形红细胞血尿：红细胞大小不等，外形呈两种以上的多样性变化。常见细胞的一侧向外展出似葫芦或发芽的酵母菌样，胞质血红蛋白向四周集中形似炸面包圈等。见于肾小球性血尿。

3）混合性血尿：为形态正常的红细胞与形态异常红细胞混杂的血尿。如以变形红细胞为主的混合性血尿，多为肾小球性血尿。

此外，还可采用血细胞分析仪或全自动尿液分析仪分析尿沉渣中的红细胞，通过平均红细胞体积（MCV）和红细胞分布宽度（RDW）的测定结果，来鉴别是否为肾小球性血尿。

三、尿液的其他检查

尿液标本获取方便，检查无创伤，是临床检验的重要标本，具有十分广泛的用途。除常规检查项目外，还可根据临床需要选择其他项目：如通过尿蛋白电泳区分蛋白尿的性质；通过微量清蛋白检查及时发现和治疗糖尿病、原发性高血压、妊娠诱发高血压、急性心肌梗死、自身免疫病等各种原因导致的早期肾损伤；测定尿白蛋白 / 肌酐比值筛查早期糖尿病肾病；通过尿溶菌酶测定肾小管疾病及判断预后、诊断急性单核细胞白血病；测定尿 β_2 微球蛋白诊断近端小管曲部受损状态、作为肾小管性和肾小球性蛋白尿的鉴别和上下尿路感染的鉴别、协助诊断恶性肿瘤；通过乳糜尿试验诊断丝虫或阻塞淋巴管的其他原因；通过尿本周蛋白的检测确定多发性骨髓瘤、巨球蛋白血症等患者。

第二节 粪便检查

一、标本采集

粪便标本的采集方法直接影响检查结果的准确性，标本采集时应注意以下事项：

1．粪便标本务必新鲜不可混入尿液，盛器应洁净干燥，如做粪便细菌学检查应采集于消毒的容器内；

2．采集标本时应用干净竹签挑取粪便含有黏液或脓血部分，外观无异常的粪便应从粪便的表面不同部位、深处及粪端多处取材；

3．一般检查留取少量粪便即可（花生仁大小），如做集卵检查须留取鸡蛋大小粪便，如孵化血吸虫毛蚴最好留取全部粪便；

4．检查痢疾阿米巴滋养体应于排便后立即送检，从脓血和稀软部分取材，寒冷季节标本送验及检查时均需保温；

5．检查蛲虫卵时需用透明薄膜拭子于清晨排便前向肛门周围皱缝处拭取并立即送验；

6．做化学法隐血试验时，应于前 3 日禁食肉类及含有动物血的食物，并禁服铁剂及维生素 C；

7．粪便标本要求采集后 1h 内检查完毕，否则可因 pH 或消化酶的作用而导致有形成分破坏。

二、一般性状检查

包括排泄量、颜色、性状、气味、黏液、脓液、结石和寄生虫体的检查。

【参考值】 正常粪便为棕黄色成形柱状软便。可有少量黏液，无脓、血和寄生虫。

【临床意义】 粪便的颜色、形状发生异常改变，常可提示相应的一类疾病。见表 5-20-3。

表 5-20-3　粪便的颜色、性状改变与疾病间的关系

颜色、性状	临床意义
黄色、金黄色	胆红素，服用山道年、大黄、番泻叶等药物
绿色	胆绿素、食用大量绿叶菜、婴幼儿腹泻
白陶土色	阻塞性黄疸、胆道梗阻、食用脂肪过量、钡餐后
黑色	上消化道出血，服用铁剂、铋剂
酱油色	阿米巴痢疾，细菌性痢疾，食用大量咖啡、可可等
鲜血样	直肠 / 肛门出血，痢疾，结肠癌，食用利福平等药物
稀糊状	急性肠炎、艾滋病伴发隐孢子虫感染、痢疾早期
黏液状	肠道炎症或受刺激、肿瘤、便秘、某些细菌性痢疾
稀水样	急性肠炎、急性肠道传染病、食物中毒
米泔水样	霍乱、副霍乱
脓血样	细菌性痢疾、溃疡性结肠炎、局限性肠炎、结核、直肠癌
黏液血样	阿米巴痢疾、结肠癌
球样	便秘
扁平带状	肠痉挛、肛门狭窄、肿瘤
乳凝块状	消化不良、婴儿腹泻
蛋花样	假膜性肠炎、肠道菌群失调性肠炎

三、显微镜检查

（一）细胞

1. 白细胞　正常粪便中不见或偶见，消化道炎性病变时大量出现，多见于黏液脓血样粪便中，主要是退变的中性粒细胞。过敏性肠炎、肠道寄生虫病特别是钩虫病和阿米巴痢疾时，粪便中可见嗜酸性粒细胞增多，还可伴有夏科 - 雷登结晶（Charcot-Leyden crystals）。

2. 红细胞　正常粪便中无红细胞，上消化道出血的红细胞已被破坏，需通过隐血试验证实。下消化道出血、感染、溃疡性结肠炎、直肠 / 结肠癌、直肠息肉、急性血吸虫病、痔疮、肛裂等情况时可以看到新鲜红细胞；在阿米巴痢疾的粪便中，红细胞较白细胞多，大多黏连成堆有破碎；细菌性痢疾时，红细胞少于白细胞，多呈散在分布。

3. 巨噬细胞　急性细菌性痢疾粪便中可见到巨噬细胞，是诊断急性细菌性痢疾的重要依据。溃疡性结肠炎、嗜盐菌性肠炎等粪便中也可见到。

4. 上皮细胞　正常粪便可有少量肠柱状上皮细胞，但多已破坏而不可识别。增多见于肠道炎症，多呈圆形或矮柱状，结构模糊，混杂于白细胞之间。假膜性肠炎时，因肠黏膜小块脱落，可见到形态明显的成片柱状上皮细胞。

5. 肿瘤细胞　在血性便中如见到肿瘤细胞，常为乙状结肠癌或直肠癌所致。

（二）寄生虫卵和原虫检查

1. 寄生虫卵　粪便中可见到的寄生虫卵有：蛔虫卵、鞭虫卵、蛲虫卵、钩虫卵、华支睾吸虫卵、血吸虫卵、姜片虫卵、绦虫卵等。

提示：找到相应的虫卵可确诊。

2. 肠寄生原虫　寄生于肠道内的原虫常见的有阿米巴原虫，其滋养体常见于急性阿米巴痢

疾的脓血便中；蓝氏贾第鞭毛虫，主要为儿童感染，引起慢性腹泻；隐孢子原虫，现确诊为免疫缺陷综合征患者、儿童腹泻的主要病原，并列为艾滋病的重要检测项目之一。

四、化学检查

（一）隐血试验

利用化学方法，可检测到粪便中是否含有血液。要求患者素食 3 天，并禁食动物血、肝、铁剂及维生素 C。

【参考值】 阴性。

【临床意义】

间隙性阳性多见于消化性溃疡，持续性阳性多见于消化道恶性肿瘤，如胃癌、结肠癌。

（二）胆汁成分检查

1. 胆红素定性　正常成人粪便中无胆红素。阳性见于慢性肠炎、溃疡性腹泻、成人大量应用抗生素后。

2. 粪胆原和粪胆素定量　正常粪便中有粪胆原或粪胆素，两者减少有助于胆道梗阻（胆总管结石、肿瘤等）的诊断，增多有助于溶血性疾病的诊断。

第三节　痰 液 检 查

一、标本采集

（一）采集方法

标本采集主要用自然咳痰法。为避免痰液经口、咽部受细菌污染，也可经气管穿刺吸取或经支气管镜吸取，结果较为可靠。由于技术要求高，患者有一定的痛苦而很少使用。

（二）采集时间

收集标本以清晨第一口痰最宜。但也有人指出，此痰在呼吸道内停留时间太长，不适宜做细胞学检查，因而提出以采集上午 9～10 时的痰液为好。无论在何时采集痰液，均要求患者留痰前应先漱口，清洁口腔，然后用力咳出气管深处痰液，盛于清洁容器内送验。用作细菌培养的标本，必须用无菌采集法：用灭菌水漱口，以避免口腔内常驻菌的污染。

（三）结核分枝杆菌检查

做漂浮或浓集法检查结核菌时，最好留 12～24h 痰液送检，可提高阳性率。如患者正用抗生素治疗，应暂停用药 24h 后留取痰液为宜。

（四）防腐剂的使用和保存

做集 24h 痰量做分层检查，嘱患者将痰留在无色广口瓶内，必要时加少量苯酚防腐。不能及时送检时，可暂时冷藏保存，但一般不宜超过 24h。

二、一般性状检查

（一）量

正常人无痰或仅有少量泡沫样痰或黏液痰。在呼吸系统疾病时，痰量可超过 50～100ml。慢性呼吸系统炎症的痰量较急性为多，细菌性炎症较病毒感染为多。

（二）颜色

正常痰液为无色或灰白色，痰的颜色改变反映某些呼吸系统疾病，见表 5-20-4。

表 5-20-4　痰液颜色与疾病的关系

痰液颜色	原因与疾病
红色、棕红色	红细胞或血红蛋白存在所致，见于肺癌、肺结核、支气管扩张、急性肺水肿。痰中带鲜红血，经常见于肺结核早期或病灶播散
铁锈色	大叶性肺炎、肺梗死
粉红色泡沫痰	为左心功能不全、肺淤血致毛细血管通透性增加，造成急性肺水肿的特征性表现
黄色、黄绿色	呼吸道化脓性感染，见于肺炎、肺脓肿、支气管扩张、慢性支气管炎、结核。黄绿色常为铜绿假单胞菌感染或干酪样肺炎的特征性表现
烂桃样灰黄色	肺组织坏死所致，见于肺吸虫病
棕褐色	慢性充血性心力衰竭肺淤血、阿米巴性肺脓肿或穿过隔膜后与肺相通的阿米巴肝脓肿
灰色、黑色	吸入大量尘埃或烟雾所致，见于矿工、锅炉工和长期吸烟者

（三）气味

正常人的痰液无特殊气味。血腥味见于肺癌、肺结核，粪臭味见于膈下脓肿与肺相通时，恶臭见于肺脓肿、晚期肺癌或支气管扩张。

（四）性状及异物

病理状态下，痰液的不同性状或出现异物常提示某些病理过程，有助于临床诊断。

1．浆液性　稀薄的泡沫样痰液。因肺淤血，毛细血管内液体渗入肺泡所致。见于肺水肿等。

2．黏液性　无色透明或灰色黏稠痰，见于急性支气管炎、支气管哮喘或早期肺炎等。

3．脓性　为大量脓细胞、弹力纤维、坏死组织、细菌等组成，常呈黄色、黄绿色或黄褐色，见于化脓性感染的呼吸道疾病，如支气管扩张、肺脓肿、脓胸向肺内溃破、进行性肺结核。

4．血性　痰中混有血丝或血块，或为大量鲜红色泡沫样血痰，亦可为纯粹鲜血或血块。见于肺结核、支气管扩张、肺癌、肺吸虫病等。

5．混合性痰　由两种或三种性状痰混合，如黏液脓性痰、浆液脓性痰等。

三、显微镜检查

1．白细胞　正常痰液中可有少量中性粒细胞，一般无临床意义。见到大量脓细胞，表示有化脓性感染；嗜酸性粒细胞见于支气管哮喘、过敏性支气管炎、嗜酸性粒细胞增多症、肺吸虫病；淋巴细胞多见于肺结核。

2．红细胞　正常痰液中无红细胞。如见多量红细胞，表示呼吸道出血，见于呼吸道疾病和出血性疾病。

3．上皮细胞　正常痰液中可含少量上皮细胞，一般无临床意义。肺泡上皮细胞见于肺炎症性疾病，如大量出现，则表明肺组织崩解；鳞状上皮细胞，一般无意义；柱状上皮细胞常见于支气管哮喘和慢性支气管炎。

4．肺泡巨噬细胞　吞噬炭粒者称为炭末细胞，见于炭末沉着症及吸入大量烟尘者。吞噬含铁血黄素者称含铁血黄素细胞，又称心力衰竭细胞，见于心力衰竭引起的肺淤血、肺梗死及肺出血患者。

5．寄生虫　常见有肺吸虫、肺包囊虫病的棘球蚴、阿米巴滋养体、卡氏肺孢子虫等。找到肺吸虫卵可诊断为肺吸虫病，偶可见钩虫卵、蛔虫卵等。

6. 结晶 夏科–雷登结晶，见于支气管哮喘、肺吸虫病等；胆固醇结晶见于慢性肺脓肿、脓胸、慢性肺结核、肺肿瘤、肝脓肿破入支气管内；酪氨酸结晶见于脓胸。

7. 脱落细胞检查 肺癌患者痰中带有脱落的癌细胞，如取材适当，检查方法正确，阳性率较高，对肺癌有较大诊断价值。

8. 细菌检查 一般细菌检查常用Gram染色，痰中可见到的致病菌种类很多，如葡萄球菌、肺炎链球菌、链球菌、白喉杆菌、铜绿假单胞菌及肺炎杆菌等。一旦发现致病菌应做痰培养，以鉴定菌种，并做药物敏感试验。检查结核分枝杆菌使用抗酸染色法，为提高检出阳性率，可做沉淀集菌法或漂浮集菌法。

第四节 脑脊液检查

一、标本采集

脑脊液标本通过腰椎穿刺（lumber puncture）采集，特殊情况下可由小脑延髓池（poste – rior cistern）或侧脑室（lateral ventricle）穿刺获取。穿刺成功后先做压力测定，正常人脑脊液压力为80～180mmH_2O，超过200mmH_2O表明颅内压增高，此时放出脑脊液的量应控制在2ml以内。若压力低于80mmH_2O，表明颅内压降低，可做动力试验以了解蛛网膜下腔有无阻塞。待测定压力后将脑脊液分别收集于3支无菌试管中，每管1～2ml，第1管做细菌培养，第2管做化学检查和免疫学检查，第3管做理学及显微镜检查，如疑有恶性肿瘤，可再留1管做脱落细胞检查。脑脊液标本采集后应立即送检，放置过久可因细胞破坏或细胞包裹于纤维蛋白凝块中导致细胞数降低及分类不准；脑脊液标本中葡萄糖的分解使葡萄糖测定结果偏低；脑脊液标本中细菌自溶或死亡影响细菌检出率。

二、一般性状检查

1. 颜色 脑脊液为无色水样液体。病理状态下可有不同颜色改变见表5-20-5。

表5-20-5 脑脊液颜色改变的临床意义

颜色	原因与疾病
红色	穿刺损伤，蛛网膜下腔、脑室出血
黄色	陈旧性出血、椎管梗阻、感染、重症黄疸、新生儿溶血病
乳白色	化脓性脑膜炎
微绿色	铜绿假单胞菌感染
褐色或黑色	脑膜黑色素瘤

2. 透明度 正常脑脊液清晰透明，病毒性脑膜炎、流行性乙型脑炎、中枢神经系统梅毒等由于脑脊液中细胞数仅轻度增加，脑脊液仍可清晰透明或微混；结核性脑膜炎时细胞数中度增加，呈毛玻璃样混浊；化脓性脑膜炎时，脑脊液中细胞数极度增加，呈乳白色混浊。腰椎穿刺时

的损伤出血，脑脊液呈红色混浊。

3. 凝块或凝膜 正常脑脊液内不含纤维蛋白原，静置24h，不会出现凝块、沉淀或薄膜。当有炎症渗出时，因纤维蛋白原及细胞数增加，可使脑脊液形成凝块或薄膜。

4. 压力测定 正常成人脑脊液压力卧位时为0.69～1.76kPa（80～180mmH_2O），压力升高见于过度紧张、充血性心力衰竭、脑膜炎、上腔静脉阻塞综合征。

三、化学检查

（一）蛋白质

1. 蛋白质定性检查 正常脑脊液中蛋白含量甚微，不到血浆蛋白含量的1%，主要为白蛋白。定性试验方法常用潘氏（Pandy）试验和罗 - 琼（Ross-Jones）试验。

【参考值】 阴性或弱阳性（Pandy试验）。

2. 蛋白定量试验 脑脊液中蛋白参考值在不同实验室、不同检测方法常有较大的变化，此外还受年龄和穿刺部位影响，儿童蛋白含量较低，腰椎穿刺脑脊液中蛋白含量高于脑室穿刺。

【参考值】 儿童（腰椎穿刺）0.20～0.40g/L。
成人（腰椎穿刺）0.20～0.45g/L。
小脑延髓池穿刺0.10～0.25g/L。
脑室穿刺0.05～0.15g/L。

【临床意义】 增加见于：

（1）血脑屏障通透性增加：如脑膜炎、出血（蛛网膜下腔出血、脑出血等）、内分泌或代谢性疾病（糖尿病性神经病变，甲状腺及甲状旁腺功能减退，尿毒症及脱水等）、药物中毒（酒精、酚噻嗪、苯妥因钠中毒等）；

（2）脑脊液循环障碍：如脑部肿瘤或椎管内梗阻，颅内占位性病变（脊髓肿瘤、蛛网膜下腔粘连等）；

（3）鞘内免疫球蛋白合成增加：如神经梅毒、多发性硬化症、急性硬化性全脑炎；

（4）鞘内免疫球蛋白合成增加伴血脑屏障通透性增加：如Guillain-Barre综合征、胶原血管疾病。慢性炎症性脱髓鞘性多发性神经根病，如多发性神经根神经炎，可有蛋白质含量升高，而细胞正常或接近正常，呈蛋白 - 细胞分离现象。

（5）损伤性腰椎穿刺。

（二）糖测定

脑脊液中葡萄糖来自血糖，其含量约为血糖的60%，它受血糖浓度、血脑屏障通透性及脑脊液中糖酵解速度的影响。较理想的脑脊液中糖检测应在禁食4h后做腰穿检查。检测方法同血糖测定。

【参考值】 儿童2.8～4.5mmol/L
成人2.5～4.5mmol/L
脑脊液葡萄糖 / 血浆葡萄糖0.3～0.9

【临床意义】

（1）脑脊液中葡萄糖低于2.25mmol/L或比率小于0.3为降低，显著减低见于急性化脓性脑膜炎，中度减低见于结核性脑膜炎，轻度减低见于真菌性脑膜炎和低血糖；

（2）脑脊液糖含量增高见于：糖尿病、脑或蛛网膜下腔出血、饱餐或注射葡萄糖后、早产儿或新生儿等。

（三）氯化物

提示：脑脊液中氯化物的含量较血浆高20%左右，是维持CSF渗透压的重要因素。

【参考值】 正常成人脑脊液中氯化物含量为119～129mmol/L。

【临床意义】

结核性脑膜炎时氯化物明显降低，常低于106 mmol/L。脑脊液氯化物低于85 mmol/L时有可能导致呼吸中枢抑制而出现呼吸停止，因而脑脊液氯化物明显降低时应及时采取措施。化脓性脑膜炎时氯化物下降较少，多在107～116 mmol/L之间，而病毒性脑炎、脊髓灰质炎和脑肿瘤时可不降低或稍降低。在慢性肾衰竭、脱水、心力衰竭等情况下脑脊液中氯化物可升高。

（四）酶学检查

正常脑脊液中含有多种酶，但活性低于血清中酶。在炎症、肿瘤、脑血管障碍疾病时，脑脊液中酶活性增高。

（1）乳酸脱氢酶（LDH）及其同工酶测定：LDH有5种同工酶，即LDH_1～LDH_5。

【参考值】 成人3～5U/L。

【临床意义】 LDH活性增高见于：

1）细菌性脑膜炎：同工酶以LDH_4～LDH_5为主，有利于与病毒性脑膜炎的鉴别；

2）脑血管疾病；

3）脑肿瘤、脱髓鞘病的进展期脑脊液中LDH活性增高，缓解期下降。

（2）天门冬氨酸氨基转移酶（AST）测定：

【参考值】 5～20U/L

【临床意义】 脑脊液中AST活性增高见于脑血管病变、中枢神经系统感染、脑肿瘤、脱髓鞘病、颅脑外伤等。

（3）肌酸激酶（CK）测定：CK有3种同工酶，在脑脊液中同工酶全部是CK-BB。

【参考值】（0.94±0.26）U/L（比色法）。

【临床意义】 CK-BB增高主要见于化脓性脑膜炎，其次为结核性脑膜炎、脑血管疾病及肿瘤。病毒性脑膜炎CK-BB正常或轻度增高。

（4）溶菌酶（LZM）测定：

【参考值】 正常脑脊液含量很少。

【临床意义】 结核性脑膜炎时，脑脊液中LZM活性多显著增高，可高30倍。

（5）腺苷脱氨酶（ADA）测定：

【参考值】 0～8U/L。

【临床意义】 结核性脑膜炎明显增高，常用于该病的诊断和鉴别诊断。

四、显微镜检查

（一）细胞计数

正常脑脊液中无红细胞，仅有少量白细胞。

【参考值】 成人（0～0.008）$\times 10^9$/L
儿童（0～0.01）$\times 10^9$/L

（二）细胞分类

【参考值】 正常脑脊液中主要为淋巴细胞和单核细胞，两者之比为7∶3。

【临床意义】

1. 化脓性脑膜炎、脑脓肿时，细胞明显增多，常$>0.2\times 10^9$/L，以中性粒细胞为主；
2. 结核性脑膜炎时细胞中度增多，常为粒细胞、淋巴细胞和浆细胞共存的现象；

3．病毒脑膜炎时，白细胞多为轻度增高，以淋巴细胞为主；

4．新型隐球菌性脑炎时，白细胞可增高，以淋巴细胞为主；

5．脑寄生虫病，脑脊液细胞增多，嗜酸性粒细胞明显增多，同时有浆细胞增多；

6．中枢神经系统肿瘤性疾病，脑脊液中可找到肿瘤细胞。

五、细菌学检查

细菌学检查可用直接涂片法或离心沉淀后取沉淀物制成薄涂片。疑为化脓性脑膜炎，做革兰染色后镜检；如疑为结核性脑膜炎，将脑脊液静置 24h 取所形成的薄膜，涂片做抗酸染色镜检；如疑为隐球菌脑膜炎，则在涂片上加印度墨汁染色，可见不受色的荚膜。亦可用培养或动物接种法检查。

六、免疫学检查

正常脑脊液免疫球蛋白浓度极低。在病理情况下，由于血 - 脑屏障功能的破坏以及脑脊液中有激活的免疫细胞，可产生免疫球蛋白，而使其含量增高。免疫球蛋白测定可采用免疫扩散法、免疫电泳法、免疫散射比浊法等。

【参考值】 IgG：10 ~ 40 mg/L。IgM：0 ~ 13mg/L。IgA：0 ~ 6mg/L。

【临床意义】

1．IgG 增高　多见于细菌性脑膜炎、亚急性硬化性全脑炎、多发性硬化症、急性感染性多发性神经根神经炎，也可见于神经梅毒、急性病毒性脑膜炎等，且结核性脑膜炎脑脊液 IgG 增高较化脓性脑膜炎明显。

2．IgG 减低　见于癫痫、放射线损伤和服用类固醇药物等。

3．IgM 增高　多见于中枢神经系统感染，特别是化脓性脑膜炎，也可见于多发性硬化症、肿瘤和血管通透性改变等，IgM 明显增高可排除病毒性感染。

4．IgA 增高　多见于化脓性、结核性和病毒性脑膜炎等。

七、脑脊液蛋白电泳

【检测原理】

在 pH8.6 的碱性缓冲液中，由于各种蛋白质带负电荷的量不同，各种蛋白质的相对分子质量也有差异，所以在同一电场中可因其电泳迁移率不一样而分为前清蛋白、清蛋白、α_1 球蛋白、α_2 球蛋白、β 球蛋白及 γ 球蛋白等主要区带。

【参考值】 前清蛋白 2% ~6%、清蛋白 55% ~65%、α_1 球蛋白 3% ~8%、α_2 球蛋白 4% ~9%、β 球蛋白 10% ~18%、γ 球蛋白 4% ~13%。

【临床意义】

1．前清蛋白增高，见于脑积水、脑萎缩及中枢神经系统变化疾病。

2．清蛋白增高，见于脑血管病变如脑梗死、脑出血及椎管阻塞。

3．α 和 β 球蛋白增高，见于化脓性脑膜炎、结核性脑膜炎急性期、脑肿瘤。

4．β 球蛋白增高，见于脑动脉硬化、脑血栓形成、脂肪代谢障碍性疾病。

5．γ 球蛋白增高，见于多发性硬化症、脑肿瘤。

第五节 浆膜腔积液检查

一、标本采集

正常人浆膜腔内少量液体来自壁层浆膜毛细血管内的血浆滤出，并通过脏层浆膜的淋巴管和小静脉的回吸收，当液体的产生和回吸收不平衡时，引起积液。由各种理化因素刺激产生的非炎性积液为漏出液（transudate）；由于细菌毒素、组织缺氧以及炎症介质作用使血管内皮细胞受损，导致血管通透性增加产生的炎性积液称渗出液（exudate）。浆膜腔积液标本采集通过浆膜腔穿刺方法获取，如胸腔穿刺、腹腔穿刺及心包穿刺。

二、一般检查

（一）量、颜色和透明度

1. 量 随病情和积液形成的部位而异，多者可达数千毫升。

2. 颜色 漏出液一般为深浅不同的黄色或黄绿色。渗出液的颜色随病情而变化，如红色、棕色、咖啡色等，见于结核、肿瘤、出血等；深黄色脓样多见于细菌感染，可因大量脓细胞和细菌存在所致；乳白色则由淋巴管阻塞或破裂所致；绿色见于铜绿假单胞菌感染。

3. 透明度 漏出液常为清晰透明或微浑。渗出液常因含大量细胞、细菌而呈不同程度的浑浊、云雾状，乳糜液因含有大量脂肪也呈混浊外观。

（二）凝固性

漏出液因纤维蛋白原含量少，一般不易凝固；渗出液因含有大量的纤维蛋白原等凝血因子和细菌、组织裂解产物，往往自行凝固或有凝块形成，但当渗出液中含有大量纤溶酶时，亦可因纤维蛋白降解破坏而不出现凝固。

（三）相对密度

漏出液相对密度常在 1.015 以下，渗出液在 1.018 以上。

三、化学检查

（一）黏蛋白定性试验

【参考值】 漏出液呈阴性反应，渗出液呈阳性反应。

（二）蛋白定量

【参考值】 漏出液常低于 25g/L，渗出液常超过 40g/L。在 25 ~ 40g/L 之间难以判断性质，多为恶性肿瘤性积液。

（三）葡萄糖

漏出液中葡萄糖含量与血糖相似，渗出液中葡萄糖常因细菌或细胞酶的分解而减少，如化脓性胸（腹）膜炎、化脓性心包炎，积液中葡萄糖含量＜1mmol/L，甚至无糖。结核性炎症积液糖含量多在 2.8 ~ 4.4mmol/L 之间。类风湿性浆膜腔积液糖含量常＜3.33 mmol/L，红斑狼疮积液糖基本正常。积液葡萄糖与血液葡萄糖比值（积液葡萄糖 / 血清葡萄糖），结核性积液比值常＜0.96，非结核性积液比值多≥0.96。

四、显微镜检查

（一）细胞计数

【参考值】 漏出液细胞较少，常低于 $0.3 \times 10^9/L$，渗出液则常超过 $1.0 \times 10^9/L$。

（二）细胞分类

漏出液中细胞较少，以淋巴细胞为主，有少量间皮细胞；渗出液中细胞较多。各种细胞增多的临床意义不同：

1. 中性粒细胞为主　常见于化脓性积液及结核性积液的早期；

2. 淋巴细胞为主　多见于慢性炎症如结核性、梅毒性及肿瘤积液等；

3. 嗜酸性粒细胞增多　常见于气胸、血胸、过敏性疾病或寄生虫病所致的积液，多次穿刺、人工气胸、手术后积液等；

（三）肿瘤细胞检查

在浆膜腔积液中检出恶性肿瘤细胞是诊断原发性或继发性癌肿的重要依据。

五、病原体检查

如疑为渗出液应将标本经无菌操作离心后取沉淀物涂片，做革兰染色或抗酸染色，寻找病原。真菌引起的积液可查到菌丝、芽孢等。必要时应进行细菌培养。阳性应同时做药物敏感试验以供临床用药参考。

第六节　生殖系统体液检查

一、精液检查

精液有精子和精浆组成。精子在睾丸精曲小管内生成，贮存于附睾内及输精管内。精浆由前列腺液、精囊液、尿道球腺液及尿道旁腺液组成。精液检查可用于：

（1）男性不育症的病因诊断及治疗效果观察；

（2）男性生殖系统炎症、结核、肿瘤等疾病的辅助诊断；

（3）法医鉴定；

（4）筛选优质精子用于人工授精。

（一）标本采集

标本采集有手淫法、体外射精法和避孕套法。其中手淫法最常用。标本采集后 30 ~ 60min 内检测效果最好，标本采集前 3 ~ 5 天应禁欲。

（二）一般检查

1. 量　正常精液量每次 2 ~ 6ml，平均 3.5ml。

（1）<1.5ml 为精液减少，但精液量多少与排精间隔时间有关；

（2）精液减至 1 ~ 2 滴为无精液，见于前列腺和精囊炎性病变，尤其是结核；

（3）>8ml 为精液过多，精子被稀释不利生育，见于促性腺激素分泌亢进，雄激素分泌过多或长时间禁欲者。

2. 颜色　正常为乳白色或灰白色，久未射精可呈淡黄色。

（1）精液呈红色为血精，见于非特异性精囊炎、结核、结石、肿瘤等；

（2）黄色、棕色脓性精液，见于前列腺炎或精囊炎等。

3. 黏稠度和液化时间　精液在刚排出时为胶冻状，精液由胶冻样转变为流动液体所需时间称液化时间。正常液化时间<30min。异常情况可有：

（1）液化延迟或无液化是指 >60min 精液不液化，可抑制精子的活力，见于前列腺炎；

（2）精液如很稀薄，提示含精子甚少，见于生殖器炎症或先天性精囊缺乏。

（三）显微镜检查

1. 精子活动力检查　活动力是指精子向前运动的能力。根据 WHO 标准将精子活动力分为 4 级。a 级：提示活动良好，精子呈快速直线运动；b 级：提示运动迟缓，精子呈缓慢的直线运动；c 级：提示活动不良，精子原地转圈运动；d 级：提示死精子，精子无活动。能活动的精子所占精子总数的百分率称为精子活动率，正常应 >70%，活动率和活动力下降为男性不育症的主要原因，常见于精索静脉曲张、生殖系统炎症及受某些药物如抗代谢药、雌激素、抗疟药等的影响。

2. 精子计数　正常精子计数为（60 ~ 150）$\times 10^9$/L，一次排精子总数为（4 ~ 6）$\times 10^8$，但正常人精子数量有明显差异，一次排精子数持续＜20 $\times 10^9$/L 为少精子症，见于：

（1）先天或后天性睾丸疾病；

（2）输精管、精囊缺陷或损伤；

（3）理化因素损伤及中毒；

（4）精索静脉曲张。

3. 精子形态　正常形态由头部、体部、尾部组成，形似蝌蚪，长 50 ~ 60μm。异常形态精子 >70% 为畸形精子症，见于炎症、精索静脉曲张、睾丸或附睾病变、雄激素水平异常、应用某些药物或接触某些化学品及放射线损伤。

4. 精液细胞检查　正常人精液中有少量白细胞、上皮细胞，偶见红细胞。如白细胞增多＞1 $\times 10^9$/L，称白细胞精子症，可导致不育。红细胞增多见于炎症、结核或恶性肿瘤，肿瘤时还可查到肿瘤细胞。

5. 其他检查　通过精液检查还可检测病原体以确诊男性生殖系统炎症。果糖和乳酸脱氢酶检查也可用于辅助不育症的病因诊断。但精液一般检查对男性生育力的评估仍有一定限度，对生育能力的判断应综合评价。精液常规检验参考值及异常情况判断见表 5-20-6。

表 5-20-6　精液常规检验参考值及异常情况判断表

项目	参考值	可疑	异常
精液量（ml）	2 ~ 6	1.5 ~ 2.0	＜1.5 或>8.0
液化时间（分钟）	＜30	30 ~ 60	>60
pH	7.2 ~ 8.0		＜7.0
精子活动率（%）	≥60	40 ~ 60	＜40
精子活动力（%）	a 级>60%	b 级>40%	c 级 ~ d 级＜40%
精子数（/L）	（20 ~ 200）$\times 10^9$/L	（10 ~ 20）$\times 10^9$/L	＜10 $\times 10^9$/L
畸形精子（%）	＜30	30 ~ 50	>50
红细胞（/HP）	＜5/HP		
白细胞（/HP）	＜5/HP		
细菌	阴性		

二、前列腺液检查

前列腺液为前列腺分泌的乳白色、弱酸性黏稠液体，含多种无机盐及卵磷脂、蛋白质、酶等有机物。在精液中前列腺成分约占 30%。前列腺液检查主要用于对前列腺的炎症、肿瘤、结核等疾病的诊断，也可用于性传播疾病的辅助诊断。

（一）标本收集

通过按摩前列腺可获得前列腺液，其中含有精囊液，弃去第一滴后，将标本直接滴在载玻片上，或收集于洁净干燥试管内送检。用于细菌培养的标本，要注意无菌操作。疑诊为生殖器结核、恶性肿瘤、脓肿或压痛明显者慎重按摩。按摩前 3 天禁止性生活。

（二）一般检查

1．量　正常前列腺液量数滴 ～lml，前列腺炎时明显减少。

2．颜色及透明度　正常为乳白色、稀薄半透明。

（1）前列腺炎时前列腺液为脓性或脓血性；

（2）前列腺或精囊炎症、结核、结石、恶性肿瘤时，前列腺液常为血性，但需除外按摩过重所致。

（三）显微镜检查

1．卵磷脂小体　为前列腺液中主要有形成分，为球形或椭圆形折光性小体。前列腺炎时卵磷脂小体聚集、数量减少或消失。

2．红细胞　正常时偶见红细胞，＜5//HP，炎症、结核、肿瘤时或按摩过重可引起出血导致红细胞增多。

3．白细胞　正常时有少量白细胞，＜10/HP，前列腺炎时白细胞增多。

4．癌细胞　癌细胞检查有助于炎症与肿瘤的诊断。

5．细菌检查　涂片染色（Gram 染色或抗酸染色）可用于前列腺炎或前列腺结核的诊断，必要时应做细菌培养。前列腺液的常规检查及部分生物化学成分参考值见表 5-20-7。

表 5-20-7　前列腺液常规检查参考值及前列腺液部分生物化学成分参考值

检验项目	参考值	生物化学成分	参考值
颜色	淡乳白色	锌（mmol/L）	5.38±0.75
性状	稀薄黏液状	LDH_5/LDH_1	0.48±0.09
pH	6.3～6.5	运转蛋白（mg/L）	133±40
红细胞数	＜5/HP	补体 C（mg/L）	33±29
白细胞	＜10/HP	补体（mg/L）	44±23
卵磷脂小体	多量或满视野	IgG（mg/L）	300±75
细菌	阴性	IgA（mg/L）	120±30
		IgM（mg/L）	70±15

三、阴道分泌物检查

阴道分泌物是女性生殖系统分泌的液体，俗称“白带”。主要由宫颈腺体、前庭大腺及子宫内膜的分泌物、阴道黏膜的分泌物组成。

（一）标本采集

一般采用盐水浸湿的棉签自阴道深部、阴道穹隆后部、宫颈口等处取材，根据不同检查目的在不同部位取材，进行涂片和染色用于观察阴道分泌物，辅助诊断肿瘤和炎症。取阴道分泌物前 24h 内禁止性交、盆浴、阴道检查、灌洗和上药。

（二）一般检查

1．颜色与透明度　正常白带为白色稀糊状、无气味；排卵期分泌物增多，清澈透明，排卵后 2～3 天，白带混浊黏稠、量少，月经期前，量增多。

（1）白带黏稠、透明、量多，见于使用雌激素药物、卵巢颗粒细胞瘤等；

（2）白带呈黄色脓性见于滴虫或化脓性细菌感染，泡沫状脓性白带见于滴虫性阴道炎；

（3）白带呈豆腐渣样或有凝乳状小碎块见于念珠菌性阴道炎；

（4）白带为血性见于重度慢性宫颈炎、宫颈癌、宫体癌、老年性阴道炎等；

⑤白带为黄色水样见于宫颈癌、宫体癌、输卵管癌等生殖器恶性肿瘤。

2．清洁度检查　取阴道分泌物加生理盐水涂片，显微镜下观察。根据分泌物中白细胞、上皮细胞、阴道杆菌和杂菌划分为四级。Ⅰ级：见于正常人，镜下显示上皮细胞满视野，有大量阴道杆菌，无球菌，白细胞数为 0～5/HP；Ⅱ级：基本正常，镜下见上皮细胞占 1/2 视野，有少量阴道杆菌和球菌，白细胞数为 5～15/HP；Ⅲ级：见于阴道炎，镜下见少量上皮细胞和阴道杆菌，球菌数量多，白细胞数为 15～30/HP；Ⅳ级：见于重度阴道炎，镜下无上皮细胞和阴道杆菌，有大量球菌，白细胞数＞30/HP；阴道清洁度的分级判断见表 5-20-8。

表 5-20-8　阴道清洁度的分级判断

清洁度	阴道杆菌	杂菌（球菌）	上皮细胞	白细胞（或脓细胞）
Ⅰ	＋＋＋＋	－	＋＋＋＋	0～5/ 高倍
Ⅱ	＋＋	－	＋＋	5～15/ 高倍
Ⅲ	－	＋＋	－	15～30/ 高倍
Ⅳ	－	＋＋＋＋	－	>30/ 高倍

3．病原体检查　用生理盐水悬滴法或染色后显微镜下检查，可以查到阴道毛滴虫、白假丝酵母（白色念珠菌）、阴道加德纳菌及其他细菌。

（三）细胞病理检查

细胞病理检查是将宫颈涂片做 HE 和 Papanicolaou 染色，用于：

（1）宫颈癌的早期诊断和预后观察；

（2）用 Papanicolaou 染色，可通过观察女性阴道上皮细胞的周期性变化，了解卵巢功能，推测雌激素水平。

第二十一章　肝病的实验室检查

学习目标

通过本章内容的学习，学生应能：

识记：

描述蛋白质代谢检查、胆红素代谢检查及血清酶学检查的正常参考值及其改变的临床意义。

理解：

总结上述相关检查的临床意义。

运用：

联系相关知识合理选择肝病检查项目，并对检查结果进行准确分析。

肝在人体的物质代谢中发挥重要功能，参与蛋白质、糖、脂类、维生素、激素等的代谢，同时肝还有分泌、排泄、生物转化及胆红素代谢等功能。为了解肝功能状态设计的实验室检查称为肝功能试验（liver function test），肝功能试验包括蛋白质代谢检查、胆红素代谢检查、血清酶学检查等。

肝病常用实验室检查项目常用血清标本，对标本的采集和保存有一定的要求：

（1）患者在抽血前至少 8h 内不能进食，保持空腹状态；

（2）抽血和标本离心时，应注意避免溶血；

（3）应置于阴凉干燥处，避免阳光直射。

第一节　蛋白质代谢检查

一、血清总蛋白、白蛋白、球蛋白及白蛋白 / 球蛋白比值测定

血清总蛋白（total protein，TP）包括白蛋白（Alb）与球蛋白（G）。白蛋白主要由肝合成，水平受肝合成能力和肾的蛋白丢失情况的影响。肝实质性病变时，合成蛋白的能力下降，而单核-巨噬细胞系统的库普弗细胞受到刺激时，球蛋白产生增多。

【参考值】 成人总蛋白：60 ~ 80g/L；血清白蛋白：男 42 ~ 55g/L，女 37 ~ 50g/L；血清球蛋白 20 ~ 30g/L，A/G 比值为 1.5 ~ 2.5∶1。

【临床意义】

（1）血清总蛋白：

1）血清总蛋白>80g/L 为高蛋白血症（hyperproteinemia），可见于血液浓缩、各种原因引起

的严重脱水、体液丢失过多（腹泻、呕吐）、肠梗阻、多发性骨髓瘤等；

2）血清总蛋白<60g/L 为低蛋白血症（hypoproteinemia），可见于各种原因引起的血清蛋白丢失或摄入不足，如肾病综合征、营养不良及消耗增加（结核、甲状腺功能亢进症、恶性肿瘤等），蛋白合成障碍如肝功能受损等。

（2）血清白蛋白降低见于：

1）蛋白质摄入不足，如营养不良、长期饥饿、脱水等；

2）蛋白质吸收不良，如慢性腹泻、消化系统肿瘤等；

3）蛋白质丢失过多，如慢性肾病、急性大出血、烧伤等；

4）合成障碍，如各种肝炎、肝硬化引起的肝细胞损伤；

5）其他，如充血性心力衰竭、慢性消耗性疾病等。

（3）血清球蛋白：

1）增高：见于肝硬化、多发性骨髓瘤、结缔组织病、慢性感染等；

2）减少：见于肾上腺皮质功能亢进和使用免疫抑制剂所致的免疫球蛋白合成减少。

二、血清蛋白电泳

血清蛋白电泳（protein electrophoresis）的原理是在碱性环境中，血清中各种蛋白都带负电荷，在电场中向阳极泳动。因各蛋白质等电点和分子量存在差异，分子量小、带负电荷多者泳动最快；分子量大、带负电荷较少者泳动较慢。血清蛋白通过载体如醋酸纤维素薄膜和琼脂糖，通常可分为白蛋白（Alb）、α_1、α_2、β、γ 球蛋白 5 个组分。

【参考值】 以醋酸纤维素薄膜法为例

白蛋白：62% ~ 71%

α_1 球蛋白：3% ~ 4%

α_2 球蛋白：6% ~ 10%

β 球蛋白：7% ~ 11%

γ 球蛋白：9% ~ 18%

【临床意义】

（1）轻症急性肝炎时，电泳结果无显著变化，病情加重后，即见 α、β 球蛋白减少和 γ 球蛋白增加。这些变化与肝炎的严重程度平行，对观察肝炎进程有重要意义。

（2）肝硬化时白蛋白中度或重度减少，α_1、α_2 和 β 球蛋白有降低倾向，γ 球蛋白显著增加。

（3）肝癌常是肝硬化并发症，其电泳图谱与肝硬化相似，但常有 γ 球蛋白显著增加，偶可见甲胎蛋白区带。

第二节 胆红素代谢检查

一、血清胆红素测定

血清胆红素（BIL）分为总胆红素（STB）、结合胆红素（CB）和非结合胆红素（UCB）。

【参考值】 总胆红素 2~18 μ mol/L 结合胆红素 0~4 μ mol/L

非结合胆红素＝总胆红素－结合胆红素。

【临床意义】

（一）诊断黄疸及判断黄疸程度

1. 黄疸 STB ＞17.1μmol/L；

2. 亚临床黄疸 STB17.1 ~ 34.2μmol/L；

3．轻度黄疸　STB34.2～171μmol/L；
4．中度黄疸　STB171～342μmol/L；
5．重度黄疸　STB＞342μmol/L；

（二）判断黄疸类型

肝对胆红素的代谢有重要作用，包括肝细胞对血液中非结合胆红素的摄取、结合和排泄三个过程，其中任何一个过程发生障碍，均可引起胆红素在血液中积聚，出现黄疸。根据黄疸产生的原因，可将黄疸分为溶血性黄疸、肝细胞性黄疸和胆汁淤积性黄疸。

二、尿胆红素和尿胆原测定

（一）尿胆红素测定

衰老的红细胞被肝脾的单核-吞噬细胞系统清除、破坏、分解，释放出血红蛋白，并进一步被蛋白酶分解为珠蛋白、铁和胆红素，这种胆红素为非结合胆红素（间接胆红素），为非水溶性，不能被肾小球滤出。非结合胆红素进入肝后，在葡萄糖醛酸转移酶作用下，形成结合胆红素（直接胆红素），结合胆红素溶于水，能被肾小球滤出。肝及胆道内外疾病引起胆红素代谢障碍时，非结合胆红素和结合胆红素在血中滞留，当血中结合胆红素超过肾阈值时，即从尿中排出。在酸性环境中，结合胆红素可与重氮盐发生偶联反应而显色，其显色程度与胆红素的浓度有关，借此可进行尿胆红素（urine bilirubin，UBIL）半定量检测。

【参考值】 定性试验：阴性

【临床意义】 尿胆红素阳性见于肝细胞性黄疸或胆汁淤滞性黄疸。

（二）尿胆原测定

结合胆红素排入肠道，经细菌作用生成胆素原，被重吸收后从尿中排出的部分称尿胆原（urobilin）。在酸性条件下，尿胆原可与对-二甲氨基苯甲醛发生醛化反应，生成红色化合物，显色程度与尿胆原量相关。

【参考值】 定性试验：阴性～弱阳性（－～＋）

【临床意义】 完全胆汁淤积性黄疸时尿胆原呈阴性，溶血性黄疸时尿胆原呈强阳性，肝细胞性黄疸时尿胆原轻度升高。

血清胆红素、尿胆红素和尿胆原的测定能对各种黄疸进行鉴别，见表5-21-1。

表5-21-1　正常人及三种黄疸的胆红素代谢检查结果

	血清胆红素（μmol／L）		尿液	
	结合型	非结合型	尿胆原	胆红素
正常人	0～6.8	1.7～10.2	正常	阴性
溶血性黄疸	轻度增高	明显增高	明显增高	阴性
肝细胞性黄疸	中度增高	中度增高	多中度增高	阳性
胆汁淤积性黄疸	明显增高	轻度增高	正常	强阳性

第三节 血清酶学检查

一、血清转氨酶测定

转氨酶（transaminase）即氨基转移酶（aminotransferase），是一组催化氨基酸与a-酮酸之间氨基转移反应的酶类。用于肝病检查的转氨酶主要是丙氨酸氨基转移酶（alanine　aminotransferase，ALT，曾被称为谷氨酸丙酮酸转移酶，即 GPT）和天门冬氨酸氨基转移酶（aspartate aminotransferase，AST，曾被称为谷氨酸草酰乙酸转移酶，即 GOT）。

ALT 广泛存在于机体组织细胞内，但以肝细胞含量最多，其次为心肌、脑和肾组织；AST 主要分布于心肌，其次为肝、骨骼肌和肾等组织中，在肝细胞 AST 约有 80%以上存在于线粒体中。在轻、中度肝损伤时，肝细胞膜通透性增加，胞浆内的 ALT 和 AST 释放入血，导致血液中 ALT 和 AST 升高，此时以 ALT 升高为明显，ALT 升高远大于 AST 升高；当严重肝细胞损伤时，线粒体受损，可导致线粒体内的酶被释放入血，此时以 AST 升高更明显，血清中 AST/ALT 比值升高。因此，血清转氨酶测定是肝损伤的敏感指标。

【参考值】 速率法 ALT：＜40U/L（37℃），AST：＜45U/L（37℃），ALT/AST：≤1。

【临床意义】 血清 ALT 和 AST 增高的临床意义主要表现在：

1．急性病毒性肝炎　ALT 与 AST 均显著增高，常可达参考值上限的 20～50 倍以上（甚至达 100 倍），但以 ALT 升高更明显，ALT/AST＞1。通常在肝炎病毒感染后 1～2 周转氨酶达高峰，3～5 周逐渐下降，ALT/AST 比值恢复正常。如急性病毒性肝炎恢复期 ALT 和 AST 仍不能恢复正常或再上升，提示急性肝炎转为慢性。急性重症肝炎，病程初期即表现出 AST 升高比 ALT 升高更明显，说明肝细胞损伤严重（有线粒体损伤）；急性重症肝炎病情恶化时，可出现黄疸加重，胆红素明显升高，但转氨酶却减低，即“胆酶分离”现象，提示肝细胞严重坏死，预后不良。

2．慢性病毒性肝炎　血清转氨酶轻度升高或正常，ALT/AST＞1，如 AST 升高较 ALT 明显，则提示慢性肝炎可能转为活动期。

3．酒精性肝病、药物性肝炎、脂肪肝等非病毒性肝病时　转氨酶轻度升高或正常，ALT/AST＜1。

4．肝硬化　其转氨酶活性取决于肝细胞坏死和肝纤维化的程度，终末期血清转氨酶活性可正常或降低。

5．胆汁淤积　肝内、外胆汁淤积时，转氨酶轻度升高或正常，借此可与肝实质细胞损伤鉴别。

6．急性心肌梗死（AMI）　AST 增高对 AMI 的诊断有重要价值。

7．其他疾病　因 ALT 和 AST 为非特异性细胞内功能酶，其血清浓度增高还可见于肝病和心肌疾病以外的其他疾病，如皮肌炎、骨骼肌疾病、肺梗死、肾梗死、胰腺炎及流感病毒感染等。

二、血清碱性磷酸酶及其同工酶测定

1．碱性磷酸酶（alkaline phosphatase，ALP）为一组在碱性环境中水解单膦酸脂的酶类，广泛存在于身体的各个器官，尤以肠上皮、成骨细胞、肝、胎盘、白细胞等含量较高。正常人血清中的 ALP 主要来源于肝、骨、肠，其中以肝源性和骨源性为主。ALP 的测定主要用于辅助诊断肝胆和骨骼系统疾病。

【参考值】 速率法（30℃）　成人 40～110U/L

　　　　　　　　　　　　　儿童＜250U/L

　　　　　比色法　　　　　成人 3～13 金氏单位

　　　　　　　　　　　　　儿童 5～28 金氏单位

【临床意义】

（1）生理性增高：见于妊娠、新生儿骨质生成和正在发育的儿童。

（2）病理性增高见于：

1）因肝内或肝外梗阻使胆汁排泄不畅的胆汁淤积性黄疸，ALP 滞留血中而增高，其增高程度与梗阻程度、持续时间成正比；

2）伴有黄疸的急、慢性肝炎、肝硬化、肝坏死等 ALP 活性增高；

3）原发性或继发性肝癌均能刺激肝细胞产生过多的 ALP，使血中 ALP 活性增高；

4）骨髓系统疾病时如骨细胞瘤、变形性骨炎、骨质软化症、骨折恢复期等，血中 ALP 活性也增高。

（3）黄疸患者同时测定 ALP 和 ALT 有助于黄疸的鉴别诊断：

1）胆汁淤积性黄疸 ALP 多明显增高，而 ALT 仅轻度增高；

2）肝细胞性黄疸 ALT 活性很高，ALP 正常或稍增高；

3）肝内局限性胆道梗阻 ALP 明显增高，胆红素不增高，见于肝癌等；

4）毛细胆管性肝炎时 ALP 和 ALT 均明显增高；

5）溶血性黄疸时 ALP 可正常。

2. 同工酶　血清中的 ALP 不是单一的酶，而是一组同工酶，主要来源于肝、骨、肠和胎盘。正常人血清中 ALP 主要为肝、骨、肠性同工酶，其中骨同工酶占 40%～75%。约有 20% 的人血清中含有肠 ALP 同工酶，为避免肠 ALP 同工酶的干扰，测定时应采取空腹血标本。

肝外许多疾病均可引起血清中 ALP 增高，使得 ALP 对肝胆疾病的诊断特异性下降，分析血清中 ALP 同工酶可将来源于肝、肠、胎盘的 ALP 鉴别开来。测定方法主要有电泳法、耐热试验等。被检血清经 56℃加热 10min 后，肝源性 ALP 活性仍保持较高，而骨源性 ALP 活性则大为降低，据此可鉴别 ALP 活性增高是肝胆疾病还是骨骼疾病所致。

三、γ- 谷氨酰转移酶测定

γ- 谷氨酰转移酶（γ-glutamyltransferase，γ-GT）是一种肽转移酶，能催化谷胱甘肽或其他含谷氨酰基的多肽上的谷氨酰基转移至合适受体上。此酶在体内分布较广，其活性强度的顺序为肾>胰>肝>脾。血清 γ-GT 在体内主要存在于肝细胞胞质和肝内胆管上皮中，在各种肝胆系统疾病时，血清 γ-GT 均可明显升高，但骨骼系统疾病未见 γ-GT 增高。

【参考值】 速率法（37℃）＜50 U/L

【临床意义】

（1）原发性或转移性肝癌：肝癌细胞合成 γ-GT，可使血清中 γ-GT 显著升高，且 γ-GT 活性与肿瘤大小及病情严重程度呈平行关系。因此，γ-GT 的动态观察有助于判断疗效和预后。

（2）胆汁淤积性黄疸：肝内或肝外胆管阻塞时，γ-GT 排泄受阻易随胆汁反流入血，使血中 γ-GT 明显升高，其增高程度比肝癌时更明显，而且与血清中胆红素、ALP 的变化相一致。阻塞发生愈快，上升愈迅速，阻塞愈重，上升愈显著。

（3）病毒性肝炎和肝硬化：肝炎时，坏死区邻近的肝细胞内此酶合成亢进，引起血清 γ-GT 升高，但上升幅度明显低于 ALT。在肝炎恢复期，γ-GT 仍可升高，提示尚未痊愈，如长期升高，可能有肝坏死。

（4）嗜酒者和酒精性肝病：嗜酒者 γ-GT 可升高，酒精性肝病者 γ-GT 多数上升，可达 100～200U/L。该指标对酒精性肝病的诊断有一定的价值。

（5）其他：如药物性肝损害、阿米巴肝脓肿等亦可有 γ-GT 增高。

第四节　肝病相关检验项目的选择

肝有极其重要的代谢功能，同时其再生和代偿能力也很强；此外，涉及肝功能的试验存在灵敏度和特异性的局限。因此，选择和应用肝功能试验时，应注意一些项目只能从一个侧面反映肝功能状态，而且往往须到肝损害到一定程度时才能反映出来，同时也需注意有无肝外影响因素。

评价检验结果时，应结合患者症状、体征、影像学、血清肝炎标志物及肝癌标志物等资料。肝功能试验和辅佐检查项目的选择。

1．健康体检 可选择 ALT、肝炎病毒标志物、肿瘤标志物、血清蛋白及 A/G 比值测定。这些检查有助于发现肝癌、病毒性肝炎及其他原因引起的肝损害。

2．肝炎 急性肝炎患者可查 ALT，胆汁酸、肝炎病毒标志物、尿胆原和血 / 尿胆红素；慢性肝炎和肝硬化患者加查 AST、ALP、γ–GT、血清蛋白、血清蛋白电泳及 A/G 比值。

3．原发性肝癌 除查一般的肝功能（ALT、AST、总胆红素和直接胆红素）外，还应加查 AFP、γ–GT、ALP 等。

4．黄疸 黄疸患者的诊断和鉴别诊断应查总胆红素、直接胆红素、ALP、γ-GT、胆汁酸、尿胆原和尿胆红素。

5．疗效判断和病情随访 急性肝炎可查 ALT、AST、血清总胆红素和直接胆红素、尿胆原和尿胆红素等，慢性肝病可观察 ALT、AST、血清总胆红素和直接胆红素、凝血酶原、血清总蛋白、A/G 比值及蛋白电泳等，必要时可查单氨氧化酶等。

第二十二章　肾病的实验室检查

学习目标

通过本章内容的学习，学生应能：

识记：

描述肾小球和肾小管功能检查的正常参考值。

理解：

总结上述检查的临床意义。

运用：

联系相关知识合理选用肾病检查项目，并对检查结果进行准确分析。

肾的主要功能是生成尿液，维持体内水、电解质、酸碱平衡。肾也有内分泌功能，可产生肾素、活性维生素 D、红细胞生成素等，调节血压、钙磷代谢和红细胞生成。

第一节　肾小球功能的检查

一、内生肌酐清除率测定

内生肌酐清除率（endogenous creatinine clearance，Ccr）是指肾在单位时间内，把若干毫升血液中的内生肌酐全部清除出去。由于肌酐绝大部分经肾小球滤过，不被肾小管重吸收，很少被肾小管排泌，因此 Ccr 是反映肾小球的滤过功能的敏感指标。

【参考值】80～120ml/min

【临床意义】

1．反映肾小球滤过功能有无损害　Ccr 降低说明肾小球滤过功能受损，常见于急、慢性肾小球肾炎。急性肾小球肾炎首先出现 Ccr 下降，并随病情好转而回升；慢性肾小球损害，Ccr 呈进行性下降。

2．评估肾功能受损程度

1）Ccr70～51ml/min 为轻度损害，Ccr50～31ml/min 为中度损害，Ccr 小于 30ml/min 为重度损害。

2）根据 Ccr 将肾功能分为 4 期：第 1 期（肾衰竭代偿期）Ccr 为 51～80ml/min，第 2 期（肾衰竭失代偿期）Ccr 为 50～20ml/min，第 3 期（肾衰竭期）Ccr 为 19～10ml/min，第 4 期（尿毒症期或终末期肾衰竭）Ccr 为＜10ml/min。

3．指导治疗 Ccr ＜40ml/min，应限制蛋白质摄入；Ccr ＜30ml/min，噻嗪类利尿剂常无效；Ccr ≤10ml/min 应进行透析治疗。

4．Ccr 可作为肾移植术的疗效观察指标 Ccr 逐渐回升，说明肾移植成功，反之亦然。急性排异反应时，Ccr 可再度下降。

二、血清肌酐测定（serum creatinine，Scr）

在外源性肌酐摄入量稳定的情况下，Scr 的浓度取决于肾小球滤过能力，当肾小球滤过率降低时，肾排出肌酐减少，Scr 升高。Scr 反映肾损害较尿素更为特异、更敏感，但并非早期诊断指标。

【参考值】 苦味酸法 男性 53～106μmol/L

女性 44～97μmol/L

速率法 44～133μmol/L

【临床意义】

1．增高说明肾小球滤过功能中度至重度损害，见于各种原发性和继发性肾损害、急、慢性肾功能不全。

2．鉴别肾前性和肾实质性少尿。

（1）肾实质性少尿：血肌酐常超过 200μmol/L，且肌酐和尿素氮同时升高，因此 BUN/Cr ≤10∶1；

（2）肾前性少尿：如心力衰竭、脱水、肝肾综合征、肾病综合征等所致有效循环血量的减少而引起的少尿，血肌酐一般不超过 200μmol/L，BUN/Cr ＞10∶1。

三、血清尿素氮测定

血清尿素氮（blood urea nitrogen，BUN）是蛋白质代谢的最终产物，经肾小球滤过随尿排出，肾小球滤过率降低到正常的 50%以下时，血清尿素氮测定升高。

【参考值】 3.0～7.2mmol/L（速率法）

【临床意义】 增高见于：

（1）器质性肾功能损害，尿毒症时可达 21.4mmol/L 以上；

（2）肾前因素，如高蛋白饮食、蛋白质分解代谢亢进、肾上腺皮质激素治疗；

（3）肾后因素，如前列腺肥大、尿路结石或肿瘤。

第二节 肾小管功能试验

一、尿浓缩和稀释试验

正常人脱水时，肾小管和集合管对水的重吸收明显增多，尿液浓缩，比重可上升至 1.020 以上；大量饮水或应用利尿药后，肾小管和集合管对水的重吸收减少，尿液稀释，比重降至 1.010 以下，夜尿量增多。当肾病变致远端小管和集合管受损，影响肾浓缩和稀释功能时，尿量和尿比重发生变化。观察患者的尿量和尿相对密度的变化，用以判断肾浓缩与稀释功能的方法，称为肾浓缩和稀释试验。

【标本采集】

患者如常饮食，每餐含水量限制在 0.5～0.6L，不另外饮水。上午 8 时排尿弃去，每隔 2h 各收集一次尿，直至晚上 8 时（共 6 次），此后到次晨 8 时的尿液收集在一个容器内。将标本送检以测各份尿标本的尿量和比重。

【参考值】 尿量：成人 24h 尿量为 1～2L；日尿量＞夜尿量（3～4：1）；12h 夜尿量＜0.75L。相对密度：最高尿比重＞1.020，最高与最低比重之差＞0.009。

【临床意义】

1. 早期肾功能不全　夜尿量＞750ml，夜尿量＞日尿量。

2. 浓缩功能不全　最高尿比重＜1.020，比重差＜0.009。若比重固定在 1.010 称为等渗尿，表示肾功能严重受损，肾小管浓缩功能很差。

3. 稀释功能不全　日尿比重恒定在 1.018 以上，常见于急性肾小球肾炎、出汗过多等。

二、尿渗透浓度（Osmotic concentration）测定

尿液渗透压受溶质的离子数量的影响，不能离子化的物质如蛋白质、葡萄糖等对尿渗量影响小，故测定尿渗量较尿比重更能真正反映肾浓缩和稀释功能。

【标本采集】 晚餐后禁水 8～12h，留取晨尿约 100ml，收集在清洁干燥的容器中，不加防腐剂；同时抽静脉血 2ml，用肝素抗凝。

【参考值】 尿渗透浓度 600～1000mmol/L，尿与血浆渗透浓度之比为浓缩指数，正常为 3～4.5：1。

【临床意义】

1. 判断肾浓缩功能　禁水 12h，尿渗透浓度大于 800mmol/L，浓缩指数大于 3，表示肾浓缩功能正常。低于 600 mmol/L，提示肾浓缩功能不全。急性肾小管功能障碍，浓缩指数小于 1。

2. 鉴别肾前性少尿还是肾性少尿　肾前性少尿，尿渗量＞450 mmol/L；肾性少尿，尿渗量＜350 mmol/L

第三节　肾功能检查的选择及应用

肾功能检查的目的是在疾病早期发现肾损害及其部位，观察病情、制订治疗方案及判断预后。必须指出，正常肾具有强大的储备能力，在病变早期、肾损害轻微时，实验室检查仍可正常。因此，肾功能检查正常，不能排除肾实质损害。在判断肾功能试验时，应注意心功能不全、休克、水肿、输尿管梗阻和药物等肾外因素的影响。在评价结果时，应注意各种肾功能试验的灵敏度和特异性，并结合相关临床资料及其他辅助检查，进行全面综合分析。现将一些常用肾功能试验做一评价。

1. 尿液一般检查　不仅对肾疾病的诊断有一定意义，而且对了解肾功能受损及其程度也很重要。尿液一般检查简便、快速、实用，在各级各类医院均可开展。

2. 内生肌酐清除率　是反映肾小球有效滤过功能及粗略估计有效肾单位数量的试验，当肾小球 25% 受损时即可降低。其操作简便、敏感性较高，是目前临床常用的肾功能试验之一。

3. 尿浓缩稀释试验　是测定远曲小管和集合管重吸收功能的试验，方法简便，但不能精确反映肾组织损害部位和范围。

4. 血浆尿素氮和肌酐测定　系反映肾小球滤过功能的指标，敏感度差，多在肾病晚期肾功能严重受损时才凸现其诊断价值。但因其简便、实用，仍在临床广泛使用。如尿毒症患者，连续动态检测血 BUN 和 Cr，可以判断病变的严重程度和血透的效果。

第二十三章　临床常用生物化学检查

学习目标

通过本章内容的学习，学生应能：

识记：

描述临床常用生化检查的正常参考值。

理解：

总结临床常用生化检查结果的临床意义。

运用：

联系相关知识合理选择生化检查项目，并对检查结果进行准确分析。

临床生物化学检查是利用光电比色、离子选择电极、化学发光、层析等技术，测定血液和体液中蛋白质、酶、糖、脂、电解质、激素及药物等的浓度，为疾病诊断、病情监测、药物疗效和预后判断及疾病预防等方面提供依据。

近年来，自动生化分析仪的应用，使临床生物化学检查发生了巨大的变革，突出表现在检测速度和项目不断增加，分析中的质量管理体系得以很好地建立，实验的偶然误差大大减少。自动生化分析仪的检测原理与手工操作大致相同，所不同的是加试剂、加样品、稀释、反应和比色等步骤均由仪器自动完成，并自动记录、处理数据和打印出结果。一台自动生化分析仪可包含化学分析的多种检测技术，一次可同时进行几十个项目的测定，并能任意组合项目。目前，利用生化分析仪可同时进行多项检测的优势，形成了较完整的实验项目组合，可对肾功能、肝功能、心肌损害程度等进行评价。

第一节　血清电解质测定

体液中的主要电解质有钾、钠、氯、钙、镁、磷、碳酸盐等，它们在维持酸碱平衡、渗透压平衡、水平衡和神经、肌肉组织的正常应激性以及酶的催化作用等方面起着重要作用。

一、血清钾测定

钾（K^+）的主要生理功能是维持细胞内液渗透压平衡，保证神经肌肉，特别是心肌的正常应激性。

提示：红细胞内K^+浓度是胞外的30倍，故溶血标本对K^+测定干扰最大。

【参考值】 3.5～5.5mmol/L

【临床意义】

（1）血清K^+增高　见于：

1）输入过多，如静脉输入含K^+溶液浓度过高、速度过快或输入大量库存血；

2）K^+排泄障碍，如急性或慢性肾衰竭、肾上腺皮质功能减退、低醛固酮症；

3）细胞内K^+移至细胞外液，如大面积烧伤、创伤、血管内溶血、酸中毒等。

提示：血清K^+高于5.5mmol/L为高钾血症，血清K^+高于7.5mmol/L将引起心律失常甚至心搏骤停，必须给予合适治疗。

（2）血清K^+降低　见于：

1）K^+摄入不足，如大手术后，不能进食又未补钾；

2）K^+丢失过多，如严重呕吐、腹泻、大量出汗、长期应用糖皮质激素、服用排钾利尿剂及肾上腺皮质功能亢进；

3）钾的分布异常，如肾性水肿或输入无钾液体，细胞外液稀释，血钾降低；

4）大量输入胰岛素使葡萄糖被利用或形成糖原，伴细胞外钾大量进入细胞内，致血钾降低；

5）原因不明的低血K^+性麻痹症。

提示：血清K^+低于3. 5mmol/L为低钾血症；血清K^+低于3. 0mmol/L，可出现心搏骤停。

二、血清钠测定

钠（Na^+）是血浆中的主要阳离子，其主要生理功能是维持渗透压和酸碱平衡、促进物质的转运和增强神经肌肉兴奋性。

【参考值】 135～145mmol/L

【临床意义】

（1）血清Na^+增高　见于：

1）输入含Na^+溶液过多；

2）肾排Na^+减少，如肾上腺皮质功能亢进、原发性醛固酮增多症、脑血管病或脑外伤等。Na^+增高常与脱水及其他代谢紊乱并存。

3）水分丢失过多：长期腹泻、呕吐、大量出汗、严重烧伤。

（2）血清Na^+降低　见于：

1）丢失过多，如严重呕吐和腹泻；

2）排出过多，慢性肾炎并发尿毒症或糖尿病酸中毒尿钠排出过多；慢性肾上腺皮质功能不全时，钠经尿排出过多；大量使用利尿剂时钠随尿排出，特别是长期限制钠摄入的心功能不全或肾病患者易出现低血钠；

3）细胞外液稀释，主要是水钠潴留。

4）大面积烧伤或出现大量肺泡渗出物，大量抽取胸水和（或）腹水。

提示：当血清Na^+浓度低于或等于115mmol/L时，可发生精神错乱、疲劳、厌食、恶心、呕吐和头痛，当低于110mmol/L时，患者处于半昏迷和昏迷状态，极易发生抽搐，故测定值降至115mmol/L时，应尽快采取治疗措施。

三、血清氯测定

氯（Cl^-）是细胞外液主要的阴离子，与钠离子相配合，调节机体水、电解质、渗透压及酸碱平衡。

【参考值】 96～108mmol/L

【临床意义】

1．增高　血清氯超过 108mmol/L 称为高血氯症。见于：

（1）摄入补充过多：食入或静脉输入大量的 NaCl、$CaCl_2$、NH_4Cl 等溶液。

（2）排泄减少：见于急慢性肾功能不全少尿期、心功能不全等。

（3）严重脱水：见于大量出汗、频繁呕吐、反复腹泻使水分丢失。

（4）其他：肾上腺皮质功能亢进、呼吸性碱中毒、低蛋白血症等引起的血氯增高。

2．减低　血清氯低于 95mmol/L 称为低血氯症。见于：

（1）摄入少：营养不良、低盐治疗等。

（2）丢失多：

1）严重呕吐、腹泻、胃肠引流等。

2）慢性肾功能不全、糖尿病以及应用某些利尿剂。

3）慢性肾上腺皮质功能不全。

4）呼吸性酸中毒等。

提示：血清氯增高见于心肾功能不全，尿道不畅，排出减少；摄入多，呼吸性碱中毒。血清氯减少见于丢失过多（大量吐泻等），摄入减少，血中二氧化碳张力增加。

四、血清钙测定

钙（Ca^{2+}）99% 存在于骨骼中，骨骼中的磷酸钙与体液中的 Ca^{2+} 及 HPO_4^{2-} 呈动态平衡，相互转换。血钙几乎全部存在于血清中，称为血清钙，其含量约为人体钙的 0.1%，但在机体中却发挥极其重要的作用，如在血液凝固、维持神经肌肉的应激性、降低毛细血管壁及细胞膜的通透性等方面。血清钙为扩散型钙和非扩散型钙的总和。

【参考值】 血清总钙　成人 2.25 ~ 2.75mmol/L

儿童 2.5 ~ 3.0mmol/L

【临床意义】

1．增高　总钙超过 2.75 mmol/L 为高血钙症。见于：

（1）摄入补充过多：饮用大量牛奶或补充过量钙离子。

（2）钙吸收增加：维生素 D 应用过量，溃疡病长期使用碱性药物。

（3）溶骨作用增强：由原发性甲状旁腺功能亢进症、急性骨萎缩骨折后和肢体麻痹、多发性骨髓瘤和恶性肿瘤转移以及伴有血清蛋白质增高的疾病引起的钙离子升高。

（4）肾疾病：主要是急性肾功能不全者。

提示：血清钙增高见于甲状旁腺功能亢进，过量服维生素 D 治疗，多发性骨髓瘤。

2．降低　总钙低于 2.25 mmol/L 为低血钙症。见于：

（1）甲状旁腺功能减低，此时出现低 Ca^{2+}、高磷现象；

（2）维生素 D 缺乏；

（3）婴儿手足搐搦症及骨质软化症；

（4）Ca^{2+} 吸收障碍，如长期腹泻及不合理饮食搭配；

（5）肾病；

（6）大量输入枸橼酸钠抗凝血。

提示：血清钙降低见于甲状旁腺功能低下，维生素 D 缺乏，儿童骨质软化症。

五、血清磷测定

磷以无机磷和有机磷形式存在于体内，其中 70% ~ 80% 以不溶解的磷酸钙形式存在于骨骼中，其余的构成磷脂、核苷酸等人体重要的有机化合物。磷在体内参与糖、脂及氨基酸代谢，构成能量转运的物质。无机磷多以磷酸盐的形式存在体内，体内钙磷代谢关系密切，受相同激素控制，彼此互相制约。

【参考值】 成人 0.96 ~ 1.62 mmol/L
儿童 1.45 ~ 2.10 mmol/L

【临床意义】

1. 增高　见于：

（1）摄入过多：食入过多的维生素 D，可导致血清磷增高。

（2）排泄障碍：肾功能不全时可引起磷酸盐排出障碍。

（3）内分泌疾病：原发性或继发性甲状旁腺功能减退症。

（4）其他疾病：肢端肥大症、多发性骨髓瘤、Addision 病、急性重型肝炎等。

2. 减低　见于：

（1）摄入不足：如饥饿、恶病质等。

（2）吸收障碍：如吸收不良、活性维生素 D 缺乏、长期应用含铝制剂等。

（3）丢失过多：大量呕吐、严重腹泻、血液透析、肾小管性酸中毒、应用某些利尿剂。

（4）转入因素：静脉输注葡萄糖或胰岛素、碱中毒、急性心肌梗死等使血磷转入细胞内。

（5）其他因素：酒精中毒、重症糖尿病、长期腹泻、肾小管疾病、甲状旁腺功能亢进症。

提示：血清磷增高见于甲状旁腺功能减退，大量维生素 D 治疗，多发性骨髓瘤，肾功能不全及肾性佝偻病。血清磷降低见于甲状旁腺功能亢进，维生素 D 缺乏症，佝偻病，大量用糖后，妊娠等。

第二节　血清铁及有关成分的测定

铁是人体不可缺少的微量元素，参与血红蛋白和肌红蛋白的合成，也是许多含铁酶，如细胞色素C、过氧化物酶的重要组成成分。临床上评价铁代谢情况需要血液学和生物化学两种指标，常用的生化指标如下：

一、血清铁测定

血清铁测定是测定血清中与运铁蛋白结合的铁量，其数值不仅取决于血清铁含量，还受运铁蛋白浓度的影响。血清铁属于铁运转池中的一部分，运转池中的铁每天交换 10 ~ 20 次，总是处于动态平衡中，故不能完全代表体内总铁水平，有时血清铁轻度降低，而运至骨髓中铁量仍然维持正常；有时血清铁增高，储存铁却仍呈减少状态。

【参考值】 成年男性 11 ~ 30μmol/L
成年女性 9 ~ 27μmol/L
儿童 9 ~ 22μmol/L

【临床意义】

1. 血清铁增高　见于：

（1）铁利用障碍：铁粒幼细胞性贫血、再生障碍性贫血、维生素 B_6 缺乏、铜缺乏、慢性酒精中毒、铅中毒时可导致铁利用障碍。

（2）铁释放增多：溶血性贫血、急性肝炎、慢性活动性肝炎、肝硬化等可引起铁释放增多。

（3）铁吸收原因：白血病、含铁血黄素沉着症、反复输血等可造成铁蛋白吸收增加。

（4）铁摄入原因：血色病和铁剂治疗过量时血清铁可增高。

2. 血清铁降低　见于：

（1）铁摄入不足，如饮食中铁缺乏或由于胃切除，慢性萎缩性胃炎，长期腹泻引起铁吸收障碍；

（2）铁丧失过多，如痔、消化性溃疡、钩虫病等引起慢性失血；

（3）需求增多，如婴幼儿生长期、哺乳、妊娠等；

（4）其他，如严重感染、肝硬化、尿毒症、恶性肿瘤等。

提示：血清铁升高见于溶血性贫血，再生障碍性贫血，巨幼红细胞性贫血；降低见于缺铁性贫血，慢性感染，恶性肿瘤。

二、血清总铁结合力检测

100ml 血液中运铁蛋白能结合铁的最大能力称总铁结合力（total iron binding capacity，TIBC），实质上是测定运铁蛋白的量。血清铁与总铁结合力之比称为血清铁饱和度，正常人运铁蛋白饱和度约 30%。

$$铁饱和度=血清铁/TIBC \times 100\%$$

【参考值】 TIBC 男 50～77μmol/L

女 54～77μmol/L

铁饱和度 33%～34%

【临床意义】

1. 增高 见于：

（1）转铁蛋白合成增加：如红细胞增多症、妊娠后期、缺铁性贫血等慢性缺铁性疾病。

（2）转铁蛋白释放增加：如急性肝炎、肝细胞坏死等。

提示：正常情况下，血清铁降低而 TIBC 增高提示缺铁。

2. 减低 见于：

（1）转铁蛋白合成减少：如肝硬化、血色病、慢性肝损害等。

（2）转铁蛋白丢失：如肾病综合征、脓毒症。

（3）铁缺乏：如肿瘤、肝疾病、慢性炎症、消化性溃疡等。

三、血清铁蛋白的测定

血清铁蛋白（serum ferritin，SF）是体内铁的贮存形式之一，测定铁蛋白是判断体内贮存铁最敏感的指标之一。许多恶性肿瘤细胞能合成或分泌铁蛋白，故也可作为肿瘤的标志物。

【参考值】 男性 15～200μg/L 女性 12～150μg/L

【临床意义】

1. 血清铁蛋白增高 见于：

（1）体内铁负荷过多的疾病，如血色病、反复输血、铁粒幼红细胞贫血、溶血性贫血、再生障碍性贫血、不恰当的铁剂治疗等；

（2）恶性肿瘤；

（3）某些肝病，如药物引起的肝坏死、肝硬化等。

2. 血清铁蛋白降低 当铁蛋白＜12μg/L 可作为缺铁性贫血的诊断指标。铁蛋白降低见于营养不良、缺铁性贫血、肝病晚期等。

提示：血清铁蛋白增高见于急粒白血病及肝癌，乳腺癌的晚期，肝病与心肌梗死的早期，感染与炎症，输血过多。血清铁蛋白降低见于缺铁性蛋白降低，缺铁性贫血及营养不良。

四、血清转铁蛋白测定

转铁蛋白（transferrin，TF）是血浆中一种能与 Fe^{3+} 结合的球（糖）蛋白，主要起运铁作用。

TF 主要在肝细胞和吞噬细胞合成，所以临床上常作为判断肝合成功能的指标，同时也是一种急性时相反应蛋白。

【参考值】 28～52μml/L（2.5～4.3g/L）。

【临床意义】

1．增高　见于妊娠期，慢性失血及铁缺乏，特别是缺铁性贫血。

2．减低　见于：

（1）贫血：

1）再生障碍性贫血；

2）铁粒幼细胞性贫血。

（2）其他疾病：

1）肾衰竭；

2）遗传性转铁蛋白缺乏症；

3）急、慢性肝病；

4）营养不良；

5）腹泻等。

五、血清转铁蛋白饱和度测定

血清转铁蛋白饱和度（transferrin saturation，TS）简称铁饱和度，是指血液中 TF 的铁结合力达到饱和时所结合的铁量，以血清铁占 TIBC 的百分率表示。

【参考范围】 33%～55%。

【临床意义】

1．增高　见于：

（1）铁利用障碍，如再生障碍性贫血、铁粒幼细胞性贫血。

（2）血色病（hemochromatosis），TS 大于 70% 为诊断血色病的可靠指标。

2．减低　见于缺铁或缺铁性贫血。TS 小于 15% 并结合病史即可诊断缺铁或缺铁性贫血，其准确性仅次于铁蛋白，但较 TIBC 和血清铁灵敏。另外，TS 减低也可见于慢性感染性贫血。

六、红细胞原卟啉和锌卟啉测定

血红蛋白合成过程中，原卟啉与铁在铁络合酶的作用下形成血红素。当铁缺乏时，原卟啉与铁不能结合形成血红素，导致红细胞内的游离原卟啉（free erythrocyte protoporphyrin，FEP）增多，或在络合酶作用下形成锌原卟啉（zinc protoporphyrin，ZPP）。

【参考范围】 FEP 男性：0.56～1.00μmol/L；女性：0.68～1.32μmol/L。
ZPP ＜0.6mg/L

【临床意义】

1．FEP 和 ZPP 增高　常见于缺铁性贫血、铁粒幼细胞性贫血、阵发性睡眠性血红蛋白尿（PNH）及铅中毒等。

2．FEP 和 ZPP 减低　常见于巨幼细胞性贫血、恶性贫血和血红蛋白病等。

第三节　心肌酶和心肌蛋白测定

心肌酶和心肌蛋白为心肌所特有，在心肌中含量很高，心肌损伤时可释放入血，使其血中浓度异常增高。心肌酶和心肌蛋白的测定，可为心肌梗死和其他心肌损害有关疾病的诊断提供依据。

一、心肌酶测定

(一)肌酸激酶及其同工酶测定

肌酸激酶（creatinine kinase，CK）主要存在于骨骼肌和心肌，在脑组织中也少量存在。CK是由M和B两种亚单位组成的二聚体，在细胞质中有三种同工酶，MM（肌型）、BB（脑型）、MB(心肌型)。CK-MB占CK同工酶总量的5%以下，CK-MM占94%～96%，而CK-BB极少或无。

【参考值】 速率法（37℃）男38～174U/L 女26～140U/L

【临床意义】

CK升高可见于急性心肌梗死（AMI）、进行性肌萎缩、皮肌炎及肌肉损伤的患者。急性心肌梗死（AMI）后4～6h CK就开始升高，可高达正常上限的10～12倍，3～4天后恢复至正常水平。在AMI病程中，如CK再次升高，往往说明心肌再次梗死。

提示：CK和CK-MB是心肌梗死早期诊断指标之一，CK-MB活性升高可较CK为早。

(二)乳酸脱氢酶测定

乳酸脱氢酶（1actate dehydrogenase，LDH）是糖酵解途径中重要的酶，几乎存在于所有组织中，以肾、心肌、骨骼肌中含量最丰富，肝、脾、胰、肺及红细胞内含量亦多。红细胞中LDH较血清中高100倍，故标本采集时应绝对避免溶血。LDH有多种同工酶，包括LDH_1、LDH_2、LDH_3、LDH_4、LDH_5等，其中LDH_1在心肌中含量最高。

【参考值】 速率法100~240U/L（37℃） 比色法190~310U/L

【临床意义】

1. 心肌梗死后8～10h开始升高，48～72h后达高峰，可持续10～14天后恢复至正常水平；
2. 心肌炎、心包炎伴肝淤血时LDH活力可中度增高；
3. 肝病、恶性肿瘤、血液病、肌病和肾病等也可增高。

提示：心肌梗死时同工酶的LDH_1 / LDH_2 ≥1，以LDH_1增高为主。

二、心肌蛋白测定

(一)肌红蛋白测定

肌红蛋白（myoglobin，Mb）是一种低分子量含血红素的蛋白质，存在于骨骼肌和心肌细胞中，AMI后心肌组织中的Mb进入血液循环中，并经肾从尿中排出。因此，测定血液及尿液中的Mb对AMI的诊断有重要价值。

【参考值】 速率法＜80μg / L（37℃）

【临床意义】 AMI后2 h，血中Mb开始上升，在AMI发作后3～15 h达高峰值。

(二)肌钙蛋白测定

心肌肌钙蛋白（cardiac troponin，CTn）是心肌内的调节蛋白复合物，有三种亚单位，分别为TnT、TnI和TnC，心肌肌钙蛋白I（cTnI）和心肌肌钙蛋白T（cTnT）被用来诊断AMI。当心肌损伤后3～6 h，血中二者开始升高，cTnI达峰值的时间为14～20h，5～7天后恢复至正常；cTnT达峰值的时间为10～24h，恢复至正常的时间为10～15天。与cTnT相比，cTnI的灵敏度低，特异性高。

【参考值】 ELISA法：cTnT为0.02～0.13μg/L，＞0.2μg/L为诊断临界值，＞0.5μg/L可以诊断急性心肌梗死；cTnI＜0.2μg/L，＞1.5μg/L为诊断临界值。

【临床意义】

cTnT、cTnI对心肌损伤的诊断有重要价值，对急性心肌梗死、不稳定心绞痛、围术期心肌损伤等疾病的诊断、病情监测、疗效观察及预后评估，都具有较高的临床价值，尤其对微小病灶的心肌梗死诊断有重要价值。

提示：cTnT、cTnI 和 CK-MB、肌红蛋白等检验结果相结合，是急性心肌梗死诊断最灵敏、最特异的方法。

第四节　B 型钠尿肽测定

B 型钠尿肽（B－type natriuretic peptide，BNP）是心搏在心室容积增加和压力超负荷时分泌的一种神经激素，BNP 是心力衰竭的诊断、鉴别诊断及预后评估的指标。AMI 发生时，BNP 的演变规律反映了心肌梗死范围的大小和梗死的严重程度，并与梗死相关血管的再通与否、左心室的重构成度、心肌再梗死的比率关系密切。

【参考值】 RIA、EIA、IRMA 法：BNP　2～4 pg/ml。

【临床意义】

1. 充血性心力衰竭（CHF）BNP 明显增加，可作为其疗效的观察指标。但对于无症状心力衰竭患者并不敏感，灵敏度不到 70%。
2. AMI 患者 24h 内 BNP 升高明显，尤其是出现并发症时增加显著。
3. 原发性高血压患者血中 BNP 升高，左室肥厚患者的 BNP 水平与心肌重量指数呈正相关，因而可作为心室肥厚的标志。
4. 慢性肾功能不全患者 BNP 升高，并与透析无关。
5. 用于呼吸困难鉴别，心源性呼吸困难时 BNP 升高，而肺源性呼吸困难时不升高。
6. 可用于评估拟接受心搏手术患者的心功能，并帮助选择最佳手术时机。
7. BNP 对急性冠脉综合征（ACS）患者的预后分析及危险评估也很有价值。

第五节　血 脂 测 定

血脂是胆固醇（TC）、三酰甘油（TG）、磷脂（PL）与游离脂肪酸（FFA）等的总称。脂质不溶于水，在体内与载脂蛋白结合，形成可溶性脂蛋白颗粒，随血液循环运送到各组织，以完成其生理功能。

一、脂质测定

（一）血清总胆固醇测定

胆固醇是胆固醇酯和游离胆固醇的总称，故称为总胆固醇（total cholesterol，TC）。胆固醇是所有细胞膜及亚细胞器膜的组成成分，是胆汁酸的唯一前体，也是所有类固醇激素合成的原料。

【参考值】 2.84～5.17 mmol/L

【临床意义】

（1）总胆固醇增高：见于

1）高胆固醇和高脂肪饮食；

2）胆道梗阻，如胆结石、肝肿瘤、胰头癌等；

3）冠心病、动脉粥样硬化症；

4）其他如糖尿病、肾病综合征、甲状腺功能减退症、脂肪肝等。

（2）总胆固醇降低：见于

1）严重肝病如肝细胞性黄疸、门脉性肝硬化晚期等；

2）慢性消耗性疾病、营养不良及甲状腺功能亢进症等。

（二）血清三酰甘油测定

三酰甘油（triglyceride，TG）是血清脂类的主要成分，主要功能是为细胞提供能量。

【参考值】 男性 0．45～1.81 mmol/L　女性 0.40 ～1.53 mmol/L

【临床意义】

（1）TG 升高：常见于

1）食物中摄入脂肪过多；

2）肝病时从糖和游离脂肪中产生过多；

3）遗传性家族性高脂血症；

4）肥胖症，体力活动减少，酗酒后等；

5）脑血管血栓、心肌梗死患者也常见三酰甘油增高；

6）其他：如肾病综合征、甲状腺功能减退症、糖尿病、胰腺炎等和妊娠及口服避孕药等。

（2）TG 降低：见于甲状腺功能亢进症、营养不良、先天性无 β- 脂蛋白血症等。

二、脂蛋白测定

脂质与蛋白质结合成脂蛋白，脂蛋白中的蛋白部分称载脂蛋白（APO）。根据密度分类法可将脂蛋白分为 4 类，即密度最小的为乳糜微粒，然后按密度递增又分为极低密度脂蛋白（VLDL）、低密度脂蛋白（LDL）和高密度脂蛋白（HDL）。

提示：脂蛋白及 APO 测定主要用于心脑血管病、高脂蛋白血症或异常脂蛋白血症的诊断。

（一）低密度脂蛋白胆固醇（LDL-Ch）测定

低密度脂蛋白（low density lipoprotein，LDL）是血浆中携带胆固醇的主要微粒，LDL 与胆固醇结合后称低密度脂蛋白胆固醇，如 LDL 在动脉内膜下累积易形成动脉粥样硬化症。

【参考值】 2.1～3.1 mmol/L

【临床意义】 LDL-Ch 为致动脉硬化因子，在总胆固醇中 LDL-Ch 所占比例越多，发生动脉粥样硬化的危险性越高。

（二）高密度脂蛋白胆固醇（HDL-Ch）测定

与 LDL 不同，高密度脂蛋白（high density lipoprotein，HDL）可将沉积在血管壁的胆固醇逆向转运至肝而除去。因此，HDL 是一种保护因子，有抗动脉粥样硬化的作用。临床常用 HDL-Ch 和 LDL-Ch 的比值来衡量冠心病的发病倾向，称之为冠心病指数。

【参考值】 男 1.14～1.76mmol/L　女 1.22～1.91mmol/L

【临床意义】

HDL-Ch 降低见于脑血管病、糖尿病、肝炎、肝硬化等；高 TG 血症往往伴有低 HDL-Ch，肥胖者 HDL-Ch 多偏低。吸烟可使 HDL-Ch 下降，少量饮酒及长期体力活动可使 HDL-Ch 升高。

三、载脂蛋白测定

载脂蛋白 A_1（apo-lipoprotein A_1，$ApoA_1$）主要分布于血浆乳糜微粒、HDL 中。载脂蛋白 B_{100}（Apo B_{100}）是 LDL 的主要结构蛋白。因此，$ApoA_1$ 和 Apo B_{100} 可间接反映 HDL 和 LDL 的含量。

【参考值】

Apo A_1	男性 0.96～1.76g/L	女性 1.03～2.03g/L
Apo B_{100}	男性 0.43～1.28g/L	女性 0.42～1.12g/L
$ApoA_1$/Apo B_{100} 1.9 ± 0.4		

【临床意义】

载脂蛋白测定主要配合 TG、TC 测定，用于诊断和预测动脉粥样硬化。Apo A_1 代表 HDL 水平，而 Apo B_{100} 代表 LDL 水平。高血脂时，TG 升高，如 Apo B_{100} 增高，则发生动脉粥样硬化及冠心病的危险增大。

第六节　甲状腺功能测定

一、T_3 和 T_4 测定

甲状腺滤泡上皮主要分泌两种碘化酪氨酸。3，5，3'，5'- 四碘甲状腺原氨酸简称 T_4；3，5，3'- 三碘甲状腺原氨酸简称 T_3。T_3、T_4 均为具有活性的甲状腺激素，浓度高，但 T_3 生物活性高，在血清中周转快。T_3 和 T_4 多以葡萄糖醛酸和硫酸结合物的形式由胆汁排泄，或通过脱碘作用生成各种碘化原氨酸的中间产物。T_3 也可在周围组织中由 T_4 脱碘后生成。它们在血液中绝大部分与甲状腺结合球蛋白（TBG）结合。

【参考值】 T_3　1.6 ~ 3.0μmol/L

T_4　65 ~ 155μmol/L

【临床意义】

1. 在甲状腺功能亢进时 T_3 和 T_4 均增高；
2. 甲状腺功能减低时均减低；
3. T_3 型甲状腺功能亢进时仅见 T_3 增高，而 T_4 正常；
4. 判断甲亢复发，复发初期，T_3 可在 T_4 尚未升高前增高。

二、游离 T_3 和游离 T_4 测定

甲状腺激素直接发挥生理效应的是血循环中的游离 T_3（FT_3）、游离 T_4（FT_4），它不受甲状腺球蛋白（TBG）改变的影响。因此，测定 FT_3、FT_4 对了解甲状腺功能比测定 T_3、T_4 更有意义。

【参考值】 成人 $FT_3$3.5 ~ 10pmol/L　　$FT_4$10 ~ 31pmol/L

【临床意义】

1. 甲状腺功能亢进症 FT_3 及 FT_4 升高，且 FT_3 升高早于 FT_4，且比总 T_3 和 T_4 敏感。
2. 甲状腺功能低下时二者均降低。

三、促甲状腺激素测定

促甲状腺素（TSH）是腺垂体分泌的糖蛋白，含有 α、β 两个亚单位，主要作用于甲状腺，调节甲状腺功能，促使甲状腺细胞的增生和甲状腺激素的合成和释放，检测血清 TSH 浓度，可进一步了解甲状腺的功能。

【参考值】 2 ~ 10mU/L

【临床意义】

1. TSH 增高见于　原发性甲状腺功能减退、慢性淋巴性甲状腺炎、缺碘性地方性甲状腺肿、单纯性甲状腺肿、下丘脑性甲状腺功能亢进、放射性核素治疗或手术后；
2. TSH 降低见于　腺垂体功能减退症、继发性甲状腺功能减退。甲状腺功能亢进或过量使用甲状腺制剂时，血液中的甲状腺激素过多，亦可通过负反馈抑制 TSH 的分泌。

四、反三碘甲状腺原氨酸测定

人体血浆中97%的3，3'，5'-三碘甲状腺原氨酸（称反T_3或rT_3）是由T_4在末梢组织中经内环脱碘而生成，仅3%属甲状腺直接分泌而来，其生物活性很低。

【参考值】0.5～1.3nmol/L

【临床意义】

1. 甲状腺功能亢进时rT_3增高；
2. 抗甲状腺药物治疗时T_3下降较rT_3下降快，如rT_3和T_3均低于正常则表示药物过量；
3. 对轻型或亚临床型甲状腺功能减低症的诊断，rT_3优于T_3、T_4；
4. 在甲状腺功能减低用甲状腺激素治疗时，如rT_3、T_3正常提示用药适当；如rT_3、T_3均增高而T_4正常或偏高则提示用量过大；
5. 在非甲状腺疾病如急性心肌梗死、肝硬化、糖尿病、尿毒症等rT3可增高，而T_3/rT_3比值降低。

第七节 糖尿病相关检查

血糖是供给机体能量的主要物质。正常情况下，体内糖的分解代谢与合成代谢处于动态平衡，故血糖的浓度也相对稳定。胰岛素是调节血糖的主要激素。借助血糖及其代谢物的检查，可判断糖代谢情况，并为糖代谢紊乱相关疾病的诊断、疗效判断提供依据。血糖明显地受饮食影响，也与采血部位、测定方法有关。血糖可用酶法、化学法、电极法等测定，前者特异性强。

一、空腹血糖测定

空腹血糖是指至少8h没有热量摄入的血糖。低于2.8mmol/L，为低血糖症；空腹血糖超过7.0 mmol/L，可考虑诊断糖尿病。

【参考值】成人3.9～5.6 mmol/L（70～100mg/dl）

【临床意义】

（1）血糖增高：

生理性血糖增高见于：饭后30min～1h及摄入高糖食物后。

病理性血糖增高主要见于：

1）1型和2型糖尿病；

2）内分泌疾病，如巨人症或肢端肥大症、皮质醇增多症、甲状腺功能亢进症、嗜铬细胞瘤等；

3）应激性高血糖，可见于颅脑外伤、脑卒中、心肌梗死等；

4）药物影响，如噻嗪类利尿剂、口服避孕药等；

5）其他，如妊娠呕吐、麻醉、脱水、缺氧等。

（2）血糖减低：

生理性低血糖见于：饥饿和剧烈运动后；

病理性血糖降低见于：

1）胰岛素过多：胰岛素用量过多、口服降糖药过量和胰岛B细胞瘤、胰腺腺瘤等；

2）缺乏抗胰岛素激素：肾上腺皮质激素、生长激素等；

3）肝糖原贮存缺乏性疾病：重症肝炎、肝硬化、肝癌等。

二、葡萄糖耐量试验（oral glucose tolerant test，OGTT）

【方法】

被检者试验前3天正常饮食，并停用胰岛素及其他影响糖代谢的药物，试验前1天正常晚餐后即不再进食，次晨抽取空腹血2ml后，将75g无水葡萄糖溶于250ml温开水中，于5min之内服完，并于喝第一口糖水开始计时，分别于30、60、120、180min抽取静脉血1 ml，不抗凝，在每次抽血后留取尿标本同时送检。

【参考值】 口服葡萄糖后30～60min血糖升高达峰值，为7.78～8.89mmol/L，并于2h后恢复正常，每次尿糖均为阴性。

【临床意义】 凡峰值过高或恢复正常水平迟缓均为糖耐量降低。

（1）如服糖后2h，血糖≥11.1mmol/L，即可诊断为糖尿病。

（2）如服糖后2h，血糖为7.8～11.1mmol/L，称为糖耐量减低。糖耐量减低多见于空腹血糖过高、2型糖尿病、痛风、肥胖病、甲状腺功能亢进症、肢端肥大及皮质醇增多症等。

（3）如空腹血糖降低，服糖后血糖上升不明显，2h后仍处于低水平，则可使葡萄糖耐量曲线低平，可见于胰岛B细胞瘤、甲状腺功能亢进症、腺垂体功能减低症及肾上腺皮质功能减退症等。

提示：口服葡萄糖耐量试验是诊断糖尿病的重要指标。临床上对空腹血糖正常或稍高，偶有尿糖，但糖尿病症状尚不明显的患者，常用OGTT试验来明确诊断。

三、胰岛素测定和胰岛素释放试验

胰岛素（insulin）为胰岛β细胞合成的一种多肽类激素，可促进肝、肌肉、脂肪组织等摄取血糖，转换成糖原或脂肪储存，并抑制糖异生，为体内最重要的降血糖激素。血糖升高是刺激胰岛素合成分泌的重要因素。进行OGTT中，同时检测血浆胰岛素变化，根据胰岛素和血糖浓度比值（I/G）即可了解胰岛β细胞分泌胰岛素的功能，此即胰岛素释放试验（insulin releasing test）。

【参考值】 成人空腹血清胰岛素为10~20mU/L；释放试验I（mU/L）/G（mmol/L）比值＜5。

【临床意义】

1．低糖血症的病因查找　血清胰岛素浓度显著升高，I/G＞5，见于胰岛B细胞瘤；胰岛B细胞瘤手术切除后，胰岛素浓度仍高，提示切除不完全或有复发。

2．糖尿病的辅助诊断和治疗决策　1型糖尿病者血清胰岛素及I/G显著低下，葡萄糖负荷后I/G比空腹时更加下降，提示胰岛B细胞严重损害，为使用胰岛素的指征。2型糖尿病者血清胰岛素浓度可正常或略升高，葡萄糖负载后I/G比空腹时略下降，提示胰岛B细胞功能仍存在，可不用胰岛素。

四、血清C-肽测定

胰岛首先分泌无活性的前胰岛素，经酶解作用，产生有活性的胰岛素和无活性的C肽（C－peptide）。因此，C肽测定可间接反映胰岛素的量，且不受注射外源性胰岛素所产生的抗体干扰，适于已用胰岛素治疗过的糖尿病患者的分型和不同类型糖尿病治疗方案的选择。

【参考值】 1.0±0.23μg/L

【临床意义】

（1）C肽测定可鉴别胰岛素的来源，如同一份标本测定结果为胰岛素和C肽同时增加，说明是内源性的，提示为胰岛细胞瘤；如仅有胰岛素增加而C肽不增加则可能是外源性的。

（2）C肽测定有助于糖尿病分型，血清C肽降低见于1型糖尿病及各种原因引起的胰岛B

细胞功能减退；

（3）监测糖尿病患者治疗过程中内源性胰岛素量，可以指导治疗。

五、糖化血红蛋白测定

糖化血红蛋白（glycosylated hemoglobin，GHb）是血红蛋白与葡萄糖经非酶催化缩合而成的一类血红蛋白，其生成速度取决于血糖浓度和血糖与Hb接触的时间，GHb与血糖浓度呈正相关。由于红细胞寿命为120天，因此，GHb的水平可反映取血前8～12周的平均血糖水平。

【参考值】 5.23%±1.44%，GHb >6.67%为增高

【临床意义】

糖尿病患者GHb值较正常高2～3倍，它反映以往8～12周血糖水平，主要用于糖尿病治疗的监测，以后有可能作为糖尿病的诊断依据。GHb每升高1%，相当于平均血糖浓度增高1.1～1.7mmol/L。病情控制后，GHb下降比血糖下降晚3～4周。

第二十四章　临床常用免疫学检查

学习目标

通过本章内容的学习，学生应能：

识记：

描述临床常用免疫学检查结果的正常参考值。

理解：

总结临床免疫学检查的临床意义。

运用：

联系相关知识，合理选用免疫学检查项目，并对检查结果进行准确分析

第一节　免疫球蛋白检测

免疫球蛋白（Immunoglobulin，Ig）存在于人体的血液、体液、分泌液及某些细胞（B 淋巴细胞）的膜上。应用免疫电泳和超速离心等方法，可将免疫球蛋白分为 5 种，即 IgG、IgA、IgM、IgD、IgE。免疫球蛋白的检测方法主要有单扩散法、ELISA 法和免疫比浊法，目前常用免疫比浊法测定 IgG、IgA 和 IgM，用 ELISA 法检测血清 IgE。一般实验室不进行 IgD 检测。

一、IgG 检测

【原理】 人 IgG 是血清中含量最多的一种免疫球蛋白，约占总 Ig 的 75%。在新生儿抗感染中起重要作用。大多数抗菌、抗病毒以及抗毒素抗体都为 IgG 类，一些自身抗体和引起Ⅱ、Ⅲ型超敏反应的抗体均属于此类抗体。

【参考值】 成人血清：7.6 ~ 16.6g/L（单向免疫扩散法）

8 ~ 15 g/L（免疫比浊法）

【临床意义】

（1）IgG 增高：见于各种感染性疾病和自身免疫性疾病，如慢性活动性肝炎、传染性单核细胞增多症、麻疹、结核病、麻风病、念珠菌感染、血吸虫病、黑热病、系统性红斑狼疮、类风湿性关节炎、亚急性甲状腺炎、多发性肌炎及原发性肾上腺皮质功能减退症等；

（2）某些恶性肿瘤亦可见 IgG 增高。

（3）IgG 降低：见于严重胃肠道疾患、肾病综合征、恶性肿瘤骨转移、重症传染病（先天性风疹综合征、先天性梅毒感染）以及一些原发性肿瘤（霍奇金病、淋巴肉瘤、白血病、胸腺肿瘤和巨细胞型淋巴瘤）等。

二、IgA 检测

【参考值】 成人血清：0.7～3.5g/L（免疫比浊法）

【临床意义】

（1）IgA 增高：主要见于黏膜炎症和皮肤病变，如溃疡性结肠炎、酒精性肝炎、类风湿性脊椎炎、过敏性紫癜、前列腺癌、皮肌炎及其他皮肤疾患，且皮肤病变范围愈大，IgA 愈高。

（2）IgA 降低：主要见于原发性和继发性自身免疫缺陷病。

三、IgM 检测

【参考值】 成人血清：0.4～2.2g/L（单向免疫扩散法）
0.5～2.5g/L（免疫比浊法）

【临床意义】

（1）IgM 增高：多见于毒血症和感染性疾病早期，如原发性胆汁性肝硬化和急性肝炎的发病初期、传染性单核细胞增多症、婴儿肺猪囊尾蚴肺炎、钩虫病、旋毛虫病、类风湿性关节炎、湿疹、肾小球肾炎、肾病综合征等。

（2）IgM 降低：多见于先天性获得性联合免疫缺陷病。

提示：血清 IgM 水平升高说明有近期感染。

四、IgE 检测

【参考值】 成人血清：0.15～0.85mg/L（放射免疫法）
0.1～0.9mg/L（ELISA 法）

【临床意义】

IgE 增高　多见于：

（1）支气管哮喘、皮炎、鼻炎等变态反应性疾病。

（2）旋毛虫病、血吸虫病、蛔虫病、钩虫病等寄生虫感染。

（3）肾小球肾炎、肾病综合征等。

（4）软组织嗜酸粒细胞肉芽肿和高 IgE 综合征，患者血清中 IgE 可高达 3.12～16.8mg/L。

IgE 减低　多见于：先天性或获得性丙种球蛋白的缺乏症，恶性肿瘤应用免疫抑制等。

五、血清 M 蛋白检测

M 蛋白（M protein）或称单克隆免疫球蛋白，是一种单克隆 β 淋巴细胞异常增殖时产生的、具有相同结构和电泳迁移率的免疫球蛋白分子或分子片段（轻链、重链等），一般不具有抗体活性。

【参考值】 阴性。

【临床意义】 以下疾病可检测到 M 蛋白：

（1）多发性骨髓瘤，占 M 蛋白血症的 35%～65%、多发性骨髓瘤中约 50%的患者尿中有本周蛋白（Bence-Jones protein）；

（2）巨球蛋白血症，占 M 蛋白血症的 10%～15%，本病与多发性骨髓瘤、淋巴瘤和慢性淋巴细胞性白血病相似；

（3）重链病；

（4）轻链病；

（5）半分子病（Ig 的重链和轻链各有一条异常增生）；

（6）恶性 M 蛋白病；

（7）恶性淋巴瘤和良性 M 蛋白血症。

提示：免疫球蛋白增高见于各种感染、慢性肝炎、肝硬化、SLE、类风湿性关节炎等。免疫球蛋白减少见于免疫缺陷病、长期使用免疫抑制剂。

第二节 血清补体检测

补体（complement，C）是人体体液中具有酶原活性的糖蛋白，由三组共 20 多种球蛋白构成，以非特异方式参与调节体液免疫和炎症反应，在抗感染方面具有重要意义。在某些疾病状态下，补体参与组织损伤。因此，测定补体含量和活性，对某些疾病的诊断、鉴别、发病机制的研究及判断病程转归具有重要意义。

一、总补体溶血活性测定

血清总补体活性亦称 50%总补体溶血活性（CH_{50}）。补体 C1～C9 能使经抗体致敏的绵羊红细胞溶解，其溶血程度与补体量呈正相关，并呈 S 形曲线关系。检测时一般以 50%溶血作为终点，借此反应血清总补体活性。

【参考值】 CH_{50} 为 50～100U/ml

【临床意义】

（1）CH_{50} 增高：见于急性炎症、组织损伤和某些恶性肿瘤。

（2）CH_{50} 降低：对临床诊断更有意义，主要见于肾小球肾炎、各种自身免疫性疾病、感染性疾病、慢性肝病等。

二、C_3 测定

C_3 是补体的第三成分，主要由肝细胞合成，在补体系统中含量最高，是连接补体经典激活途径和替代激活途径的枢纽，在补体激活中起关键作用。

【参考值】 免疫比浊法 0.83～1.77g/L

【临床意义】

（1）C_3 增高：见于急性炎症、传染病早期、某些恶性肿瘤和移植排斥反应。

（2）C_3 降低：

1）对急性肾小球肾炎有诊断和鉴别诊断的意义，如急性肾小球肾炎，6 周内有 70%的患者 C_3 降低，故测定 C_3 对本病的诊断有一定意义，对轻型和不典型病例尤有价值；

2）对链球菌感染后或病毒感染后肾炎进行鉴别诊断，前者 C_3 降低，后者正常；

3）78% 的狼疮性肾炎患者 C_3 降低，病情缓解后可恢复。因此，C_3 亦可作为判断病程转归的指标。

提示：C_3 升高见于急性炎症，恶性肿瘤等。C_3 降低见于急性肾炎，链球菌感染后肾炎和活动性 SLE。

三、C_4 测定

C_4 是一种多功能 β_1- 球蛋白，以多种形式存在于血浆中，在补体活化、促进吞噬、防止免疫复合物沉淀及中和病毒等方面发挥作用。

【参考值】 免疫比浊法：0.12～0.36g/L

【临床意义】

（1）C_4 增高：见于急性风湿热、结节性动脉周围炎、皮肌炎、心肌梗死和各种类型的关节炎。

（2）C_4 降低：见于自身免疫性肝炎、系统性红斑狼疮、类风湿性关节炎、IgA 型肾病。

提示：C_4 增加见于急性风湿热，结节性动脉周围炎，皮肌炎等。C_4 降低见于自身免疫性肝炎，SLE，皮肌炎和类风湿性关节炎等。

四、C_{1q} 测定

C_{1q} 是补体第一成分 C_1 的重要成分，在 C_1 的三种亚细胞中，目前常规测定的仅此一项。

【参考值】 单向免疫扩散法（0.20 ± 0.05）g/L

ELISA 法：（0.20 ± 0.02）g/L

【临床意义】 C_{1q} 的临床意义与 C_3 基本相似。C_{1q} 升高还见于骨髓炎、痛风、过敏性紫癜等。C_{1q} 降低见于活动性混合结缔组织病、严重营养不良、重度联合免疫缺陷病、肾病综合征等。

第三节 感染免疫检查

一、抗链球菌溶血素"O"测定

A 群溶血性链球菌能产生多种酶和毒素，溶血素"O"就是其中之一。A 群溶血性链球菌感染人体后能溶解红细胞、杀伤白细胞、破坏血小板及引起组织损伤。溶血素"O"具有抗原性，能刺激机体产生相应的抗体，称之为抗链球菌溶血素"O"（ASO）。A 群溶血性链球菌感染后 2 ~ 3 周血清中即可出现 ASO。ASO 在人体内可持续存在数月至半年。ASO 常用免疫比浊法、胶乳凝集法测定。

【参考值】 胶乳法＜400 IU/L；免疫比浊法：0 ~ 200 IU/L

【临床意义】

（1）ASO 增高：见于上呼吸道感染、皮肤及软组织化脓性感染、A 群溶血性链球菌所致的败血症等。当胶乳法 ASO ＞400 并逐渐增高，结合临床，可辅助诊断风湿热、风湿性心肌炎、风湿性关节炎和急性肾小球肾炎等。

（2）ASO 滴度逐步下降表明疾病缓解，抗体恒定在高水平多为疾病活动期。一些细菌如金黄色葡萄球菌、铜绿假单胞菌可抑制 ASO 的活性，导致假阴性。

提示：常用于风湿活动期的诊断，感染后 4～6 周为高峰。

二、沙门菌感染免疫测定

伤寒沙门菌入侵机体后，该菌体"O"抗原和鞭毛"H"抗原可刺激机体产生相应的抗体。副伤寒杆菌有甲、乙、丙三型，它们各自的菌体抗原和鞭毛抗原亦可刺激机体产生相应的抗体。利用伤寒和副伤寒沙门菌液为抗原，检测患者血清中有无相应抗体的一种凝集试验称为肥达氏反应（Widal reaction）。

【参考值】 直接凝集法：伤寒肥达氏反应"H"低于 1∶160；"O"低于 1∶80，副伤寒甲、乙、丙均低于 1∶80。

【临床意义】

（1）发病一周后可出现 WR 反应阳性，但阳性率较低，第二周 WR 的阳性率升至 60% ~ 70%，第四周可高达 90% 以上；

（2）单份血清抗体效价"O"＞1∶80 及"H"＞1∶160 则有诊断意义，如动态观察 WR 持续超过参考值或较原效价升高 4 倍以上更有价值；

（3）接种伤寒菌苗或以往患过伤寒者，血清可出现阳性反应，其抗体效价比参考值高；

（4）早期应用抗生素及免疫抑制剂治疗者可呈假阴性。

提示：伤寒病可测 Widal 反应 TO>1∶80，TH>1∶160 尚需动态观察，连续上升时或超过原凝集价 4 倍可确诊。

三、冷凝集试验

由肺炎支原体引起的原发性非典型性肺炎患者，血清中含有较高滴度的寒冷红细胞凝集素（简称冷凝集素）。它能与患者自身红细胞或“O”型人红细胞于 0～4℃条件下起凝集反应，如温度回升至 37℃，已凝集的红细胞呈可逆性完全散开。冷凝集试验有助于支原体肺炎的诊断。

【参考值】 直接凝集试验：阴性或凝集效价＜1∶10

【临床意义】

约 75% 的支原体肺炎患者，于发病后第 2 周，血清中冷凝集效价达 1∶32 或更高，4 周达高峰，6 周后下降或消失。如单次凝集效价 >1∶64 或动态观察增长 4 倍以上时有诊断意义。

四、结核分枝杆菌抗体测定

用结核菌素纯化蛋白衍生物（PPD），分枝杆菌细胞壁中提取的脂阿拉伯甘露糖或人型结核分枝杆菌包膜蛋白作抗原，包被固相载体，检测血清中抗结核 IgG 抗体，可快速诊断结核。

【参考值】 ELISA 法：阴性。

【临床意义】

用血清学方法检测结核抗体，具有较高的灵敏度和特异性，但结核患者体内抗体水平差异较大，低水平结核抗体常在结核菌素试验阳性的健康人中发现，有一定的假阳性，注意鉴别。

五、C 反应蛋白测定

C－反应蛋白（CRP）是由肝合成的糖蛋白，可与肺炎链球菌菌体 C 多糖起沉淀反应而得名。CRP 是一种急性时相反应蛋白，具有激活补体，促进吞噬等作用。CRP 测定对炎症、组织坏死、恶性肿瘤等诊断和疗效观察有重要的参考价值。

【参考值】 免疫比浊法：成人＜8mg/L，婴幼儿＜8mg/L

【临床意义】

（1）增高见于：各种急性化脓性感染、菌血症、重症结核、急性风湿热、类风湿性关节炎、系统性红斑狼疮、恶性肿瘤等。

（2）用于风湿热的疗效观察：急性或活动期 CRP 可达 200mg/L，静止期恢复正常。

（3）CRP 水平是判断组织损伤较敏感的指标：组织损伤后 6～8h 内迅速增高，48～72h 达高峰，并在组织坏死持续情况下保持高水平。

（4）作为肾移植疗效观察的指标：发生排斥反应时 CRP 增高。

提示：增高可见于细菌性感染，风湿性疾病，恶性肿瘤及某些器质性病变。

六、抗 EB 病毒壳抗原抗体测定

EB 病毒（Epstein－Barr virus，EBV）属疱疹病毒科，是一种嗜淋巴细胞的 DNA 病毒，主要侵犯 B 淋巴细胞。实验室常用免疫荧光试验（IFA）、酶联免疫吸附试验（ELISA）进行测定。

【参考值】 IFA，ELISA：阴性。

【临床意义】

1. 抗 -VCA IgM 阳性　是 EBV 近期感染的指标，可持续 4～8 周，常见于传染性单核细胞增多症。

2. 抗 -VCA IgA 阳性　常见于：

①鼻咽癌，阳性符合率达93%，放射治疗后，病情好转者血清抗-VCA IgA滴度下降，肿瘤复发时抗-VCA IgA滴度再次上升，因此抗-VCA IgA可作为鼻咽癌的诊断、治疗及预后的判断指标；

②支气管肺癌、甲状腺癌、慢性鼻咽部炎症，也可见阳性，但其阳性率较低；

③正常人阳性率约为3.4%。

七、TORCH感染免疫检测

TORCH是指一组病原微生物的英文名称缩写。T即刚地弓形虫或弓形虫（toxoplasma gondii），O即其他病原微生物（other），R即风疹病毒（rubella virus），C即巨细胞病毒（cytomegalo virus），H即单纯疱疹病毒（herpes simplex virus）。这组病原体常可通过胎盘传给胎儿引起围生期感染，导致流产、死胎、早产、先天畸形和智力障碍等各种异常结果。TORCH感染的抗体检查在许多地区已作为孕期检查的常规项目。

（一）弓形虫抗体测定

弓形虫（toxoplasma gondii）感染是一种人畜共患疾病，人体感染后，轻型者常无症状，但血清中可查到抗体；重型者可引起各种症状，如高热，肌肉、关节疼痛，淋巴结肿大等。孕妇急性弓形虫感染时，弓形虫可通过胎盘感染胎儿，直接威胁胎儿健康。临床上常用IFT，ELISA等检测弓形虫特异性IgM抗体来进行早期诊断。

【参考值】 IFT，ELISA：阴性。

【临床意义】 妊娠期初次感染者，弓形虫可通过胎盘感染胎儿，孕早期感染者可引起流产、死胎、胚胎发育障碍；妊娠中、晚期感染者，可引起宫内胎儿生长迟缓和一系列中枢神经系统损害（无脑儿、脑积水、小头畸形、智力障碍等），眼损害（无眼、单眼、小眼等）以及内脏的先天损害（食管闭锁）等，严重威胁胎儿健康。

（二）风疹病毒抗体测定

风疹病毒（rubella virus）直径为60nm，具单股RNA，仅有一种抗原型。孕妇若在妊娠头3个月内感染风疹病毒，易引起胎儿畸形。因此，对早孕妇女进行风疹病毒特异性IgM、IgG抗体监测有重要意义。

【参考值】 ELISA 阴性。

【临床意义】 孕妇在怀孕1～6周时感染风疹者约50%可致流产、死胎、早产；若胎儿存活出生，也可能发生先天性风疹综合征，表现为先天性白内障，先天性心搏病，神经性耳聋，小头畸形和智力障碍等。风疹病毒IgM抗体阳性，提示有近期感染，必要时应终止妊娠。风疹病毒IgG抗体阳性，表示机体已受过风疹病毒感染，具有免疫力。

（三）巨细胞病毒抗体测定

巨细胞病毒（cytomegalovirus，CMV）属于人类疱疹病毒，CMV围生期感染是引起胎儿畸形的重要原因之一，还可引起早产、胎儿宫内发育迟缓等。成人CMV感染多见于免疫功能受损者，由于临床表现缺乏特异性，故CMV感染的实验室检查对于该病的早期诊断与治疗至关重要。抗-CMV测定，双份血清抗体水平呈4倍或4倍以上增长时，有诊断意义。特异性抗-CMV IgM阳性为CMV近期感染的指标。

【参考值】 ELISA：阴性。

【临床意义】

（1）CMV可通过胎盘感染胎儿，引起早产、胎儿发育迟缓、新生儿畸形、黄疸、肝脾大、溶血性贫血、视网膜脉络膜炎等，新生儿死亡率高；

（2）免疫功能受损者，如艾滋病、癌症、器官移植等患者感染CMV后，可发生进行性间质肺炎、肝炎、脑炎、心包炎及播散性CMV感染等，常威胁患者的生命，影响移植器官的存活。

（四）单纯疱疹病毒抗体测定

单纯疱疹病毒（herpes simplex virus，HSV）属疱疹病毒科，根据其限制性内切酶切点不同，分 HSV-I 和 HSV-Ⅱ两型。HSV 原发感染后，机体最先出现 IgM，随后出现 IgA 及 IgG，抗体能防止病毒播散，但不能阻止复发。临床上常用中和试验、补体结合试验、间接血凝试验和 ELISA 等进行辅助诊断。检出特异性 IgM 阳性或双份血清特异性 IgG 抗体效价上升 4 倍或 4 倍以上，可提示 HSV 近期感染。

【参考值】 间接血凝试验，ELISA 阴性。

【临床意义】

HSV 主要引起疱疹性口腔炎，疱疹性角膜结膜炎，疱疹性脑膜炎，疱疹性外阴阴道炎，湿疹性疱疹，新生儿疱疹等。IgM 抗体阳性提示近期有 HSV 感染。孕早期感染 HSV 者可导致流产，妊娠中、晚期感染者，可引起胎儿和新生儿发病。

第四节　病毒性肝炎血清标志物检查

目前已经发现的病毒性肝炎主要有甲型（HA）、乙型（HB）、丙型（HC）、丁型（HD）、戊型（HE）、庚型（HG）和输血传播的肝炎病毒（TTV）。实验室可通过检查相关病毒的血清标志物来获取肝炎病毒的感染和转归情况。由于肝炎标志物的种类较多，选择时应结合流行病学特点和临床特点。

一、甲型肝炎病毒标志物检测

机体感染 HAV 后，可产生 IgM、IgA 和 IgG 类抗体。病愈后抗 HAV-IgG 可长期存在，抗 HAV-IgM 常被用来诊断甲肝。

【参考值】 ELISA 法：抗 HAV-IgM 为阴性
如感染过 HAV，抗 HAV-IgG 可终生阳性

【临床意义】

（1）抗 HAV-IgM 阳性率在发病后 2 周最高，达 100%，约 6 个月后转为阴性，抗 HAV-IgM 阳性，说明机体正在感染 HAV，它是早期诊断甲肝的特异性指标；

（2）抗 HAV-IgG 阳性提示既往感染，可作为流行病学调查的指标。

提示：抗 HAV-IgM 阳性为甲型肝炎患者，抗 HAV-IgG 阳性曾感染过 HAV。

二、乙型肝炎病毒标志物检测

乙型肝炎病毒具有三种抗原即 HBsAg、HBeAg、HBcAg，感染后可产生相应的抗体 HBsAb、HBeAb、HBcAb。

1. 乙型肝炎病毒表面抗原（hepatitis B virus surface antigen，HBsAg） HBsAg 在感染后 1～2 个月出现于血清中，可持续数周、数月甚至数年。

【参考值】 阴性

【临床意义】

急慢性乙型肝炎及携带者 HBsAg 可呈阳性。HBsAg 可以是具传染性的完整乙型肝炎病毒的外壳，亦可仅为不含 HBVDNA 的外壳成分。如 HBsAg 阳性持续 6 个月以上，则易发展成慢性乙型肝炎或肝硬化。

提示：HBsAg（+）示乙肝感染期。

2. 乙型肝炎病毒表面抗体（hepatitis B virus surface antibody，HBsAb） HBsAb是针对HBsAg的保护性抗体，它对HBsAg有一定的中和作用，是机体具有免疫力的标志。

【参考值】 阴性

【临床意义】

HBsAb在感染后3～6个月出现，可持续多年。HBsAb阳性表明既往感染过HBV，现已恢复。注射过乙肝疫苗或HBsAb免疫球蛋白者，HBsAb可呈阳性。

提示：抗HBs（+）示曾感染过HBV或做过预防接种。

3. 乙型肝炎病毒e抗原（hepatitis B virus e antigen，HBeAg） HBeAg是HBV核心颗粒中的一种可溶性蛋白质，具有抗原性。

【参考值】 阴性

【临床意义】

HBeAg阳性表明乙肝病毒处于复制期，具有较强的传染性。如患者HBeAg持续阳性，表明肝细胞损害较重，可发展为慢性乙型肝炎或肝硬化，孕妇则可引起垂直传播致90%以上的新生儿HBsAg阳性。

提示：HBeAg（+）示血中病毒复制，传染性强。

4. 乙型肝炎病毒e抗体（hepatitis B virus e antibody，HBeAb） HBeAb是患者或携带者经HBeAg刺激后产生的一种特异性抗体，继HBsAb后出现于血液中，其保护性尚未得到确定。

【参考值】 阴性

【临床意义】

HBeAb阳性表示大部分乙肝病毒被消除，病毒复制减少，传染性减低。一些慢性乙型肝炎、肝硬化、肝癌患者可检出HBeAb。

提示：抗HBe（+）示血内病毒复制减少，传染性降低。

5. 乙型肝炎病毒核心抗体（hepatitis B virus core antibody，HBcAb） HBcAb有IgM、IgG和IgA三种，一般实验室通常检测抗HBc总抗体和IgM类抗体。

【参考值】 抗HBc总抗体：阴性　　抗HBc-IgM：阴性

【临床意义】

急慢性乙肝、肝癌患者可见抗HBc总抗体阳性。抗HBc-IgM阳性见于急性乙型肝炎发病期。抗HBc-IgM阳性是乙肝病毒近期感染的敏感指标，也是HBV在体内持续复制的指标，提示患者有传染性。抗HBc-IgM阴转，提示乙肝逐渐恢复（表5-24-1）。

提示：抗HBc-IgM阳性提示近期感染。

表5-24-1　乙型肝炎实验室检测结果的临床意义

HBsAg	HBeAg	抗HBc	抗HBe	抗HBs	临床意义
+	+或–	–	–	–	急性肝炎初期
+	–	+	+或–	–	急性肝炎后期，HBV持续感染，如抗HBc滴度低则考虑为健康携带者
–	–	+	–	–	急性肝炎恢复期、HBV持续感染（抗HBc滴度高）或既往感染（抗HBc滴度低）
–	–	+	–	+	急性肝炎恢复期以后，既往的HBV感染
+	+	+	–	–	HBV感染后的慢性肝病，如慢性活动性肝炎、肝硬化等
–	–	–	–	+	HBV感染恢复期后，小量HBsAg反复刺激产生了自动免疫，或注射疫苗及高效价免疫球蛋白后

三、丙型肝炎病毒标志物检测

丙型肝炎病毒（hepatitis C virus，HCV）是一种 RNA 病毒，其主要通过输血途径传播。检测抗 HCV 抗体是临床上诊断 HCV 感染的依据之一。丙型肝炎病毒抗体分为 IgM 和 IgG 类。

【参考值】 抗 HCV-IgM：阴性　抗 HCV-IgG：阴性

【临床意义】

抗 HCV-IgM 阳性是诊断丙肝的早期敏感指标，也是判断 HCV 活动性、传染性的指标，常见于急性 HCV 感染。抗 HCV-IgG 是机体既往感染过 HCV 的标志。

提示：抗 HCV-IgM 阳性为丙肝现症患者，抗 HCV-IgG 阳性表明已有 HCV 感染。

四、丁型肝炎病毒标志物检测

丁型肝炎病毒（hepatitis D virus，HDV）是一种缺陷病毒，需要 HBV 的存在才能复制和传播。如 HBsAg 阴性，则可排除丁型肝炎病毒感染。丁型肝炎病毒抗体分为抗 HDV- IgG 和抗 HDV-IgM。

【参考值】 抗 HDV-IgM：阴性　抗 HDV -IgG：阴性

【临床意义】

抗 HDV-IgM 出现较早，可持续 2～20 周，用于丁型肝炎的早期诊断。抗 HDV-IgG 阳性表明机体感染过 HDV。

提示：丁肝发病早期抗 HDV-IgM 阳性，抗 HDV-IgG 阳性是丁肝诊断的可靠目标。

五、戊型肝炎病毒标志物检测

戊型肝炎病毒（hepatitis E virus，HEV）是一种 RNA 病毒，机体感染 HEV 后可产生 IgM 和 IgG 两种抗体。

【参考值】 抗 HEV-IgM：阴性　抗 HEV-IgG：阴性

【临床意义】

急性期患者抗 HEV-IgM 阳性。恢复期患者血清中可检出抗 HEV-IgG。

提示：抗 HEV-IgM 阳性为急性患者，恢复期抗 HEV-IgG 滴度比急性期高 4 倍有诊断价值。

六、庚型肝炎病毒标志物检测

庚型肝炎病毒感染的血清学模式以重叠 HBV、HCV、HAV 或 HEV 二重感染为主，感染后血清中可检出抗 -HGV。

【参考值】 阴性

【临床意义】

抗 -HGV 阳性表示曾感染过 HGV，多见于输血后肝炎或使用血制品引起的 HGV 和 HCV 的混合感染者，但目前对 HGV 的血清学检测方法还不成熟。

七、输血传播病毒检测

输血传播病毒是非囊膜单股环状 DNA 病毒。目前对 TTV 的流行病学和临床还未完全了解，对 TTV 病毒的检测主要依靠 PCR 技术。

【参考值】 阴性

【临床意义】

TTV DNA 阳性提示 TTV 存在，但无症状 TTV 携带者较多，由于 TTV 基因异源性较高，使 PCR 法的阳性率较高。

第五节 性传播疾病相关检查

性传播疾病（sexual transmitted disease，STD）简称性病，是一组通过性行为传播的侵犯皮肤、性器官和其他脏器的疾病。能引起性病的病原体很多，包括细菌、病毒、支原体、螺旋体、衣原体、真菌和原虫等。性病的传染源为患者和含病原体的血液、分泌物、体液等。性病传播途径主要为性行为，非性行为的直接或间接接触也能传播性病。经胎盘或产道传播可造成先天性感染，血源性和医源性感染也是重要的传播途径。

一、艾滋病抗体检测

艾滋病又称获得性免疫缺陷综合征（acquired immunodeficiency disease，AIDS），是由人类免疫缺陷病毒（HIV）感染所致的一种严重的传染病。其检查方法有：①初筛试验可选用ELISA法、明胶颗粒凝集试验（PA）；②确诊常用蛋白印迹试验（WB）。

【参考值】 阴性

【临床意义】

（1）抗HIV阳性，特别是确证试验阳性，并有临床症状时可诊断为艾滋病。

（2）抗HIV阳性，无任何症状者为HIV携带者。

提示：确诊试验抗HIV阳性或HIV-RNA阳性表明感染HIV病毒。

二、梅毒血清学检查

梅毒是由苍白螺旋体感染而引起的一种性传播疾病，主要通过性接触传播，亦能通过胎盘进入胎儿体内引起先天性梅毒。实验室诊断梅毒的方法有两类，包括直接在显微镜暗视野下观察梅毒螺旋体和血清学方法，后者包含的试验很多，如性病研究实验室试验（VDRL）、不加热血清反应素试验（USR）、快速血浆反应素试验（RPR）、甲苯胺红不加热血清试验（TRUST）、明胶颗粒凝集试验（TPPA）和荧光梅毒螺旋体抗体吸收试验（FTA－ABS）等。

【参考值】 阴性

【临床意义】

（1）感染梅毒螺旋体1～2周后，患者血清中反应素检出率为76%，二期梅毒阳性率为95%～100%，晚期梅毒阳性率为70%～95%，隐性患者阳性率也可达70%～80%。

（2）RPR及USR：这两种试验对一期梅毒敏感性不高，可出现假阳性，在瘤型麻风、疟疾、系统性红斑狼疮、硬皮病、钩端螺旋体病、血吸虫病、包虫病、支原体肺炎、结核等病时亦可呈假阳性。

（3）TPPA和FTA－ABS灵敏性高，特异性强，阳性可确定梅毒的诊断，特异性抗体可持续数年乃至终生。

三、衣原体和支原体检测

非淋球菌性尿道炎（NGU）是由沙眼衣原体或支原体等引起的尿道炎症，常与淋病同时发生。其主要特点为尿道刺激症状及尿道出现少量黏液性分泌物。NGU的实验室检查主要有显微镜检查分离培养和鉴定血清学诊断。

【参考值】 阴性

【临床意义】

（1）沙眼衣原体除可致沙眼、包涵体结膜炎外，还可致多种性传播疾病，如 NGU、子宫颈炎、子宫内膜炎、输卵管炎、盆腔炎、附睾炎、睾丸炎、前列腺炎、阴道炎和性病淋巴肉芽肿等。

（2）肺炎衣原体和鹦鹉热衣原体主要引起呼吸道感染。

（3）支原体常寄生于人呼吸道和泌尿生殖系统黏膜上皮内，与衣原体不同，能在细胞外独立生存。解脲脲原体（UU）或称解脲支原体（MU）主要引起 NGU、阴道炎、输卵管炎、宫颈炎、子宫内膜炎、男性不育症、前列腺炎；人型支原体（MH）则引起不孕症、盆腔感染、肾盂肾炎、化脓性关节炎和 NGU。二者均可通过胎盘感染胎儿引起流产、死产，通过产道感染引起新生儿肺炎、败血症、脑膜炎以及围生期感染并发症。此外，肺炎支原体（MP）可引起呼吸道急性感染。

提示：抗沙眼衣原体 IgM 阳性提示近期有沙眼衣原体感染。抗沙眼衣原体 IgG 阳性说明曾有过沙眼衣原体感染。

第六节　自身抗体检测

自身免疫性疾病（autoimmune disease，AID）是指由于某些原因造成免疫系统对自身成分的免疫耐受性减低或破坏，致使自身抗体或致敏淋巴细胞损伤，引起相应组织器官的疾病。按自身抗原分为器官特征性和非器官特征性。此病有以下特点：

（1）女性多见；

（2）患者血中滴度高，正常人无或极少；

（3）组织器官表现为免疫炎症；

（4）相同抗原可复制相同疾病模型；

（5）有重叠现象；

（6）多数原因不明；

（7）病程长；

（8）免疫抑制剂治疗有效。

一、类风湿因子检测

类风湿因子（rheumatoid factor，RF）是一种抗变性 IgG 的抗体。这种抗体可以是 IgG 类，亦可是 IgM 或 IgA 类。类风湿因子测定可用胶乳凝集试验和免疫比浊法进行。

【参考值】 免疫比浊法：2 ~ 20 IU/L

【临床意义】 IgG 类类风湿因子与类风湿关节炎患者的滑膜炎和关节外症状密切相关。IgA 类类风湿因子见于类风湿性关节炎、系统性硬化病和系统性红斑狼疮，是类风湿关节炎活动性的一个指标。在患者血清中存在高效价的类风湿因子并有严重的关节功能受损时常提示预后不良。

二、抗核抗体检测

抗核抗体（antinuclear antibody，ANA）是以真核细胞核成分为靶抗原的自身抗体的总称，有可溶性和不溶性两类，其无器官和种族特异性，主要为 IgG，也可为 IgA 和 IgM。由于核抗原有多种，每种抗原均可产生相应的抗体，故形成了抗核抗体的多样性和复杂性，也就形成了免疫荧光法检测时不同的图像，这是鉴别诊断的基础。ANA 可用免疫荧光法（IF）、ELISA、金标法测定。免疫荧光法检测 ANA 有四种荧光核型，分别为均质型、边缘型、颗粒型和核仁型。其中均质型和边缘型荧光可见于系统性红斑狼疮活动期。

【参考值】 阴性（血清 1 : 10 稀释）

【临床意义】

（1）ANA 是自身免疫性疾病的筛选试验。血清稀释度高于 1 : 40 为阳性，小于 1 : 80 为弱阳性，1 :（80 ~ 320）为中等阳性，大于 1 : 320 为强阳性。阳性还应结合病史进行分析，并可联合特异性可提取核抗原抗体（ENA 抗体）测定协助确诊。ANA 阳性见于：系统性红斑狼疮、混合性结缔组织病、自身免疫性肝炎、桥本甲状腺炎、重症肌无力、类风湿性关节炎、皮肌炎等。

（2）服用抗心律失常药物，如普鲁卡因胺，或服用降压药，如肼苯达嗪等可出现阳性。

三、抗脱氧核糖酸抗体测定

抗脱氧核糖核酸抗体（antibody to DNA，anti – DNA）主要有抗双链 DNA 抗体（antibody to double stranded-DNA，anti-ds-DNA）和抗单链 DNA 抗体（antibody to single stranded-DNA，anti-ss-DNA）两种。抗 ds – DNA 抗体的靶抗原是细胞核中 DNA 的双螺旋结构。

【参考值】 阴性

【临床意义】

（1）抗 ds – DNA 抗体是一个对系统性红斑狼疮高度特异的指标，70% ~90%的系统性红斑狼疮活动期患者可呈阳性。

（2）抗 ss–DNA 抗体阳性见于 SLE，尤其是合并狼疮型肾炎的患者，阳性率在 80% 以上。

（3）少量风湿患者抗 ds – DNA 抗体亦呈阳性。

四、可提取性核抗原性多肽抗体测定

可提取性核抗原性多肽抗体（anti-ENA）是由核内可提取性核抗原刺激机体所产生的一组自身抗体的总称，临床上常检测的有以下十余种：抗 Sm、RNP、RiB、SS-A、SS-B、JO-1、Sc1-70、着丝点、PM-1、核仁等抗体，其中最主要的是抗 RNP 和 Sm 抗体，这一组抗体特异性强。可用免疫印迹法、对流免疫电泳法测定。

【参考值】 阴性

【临床意义】 anti-ENA 比 ANA 特异性强，对鉴别诊断有意义。

（1）抗 RNP 抗体阳性：可见于系统性红斑狼疮、各种风湿病、类风湿性关节炎、进行性全身性硬化症。

（2）抗 Sm 抗体阳性：对诊断系统性红斑狼疮有很强的特异性，可作为系统性红斑狼疮的标志抗体，但阳性率仅为 25% ~ 45%。抗 Sm 抗体阳性亦见于胶原重叠综合征。

（3）抗 SS-A 和 SS-B 抗体阳性：是干燥综合征的特异性抗体。

（4）其他 anti-ENA 阳性：

1）抗 Sc1-70 抗体是弥漫性硬皮病的标志抗体；

2）抗 J0-1 抗体对皮肌炎诊断有一定价值；

3）抗 RiB 抗体主要出现于系统性红斑狼疮，并可作为狼疮活动的诊断指标；

4）抗 U1-RNP 抗体为混合性结缔组织病（MCTD）的标志性抗体。

五、抗心磷脂抗体测定

抗心磷脂抗体（anti-cardiolipin antibody，ACA）是以心磷脂为靶抗原的一种自身抗体，能干扰磷脂依赖的凝血过程，抑制内皮细胞释放前列腺素；与凝血系统改变、血栓形成、血小板减少等密切相关，并与疾病的发病机制有关联。实验室常用 RIA 和 ELISA 法检测 ACA。

【参考值】 阴性

【临床意义】

（1）ACA 是抗磷脂抗体综合征（包括血栓形成、自发性流产、血小板减少和 CNS 病变）的诊断指标之一；

（2）ACA 见于系统性红斑狼疮、类风湿性关节炎、干燥综合征等风湿病患者、抗磷脂综合征患者以及肿瘤、感染（AIDS、麻风、疟疾等）、血小板减少症、脑卒中、心肌梗死患者。

六、抗中性粒细胞胞浆抗体测定

抗中性粒细胞胞浆抗体（anti-neutrophil cytoplasmic antibody，ANCA）为存在于血管炎患者血清中的自身抗体，是诊断血管炎的一种特异性指标。采用间接免疫荧光法（IFA），可将 ANCA 分为胞质型抗中性粒细胞胞质抗体（cytoplasmic ANCA，cANCA）、核周型抗中性粒细胞核周抗体（perinuclear ANCA，pANCA）和不典型 ANCA（x-ANCA）。ANCA 的检测方法有许多种，包括 IFA、RIA、ELISA、Western 印迹法、斑点印迹法及免疫沉淀试验等，首选方法为 IFA。

【参考值】阴性

【临床意义】

（1）cANCA 可见于多种系统性血管炎，主要见于韦格纳肉芽肿（Wegener' s granulomatosis，WG），阳性率为 80%～95%，被认为是活动性 WG 及微多动脉炎的特异和敏感的标志抗体。

（2）pANCA 主要与多发性微动脉炎相关，在快速进行性血管炎性肾炎、多动脉炎、Churg-Stranss 综合征阳性率 70%，原发性硬化性胆管炎阳性率可达 80%，抗体滴度与疾病的活动性相关，在 WG 患者中少见。

第二十五章　临床微生学检查

学习目标

通过本章内容的学习，学生应能：

识记：

描述临床微生物检查的适应证

理解：

总结临床微生物检查的意义。

运用：

联系相关知识，选择合理的检查方法，并对检查结果进行准确分析

临床微生物学检查是对造成感染的微生物，如细菌、病毒、支原体、衣原体等进行检查，以确定感染的发生和性质，为疾病提供恰当的治疗方案、采取有效的预防措施、防止感染传播。

临床微生物学检查对标本的采集时间、方法和运送均有严格的要求。检查方法包含直接显微镜检查、病原体的分离、培养和鉴定等。近年来，免疫学和分子生物学技术，亦成为临床微生物检查的重要手段。

临床微生物实验室的检查重点是细菌，病毒和其他微生物对培养的要求相对较高，尚难在一般的微生物实验室得以培养，目前主要用免疫学和分子生物学的方法进行检查。本章在介绍临床常见病原体检查一般方法的基础上，重点介绍临床细菌学检查的标本采集方法和细菌耐药性试验。

第一节　标本采集及运送

临床微生物学检查时，必须依据各种病原体所致的感染性疾病的病程确定标本采集时间、部位和种类。标本需置于无菌或清洁容器中，不能接触消毒剂和抗菌药物。标本采集后应及时送检。

一、血液

标本在患者发热初期、发热前 2h 或发热高峰期时采集，原则上应选择在抗菌药物应用前。对已用药而病情不允许停药的患者，也应在下次用药前采集。细菌培养的阳性率与采样频率和部位有一定的相关性，增加采样频率、变一个部位采样为多个部位采样，可提高培养阳性率。每份标本均应同时做需氧菌和厌氧菌培养。对于一些长期使用抗生素的患者，应使用能够中和抗生素的培养瓶。

此外，需特别注意下列情况：

（1）沙门菌感染：根据病程和病情可在不同的时间采集标本，伤寒患者在病程第 1～2 周内采集静脉血或在第 1～3 周内采集骨髓；

（2）亚急性细菌性心内膜炎：除在发热期采血外，应多次采血，第一天做三次血培养，每次间隔 30min 以上，如果 24h 培养阴性，应继续抽血 3 份（每次仍应间隔 30min 以上）或更多次进行培养；

（3）急性心内膜炎：治疗前 1～2h 内分别在不同部位抽血进行培养；

（4）急性败血症、脑膜炎、骨髓炎、关节炎、急性未处理的细菌性肺炎和肾盂肾炎除在发热期采血外，应在治疗前 10min 内在身体不同部位采血，分别做需氧和厌氧血液培养；

（5）不明原因发热可于发热周期内多次采血做培养，每次间隔 60min，如果 24h 培养结果为阴性，应继续采血 2～3 份做培养；

（6）脑脊液细菌培养时，应同时做血培养；

（7）厌氧菌在关节液、胸腹水等体液感染中较常见，这些标本最好同时做厌氧培养及直接涂片检查。

二、尿液

尿液标本采集和培养的最大问题是杂菌污染，故应严格进行无菌操作。原则上应选择在抗菌药物应用前或停用抗菌药物 5 天后留取尿标本，通常采集晨起第一次中段尿，不加防腐剂。

尿液标本的采集应注意清洁外阴，消毒尿道，如遇留置导尿管的患者，应用注射器穿刺导尿管吸取尿液。必要时还可使用膀胱穿刺法。

尿路感染标本采集指征：

（1）有典型的尿路感染症状；

（2）肉眼脓尿或血尿；

（3）尿常规检查表现为白细胞或亚硝酸盐阳性；

（4）不明原因发热无其他局部症状；

（5）留置导尿管的患者出现发热；

（6）膀胱排空功能受损；

（7）泌尿系统疾病手术前。

三、呼吸道标本

呼吸道标本的微生物学检查应特别重视标本质量问题，痰标本不合格，往往造成所发现的病原菌与实际引起感染的病原菌不同，导致抗菌药物的不合理应用甚至耐药菌的出现。因此，应重视痰标本的质量并及时送检。通常要求晨起收集标本。

呼吸道标本主要来自：

（1）痰液，标本的留取可用自然咳痰法，咳痰时，用清水漱口 3 次，用力咳出，咳痰困难者可用雾化吸入法；

（2）支气管肺泡灌洗液、支气管刷取液、支气管吸出物；

（3）咽拭子标本应晨起后采集为宜，采集前应先用清水漱口，将涤纶拭子通过舌根触到咽后壁或腭垂后侧，涂抹数次持续 5s 以吸出分泌物，但拭子要避免接触口腔和舌黏膜。

四、粪便

取新鲜粪便标本的脓血、黏液部分送检，排便困难者或婴幼儿可用直肠拭子采集。腹泻患者在急性期收集标本，可提高检出率，最好在用药前采集。沙门菌感染所致的伤寒患者在 2 周后收集标本。用于厌氧菌培养的标本应尽量避免与空气接触，最好在床边接种。疑为霍乱弧菌的标本用无菌棉拭子取米泔水样便放入碱性蛋白胨水中保存。

五、泌尿生殖道标本

生殖道分泌物包括尿道口分泌物、阴道分泌物、宫颈分泌物和前列腺液。生殖道是开放器官，标本采集时，应注意遵循无菌操作以减少杂菌污染，如阴道内有大量正常菌群存在，采集宫颈标本时应避免触及阴道壁，用涤纶拭子取样。对生殖道疱疹常穿刺疱疹液，盆腔脓肿穿刺抽取脓液，标本收集后 4℃保存直至培养。

六、创伤、组织及脓肿标本

对损伤范围较大的创伤，应在不同部位采集多份标本，采集部位应首先清除污物，以碘酊、乙醇消毒皮肤，防止皮肤污染菌混入标本。开放性脓肿的采集，用无菌棉拭子采取脓液及病灶深部分泌物；封闭性脓肿，则以无菌干燥注射器穿刺抽取。疑为厌氧菌感染者，取脓液后立即排净注射器内空气，针头插入无菌橡皮塞送检，否则，标本接触空气可导致厌氧菌死亡，降低分离率。

第二节 检 查 方 法

一、直接显微镜检查

标本直接或离心浓缩集菌后涂片、干燥、固定及染色，置显微镜下观察细菌的形态、染色性或观察宿主细胞内包涵体的特征。另一种方法是采用悬滴法或压滴法，在不染色状态下通过暗视野显微镜或相差显微镜观察病原体的生长、运动方式、螺旋体形态和运动。

无菌部位体液的直接镜检对病原学诊断具有一定的意义，对有正常菌群寄居的腔道分泌物涂片镜检可提示进一步检查的步骤、采用的方法和分离鉴定病原体所需培养基。电镜检查对某些病毒感染有确诊价值，如婴幼儿急性胃肠炎腹泻时，在电镜下见到其粪便中有车轮状的双层衣壳病毒颗粒，即可确诊为轮状病毒引起的胃肠炎。但电镜检查尚不能作为常规应用。

二、病原体的分离培养和鉴定

一般的临床实验室根据可疑菌生长特性，选择合适的培养基，提供合适的气体条件、温度和 pH，使细菌在体外人工培养基中生长繁殖形成菌落。根据菌落性状和细菌的形态、染色性、生化反应结果和血清学试验，可对分离菌做出鉴定；也可利用微量鉴定系统，简便快速鉴定分离菌，并进一步做药物敏感试验，为临床用药提供依据。

第三节 抗菌性药物敏感试验和细菌耐药性检测

一、抗菌药物敏感性试验

抗生素敏感试验又称药物敏感试验（简称药敏试验），它是测定抗生素或其他抗微生物制剂在体外抑制细菌生长能力的试验。药物敏感试验对指导临床医师为各类患者选择最佳抗生素制剂，了解医院或区域内常见病原菌的耐药性，在一定区域内积累与公共卫生有关的重要耐药的微生物流行病学资料很有帮助。常用的药敏试验方法有：

1. K-B 纸片琼脂扩散法 将含有定量抗菌药物的纸片贴在接种测试菌的琼脂平板上，置

35℃孵育 16～18h。读取抑菌圈的直径，参照 NCCLS 标准判读结果，按敏感（S）、中介（I）、耐药（R）报告。K-B 法是目前临床微生物实验室广泛采用的方法。培养基质量、接种菌量、试验操作过程、孵育条件等因素，均能影响 K-B 纸片扩散法的结果。因此，必须定期用标准菌株做质量控制，以便保证质量。

2．稀释法　稀释法分肉汤稀释法和琼脂稀释法两种，前者为临床实验室常用的一种定量试验。先以水解酪蛋白液体培养基将抗生素做不同浓度的稀释，再种入待检菌，置于 35℃孵育 24h 后，以不出现肉眼可见细菌生长的最低药物浓度为该菌的最低抑菌浓度，参照 NCCLS 标准，结果按敏感和耐药报告。本方法同样需要根据测试菌种类选用标准菌株做质量控制。

不管使用何种方法进行药敏试验，细菌对某种抗生素的敏感性均可分为敏感、中度敏感和耐药。

二、细菌耐药性检测

1．常见的耐药菌株　随着抗生素的广泛应用，耐药的细菌不断产生，革兰阳性球菌中常见的有耐甲氧西林葡萄球菌（MRS）、耐青霉素肺炎链球菌（PRSP）、耐万古霉素肠球菌（VRE）和高度耐氨基糖甙类肠球菌等。革兰氏阴性的主要耐药菌有 β- 内酰胺酶介导的耐 β- 内酰胺酶类抗生素的革兰氏阴性杆菌、质粒介导的产超广谱 β- 内酰胺酶的肺炎克雷白菌、大肠埃希菌等、染色体编码产生 I 型 β- 内酰胺酶的阴沟肠杆菌和产气肠杆菌等、多重耐药的铜绿假单胞菌、嗜麦芽窄食假单胞菌和不动杆菌等。

2．耐药机制　常见的导致细菌耐药的生化机制主要有：

（1）药物渗入细菌减少；

（2）产生灭活抗生素酶（β- 内酰胺酶）；

（3）细菌抗生素结合蛋白改变以致不能与抗生素结合（青霉素结合蛋白）；

（4）细菌靶结构改变；

（5）代谢拮抗剂或代谢旁路产生。某些革兰氏阴性杆菌可具有一种以上耐药机制，如细菌同时对抗生素渗透性改变和产生钝化酶。

3．耐药菌监测试验主要有

（1）耐甲氧西林葡萄球菌筛选试验，常用的有扩散法和稀释法；

（2）β- 内酰胺酶检测，常用的有产色头孢菌素法；

（3）超广谱 β- 内酰胺酶（ESBL）检测，超广谱 β- 内酰胺酶水解的底物除一、二代头孢菌素外，还包括三代头孢菌素和氨曲南等，临床上常用的微生物法检测，主要有双纸片协同试验、三相试验和 E 试验；

（4）耐青霉素肺炎链球菌检测试验，常用纸片法做过筛试验，再用稀释法或 E 试验做确定试验；

（5）氨基糖甙类高耐药肠球菌检测试验，常用的有纸片扩散法和肉汤稀释法。

第二十六章　肿瘤标志物检测

学习目标

通过本章内容的学习，学生应能：

识记：

描述常见肿瘤标志物及其检测的适应证。

理解：

总结肿瘤标志物的临床意义。

运用：

联系相关知识，选择合理的标志物检测，并对检查结果进行准确分析。

肿瘤标志物（tumor marker，TM）是指在肿瘤的发生和增殖过程中，由肿瘤细胞本身所产生的或者是由机体对肿瘤细胞反应而产生的，反映肿瘤存在和生长的一类物质，包括蛋白质、激素、酶多胺及癌基因产物等。通过免疫学技术检测肿瘤抗原，抗肿瘤抗体或其他肿瘤标志物，将有助于肿瘤患者的诊断。常用的肿瘤免疫学技术包括：

1. 液相免疫学测定技术包括放射免疫测定（RIA）、酶联免疫吸附试验（ELISA）、化学光电免疫测定（CLIA）、电化学发光免疫测定（ECLIA）等。这些方法有很高的灵敏度和特异性，既可定性，也可定量，主要用于血液和体液中肿瘤标志物的测定。

2. 免疫组化测定技术常用于组织切片和细胞涂片的检查，以确定肿瘤细胞的组织类型、分化程度，判断肿瘤的恶性程度和预后。

3. 流式细胞免疫测定技术肿瘤细胞表面标志的检测，特别是对细胞表面分化抗原的检测，在恶性淋巴瘤和白血病的诊断和分型方面有重要意义。

4. 肿瘤的放射免疫显像诊断将放射性核素，如 ^{131}I 与抗肿瘤单克隆抗体结合成偶联物，从静脉注入体内或腔内注射均可将放射性核素导向肿瘤的所在部位，用 γ 照相机可以清晰地显示肿瘤影像，对肿瘤进行体内定位诊断。

第一节　AFP 检测

AFP 是人体在胚胎时期血液中含有的一种特殊蛋白，系肝细胞内粗面内网核糖颗粒所合成，胎儿出生后，血清 AFP 浓度下降，几个月至 1 年内降至正常，正常成人肝细胞失去合成 AFP 的能力，因此血清中含量极微（一般＜20μg/L），除肝细胞癌可显著升高外，妊娠、胚胎癌如睾丸癌、卵巢癌和极少数胃、胰、胆管、结肠直肠癌也可升高，但其绝对值不如肝细胞癌高。慢性肝炎、肝硬化可有 AFP 的分子变异体，亦可有一过性升高。因此血清 AFP 结果必须结合临床症状与超声检查才有诊断意义。

1．检测方法　　ELISA。

2．正常参考值　　血清＜25μg/L。

3．临床意义　　＞300μg/L，见于原发性肝癌。

第二节　CEA 检测

大肠癌组织可产生一种糖蛋白，作为抗原引起患者的免疫反应。此种抗原称为癌胚抗原（carcino-embryonic antigen，CEA），可广泛存在于内胚叶起源的消化系统癌，也存在于正常胚胎的消化管组织中，在正常人血清中也可有微量存在。癌胚抗原是一个广谱性肿瘤标志物，它能向人们反映出多种肿瘤的存在，对大肠癌、乳腺癌和肺癌的疗效判断、病情发展、监测和预后估计是一个较好的肿瘤标志物。

1．检测方法　　ELISA。

2．正常参考值　　血清＜5.0μg/L。

3．临床意义　　＞5.0μg/L，见于胃肠道恶性肿瘤、乳腺癌、肺癌及其他恶性肿瘤。

第三节　其他肿瘤标志物检测

（一）前列腺特异抗原检测

前列腺特异抗原（prostate specific antigen，PSA）是由前列腺腺泡和导管的上皮细胞分泌的一种单链糖蛋白，在功能上属于类激肽释放酶的一种丝氨酸蛋白酶，参与精液的液化过程，是临床常规用于前列腺良性与恶性疾病诊断与鉴别诊断及前列腺癌患者术后随访的重要指标。

1．检测方法　　ELISA。

2．正常参考值　　血清 t-PSA ＜4.0μg/L，f-PSA ＜0.8μg/L。

3．临床意义　　增高见于前列腺癌。

（二）前列腺酸性磷酸酶检测

前列腺酸性磷酸酶（PAP）系由成熟的前列腺上皮细胞合成及分泌的糖蛋白（分子量100000），经前列腺管道进入精囊，由尿道排出。前列腺癌时，癌细胞产生的前列腺酸性磷酸酶由于无导管或腺体导管被癌细胞破坏，直接被吸收入血循环，而导致血清前列腺酸性磷酸酶升高。

1．检测方法　　ELISA。

2．正常参考值　血清＜2.0μg/L。

3．临床意义　　＞2.0μg/L，见于前列腺癌。

（三）神经元特异性烯醇化酶检测

神经元特异性烯醇化酶是小细胞肺癌和神经母细胞瘤的肿瘤标志物，可用于鉴别诊断、病情监测、疗效评价和复发预报。用神经元特异性烯醇化酶监测小细胞肺癌的复发，比临床确定复发要早 4 ~ 12 周。神经元特异性烯醇化酶还可用于神经母细胞瘤和肾母细胞瘤的鉴别诊断，前者神经元特异性烯醇化酶异常增高而后者增高不明显。

1. 检测方法 ELISA。

2. 正常参考值 血清＜15.0μg/L。

3. 临床意义 ＞15.0μg/L，见于小细胞肺癌、神经母细胞瘤、神经内分泌细胞肿瘤（嗜铬细胞瘤、胰岛细胞瘤、黑色素瘤）等。

（四）CA15-3 检测

CA15-3 是一种乳腺癌相关抗原，常用来作为乳腺癌辅助诊断指标，也是用于术后随访，监测肿瘤复发，转移的指标。

1. 检测方法 ELISA。

2. 正常参考值 血清＜28kU/L。

3. 临床意义 ＞28 kU/L，见于乳腺癌。

（五）CA12-5 检测

CA12-5 是一种源于体腔上皮、生殖道黏膜和卵巢上皮表面的衍生肿瘤抗原标志物，为 200-KD 的黏蛋白。

1. 检测方法 ELISA。

2. 正常参考值 血清＜35kU/L。

3. 临床意义 ＞35 kU/L，见于卵巢癌。

（六）CA19-9 检测

CA19-9 是胰腺、肠癌相关抗原。增高多提示有胰腺炎、肝硬化、糖尿病、消化道肿瘤的可能。

1. 检测方法 ELISA。

2. 正常参考值 血清＜37 kU/L。

3. 临床意义 ＞37 kU/L，见于胃胰腺癌、胆囊癌、结肠癌、胃癌。

（七）CA50 检测

CA50 是反映肿瘤存在的化学类物质。它们不存在于正常成人组织，而仅见于胚胎组织，或在肿瘤组织中的含量大大超过在正常组织里的含量，它们的存在或量变可以提示肿瘤的性质，借以了解肿瘤的组织发生、细胞分化、细胞功能，以帮助肿瘤的诊断、分类、预后判断以及治疗指导。

1. 检测方法 ELISA。

2. 正常参考值 血清＜24 kU/L。

3. 临床意义 ＞24 kU/L，见于胃肠道恶性肿瘤、肺癌、子宫癌、卵巢癌、肾癌、乳腺癌。

（八）β-HCG 检测

HCG（人绒毛膜促性腺激素）是由胎盘绒毛膜的合体滋养层产生。其主要功能就是刺激黄体，有利于雌激素和黄体酮持续分泌，以促进子宫蜕膜的形成，使胎盘生长成熟。 它是由 α 和 β 二聚体的糖蛋白组成，但 α- 亚单位为垂体前叶激素所共有，β- 亚单位是 HCG 所特异的。

1. 检测方法 RIA。

2. 正常参考值 血清＜5 IU/L。

3. 临床意义 ＞5 IU/L，见于绒毛膜上皮细胞癌、滋养层肿瘤和生殖细胞肿瘤。

（易敏春）

单元目标检测练习（十四）

一、名词解释

1. 红细胞比积
2. 网织红细胞
3. 核左移与核右移
4. 病理性蛋白尿
5. 血尿与脓尿

二、填空

1. 中性粒细胞增多主要见于①__________②__________③__________④__________⑤__________⑥__________。
2. 血清 K^+ 增多主要见于①__________②__________③__________。血清 K^+ 降低主要见于①__________②__________③__________④__________⑤__________。
3. 嗜酸性粒细胞增多主要见于①__________②__________③__________④__________⑤__________⑥__________。

三、选择题

（一）A_1 型题（单句型最佳选择题）

1 采集血液标本正确的是
A. 从输液针头处放血
B. 采集后去掉穿刺针头将血液沿试管壁徐徐注入
C. 为帮助采血，止血带可束缚紧一点
D. 所有采血前均禁食 12h
E. 挤压局部，促使血液流出

2. 血液一般检查的内容**不包括**
A. 红细胞计数
B. 网织红细胞计数
C. 血红蛋白测定
D. 白细胞计数
E. 白细胞分类计数

3. 正常情况下白细胞分类计数百分比最低的是
A. 中性粒细胞
B. 嗜酸性粒细胞
C. 嗜碱性粒细胞
D. 淋巴细胞
E. 单核细胞

4. 血液中白细胞百分率最高的是
A. 淋巴细胞
B. 单核细胞
C. 嗜酸性粒细胞
D. 嗜碱性粒细胞
E. 中性粒细胞

5. 下列哪项中性粒细胞增高最明显
A. 剧烈运动后
B. 病毒感染
C. 寄生虫病
D. 急性化脓性感染
E. 伤寒

6. 嗜酸性粒细胞减少见于
A. 寄生虫病
B. 支气管哮喘
C. 伤寒
D. 荨麻疹
E. 湿疹

7. 全身化脓性感染抽血做细菌培养及抗生素敏感试验最佳时间是
A. 高热时
B. 寒战时
C. 间隙期
D. 使用抗生素时
E. 输入抗生素后

8. 下列血常规检查部分中哪项异常
A. 红细胞计数　$5\times10^{12}/L$
B. 血红蛋白 130g/L
C. 细胞分类计数中性粒细胞 70%

D. 白细胞计数 6×10^9/L

E. 白细胞分类计数淋巴细胞 10%

9. 中性粒细胞增多，多见于

A. 过敏性疾病

B. 寄生虫病

C. 急性感染

D. 抗肿瘤药物应用后

E. 脾功能亢进

10. 白细胞分类计数，中性粒细胞（包括杆状核，分叶核）正常应占

A. 0.5% ~ 1%

B. 50% ~ 75%

C. 3% ~ 8%

D. 70% ~ 85%

E. 20% ~ 40%

11. 成人男性血红蛋白参考值范围

A. 100 ~ 140g/L

B. 140 ~ 170g/L

C. 110 ~ 150g/L

D. 170 ~ 200g/L

E. 120 ~ 160g/L

12. 血吸虫患者白细胞分类哪项升高

A. 嗜中性粒细胞

B. 单核细胞

C. 嗜碱性粒细胞

D. 淋巴细胞

E. 嗜酸性粒细胞

13. 淋巴细胞增多见于

A. 化脓菌感染

B. 寄生虫病

C. 病毒性感染

D. 皮肤病

E. 过敏性疾病

14. 周围血象中中性粒细胞“核右移”常提示

A. 白血病

B. 过敏性疾病

C. 造血物质过多

D. 严重感染

E. 骨髓造血功能低下

15. 长期应用糖皮质激素的病例常有哪种白细胞减少

A. 嗜中性粒细胞

B. 淋巴细胞

C. 嗜酸性粒细胞

D. 单核细胞

E. 嗜碱性粒细胞

16. 网织红细胞减少见于

A. 缺铁性贫血

B. 溶血性贫血

C. 出血性贫血

D. 巨幼红细胞贫血

E. 再生障碍性贫血

17. 血沉无明显增快的疾病是

A. 心绞痛

B. 恶性肿瘤晚期

C. 急性心肌梗死

D. 活动性结核

E. 慢性肾炎

18. 最能反映贫血程度的实验室检查指标为

A. 红细胞计数

B. 红细胞沉降率

C. 网织细胞计数

D. 血红蛋白定量

E. 血清蛋白总量

19. 尿中出现蜡样管型见于

A. 急性肾炎

B. 肾结核

C. 慢性肾盂肾炎

D. 慢性肾炎晚期

E. 肾结石

20. 镜下血尿是指尿液外观无血色，尿沉渣镜检红细胞

A. >5/HP

B. >4/HP

C. >3/HP

D. >2/HP

E. >1/HP

21. 做尿培养和菌落计数注意事项中，下列叙述**错误**的是

A. 收集标本前充分清洗阴部

B. 宜收集清晨第一次尿标本

C. 应在使用抗生素之前或停药 5 天后收集尿标本

D. 留取中段尿置于清洁试管内

E．尿标本应于 1h 内做培养和菌落计数

22.尿中出现白细胞管型常见于
A．急性肾小球肾炎
B．急性肾盂肾炎
C．慢性肾炎
D．慢性肾炎急性发作
E．肾结核

23.正常尿液**不应**出现的有形成分是
A．红细胞
B．白细胞
C．上皮细胞
D．草酸钙结晶
E．细胞管型

24.血红蛋白尿呈
A．淡黄色
B．乳白色
C．酱油色
D．红色
E．黄褐色

25.尿中出现多量管型，说明病变部位在
A．膀胱
B．肾盂
C．尿道
D．输尿管
E．肾实质

26.少尿是指 24h 尿量少于
A．100ml
B．400ml
C．600ml
D．1000ml
E．1500ml

27.正常尿比重为
A．1.010 ~ 1.020
B．1.015 ~ 1.025
C．1.020 ~ 1.030
D．1.025 ~ 1.035
E．1.005 ~ 1.050

28.尿液呈酱油色见于
A．阻塞性黄疸
B．急性溶血
C．肝细胞性黄疸
D．肾肿瘤
E．晚期丝虫病

29.新鲜尿中出现盐类结晶伴有较多红细胞考虑
A．急性肾炎
B．肾结石
C．磺胺药过量
D．肾结核
E．急性肾盂肾炎

30.尿液呈深黄色，振荡后泡沫亦呈黄色多见于
A．阻塞性黄胆
B．急性溶血
C．恶性疟疾
D．服用呋喃类药物
E．晚期血丝虫病

31.下列对于异常尿液的描述正确的是
A．24h 尿量小于 400ml 称为少尿
B．氨臭味尿见于糖尿病酸中毒
C．血红蛋白尿呈深黄色
D．24h 尿量小于 100ml 称为少尿
E．24h 尿量大于 2000ml 见于尿崩症

32.有关尿液检查正确的是
A．镜下血尿 >3 个红细胞 / 高倍视野
B．镜下脓尿 >3 个白细胞 / 高倍视野
C．管型：不可含有细胞
D．大量上皮细胞属于正常
E．尿液一般为弱碱性

33.采集粪便查寄生虫虫卵应采集粪便的
A．脓血部分
B．黏液部分
C．边缘部分
D．不同部分
E．中间部分

34.上消化道出血的患者粪便可呈
A．浓血样
B．柏油样
C．果酱样
D．白陶土样
E．米泔水样

35.阻塞性黄疸患者的大便颜色呈
A．黑色
B．黄褐色
C．陶土色

D. 暗红色
E. 鲜红色
36. 大便隐血试验持续阳性常见于
A. 胃溃疡
B. 钩虫病
C. 食用动物血
D. 胃癌
E. 口腔出血
37. 粪便观察中，描述错误的一项是
A. 粪便的气味是蛋白质细菌分解发酵产生的
B. 食入大量菠菜大便呈绿色
C. 肛裂患者大便表面可有鲜血
D. 腥臭味大便见于直肠癌患者
E. 扁条状大便见于部分肠梗阻患者
38. 血尿素氮测定主要是检查
A. 肾近曲小管排泌功能
B. 肾小管重吸收功能
C. 肾小球滤过功能
D. 肾调节酸碱平衡功能
E. 肾调节内分泌功能
39. 内生肌酐清除率的测定主要是检查
A. 肾小球的滤过功能
B. 肾近球小管的排泌功能
C. 肾小管的浓缩功能
D. 肾小管的稀释功能
E. 以上均是
40. 下列哪项是较早反映肾小球滤过功能的指标
A. 内生肌醉清除率下降
B. 血尿素氮增高
C. 血肌酐增高
D. 酚红排泄减少
E. 尿浓缩与稀释功能不全
41. 判断肾小球滤过功能最敏感的检查是
A. 肌酐清除率
B. 血尿素氮测定
C. 血肌酐测定
D. 酚红排泌检测
E. 3h 细胞排泄率
42. 尿毒症患者酸碱平衡紊乱常表现为
A. 呼吸性酸中毒
B. 呼吸性碱中毒
C. 代谢性酸中毒
D. 代谢性碱中毒
E. 混合性酸中毒
43. 不符合溶血性黄疸表现的是
A. 血清总胆红素增高
B. 血清非结合胆红素明显增高
C. 尿中尿胆原明显增高
D. 尿中胆红素阳性
E. 血中网织红细胞增多
44. 急性传染性肝炎时血清中最早增高的酶是
A. 丙氨酸氨基转移酶（ALT．GPT）
B. γ- 氨酰转移酶（γ-GT）
C. 碱性磷酸酶（AKP．ALP）
D. 乳酸脱氢酶（LDH）
E. 门冬氨酸氨基转移酶（AST．GOT）
45. 急性黄疸性肝炎患者尿中有胆红素是因为
A. 血胆固醇过多
B. 血直接胆红素过多
C. 血尿素氮过多
D. 血肌酐过多
E. 血尿胆原过多
46. 血清胆固醇升高常见于
A. 甲状腺功能亢进
B. 糖尿病
C. 肝硬化
D. 慢性肝炎
E. 高血压
47. 血标本溶血时对哪项检验的准确性影响最大
A. 钾
B. 淀粉酶
C. 尿素氮
D. 肌酐
E. 葡萄糖
48. 符合漏出液特点是
A. 病因：炎症
B. 外观浆液性
C. 比重在 1.018 以下
D. 能自凝

E. 细胞分类：粒细胞为主

49. 尿液的一般性状检查**不包括**

A. 颜色
B. 管型
C. 透明度
D. 气味
E. 酸碱度

50. 高钾血症是指血钾超过

A. 3.5mmol/L
B. 4.5mmol/L
C. 5mmol/L
D. 5.5mmol/L
E. 7mmol/L

51. 下列组织中，ALT 含量最高的是

A. 肝
B. 骨骼肌
C. 肾
D. 心肌
E. 胰腺

52. 红细胞、血红蛋白、白细胞和血小板都增多见于

A. 肺气肿
B. 肺源性心搏病
C. 发绀型先心病
D. 真性红细胞增多症
E. 大面积烧伤

53. 抽血培养标本可除外哪一项

A. 严格无菌操作
B. 抽血前检查瓶塞及培养基
C. 用干燥的注射器及针头抽血
D. 取血 2ml
E. 注入培养瓶内不要摇动以防溶血

（二）A_2 型题（病例摘要型最佳选择题）

54. 患者发热，查血，WBC 计数为 12×10^9/L，**不可能**见的疾病是

A. 肺炎链球菌性肺炎
B. 急性大出血
C. 痈
D. 非典型肺炎
E. 急性中毒

55. 王女士，做常规尿检查，蛋白（±），沉渣显微镜检查：WBC 6/HP（高倍视野），有 WBC 管型，提示可能有

A. 膀胱炎
B. 尿路感染
C. 急性肾盂肾炎
D. 肾结石
E. 慢性肾炎

56. 患者女性，因颜面水肿 3 天而收治入院，查内生肌酐清除率为 45ml/min。可判断其肾功能为

A. 正常
B. 轻度损害
C. 中度损害
D. 重度损害
E. 肾衰竭

57. 男性，55 岁，饱餐酗酒后 2h，上腹部持续性剧痛并向左肩、腰背部放射，伴恶心呕吐，12h 后来院急诊。目前最有助于诊断的检查是

A. 血常规
B. 腹腔穿刺
C. 血、尿淀粉酶
D. 胸、腹部平片
E. 腹部 B 超检查

58. 患者女性，50 岁，近期出现尿频、尿急、尿痛、尿液检查显示：WBC 8/HP，其结果为

A. 镜下脓尿
B. 镜下血尿
C. 正常尿液
D. 血红蛋白尿
E. 乳糜尿

（三）B_1 型题（标准配伍题）

（59～60 题共用备选答案）

A. 透明管型
B. 红细胞管型
C. 白细胞管型
D. 颗粒管型
E. 蜡样管型

59. 正常人尿中偶可见到

60. 急性肾盂肾炎可见到

四、简答题

1. 简述急性白血病骨髓象特征。
2. 简述内生肌酐清除率测定的临床意义。
3. 简述再生障碍性贫血的骨髓象特征。
4. 常见细胞管型及其临床意义。

（易敏春）

第二十七章　总　　论

学习目标

通过本章内容的学习，学生应能：

识记：

描述影像检查方法及适应证。

理解：

总结各种成像原理。

运用：

联系相关知识，合理选用检查方法。

影像诊断学（diagnostic imageology）是以影像方式显示人体内部结构的形态和功能信息进行医学临床诊断工作的一门科学，主要包括X线、超声、核素、CT及磁共振成像等。虽然各种成像技术的成像原理与方法不同，诊断价值与限度各异，但都是由人体组织器官形成的影像，属于人体活组织器官的视诊方法。20世纪70年代在影像诊断基础上，在影像设备导向下，从病变区采集标本或对某些疾病进行治疗，使影像诊断学扩展为医学影像学（medical imageology），形成了介入放射学（interventional radiology）。它不但扩大了人体检查范围，提高诊断水平，而且还能对疾病进行治疗，有力地推动了临床医学的发展。

学习影像诊断的目的在于了解这些成像基本原理、方法和图像特点，掌握图像的观察、分析与诊断方法及不同成像技术在疾病诊断中的价值与限度，达到合理选用检查方法和正确理解检查结果的目的。

第一节　X线成像

一、X线的产生

X线是伦琴于1895年11月8日发现的。X线与普通光线具有相同的性质，也是一种电磁波，只是波长比普通光线短。X线是真空管内高速行进的电子流突然受阻，撞击到X线管内的阳极靶面时产生的。它的产生必须具备三个基本装置和三个基本条件。

（一）X线机的三个基本结构

1. X线管　为一高真空二极管、阴极内装灯丝，产生电子群；阳极呈斜面的钨靶，阻挡高速运行的电子群，并将电子群所带动能转变为X线能和热能。

2. 变压器　以低压变压器给阴极灯丝加热，使之产生电子群，同时以高压变压器供应电压通过X线管两端使电子群获能而快速运动。

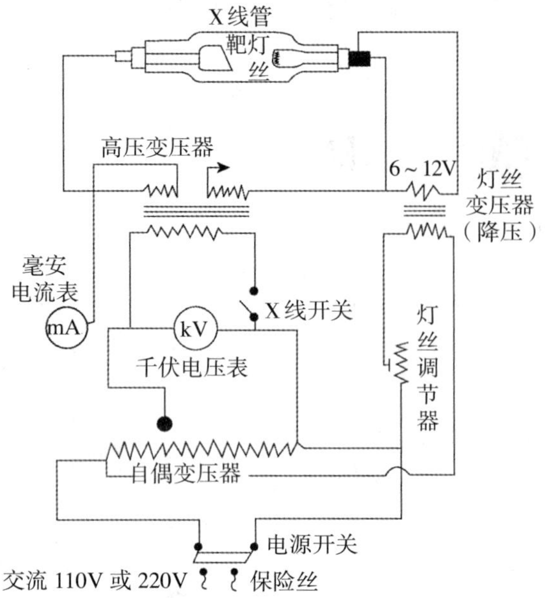

图 6-27-1 X线机主要部件示意图

3．X线控制台 通过调节X线管两极间的千伏值，以控制X线的质；调节通过阴极灯丝的电流大小，控制X线的量；调节限时装置，控制X线照射时间的长短。

X线机的基本结构见图 6-27-1。

（二）X线的产生三个基本条件

1．自由活动的电子群。

2．电子群在真空条件下高速运行。

3．高速行进的电子群突然受阻。

高速行进的电子群在高真空内撞击靶面时，其中约 99.8% 的动能转变为热能，仅有 0.2% 转化为X线。

二、X线的特性

X线是一种波长很短、穿透力很强的电磁波。X线与临床医学成像有关的主要特性有：

（一）穿透性

X线对物质有很强的穿透力，穿透后未被吸收的X线仍按直线行进。它的穿透力与X线波长及物质的密度和厚度有关。X线的波长越短，穿透性越大；物质的密度越低，X线越易穿过；物质的厚度越薄，X线越易穿过。

（二）荧光效应

当X线作用于某些荧光物质如铂氰化钡、钨酸钙、硫化锌镉等时，激发该物质发出一种波长较长的可见光——荧光。这是X线透视检查的基础。

（三）摄影效应

X线和普通光线一样，能使摄影胶片感光。经X线照射后，胶片乳剂中的银离子还原成银原子，形成潜影；再经暗室显影和定影处理后，被还原的银原子在胶片上为黑色影像。X线照射较弱或未受X线照射部分，溴化银则由于定影液的作用而部分或全部溶解掉，使胶片呈半透明或透明，因而构成一幅反映组织密度不同的影像，这是X线摄影检查的基础。

（四）电离效应（生物效应）

X线照射空气或其他物质时，可使空气或其他物质的原子电离分解为正、负离子。电离的程度与X线照射量成正比。常通过测量空气中电离程度来计算出X线的量。X线照射人体时，组织细胞和体液产生一系列生物物理和生物化学的变化，这些变化使细胞的生长受到阻碍或破坏，此为生物效应。其损害程度与受照射的X线量成正比，可利用这种效应治疗有关疾病，如恶性肿瘤。生物效应是放射防护学和放射治疗学的基础。

三、X线成像原理

（一）X线影像形成的原理

X线之所以能使人体组织器官在荧光屏或胶片上显示影像，一方面基于X线的穿透性、荧光效应和感光效应；另一方面是基于人体各组织器官之间有密度和厚度的差别。当X线透过人体不同组织结构时，由于它被吸收的程度不同，达到荧光屏或胶片上的X线量亦有差异，这样，在荧光屏上或X线胶片上就形成明暗或黑白对比不同的影像。当X线穿过不同厚度、密度的组织时，密度高、厚的组织吸收X线多，密度低、薄的组织吸收X线少，因而剩余的X线量也就出现差别。物质的密度和厚度常综合地影响X线成像。

（二）密度

1. 物质密度与影像密度　物质的密度即单位体积中原子的数目，取决于组成物质的原子种类。物质的密度高，则比重大，吸收X线量多，影像在照片上呈白色影，荧光屏上呈黑色影（影像密度高）；反之，物质的密度低，则比重小，吸收X线量少，影像在照片上呈黑色影，在荧光屏上呈白色影（影像密度低）。

2. 天然对比　对比：组织密度的差别。根据密度的高低，人体组织的密度可概括分为骨骼、软组织（包括液体）、脂肪和存在于人体内的气体四类。这种由人体不同组织之间天然存在的对比叫天然对比。

3. 人工对比　人体内某些部位器官与器官之间，组织与组织之间的密度，差别不大，不能形成良好的天然对比，必须人为引入造影剂，改变它们之间的密度差异，所形成的对比叫人工对比。

四、X线检查方法

根据检查部位和目的要求，目前常用的X线检查方法如下：

（一）普通检查

1. 透视　将检查部位置于X线管与荧光屏之间，对X线通过人体到达荧光屏后产生明暗不同的影像进行直接的视诊叫透视，是最简便而常用的检查方法。一般透视须在暗室内进行。目前多采用的影像增强电视系统，可直接在明室内进行检查，影像亮度明显增强，效果好。

透视的优点是：简便、经济，立即可获检查结果，可观器官的形态和运动功能；还可转动患者，从不同位置和角度来观察病变的部位。缺点是：荧光影像较模糊，细微病变易漏诊，影像不能永久记录；对密度较大、厚度厚的部位不宜用透视检查。透视常用于胸部、腹部和四肢骨折脱位的检查。目前使用的X线影像增强电视透视，提高了透视的诊断效果。

2. 摄片　将被检查部位置于X线管与X线胶片之间，X线通过被检查部位后，使X线胶片感光而留下永久的影像叫摄片。它是X线检查最常用的方法，适用人体各部检查。主要优点是成像清晰，影像可作永久记录，便于复查对比。缺点是静止的图像，不能观察脏器的运动。常用检查位置有：正位、侧位，还可根据部位和诊断要求选用不同摄影位置。

（二）特殊检查

由于医学影像检查手段的不断更新换代，原有的X线特殊检查已基本不用或少用，故仅介绍临床应用较多的软X线摄影。使用钼靶、铜靶或铬靶X线管，球管两端加上较低的电压产生软X线进行摄影。由于软X线波长长，对软组织的影像分辨率高。常用于检查软组织病变，特别是女性乳腺疾病的检查。

（三）造影检查

将对比剂经口服或注射的方法引入被检查器官内或其周围，人为地改变其对比，达到诊断目的的一种X线检查方法叫造影检查，它扩大了X线检查的范围。

1. 造影检查分类　造影检查方法很多，但可归纳为两大类：

（1）直接导入法：是将对比剂通过人体自然孔道、瘘管和体表穿刺等途径直接引入造影检查部位。包括①口服法：如食管及胃肠钡餐检查；②灌注法：如钡灌肠、逆行泌尿道造影及子宫输卵管造影等；③穿刺注入法：直接或经导管将对比剂注入被检查的器官或组织内，如心血管造影和脊髓造影。

（2）生理排泄法：将对比剂经口服或静脉注射引入血液循环后，使对比剂特异性地在某一器官积聚、排泄，从而使该器官及其通道显影的方法，如口服或静脉胆道造影、静脉肾盂造影等。该方法除可显示该器官的形态外，尚能反映该器官的功能。

2. 对比剂　造影检查时，向被检查部位所引入的物质叫对比剂，它须无毒、无害、对比大、使用方便、性能稳定、成本低廉、易于吸收和排泄。造影剂按密度高低分为两类。

（1）阳性对比剂：为原子序数高、比重大的物质，常用的有钡剂和碘剂。

钡剂为医用硫酸钡粉末，加水和胶配成不同类型的钡混悬液，主要用于食管及胃肠道造影。

碘剂可分有机碘化物（又分离子型——泛影葡胺；非离子型——碘海醇，碘普罗胺和碘帕淳）和油脂类造影剂（碘化油）、无机碘化物（碘化钠）。

将有机碘水剂类对比剂注入血管内以显示心血管和器官，经肾排出，可显示肾盂及尿路，直接注入动脉及静脉可显示血管，还可做CT增强检查。离子型对比剂，具有高渗性，易引起毒副反应。非离子型对比剂，它具有相对低渗性、低黏度、低毒性等优点，降低了毒副反应，适用于心血管造影，中枢神经系统检查及增强CT扫描，只是费用较高。

无机碘剂当中有碘化钠等，现已少用。

油脂类造影剂有碘化油，现常用于子宫输卵管造影。

（2）阴性对比剂：为原子序数低，比重小的气体，如二氧化碳、氧气、空气等，应用不多。

3．造影检查前的准备

（1）了解患者有无造影检查的禁忌证。

（2）检查前向患者解释检查的目的、方法、注意事项及可能出现的一些不适反应等。

（3）凡需用碘造影剂进行造影检查，必须和患者或患者家属签订碘对比剂使用知情同意书；护士准备好抢救盒才能进行造影检查。

4．碘过敏反应判断及处理　碘过敏的表现：头晕、面潮红、胸闷、气促、恶心、呕吐、皮疹。重者可有惊厥、喉水肿、肺水肿、周围循环衰竭、心律失常、心脏停搏等。

处理：休息，吸氧，必要时使用脱敏药。重者应立即停止检查并进行抗休克、抗过敏抢救和对症处理。

五、X线诊断的临床应用

X线诊断用于临床已有百年历史。尽管现代影像技术，如CT和MRI等对疾病诊断显示出很大的优越性，但并不能取代X线检查。一些部位，例如胃肠道，仍主要使用X线检查。骨关节和胸部也多首先应用X线检查。脑、脊髓、肝、胆、胰、子宫、卵巢等器官的诊断则主要靠现代影像学，而X线对其检查作用较小。由于X线具有成像清晰、经济、简便等优点，因此X线诊断仍是影像诊断中使用最多和最基本的方法。

六、X线检查中的防护

X线照射人体将产生一定的生物效应，若接触的X线量超过容许辐射量，就可能产生放射反应，甚至一定程度的放射损害。如果X线辐射量在容许范围内，一般则少有影响。不应对X线检查产生疑虑或恐惧，而应重视防护，尽量避免不必要的X线照射。控制X线检查中的辐射量并采取有效的防护措施，合理使用X线检查，以保护患者和工作人员的健康。尤其应重视孕妇、小儿患者和长期接触射线的工作人员，特别是放射工作者的防护。

第二节　X线数字影像技术

X线数字影像技术是把X线图像进行数字化图像处理后，再行图像显示的一种X线检查技术。可分为计算机X线摄影技术（CR）、直接X线数字摄影（DR）和数字减影血管造影（DSA）。

一、计算机X线摄影

CR（computed radiography）是将透过人体的X线影像信息记录于影像板（IP）上，IP板通过激光扫描使存储信号转换成光信号，又用光电倍增管转换成电信号，再经模/数转换后，输入计算机处理，形成高质量的数字图像。具有曝光量较少和宽容度较大的照射条件等因素而明显优于传统X线片的成像技术。另外，由于CR使用的是数字化成像技术，可以将所得到的信息，按诊断要求进行后处理；数字化输出和存贮为影像的长期保存和高效的检索提供了可能。

二、X线数字摄影

DR（digital radiography）是指在具有图像处理功能的计算机控制下，采用X线探测器直接把穿过人体后的X线信息接收并转化为数字图像信息，并以数字图像方式重放和记录的一种新技术。

DR的主要特点为：

1. 成像环节明显减少，避免图像信息丢失。
2. 图像具有较高分辨率，能够满足临床常规X线摄影的需要。
3. 放射剂量小，曝光宽容大，曝光条件易于掌握。
4. 可根临床需要进行各种图像后处理，为影像诊断中的细节观察、前后对比、定量诊断及功能诊断提供技术支持。
5. 摄影过程中不需要增感屏和胶片，无需暗室操作洗片。

三、数字减影血管造影

DSA（digital subtraction angiography）是20世纪80年代兴起的一项医学影像技术，为影像增强技术、电视技术和计算机技术相结合的产物。它是将未造影的图像和造影图像，分别经影像增强器增强，摄影机扫描而矩阵化，经模/数转换成数字化，把两者图像相减而获得只反映两桢图像中有差异（造影）部分的图像，最后经数/模转换成减影图像，其结果是消除了造影血管以外的结构，突出了被造影的器官影像。

此项技术最初用于血管系统的图像研究，通过减影技术降低造成干扰的骨影和其他无关结构的影响。目前DSA已不只限于血管造影，已开始应用于数字关节造影、数字喉造影、数字脊髓造影、数字乳房造影、数字内镜逆行胆胰管胰腺造影等。

第三节 计算机体层成像

一、CT发展概况

计算机体层成像（computed tomography，CT）是近代飞跃发展的计算机技术和X线检查技术相结合的产物。

1971年英国EMI公司的工程师Hounsfield成功设计了第一台头部CT扫描机，经神经放射学家Ambrose应用于脑部扫描，取得极为满意的诊断效果，它使对X线吸取差别小的脑组织和脑室以及病变本身显影，并获得颅脑横断面图像。

1974年美国Georgetown医学中心工程师Ledley成功设计全身CT扫描机，使之可以对全身各个解剖部位进行检查，扩大了检查范围。此后CT设备与检查技术发展非常迅速，特别是螺旋CT和超高速CT的问世，扩大了CT的临床应用范围，提高了CT诊断效果。

二、CT 机的基本结构与成像原理

（一）CT 机的基本结构

CT 机的结构较为复杂，但主要包括以下 5 个部分①扫描架：由 X 线管、探测管、准直器、模 / 数转换器组成；②检查床：主要是将患者的检查部位送入扫描孔；③高压发生器：主要为 X 线管提供高压；④计算机系统：包括主计算机和阵列处理器。前者用来控制整个系统的运用，包括机架和床的运动、X 线的产生、数据收集以及各部件间的信息交换；后者负责图像重建；⑤图像显示、存贮及输出设备：是将计算机处理、重建的图像显示在荧光屏上。也用多幅照相机或激光照相机拍摄成胶片，还可将图像传送到 PACS 系统（图 6-27-2）。

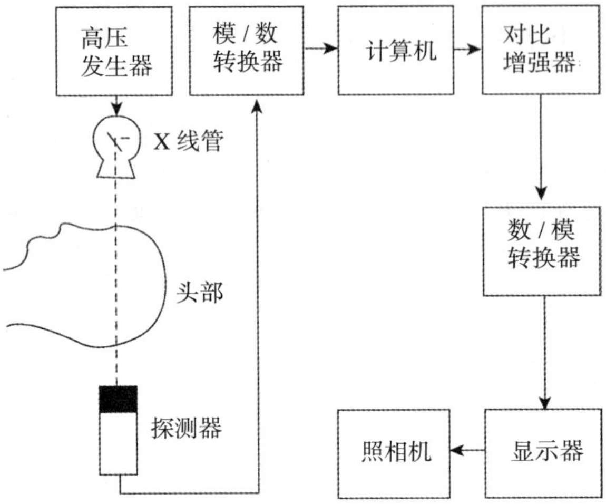

图 6-27-2　CT 机装置示意图

（二）CT 成像基本原理

CT 成像为 X 线管发出的 X 线束（高度准直）对人体检查部位一定厚度的层面进行断面扫描，由探测器接收、测定透过该层面的 X 线量，然后经放大并转换为电子流，再经模 / 数转换器（A/D）转换成数字，输入计算机储存和计算，得到该层面各单位容积（体素）的 X 线吸收值，后经数 / 模转换器（D/A）在显示器上转成 CT 图像。临床上将此图像再摄于胶片上或用其他的介质存储。因此 CT 图像是计算机计算出的图像。

三、CT 的图像特点

1. CT 图像是经计算机处理后的重建横断面图像。它是由一定数目由黑到白不同灰度的像素（构成 CT 图像的最小单位）按矩阵排列而成。像素是反映相应体素（构成人体某一部位有一定厚度的最小体层单位）的 X 线吸取系数。像数越小，且同一切面上像素数目越多，构成的图像越细致，图像空间分辨力越高。

2. CT 图像是一种灰度不同的黑白图像，黑影表示低吸收 X 线区，即低密度影；白影表示高吸收 X 线区，即高密度影，灰色影表示中等吸收 X 线区，即中等密度。CT 的密度分辨为较普通 X 线高 10～20 倍，能显示组织结构或病变之间细微的密度差别（图 6-27-3）。

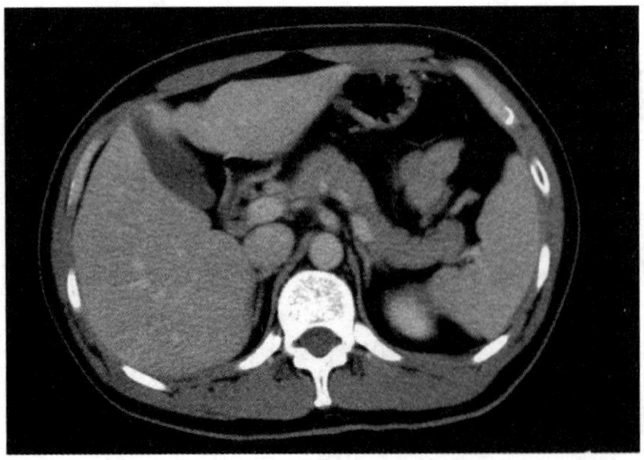

图 6-27-3　正常腹部 CT 横断面图像

3. CT 图像的密度不仅可以用高密度、中等密度和低密度来表示，还可用 CT 值（单位是 HU）来量化组织结构或病变的密度。

CT 值　是物质对 X 线的吸收系数（$\mu_{物质}$）与水的吸收系数（$\mu_{水}$）的相对偏离值。一般水的吸收系数为 1.0，CT 值定为 0HU；骨皮质的吸收系数为 2.0，其 CT 值为 +1000HU；空气是吸收系数为 0，其 CT 值定为 −1000HU。这样人体中密度不同各组织的 CT 值介于 −1000～ +

1000HU 的 2000 个分度之间。

窗宽与窗位 CT 图像是黑白图像，黑白图像是由黑到白不同的灰阶构成的，窗宽 W（window width）指显示图像时所选用的 CT 值范围。窗位 C（window center）指窗宽上下限 CT 值的平均数。

窗口技术 一般 CT 机可显示的 CT 值范围为 -1000～＋1000 共 2000 个密度等级，而人的肉眼仅能识别 16 个灰阶，若把 2000 个 CT 值分成 16 个灰阶，则：2000÷16=125（HU）。此式说明，如果不同组织的 CT 值的差异不大于 125HU 即在同一灰阶之中，人眼即无法分辨，而人体正常组织与病变组织有时仅相差几个 CT 值（3～5HU）。这样就给分清病变带来困难，因此极其需要把欲观察组织的 CT 值集中到人眼所能分辨的范围内，使图像黑白（浓淡）度适宜。窗口技术就是利用窗位和窗宽来选择感兴趣的 CT 值范围，并将其转换成 16 个灰阶，而小于或大于该 CT 值范围的结构则变成全黑或全白。调整窗宽 W，观察同一组织器官的细节：宽显示范围扩大，细节减少；窄显示范围缩小，细节增多。调整窗位 C，观察不同的组织器官：高显示较高密度组织，低显示较低密度组织。

常见几种组织的窗宽窗位 脑组织窗：W80～100，C35 左右；骨窗：W1000，C300 左右；肺窗：W 1000～1600，C～800；纵隔窗：W 300～500，C30 左右；肝软组织窗（W200～350，C30～50）。

四、CT 的检查方法

CT 扫描前要根据不同的检查部位和诊断要求选择扫描范围与层面厚度，一般常规层厚用 10mm，较小的器官或病灶需要 5mm 或 1～3mm 不等的薄层扫描。检查方法有如下几种：

（一）平扫

是指扫描时血管内不注射造影剂的普通扫描，一般多做横断面扫描，腹部扫描时患者常口服造影剂，一般都必须先做平扫。

（二）增强扫描

是经静脉注入水溶性有机碘剂后，再行扫描的方法。在向血管内注入碘剂后，器官与病变内碘的浓度可产生差别，形成密度差，以显示平扫未能显示或显示不清的病变，有助进一步明确诊断。一般常用离子型泛影葡胺或非离子型碘海醇等，常用方法为团注法，即在二十几秒钟内将全部造影剂迅速注入，一般使用高压注射器注射。

（三）造影扫描

是先做器官或组织的普通 X 线造影，然后再行 CT 扫描的方法。它可利用两者的优越性，提高对病变的诊断率，如脊髓造影 CT、静脉肾盂造影 CT 等。

（四）特殊扫描

是为进一步明确诊断的需要所做的特殊方式扫描，如薄层扫描、高分辨率 CT（HRCT）扫描、动态扫描、CT 血管造影、CT 三维图像重建、CT 仿真内镜技术等。

五、CT 诊断的临床应用

CT 诊断在临床上的应用范围已越来越广泛，大大地提高了诊断效率。但 CT 设备比较昂贵、检查费用偏高，对某些部位的检查和某些疾病的诊断价值，仍有一定的限制。所以除颅脑、肝、胆、胰等脏器疾病外，在临床上应合理应用，不宜将 CT 检查视为常规诊断手段，应在了解其优势的基础上，合理地选择应用。CT 在各系统疾病诊断中的应用，将在各论中讨论。

第四节 磁共振成像

一、MRI 发展概况

磁共振成像（magnetic resonance imaging，MRI）是利用原子核在强磁场内发生共振所产生的信号经图像重建的一种成像技术。

磁共振现象是美国斯坦福大学的 Felix Bloch 和哈佛大学的 Edward Purcell 于 1946 年研究发现的。1978 年在英国第一台头部 MRI 设备投入临床使用，1980 年全身的 MRI 设备研制成功，并应用临床诊断。

二、MRI 的基本结构

MRI 的基本结构主要由磁体系统、梯度磁场系统、射频系统和计算机图像处理系统（图 6-27-4）。

1．磁体系统　磁体的作用是产生一个均匀的静态磁场，使处于磁场中的人体组织内氢原子

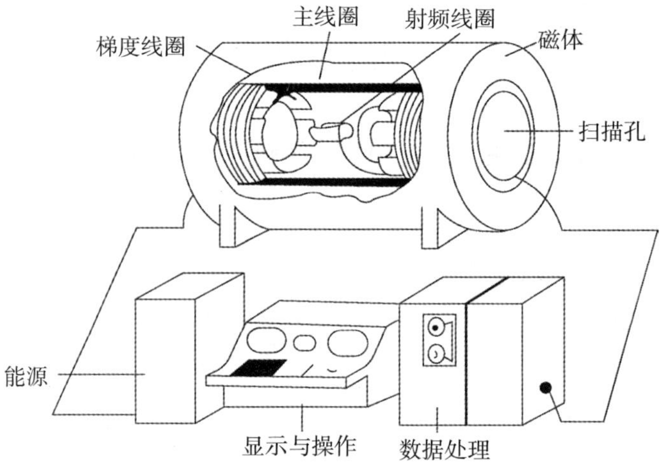

图 6-27-4　MRI 设备基本结构示意图

核被磁化而形成磁化强度矢量。当磁化强度矢量受到满足共振条件的射频交变磁场作用时，即产生共振信号。

2．梯度磁场系统　梯度磁场系统用于扫描层面的空间定位。梯度线圈形成微弱的梯度磁场与主磁场重叠，这样就可以根据磁场的梯度差别明确层面的位置。

3．射频系统　射频系统是用来发射射频脉冲，使质子吸收能量并产生共振，在弛豫过程中产生 MR 信号并进行接收的一种装置。由发射射频磁场部分和接收射频信号部分构成。射频发射器向人体发射脉冲，当射频脉冲停止发射后，人体内氢原子变成一个短波发射台，而 MR 信号接收器则成为一台收音机接收 MR 信号。

4．计算机图像处理系统　计算机图像处理系统的作用是控制梯度磁场、射频脉冲、图像重建和显示。

三、MRI 的成像原理

磁共振现象和利用磁共振信号重建 MRI，其理论与技术均比较复杂。为说明 MRI 的成像基

本原理，从 MRI 成像的操作步骤入手，认识检查过程中所发生的物理现象可能较易理解。

操作步骤如下：将患者摆入强的均匀主磁场中，人体内大量氢质子之和形成一个磁场，并处于轻度磁化状态；当外加一个高频射频脉冲波，特定频率的射频脉冲激发氢质子，被激发后吸收一定量的能而产生磁共振现象，当瞬间停止发射射频脉冲，被激发的氢质子将会把吸收的能量逐渐释放出来，其相位和能级都恢复到激发前的状态，这一过程称为弛豫过程，而恢复到原来平衡状态所需要的时间称为弛豫时间，反映自旋核把吸收的能传给人体周围晶格所需的时间，也是射频脉冲激发氢质子后的纵向磁化（非稳态）再恢复到激发前状态（稳态）所需的时间，称 T_1。能量转移越快，则 T_1 越短，信号越强；反之亦然。另一种是自旋弛豫时间，又称横向弛豫时间，反映横向磁化衰减、丧失的过程，也是横向磁化所维持的时间，称 T_2。T_2 值越短，信号越弱；反之亦然。接收患者体内发出的磁共振信号，用磁共振信号重建图像。

人体不同器官的正常组织与病理组织的 T_1、T_2 是相对固定的（有一定的正常值范围），而且不同的组织或病变之间有一定的差别。这种组织间弛豫时间上的差别，是磁共振成像的基础。

四、MRI 图像的特点

（一）灰阶成像

具有一定 T_1、T_2 差别的各种器官组织，包括正常与病变组织，在 MRI 上呈不同灰度的黑白影。影像的黑白反映 MR 信号的强度不同或弛豫时间（T_1、T_2）的长短不同。在描述 MRI 图像的黑白时，用高信号表达白影，中等信号表达灰影，低信号表达黑影。也可用短 T_1 和长 T_2 表达白影，用长 T_1 和短 T_2 表达黑影（6-27-5）。

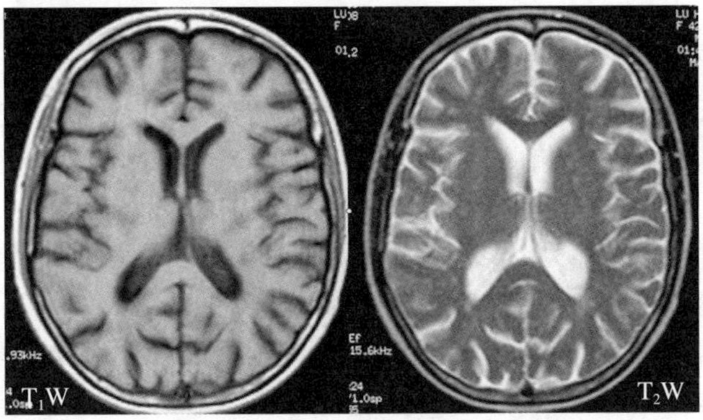

图 6-27-5 正常颅脑 MRI 图像

（二）多参数成像

在 MRI 图像中，如主要反映组织间 T_1 的差别，为 T_1 加权像（T_1WI）；如主要反映组织间 T_2 的差别，为 T_2 加权像（T_2WI）；如主要反映组织间质子密度的差别，则为质子密度加权像（PWI）。这样同一个层面就有 T_1WI、T_2WI 和 PWI 三种图像，有助于显示正常组织与病变组织。因此，MRI 是多参数成像，而 CT 成像只有密度一个参数。

人体正常组织在 MRI 图像上的信号特征见表 6-27-1。

表 6-27-1 人体正常在 T_1WI 和 T_2WI 上的灰度

加权方式	脑白质	脑灰质	脑脊液	脂肪	骨皮质	肌肉	血流	水
T_1WI	白灰	灰	黑	白	黑	灰黑	黑	黑
T_2WI	灰	白灰	白	白灰	黑	灰	黑	白

不同病理组织的 MR 信号强度也不同，常见几种病理组织的信号强度见表 6-27-2。

表 6-27-2 常见几种病理组织的 MR 信号强度

加权方式	水肿	含水囊肿	瘤节	亚急性血肿	钙化	胆固醇	三酰甘油
T_1WI	低	低	低	高	低	中、高	高
T_2WI	高	高	高	高	低	高	低

MRI 的软组织对比分辨力高，对软组织及其病变显示较好。

（三）流空效应

心血管内的血液流动速度快，使发射 MR 信号的氢原子核离开接收范围之外，所以测不到 MR 信号，在 T_1WI 或 T_2WI 中均呈黑影，这一现象称为流空现象。血液的流空现象使心血管不使用对比剂即可显影，这是 MRI 的另一个特点。

（四）三维成像

MRI 可获得人体横断面、冠状面、矢状面及任何方向断面的图像（图 6-27-5），有利于病变的三维定位。

（五）质子弛豫增强效应与对比增强

一些顺磁性和超顺性物质使局部产生磁场，可缩短周围质子弛豫时间（T_1、T_2）来增强或降低组织或病变的信号强度，此现象为质子弛豫增强效应。这一效应使 MRI 也可行对比增强检查。Gd-DTPA 即钆喷替酸二葡甲胺盐是顺磁性物质，为 MRI 检查常用的对比剂。

五、MRI 的临床应用

磁共振检查的禁忌证和准备工作 带有心脏起搏器、人工关节、义齿等以及手表、钥匙、硬币等铁磁性物质的患者为绝对禁忌。检查前做好解释工作（因噪声较大）。严重肾衰竭慎用造影剂等。

MRI 检查以其多参数、多序列、多方位成像和软组织分辨力高等特点以及能够行 MR 水成像、MR 血管造影、MRI 功能成像和 MR 波谱成像等独特的优势，目前已广泛用于人体各个系统检查和疾病诊断。MRI 检查具有能够早期发现病变、确切显示病变大小和范围、且定性诊断率高等优势。可用于各个系统的先天性疾病、血管性疾病、良恶性肿瘤、外伤及退行性和变性性疾病的发现和诊断。

MRI 检查的限度 MRI 显示钙化不敏感，对于骨骼系统以及胃肠道方面的检查有一定的限度，对呼吸系统的病变显示和诊断远不及 CT 检查，MRI 检查费用较高，设备远不及超声和 CT 那样普及，限制了其应用。

此外，影像诊断技术还包括超声和核素影像诊断，分别见第三十四章、三十五章。

第二十八章 骨、关节与软组织影像诊断

学习目标

通过本章内容的学习，学生应能：

识记：

描述骨、关节系统，正常和常见病变的 X 线表现。

理解：

总结骨、关节疾病 X 线改变的原因。

运用：

联系相关知识，选择适当的检查方法，并对检查结果进行准确分析。

骨骼是人体密度最高的组织，它与周围的软组织有显著的密度差异；同时骨骼本身不同部位的结构也存在一定的密度差别，构成了良好的自然对比。X 线平片能很好地显示其各种结构，而且检查方法简单，费用较低，故 X 线平片是骨关节和软组织疾病首选检查方法。但由于前后影像重叠，在一定程度上影响观察，对软组织病变的观察亦有较大的限度。CT 为横断分层扫描，密度分辨力高，无影像重叠所限；对观察解剖结构较复杂的部位，显示骨内小病变和软组织改变优于 X 线平片。MRI 对软组织和骨髓病变的分辨力比 X 线和 CT 都更具优势。因此，在 X 线平片的基础上合理地选用 CT、MRI 检查，可提高对骨关节和软组织病变的诊断率。

第一节 检查方法与正常影像表现

一、检查方法

（一）普通 X 线检查

1. 摄片 为骨、关节 X 线检查最主要的方法，要注意以下几点：

（1）常规正、侧位，某些部位再加斜位、切线位或轴位。

（2）摄片包括周围软组织，四肢长骨包括相邻一个关节，脊柱如腰椎包括下部胸椎以便定位。

（3）必要时应摄对侧对比。

2. 透视 仅用于四肢骨关节外伤性骨折与脱位的整复、火器伤中金属异物的寻找和定位。

（二）造影检查

1. 关节造影 由于关节内结构密度相近，缺乏自然对比，应用穿刺方法将造影剂导入关节

内，增大关节内的密度差别。由于CT和MRI技术的广泛应用，目前关节造影已很少使用。

2. 血管造影 通过四肢动脉注入造影剂，观察血管形态和血液供应情况。主要用于四肢骨关节及软组织良、恶性肿瘤的鉴别。

（三）CT检查

CT检查不仅能显示组织结构的横断面关系，又能分辨出脂肪、肌肉、软骨、骨髓、骨松质和骨皮质的密度差异，易于发现病变，并能确定病变的部位、范围、形态和结构。现代CT的冠状面、矢状面、曲面和三维成像，在骨关节系统发挥着更广泛的作用。CT显示软组织结构、层次的能力虽优于X线照片，但不及MRI。

（四）MRI检查

MRI扫描全面可显示脊柱、椎管与脊髓全貌；关节液、软骨、半月板和椎间盘存在明显的信号差异，不需造影即可显示这些结构和病变。

二、正常影像表现

（一）四肢长骨的影像表现

1. 小儿长骨的X线表现 长骨为软骨内化骨，一般有3个以上骨化中心，一个在骨干，称为一次骨化中心。其他二个分别在长骨两端，称为二次骨化中心。胎儿出生时，长骨一次骨化中心已大部分完成骨化，但两端仍为软骨，即骺软骨。由于大部分二次骨化中心是在出生后不同时期出现的，因此小儿长骨的主要特点是有骺软骨，且未完全骨化。小儿长骨可分为四部分（图6-28-1）。

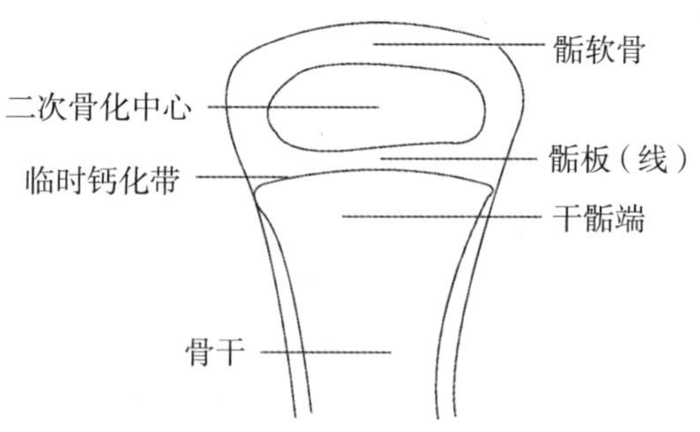

图6-28-1 小儿长骨骨端示意图

（1）骨干：骨干外层由密质骨构成，称骨皮质。X线表现为骨干边缘条形均匀致密影，外缘光整，中部最厚，近两端逐渐变薄，骨皮质内外面均覆有骨膜，分别称为骨内膜与骨外膜，正常骨膜在X线上不显影。骨干中央为骨髓腔，因含造血组织和脂肪组织，X线表现为无结构的半透明区。

（2）干骺端：即X线小儿长骨照片上，长骨两端较膨大的部分，与骨干无明显分界，主要由骨松质组成。X线照片上见骨小梁交织呈网状，周边围以薄层骨皮质，其骺侧为一不规则致密线，称为临时钙化带；此区由骺板软骨内钙化的软骨基质和初级骨小梁所组成，是骨骼生长最活跃的部位。

（3）骨骺：位于长骨两端，在胎儿及儿童时期多为软骨，即骺软骨。X线片上不显影。随年龄增长，骺软骨内出现二次骨化中心；X线表现为一个或几个小点状骨性致密影，逐渐增大或相互融合形成松质骨结构，边缘由不规则变为完整，最后与骨干愈合。

（4）骨骺板：亦称骨骺盘。当骨骺与干骺端不断骨化，二者间的软骨逐渐变薄而呈板状或线状则称为骨骺板或骺线。因为骨骺板是软骨，在X线片呈横行透明板状或线样阴影，骨骺板不断变薄，最后消失，即骨骺与骨干结合，完成骨的发育。X线表现为骺线消失。

2. 骨龄 在骨的发育过程中，每一个骨骼的骺软骨内二次骨化中心出现时的年龄、骨骺与干骺端完全结合，即骺线完全消失时的年龄，就是骨龄。判断骨龄是了解被检查者实际骨发育的年龄，对某些疾病的诊断有一定价值。

3. 成人长骨的X线表现 成人长骨的骨骺与干骺端结合，骨骺板消失，只有骨干和由骨松质构成的骨端（图6-28-2）。成人长骨分为骨干和骨端两部分。

（1）骨干：骨膜位于骨干表面，正常时在X线平片上不能显示。骨皮质密度均匀致密，在骨干中段最厚，向两端逐渐变薄，骨皮质内缘与骨松质连续，外缘光整，在肌腱韧带附着处可出现隆起或凹凸不平。骨髓腔显示为骨干中央边界不清，密度较低的长管状透亮区。

（2）骨端：为长骨两端较大的部分，骨皮质较薄且多光滑锐利，其内有由大量松质构成的骨小梁，X线表现为纵横交错的网络样骨纹理，密度低于骨皮质。骨小梁的排列方向与负重、肌肉张力及特殊功能有关。

4．四肢长骨的CT表现　四肢骨关节CT几乎皆为横断面扫描，不同层面的影像表现不尽相同。在CT骨窗上骨皮质表现为致密的线状影，而骨小梁表现为细密的网状影。骨髓腔因含脂肪成分而表现为低密度影。在软组织窗上，脂肪组织有特殊的低密度区，中等密度的肌肉、肌腱和骺软骨在脂肪组织衬托下也能清晰显示。

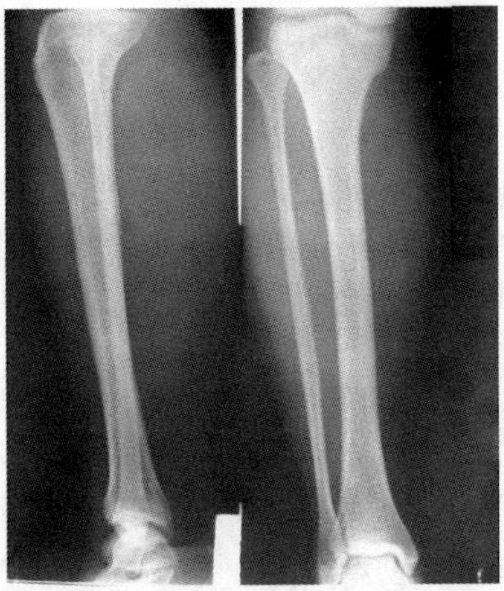

图 6-28-2　正常成人胫腓骨正侧位 X 线平片

5．四肢长骨的MRI表现　MRI上骨膜与骨皮质在T_1WI和T_2WI均显示低信号，骨松质和骨髓腔内黄骨髓含有脂肪组织，在T_1WI上显示高信号，在T_2WI上呈中等偏高信号。在儿童，骨髓腔内红骨髓较多，其髓腔信号在T_1WI上比成人髓腔信号低，等于或低于肌肉信号，在T_2WI上其信号增高，类似皮下脂肪信号；干骺端于T_1WI及T_2WI上的信号比髓腔还高，在脂肪抑制序列上呈低信号；骨骺板在T_1WI上为低信号，在T_2WI上也呈较低信号。

（二）关节的影像学表现

1．关节的X线表现　滑膜关节由两个或两个以上骨端组成。每个骨端的骨性关节面均覆盖有一层关节软骨。滑膜关节在X线平片上可显示关节间隙、骨性关节面和关节内外脂肪层。关节囊和韧带在X线平片上一般不能显示（图6-28-3）。

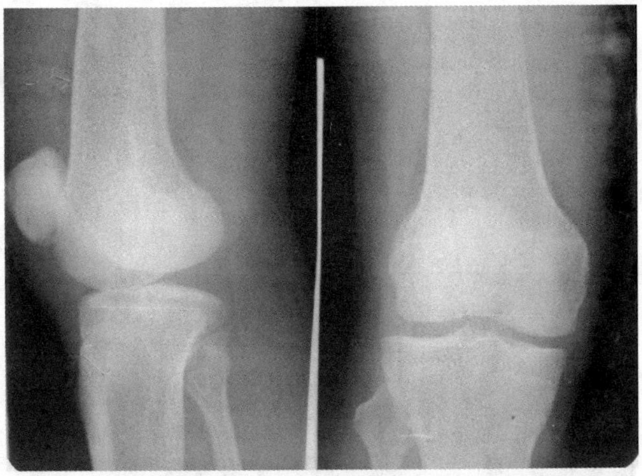

图 6-28-3　正常成人右膝关节正侧位 X 线平片

（1）关节间隙：指X线平片上相对骨端的骨性关节面之间的透明间隙，为关节软骨、关节盘和关节腔的综合投影。

（2）骨性关节面：为X线平片上关节骨端边缘锐利光滑的致密影，一般凹侧骨性关节面较凸侧厚。

（3）关节内、外脂肪层：关节内脂肪层在关节囊内、外层之间，关节外脂肪层位于关节囊与周围肌肉之间，二者均为低密度透亮影。

2．关节的CT表现　CT显示骨性关节面表现为线样高密度影，关节软骨常不能显影。适当的窗宽和窗位可显示关节囊、周围的肌肉和囊内外韧带的断面，均呈中等密度影。

3．关节的MRI表现　关节软骨位于关节骨端最外层，厚1～6mm，在T_1WI和T_2WI上呈较低信号，表面光滑；关节软骨下的骨性关节面在X线平片和CT片上均为表面光滑的高密度影，而在T_1WI及T_2WI上呈一薄层清晰锐利的低信号影；骨性关节面下的骨髓腔在T_1WI和T_2WI上均为高信号。关节囊在T_1WI和T_2WI上均为光滑的低信号；关节囊内、外韧带和关节盘在T_1WI和T_2WI上均呈低信号；关节腔内的少量滑液在T_1WI呈低信号，在T_2WI呈高信号。

（三）脊柱的影像学表现

1．脊柱的X线表现　脊柱主要由脊椎和椎间盘构成。除第1、2颈椎和骶尾椎外，成人脊椎均由椎体和附件构成，后者包括椎弓，椎板，上、下关节突，横突和棘突。

在正位脊柱X线片上，椎体呈长方形，从上向下依次增大，主要由松质骨构成，骨小梁纵行排列比横行明显，周围为一层密度均匀的骨皮质，轮廓光滑。椎体两侧有横突影，其内侧可见椭圆状致密影，为椎弓根的横断面投影，称椎弓环。椎弓根的上下方见有上下关节突的影像，上位椎骨的下关节突在内侧，相邻下位椎骨的上关节突在外侧，二者相邻构成椎骨关节突关节。椎弓板由椎弓根向后内延续，在中线联合成棘突，投影于椎体的中央偏下方，呈尖端向上类三角形的线状致密阴影。

在侧位脊柱X线片上，椎体呈长方形位于前方，椎弓居于后方，椎弓板位于椎弓根和棘突之间。上、下关节突的位置关系是下关节突在下位椎骨的上关节的后方。同一脊椎的两关节突之间为椎弓狭部。椎间孔居相邻的椎弓根、椎体、关节突和椎间盘之间。两椎体间的透亮间隙为椎间隙（图6-28-4）。

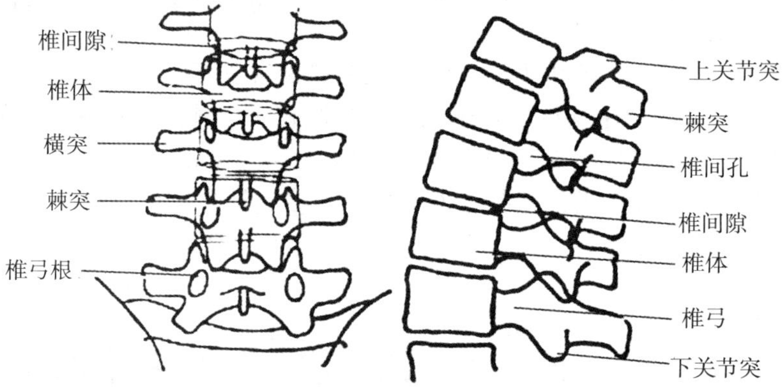

图6-28-4 正常腰椎正侧位示意图

2. 脊柱的CT表现 在脊椎CT横断面像（图6-28-5）上，由椎体、椎弓根和椎弓板构成椎管骨环，硬膜囊居椎管中央，呈低密度影，与周围结构有较好的对比。黄韧带为软组织密度，附着在椎弓板和关节突的内侧，正常厚2～4mm。腰段神经根位于硬膜囊前外侧，呈圆形中等密影，两侧对称。侧隐窝呈漏斗状，其前方是椎体后外面，后方为上关节突，侧方为椎弓根内壁，其前后径不小于3mm，隐窝内有穿出的神经根。椎间盘由髓核和纤维环组成，其密度低于椎体，CT值为50～110HU。

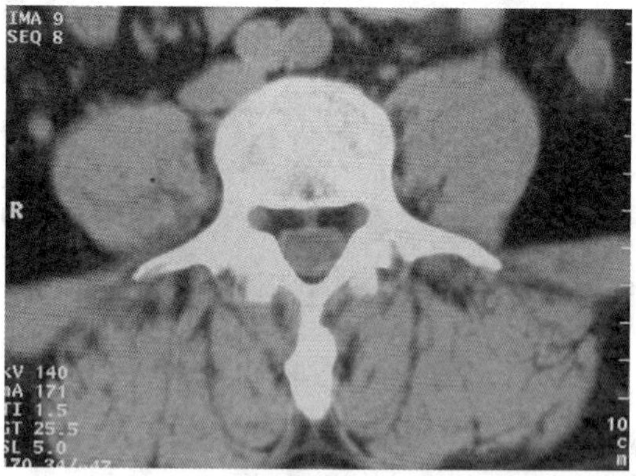

图6-28-5 脊柱CT横断面像

3. 脊柱的MRI表现 在脊柱MRI矢状面上，大多脊柱体呈方形或长方形，椎体边缘骨皮质T_1WI及T_2WI均呈低信号。一般椎体内骨松质在T_1WI上呈中高信号，在T_2WI上呈中等信号。矢状面上椎体小关节面关节软骨在T_1WI及T_2WI上呈中等信号。前纵韧带、后纵韧带在T_1WI及T_2WI上均呈低信号。

椎间盘在T_1WI上呈较低信号，分不清髓核与纤维环；髓核及内纤维环在T_2WI上呈高信号，外纤维环在T_1WI和T_2WI上均呈低信号。

硬膜外腔内富含脂肪、疏松结缔组织、神经和血管。硬膜外脂肪在T_1WI上呈高信号，T_2WI上呈中高信号，脊髓在T_1WI上呈中等均匀信号。

（四）软组织的影像学表现

骨骼肌系统的软组织包括肌肉、血管、神经、关节囊、韧带、肌腱等，在对比度良好的平片上，可显示软组织层次和轮廓。

对软组织病变观察，CT 明显优于 X 线片。在 CT 横断面影像上，躯干和四肢的最外层呈线样中等密度的皮肤，其下方为厚薄不一的低密度皮下脂肪，其内侧与骨之间四周几乎都是中等密度的肌肉。血管和神经多行走于肌间，在肌间脂肪的衬托下呈中等密度的小类圆形或索条状影。

MRI 可清晰显示脂肪、肌肉、纤维组织、血管、淋巴管和神经等软组织结构。脂肪在 T_1WI 和 T_2WI 上均呈高信号；骨骼肌在 T_1WI 上呈中低信号，在 T_2WI 呈低信号；纤维组织、肌腱和韧带等在各种序列上均为低信号；血管在 T_1WI 和 T_2WI 上均呈低或无信号的圆形或条状结构；粗大的神经在 T_1WI 和 T_2WI 上呈中等信号。

第二节 骨、关节与软组织基本病变的影像表现

一、骨骼的基本病变

（一）骨质疏松

骨质疏松是指单位体积内正常钙化的组织减少，即骨组织的有机成分和无机成分都减少，但两者的比例仍正常。X 线和 CT 表现为骨密度减低，骨小梁变细、变少，骨皮质变薄呈分层状，骨髓腔增宽。椎体可见骨小梁呈纵行排列，周围骨皮质变薄，严重者椎体内结构消失，椎体上下缘内凹变扁，椎间隙呈梭形增宽。

骨质疏松据发生范围大小，分全身性骨质疏松和局限性骨质疏松。前者主要见于老年人、绝经期后妇女、营养不良、代谢或内分泌障碍，后者多见于炎症、骨折、恶性骨肿瘤和局部活动受限。

（二）骨质软化

骨质软化是指一定单位体积内骨组织内矿物质含量减少，而有机成分正常。X 线表现主要为骨密度减低和骨小梁粗糙、模糊、骨皮质变薄边缘模糊，承重骨变形。有时可见假骨折线，呈宽 1~2mm 的光滑透明线；与骨皮质垂直，边缘稍致密，好发于耻骨支、肱骨及股骨上段等。

骨质软化一般为全身性改变，以腰椎骨盆最为明显。主要见于维生素 D 缺乏性佝偻病、骨质软化症和钙磷代谢障碍等。

（三）骨质破坏

骨质破坏为正常骨组织被炎症、肉芽组织、肿瘤组织等病理组织所代替，从而造成的骨结构消失。骨质破坏的 X 线和 CT 表现为骨质局限性密度减低，骨小梁稀疏、消失或出现骨质缺损（图 6-28-6）。

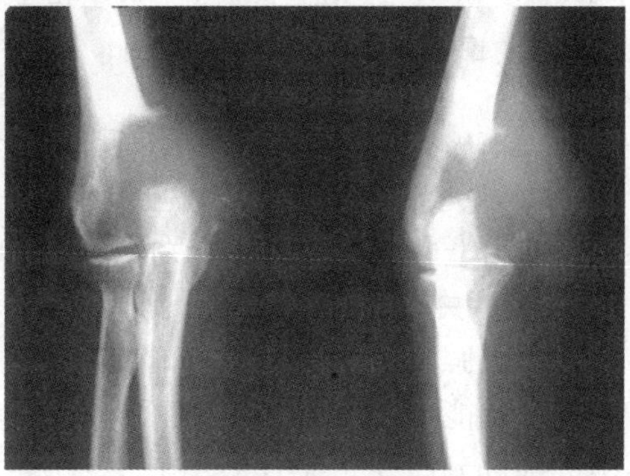

图 6-28-6 右肱骨下段骨质破坏 X 线平片

骨质破坏见于炎症、肉芽肿、肿瘤或肿瘤样病变，骨质破坏依其病变性质不同而异。急性炎症和恶性肿瘤破坏进展快，破坏区边缘与正常骨质分界不清。慢性炎症或良性肿瘤引起的破坏，边界较清楚，部分病变可使局部骨质呈膨胀性改变。

（四）骨质增生硬化

骨质增生硬化是指一定单位体积内骨量的增多，为骨组织成骨活动增多或破骨活动减少所致。X 线和 CT 表现为骨密度增高，骨皮质增厚、边缘不规则，骨小梁增多、增粗、密集、间隙

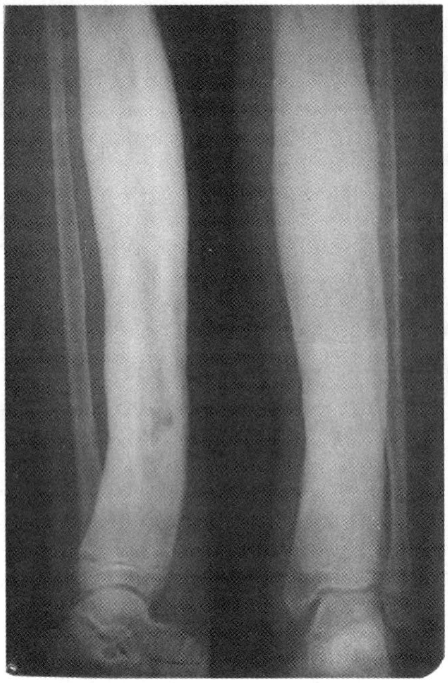

图 6-28-7 胫骨骨质增生硬化 X 线片

变小或消失，髓腔变窄闭塞（图 6-28-7）。

骨质增生硬化是机体一种代偿反应。多数为局限性，如慢性炎症、骨折修复、成骨肉瘤等疾病。广泛者见于代谢或内分泌障碍，如甲状旁腺机能低下或氟中毒等。

（五）骨膜增生

骨膜增生又称骨膜反应，是骨膜受到某些病理因素（炎症、外伤、肿瘤等）刺激后，使骨外膜下成骨细胞活动加强而形成的骨膜新生骨。X 线平片和 CT 上骨膜增生可表现为骨皮质平行排列的线样、层状致密影，亦有与皮质相垂直的针状、放射状骨膜反应（图 6-28-8）。

（六）骨质坏死

骨质坏死是指骨组织局部代谢的停止，骨细胞死亡，坏死的骨质称为死骨。形成死骨的主要原因是血液供应中断。X 线和 CT 表现为骨质局限性密度高，可为砂粒状、碎片状、条块状或巨块状致密影，其周围见低密度影。

多见于化脓性骨髓炎、骨结核、骨缺血性坏死和外伤骨折后。

（七）骨、软骨钙化

骨、软骨钙化是指骨或软骨内产生的各种病理性钙化，X 线平片表现为斑点状、小片状、团块状或环形、弧形致密影。CT 能较 X 线片更好地显示瘤软骨钙化特征，两者均表现为环形或半环形高密度影，有时融合成片，似蜂窝状。

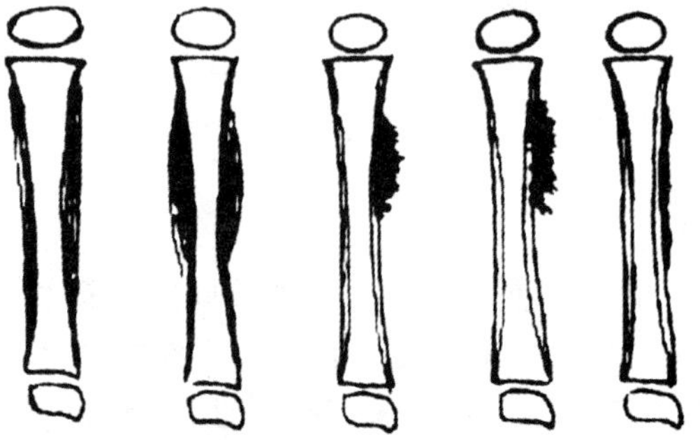

图 6-28-8 骨膜增生示意图

二、关节的基本病变

（一）关节肿胀

关节肿胀常由关节积液和关节囊及其周围软组织充血、水肿所致。多见于炎症、外伤和出血性疾病。X 线片显示关节周围软组织影膨大，密度增高，皮下组织和肌肉间隙模糊、消失，关节大量积液可使关节间隙增宽。CT 显示关节囊肿或积液呈均匀的水样密度影。MRI 上多呈 T_1WI 低信号、T_2WI 高信号。

（二）关节破坏

关节破坏是指关节软骨及其下方的骨质被病理组织侵犯、代替所致。X 线表现关节间隙变狭窄，提示关节软骨有破坏。当病变累及软骨下骨质时，显示骨性关节面毛糙不整、骨破坏缺损。严重时可造成病理性脱位或关节融合等畸形。

（三）关节强直

关节强直是指关节破坏的晚期，由于两关节面之间因骨组织或纤维组织增生连接所致的关节运动功能丧失。前者称骨性强直，后者称纤维性强直。骨性关节强直 X 线平片及 CT 上显示关节间隙部分性或完全消失，并有骨小梁穿过并连接两侧骨端（图 6-28-9），多见于化脓性关节炎。纤维性强直 X 线表现关节间隙变窄，无骨小梁通过，需结合临床才能判断，常见于关节结核、类风湿性关节炎。

（四）关节脱位

关节脱位是指构成关节的两个骨端正常相对位置发生改变或距离增宽。依程度可分为半脱位和全脱位，依病因可分为外伤性、先天性和病理性3种。外伤性脱位有明确暴力外伤史；先天性脱位常见于婴幼儿，髋关节为好发部位；继发于关节或邻近组织疾病的关节脱位为病理性脱位。

（五）关节退行性变

关节退行性变是指关节软骨发生变性、坏死和溶解吸收，局部逐渐被纤维软骨或纤维组织所代替，致使关节间隙狭窄，继而产生骨性关节面骨质增生硬化，在边缘形成唇样增生、骨赘形成。X线表现骨性关节面增生硬化，密度增高，边缘不规则，骨赘形成及韧带骨化、关节间隙狭窄。

多见于老年人，以承重的脊柱和髋、膝关节为明显；也常见于从事体力劳动者，与慢性创伤和长期承重有关；有些职业病和地方病也可引起继发性关节退行性改变。

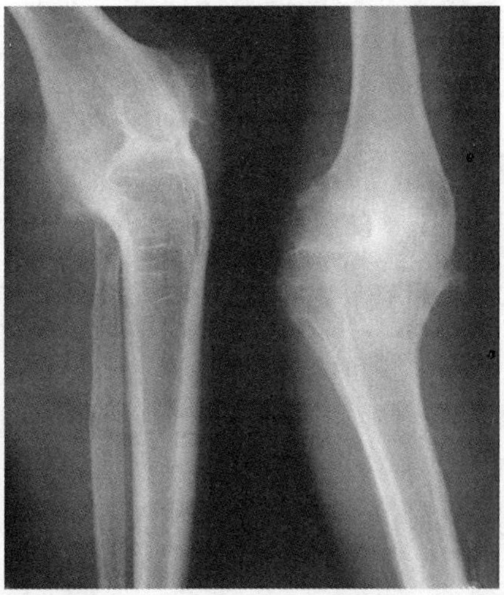

图6-28-9　右侧膝关节骨性关节强直X线片

三、软组织的基本病变

（一）软组织肿胀

软组织肿胀指因炎症、水肿、出血或脓肿而引起的软组织肿大膨胀。

X线和CT表现为病变区软组织密度增高，边界不清，组织层次模糊，皮下脂肪层可出现网状结构像。MRI上除形态肿胀外，软组织充血、水肿、脓肿表现为T_1WI低信号、T_2WI高信号；出血和血肿在T_1WI和T_2WI上多均为高信号。

（二）软组织肿块

软组织肿块为因软组织良、恶性肿瘤或肿瘤样病变而引起的团块。X线和CT表现上，肿块邻近骨表面可出现压迫性骨质吸收和反应性骨硬化，一般来讲，良性肿瘤界限清楚，恶性者边缘模糊。大多数软组织肿块的MRI信号在T_1WI上为低信号，而T_2WI上多为程度不同的高信号，肿块边界清楚。病灶的坏死液化区呈T_1WI低信号、T_2WI高信号。肿瘤的脂肪成分在T_1WI和T_2WI上多均为高信号，采用脂肪抑制序列后其信号降低。

（三）软组织钙化

软组织钙化是指软组织因出血、退变、坏死、肿瘤、结核、寄生虫感染而致的钙化。可发生于肌肉、肌腱、关节囊、血管、淋巴结等软组织。X线片及CT显示为不同形状及密度的钙化影。

（四）软组织积气

软组织积气可因外伤、手术或产气杆菌感染引起。X线片或CT上呈形状不一的极低密度透亮影，CT值小于-200HU，边界清楚。

第三节　骨与关节常见疾病影像诊断

一、骨与关节外伤

（一）骨折

有明确的外伤史，骨折局部肿痛，变形、患肢缩短、保护性姿势及功能障碍等。骨折是指骨的连续性发生中断，包括骨小梁、骨皮质、软骨的断裂。

1. 骨折X线片表现

（1）骨骼出现不规则形或线形透亮间隙，边缘锐利。

（2）骨皮质或骨小梁断裂、扭曲、皱褶或错位。

（3）嵌入性或压缩性骨折表现为骨小梁相互嵌插、排列紊乱，甚至出现高密度带，而看不到骨折线。

X线片上显示一密度减低的线状阴影，叫骨折线，为骨折的直接征象。

2. 骨折的分类

（1）根据骨折的原因分创伤性骨折、疲劳骨折及病理性骨折。

（2）依骨折的程度分为完全性和不完全性，前者骨折线横贯骨骼全径。

（3）按骨折线形状及走向分为横行、斜行、纵行、螺旋行、T形、Y形等。

（4）依据骨折片情况分为撕脱性、嵌入性和粉碎性（图6-28-10）。

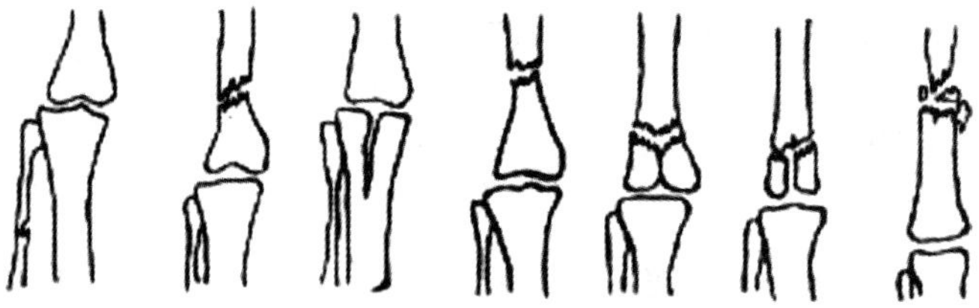

图6-28-10 骨折分类示意图

3. 骨折断端移位

骨折断端移位即骨折后的对位和对线情况。一般以骨折近折端为标准来描述远折端的移位方向和程度（图6-28-11）。

（1）移位：分内、外、前、后移位。当两断端完全错开时叫完全性移位；两断端相对不到骨折断面的二分之一时称对位不良，两断端相对接近正常时称对位良好。

（2）重叠或分离：这是一种纵向移位。表现为两断端重叠、嵌入或分离。前两种的骨折线为致密线，分离则表现为两断端之间距加大，处理不当易导致骨折不愈合。

（3）成角：即两骨折段纵轴线不成一条直线，而互交成一角度，称为成角畸形。以成角凹侧为准，如凹侧向前为向前成角，角度基本消失时称对线良好，仍有成角时称对线不良。

骨折端发生内外、前后移位或上下交错重叠和分离移位时，称对位不良；有成角畸形称对线不良。

（4）旋转：是长骨骨折后远折断端沿长轴向内或外旋转，对旋转的判断应包括远侧的关节。

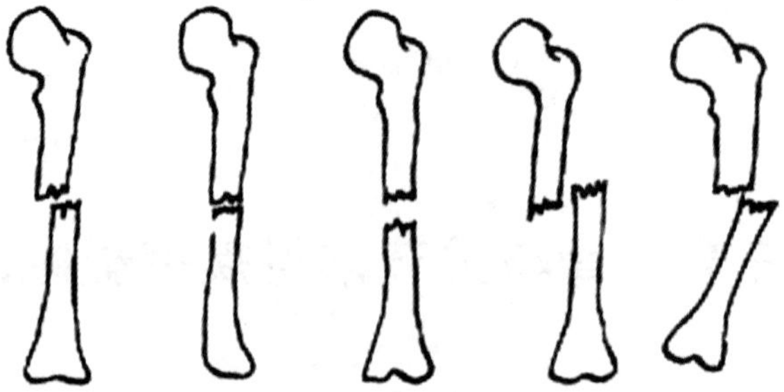

图6-28-11 骨折断端移位示意图

4．儿童骨折的特点

（1）骺离骨折：外力经骺板达干骺端引起骨骺分离，表现为骺板或骺线增宽，骨骺与干骺端对位异常。

（2）青枝骨折：局部骨皮质和骨小梁的扭曲，而不见骨折线或只引起骨皮质的皱折、凹陷、隆突或翘起。由于儿童骨骼有机含量多柔软似被折而不断的柳树条。

5．骨折的愈合　骨折后断端出血形成血肿，血肿约1周内机化，形成肉芽组织，此时X线片仅见骨折线清晰和软组织肿胀。2～3周后，肉芽组织形成骨样组织，逐渐骨化成骨痂，X线表现为断端外侧与骨干平行的梭形高密度影，内骨痂与外骨痂的高密度影重叠而显示不清，同时可见骨折线模糊。随骨痂范围加大，使骨折处连接固定、骨折线逐渐消失而成为骨性连接期。约3个月后进入塑形期，渐渐恢复正常的骨质结构，此期可长达数年。

6．骨折的并发症

（1）骨折的延迟愈合或不愈合：由于固定不佳、局部血运不良，断端间嵌入软组织及并发感染均可造成骨折延期愈合或不愈合。延迟愈合：骨痂延迟出现，骨折线延迟消失或不消失。不愈合：断端吸收变尖，断端硬化髓腔封闭，假关节形成。

（2）骨折合并感染：见于开放性骨折，致断端出现骨髓炎，影响骨折愈合。

（3）缺血性坏死：由于骨折或复位损伤血管，引起局部骨质坏死，X线表现为坏死区骨密度增加。

（4）骨折畸形愈合：断端对位对线不良及骨骺分离都可使骨折畸形愈合。

（5）创伤性关节炎：关节内骨折或骨折畸形愈合可影响关节功能，引起创伤性关节炎。

（6）骨质疏松：骨折固定后，肢体制动时间长引起失用性骨质疏松。轻者短期内可恢复，重者持续时间较久，影响功能。

7．常见部位骨折

（1）伸直型桡骨下端骨折：又称Colles骨折，指桡骨远端近关节面2～3cm以内的横行或粉碎性骨折，骨折远折端向背侧及桡侧移位，骨折处向掌侧成角，桡骨远端关节面前倾角减少，两折端常呈嵌插畸形，此种骨折可合并尺骨茎突撕脱骨折和下尺桡关节分离。儿童常发生桡骨远端骨骺分离（图6-28-12）。

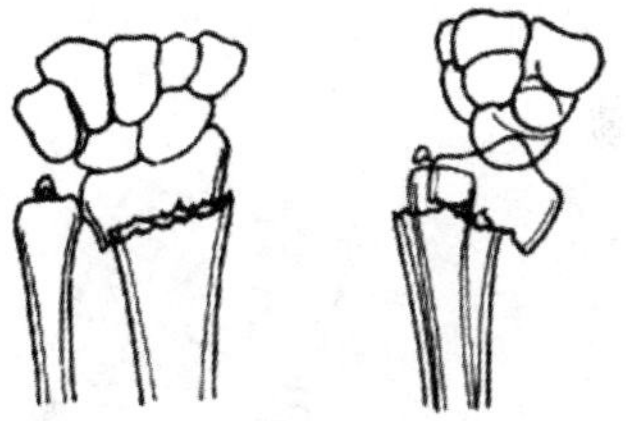

图6-28-12　伸直型桡骨下端骨折示意图

（2）肱骨髁上骨折：是上臂常见的骨折，多见于儿童。骨折位于髁上方，多为横行骨折。一般分两型：伸直型多见，骨折线自前下斜向后上，远折段向后上方移位，骨折两断端向后成角畸形。屈曲型少见，远折段向前移位，骨折两断端向前成角畸形（图6-28-13）。

（3）肱骨外科颈骨折：骨折位于肱骨解剖颈下2～3cm处，骨折线横行，断端多有嵌入，一般分为两型：内收型为两断端向外成角，骨干内收，大结节多正常。外展型为两断端向为内成角，骨干外展，大结节常撕脱（图6-28-14）。

（4）股骨颈骨折：多见于老年人。骨折可发生于股骨颈头下部，颈中部和颈基底部。骨折线呈斜行或螺旋形，断端可错位或嵌入，亦可向内或向外成角。向内成角者称内收型，向外成角者称外展型（图6-28-15）。

（5）脊柱骨折：影像检查方法的选择为X线片基础上选择CT或MRI检查。多由于自高处坠下或背部砸伤引起。好发于胸椎和上部腰椎，常累及一个椎体，多为椎体压缩性骨折。X线表现为椎体受压变扁，侧位片上显示椎体呈楔形变形，由于断端

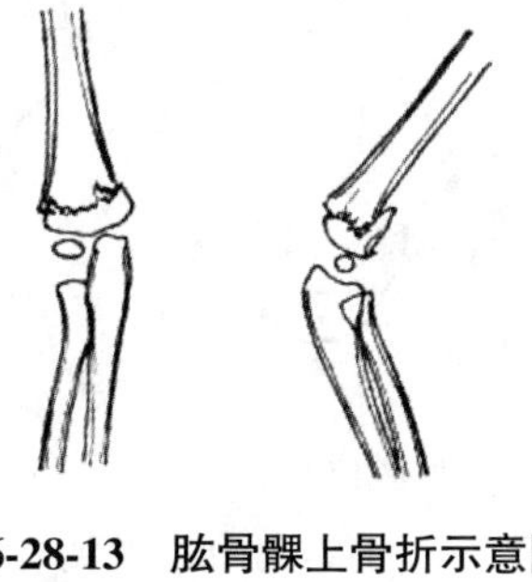

图6-28-13　肱骨髁上骨折示意图

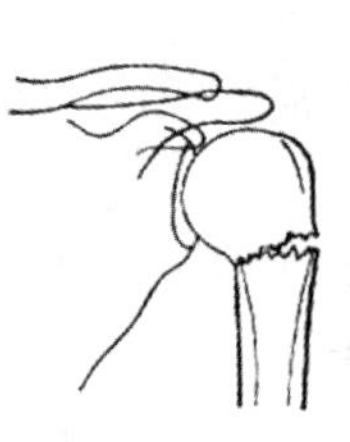

图 6-28-14 肱骨外科颈骨折示意图

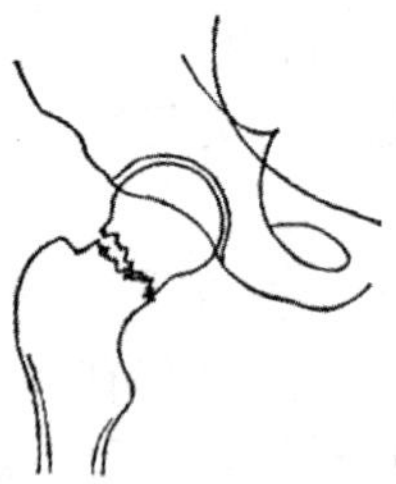

图 6-28-15 股骨颈骨折示意图

的嵌入，不易看到骨折线，使椎体内骨小梁变致密。严重者骨折处常发生脊柱后突、侧移位或后移位等。亦常合并棘突、横突骨折（图 6-28-16）。CT 或 MRI 检查应重点观察骨折对脊髓及神经根的影响，有无椎管狭窄变形、骨折片突入椎管压迫脊髓及神经根情况。

（二）创伤性关节脱位

创伤性关节脱位是由于外力作用致关节正常关系丧失。多发生于四肢活动范围较大的关节，且关节囊及周围韧带不够坚强，结构不稳固的关节，常见于肩关节、肘关节和髋关节，有时可并发骨折。成人大关节脱位易于辨认和诊断，但成人小关节不全脱位和儿童关节脱位常须照对侧关节进行对比，才能做出诊断。患者有明确的外伤史，关节疼痛，肿胀变形和功能障碍等。

1. 肘关节脱位　常为后脱位，即尺骨与桡骨近端同时脱向后方，少数可脱向外侧。多数为跌倒后手掌着地致肘关节过伸，使尺桡骨近端同时向肱骨远端后上方移位。尺骨鹰嘴半月切迹脱离肱骨滑车，脱位时常并发肱骨内上髁和桡骨头骨折（图 6-28-17）。

2. 肩关节脱位　肩关节是全身活动范围最大的关节，关节盂浅小，故易发生脱位。分前脱位和后脱位，前脱位较常见，肱骨头脱向肩胛骨前面，依其位置又分为喙突下、盂下和锁骨下脱位三种，易合并大结节骨折（图 6-28-18）。后脱位少见，由于肱骨向后脱位后并不下移，正常观易误为正常，应注意与健侧比较鉴别。

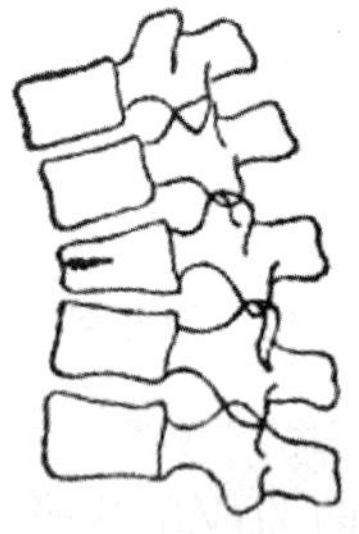

图 6-28-16 脊柱压缩性骨折

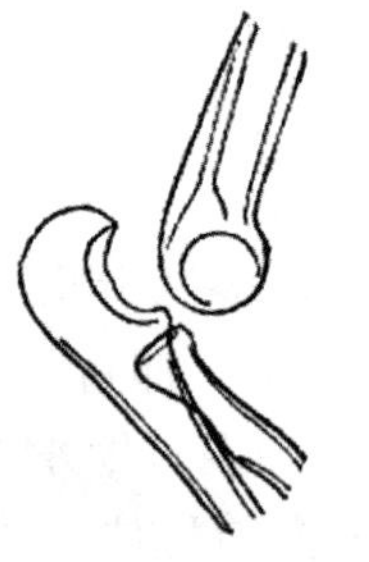

图 6-28-17 肘关节脱位

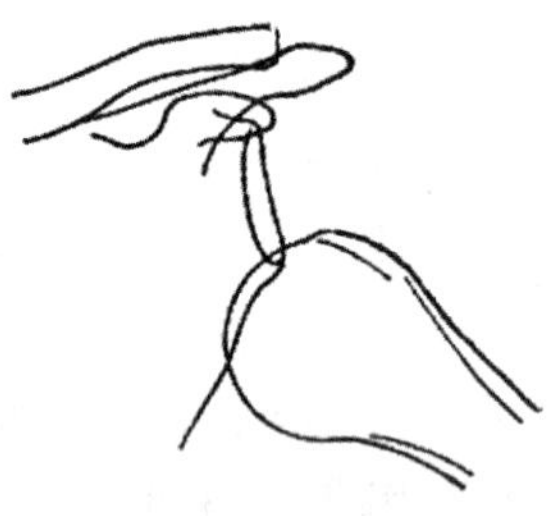

图 6-28-18 肩关节脱位

3. 髋关节脱位　创伤性髋关节脱位分前脱位、后脱位和中心脱位三种，后脱位多见，股骨头脱出髋臼外并向外、上移位，与髋臼上部重叠，股骨多处于内收部；前脱位较少见，股骨头脱向髋臼内下方，股骨多处于外展位；中心脱位极少见，表现为髋臼底部粉碎性骨折，股骨头嵌入其内且突向骨盆腔（图 6-28-19）。

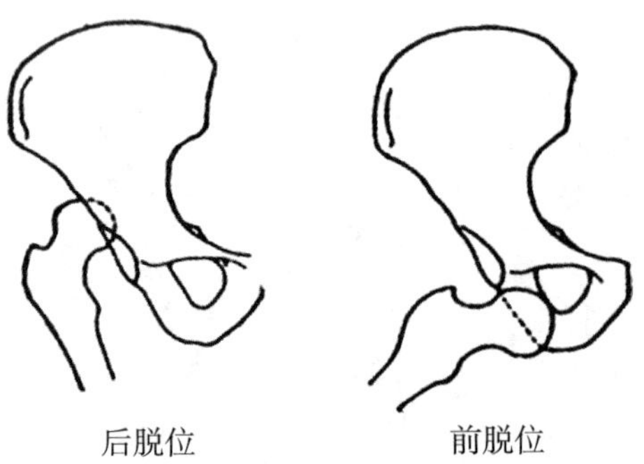

图 6-28-19 髋关节脱位

二、骨与关节化脓性炎症

（一）化脓性骨髓炎

【临床和病理】

化脓性骨髓炎的致病菌通常是金黄色葡萄球菌，链球菌及肺炎链球菌等。感染途径可为：①血行感染；②附近软组织或关节的感染直接蔓延；③随外伤而进入。其中以血行感染多见。血行感染时，细菌栓子经血循进入骨髓，多停留于血管走行弯曲、血流缓慢的干骺端松质骨内形成脓肿。如机体抗力强，脓肿可局限成为慢性骨脓肿。病变发展可延下述途径蔓延：①脓肿向髓腔直接蔓延；②脓肿穿破干骺部骨皮质，形成骨膜下脓肿；③骨膜下脓肿再次穿破皮质进入髓腔；④成年人脓肿可穿破骨端进入关节引起化脓性关节炎。儿童骨骺有暂时阻碍炎症蔓延的作用，故感染一般不能穿过骺板进入关节腔（图 6-28-20）。

根据临床和 X 线表现不同，化脓性骨髓炎可分为急性和慢性化脓性骨髓炎。急性化脓性骨髓炎一般有急性起病，局部红、肿、热、痛及功能障碍，伴高热、寒战、白细胞增多等全身中毒症状。慢性化脓性骨髓炎多为急性骨髓炎治疗不当或不及时迁延而来。临床特点是排脓瘘管经久不愈或时愈时发，时有小死骨排出。

1．急性化脓性骨髓炎的 X 线表现

（1）早期改变：软组织肿胀（软组织密度增高，皮下组织与肌肉的分界模糊或消失；皮下脂肪内出现致密的条纹影）。

（2）骨骼改变——晚于临床 2 周：干骺端骨质疏松，斑点状破坏，骨皮质破坏，骨膜反应，死骨，病理骨折。

X 线表现特点：以骨质破坏为主，有不同程度骨膜增生，可有死骨形成；骨质增生不明显（图 6-28-21）。

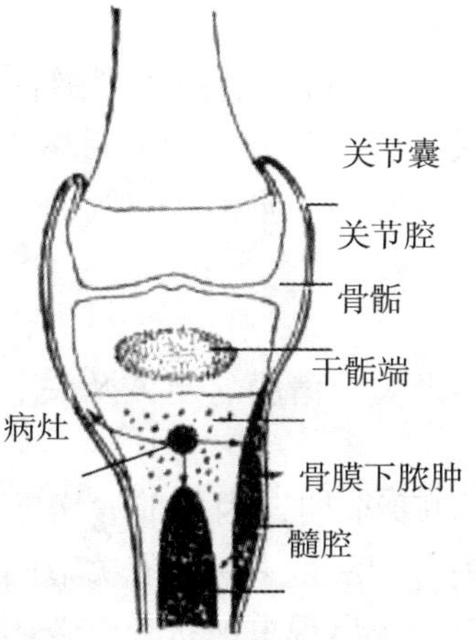

图 6-28-20　化脓性骨髓炎蔓延途径示意图

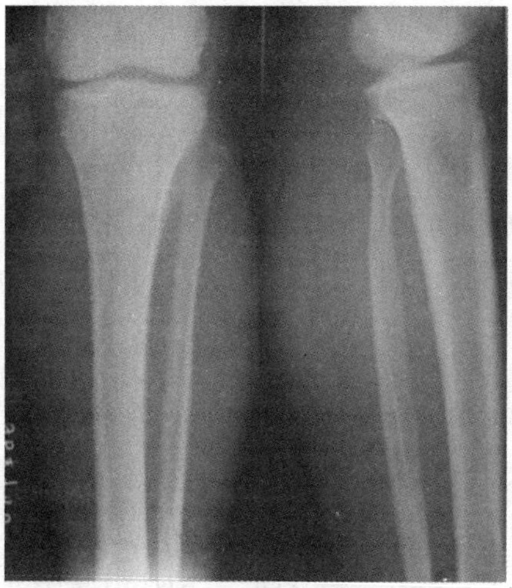

图 6-28-21　急性化脓性骨髓炎

CT 检查有助于发现干骺端和髓腔内小的骨破坏病灶，横断图像为局限性密度减低区，尤其能发现 X 线片不能显示的小破坏区和小死骨。MRI 在确定骨髓腔内炎症和软组织感染方面优于 X 线片和 CT。骨髓充血、水肿、渗出和坏死在 T_1WI 均表现为低信号，与正常骨髓的高信号形成明显的对比；在 T_2WI 上呈高信号。

2．慢性化脓性骨髓炎的 X 线表现　以骨质增生硬化为主，骨膜大量增生包围骨干且与皮质融合使骨干增粗，皮质增厚，外形不规则，骨髓腔变窄或闭塞。在增生的骨质中可见到残存的

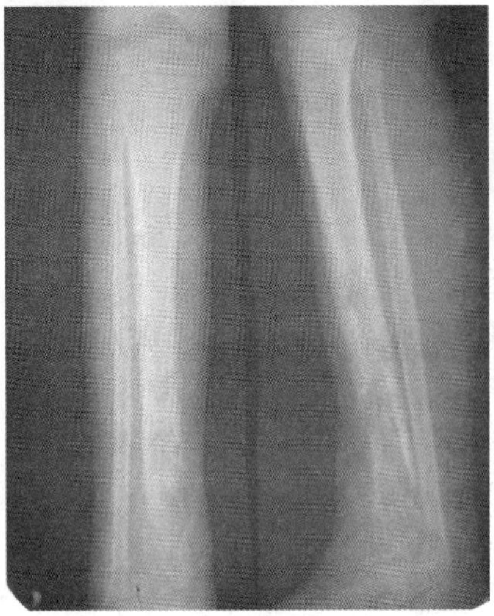

图 6-28-22 慢性化脓性骨髓炎

破坏区，其中可有大小不一的死骨而影响骨髓炎的愈合（图 6-28-22）。

CT 检查有助于显示小的死骨、无效腔及骨质破坏区。

（二）化脓性关节炎

【临床和病理】致病菌通常是金黄色葡萄球菌，链球菌及肺炎链球菌等感染滑膜而引起的关节的化脓性炎症。感染途径常为血行感染，也可因化脓性骨髓炎侵入关节引起。常侵及承重大关节。临床表现与化脓性骨髓炎相同。

化脓性关节炎的 X 线表现：

早期关节腔积液，软组织肿胀，骨质疏松。短期关节软骨即受侵蚀而破坏，关节间隙变窄。骨性关节面负重部位首先受破坏，以后破坏广泛，关节面不规则。关节囊破坏后，常发生病理性骨折。在修复期，病变骨质增生硬化，关节面骨破坏较轻者，关节仍可保留一定间隙，重者在愈合后形成骨性强直。

CT 可显示关节肿胀、积液及关节骨端的破坏，并可以判断病变的范围。

三、骨与关节结核

【临床和病理】骨与关节结核是以骨质疏松和骨质破坏为主的慢性疾病。多发生于青少年，常继发于肺结核。结核杆菌经血行到达骨或关节，易停留于血管丰富的骨松质内如椎体、骨骺、干骺部与关节滑膜，以脊椎为好发部位，其次为髋、膝关节，通常为单发。病变初期，结核病灶开始并局限于骨松质和骨膜，如治疗及时，可愈合。如进一步蔓延，可侵及关节；结核杆菌停留关节滑膜致关节囊增厚，滑膜充血水肿及关节腔积液，再波及关节。临床起病缓慢，局部可有肿痛和功能障碍，实验室检查红细胞沉降率可增快。

（一）骨骺与干骺部结核 X 线表现

干骺部结核常于干骺端松质骨内形成圆形骨质破坏区，边缘清楚，周围骨质无增生硬化改变。破坏区常侵及骨骺板，或越过骨骺板侵及骨骺，最后侵入关节，为干骺端结核的特点。死骨少见，常为“泥砂状”死骨。病变早期即出现患骨骨质疏松，骨质密度减低，骨小梁稀疏，皮质变薄，随病程的进展，骨质疏松更明显。

（二）关节结核 X 线表现

分为滑膜型和骨型两种。前者为结核杆菌经血行累及关节滑膜，再波及关节骨质。骨型结核为骨骺、干骺端结核直接蔓延所致。

（1）滑膜型结核：最常见于髋、膝、踝等关节。病变早期，因关节囊增厚，滑膜充血水肿及关节腔积液，X 线片表现为关节周围软组织肿胀，关节积液量多者可有关节间隙增宽，常同时伴有骨端骨质疏松。病变进展，则在滑膜附着部位关节边缘出现虫蚀状骨质破坏，边缘模糊，且上下关节骨端对称受累。当病变侵及关节软骨形成广泛破坏时，关节间隙变狭窄，同时可伴有关节半脱位或脱位。破坏严重者，愈合后产生关节纤维性强直。

（2）骨型关节结核：在骨骺、干骺部结核 X 线征象基础上，同时又有关节周围软组织肿胀、关节间隙慢性进行性狭窄及关节骨质破坏等改变。

CT 骨型关节结核的改变与骨骺、干骺端结核所见相同，常伴有关节肿胀积液、骨质破坏等。滑膜型关节结核在 CT 上可清楚地显示关节囊增厚、关节腔积液和周围软组织肿胀。

MRI 能很好地显示关节腔积液，滑膜肿胀、关节周围脓肿、软骨及软骨下骨破坏等，有助于对其诊断和鉴别诊断。

（三）脊柱结核的X线表现

脊柱结核的主要X线表现为椎体破坏、椎间隙变窄、椎旁冷脓肿和脊柱后凸畸形。

（1）椎体破坏：早期骨质疏松，继之出现骨松质内破坏、骨结构消失。椎体受压塌陷、变扁呈楔形，破坏严重者椎体可全部破坏消失，仅存椎弓部分。

（2）椎间隙变窄：病变开始累及椎体上下缘，进而侵犯软骨板，较早出现相邻椎体边缘模糊及椎间隙轻度狭窄，这是脊椎结核早期改变。当椎间盘严重破坏时，椎间隙明显狭窄或消失，而致上下相邻椎体互相嵌入融合。

（3）椎旁冷脓肿：脊椎结核破坏的骨质产生大量干酪样物质，注入邻近脊椎周围软组织中形成冷脓肿。腰椎结核脓肿表现为一侧或两侧腰大肌阴影模糊或呈弧形外凸，为腰大肌脓肿；胸椎结核表现为病变椎体两侧局限性梭形密度增高影，边缘较为清楚；颈椎结核，表现为咽后壁软组织阴影增厚，并呈弧行前凸，称为咽后壁脓肿。

（4）脊椎后凸畸形：由于脊椎负重和椎体严重破坏，可形成以病椎为中心的后凸畸形。

CT有利于显示椎体和附件不规则的溶骨性和虫蚀性骨破坏以及小片死骨。对椎旁脓肿和椎管内脓肿的范围也可清楚显示，脓肿区内也可见钙化。MRI不仅观察到结核对骨的侵蚀破坏以及椎旁脓肿的形态和范围，最主要的是对于椎管内结核的侵犯可以明确显示。

四、骨肿瘤

骨肿瘤分良性和恶性，恶性又分为原发性和继发性两种。继发性指其他部位的恶性肿瘤的骨转移和骨良性病变的恶变。影像学检查不仅能确定肿瘤的部位、大小、邻近骨骼和软组织改变，而且在一定程度上可判断肿瘤的良、恶性乃至病理组织学类型，为临床治疗和预后估计提供诊断依据。对具有典型表现的肿瘤不难做出诊断，但对缺乏特征性表现的骨肿瘤，必须紧密结合临床资料，实验室检查及病理检查才能确诊。

（一）良性骨肿瘤

1．骨软骨瘤

【临床和病理】骨软骨瘤又称外生骨疣，为最常见的良性骨肿瘤。单发者称为孤立性骨软骨瘤，多发者常具有家族遗传病史。骨软骨瘤只发生于软骨内化骨的骨骼。好发于10～20岁，四肢长骨的干骺端，尤以股骨远端和胫骨上端多见。组织学上肿瘤由骨性基底、软骨帽和纤维包膜三部分构成。生长缓慢，当骨骼和干骺端结合后肿瘤亦停止生长。临床上除局部可触及骨性肿物外，一般无明显症状，可有局部疼痛，偶可恶变成为软骨肉瘤。

X线表现：骨软骨瘤的X线表现为长骨干骺端临近骺线处向软组织内突出的骨性肿物，方向常背向骨骺生长。肿瘤以细蒂或宽基底与骨相连，其外缘为与正常骨皮质相连续的一薄层骨皮质，瘤体内松质骨与载瘤骨的骨小梁相延续。顶部的软骨帽在X线片上不显影，常可见点状、环形或不规则钙化影（图6-28-23）。

CT和MRI均可清楚显示软骨帽。当可疑恶性变时，CT检查均可早期发现软骨帽增厚、钙化和软组织浸润；MRI也能显示软骨帽的轻微破坏，有利于早期诊断。

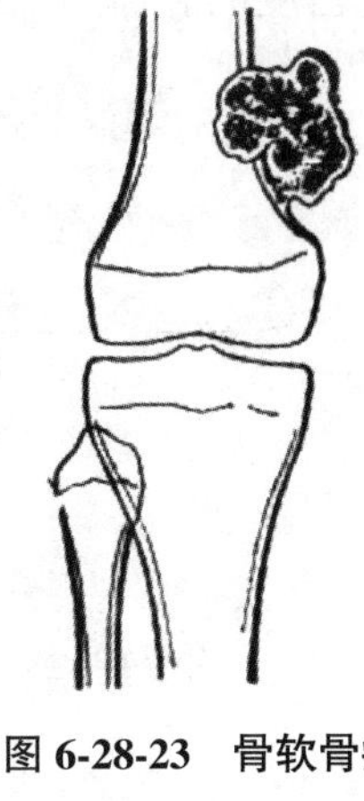

图6-28-23　骨软骨瘤

2．骨巨细胞瘤

【临床和病理】骨巨细胞瘤也称破骨细胞瘤，为起源于非成骨性间叶组织的骨肿瘤。病理上分三级，Ⅰ级为良性、Ⅱ级为生长活跃、Ⅲ级为恶性。好发于20～40岁的成人，好发于四肢长骨的骨端。临床表现为局部肿胀，疼痛及压痛。肿瘤较大者局部皮肤发热和静脉曲张。

X线表现：长骨骨端偏心性膨胀性骨质破坏，边缘清楚，破坏区内见多少不等的骨嵴将其分隔成大小不一的小房，形似皂泡状改变。局部骨骼

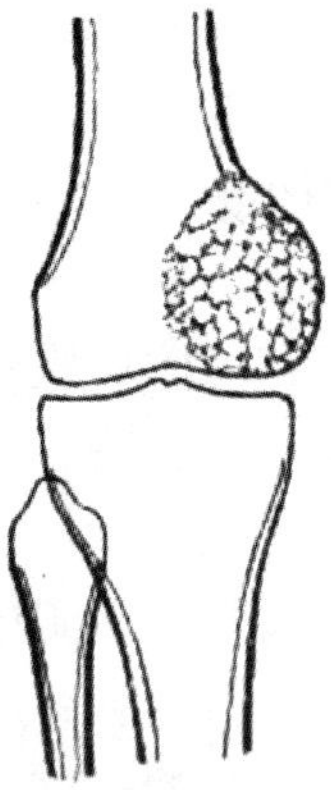

图 6-28-24 骨巨细胞瘤

膨大，骨皮质变薄，易发生病理性骨折，病变周围无骨膜增生。巨细胞瘤有横向生长和向关节方向生长的倾向，以致肿瘤直达骨性关节面下，甚至将关节对侧的另一骨端包绕和包埋起来，亦为本病的特征。若肿瘤生长加速，疼痛加重，骨皮质有破坏、中断、消失，并侵犯软组织形成肿块，骨膜增生明显，则提示骨巨细胞恶变（图 6-28-24）。

CT 可更清楚地显示骨性包壳。骨包壳内面凹凸不平，肿瘤内并无真正的骨性间隔。肿瘤内密度不均，可见低密度的坏死区，肿瘤与松质骨的分界清楚，无骨质增生硬化。MRI 的优势在于显示肿瘤周围的软组织情况以及瘤体内的出血情况：在 T_1WI 呈均匀的低或中等信号，高信号区提示亚急性、慢性出血。

（二）恶性骨肿瘤

【临床和病理】 骨肉瘤为常见原发性恶性骨肿瘤。起源于骨骼间叶组织，肿瘤组织的主要成分为肿瘤性成骨细胞、肿瘤性骨样组织和肿瘤骨。本病恶性程度高、病变进展快，发生转移早，以肺部转移最常见。临床多见于 15～25 岁青少年，好发于长骨干骺端，如股骨下端、胫骨和肱骨上端。主要临床表现为局部肿胀及进行性疼痛，夜间尤甚。患肢功能障碍，局部皮温高，并有浅静脉怒张，晚期患者可有高热、消瘦及恶病质。

骨肉瘤的基本 X 线表现为：

（1）骨质破坏：为干骺端筛孔样、虫蚀样或斑片状破坏，破坏区逐渐融合成大片状骨质缺损，边缘模糊；严重时骨质结构消失，易并发病理性骨折。

（2）肿瘤骨：是肿瘤细胞所形成的骨组织，简称瘤骨，是诊断骨肉瘤的重要依据之一。瘤骨可表现为絮状、斑块状、象牙质样或针状致密影。

（3）骨膜增生：肿瘤侵及骨膜则出现平行状、层状和垂直放射状骨膜增生。当肿瘤组织向骨外侵犯时，破坏骨皮质和增生的骨膜，残留的骨膜反应呈三角形称为骨膜三角或柯德曼（Codman）三角，是本病的重要征象。

（4）软组织肿块：肿瘤侵入软组织，在软组织内形成类圆形或分叶状软组织团块影、其中可见棉絮状或针状瘤骨。

X 线上又根据肿瘤骨生成的多少及骨质破坏的程度，将其分为以下三型①成骨型：以大量瘤骨为主，伴有软组织肿块和骨膜反应，骨质破坏不显著；②溶骨型：以骨质破坏为主，可见骨膜反应和软组织肿块，一般少见瘤骨；③混合型：即有明显骨质破坏也有多量肿瘤骨生成，肿瘤周围见程度不一的骨膜增生性改变（图 6-28-25、图 6-28-26）。

CT 发现肿瘤骨较 X 线片敏感，瘤骨分布在骨破坏区和软组织肿块内，形态与 X 线片所见相似，密度差别较大，且能较好地显示肿瘤在髓腔的蔓延范围，表现为低密度含脂肪的骨髓被软组织密度的肿瘤所取代。MRI 骨质破坏、骨膜反应、瘤骨在 T_2WI 上显示最好，呈低信号，其形态

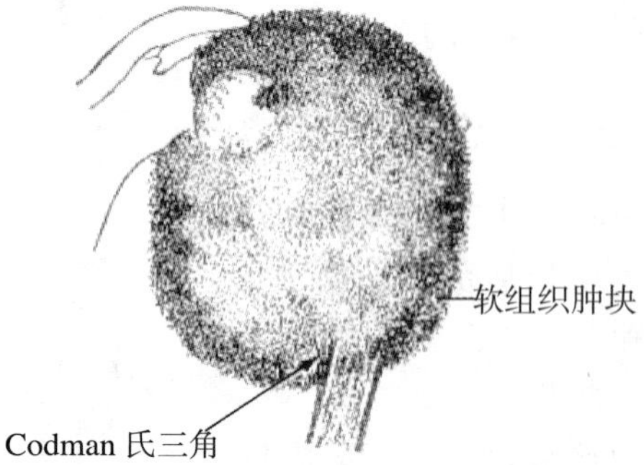

图 6-28-25 溶骨型骨肉瘤

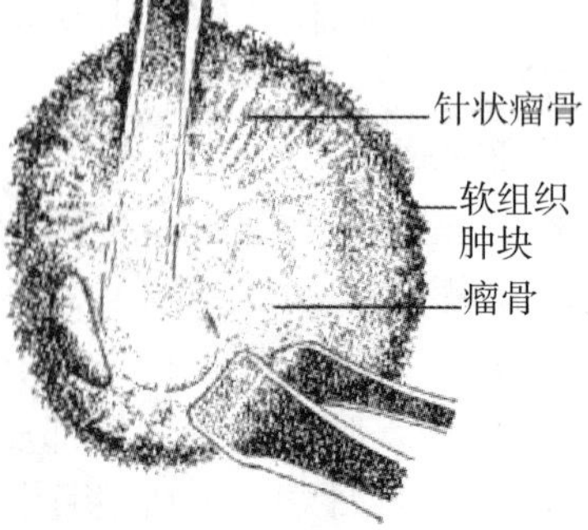

图 6-28-26 成骨型骨肉瘤

与 CT 所见相似，但 MRI 显示细小、淡薄的骨化或瘤软骨钙化的能力远不如 CT。大多数骨肉瘤在 T_1WI 上表现为不均匀的低信号，而在 T_2WI 上表现为不均匀的高信号，肿块外形不规则，边缘多不清楚。

五、类风湿性关节炎

【临床和病理】 类风湿性关节炎为一种泛发性结缔组织病，病因不明，手足小关节易受侵，以多发性、对称性侵犯手足小关节为特征。临床上发病隐匿，表现为手足小关节梭形肿胀、疼痛、僵硬，以晨起为重，活动后好转。有发热、不适、乏力和肝脾大的症状与体征。晚期表现为多关节畸形，如指间关节屈曲和过伸畸形，并伴有肌肉萎缩。

X 线表现：X 线改变通常于症状出现 2 ~ 3 个月后才能显现，主要表现为：

（1）早期小关节多发对称性梭形软组织肿胀，关节骨端出现不同程度的骨质疏松。

（2）随着关节软骨及关节下骨质的破坏及关节周围血管翳的形成，关节间隙变窄，骨性关节面和骨皮质边缘出现凹陷性破坏以及关节软骨下出现小的多发性囊状透光区。

（3）关节软骨及骨端破坏进一步加重，关节间隙进一步明显变窄，关节呈屈曲畸形、半脱位或脱位，可形成纤维性强直。

CT 有助于发现较大关节如膝、肩关节受累形成的滑膜囊肿。MRI 显示类风湿关节炎较敏感，在侵蚀灶出现之前，即可出现炎性滑膜强化。平扫加增强扫描，显示关节骨质侵蚀，比平片要敏感得多。主要能显示充填在侵蚀灶内的血管翳，表现为 T_1WI 为低信号，T_2WI 为高信号。

六、退行性骨关节病

【临床和病理】 退行性骨关节病也称增生性关节炎，是以活动关节的关节软骨退变、关节面及其边缘形成新骨为特征的一组非炎症性病变。本病分原发性和继发性两类，原发性多见，见于老年人，为随年龄增长关节软骨退行性变的结果。继发性为任何原因引起的关节软骨破坏所致。当关节软骨受损后，表面不规则，使其下骨质受力不均匀而发生破坏及反应性硬化，关节软骨的边缘可形成骨赘。临床上原发性者发病缓慢，好发于髋关节、膝关节、指间关节、脊柱等。临床表现为关节疼痛、功能障碍，在晨起或久坐起立时明显，经活动后消失。

X 线表现：X 线片上关节间隙变窄，软骨下骨质硬化，骨赘形成。后期出现关节失稳、畸形、游离体和关节面下囊性变等。

CT 检查复杂关节时扫描面与关节面垂直显示病变较好。后期出现滑膜炎和关节积液时，CT 比 X 线片敏感，表现为关节囊扩张，内为均匀液体密度影。MRI 早期软骨肿胀 T_2WI 上为高信号；以后软骨内可出现小囊、表面糜烂和小溃疡；晚期局部纤维 T_2WI 上表现为低信号，软骨变薄甚至剥脱。

第二十九章　胸部影像诊断

学习目标

通过本章内容的学习，学生应能：

识记：

描述呼吸系统及循环系统正常X线表现，基本病变的X线表现及常见疾病的X线表现。

理解：

总结上述常见疾病X线改变的原因。

运用：

联系相关知识，对呼吸系统、循环系统疾病选择合适的检查方法，并对检查结果进行准确分析。

第一节　呼吸系统的影像诊断

胸部具有良好的自然对比，X线检查和CT检查在胸部的应用很普遍。X线检查容易发现肺部病变，诊断效果明显，方法简单，应用广泛。CT对于肺内病变，尤其是肺内小的病灶、弥漫性病变及纵隔病变的发现与诊断具有重要价值。MRI对肺门区及纵隔病变的鉴别有较高价值，但对肺实质病变的诊断价值较小。

一、检查方法与正常影像表现

（一）检查方法

1．X线检查

（1）透视：可从不同角度来观察病变的形态、部位，呼吸运动。但细微病变不易发现，且不能留下图像记录，受X线照射时间长。目前多采用电视透视，而传统的荧光透视已很少应用。

（2）摄片：胸部摄片常规为后前正位及侧位，根据病变情况可再摄前弓位、侧卧水平位或斜位等，以便更好地显示病变位置、形态及结构。

2．CT　CT密度分辨力高，横断无重叠，CT可清楚显示肺与纵隔内结构，故广泛应用于呼吸系统的疾病的诊断。一般采用普通扫描（平扫）；如需判断肺内或纵隔肿块的性质，以及纵隔淋巴结是否增大等需做增强扫描；高分辨力CT扫描主要观察病灶的细微结构，弥漫性肺间质病变及支气管扩张等

3．MRI　MRI检查多用于纵隔肿瘤的定位和定性的诊断以及了解肿瘤与心、大血管的关系。由于呼吸运动的影响，肺内病变不适合MRI检查。

（二）正常影像学表现

1．X线表现

（1）胸廓：正常胸廓两侧对称。包括胸壁软组织及骨骼。

1）胸壁软组织：影响诊断的软组织有①胸锁乳突肌：正位胸片上颈部向下延伸至肺尖内侧，形成密度均匀、外缘锐利的软组织影。当双侧不对称，而外缘又模糊时，易误为肺尖病变。②锁骨上皮肤皱褶：为平行于锁骨上缘 3～5mm 宽的条状软组织影，其内侧与胸锁乳突肌相连并略成直角。③胸大肌影：在肌肉发达的男性，重叠于两肺野中外带，呈下缘锐利并与腋皱襞相连的扇形均匀致密影，上缘模糊，有时两侧不对称，可误认为病变。④女性乳房及乳头影：成人女性发育大的乳房呈下缘清楚的高密度半圆形阴影，容易掩盖下肺野的病变及少量胸腔积液，而发育初期及萎缩的乳房边缘可模糊不清，有时类似肺部炎症。乳头在双肺下野相当于第 5 前肋间小结节状致密影，边缘清晰。年龄较大的妇女多见，亦可见于男性。一般两侧对称，不可误诊为肺内结节状病变（图 6-29-1）。

2）胸壁骨骼：包括肋骨、肩胛骨、胸骨、锁骨和胸椎，其中以肋骨的影像最为突出。①肋骨：起自胸椎两侧，后段高呈水平状向外走行，前段自外上向内下倾斜走行，以肋软骨与胸骨相连。肋软骨未钙化时不显影，故肋骨前端呈游离状。25～30 岁后，第一肋软骨开始钙化，呈斑点状或不规则状密影，易误诊为病变，以后自下而上依次钙化。③肩胛骨：投照时肩胛骨未能全部躲开肺野时，其内缘于中上肺野外带重叠，易误诊为胸膜肥厚。④胸骨：正位片上与纵隔重叠，如身体轻度倾斜，可致一侧胸骨柄突出于纵隔影之外，易误为纵隔阴影增宽。⑤胸椎：正位片上与纵隔影重叠，由于透亮的气管衬托，可清楚看到上 4 个胸椎，下部胸椎则隐约可见，有时横突可突出于纵隔阴影之外。

（2）纵隔：两肺之间，胸骨之后，胸椎之前，上为胸腔入口，下方是膈肌。由心脏、大血管、食管、气管、神经、淋巴组织、胸腺和脂肪等器官和组织构成。正位胸片上主要观察纵隔与肺相邻的轮廓。侧位纵隔九分区法：心脏、升主动脉和气管之前为前纵隔，心脏、主动脉弓、气管和肺门所在部位为中纵隔，食管之后为后纵隔。纵隔又可横向分为上、中、下三部分。从胸骨角至第四胸椎体下缘划一横线，其上方为上纵隔，横线以下至肺门下缘的水平线为中纵隔；该水平线与膈之间的部分为下纵隔。每个区域有固定的器官或组织结构，它们均可发生肿瘤。因此，纵隔的分区对纵隔肿瘤的定位、定性有重要意义（图 6-29-2）。

（3）膈：膈为胸、腹腔的分界，为薄层腱膜肌组织。正位胸片上左、右两侧膈呈圆顶状，为肺野下界。其边缘分别与前、侧、后胸壁相交形成肋膈角，与心脏相交形成心膈角。外后肋膈角深而锐。膈顶位置相当于第 10 后肋或第 6 前肋尖端水平，右膈比左膈高 1～2cm。膈运动双侧对称，运动范围 1～3cm，深呼吸可达 3～6cm。

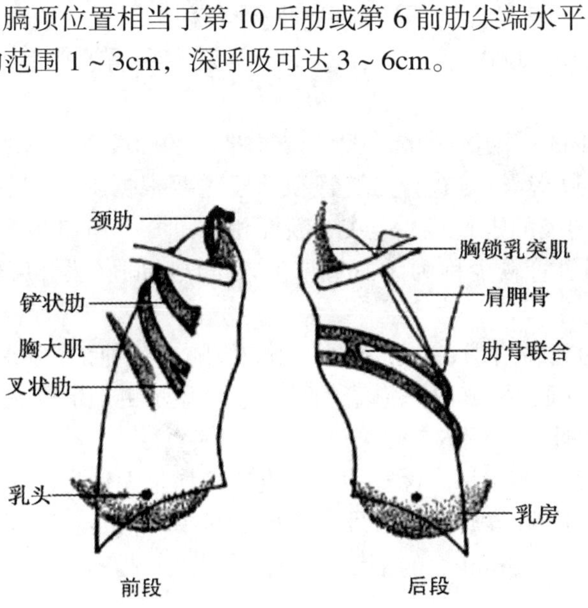

图 6-29-1　正常胸部软组织和肋骨变异示意图

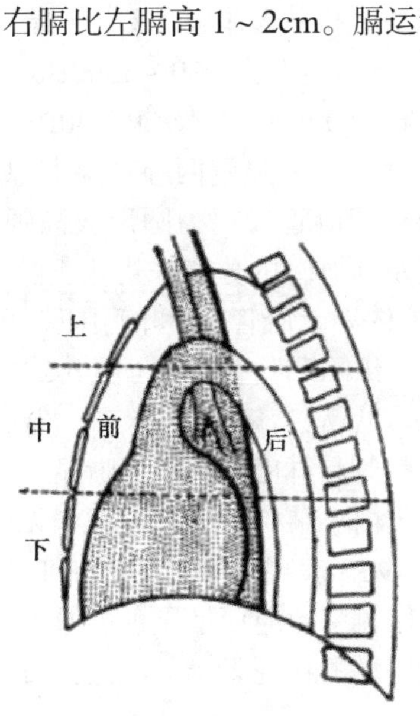

图 6-29-2　纵隔分区示意图

膈的形状有两种正常变异：一种为局限性膈膨出，为向上呈半圆形局部隆起，多见于右膈的前内方；另一种为波浪膈，表现为在深吸气时由于膈受它在胸廓附着点的牵引而出现 3～4 个弧形影、形似波浪，无病理意义。

（4）胸膜：X 线片上一般不显示正常胸膜的影像，但当 X 线与叶间胸膜的走行方向平行时，可显示宽约 1mm 的细线状阴影。水平裂可见于正侧位片上，斜裂仅见于侧位片上。

（5）气管与支气管：气管在第 6 颈椎上缘水平起源于喉，在第 5、6 胸椎平面分为左、右主支气管，长 11～13cm，宽 1.5～2.0cm。气管分叉部下壁形成隆突，分叉角为 60°～85°，右主支气管走向陡而直，与气管长轴的夹角为 20°～30°；而左主支气管走向倾斜度为 30°～40°，主支气管进一步分支为叶、段支气管。气管与主支气管在高千伏摄影可满意显示。

（6）肺

1）肺野：正位胸片上纵隔两侧肺组织表现为均匀一致的透亮区称肺野。肺野的透亮度与肺泡含气量成正比，吸气时肺透亮度增高，呼气时降低。为了便于说明病变部位，常将两侧肺野各纵行划分为三等份，即内、中、外带。从第 2 和第 4 肋骨前端下缘各作一水平线，将每侧肺野分为上、中、下三野（图 6-29-3）。

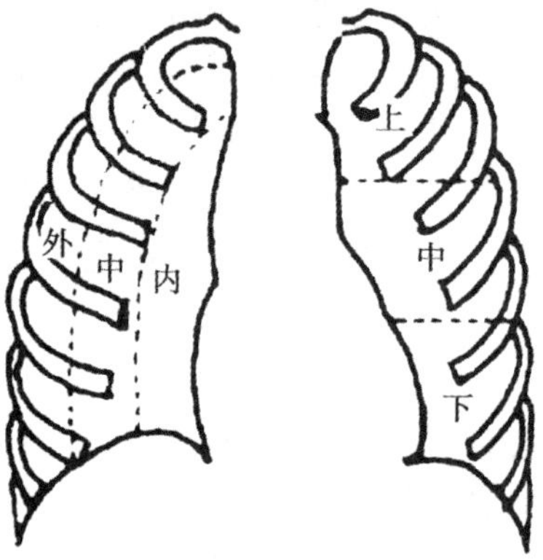

图 6-29-3 肺野的划分

2）肺门：肺门是肺动脉、肺静脉、支气管及淋巴组织的综合投影，主要是肺动脉组成。一般肺门在正位胸片上位于两肺中野内带范围，左侧比右侧高 1～2cm，且分为上、下两部分。右肺门上、下两部分之间的夹角称肺门角。左肺门呈一边缘光滑的半球形影。易误认为肺门肿块影。侧位上肺门为两侧肺门结构重叠影像，呈椭圆形，相当于气管分叉处，其中可见两个小圆形透光区，分别为两上叶支气管的开口。

3）肺纹理：指自肺门向肺野呈放射状延伸的树枝状条纹影，由肺血管、支气管和淋巴管组成，以肺动脉为主要成分，静脉次之；正常支气管和淋巴管在平片上不显示。肺纹理以肺内带最粗密集，中带变细、变稀，外带稀少而细小或消失。下肺野纹理较上肺野多而粗，右下肺比左下肺多而粗。

2．CT 表现　胸部含有人体最低密度的肺和气管，中等密度的肌肉和血管，还有最高密度的骨组织。胸部是人体包含 CT 值最宽广的区域。为了清晰显示胸部各种组织，一般采用：观察肺组织的肺窗，窗宽 1000～1500Hu，窗位－600～－700Hu，另一为观察纵隔等软组织的纵隔窗，窗宽 300～500Hu、窗位 30～40Hu。

（1）肺窗：显示两肺野内由中心向外周走行的肺血管分支（平片的肺纹理），由粗渐细，上下或斜行的血管表现为圆形或椭圆形致密影；CT 上支气管和肺段需要根据肺段支气管的位置、叶间裂及肺血管的分布来辨认。叶间胸膜的走行极少与 CT 断面相互重叠，所以很少在 CT 上显示，CT 依靠无血管带（叶间胸膜两侧血管较少称为无血管带）来辨认叶间胸膜和叶间裂，肺窗无法显示纵隔和胸壁结构（图 6-29-4）。

（2）纵隔窗：纵隔中含有一定量的脂肪组织，在脂肪衬托下，纵隔内各种结构如胸腺、血管、食管、气管和淋巴结得以清晰显示。增强扫描，纵隔血管和肺门血管显示更加清晰，纵隔窗无法显示肺野内小结构，如肺纹理和无血管带等（图 6-29-5）。

3．MRI 表现　纵隔结构在 T_1WI 和 T_2WI 上，含气的气管支气管均呈无信号的黑影。心脏及大血管因流空效应而呈黑色影像。纵隔内脂肪则呈高信号，淋巴结呈中等信号。膈肌的前部和后脚，在脂肪的衬托下于矢状面上可显示 2～3mm 宽的细线状低信号影。

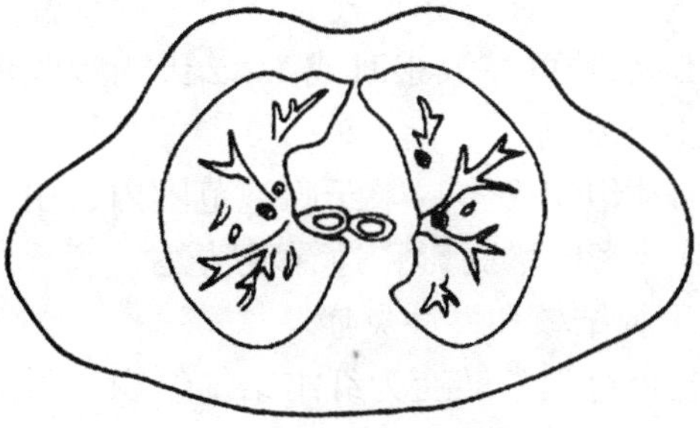

图 6-29-4 胸部 CT 肺窗示意图
（气管分叉平面）

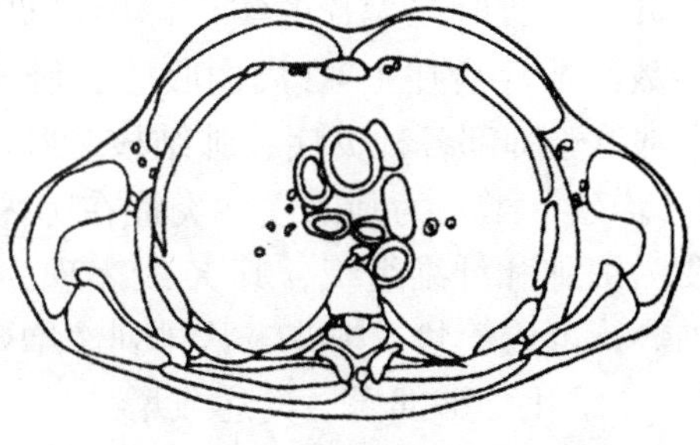

图 6-29-5 胸部 CT 纵隔窗示意图
（气管分叉平面）

二、呼吸系统基本病变的影像表现

（一）支气管病变

1. 阻塞性肺气肿 肺组织过度充气膨胀状态称为肺气肿，由支气管部分阻塞产生的活瓣作用，使空气吸入易而呼出难，致使该支气管所分布的肺泡过度充气膨胀而形成。按其阻塞范围分为局限性阻塞性肺气肿和慢性弥漫阻塞性肺气肿。局限性肺气肿 X 线表现为肺局部透亮度增加，肺纹理稀疏；慢性弥漫性肺气肿 X 线表现为双肺野透亮度增高，肺纹理纤细、稀疏，双膈低平伴运动明显减弱，心影狭长，胸廓呈桶状，肋间隙增宽。

2. 阻塞性肺不张 阻塞性肺不张是支气管完全阻塞的后果，当支气管完全阻塞时，气体不能进入肺泡，原来存于肺泡内的气体逐渐被吸收，肺叶体积缩小，肺萎缩而形成肺不张。其 X 线表现为：①一侧主支气管完全阻塞形成一侧性肺不张，此侧肺野呈均匀致密阴影，纵隔和膈肌均向患侧移位，对侧表现为代偿性肺气肿征象。②叶支气管阻塞形成叶性肺不张，表现为锥形致密影，尖端指向肺门（图 6-29-6）。

CT 能直接显示肺不张的体积缩小及叶间胸膜的移位情况，且对炎性或肿瘤引起的肺不张具有鉴别诊断价值。

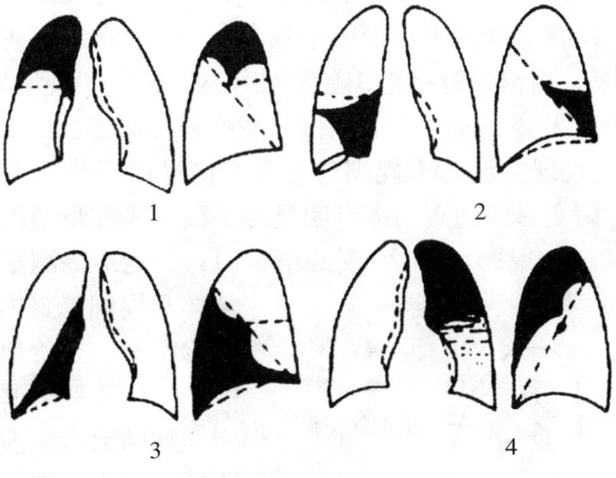

图 6-29-6 叶性肺不张示意图
1—右上叶肺不张；2—右中叶肺不张；3—右下叶肺不张；4—左上叶肺不张

（二）肺部病变

1. 渗出 渗出是机体炎症的反应，肺部渗出是血管内的液体、蛋白和细胞成分通过血管壁进入肺泡，肺泡内气体被渗出液取代称为肺实变。其范围大小不一，可为肺的一叶、段或小叶。其 X 线表现为：模糊的云絮状或片状高密度影，中心密度较高，周边密度较淡，与正常肺组织无截然分界。有时在大片的实变影中可见含气的支气管影，称支气管气像。渗出性病变变化较快，多数经治疗后在 1～2 周内吸收，肺出血或肺水肿可在数小时或 1～2 天内吸收消散。渗出性病变常见于肺部各种炎症、肺结核、肺出血或肺水肿等。

2．增殖　增殖为肺的慢性炎症在肺内形成肉芽组织，多局限于腺泡范围内，由于增生的成分主要为细胞和纤维组织，其 X 线表现为小结节状密度增高影，边缘较清楚，病灶之间无明显融合趋势，可成簇状或梅花瓣状排列。增殖常见于肺结核和慢性炎症。

3．纤维化　肺部慢性炎症或增殖性病变在愈合过程常转变为纤维结缔组织，形成瘢痕即为纤维化；多见于肺结核及慢性炎症。局限性者表现为：局限的条索状、团块状、大片状致密影，边缘锐利清楚，周围组织器官可见到被牵拉移位征象。弥漫性纤维化表现为：两肺内广泛肺纹理增多、僵硬、紊乱，交织成网状或蜂窝状，并可见散在的小结节状阴影。CT 表现：局限性纤维化表现同 X 线；弥漫性纤维化主要分布在胸膜下，并多为与胸膜近似垂直的细线状或多边形影，有时呈网状、蜂窝状或小结节状影。

4．钙化　钙化为慢性炎症愈合的一种形式，多发生于退行性变或坏死组织内，X 线表现为密度增高，边缘锐利的斑点状、块状或球形致密影。可以是局限的，也可呈弥漫性。多见于肺结核干酪病灶的愈合，也可见于肺部某些肿瘤组织内或肺囊肿壁的钙化。CT 表现：形态多样、边界清楚的高密度影。

5．肿块　肺内肿瘤或非肿瘤性病变均可形成肿块病变，又称球形病变。X 线表现为圆形、椭圆形、团块状阴影。一般良性肿瘤显示肿块边缘光滑、整齐、生长缓慢。恶性肿瘤常显示肿块轮廓多呈分叶状，边缘不规则毛刺样阴影，还可发生中心坏死。肺转移性肿瘤常表现为多发、散在的大小不等的棉球样肿块影。非肿瘤性病变如结核球、球形肺炎、囊肿等均可呈肿块影，应紧密结合临床资料进行鉴别诊断。

CT 可提供 X 线片难以显示或显示不清的细节如肿块边缘的毛刺，肿块内的含气支气管、空洞、脂肪及钙化等。

6．空洞与空腔

（1）空洞：为肺组织坏死液化后经支气管引流排除而形成。常见于肺结核、肺脓肿及肺癌等。

X 线片上，根据空洞壁的情况分为①虫蚀样空洞：是大片坏死组织内产生多发性小空洞，内壁不规则、形如虫蚀样。X 线表现为大片密影中见多发小透亮区。多见于结核性肺炎。②薄壁空洞：洞壁厚度在 3mm 以下，由薄层纤维组织包绕破坏区。X 线表现境界清晰，内壁光滑的圆形、椭圆形透亮区。一般空洞内无液平面，空洞周围很少有渗出阴影。常见于肺结核。③厚壁空洞：洞壁厚度超过 3mm。X 线表现空洞呈不规则透光区，内壁可凹凸不平或较光整。在空洞周围有密度增高实变区。化脓性病变形成的空洞多有明显液平面，癌瘤形成的空洞内壁呈结节状，一般无气液平面存在。CT 可发现 X 线片不能发现的小空洞，并能准确测量洞壁厚度及发现洞内少量液体和周围肺野内是否有病变。对疾病的鉴别诊断有一定价值。

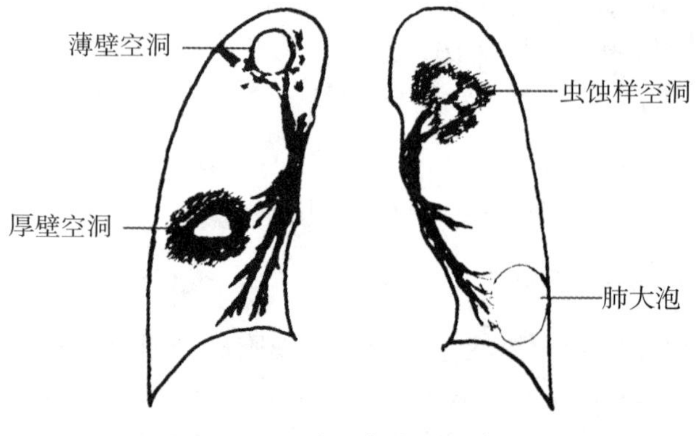

图 6-29-7　空洞与空腔示意图

（2）空腔：是肺内正常腔隙的病理性扩大。如肺大泡，含气肺囊肿及囊状支气管扩张等。X 线表现为单发或多发的、大小不一的壁薄或不完整，光滑而锐利的圆形或类圆形透光区。合并感染时其周围可见模糊片状影，其腔内亦可见气—液平面。CT 可发现 X 线平片不能发现的小空腔（图 6-29-7）。

（三）胸膜病变

1．胸腔积液　许多疾病累及胸膜可引

起胸腔积液。积液可以是渗出液、漏出液、血液、脓液或乳糜液。X 线检查可显示积液征象，但难以区别积液的性质。

（1）游离性胸腔积液依积液量的多少可分为：①少量积液。液体上缘低于第 4 前肋尖端水平，液体首先聚积于后肋膈角，有时正位胸片检查难以发现。积液量达 300ml 以上时，立位表现为肋膈角变浅变钝或消失。②中量积液。液体上缘达第 4 前肋尖端水平，表现为下肺野呈一片均匀致密影，上缘呈外高内低弧形影，肋膈角消失。膈面及心缘被遮盖不清。③大量积液。积液上缘达第 2 前肋尖端水平，患侧肺野均匀致密，有时仅见肺尖透亮，纵隔心影向健侧移位，肋间隙增宽、膈肌下降（图 6-29-8）。

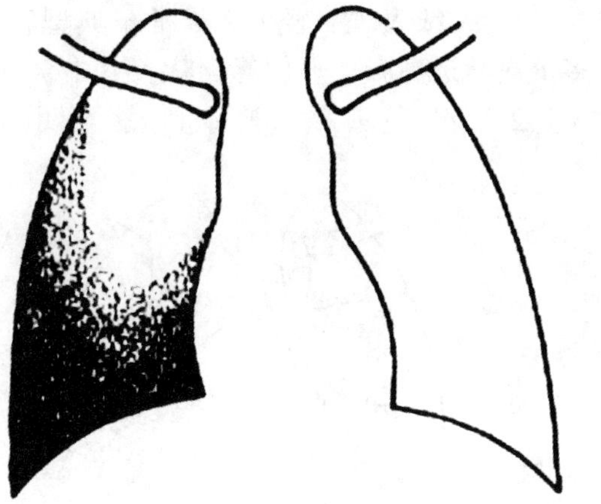

图 6-29-8　中量胸腔积液示意图

（2）局限性胸腔积液：胸腔积液积聚于胸腔某一局部称局限性胸腔积液。①包裹性积液：由于脏壁层胸膜粘连，使积液局限于胸腔的某一部位，X 线表现为由胸壁突向肺野的半圆形或梭形均匀致密影，边缘清楚，其上、下缘与胸壁夹角呈钝角。②叶间积液：积液局限于叶间裂内。X 线表现为叶间裂部位的梭形密影，其长轴于叶间裂方向一致。③肺下积液：液体积聚于肺底与膈之间的胸膜腔内又称肺底积液。X 线表现似膈肌升高，易误诊。采取仰卧位透视或摄片时，见液体流向背侧胸膜腔，患侧肺野呈均匀一致性密度增高，而膈影位置、形态正常。CT 对胸腔积液的检查，远较 X 线片敏感。

2. 气胸与液气胸　气胸是指气体进入胸膜腔，改变了胸膜腔负压状态，压迫而造成肺组织部分或完全萎缩。X 线表现为肺野内出现无肺纹理的异常透明区域。被压缩的肺组织向肺门萎缩，可见毛发线样萎缩的肺组织边缘影。大量气胸时，肺组织被压缩至肺门部呈团肿块状密度均匀的软组织影，纵隔常向对侧推移，膈肌下降。

胸膜腔内液体与气体并存时称液气胸。立位 X 线检查见横贯胸腔的液平面，其上方为空气和被压缩的肺组织影，液平面以下为致密的液体影，纵隔可向对侧推移（图 6-29-9）。

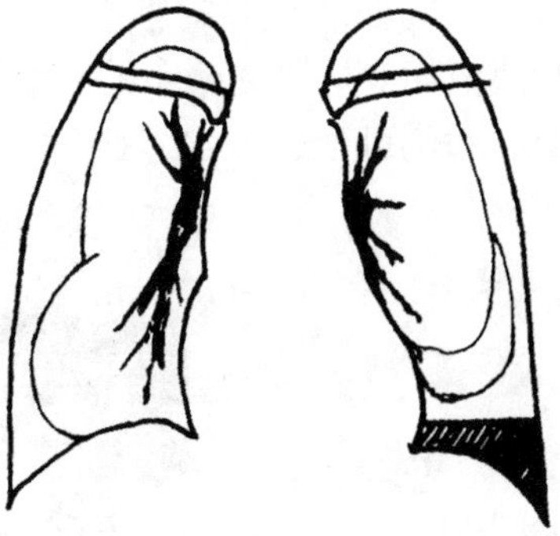

图 6-29-9　气胸及液气胸示意图

3. 胸膜增厚、粘连及钙化　胸膜发生炎症时，胸膜面有纤维蛋白沉着及肉芽组织增生，使胸膜增厚。当相对两层胸膜粘着时则为胸膜粘连，胸膜肥厚和粘连常同时存在。轻者在 X 线片上仅表现肋膈角变钝或膈上缘的幕状粘连。较大范围的胸膜增厚，使患侧肺野密度增高，沿胸壁内缘带状或不规则致密影，由于纤维组织收缩可引起肋间隙变窄，纵隔向患侧移位，横膈上升。叶间胸膜增厚，可显示沿叶间裂走行方向一致的粗线样致密影，厚度超过 1mm 以上。

胸膜钙化常见于结核性胸膜炎，脓胸和外伤性血胸。X 线表现为不规则点状及片状致密影，密度甚高，边缘锐利，常与胸膜增厚同时存在。

三、呼吸系统常见疾病的影像诊断

（一）慢性支气管炎

慢性支气管炎是一种多病因的呼吸道常见病，多见于老年人。临床诊断标准为：慢性进行性咳嗽连续 2 年以上，每年连续咳嗽、咳痰至少 3 个月，并除外全身性或肺部其他疾病。

X 线表现：早期缺乏 X 线阳性征象；当病变发展到一定阶段时，X 线表现为两肺纹理增多、扭曲及紊乱，当较大的支气管管壁的炎性增厚时，可呈“轨道征”；严重者两肺可见紊乱的条状、网状或蜂窝状影，或在网状背景上散在结节状阴影。晚期可出现肺气肿，甚至肺源性心脏病的表现。如合并感染时，则肺纹理模糊，肺野内可见小斑片状模糊阴影。

（二）支气管扩张

支气管扩张是指支气管内径的异常增宽，以儿童及青壮年多见。咳嗽、咳痰、咯血为支气管扩张的三大主要症状。

1. X 线表现：轻者无异常，典型者为肺纹理增多、增粗、排列紊乱、边缘模糊。两中下肺多个囊状透亮影，形似蜂窝状，其中合并感染可有液面存在（图 6-29-10）。

2. 支气管造影 支气管造影可明确诊断，同时还可了解支气管扩张的范围、类型和程度。表现为柱状扩张、囊状扩张、混合型扩张。目前支气管造影检查仍有一定危险性已很少使用，基本上被 CT 取代。

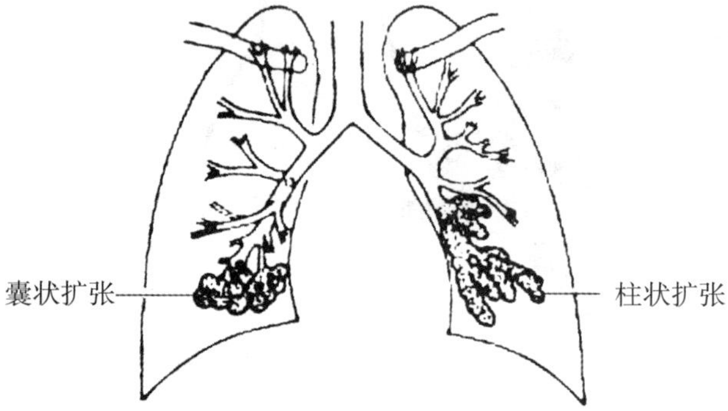

图 6-29-10 支气管扩张示意图

3. CT 扫描 HRCT 扫描诊断支气管扩张敏感性与支气管造影效果相同。柱状扩张 CT 表现为轨道征、囊状扩张表现为蜂窝、葡萄串征，常合并邻近肺组织炎性渗出和纤维化改变。

（三）肺炎

X 线检查不仅可以发现肺炎病变，而且可通过病变的分布、形态及随访观察提示肺炎的性质。一般按病变的解剖部位可分为大叶性肺炎、支气管肺炎及间质性肺炎。

1. 大叶性肺炎 大叶性肺炎是由肺炎双球菌和链球菌感染所引起的急性肺部炎症。在冬春季节发病较多，临床多见于青壮年。临床表现可有起病急、高热、寒战、咳嗽、胸痛和咯铁锈色痰。血常规检查白细胞总数及中性粒细胞增高。

（1）X 线。①充血期：X 线诊断受限，无明显异常改变。②实变期：表现为大片状实变影，形态与肺段或肺叶的解剖部位相符合（图 6-29-11）。密度均匀一致，其内可见含气支气管影像。③消散期：呈散在分布的、不规则的斑片状阴影，密度不均匀，边缘模糊。病变多在两周内吸收，少数病例可延迟 1～2 月吸收。

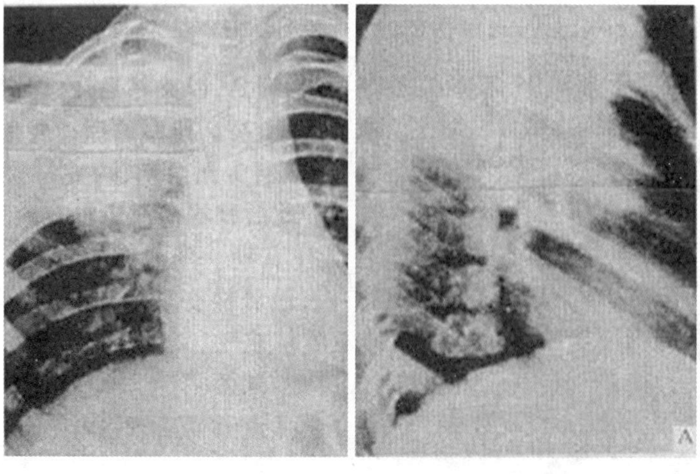

图 6-29-11 右上叶大叶性肺炎 X 线表现

（2）CT：大叶性肺炎充血期，呈毛玻璃样影，其内可见肺血管纹理，边缘模糊。实变期，表现为以肺段或肺叶分布的实变影，实变影中可见空气支气管征。消散期，表现为散在分布的，大小不一的斑片状影。

2. 支气管肺炎　支气管肺炎是指发生于细支气管及肺小叶的急性化脓性炎症，又称为小叶性肺炎。常见的病原菌有链球菌、葡萄球菌和肺炎双球菌。多见于婴幼儿、老年人和长期卧床的患者。

X线表现为两肺中、下野内带肺纹理增多、增粗、模糊，并可见沿肺纹理分布的斑片状模糊阴影，这些斑片状阴影可融合成大片。小儿患者亦可见肺门阴影增大、模糊。

3. 间质性肺炎　间质性肺炎是指以肺间质炎症为主的肺炎，主要由病毒、肺炎支原体和卡氏囊虫等感染致病。急性间质性肺炎多见于幼儿，常继发于麻疹、百日咳或流行性感冒等急性传染病。慢性间质性肺炎多继发于肺与支气管的慢性炎症，如尘肺、慢性支气管炎等。

慢性间质性肺炎的X线主要表现为两肺弥漫性肺纹理增多、增粗，交织成网状或蜂窝状，在网状阴影的背景上可见弥散的小结节影。肺门阴影常增大，结构紊乱。HRCT可见小叶间隔及叶间胸膜增厚

急性间质性肺炎，由于细支气管炎性分泌物及支气管痉挛可引起阻塞，显示弥漫性肺气肿表现。

间质性肺炎消散较缓慢。首先是小点状阴影吸收，然后紊乱的纹理恢复正常。

（四）肺脓肿

肺脓肿是肺实质内化脓性炎症。其致病菌常见的有葡萄球菌、肺炎链球菌及链球菌等，感染途径有吸入性、血源性及邻近器官化脓性感染的直接蔓延。其临床表现以发病急、高热、咳大量脓臭痰为特征。

1. X线

（1）急性肺脓肿：早期表现为大片状实变影，中心密度略低，边缘模糊，病变进展发生液化坏死后，坏死物经支气管排出后形成含液气平面的厚壁空洞，壁内缘可光滑或不规则，外缘模糊，周围由较厚的炎性浸润所环绕。

（2）慢性肺脓肿：表现为内壁光滑，边缘清楚的厚壁空洞，可有或无液平面，病变周围有不规则斑片状或索条状影，可有邻近胸膜增厚、粘连。

（3）血源性肺脓肿：表现肺外围区多发性絮状、圆形或类圆形密影；病灶大小不一，病灶中心迅速出现透光区及伴有小气液平面影。

2. CT　可以发现急性实变阴影内的坏死液化部分，便于早期确立诊断。此外，CT对显示空洞内外壁的情况及周围的改变优于X线片。

（五）肺结核

肺结核是由结核杆菌在肺内所引起的一种常见的慢性传染病。临床表现有咳嗽、咯血及胸痛。但也有的患者症状不明显。常见的全身性症状可表现发热、疲乏、无力、食欲减退及消瘦等。肺结核的临床分类：1998年新的中国结核病分类法，即Ⅰ型：原发型肺结核；Ⅱ型：血行播散型肺结核；Ⅲ型：继发性肺结核；Ⅳ型：结核性胸膜炎；Ⅴ型：其他肺外结核。各型肺结核病理变化不同，其X线表现亦不同。

1. 原发型肺结核（Ⅰ型）　原发型肺结核系初次感染结核菌所引起的肺结核病。多发生于儿童，也见于青少年，尤以3岁以下幼儿多见，原发型肺结核包括原发综合征和胸内淋巴结结核。

（1）原发综合征：由原发病灶、淋巴管炎及淋巴结炎三种病理改变组成。原发病灶X线表现为云絮状或片状模糊影，淋巴管炎为自原发病灶引向肺门的条索状密度增高影，边缘较模糊。淋巴结炎为肺门和（或）纵隔淋巴结肿大，形成多个大小不一的结节状影。有时原发病灶、淋巴

管炎与肿大肺门淋巴结联结在一起形成哑铃状，称为原发综合征的双极期（图 6-29-12），CT 对原发综合征的早期发现和鉴别诊断较 X 线片优越，监测病灶变化、判断疗效较平片敏感。

（2）胸内淋巴结结核：当原发病灶已吸收或较小，X 线上仅见肺门或纵隔淋巴结肿大表现时，称胸内淋巴结结核。其 X 线表现分两种类型①炎症型：表现肺门影增大、模糊，系肿大淋巴结伴有周围炎症的表现。②肿瘤型或结节型：表现为肺门或气管旁圆形或类圆形结节，边缘清楚，系肿大淋巴结影（图 6-29-13）。

CT 和 MRI 对发现纵隔内肿大淋巴结非常优越，增强 CT 扫描发现淋巴结环形强化，是淋巴结结核的特异性表现。

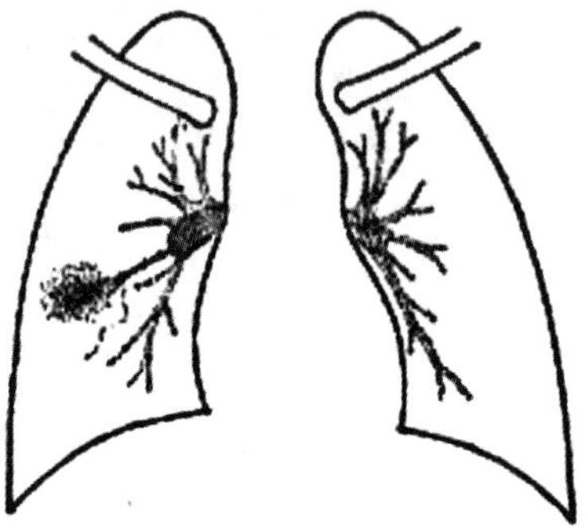

图 6-29-12 原发综合征示意图

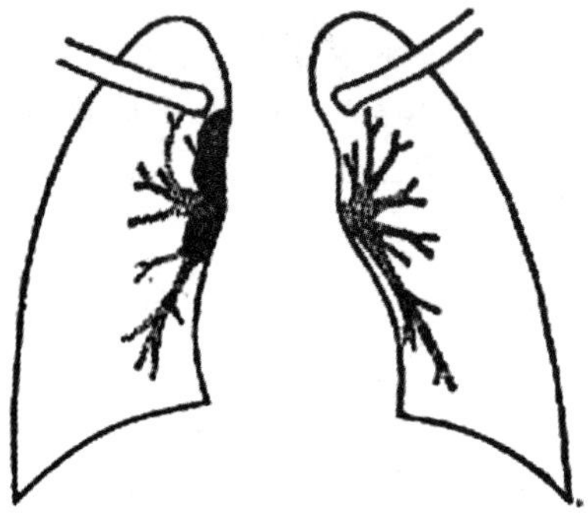

图 6-29-13 胸内淋巴结结核示意图

2．血行播散型肺结核（Ⅱ型） 可分为急性血行播散型、亚急性或慢性血行播散型肺结核。

（1）急性血行播散型肺结核：又称急性粟粒型肺结核。结核杆菌一次大量或短时间内数次侵入肺循环所致。其临床表现有发病急、高热、寒战、头痛、昏睡、呼吸困难等症状。X 线表现：显示两肺自肺尖到肺底"三均匀"即大小均匀、密度均匀及分布均匀的粟粒状影，直径常为 1～2mm，边缘较清楚，肺纹理显示不清（图 6-29-14）。

（2）亚急性或慢性血行播散型肺结核：系少量结核杆菌在较长时间内反复多次进入血液，播散到肺部所致。X 线表现：肺野见到"三不均"即大小不一、分布不均和密度不均匀的多种性质的病变，可有粟粒结节样、斑点状，斑片状增殖或渗出性病变（图 6-29-15）。

3．继发型肺结核（Ⅲ型） 继发型肺结核是成人肺结核中最常见的类型。其发病机制为已静止的原发病灶再次活动或由外源性再度感染所致。病变好发于上叶尖后段和下叶背段，其 X 线表现多种多样，渗出、增殖、干酪样变、空洞、纤维化和钙化等多种性质的新老病灶同时存在（图 6-29-16、图 6-29-19）。

继发型肺结核还包括结核球和干酪性肺炎两种特殊类型。

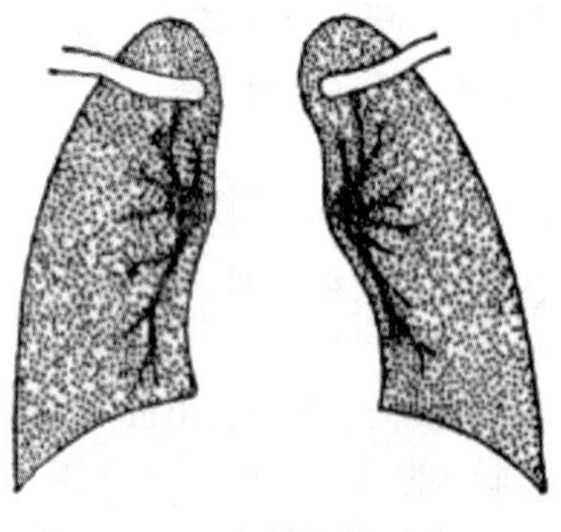

图 6-29-14 急性粟粒型肺结核

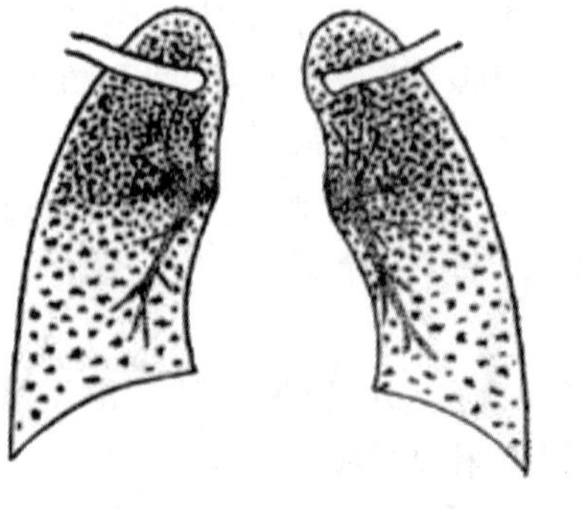

图 6-29-15 亚急性、慢性血行播散型肺结核

① 结核球：X 线表现为球形致密影，轮廓多光整，边缘清晰。常位于锁骨下区，直径多在 2～4cm，密度较高欠均匀，其内可有钙化。结核球周围常见散在的增殖或纤维性病灶，即“卫星灶”（图 6-29-17）。② 干酪性肺炎：X 线表现为肺叶或肺段的实变影，以上叶多见，密度不均，边缘模糊，其内可见多个虫蚀样空洞，两下肺有支气管播散灶（图 6-29-18）。

4. 结核性胸膜炎（Ⅳ型）　结核性胸膜炎多见于儿童及青少年，胸膜炎可与肺结核同时或单独存在，临床上分干性及渗出性胸膜炎两种。干性胸膜炎 X 线上不显影，渗出性胸膜炎 X 线表现为胸腔积液。CT 或 MRI 检查可清楚显示被胸腔积液掩盖的胸膜增厚、结节、肿块等。

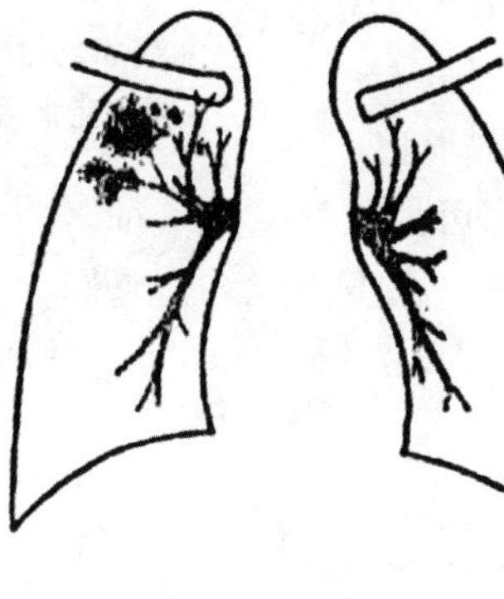

图 6-29-16　浸润型肺结核示意图

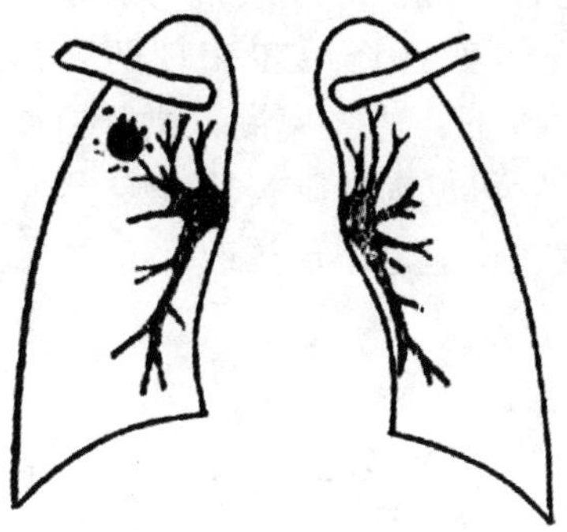

图 6-29-17　结核球

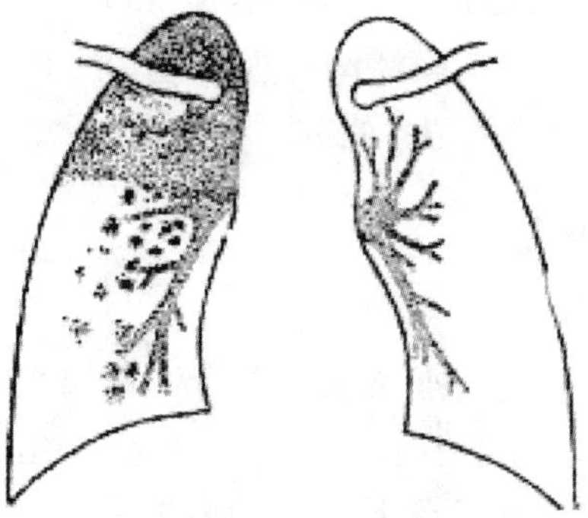

图 6-29-18　干酪性肺炎

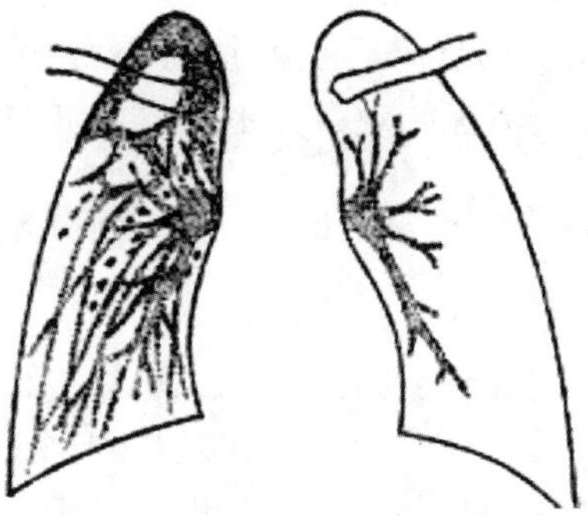

图 6-29-19　慢性纤维空洞型肺结核

（六）肺癌

又称支气管肺癌，系起自支气管黏膜上皮，腺体、细支气管及肺泡上皮的恶性肿瘤。根据肿瘤发生部位不同，分为中央型、周围型和弥漫型（细支气管肺泡癌）三类。

1. 中央型肺癌　中央型肺癌指发生于主支气管、叶支气管及段支气管上皮的恶性肿瘤。当早期肿瘤局限于支气管黏膜时，平片上可无任何表现。肿瘤生长至晚期时，可出现下列 X 线表现①肺门边缘多不规则肿块影：是中央型肺癌的直接征象。②阻塞性肺气肿：是中央型肺癌最早的间接征象，表现为局限性肺气肿征象，但一般很少被发现。③阻塞性肺炎：为局限性斑片状影或某肺叶、段的实变影；其特点是阴影不易吸收或吸收后在同一部位反复出现。④阻塞性肺不张：其范围依癌肿侵犯支气管的部位而定，是较晚的间接征象。可为一肺段、肺叶或一侧肺。右上叶肺不张合并肺门肿块时，其下缘呈横“S”状，称“横 S 征”（图 6-29-20）。CT 上中央型肺癌表现为：①支气管腔内息肉样或菜花样肿块影；②支气管壁不规则增厚，管腔呈环形或不规则狭窄；③支气管腔被肿瘤阻断；④支气管周围或肺门肿块或肿大淋巴结。

2. 周围型肺癌　周围型肺癌指发生于肺段支气管以下至细支气管的肺癌。主要 X 线表现为肺内孤立性球形肿块，轮廓呈分叶状，边缘有毛刺。CT 扫描，特别是高分辨力 CT 扫描能提供较 X 线胸片更清晰的图像，有利于显示结节或肿块的边缘、形态、瘤周表现、内部结构特点及密度变化等，从而更易明确诊断。肿块大小在 2cm 以下时多不均匀，其内可见结节征或空泡征。肿块在 3cm 以上时多均匀致密，肿块内可坏死形成癌性空洞，空洞常呈偏心性、洞内壁凹凸不平。外缘见分叶，脐凹或毛刺。

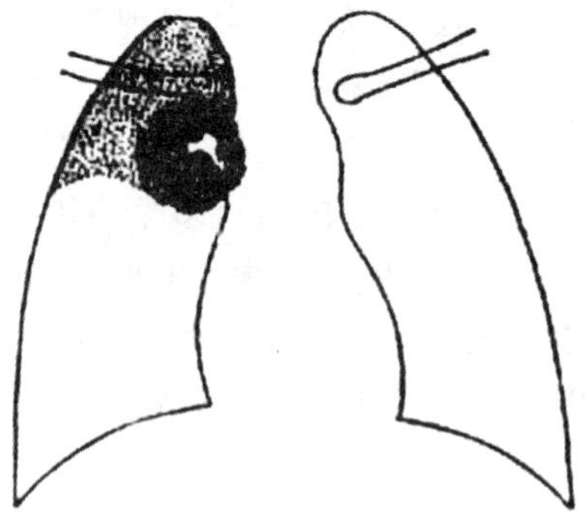

图 6-29-20 中心型肺癌
（癌性空洞及右上叶肺不张）

3. 细支气管肺泡癌 细支气管肺泡癌为发生于细支气管或肺泡上皮的恶性肿瘤。X 线表现可表现为孤立结节、多发结节、大片肺炎样实变影。CT 表现两肺弥漫不规则分布的结节，多在 1cm 以下，边缘模糊，常伴有肺门、纵隔淋巴结转移。病变融合后可见大片肺炎样实变影，近肺门部可见支气管充气征。由于癌细胞分泌多量黏液，实变区密度较低呈毛玻璃样改变，并可见到其中高密度的隐约血管影，为其重要特征。

第二节 循环系统的影像诊断

心脏、大血管位于纵隔内，与两侧含气肺组织构成良好对比，适用于普通 X 线检查，其主要检查目的是：①观察心脏、大血管形态和位置。②观心脏、大血管有无异常增大。③透视下观察其搏动及其幅度、节律。但 X 线对心血管内结构、瓣膜活动及血流动力学的观察不如心脏超声，对心血管腔内情况的观察亦不如 CT 和 MRI。本节主要简述心脏与大血管的常见 X 线表现。

一、检查方法与正常心脏、大血管的 X 线表现

（一）检查方法

1. 透视 透视简便易行，是心脏、大血管检查的重要方法。其优点是可以从不同角度观察心脏、大血管的形态、搏动、节律及与周围组织结构的关系。

2. 摄片 传统的心脏 X 线片仍是心脏、大血管疾病最基本的检查方法。X 线片的最大优势是“心肺兼顾”，即不仅可以显示心的轮廓和大小，还能够全面反映肺循环的状态，这是其他影像学方法都无法比拟的。常用的摄片位置有后前位、右前斜位、左前斜位及左侧位四个基本位置。

（1）后前位：为减少心脏投影的放大失真，靶片距离定为 2m，便于测量或随访对比。

（2）右前斜位：患者从后前位向左旋转 45° 角，即身体冠状面与胶片间夹角为 45° ，同时服钡观察食管左心房压迹改变。右心室流出道及肺动脉主干在此位置观察较清楚。

（3）左前斜位：患者从后前位向右旋转约 60° 角，即身体冠状面与胶片夹角为 60° ，此位置有利于观察各个房室及主动脉弓的形态和大小。

（4）左侧位：患者左侧胸壁靠片，常规吞钡，利于观察右心室及左心房与左心室。

3. 心血管造影 将造影剂注入心腔或大血管内，以显示其内部解剖结构及循环功能状况，充分显示先天性复杂畸形和各种血管性疾患等解剖细节，结合心导管检查可以提供血流动力学的资料，因此是诊断的“金标准”。

4. CT 目前用于心血管疾病诊断的为 EBCT 和 MSCT。可检查心脏大血管形态、功能及血流动态、冠状动脉等，大大提高微小病灶（钙化）的检出率。

5. MRI MRI 无放射性损害，具有高度的软组织分辨力，无需应用对比剂便能够清楚地区

分心和大血管的解剖结构；能够对心内结构和功能进行全面评估。

（二）正常X线表现

1．心脏、大血管的正常投影

（1）后前位：后前位片是心脏、大血管的正位投影，心影有左、右2个边缘。心右缘分为两段：心右缘下段密度较高、弧度较大、为右心房的部分投影。心右缘上段为上腔静脉与升主动脉的复合投影，幼年及青少年主要为上腔静脉；随年龄的增长，以升主动脉影为主。心左缘分为3段：上段为由主动脉弓降部构成的主动脉结的影像，在老年人尤为明显。中段为由肺动脉干构成的肺动脉段，正常表现为平或稍隆或稍凹，又称心腰。下段为左心室构成呈一明显突出的弧度。左心室段与肺动脉段的相交点为相反搏动点，为判断左、右心室增大的重要标志（图6-29-21）。

（2）右前斜位：又称第一斜位。心影位于胸骨与脊柱之间。心脏、大血管形成前后两个边缘，心前、后缘距胸骨、脊柱间空隙分别称心前间隙和心后间隙。心前缘分为三段，上段为升主动脉的投影；中段微隆起为右心室漏斗部和肺动脉段的投影，称肺动脉段；下段向前下方斜行，一般为右、左心室的投影；心后缘上方为左心房，下为右心房，两者之间无明显分界。降主动脉延脊柱前方下行，在心后间隙内，食管延左心房后壁下行。因此，在右前斜位投照时应常规食管吞钡检查，以观食管左心房压迹改变来判断左心房增大程度（图6-29-22）。

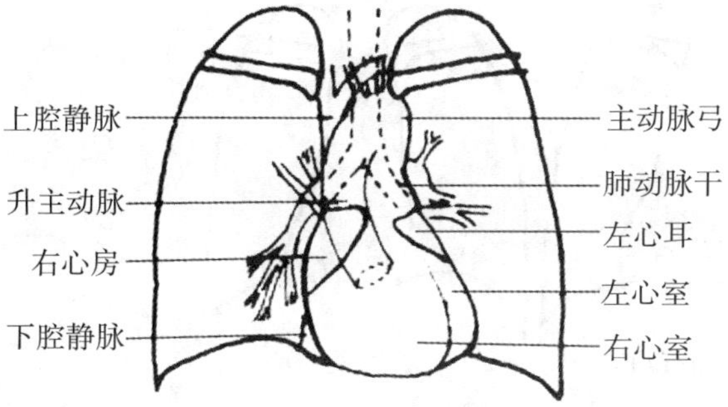

图6-29-21　心脏大血管后前位像示意图

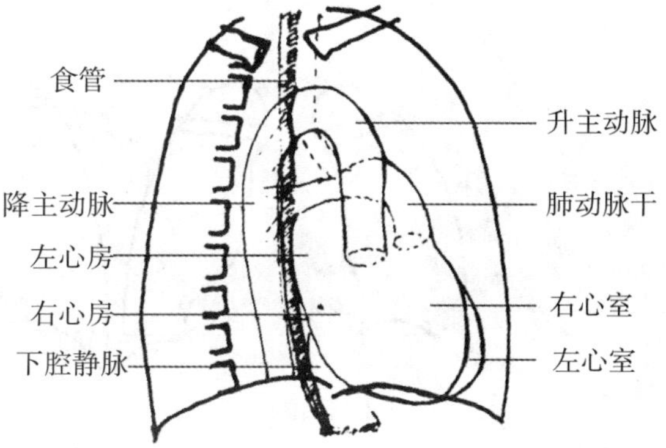

图6-29-22　心脏大血管右前斜位像示意图

（3）左前斜位：又称第二斜位。此位置上心后缘与脊柱分离，心前间隙为近似长带形透光区。心前缘分三段，上段微前突，为升主动脉的投影，中段为右心房耳部投影，下段呈轻度前突的弧形，主要为右心室的投影；心后缘上方为左心房，下方为左心室，呈弧形后突；正常时，左心室后缘与脊柱阴影分离。在左前斜位上还可清楚显示升主动脉、主动脉弓及降主动脉的影像，主动脉弓下部的透光区称为主动脉窗（图6-29-23）。

（4）左侧位：心脏前缘的上部为右心室的漏斗部及肺动脉主干构成，自前下向后上倾斜，下部为右心室，与前胸壁紧密相邻。心前缘上部与前胸壁之间的透亮区称胸骨后间隙。心前缘下部与前胸壁和膈肌之间形成一尖端朝下的小三角形透亮区。心后缘上段为左心房、下段为左心室。左侧位食管吞钡检查时，在心后下缘、食管前及膈肌之间形成三角形间隙，称食管前心后间隙，为判断左心室增大的一个标志。（图6-29-24）

2．心脏和大血管的搏动　通过透视心脏、大血管的搏动反应了其功能状态。左心室搏动最强（左心缘），幅度约5mm；主动脉与心室搏动方向相反，幅度2～3mm；右心房搏动（右心缘），幅度约1mm透视下不易观察；右心室搏动可传至右心缘下部；肺动脉搏动与主动脉类似，但较弱；正常的上腔静脉不见搏动；正常两侧肺门血管无明显搏动。

3．影响心脏、大血管形态的生理因素　心脏、大血管外形的影响因素有体型、年龄、体位

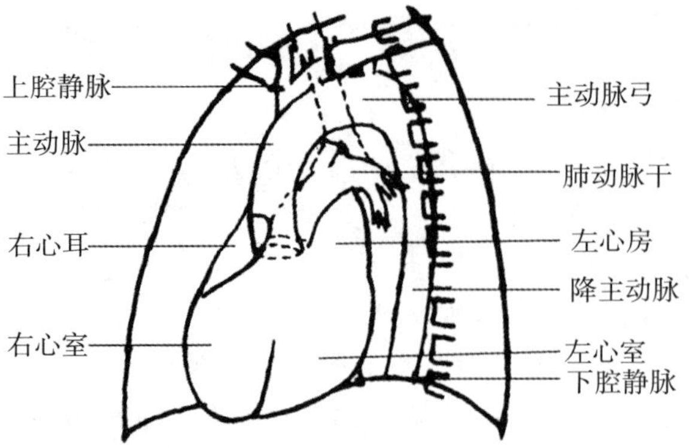

图 6-29-23 心脏大血管左前斜位像示意图

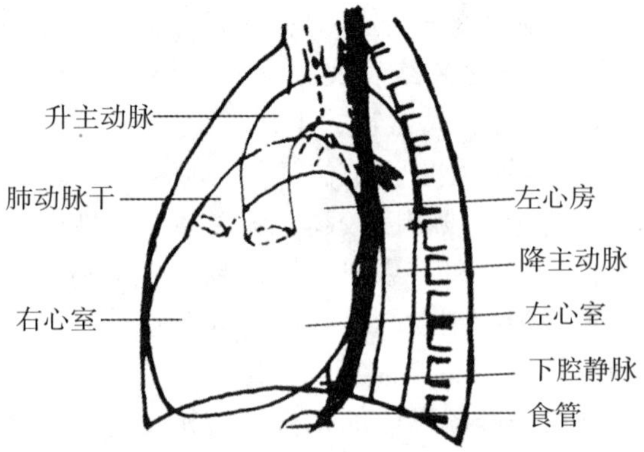

图 6-29-24 心脏大血管左侧位像示意图

及呼吸等，其中最重要的是体型。

（1）体型：正常心型可分为横位心、斜位心和垂位心三种类型。①斜位心：见于体型适中且较匀称者，心脏长轴与水平线夹角为45° 角；②横位心：见于身材矮胖体型，心脏长轴与水平线夹角<45° 角。③垂位心：见于瘦长体型者，心脏纵轴与水平线夹角>45° 角（图 6-29-25）。

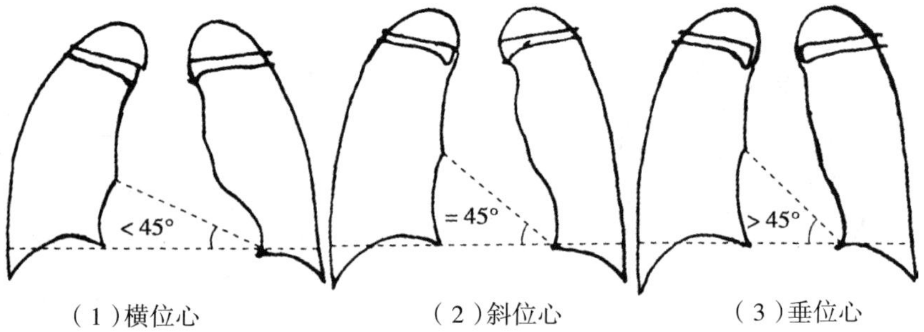

图 6-29-25 三种体型正常心脏形态示意图

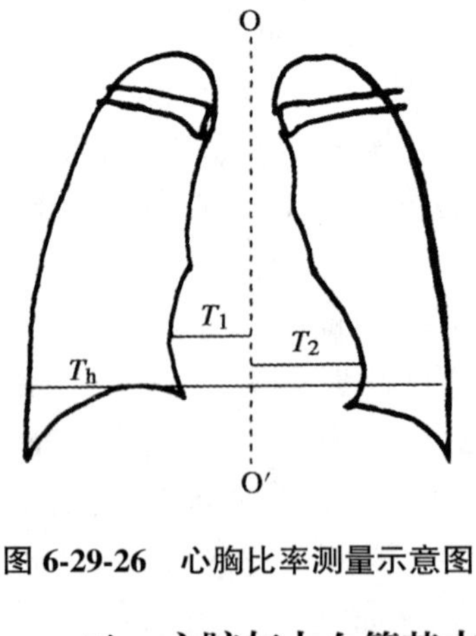

图 6-29-26 心胸比率测量示意图

（2）年龄：婴幼儿左、右心室大致对称，心呈球形，心脏大血管交界点不明显。

（3）呼吸和体位：深吸气时，由于膈肌下降、心脏拉长，趋向垂位心；深呼气时，膈肌上升，趋向横位心。立位时，心脏各房室弧度明显，卧位时，膈上升，心脏上移呈横位，心底增宽。

4. 心胸比率 心脏大小的估测最常用的方法是心胸比率法，即心脏最大横径与胸廓最大横径之比（图 6-29-26）。

心脏最大横径是中线（0-0 线）分别至左、右心缘各自最大径之和（T_1+T_2），胸廓横径则在右膈顶平面以最大胸廓处的内缘距离为准（T_h）。这是一种粗略的估计方法。正常成人心胸比率应小于或等于 0.5，横位心不超过 0.52。

二、心脏与大血管基本病变的 X 线表现

（一）心脏及各房室增大

心脏增大包括心脏扩大和心肌肥厚两个因素，两者可并存。

1. 左心室增大　左心室增大主要见于高血压病、主动脉瓣关闭不全或狭窄、二尖瓣关闭不全、动脉导管未闭等。左心室增大时主要向左、向后、向下增大。后前位上表现为左心室段延长并向左隆凸，心尖向左向下延伸，居膈下或胃泡内，相反搏动点上移，心腰凹陷。左前斜位见心后缘下段向后向下隆凸，与脊柱重叠。左侧位表现为食管前心后间隙变小或消失（图 6-29-27）。

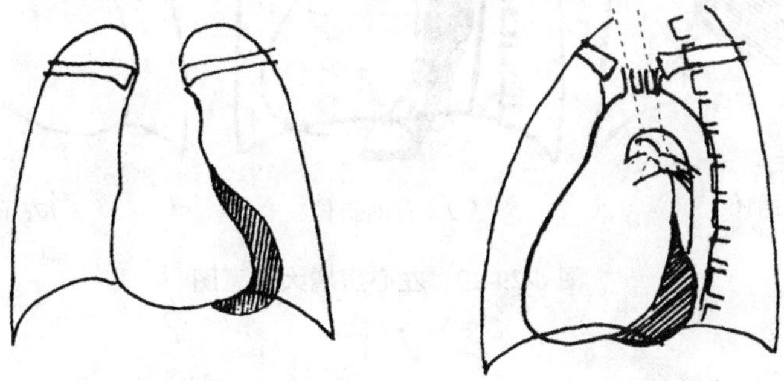

（1）后前位　（2）左前斜位

图 6-29-27　左心室增大示意图

2. 右心室增大　右心室增大常见于二尖瓣狭窄、慢性肺源性心脏病、肺动脉狭窄、肺动脉高压、房间隔缺损、Fallot 四联症等。右心室增大向前、左及右方增大。右心室增大的 X 线表现为：后前位上，肺动脉段凸出，心腰消失，相反搏动点下移，心尖圆隆上翘。右前斜位上，肺动脉段及漏斗部向前隆凸，心前间隙变窄或消失。左前斜位上心前缘下段向前膨凸，心前间隙变窄。左侧位显示心前缘下段与胸壁接触面延长，肺动脉段及漏斗部凸起（图 6-29-28）。

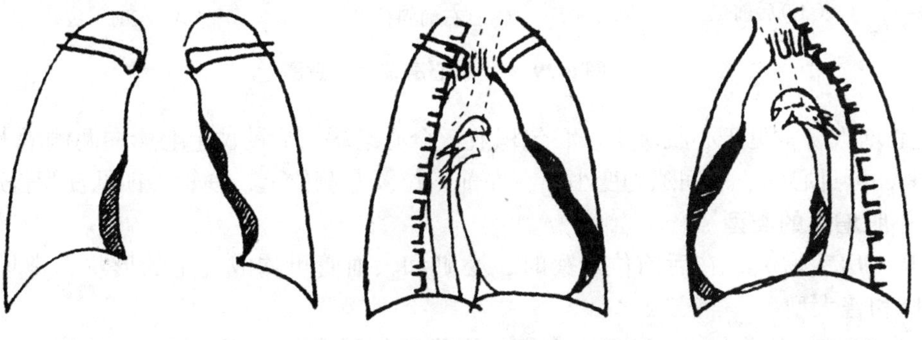

（1）后前位　（2）右前斜位　（3）左侧位

图 6-29-28　右心室增大示意图

3. 左心房增大　左心房增大常见于二尖瓣病变、左心衰竭、室间隔缺损及动脉导管未闭等。左心房增大首先向后、上，继之向左、右。后前位上，早期左心房向后增大，可于过度曝光照片上显示心底部心影内出现圆形或椭圆形密度增高影，常与右心房重叠，形成双房阴影；如向右增大凸出于右心缘，可见在右心房弧形边缘上段又出现一较大弧度，称双边影，左心缘肺动脉下方左心耳突出形成第三弧，在食管吞钡的右前斜位及左侧位片上可见食管左心房压迹受压移位；左前斜位见心后缘上段隆起，左主支气管上抬（图 6-29-29）。

4. 右心房增大　右心房增大多见房间隔缺损、右心衰竭、三尖瓣病变等。主要向右，其次向后扩大。后前位上心右缘下段延长并向右膨隆突出，常同时伴上腔静脉影增宽。左前斜位上，见心前缘中段延长且向前凸出并与右心室段成角。右前斜位上，心后缘下段向后突出，但无食管的受压移位（图 6-29-30）。

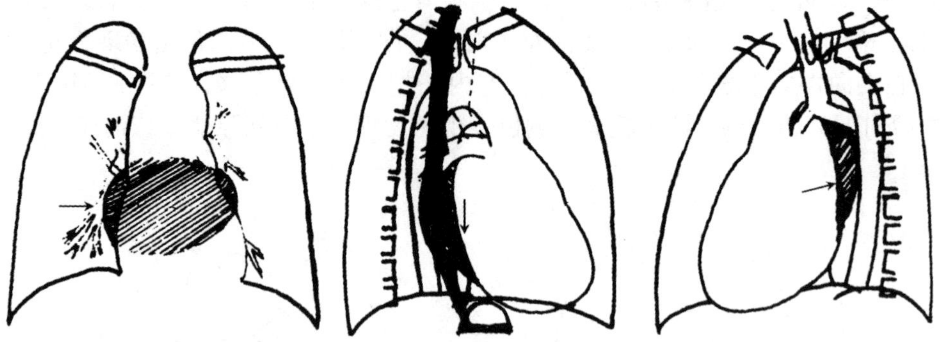

（1）后前位　（2）右前斜位　（3）左前斜位

图 6-29-29 左心房增大示意图

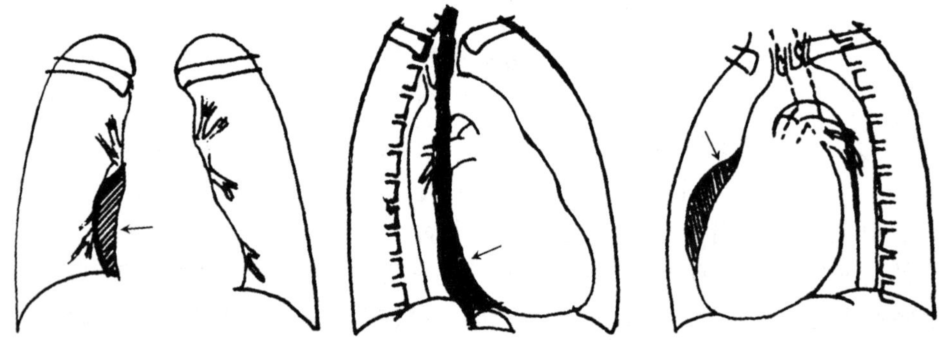

（1）后前位　（2）右前斜位　（3）左前斜位

图 6-29-30 右心房增大示意图

5. 全心增大　常见于心肌疾病、心包积液，全心衰竭。后前位上心影向两侧增大，心横径加大；斜位上，可见心前、后间隙均变小，在左前斜位及左侧位上，食管吞钡见食管普通受压移位。

（二）心脏增大的类型

心脏某一房室增大，在后前位观察时，心脏和大血管可构成一定的形状，常见的有二尖瓣型、主动脉和普大型。

1. 二尖瓣型　指增大的心脏和大血管的影像近似梨形，两侧心缘向外膨隆，心腰丰富或隆凸，主动脉结缩小或正常。常见于二尖瓣病变、房间隔缺损、肺源性心脏病等。

2. 主动脉型　增大的心脏形态近似靴形，主动脉影增宽，主动脉结大而突出，心腰凹陷，心左缘下部向左下隆凸。常见于主动脉病变、高血压、主动脉缩窄及法洛四联症。

3. 普大型　心影向两侧增大且较对称，形如烧瓶状，主动脉结多正常。常见于心肌疾病、心包积液、全心衰竭。

（三）肺循环的改变

心脏疾患可引起肺循环血流动力学的改变，而肺循环的异常改变可引起心脏增大。因此，在诊断中除观察心脏大小、形态之外，还必须观察肺循环改变。

1. 肺充血　肺充血是指肺动脉血流量异常增多，主要见于左向右分流的先天性心脏病如房、室间隔缺损、动脉导管未闭；亦可见于甲状腺功能亢进及贫血等。X 线表现为：肺动脉段突出，两肺门影增大，右下肺动脉干直径＞15mm，肺血管纹理增粗、增多、边缘清楚。透视下可见肺门血管及肺动脉搏动增强即肺门舞蹈征。

2．肺淤血　肺淤血指肺静脉血液回流受阻而滞留在肺静脉内，主要见于二尖瓣狭窄，左心衰竭。X 线表现为：两肺门影增大模糊，肺内血管纹理增多、增粗、边缘模糊不清，上肺静脉增粗，下肺静脉变细，肺野透亮度降低。当肺静脉内压力进一步升高时，则出现肺静脉高压，肺静脉高压进一步发展则出现肺水肿。

3．肺缺血　肺缺血指肺循环血流量减少，主要见于右心室排血受阻或伴有右向左分流的先天性心脏病：肺动脉狭窄，三尖瓣狭窄或闭锁，法洛四联症等。X 线表现为肺门影缩小，肺血管纹理普遍变细、稀疏，肺野异常清晰而透亮度增加。由于肺血减少，可见支气管动脉侧支循环血管影，在肺野内见细小、扭曲紊乱的网状血管影。

4．肺动脉高压　肺动脉高压常见于肺动脉血流量增多，肺小动脉阻力增加，肺胸疾病，肺静脉高压。肺动脉收缩压＞30 mmHg，平均压＞20 mmHg。X 线表现为肺动脉段突出，肺门区动脉显著扩张，搏动增强，肺外围分支纤细、稀疏呈截段现象，称肺门残根征象。右下肺动脉干宽径＞15mm，右心室增大。

5．肺水肿　肺静脉＞25 mmHg 时，肺泡毛细血管内液体大量渗出到肺间质或肺泡内。从病理上分为间质性与肺泡性肺水肿两种。

（1）间质性肺水肿：多见于慢性左心衰竭和其他肺静脉回流受阻，为肺淤血的结果。X 线表现为肺门阴影增大、模糊，肺纹理增多、模糊，肺野透光度减低；上肺静脉扩张，下肺静脉收缩变细；出现各种间隔线。最常见 Kerley B 线：肋膈角附近与外侧胸壁垂直的水平线影，长 2 ~ 3 cm、宽 1 ~ 3 mm，以右侧多见，常伴有少量胸腔积液。

（2）肺泡性肺水肿：见于肾衰竭、左心衰竭，常与间质性肺水肿并存。渗出液积聚于肺泡内，形成不规则大片状模糊阴影，以两肺内、中带多。典型者表现为以肺门中心呈蝶翼状大片模糊影。这些表现变化快，经适当治疗，数小时或数日即可吸收消散为其特征。

三、心脏与大血管常见病的影像诊断

（一）慢性风湿性心脏瓣膜病

慢性风湿性心脏瓣膜病为常见的心脏病，多发生于 20 ~ 40 岁，女性多于男性，90% 以上的都是由于心内膜炎侵及瓣膜，瓣膜充血、肿胀、增厚、纤维蛋白沉积，瓣环瘢痕收缩，瓣叶增厚、融合腱索缩短、粘连，引起瓣口狭窄及关闭不全等慢性瓣膜病变。各瓣膜均可累及，但以二尖瓣损害多见，占 70% ~ 80%，其次为主动脉瓣。

1．二尖瓣狭窄　由于瓣口面积减小，舒张期左心房压力增加，导致左心房扩大，左心房压力继续升高，则逆传至肺静脉，引起肺静脉压升高——肺淤血；同时肺动脉为克服阻力，肺动脉压相应增高，肺小动脉收缩，加重右心室负荷，导致右心室扩大。临床上可有气促、端坐呼吸、咯血、肝大、下肢水肿，颈静脉怒张等表现，心尖部可闻及舒张期杂音。

X 线表现为：左心房和右心室增大伴肺淤血及不同程度的肺循环高压，有时见二尖瓣区或左心房钙化是本病的主要 X 线表现（图 6-29-31）。

2．二尖瓣关闭不全　单纯二尖瓣关闭不全少见，多合并不同程度的二尖瓣狭窄。由于瓣膜关闭不全，收缩期左心房容量负荷增加，左心房扩大，舒张期左心室容量负荷同样增大，左心室亦大；但早期心室舒张压受影响不大，静脉回流无影响，晚期心室舒缩受限，左心房压恒定升高并波及肺静脉，出现肺循环高压。临床上有心悸、气短、乏力和左心衰竭的症状，心尖部闻及明显的收缩期吹风样杂音。

X 线表现：左心房、左心室增大，搏动增强，肺静脉高压相对较轻，若合并二尖瓣狭窄，则 X 线表现具备两者特点。

（二）高血压性心脏病

高血压性心脏病是由于长期的动脉血压过高，周围循环阻力增加，左心室负荷过重而引起的

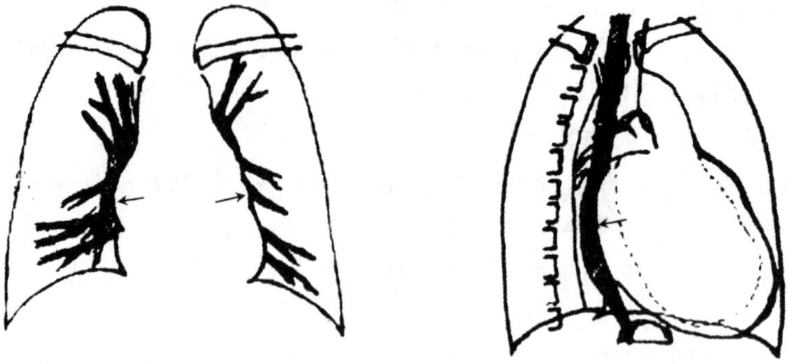

（1）后前位 （2）右前斜位

图 6-29-31 二尖瓣狭窄的 X 线表现示意图

一种心脏病。临床上有长期高血压病史，症状可有头痛、头晕、心悸，左心衰竭时可出现呼吸困难等表现。

X 线表现：轻者表现为左心室段向左下圆隆，心影轻度增大。重者左心室明显增大，主动脉扩张迂曲延长，主动脉结凸出，心腰凹陷，心影靴形（主动脉型），当左心功能不全时，可见肺淤血、间质性肺水肿等（图 6-29-32）。

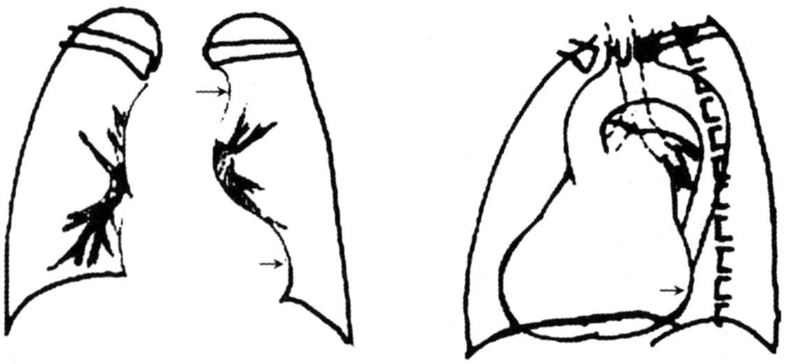

（1）后前位 （2）左前斜位

图 6-29-32 高血压性心血病 X 线表现示意图

（三）慢性肺源性心脏病

由于肺部病变，肺血管床减少，肺循环阻力增加而导致肺动脉高压，右心室肥大及右心功能不全。临床上有长期咳嗽、咳痰、咯血、哮喘和劳累后心悸、气喘等。当右心衰竭时，可有呼吸困难、发绀、颈静脉怒张、肝大、腹水、下肢水肿及肺部干湿啰音等症状。

X 线表现：①慢性胸肺疾病表现，主要有慢性支气管炎、肺气肿、肺结核、尘肺、广泛胸膜增厚粘连、胸廓畸形等。②肺动脉高压表现，肺动脉大分支增粗，右下肺动脉干横径超过 15mm 以上，肺外围纹理纤细，与肺门增粗血管形成明显对比，称为“肺门截断征”。③右心室增大，肺动脉段凸出，心呈梨形或垂直型（图 6-29-33）。

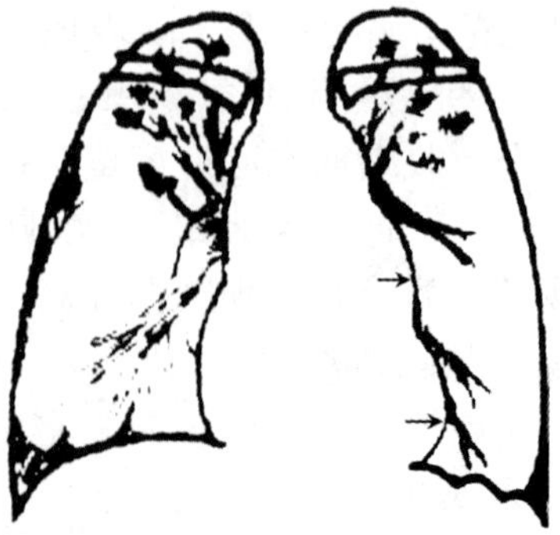

图 6-29-33 慢性肺源性心脏病 X 线表现示意图

（四）心包炎

心包炎是心包脏、壁层心包膜的炎性病变，以结核性、化脓性、风湿性常见。可分为干性和湿性两种，后者表现为心包积液。

1．心包积液　心包腔内的积液可为浆液性、化脓性和血性等，X 线不能区别积液性质。当积液量达一定程度时，可压迫心脏，使心房和腔静脉压力升高，以至静脉回流受阻，心室舒张受限，收缩期排血量减少，因而出现心包填塞症状。临床上有发热、心前区疼痛、呼吸困难、发绀、腹胀、颈面部及下肢水肿，端坐呼吸等症状。体检心界向两侧扩大，心音低钝、遥远，血压和脉压降低。

X 线表现：心包积液量少于 300ml 时，心影大小和形态可无明显改变。积液量达 500ml 以上时，主要表现心影向两侧普通增大，心影各弧度消失，心外形呈烧瓶状或球形；上腔静脉影增宽，主动脉影短缩，心缘搏动减弱或消失，肺纹理减少（图 6-29-34）。

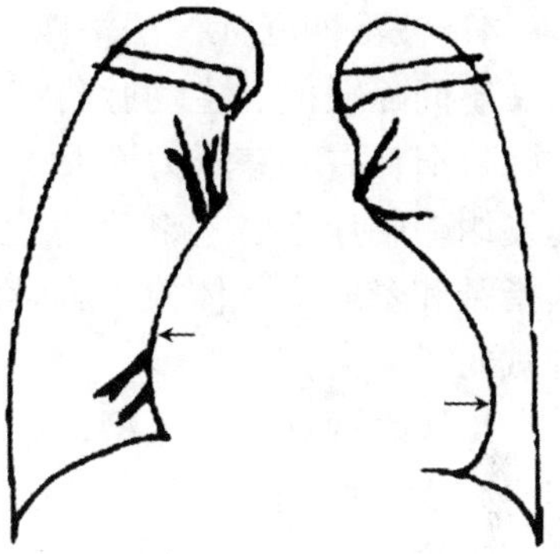

图 6-29-34　心包积液 X 线表现示意图

CT 与 MRI：MRI 可对积液的量及性质做出判定。

（1）少量积液：<100ml，心包厚度 5 ~ 15mm，位于左心室后壁及右心房侧壁；

（2）中量积液：100 ~ 500ml，心包厚度 15 ~ 24mm，位于右心室前及心尖下外方；

（3）大量积液：>500ml，心包厚度>25mm。

（4）MR 信号：T_1WI 炎性渗出含蛋白成分高为不均匀高信号，血性积液为中等或高信号，肿瘤为不均匀的混杂信号。

2．缩窄性心包炎　多由急性心包炎转变而来。由于心包膜脏、壁两层之间发生粘连、增厚，形成坚厚的纤维结缔组织瘢痕，范围可较广泛，呈铠甲样结构包围在心脏上，使心室舒张障碍，静脉回流右心房受阻，静脉压升高，颈静脉怒张、肝大、腹水。左心室舒张受限，排血量减少，造成血压下降。临床上有心悸、劳累后呼吸困难；病变较重时，可出现上、下腔静脉回流受阻体征。

X 线表现：心脏阴影正常或轻到中度增大，左右心缘平直僵硬，正常弧段消失，心脏搏动减弱或消失，而大血管搏动正常。心包钙化是本病特征性表现，可呈蛋壳样、带状、斑片或结节状密影，右侧多于左侧，心包钙化多者形如盔甲，故称盔甲心。上腔静脉影增宽，CT 对显示心包钙化敏感。

（五）先天性心脏病

X 线上则可根据肺血管表现分为肺血增多、肺血减少和肺血无明显改变三类。普通 X 线检查对先天性心脏病的诊断是重要的方法之一。对常见先天性心脏病，如能紧密结合临床资料，可以做出正确诊断。

1．房间隔缺损　X 线表现：缺损小，分流量小者可无明显异常 X 线改变。缺损大及分流量较大时可见：①心脏呈二尖瓣型，中度增大，右心房、右心室均增大。②肺动脉段显著隆凸，搏动增强，两肺门血管影增粗伴有扩张性搏动即“肺门舞蹈”征。肺内纹理增粗，边缘清楚。③左心房一般不增大，左心室及主动脉结变小。

房间隔缺损的基本 X 线征象是肺血增多，右心增大，肺动脉段凸出及主动脉变小，其中右心房显著增大为本病特征性改变。

2．室间隔缺损　X 线表现：缺损小，分流量小时，可无明显异常 X 线改变，或见心影稍大。缺损大，分流量多时表现为心影增大呈二尖瓣型，左、右心室均增大，以右心室为著，左心房轻度增大，肺动脉凸出，肺门血管增粗伴搏动增强，透视可见肺门舞蹈征。肺血管纹理增粗增多，出现肺动脉高压时，右心室增大更显著，肺动脉段及肺门血管高度扩张，周围血管变细，呈“残根状”。

典型室间隔缺损表现为双心室增大，以右心室显著。肺充血、肺动脉段膨隆程度不如房间隔缺损明显。

3. 动脉导管未闭　X 线表现：心影增大呈二尖瓣型或二尖瓣 - 主动脉型，左、右心室均增大，常以左心室增大为主，左心房轻度增大，肺血增多，肺动脉段突出，肺门动脉扩张，透视下肺门舞蹈征。主动脉结增宽或凸出，有时可见漏斗征（指正位心脏照片上主动脉弓降部外凸和下方的降主动脉与肺动脉相交处突然内收所致的一个凹陷），漏斗征对本病诊断具有重要意义。

4. 法洛四联症　法洛四联症是临床上最常见先天性发绀型复合畸形心脏病，包括肺动脉狭窄、室间隔缺损、主动脉骑跨和右心室肥厚。其中以肺动脉狭窄和室间隔缺损最为重要。由于肺动脉狭窄，右心室压力增大，其内未氧合血液经室间隔缺损处直接进入骑跨的主动脉至全身而引起发绀。临床上，患者发育迟缓，在 1 岁内即出现发绀，患儿活动力差，喜蹲踞。有气促、杵状指趾和晕厥史。体检于胸骨左缘 2 ~ 4 肋间可闻及响亮收缩期杂音，可扪及震颤，肺动脉第二音减弱或消失。

X 线表现：心呈靴型，右心室增大，心尖圆隆上翘，心腰凹陷，主动脉增宽或主动脉右移。肺血减少，肺门影缩小，肺纹理纤细、稀疏。侧支循环形成后则可见扭曲、粗乱的血管影或网状血管纹理。

第三十章　腹部影像诊断

学习目标

通过本章内容的学习，学生应能：

识记：

描述腹部正常 X 线表现，消化系统基本病变及常见疾病 X 线表现。

理解：

总结腹部疾病 X 线改变的原因。

运用：

结合相关知识，合理选用消化系统疾病的检查方法，并对检查结果进行准确分析。

第一节　急腹症的 X 线诊断

急腹症是指以急性腹痛为突出表现，需要紧急处理的腹部疾患的总称。它的特点是发病急、进展快、病情重，一旦延误诊断或抢救不及时，就可能给患者带来严重危害和生命危险。

一、急腹症的 X 线检查方法

（一）透视

一般采用站立位，病情严重时可采用半卧位或侧卧水平位。主要用于排除气腹及肠梗阻，若腹部透视发现异常，应进一步摄片检查。

（二）腹部平片

常规腹部急腹症的 X 线摄影应摄站立正位及仰卧前后位两张片，必要时可选择左侧卧位水平投照。观察气腹及腹腔肠管内是否有异常气体及液体的潴留。

（三）造影检查

造影检查一般不作为急腹症的常规检查。灌肠造影是在腹部透视或腹平片检查后，为进一步确定是否有梗阻或确定梗阻原因时进行，常用于结肠癌、肠套叠；空气灌肠主要用于肠套叠和乙状结肠扭转的整复。碘剂造影检查：碘对比剂进入腹腔后易被吸收，主要用于消化道出血、胃肠道穿孔及肠梗阻检查。肠梗阻时不能采用钡餐造影检查。

二、常见急腹症的 X 线诊断

（一）胃肠道穿孔

胃肠道穿孔常发生于溃疡、炎症、肿瘤及外伤等，以胃、十二指肠溃疡穿孔为常见原因，是最常见的急腹症。胃肠道穿孔后，胃肠内气体和内容物流入腹腔，造成气腹和急性腹膜炎。

临床表现：起病突然，持续性上腹部剧痛，不久可延及全腹，腹肌紧张，出现全腹压痛等腹膜刺激症状。

X线表现：胃肠道穿孔的主要X线征象是站立位双侧膈下线条状或新月状透光影，边界清楚，其上缘为光滑整齐的膈肌，下缘分别为肝、脾上缘（图6-30-1）。仰卧位时前腹壁顶部的下方，呈圆形或卵圆形透亮影。较小的穿孔，气体太少或穿入小网膜囊时，则膈下可无气体发现。但应注意：腹部手术后、人工气腹和输卵管通气术后也可见腹腔游离气体，应结合临床病史加以鉴别。

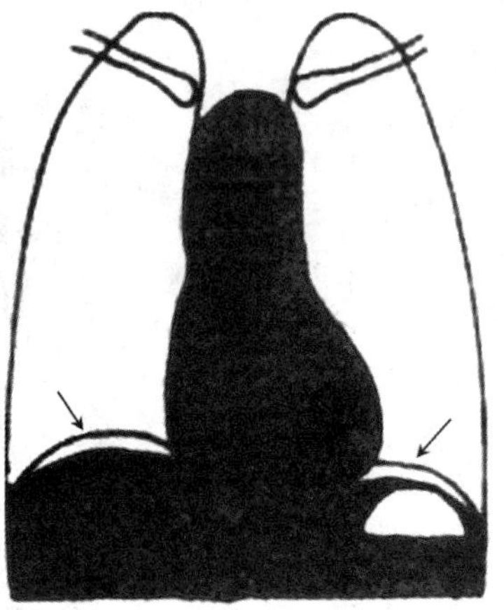

图 6-30-1 胃肠道穿孔示意图

（二）肠梗阻

由于各种原因造成肠腔内容物不能正常运行或通过障碍称肠梗阻。按发病原因分为机械性、动力性和血运性肠梗阻，以机械性肠梗阻最常见。根据肠壁有无血运障碍分为单纯性和绞窄性肠梗阻。主要临床表现为腹痛、腹胀、呕吐及肛门停止排气。

1. 单纯性机械性小肠梗阻　为最常见的一种小肠机械性梗阻。X线表现为立位腹部透视或腹部平片见腹部多个高低不一、长短不等的阶梯状气液平面（图6-30-2）。近端肠曲积气扩张呈弓形；透视下液面上、下移动；仰卧位见充气扩张之肠管内的黏膜皱襞影，空肠呈鱼肋骨状平行排列如弹簧状，回肠不见黏膜皱襞影，结肠可见结肠袋。因此可梖扩张肠曲的位置和其内黏膜皱襞形态来推测梗阻的部位。

2. 绞窄性小肠梗阻　绞窄性小肠梗阻是由于一段肠曲的两端及其血管同时受压闭塞，以致肠梗阻较早发生供血障碍。典型的X线表现为出现较多的气液平面，肠管扩张积气，透视下气液平面无升降现象。当绞窄肠曲内充积大量液体，在其周围充气肠管衬托下呈球形软组织影，位置比较恒定，称"假肿瘤征"。此外，胀气肠曲可呈马蹄形或排列成同心圆、"8"字形、花瓣形及一串香蕉状等形态，都是绞窄性肠梗阻的特征性表现。这些征象之一的出现，即可诊断为绞窄性肠梗阻；部分患者由于小肠内全为液体充满而无绞窄性肠梗阻的X线征。

3. 肠套叠　指一段肠管套入近端或远端的肠腔内，是婴幼儿常见的急性肠梗阻。成人多为肿瘤引起，以回肠套入结肠最多见。

X线表现：腹部透视及腹部平片显示低位性肠梗阻的表现，其定性诊断有赖于空气或钡灌肠检查。钡灌肠检查表现为钡柱前端呈典型杯口状充盈缺损，钡剂进入套鞘的两侧肠壁之间形成弹簧状影。空气灌肠可进行空气压力复位治疗。其指征是：①发病24h内，48h以内为相对适应证；②全身情况尚好，无脱水、休克、腹膜炎等症状；③套叠头部未脱出肛门。

4. 麻痹性肠梗阻　为肠运动功能暂时丧失所致，而肠管无器质性狭窄，常见于腹膜炎、手术后、严重外伤性休克，低钾血症、败血症等。

X线表现为小肠与大肠弥漫性轻度至中度充气扩张，尤以结肠扩张明显，胃亦有胀气扩张。立位见充气扩张的肠管内有液平面，但透视下见不到液平面上下移动。

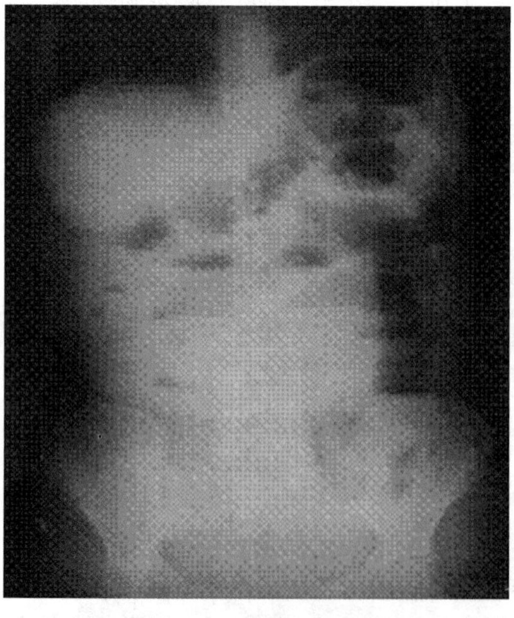

图 6-30-2 肠梗阻阶梯状液平面

第二节 消化道疾病的X线诊断

消化道包括食管、胃、小肠、大肠组成的管道，由于其与周围组织器官间缺乏很好的自然对比，需借助造影检查来显示其管腔、轮廓及功能情况。

一、检查方法与正常X线表现

(一)检查方法

1. 普通X线检查 腹部透视与腹部平片主要用于急腹症、腹部外伤及不透X线异物的检查，造影检查在透视下操作完成。

2. 造影检查

(1)钡餐造影检查：现多用气钡双重对比造影法以利发现早期和微小病变。主要用于观察食管、胃、小肠、结肠病变。临床上根据病情需要，有目的地选择分段性检查。①食管钡餐检查：主要用于观察食管病变，检查前患者不需做特殊准备。②上消化道钡餐检查：主要用于观察食管、胃、十二指肠及上部空肠的病变；检查前患者须禁食12h，并停用一切影响造影检查的药物且做好其他相应准备。③全消化道钡餐检查：主要用于观察食管、胃、小肠和结肠的病变，患者准备工作同上消化道钡餐检查。但严重胃肠道狭窄、急性消化道出血、胃肠道穿孔、肠梗阻等症者禁用钡餐检查。

(2)钡灌肠检查：是逆行肠道检查方法，适用于大肠和回盲部的检查。结肠双重对比检查使结肠造成良好的双重对比，观察各段结肠的细微结构和肠壁轮廓，有助于发现早期结肠黏膜溃疡、息肉和恶性占位性病变。检查前患者禁食6h以上，并做好清洁灌肠等准备工作。

(二)正常X线表现

1. 食管 以主动脉弓和第8胸椎分别为界，将食管分为上、中、下、三段，食管左前壁自上而下有3个压迹，分别为主动脉弓压迹、左主支气管压迹和左心房压迹。

食管造影食管充盈像(图6-30-3)钡剂如带状密影，轮廓光滑整齐，管壁柔软，以右前斜位观察最佳。食管的黏膜皱襞像(图6-30-4)为2~6条与食管长轴平行的纤细纵行条纹状透亮影，相互平行。

2. 胃 正常胃在充盈钡剂时呈一弯曲的囊袋状影，大部分位于左季肋部左膈下，部分位于左肝下方。胃的上口为贲门，与食管相接。胃的下口为幽门与十二指肠相通。胃的内上缘称胃小弯，拐角处称为胃角切迹。胃的外下缘称胃大弯，其最低点为胃下极。贲门水平线以上称胃底，因立位时含气亦称胃泡。贲门以上至胃角切迹的一段称为胃体。从胃角切迹以下至幽门的部分叫胃窦(图6-30-5)。

胃的形状与体型和胃的张力有关，一般分为四型：鱼钩型、瀑布型、牛角型、无力型(图6-30-6)。

胃的轮廓在胃小弯侧及胃窦大弯侧光滑整齐。在胃体大弯侧呈锯齿状，由横、斜行的黏膜皱襞所致。

黏膜皱襞因部位不同而表现不同。胃体小弯侧黏膜皱襞呈3~5条相互平行整齐纵向走行的条状透亮影，皱襞间沟的钡剂，呈致密的条纹状影。胃体大弯侧黏膜皱襞为斜行、横行、排列呈不规则锯齿状。胃窦的黏膜皱襞为纵行、斜行及横行，收缩时呈纵行，舒张时以横行为主。胃底部黏膜皱襞粗而弯曲呈线团状或脑回状。一般胃体小弯侧黏膜皱襞宽度不超过0.5cm，胃窦部黏膜皱襞不超过0.4cm。在良好的胃双重造影片上，胃黏膜皱襞展平，能显示胃黏膜细微结构，

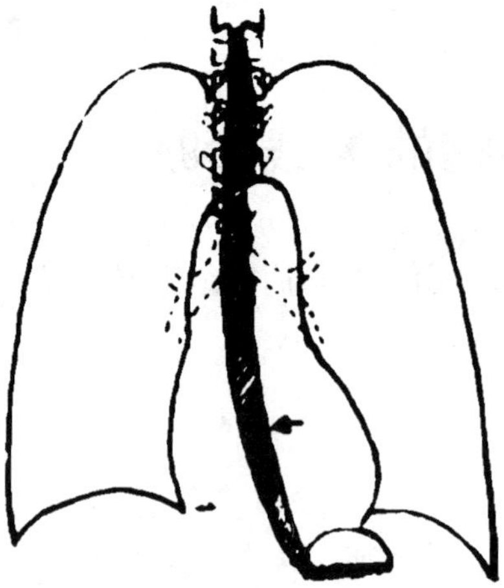

图 6-30-3 食管造影正位像

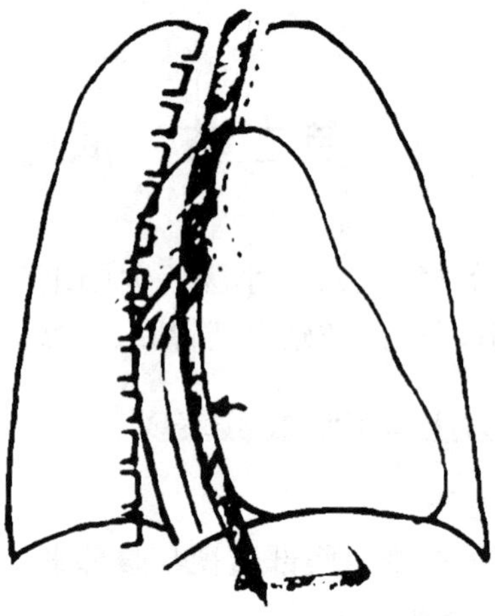

图 6-30-4 食管造影右前斜位像

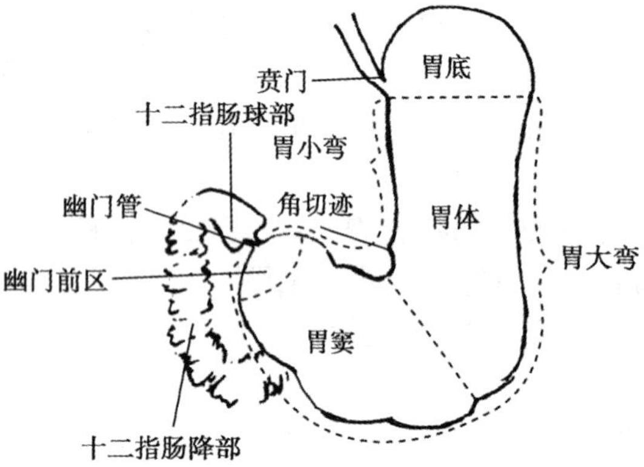

图 6-30-5 胃的分区

主要是胃小沟和胃小区。胃小沟粗细深浅均匀，充钡后为约 1mm 宽的致密影。胃小区于充气钡后为直径 1～3mm 圆形或类圆形大小相似的透亮影。

胃的蠕动开始于胃体上部，有节律地呈波浪样向幽门方向推进，蠕动波逐渐加深，至胃窦部呈向心性收缩，同一时间一般可见 2～3 个蠕动波，对称出现。通常服钡后 2～4h 内胃即排空。

3．十二指肠　十二指肠开始于幽门，终于空肠。全长 25～30cm，呈“C”型包绕胰腺头部，分为球部、降部、水平部和升部。球部呈圆锥形和三角形，两缘对称，边缘整齐，尖端指向右后上接降部，底部平整，中央为幽门管的开口，两侧称隐窝或穹窿角。黏膜皱襞呈纵行集中于球尖部。降部向下走行，水平部较短呈横行，水平部以后反转向左后上方至十二指肠悬韧带的部分为升部。降部下的黏膜皱襞呈羽毛状（图 6-30-7）。

4．空肠和回肠　空、回肠全长 5～6m，宽不超过 3cm，无明显分界。空肠大部分位于左中上腹，有环形黏膜皱襞，呈羽毛状，钡剂少时呈雪花状。回肠大部分位于右中下腹及盆腔，黏

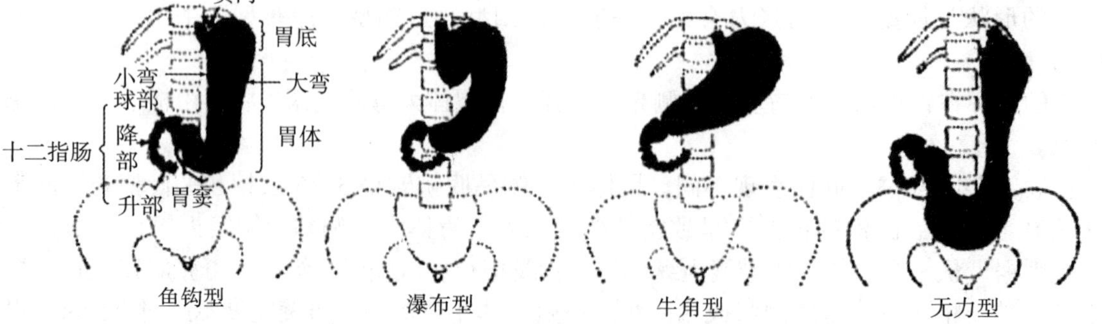

图 6-30-6 胃的分型

膜皱襞少而浅，肠腔相对小，轮廓光滑，在充气扩张时呈竹节样或空管状。腹钡后 2～6h 钡剂远端可达盲肠，少于 2h 为运动过快；7～9h 钡剂应从空回肠全部排空，10h 及以上钡剂未排空者称排空延迟。

5. 大肠　分盲肠、升结肠、横结肠、降结肠、乙状结肠和直肠，呈“门”字形绕行于腹腔四周。大肠充钡后以结肠袋为特征，横结肠以上较明显，降结肠以下逐渐变浅，乙状结肠以下接近消失。大肠黏膜皱襞为纵、横、斜三种方向交错结合的纹理。一般服钡 6h 可达肝曲，8～12h 达脾曲，24～48h 排空。阑尾充盈时呈蚯蚓状，位于盲肠内下方，粗细均匀，边缘光滑，移动性大（图 6-30-8）。

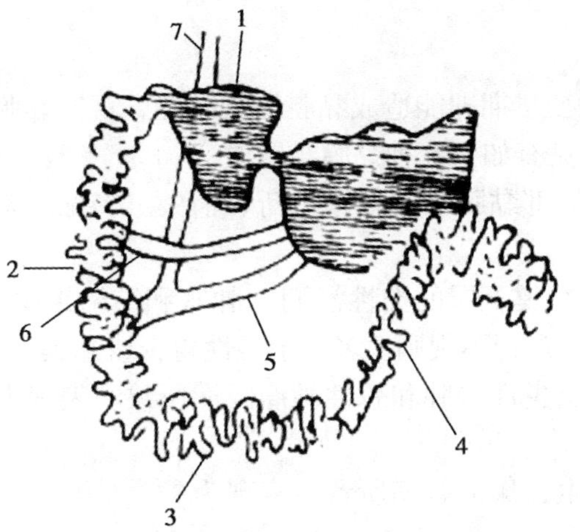

图 6-30-7　正常十二指肠影像示意图

1. 球部；2. 降部；3. 水平部；4. 升部；5. 主胰管；6. 副胰管；7. 胆总管

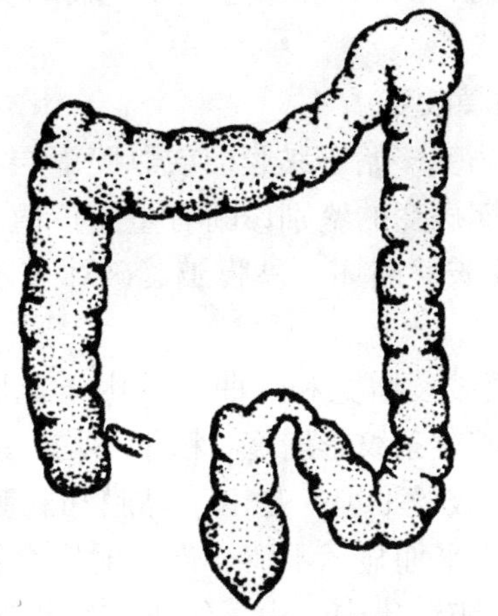

图 6-30-8　正常大肠充盈像示意图

二、消化道病变的基本 X 线表现

胃肠道造影所见到的影像是胃肠道内腔轮廓，当病变引起管壁黏膜或管腔改变时，造影检查可显示，胃肠道病变的基本 X 线表现可分为形态改变和位置功能改变两个方面。

（一）形态改变

1. 龛影　胃肠道管壁上发生了溃烂或凹陷达到一定程度后，造影时，该处被钡剂充填，在切线位时形成向腔外凸出的钡斑阴影，称为龛影。可呈三角形、柱形、乳突状密影。正位像上龛影呈圆形密度增高钡斑阴影，其四周有黏膜水肿所形成的透明带环绕（图 6-30-9）。

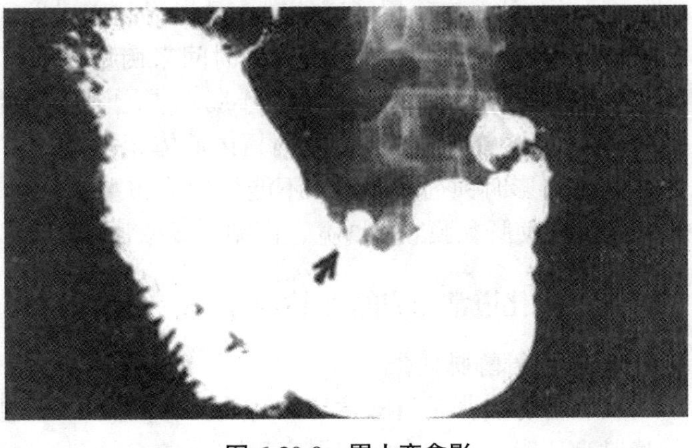

图 6-30-9　胃小弯龛影

2. 憩室　消化管壁的薄弱处向外呈囊袋状突出影称憩室。憩室具有收缩功能，形态可变，内有黏膜皱襞相续、可排空，以此与溃疡龛影鉴别。

3．充盈缺损　病变自消化道壁向腔内生长，占据一定的空间，不能为钡剂所充填而形成器官轮廓的钡剂缺损，称为充盈缺损。良性病变的充盈缺损多呈圆形或椭圆形，边缘光整；恶性肿物的充盈缺损形态不规则，伴有黏膜破坏。

4．管腔狭窄　管腔小于正常宽度称为管腔狭窄。引起狭窄原因很多，表现也各不相同。炎性狭窄或良性狭窄一般范围较广泛，边缘较光滑整齐，与正常区分界不明显；恶性狭窄范围较局限，边缘不规则，管壁僵硬，与正常区分界明显；先天性狭窄边缘多光滑且较局限；痉挛性狭窄边界光滑，可变性大，解痉后即恢复正常；外压性狭窄为偏侧性压迹，边缘光滑整齐，常伴有移位。

5．管腔扩张　管腔超过正常宽度称为扩张。多由胃肠道远端狭窄、梗阻或张力降低引起近侧胃肠道扩张。

（二）黏膜改变

胃肠道病变多始于黏膜层或黏膜下层，病变早期即能造成黏膜皱襞改变，观察黏膜皱襞的变化对发现早期病变的鉴别诊断有重要价值。常见有如下几种黏膜皱襞改变：

1．黏膜皱襞破坏　黏膜皱襞破坏表现为局部黏膜皱襞影像中断、消失。多见于恶性肿瘤的侵蚀。

2．黏膜皱襞增宽和迂曲　是由于黏膜和黏膜下层的炎性浸润，肿胀和结缔组织增生引起。表现为黏膜皱襞条纹影增宽、粗细不均、紊乱、走行不规则。多见于慢性胃炎或黏膜下静脉曲张。

3．黏膜皱襞平坦　是由于黏膜和黏膜下层炎性水肿和恶性肿瘤浸润所致。表现为黏膜皱襞条纹状阴影变平而显示不清，严重时完全消失。

4．黏膜皱襞集中　由于纤维结缔组织增生，瘢痕收缩所致。表现为黏膜皱襞从四周向病变区集中，呈车辐状或放射状。

5．胃小区及胃小沟改变　胃小沟＞1mm 为增大，密度增高，且粗细不均匀，多见于慢性胃炎、萎缩性胃炎。胃小区＞3mm 为增大，多见于慢性胃炎；胃小区和胃小沟破坏，见于胃浅表性糜烂及早期胃癌。

（三）位置及功能改变

1．位置改变　先天性位置异常见于内脏反位、胃肠道旋转不良、发育不良等。后天性移位：如推压移位是占位性病变对消化道的推挤和压迫移位，牵拉移位多见于炎症、外伤后纤维组织牵拉等。

2．张力改变　张力增高表现为管腔狭窄或局限性痉挛，如胃溃疡、炎症等。张力减低表现为管腔扩大、松弛、蠕动减弱或消失。常见麻痹性肠梗阻、无力型胃、胃下垂等。

3．蠕动的改变　蠕动增强示蠕动波增多而深，运动加快，多见于炎症、溃疡、梗阻等。蠕动减弱示蠕动波少而浅，常见于胃肠道麻痹、胃下垂、癌肿的局部浸润。

4．动力的改变　胃肠道的动力是指胃肠道运送食物的能力，主要依赖胃肠道的张力和蠕动，以口服钡剂到达或排出某一部位的时间来衡量。服钡后 4h 胃内钡剂未排空，提示胃动力减低或排空延迟。钡剂不足 1h 达盲肠为小肠动力增强。超过 6h 为动力减弱。

5．分泌功能的改变　空腹时胃内液体超过 50ml，称胃空腹潴留，立位于胃内见液平面称为空腹潴留，造影时钡剂呈絮状，不能均匀涂布黏膜表面，常见于胃、十二指肠球部溃疡。小肠、结肠分泌增加使肠黏膜皱襞增宽、模糊，肠壁显示不清，钡剂分散呈片状，常见于炎症、溃疡病变。

三、消化道常见病的 X 线诊断

（一）食管静脉曲张

食管静脉曲张是门静脉高压的重要并发症，常见原因是肝硬化，临床以呕血为主要表现。当门静脉高压时，引起食管和胃底静脉曲张。

X线表现：轻度食管静脉曲张使食管下段黏膜皱襞增宽、迂曲，食管边缘不光整或略呈锯齿状；中度静脉曲张，病变累及中、下段，食管中下段黏膜皱襞明显增粗、迂曲，呈串珠状或蚯蚓状充盈缺损，管壁边缘呈锯齿状，钡剂通过迟缓；重度静脉曲张，病变累及食管全程，正常食管黏膜皱襞消失，食管全长大小不一的充盈缺损，形态各异，食管边缘凹凸不平，食管腔明显扩张，蠕动减弱。任何程度的食管静脉曲张，管壁仍保持一定的柔软度，能扩张。

（二）食管癌

食管癌是消化道最常见的恶性肿瘤，多见于40岁以上男性，以进行性吞咽困难为主要症状。

早期食管癌只侵犯黏膜和黏膜下层。X线表现为病变区黏膜皱襞局限性增粗、迂曲、紊乱或中断，黏膜面上出现小龛影或充盈缺损，管壁伸张性差，钡剂通过减缓。

中晚期食管癌侵及肌层后，X线表现分以下三种主要类型。①浸润型：以食管局限性狭窄为主，管壁僵硬，边缘多较光整，狭窄以上食管明显扩张（图6-30-10）。②增生型：以腔内不规则的充盈缺损及管腔偏心不规则狭窄为特征，轮廓毛糙，边缘僵直（图6-30-11）。③溃疡型：以境界清楚，形状不规则的龛影为特征。龛影多较长，与食管长轴一致，龛影周围可见环提征。

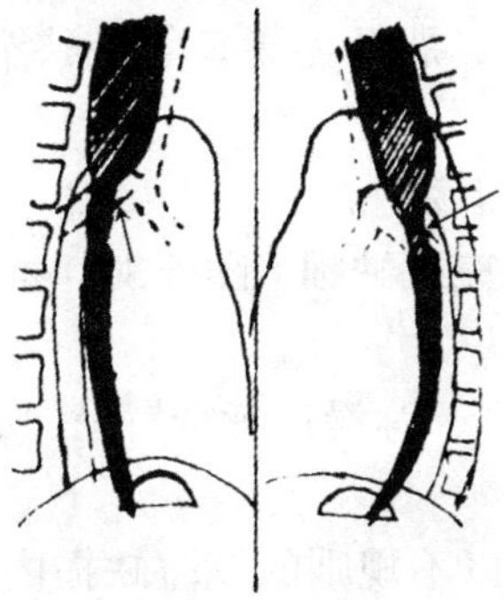

图6-30-10　浸润型食管癌图

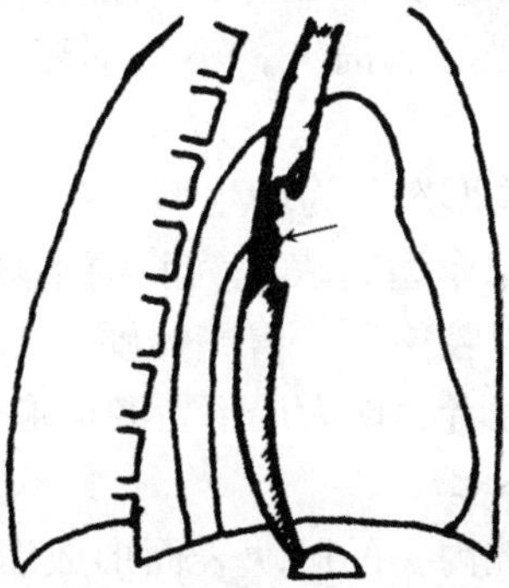

图6-30-11　增生型食管癌

（三）胃、十二指肠溃疡

胃、十二指肠溃疡是消化道常见病。溃疡始于黏膜并向深层侵犯，形成深浅不一的溃疡，造影检查钡剂充填其中即形成龛影，为溃疡的直接征象。

1. 胃溃疡　多发生于胃小弯角切迹附近胃壁上，多为单发，也可多发。临床上表现为病程长，反复发作。以上腹部慢性、反复性、周期性及节律性疼痛为主要症状，疼痛多发生于饭后0.5～1.5h。

X线表现：①直接征象是龛影。龛影正面像是呈圆形或类圆形的浓钡点，边缘光滑整齐，周围有一圈透明带环绕或有黏膜皱襞纠集。切线位上龛影呈凸出于胃轮廓之外，呈乳头状、锥状密影、边缘光滑。②间接征象是痉挛性切迹，分泌功能亢进、蠕动减弱或增强、排空延迟或加速、胃腔变形或狭窄（图6-30-12、图6-30-13）。

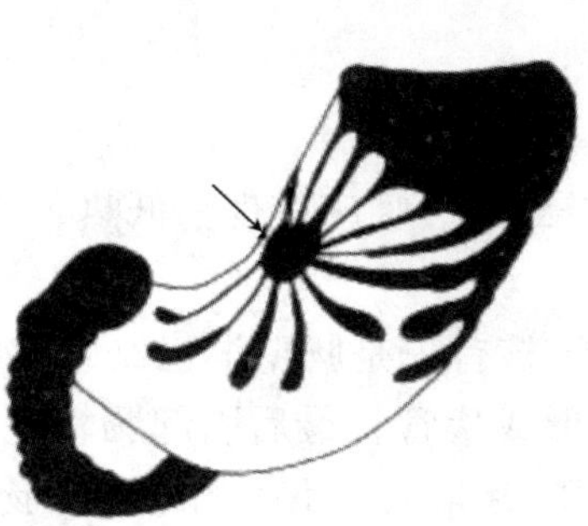

图6-30-12　胃溃疡龛影正面观

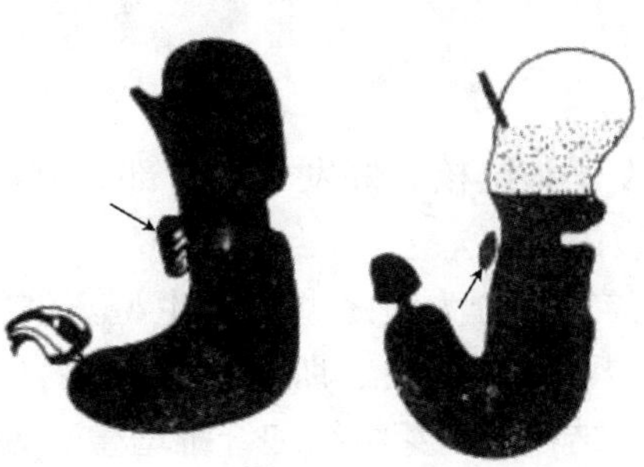

图6-30-13　胃溃疡龛影的切线位观

2. 十二指肠溃疡 好发于青壮年，90% 以上发生在球部，其次为球后部，多为单发，溃疡小，多不超过 1cm。临床表现为周期性、节律性偏右上腹疼痛，多在餐后 3～4h 发生，进食后缓解，可伴有反酸、恶心、呕吐及消化道出血症状。

X 线表现：①球部溃疡的直接征象为龛影，X 线检查常难以发现龛影。正位上呈圆形或椭圆形密度增高影，边缘光滑，周围常有透亮带环绕或有黏膜皱襞纠集；切线位上球部龛影为突出于球部轮廓外的锥形、圆形或乳头状密影。②间接征象为球部经久变形，常呈山字形、三叶形、花瓣形变形，它是球部溃疡最重要的间接征象，有时未发现龛影，可依据球部长期变形及其他伴随征象也可作为溃疡的诊断。其他间接征象有：激惹征——钡剂在球部不易停留而迅速排出、痉挛性切迹、幽门痉挛及球部压痛等。

（四）胃癌

胃癌是消化道常见的恶性肿瘤，多见于 40 岁以上男性。早期无特殊症状，中晚期临床表现为特续性上腹痛、呕血或黑便，可扪及包块。

X 线表现：早期胃癌在 X 线气钡双重造影检查时见胃小区和胃小沟的破坏消失，并在局部胃小区有不规则小充盈缺损和小龛影，胃轮廓有局限性小凹陷和僵直。中晚期胃癌的基本 X 线表现为：黏膜皱襞的破坏、消失，不规则充盈缺损，恶性龛影，管腔狭窄，局部胃壁僵硬、蠕动消失。

中晚期胃癌按大体形态分为增生型、浸润型和溃疡型。

①增生型：又叫蕈伞型，表现为腔内不规则的充盈缺损（图 6-30-14a）。其大小不一，是团块状或菜花状，可致胃腔狭窄、胃壁僵硬、蠕动消失。

②浸润型：局部性者表现为局部胃腔向心性狭窄，弥漫性者全胃呈向心性狭窄，胃呈漏斗状或革袋状（图 6-30-14b）。

③溃疡型：是向腔内突的肿块表面形成溃疡、以不规则的充盈缺损内出现腔内龛影为特征，龛影位于胃轮廓内浅而大呈半月状，周围绕以不规则透明带即环堤征，并有指压迹和尖角征（图 6-30-14c）。黏膜皱襞于龛影周围突然中断。

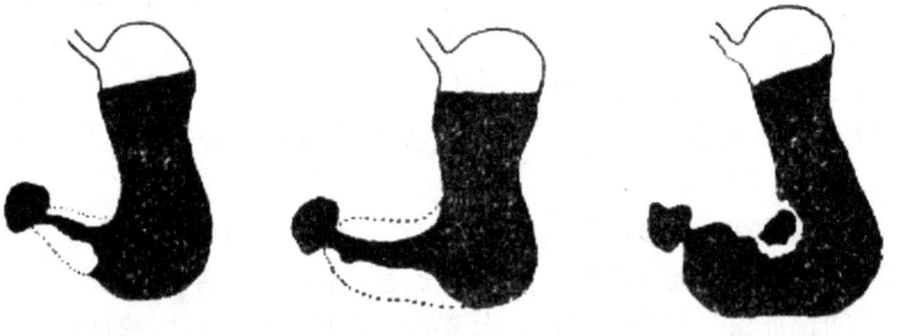

a.蕈伞型　　b.浸润型　　c.溃疡型

图 6-30-14 胃癌的三种类型

（五）肠结核

大多数继发于肺结核，好发于回盲部，其次为升结肠。临床表现为低热、乏力、右下腹痛、腹泻或便秘与腹泻交替。

病理上，肠结核分为溃疡型和增生型。溃疡型结核首先是肠壁淋巴结干酪样坏死、黏膜溃烂，继之溃疡侵入黏膜下层、肌层、浆膜层，甚至形成瘘管，最后引起肠管疤痕狭窄；增殖型肠结核产生大量结核性肉芽组织和纤维增生，使黏膜隆起呈大小不等的结节、肠壁增厚、肠腔变硬狭窄。X 线检查以胃肠钡餐为主，钡灌肠检查为辅。

X线表现为：溃疡型肠结核表现病变肠黏膜皱襞紊乱、破坏，肠管痉挛收缩，肠管呈不规则锯齿状，钡剂在病变肠管内迅速通过而不停留或呈细线状称“激惹征”，为典型X线表现。增殖型肠结核病变为腔内出现小息肉样充盈缺损，回盲瓣增生肥厚，使盲肠内侧壁凹陷变形，肠管缩小变短、黏膜皱襞紊乱、破坏（图6-30-15）。

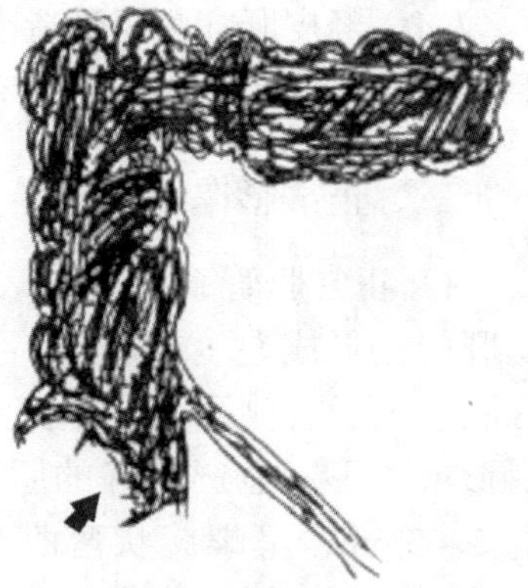

图6-30-15　肠结核示意图

（六）结肠癌

结肠癌是消化道常见的恶性肿瘤，以中老年男性多见。好发于直肠和乙状结肠，X线检查以钡灌肠为主。临床上以便血、腹泻或便秘、脓血便、腹部包块和大便变细为主要症状。

X线表现：早期结肠癌分为隆起型、平坦型和凹陷型三种。双重对比造影观察结肠黏膜的微细变化，并与肠镜配合，有助于早期结肠癌诊断。中晚期结肠癌可表现为①增生型：肠腔内见充盈缺损阴影，边缘不规则，黏膜皱襞局部破坏消失。肠管僵硬，结肠袋消失，病变为多偏侧性（图6-30-16）。②浸润型：见肠管局限性狭窄、多呈环形，边缘光滑或不规则，肠管僵硬，结肠袋消失。③溃疡型：常形成病变区腔内龛影，形状不规则，边缘不整齐，龛影周围有程度不同的充盈缺损。

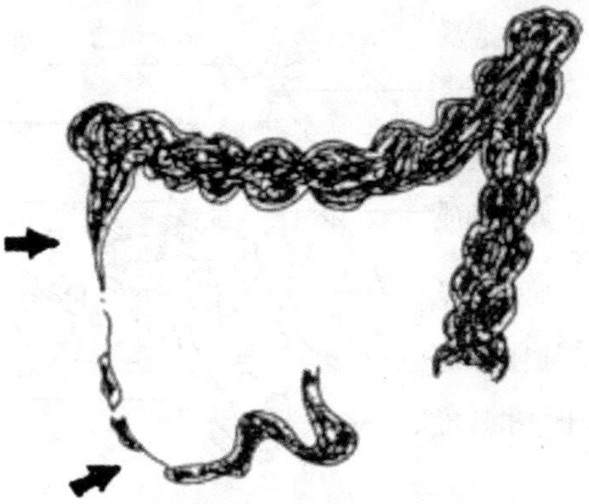

图6-30-16　结肠癌示意图

第三节　肝、胆、胰腺疾病的影像诊断

一、检查方法

1. CT检查　肝、胆、胰均为软组织密度，缺乏自然对比，腹平片检查有很大的局限性，CT的密度分辨率高，是肝、胆、胰重要的检查方法，它能够清楚地显示这些器官横断面的正常形态与结构。

2. MRI检查　MRI检查以其多参数、多序列、多方位成像和软组织分辨力高等特点，现已广泛应用于肝、胆、胰的检查。磁共振胆胰管造影（MRCP）是一种无创性检查，其方法是利用水成像技术，在不需注射对比剂的情况下可清楚显示胰胆管全貌，对胰胆管梗阻性病变诊断颇有价值。

3. X线检查

（1）口服胆囊造影：临床已停用，被超声检查所取代。

（2）术后“T”型引流管造影：胆囊切除术后经放置的“T”型引流管直接注入造影剂。常用造影剂为12.5%碘化钠或15%～25%泛影葡胺20～30ml，观察胆管内有无残留结石或其他疾病，了解胆囊与十二指肠通畅情况。

（3）经内窥镜逆行胰胆管造影（ERCP）：在透视下将十二指肠纤维镜送至十二指肠降段，经过十二指肠大乳头插入导管注入造影剂，用以显示胆管或胰管的方法。对胆胰和腺管疾病有很大的诊断价值。

（4）经皮肝穿刺胆管造影（PTC）：用以鉴别梗阻性黄疸的原因，确定梗阻部位及范围，为手术提供详细资料。由于是有创检查现已少用。

二、正常影像学表现

1. 正常胆管系统X线表现 胆管分肝内胆管和肝外胆管，肝内胆管呈树枝状逐级增粗汇向肝门，形成左、右肝管，并于肝门处再汇合于肝总管，肝总管长3～4cm，宽4～6mm。正常胆囊位于右侧第12肋附近、第12胸椎与第4腰椎之间，长7～10cm，宽3～4cm，呈梨形、圆形或长形。显影良好的胆囊密度均匀，边缘光整，颈部与胆囊管相连。胆囊管长3～4cm，宽2～3mm，呈螺旋状弯曲，向肝门处走行与肝总管汇合成胆总管。胆总管长6～10cm，宽4～8mm，向下走行与胰管汇合，斜行进入十二指肠降部，开口于十二指肠乳头（图6-30-17）。

2. 肝正常CT和MRI表现 CT：正常肝轮廓光滑整齐，肝实质密度均匀，平扫时CT值为40～80HU，一般高于脾、胰和肾。管直径1～3mm，一般不显示。肝内门静脉和肝静脉呈低密度的树枝状影。增强扫描，肝实质密度均匀增高，肝内血管密度更高，但胆管密度不增高（图6-30-18）。

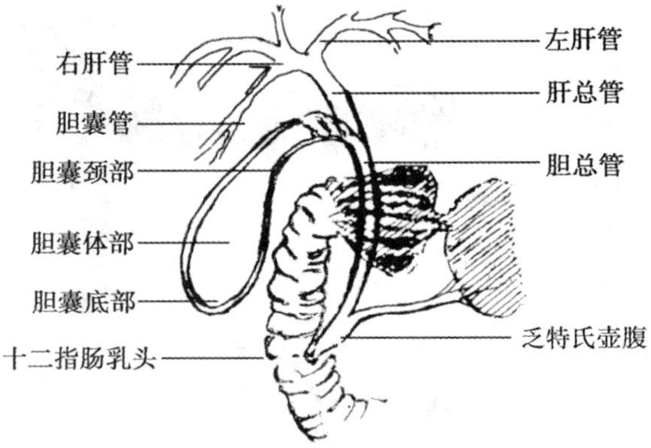

图6-30-17 正常胆道示意图

MRI：在常规正常肝内SE序列T_1WI时，正常肝组织为均匀的中等信号，与胰腺相似，稍高于脾信号；肝静脉、门静脉及其主要分支因流空效应而T_1WI和T_2WI均无信号的管状影；肝内动脉分支细小一般不能显示；胆管在T_1WI上也呈低信号，在T_2WI上，由于含有静止的胆汁而呈高信号。

3. 胰腺正常CT和MRI表现 正常胰腺呈带状，长12～15cm，分头、颈、体、尾4部分。

CT：胰腺实质密度均匀，CT值低于肝，平扫为35～45HU，增强后达60～65HU。胰腺轮廓光整，边缘清楚，也可呈波浪状或羽毛状。胰头最大径为3cm，胰体为2.5cm，胰尾为2cm，主胰管内径为2～4mm（图6-30-19）。CT图像上，胰头呈圆形，位于中线偏右，十二指肠降部内侧，下腔静脉前方，其下方为钩突，呈三角形或楔形，前方有肠系膜上动、静脉；胰体位于中线，腹腔动脉和肠系膜上动脉前方；胰尾指向脾门，高于胰头，位于左肾上腺前方，胰体尾后缘有脾静脉附着。

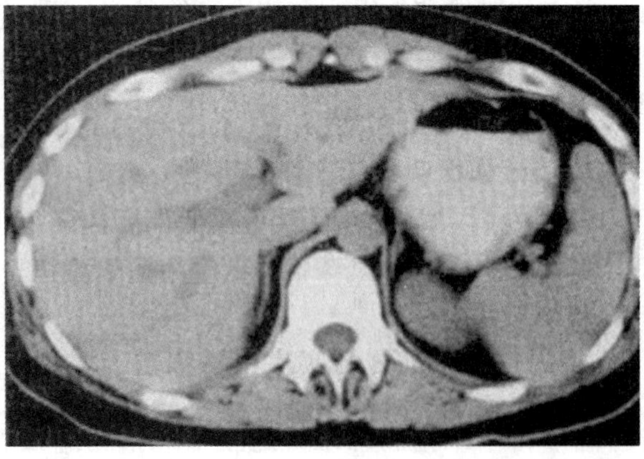

图6-30-18 正常肝CT平扫表现

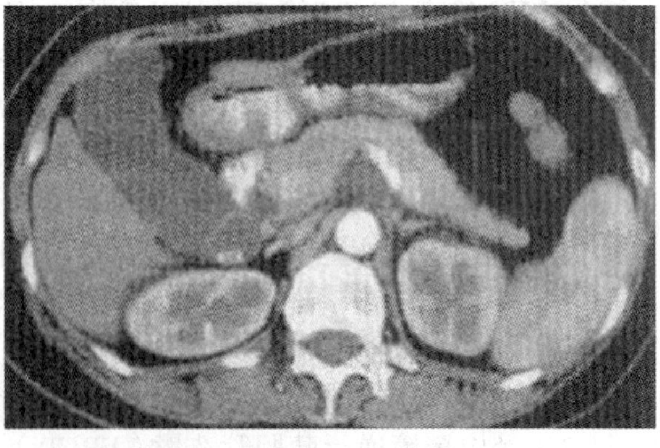

图6-30-19 正常胰腺CT增强扫描表现

MRI：胰腺的信号强度与肝相似，胰腺周围的脂肪呈高信号，判断胰腺的解剖标记一是脾静脉，它总是紧贴胰腺背侧，与胰腺体尾部伴随；二是肠系膜上动脉从腹主动脉发出的起始部总是指向胰腺体部，这两个血管表现为无信号的流空效应或混杂信号。MRCP 检查可清楚显示主胰管同 ERCP。

三、肝、胆及胰常见疾病的影像诊断

X 线检查对肝、胆、胰疾病的诊断缺乏特异性，超声、CT、MRI 对发现肝、胆、胰疾病及其定位、定性诊断均有很大价值。

（一）肝囊肿

肝囊肿分单纯性囊肿和多囊肝，后者属常染色体显性遗传病，常与多囊肾共存。通常患者无临床症状，多在检查时偶然发现，但巨大囊肿可压迫肝和邻近器官，产生上腹部不适、恶心和黄疸等。

单纯性肝囊肿 CT 典型表现为圆形、类圆形低密度灶、CT 值 0 HU 左右，边界清楚，大小不一，密度均匀，单发或多发。在增强扫描时病灶不强化。若类似病灶在肝内呈弥漫分布，又伴有多囊肾表现者，即可诊断为多囊肝。肝囊肿 MRI 信号均匀，在 T_1WI 上呈低信号，T_2WI 上为高信号，信号强度近似于脑脊液。伴有出血时，T_1WI、T_2WI 均为高信号（图 6-30-20）。

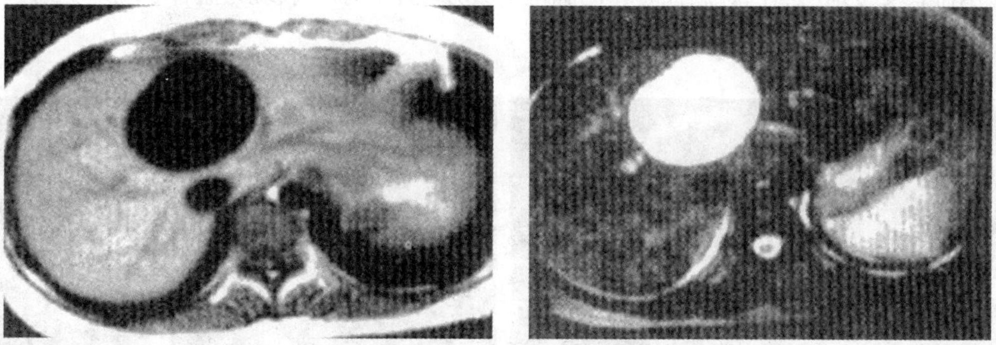

a　　b

图 6-30-20　肝囊肿 MRI 表现

左肝叶内侧段可见一类圆形异常信号灶，T_1WI 呈低信号（a），T_2WI 呈高信号（b）

（二）肝血管瘤

肝血管瘤通常为海绵状血管瘤，可见于任何年龄，女性居多，多无症状。绝大部分肝血管瘤无任何临床表现，多为偶然发现；只有少数大的血管瘤因压迫肝组织或邻近器官产生腹部不适。

CT 平扫为肝内圆形、卵圆形或分叶状，边界清楚低密度影，密度均匀匀（图 6-30-21）。增强 CT 扫描，于动脉早期病灶边缘明显的结节状强化，随时间推移，对比剂进行性逐渐向病灶中央弥散。延迟扫描，病灶呈等密度充填。MRI 扫描病灶，血管瘤在 T_1WI 上表现为均匀的较低信号，在 T_2WI 上表现为高信号，信号强度均匀，边缘清晰；随回波时间（TE）的延长，血管瘤的信号强度递增，称之为灯泡征。

（三）原发性肝细胞癌

本病为我国发病率最高的恶性肿瘤之一，约 90% 患者合并肝硬化，其中以门脉性大结节肝硬化为多，多在慢性肝炎和肝硬化基础上发生。病理上分为巨块型、结节型和弥漫型，多以血行转移常见。早期患者可无症状，中晚期表现为肝区持续性或间歇性疼痛、肝区肿块；血清甲胎蛋白（AFP）阳性，但有 10% ~ 30% 的肝癌患者 AFP 阴性。

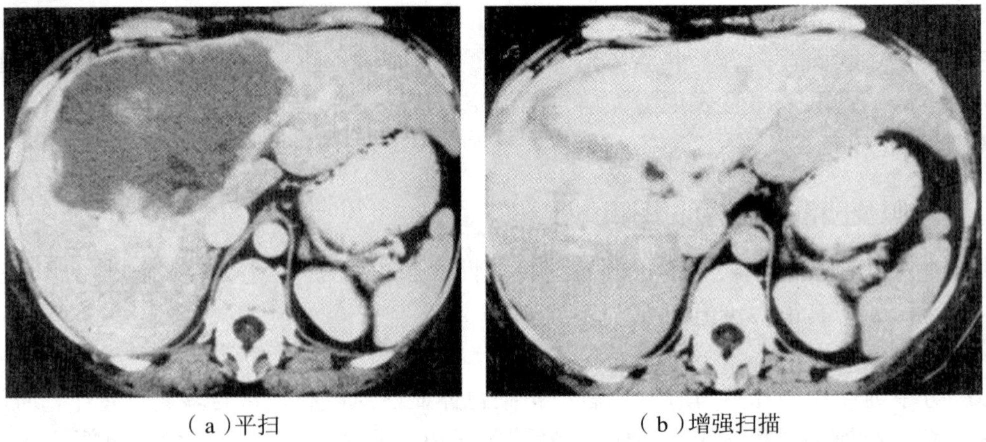

图 6-30-21 肝右叶血管瘤 CT 表现

CT 平扫表现表现为大小不等，数目不定的低密度灶，低于正常肝 20 HU，边缘模糊或不整齐，表现为浸润性生长特征，带包膜者有清楚的界限，中心可出现更低密度坏死影（图 6-30-22）。增强动脉期：90% 肝癌由肝动脉供血，动脉期病灶不均匀明显强化，小肝癌（80% 上）呈均匀强化。增强门脉期：此时门静脉与肝实质强化，此时病灶 CT 值下降，正常肝实质上升。大部分病灶呈低密度，此期可显示血管受侵情况：门脉癌栓时，门脉主干或分支不显示，表现为血管不规则变细、中断。

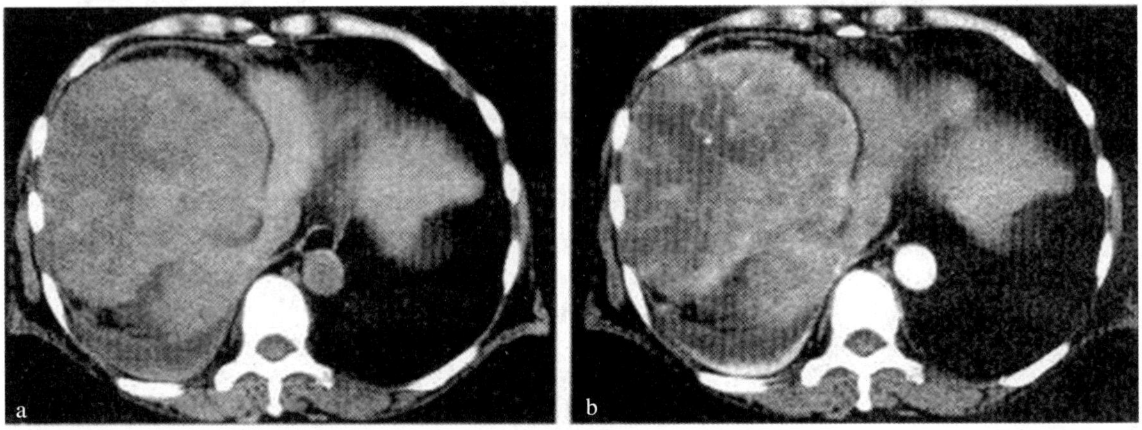

图 6-30-22 肝癌的 CT 图像（a 平扫 b 增强扫描）

MRI 表现为病灶 T_1WI 低信号（低于肝实质），边界不清楚。T_2WI 呈高信号（高于肝实质）。当肿瘤坏死、出血、囊变、脂肪变等改变而致其信号强度不均匀时，高低信号混杂。肿瘤假包膜在 T_1WI 上呈环绕肿瘤周围的低信号环。肿瘤周围在 T_2WI 上可见高信号水肿区。门静脉内瘤栓可使血液的流空效应消失，T_1WI 呈较高信号，T_2WI 呈较低信号改变。

（四）肝转移瘤

由于肝为双重血供，故其他脏器的恶性肿瘤容易转移至肝而形成肝转移瘤。尤以门静脉转移者为多，故消化系统的肝转移瘤最常见，其次为乳腺癌和肺癌。病灶常多发，也可单发，可伴有坏死、囊变、出血及钙化。早期无症状，晚期表现肝区疼痛、腹部肿块、腹胀及消瘦等。

CT 平扫示肝内多发、大小不一的圆形，不规则形或分叶状低密度或等密度灶、边界清楚锐利，也可由于浸润生长而边界不清，增强扫描病灶密度低于周围肝实质、病灶中央坏死，囊变的密度更低、形成“牛眼征”（图 6-30-23）。

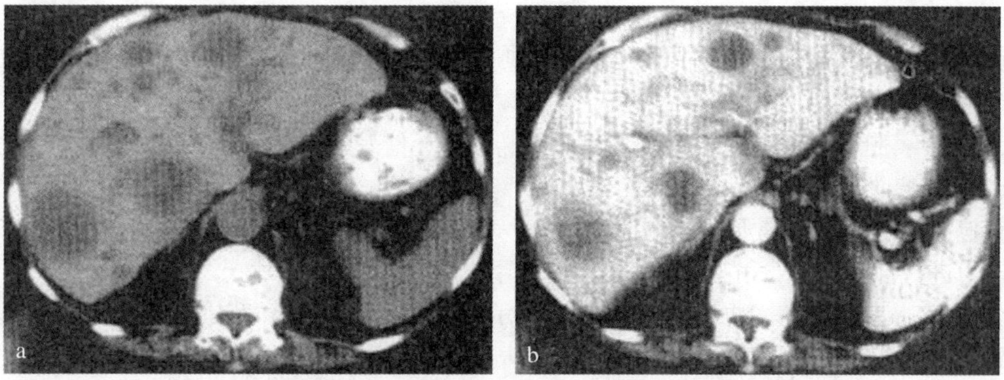

图 6-30-23　肝转移瘤 CT 像 （a 平扫　b 增强扫描）

MRI 上多数转移灶在 T_1WI 为低信号，T_2WI 为高信号，瘤内坏死、囊变、出血、钙化及脂肪变时，MRI 显示信号强度不均匀。

（五）胆石症

胆石症为胆系常见疾病，常与胆囊炎并存。胆管系统结石按解剖部位分为肝内胆管结石、肝外胆管结石和胆囊结石，按 X 线片上能否显影分为阳性结石和阴性结石。

1. 胆囊结石　胆囊结石多位于体、底部，随体位移动。结石嵌顿于胆囊颈管可出现胆绞痛、胆囊肿大及局部压痛。

（1）X 线片：胆囊阳性结石表现为胆囊区大小不等，数目不一，形态各异的致密影，多数呈环形层状，边缘致密、中间透亮（图 6-30-24）。阴性结石于造影检查表现为单发或多发的圆形充盈缺损影。

（2）CT：胆囊可见单个或成堆的高密度、等密度或低密度影，常呈环状或多层状；增强扫描不强化。

（3）MRI：正常胆汁在 T_1WI 上可以是高信号或低信号，但在 T_2WI 上呈高信号，胆囊结石在 T_1WI、T_2WI 均呈现低信号改变。

2. 胆管结石　以肝外胆管结石多见。基本病理改变为胆管梗阻、结石刺激和感染。主要临床表现为腹痛及阻塞性黄疸。

（1）X 线：因胆管结石多为阴性结石，平片价值不大，造影检查表现为胆管内单发或多发的充盈缺损；胆总管远端结石则呈杯口状充盈缺损，近端胆管因阻塞而扩张（图 6-30-25）。

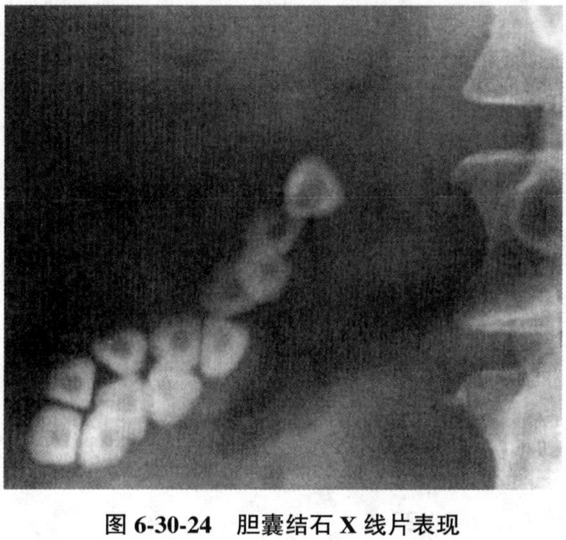

图 6-30-24　胆囊结石 X 线片表现

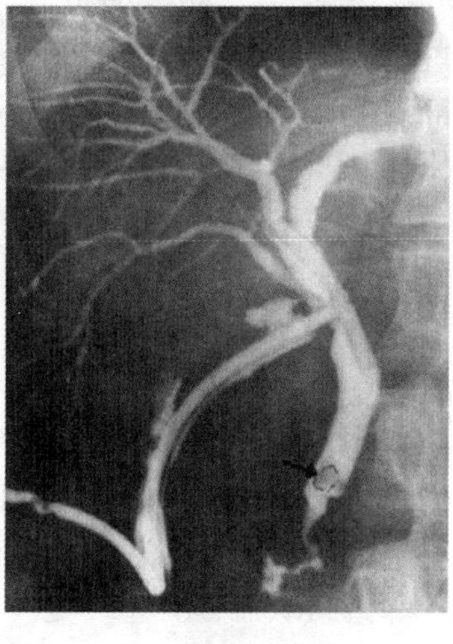

图 6-30-25　胆总管下端阴性结石

（2）CT：肝内胆管结石表现为肝内分支状或柱状高密度影，与肝内胆管走行一致，其近端肝管可见扩张。胆总管结石常位于其末端，表现为类圆形或圆形高或等密度影，其上方胆总管扩张，增强扫描不强化。

（3）MRI：胆管结石表现为胆管内圆形或椭圆形无信号或低信号区，可见近端胆管扩张。

（六）胆管癌

胆管癌是胆管系统最常见的恶性肿瘤，好发于大胆管。以 50～70 岁多见，男性多于女性。临床表现为进行性黄疸，也可有上腹部不适。

X 线：PTC、ERCP 和术中胆管造影均可显示癌肿形态、部位和范围，具体表现为胆管内不规则充盈缺损，或管腔呈不规则局限性狭窄，其上方胆管明显扩张。

CT 显示病变近侧胆管扩张，扩张胆管末端突然狭窄或中断，可见局部胆管壁增厚或肿块，增强扫描时可明显强化。MRI 对胆管扩张情况显示与 CT 相同，肿瘤在 T_1WI 呈低信号，T_2WI 呈高信号。

（七）胰腺炎

胰腺炎分急性胰腺炎和慢性胰腺炎两种。

1．急性胰腺炎　本病是常见的一种急腹症，多见于 20 岁以上成人。胆系疾病、血源性疾病、胃十二指肠疾病及暴饮暴食均可引起急性胰腺炎。其主要临床表现为突起的上腹部、绞痛或刀割样痛、呈持续性、可有阵发性加剧，恶心、呕吐、腹胀、发热，白细胞和血尿淀粉酶升高为重要表现。

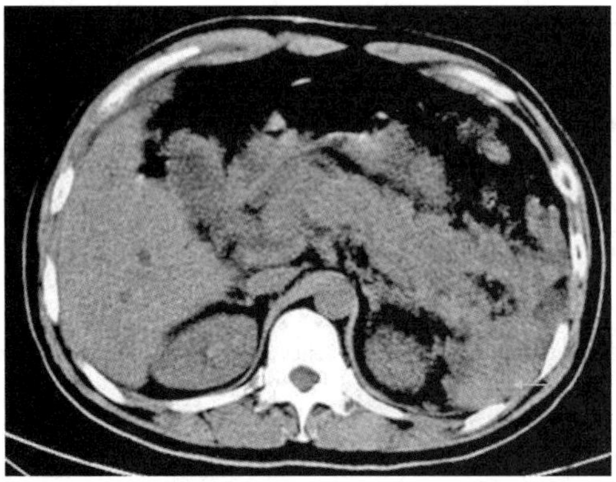

图 6-30-26　急性胰腺炎 CT 扫描图像

CT 表现为胰腺弥漫性或局限性增大，轮廓模糊，不规则；胰周脂肪间隙消失（图 6-30-26），胰周炎性渗液，可见水样密度囊性低密度坏死区；如胰腺内出血，可使局部呈高密度，CT 值大于 60HU；左侧肾周筋膜常增厚。MRI 显示胰腺增大，边缘模糊不清，T_1WI 为低信号，T_2WI 为高信号，假性囊肿形成时则表现为圆形、边界清楚，囊壁光滑锐利的影像、信号均匀呈 T_1WI 低信号，T_2WI 高信号。胰腺内出血时 T_1WI 和 T_2WI 都表现为高信号。

2．慢性胰腺炎　多为急性胰腺炎反复发作、迁延而成。病理上胰腺结缔组织增生、变硬、腺泡萎缩及胰管扩张，晚期有钙化和结石形成。主要临床表现为上腹部疼痛、消瘦、消化不良及脂肪泻等。

CT 表现为胰腺及胰管呈星形、条状钙化，是其特征性改变；胰管扩张，呈粗细不均的串珠状，管壁可钙化，管内可见结石，胰腺可增大、正常或缩小，胰腺内也可见假性囊肿形成。MRI 表现为胰腺增大或萎缩，T_1WI 为混杂低信号，T_2WI 为混杂高信号，钙化灶呈低信号改变。

（八）胰腺癌

胰腺癌是一种最常见的胰腺肿瘤，约占消化道恶性肿瘤的10%，恶性程度高，发展较快、预后较差。多见于 40～60 岁成人，男性多于女性。

临床表现主要有上腹部疼痛、进行性黄疸、体重减轻、上腹部肿块。胰体、胰尾癌肿早期症状不明显，多因肿块就诊，发现时多已晚期。

CT 平扫见胰腺弥漫性增大或局限性突出，边缘不规则，境界不清，多数肿块呈等密度，部分为密度不均边缘模糊的低密度影。坏死区液化可呈水样密度，胰周脂肪层消失。胆管、胰管扩张，可侵犯邻近组织器官引起改变。增强扫描，因胰腺癌为少血管肿瘤，故强化不明显，而正常胰组织强化明显，从而使肿瘤显示更清楚（图 6-30-27）。

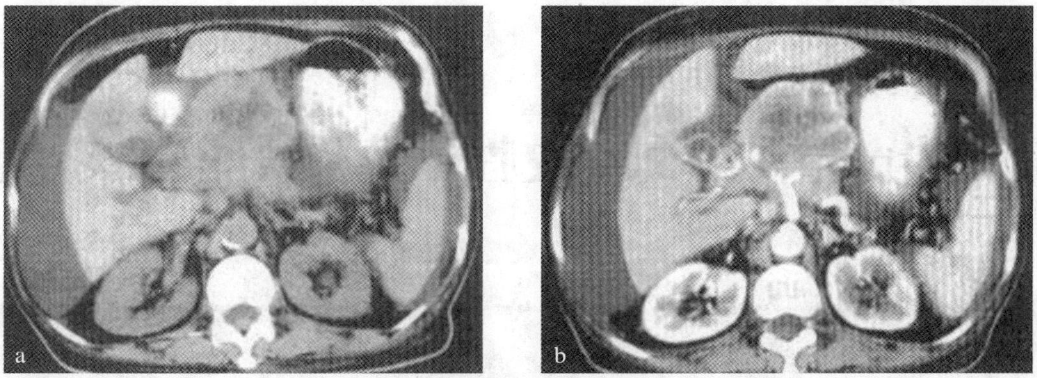

图 6-30-27　胰头癌 CT 扫描（a 平扫　b 增强扫描）

MRI 上见胰腺局限性增大、轮廓不规则，胰腺肿块在 T_1WI 上为低信号或等信号，T_2WI 为高信号，部分为等、低混杂信号；肿瘤内液化，坏死及出血时 T_2WI 表现为混杂不均匀信号。

（伍炳华）

第三十一章　泌尿与女性生殖系统的影像诊断

学习目标

通过本章内容的学习，学生应能：

识记：

描述泌尿及生殖系统基本病变及常见疾病的 X 线表现。

理解：

总结造影对泌尿生殖系统疾病诊断的重要性。

运用：

结合相关知识，选择适当的检查方法进行检查，并对检查结果进行准确分析。

第一节　泌尿系统的影像诊断

一、泌尿系统检查方法

（一）X 线检查

1．普通检查　主要为腹部平片。应包括全部尿路，上自第 11 胸椎（肾上腺区），下至耻骨联合或稍低部位（膀胱和前列腺区）。检查前做好肠道清洁。

2．造影检查

（1）排泄性尿路造影：又称静脉肾盂造影（IVP），是泌尿系统常用的造影方法，是经静脉注入造影剂后，造影剂经尿路排泄而使之显影。适用于各种尿路疾病患者的检查，如结石、炎症性病变及肿瘤等。有常规法和大剂量静脉滴注法两种。

造影前准备：了解过敏情况，了解患者的心、肝、肾功能情况以免发生中毒反应。应和患者及家属详细说明使用碘对比剂有可能发生的不良反应，以及出现不良反应后的治疗措施，并和患者签订碘对比剂使用知情同意书；做好肠道清洁；注射造影剂前排出尿液。

（2）逆行肾盂造影：适用于不宜行静脉尿路造影的患者。造影方法是在膀胱镜直视下将导管送入输尿管内，注入造影剂，根据病情的需要选择体位及摄片。

（3）血管造影检查：为腹主动脉造影与选择性肾动脉造影。

经皮穿刺股动脉后插管将导管引致肾动脉开口处，快速注入造影剂（76%泛影葡胺腹主动脉造影为 50 ~ 60ml，肾动脉造影为 15 ~ 25ml）连续摄片或 DSA 采集影像，显示腹主动脉或肾动脉。

（二）CT 检查

CT 检查能够清楚地显示肾、膀胱及其他泌尿器官，可用于肾肿瘤性病变的诊断与鉴别诊断；对尿路结石，甚至阴性结石敏感，而且对尿路周围的器官及结构显示清楚，是评估泌尿系统病变的有效方法。常规应进行平扫和增强扫描。

（三）MRI 检查

MRI（包括 MRU）通常作为辅助检查方法，用于超声和 CT 表现不典型病变，例如复杂性肾囊肿、不典型血管平滑肌脂肪瘤等病变的进一步诊断和鉴别诊断。

二、泌尿系统正常影像表现

1. 肾　腹部平片有时可见两肾轮廓。造影片上主要显示的肾收集系统为肾盂、肾盏。肾小盏顶端有乳头突入呈杯口状，两缘尖锐为穹隆部，向内为肾小盏体部呈短管状与肾大盏相连。CT 平扫肾表现为圆形或椭圆形软组织密度影，边缘光滑，肾实质内密度均匀，肾窦部分表现为脂肪密度，肾盂呈水样密度，在肾的中部层面可见肾门，指向前内侧。肾动脉、静脉位于肾门与腹主动脉和下腔静脉间，静脉在前，动脉在后。增强扫描动脉期：显示肾的皮质和髓质，即肾动脉及肾皮质明显强化，而肾髓质维持较低密度。静脉期：肾髓质亦强化，密度增高类似肾皮质，肾静脉同时增强。集合期：肾盂、输尿管、膀胱内造影剂积聚，类似于尿路造影。

2. 输尿管　上接肾盂，下接膀胱，分为腹段及盆段。腹段输尿管位于腹膜后脊柱旁，于腰大肌前向下走行，越过腰椎横突外缘，骶髂关节内侧，跨过骨盆边缘进入盆腔接盆段输尿管；盆段输尿管向外斜行，转向内进入膀胱。

3. 膀胱　膀胱位于骨盆下部前方，正常容量为 200～350ml。膀胱在充盈较满时呈卵圆形，横置于耻骨联合上，边缘光整。儿童膀胱位置高呈直立的卵圆形。女性因子宫影响而横径大，并常见子宫压迹。膀胱未充满时可见粗条状黏膜皱襞，膀胱边缘呈锯齿状。

三、泌尿系统常见疾病影像表现

（一）泌尿系结石

可发生于肾至尿道任何部位，临床多见。主要原发于肾和膀胱，其余部位多为继发。多数为含钙盐结石，密度较高，能在 X 线片上显影称为不透 X 线结石或阳性结石，少数如尿酸盐类结石，含钙少，在 X 线片上不显影，称为阴性结石。

1. 肾结石　可单发或多发，单侧或双侧。阳性肾结石在 X 线片正位上，表现肾区内圆形、卵圆形致密影；有的呈鹿角状、珊瑚状，具有肾盂肾盏形态特征（见图 6-31-1）。侧位肾结石多与脊柱重叠或位于脊柱附近。阴性结石在尿路造影片上呈充盈缺损影。

2. 输尿管结石　多由肾结石下移而来，一般较小，X 线片显示大米粒至黄豆大小致密影，多呈圆形、卵圆形，少数呈桑葚状。结石位于输尿管行程上，长轴与输尿管走行一致，多滞留于生理狭窄区。排泄性尿路造影可确定致密影是否在输尿管内，其上端输尿管和肾盂肾盏有扩张积水。

3. 膀胱结石　多单发，亦可多发，位于耻骨联合上方骨盆中、下部。结石多呈圆形、卵圆形，有的呈边缘不规则的桑葚状。边缘可光滑或毛糙，密度可均匀或浓淡不均，有的呈明暗相间的分

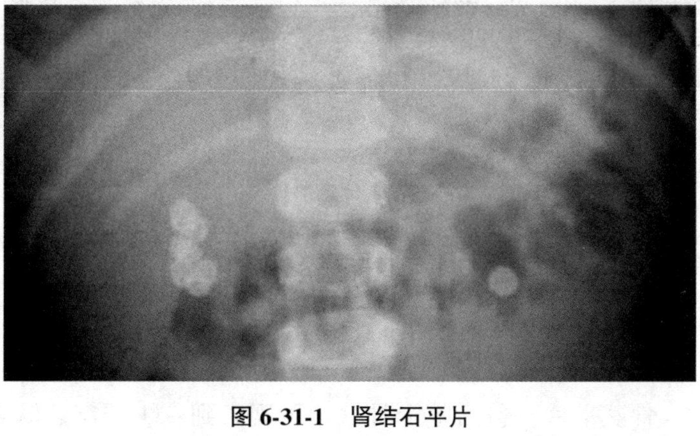

图 6-31-1　肾结石平片

层状。

（二）泌尿系结核

多继发于肺结核，主要侵犯肾，然后蔓延至输尿管及膀胱，多为单侧。

1．肾结核 结核菌随血循环播散到肾，于肾乳头形成干酪样溃疡，进一步发展形成脓腔，脓液破溃入肾盏、肾盂并下行导致输尿管、膀胱结核。

X 线片：肾区内呈云朵状、环形或花瓣状钙化，全肾钙化且功能丧失时称为肾自截。静脉尿路造影，早期正常，进而排泄功能减退，表现肾盏肾盂显影迟缓且浅淡；肾小盏顶端穹隆部圆钝，边缘不整呈虫蚀状；溃疡空洞与肾盏相通时，可见肾实质内团块状造影剂；肾盂肾盏广泛破坏积脓时，可见该肾盏不显影呈截断状或全肾不显影。

CT 扫描：平扫可见肾大，肾实质内钙化；肾实质内空洞，表现为圆形低密度区，局部肾皮质变薄；增强扫描显示病变区点状或结节状增强（结核性肉芽肿）；阻塞性肾盂积脓、积水；肾周筋膜增厚。

2. 输尿管结核

腹部平片：帮助不大。

尿路造影：早期输尿管扩张，管壁不光滑，蠕动消失。以后管壁纤维化，斑痕挛缩，可呈“虫噬状”改变。管腔狭窄，呈“串珠状”或僵直的管道，甚至闭锁。

CT：管壁增厚，管腔狭窄；增强扫描显示输尿管管壁环形强化。

3．膀胱结核 多继发于上尿路结核。早期膀胱结核 X 线改变不明显，大小正常可仅见边缘略不规则。病变发展广泛时，可见明显的膀胱痉挛，最后挛缩变小，挛缩的膀胱多呈边缘不规则的圆形、卵圆形，有的可呈花瓣状。

（三）泌尿系肿瘤

1．肾癌 多见于 40 岁以上男性，单侧多见。

腹部平片：肾影局部弧形突出，可呈分叶状。少数显示斑点状、螺旋形或放射状钙化致密影。

尿路造影检查：可见一个或几个肾小盏不显影，或肾盏伸长变形、聚拢或分离移位，呈“手中握球”或“蜘蛛足”样表现。因破坏可致肾盏边缘不整齐或有充盈缺损。若压迫或阻塞肾盂输尿管交界处，可有肾盂积水。严重者静脉造影不显影。

CT 表现为不规则的软组织密度肿块，较小时可为圆形或卵圆形肿块。增强扫描肾实质明显强化，而癌肿轻度强化，低于肾实质密度而且不均匀，与正常肾组织分界清楚，可显示肾癌与肾包膜及周围组织的关系。

MRI 检查肾癌呈圆形、卵圆形或不规则肿块，呈浸润性生长。肿瘤信号不均匀，在 T_1WI 上呈低信号或等信号，在 T_2WI 上多表现高信号，如伴有出血，T_1WI 和 T_2WI 上均呈高信号。

2．膀胱癌 多为乳头状癌，可单发或多发。

X 线膀胱造影可显示大小不一的充盈缺损，呈结节状或菜花状。浸润膀胱壁时，其表现不规则、僵硬及形态固定。

CT 表现为向腔内突入的软组织肿块，膀胱壁不规则增厚。也可发现邻近组织的浸润和淋巴结转移。

第二节 女性生殖系统的 X 线检查

一、普通检查

主要为骨盆平片。骨盆平片应包括整个骨盆，可观察到：①子宫、输卵管、盆腔淋巴结的钙化；②畸胎瘤内骨质、牙齿；③卵巢囊肿壁、子宫内膜异位及邻近器官的钙化。

二、子宫输卵管造影

子宫输卵管造影主要用于观察输卵管是否通畅，子宫、卵巢有无畸形和宫内有无病变等。造影剂一般用40%碘化油10ml。造影应在患者月经干净后5～10天内进行。造影前清洁外阴，排空大小便。

造影方法：患者仰卧X线检查台上，按无菌操作将带有锥形头的造影导管插入子宫颈口，透视下注入造影剂，见子宫腔及输卵管充盈满意后，摄盆腔正位片和斜位片。用碘化油造影要在24h后复查摄片，观察造影剂是否进入腹腔（图6-31-2）。

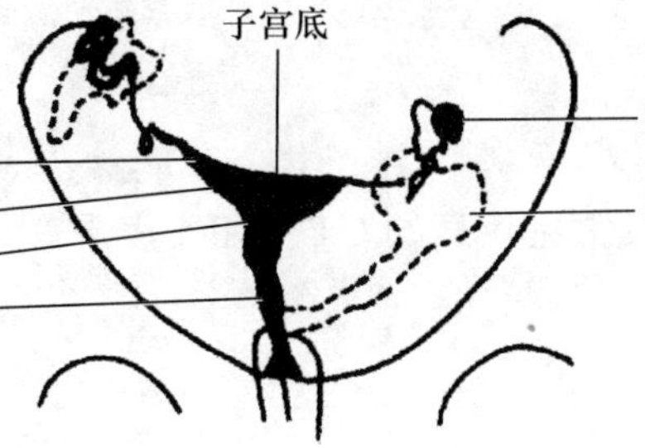

图6-31-2　子宫输卵管造影示意图

正常子宫输卵管造影表现：正位观察，子宫腔呈倒置三角形，子宫角与输卵管相通；下端则与子宫颈管相连，后者由于黏膜皱襞存在而呈羽毛状表现；由于输卵管有蠕动，因而充盈可不连续。注入碘油后24h或注入水溶性碘剂后1～2h摄片，显示输卵管内对比剂全部排空并进入腹腔，呈多发弧线状或波浪状致密线影。

三、慢性子宫输卵管炎

慢性子宫输卵管炎是女性不孕症的最主要原因，子宫输卵管造影是检查子宫输卵管炎主要方法，兼有分离粘连的治疗作用。

慢性输卵管炎子宫输卵管造影表现：多为双侧性，输卵管粗细不均但柔软；输卵管积水，近端管腔扩大，若对比剂进入其中则呈油滴状而不弥散，是非特异性炎症的重要表现，复查片显示对比剂不能进入腹腔；宫腔受累则形态不规整，粘连处呈充盈缺损。

四、节育器的正常X线表现

节育器是放置于宫腔内以达到避孕目的的装置。常用X线检查方法为透视及骨盆平片。

（一）节育器形状

常用的有金属单圆形环和带金属的T形、Y形环。其在宫腔内的形状可因子宫位置、检查体位不同而变化，如单圆形环在中位子宫中呈正圆形，子宫前屈或后屈位时呈“一”字形，前倾或后倾位呈扁圆形；Y形环在中位子宫中呈“I”形；T形环在子宫屈曲时呈“.”形。

（二）节育器位置

X线检查节育器以立位透视为主。正常节育器一般位于耻骨联合上方2～6cm和中线两旁3cm范围内。立卧位可有0.5～4cm移动范围。

第三十二章　中枢神经系统及头颈部影像诊断

学习目标

通过本章内容的学习，学生应能：

识记：

描述中枢神经系统基本病变及常见疾病的 CT、MRI 表现。

理解：

总结基本病变的临床意义。

运用：

结合相关知识，选择合适的检查方法，并对检查结果进行准确分析。

第一节　中枢神经系统影像诊断

影像学检查对中枢神经系统疾病的诊断起着极为重要的作用，不但使诊断正确率明显提高，而且能准确显示病变位置、数目及范围，为治疗方案的选择提供更多、更有价值的信息。主要检查手段为 X 线、CT 及 MRI。

一、检查方法

（一）X 线检查

1. 平片　头颅正侧位平片或脊柱正侧位平片主要应用于外伤、先天畸形等。

2. 脑血管造影　包括颈动脉及椎动脉造影，现多用 DSA 技术。主要用于脑血管瘤、血管发育异常诊断以及了解脑肿瘤的血液供应情况。

（二）CT 检查

1. 脑 CT 检查　通常先行断面平扫，有时可加冠状面扫描（鞍区病变）。有选择性地行增强扫描或 CT 血管造影（CTA），常用于颅内占位性病变、脓肿等疾病的诊断与鉴别诊断。

2. 脊柱 CT 检查　根据不同的要求选用不同的扫描横断层面，如疑椎间盘病变，选取相应椎间盘层面。如疑椎管狭窄或肿瘤等，则于可疑的脊髓段连续扫描。常规脊髓血管畸形或肿瘤检查，应先行平扫再行增强扫描。

（三）MRI 检查

1. 脑 MRI 检查　在某些方面优于 CT，如显示脑白质病变、颅后窝、颅底附近及中线病变等。因其可在横断、冠状及矢状多种平面上显示解剖结构的细节，又不受颅底骨质的影响，MRI 检查主要用自旋回波序列 T_1 及 T_2 加权像以及质子密度加权像，必要时可应用 Gd-DTPA 行 MRI 增强扫描或 MR 血管造影（MRA）。

2. 脊髓 MRI 检查　对有脊神经症状的外伤、占位或其他病变而 X 线与 CT 检查不能明确者，可行 MRI 检查，因 MRI 可提供软组织改变的更多信息。脊髓的 MRI 检查以矢状面为主，辅助以横断面或冠状面扫描，通常用自旋回波序列 T_1 及 T_2 加权像。

二、正常影像表现

（一）X 线表现

1. 颅骨平片　正侧位平片上，可显示颅骨壁由致密的内、外板及密度较低的板障三层结构构成。颅缝在平片上显示边缘呈锯齿状透明的线状影，小儿较成人清楚。血管压迹呈透明的条状影，并可呈分支状。蛛网膜颗粒压迹则呈不规则的边缘清楚的透光影，多见于额顶部中线两旁 4cm 范围内。蝶鞍可在侧位片上清楚显示，其大小、形态虽与年龄及个体差异有关，但其前后径通常不超过 16mm，深径不超过 14mm。

2. 脑血管造影表现 无论是颈动脉或椎动脉在解剖学上都有其一定的走行方向和分支，在造影像上，表现走行自然，管壁光滑，由近端至远端逐渐变细。

（二）脑 CT 与 MRI 表现

CT 与 MRI 显示的均为断面解剖结构的图像。脑 CT 以横断层面为主。脑 MRI 可行横断、矢状及冠状层面的扫描。

1. CT 表现　在 CT 平扫图像上，脑灰质的密度较白质略高，脑脊液的密度明显低于脑实质而接近水的密度，皮下脂肪密度较脑脊液的密度低，含气的鼻旁窦及乳突气房的密度最低。颅内生理性钙化明显高于脑灰质，以颅骨的密度最高。在 CT 增强扫描图像上，脑灰白质及脑膜均呈不同程度强化，脑血管强化最明显（图 6-32-1）。

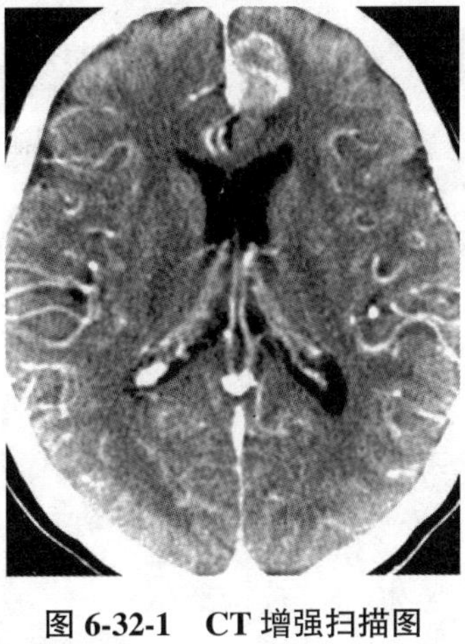

图 6-32-1　CT 增强扫描图

2. MRI 表现　脑灰质在 T_1WI 上信号强度较低，在 T_2WI 上信号较高。脑白质在 T_1WI 上信号强度较高，在 T_2WI 上较低。脑脊液则在 T_1WI 上呈低信号，在 T_2WI 上呈高信号。皮下脂肪与板障在 T_1WI、T_2WI 上均呈高信号。颅内血管因流空效应而无信号。

3. 不同横断解剖层面的 CT 与 MRI 显示的结构不同，下面分别介绍一下每横断层面的基本解剖结构。

（1）颅底层面：中线结构由前向后可见鸡冠、筛窦、蝶窦和斜坡、枕骨及枕骨大孔及其内的延髓及颅底结构。筛窦两侧为眼眶上部，可见眼球、视神经及眶上裂。眶后部为颅中凹底。

（2）蝶鞍层面：中线结构由前向后依此可见额窦、额叶底部、筛窦、前床突、垂体、鞍背及呈马蹄形的四脑室。有时还可见桥池及桥小脑角池。两侧为岩锥、内听道及中颅凹脑组织结构。（图 6-32-2）

（3）鞍上池平面：以六角形或五角形的鞍上池为标志，其前为额叶，后方为环池和四叠池包绕的中脑。

（4）三脑室前部平面：或称三脑室下部平面。此层前部主要为两侧额叶，额叶后部为侧脑室前角下部，侧脑室前角的外侧为尾状核头部。三脑室位于中央，其两侧为丘脑。内囊密度略低，位于尾状核，脑室，丘脑及外侧楔形的豆状核之间，左侧呈“<”形，右侧呈“>”形，分前肢、膝部及后肢。

（5）三脑室后部平面：或称三脑室上部平面。此层面前方仍为额叶及显示双侧脑室前角及其外侧的尾状核头部，其外后侧为基底节区的底部及内囊、双侧侧裂池。三脑室及其双侧丘脑下部亦可见。其后方为中脑脚与丘脑连接部，再后为四叠体池，池内常见松果体。四叠体后方为小脑上蚓部及部分幕上的枕叶（图 6-32-3）。

（6）侧脑室体层面：可显示侧脑室体部、三角区及后角。侧脑室外侧为尾状核头及体部与额叶，后正中部为直窦、上矢状窦及大脑镰，增强扫描显示清楚（图 6-32-4）。

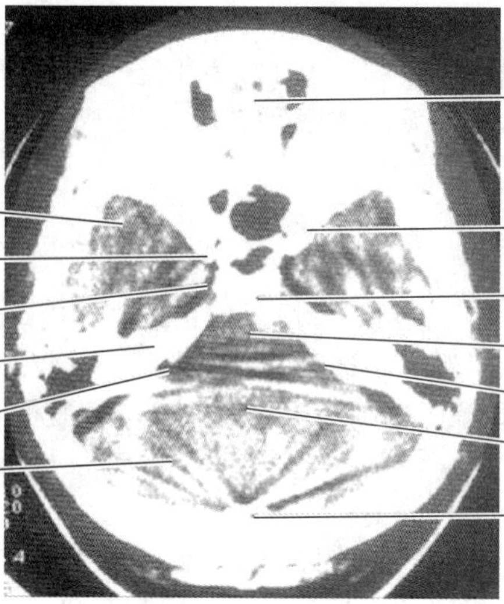

图 6-32-2 颅底蝶鞍层面

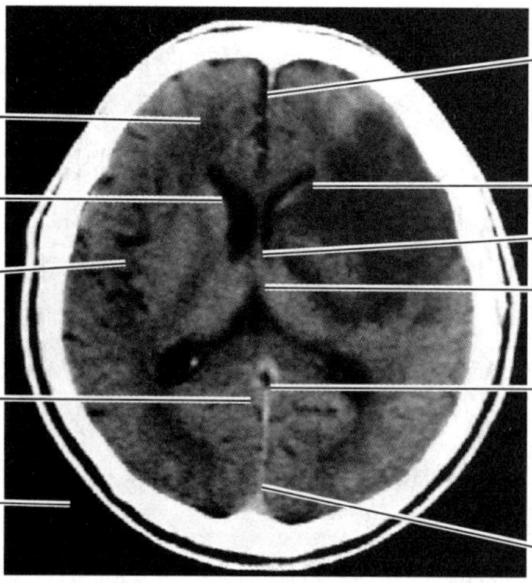

图 6-32-3 第三侧脑室后层面

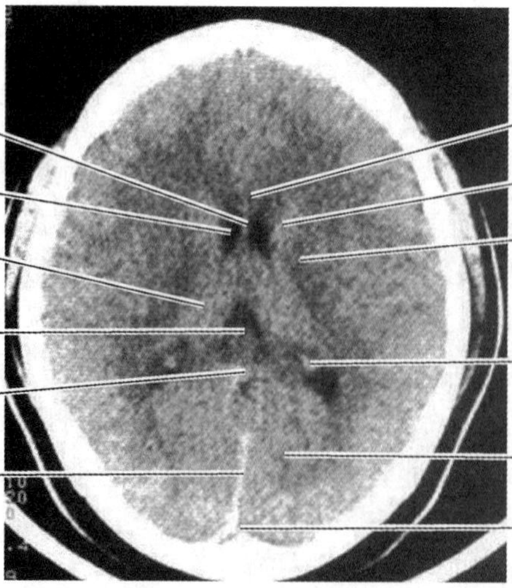

图 6-32-4 侧脑体层面

（7）侧脑室顶层面：可见侧脑室顶部、大脑纵裂和脑髓质，由前向后分别为大脑额叶、顶叶及枕叶，侧脑室外侧为白质纤维的放射冠。

（8）脑室上层面：显示脑皮质、髓质、脑沟和大脑纵裂。

MRI 常用矢状面成像，如采用冠状面脉冲程序，亦可获得清晰的 MRI 冠状面图像。

（三）脊柱与脊髓的 CT 与 MRI 表现

1. CT 表现　三个标准层面。①椎弓根层面：可显示由椎体、椎弓根、椎板和棘突围成的骨性环状结构，称为椎管。正常椎管的前后径（或称矢状径）在不同的脊段正常值略不同。颈段的下限为 11mm，腰段的下限为 12mm，侧隐窝的宽度一般在 3mm 以上。②椎间孔层面：可显示呈裂隙状的椎间孔，左右各一，位于椎管前外侧、上下椎弓根之间及小关节的前方，内与侧隐窝相连，可见神经根通过。③椎间盘层面：椎间盘显示与相邻椎体大小及形态一致的软组织密度影，并可见后方的脊椎小关节及其关节面，在此层面上还可见到位于椎板及小关节突内面厚度约 5mm 的黄韧带。脊髓位于椎管中央，CT 平扫显示均匀的软组织密度，与其周围的蛛网膜下腔无明显界限。

2. MRI 表现　SE 脉冲序列检查时，以矢状面扫描为主。在 MRI 图像上，椎体及其附件在 T_1WI 上呈较高信号，在 T_2WI 上呈中等或偏低信号，而其边缘的骨皮质则无论是 T_1WI 还是 T_2WI 上均呈低信号。椎间盘在 T_1WI 上呈较低信号，在 T_2WI 上，除周边纤维环外则呈高信号。脊髓位于蛛网膜下腔的中央，呈带状，在 T_1WI 上与其周围低信号的脑积液相比，呈较高信号，而在 T_2WI 上则相反，与其周围高信号的脑积液相比表现为较低信号。

三、中枢神经系统基本病变的影像表现

（一）颅内病变的 X 线表现

1. 颅内压增高的表现　颅内压增高常见于颅内占位性病变或合并脑组织水肿、脑积水等。在颅骨平片上可显示颅缝增宽、脑回压迹增深、板障静脉及蛛网膜颗粒压迹加深、蝶鞍扩大以及骨质吸收而密度降低、颅内正常生理钙斑移位，颅骨内板变薄及密度减低等。

2. 椎管肿瘤的表现　当椎管内肿瘤发展至一定程度可侵犯邻近骨质，在平片上常显示椎弓根内缘变平或凹陷、椎弓根变平或消失、根间距增宽、椎体后缘凹陷及椎间孔增大等。

（二）CT 密度异常的表现

1. CT 平扫的异常表现　CT 平扫时，病变组织可呈高密度、低密度及混杂密度。高密度病变可见于脑出血、有钙化的脑肿瘤。等密度性病灶常难以显示。低密度病灶可见于脑梗死、脑囊肿及脑水肿等。混杂密度病灶指病灶内含有高、低及等密度的组织，可见于颅咽管瘤、畸胎瘤、脑膜瘤及恶性胶质细胞瘤等。

2. CT 增强扫描的异常表现　CT 增强扫描时，不同的病变强化程度、强化类型及强化时间亦不同，如脑膜瘤、恶性胶质瘤可呈明显强化；而脑梗死、脑囊肿及新鲜血肿则无强化；垂体瘤及松果体瘤呈中等强化；分化较好的星形细胞瘤呈轻度强化或无强化。病灶的强化有多种类型，如边缘清楚的均匀强化多提示良性肿瘤或低度恶性肿瘤，不规则混合强化或斑点状强化多提示恶性肿瘤或血管畸形，而周边的环状强化多为囊肿、脑脓肿以及有液化坏死的恶性肿瘤或有囊性变的肿瘤（听神经瘤及颅咽管瘤等）。

（三）MRI 信号的异常表现

MRI 信号强度的异常主要取决于病变组织的含水量（氢质子的密度）。此外，病变有无出血、水肿、囊变、钙化、顺磁性物质、含脂肪组织的多少以及有无流空效应均可影响病变的信号强度。不同的弛豫时间，即 T_1WI 及 T_2WI 上，病变的信号强度亦不同，可呈高、低、等及混杂信号强度。

（四）病灶边缘、数目及邻近骨质异常的分析

边缘光滑锐利的圆形或椭圆形病灶多提示良性病变，边缘不清且不规则者多提示恶性病变。

多发性病变可见于转移瘤、脑囊虫病及多发性脑梗死。脑膜瘤或邻近骨骼的恶性肿瘤可侵犯骨骼导致骨质的增生或破坏。

（五）占位效应

颅内占位性病变可导致中线结构如脑室、大脑镰等及邻近结构如脑池、脑沟的受压移位、变形、闭塞，脑池、脑室的扩大多为占位性病变压迫、阻塞脑脊液循环通道所致。髓外硬膜内的肿瘤，脊髓受压移位，并逐渐变细；髓内肿瘤则肿瘤部位两侧的蛛网膜下腔变窄或不充盈。

四、中枢神经系统常见疾病影像诊断

（一）颅脑外伤

1．颅骨骨折　骨折的部位与暴力部位有关，多见于顶、颞及枕骨。X线片可显示骨折线的部位及形状。骨折线可为线形、星形、凹陷以及粉碎性，边缘清楚、锐利、方向不定等。颅底骨折常不易显示骨折线，但可见由于出血或脑脊液外漏于含气腔隙，如鼻旁窦或乳突内可见气-液平面。颅骨骨折在头部CT骨窗显示更清晰。

2．颅内出血　常规颅脑CT扫描可显示颅内是否有出血，根据出血的部位可分为：

（1）硬膜外血肿：表现为颅骨内板下方局限性梭形高密度区，CT值通常为40～100HU，随着血块的收缩，CT值可进一步增高，而随着血肿的液化则可变为低密度（图6-32-5）。

（2）硬膜下血肿：表现为颅骨内板下方薄层密度均匀的新月形或半月形高密度区，亦可呈混杂密度或等密度，范围较广泛，常合并脑挫伤及脑水肿，故常见占位效应（图6-32-6）。

（3）蛛网膜下腔出血：出血多位于大脑纵裂和脑底池。CT是诊断急性蛛网膜下腔出血的首选方法，表现为脑池、裂、沟密度增高。MRI不易发现急性蛛网膜下腔出血。亚急性蛛网膜下腔出血，MRI的T_1WI表现为高信号。慢性蛛网膜下腔出血，含铁血黄素沉积在脑表面，T_2WI上表现为低信号。MRI诊断慢性蛛网膜下腔出血的敏感性比CT高。

（4）脑内血肿：表现为脑实质内范围及形状不定的高密度区，轮廓清楚、密度均匀，CT值60～80HU，其周围多有低密度的水肿带围绕，并可见中线结构移位的占位效应。如血液流入脑室或蛛网膜下腔，则于脑室或蛛网膜下腔内可见高密度影。亚急性或慢性血肿，在CT上呈等密度时，可行MRI检查。可见在T_1WI上呈等或低信号，而在T_2WI上呈高信号。

（二）脑血管病变

1．脑梗死　脑梗死指各种原因引起的急性脑血管闭塞，最常见的原因为脑动脉硬化继发血栓形成。可分为缺血性、出血性及腔隙性三种。

脑血管造影可早期显示闭塞处血管突然中断或逐渐变细而闭塞，病变区血流缓慢、循环时间延长，阻塞远端有时可见侧支循环充盈，或无灌注区。

CT扫描　平扫，缺血性脑梗死24h以内常无明显改变。24h以后可见梗死区脑实质内密度减低区，多呈基底在外的三角形或扇形，边界不清，合并脑水肿者可出现占位效应。1～2个月后病变密度继续减低，可与脑脊液密度相近。出血性脑梗死常发生于发病后一至数周，于三角形或扇形低密度区内可见不规则的斑片状密度增高影，边界清楚，多伴有明显的占位效应。腔隙性脑梗死多见于基底节区或丘脑区，表现较小的类圆形低密度灶，边界清楚，直径一般10～15mm，一般无占位效应。后期增强扫描，梗死区可表现明显强化，多呈脑回状、斑片状或团块状强化（图6-32-7）。

MRI　可发现CT上难以发现的小的腔隙性脑梗死，一般于病后6h，即可出现异常。表现为T_1WI呈低信号而T_2WI呈高信号。

2．脑出血　最常见的原因为高血压性脑动脉硬化。多见于基底节及丘脑部位，亦可见于大脑半球的额叶、颞叶及顶叶，小脑较少见。

CT表现　新鲜血肿在CT平扫上可见边缘清楚、密度均匀的高密度区，可呈肾形、团块或

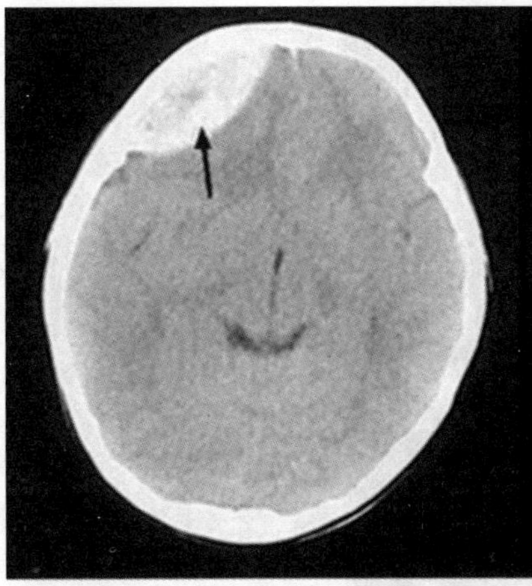

图 6-32-5　硬膜外血肿的 CT 扫描

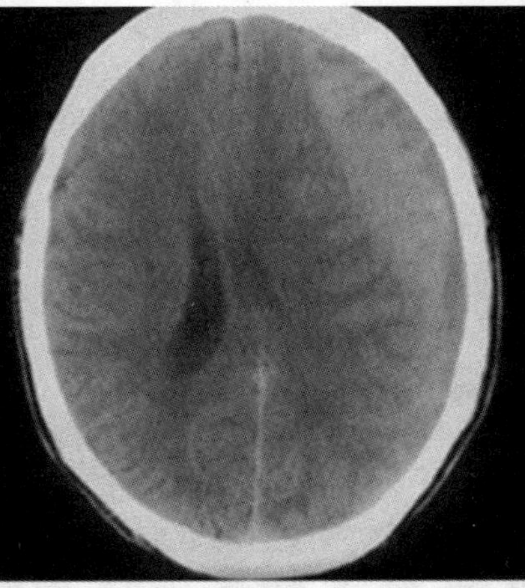

图 6-32-6　硬膜下血肿的 CT 扫描

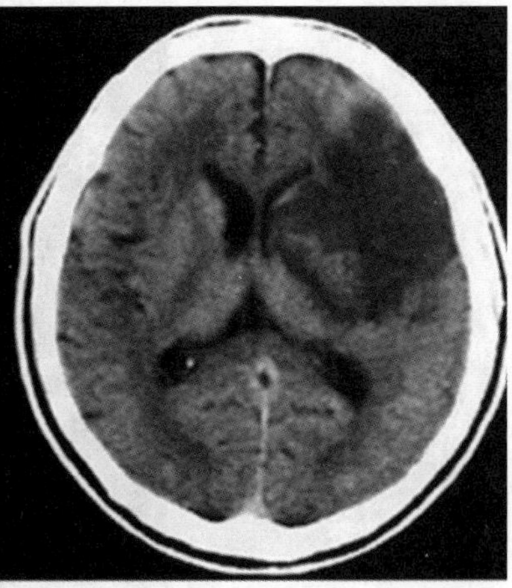

图 6-32-7　脑梗死 CT 扫描图

不规则形，血肿周围可出现低密度水肿带，并引起占位效应。1 个月后血肿逐渐变为等密度，进而呈低密度。2 个月后，病变部位软化成脑脊液密度的囊腔。数月后被瘢痕组织取代。

MRI 表现　急性出血显示不如 CT；在亚急性期，T_1WI 及 T_2WI 上均呈高信号；慢性期，在 T_1WI 及 T_2WI 上均呈高信号，且在 T_2WI 上，血肿与其周围的水肿间见一环状低信号带，系含铁血黄素沉着所致，可作为血肿进入慢性期的标志。

（三）颅内肿瘤

1. 胶质瘤　来源于脑胶质细胞，约占中枢神经系统原发肿瘤的半数，包括星形细胞，少枝胶质细胞，室管膜细胞及髓母细胞瘤。星形细胞瘤，占所有胶质瘤的 70% 左右。病理组织学上分为 4 级：1 级和 2 级为良性或低度恶性星形细胞瘤，3 级和 4 级为高度恶性肿瘤。

CT 表现　低度或良性星形细胞瘤，肿瘤边界清楚，没有坏死，没有肿瘤血管，多为囊性低密度病变，一般不出血。肿瘤周围水肿不明显，少数有钙化。表现为等密度病变，很少或没有增强。高度星形细胞瘤是恶性肿瘤，肿瘤常继发出血和坏死，有肿瘤性血管。常伴有肿瘤周围白质水肿。CT 表现为不均质的混合密度病变，增强后有明显强化现象，多表现为环形增强（图 6-32-8）。

MRI 表现　T_1WI 上为等信号或低信号，T_2WI 上为高信号。

2. 脑膜瘤　好发于成人，女性多于男性。肿瘤起源于蛛网膜细胞丛，尤其是蛛网膜颗粒。有的可能起源于硬脑膜的成纤维细胞和软脑膜细胞，是典型的脑外肿瘤。脑膜瘤生长缓慢，好发于两侧大脑半球的凸面、颅底、大脑镰、小脑幕等部位。颅骨反应性增生硬化。

CT 表现　脑膜瘤多呈圆形、边界清楚的稍高密度或等密度病变，有的有颗粒状或均匀一致的钙化。肿瘤邻近的颅骨内板增生肥厚，具有特征性，压迫移位的脑回呈桶柄状。增强后有显著增强，质地均匀，肿瘤边缘清楚（图 6-32-9）。

MRI 表现　脑膜瘤在 T_1WI 上呈等或稍高信号，T_2WI 上呈等或高信号，均一性的强化，邻近脑膜增厚并强化——“脑膜尾征”。

3. 转移瘤　脑转移瘤是指原发于脑外的恶性肿瘤，血行转移至颅内。常见的原发癌是肺癌，其次是乳腺癌、肾癌等。脑转移瘤多发生于脑灰白质交界处，多数是多发的，少数也有单发的。脑转移瘤容易发生出血和坏死。

CT 表现　多发性病灶，位于皮质下区，病灶周围有明显水肿，病灶呈低、等或高密度。

MRI 表现　病灶在 T_1WI 及 T_2WI 上呈等或高信号，有均匀或环形强化（图 6-32-10）。脑转移瘤 MRI 优于 CT，特别是颅底、颅顶以及幕下脑干及小脑部位的病灶显示，发现小于 1cm 的病灶，MRI 也优于 CT。

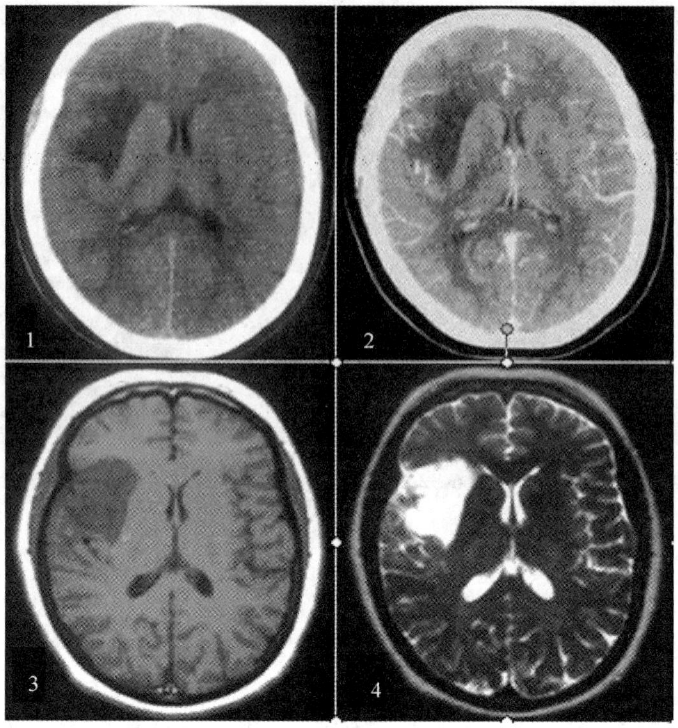

图 6-32-8 右颞星形细胞瘤

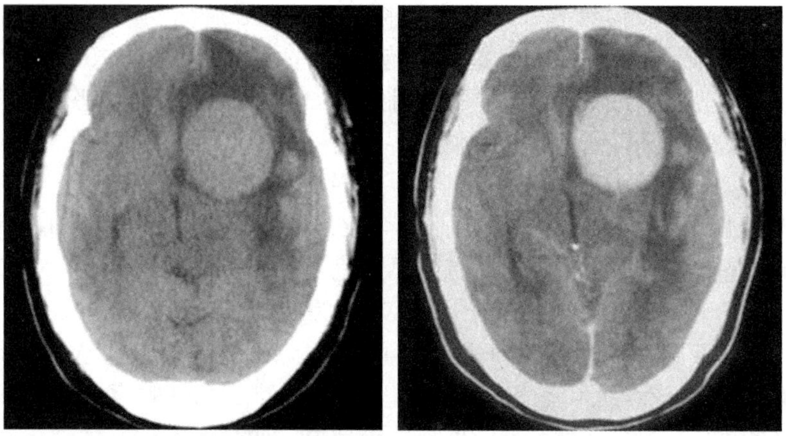

图 6-32-9 大脑镰左侧脑膜瘤

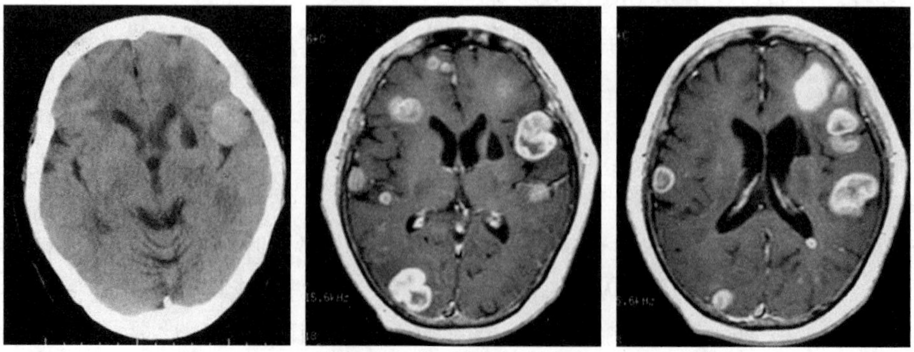

图 6-32-10 肺癌脑转移

第二节　头颈部影像诊断

头颈部诸器官结构复杂且都具有重要的生理功能，影像学检查的目的在于确定病变及其部位大小和范围，并提出明确的或可能的定性诊断。

一、检查方法

影像学检查方法主要是CT、MRI等，而X线检查图像结构重叠，密度分辨力低，故临床已很少应用；CT、MRI均易于发现软组织病变，MRI和CT尚可明确病变与邻近血管的关系。

1. CT检查　CT平扫常规采用横断面和冠状面扫描分别摄骨窗及软组织窗照片。CT增强一般患者平扫即可，对某些血供丰富的病变或肿瘤，及疑有眼眶或颅内侵犯的病例，需做增强扫描。

2. MRI检查　MRI平扫常规扫描包括横断面、冠状面和（或）矢状面，T_1WI显示解剖结构较清楚，T_2WI显示病变特性较好。MRI增强扫描有助于区别肿瘤与炎症，确定肿瘤的侵犯范围并有助于鉴别肿瘤复发与纤维疤痕。

二、正常表现

（一）鼻及鼻窦

CT平扫骨窗显示鼻窦和鼻中隔、鼻骨、鼻甲骨质清晰锐利，鼻窦腔充满低密度空气，鼻道和鼻窦开口亦为低密度气体，冠状面上可清楚显示窦口鼻道复合体结构。软组织窗显示鼻窦黏膜菲薄光滑，鼻甲呈中等密度，鼻窦开口规则。CT增强显示鼻窦黏膜和鼻甲强化明显（图6-32-11）。

MRI平扫T_1WI见鼻腔鼻道和鼻窦腔呈气体极低信号强度区，鼻窦骨壁和鼻中隔、鼻甲骨呈低信号强度，鼻甲黏膜和鼻窦黏膜呈中等信号强度。T_2WI鼻窦窦腔和鼻道、鼻和鼻窦骨质仍呈低信号强度，鼻甲和鼻窦黏膜呈高信号强度。MRI增强鼻甲和鼻窦黏膜强化明显。

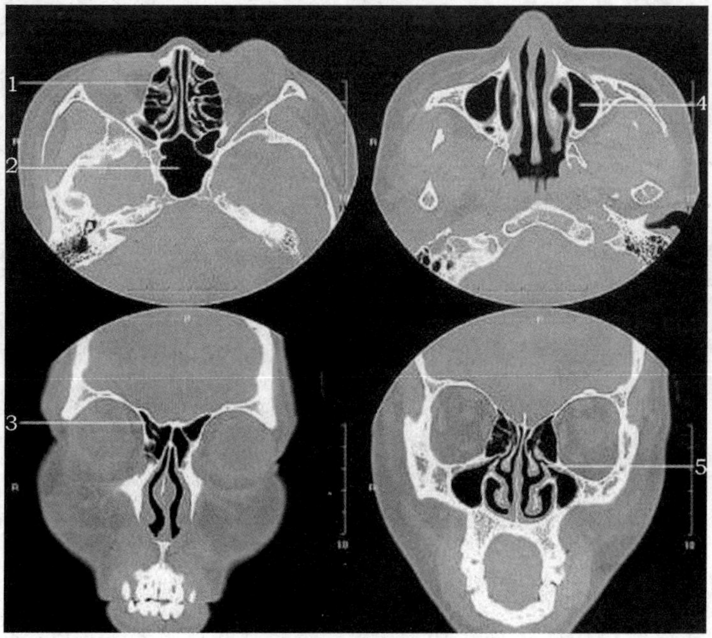

图6-32-11　正常鼻旁窦CT（横断、冠状面）
1筛窦 2蝶窦 3额窦 4上颌窦 5窦口鼻道复合体

（二）乳突

HRCT 横断面和冠状面上，可显示耳部的各种细微结构：外耳道呈管状低密度影边缘光滑。鼓室位于外耳道的内侧，呈后外向前内斜行的低密度气腔，其内可见高密度的听骨链。鼓室后方较窄的气道为乳突窦入口，与乳突窦相连。迷路位于鼓室内侧，自前向后依次为耳蜗、前庭和三个半规管。膜迷路及其内外淋巴呈低密度结构：耳蜗在横断面上呈螺旋状，蜗顶指向前外，冠状面上呈蜗牛状；前庭呈圆形或椭圆形低密度影；三个半规管呈点状或半环形低密度结构，位于前庭附近或与之相连。内耳道位于耳蜗的内侧呈管状的低密度影。乳突小房表现为大小不同的气腔，可延伸至颞骨鳞部或岩锥（图 6-32-12）。

外耳道、中耳、听小骨和乳突小房在 T_1WI 和 T_2WI 均为低信号。乳突和岩锥的骨髓在 T_1WI 和 T_2WI 分别为高和中等信号。膜迷路及内外淋巴液 T_1WI 为低信号，T_2WI 呈高信号。

（三）咽喉部

鼻咽部居鼻腔后，上界颅底，下界软腭。顶壁由蝶骨和枕骨组成，其外侧为颞骨岩部和破裂孔；后壁为枕骨基底部及第一、二颈椎椎体；前壁为鼻后孔及鼻中隔后缘；外壁为咽鼓管口、咽鼓管圆枕、咽侧隐窝。CT 和 MRI 横断面见两侧咽隐窝对称，咽鼓管圆枕和咽鼓管口清楚，鼻咽黏膜、黏膜下层外肌群形态及咽旁间隙组织如颈内动脉、颈静脉等结构。

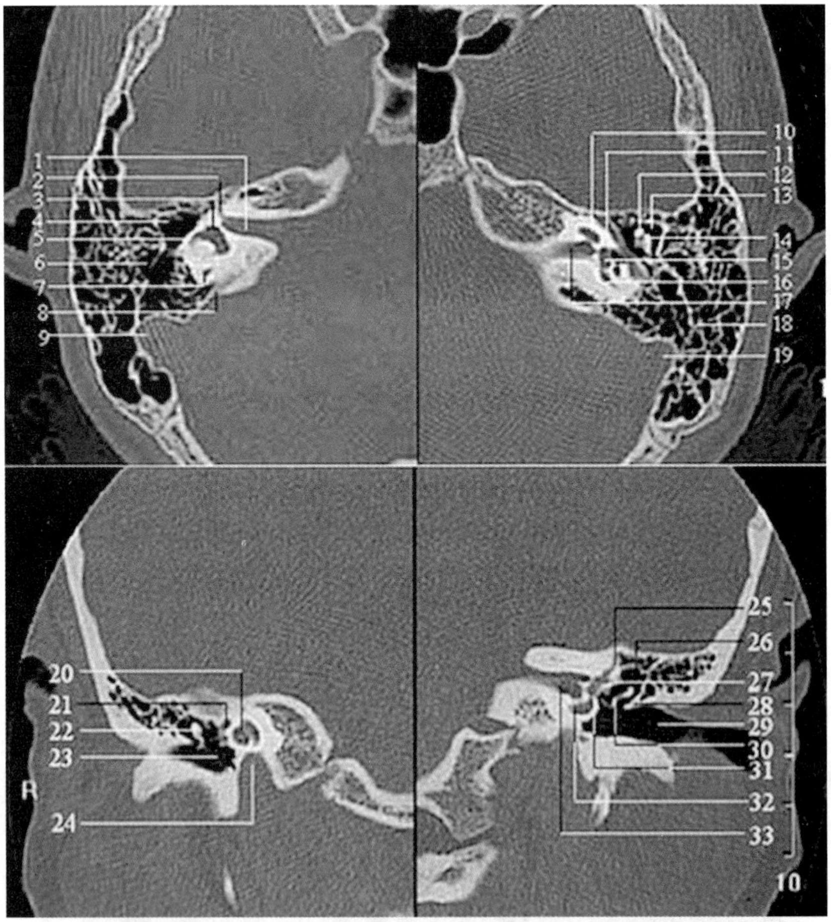

图 6-32-12 正常耳部 HRCT（横断面、冠状面）

1 内耳道 2 面神经管迷路段 3 前庭 4 上鼓室 5 外半规管 6 乳突窦 7 后半规管 8 前庭导水管 9 乙状窦 10 耳蜗 11 面神经管鼓室段 12 锤骨 13 上鼓室 14 砧骨 15 前庭 16 后半规管 17 内耳道 18 乳突气房 19 乙状窦 20 耳蜗 21 面神经膝部 22 听小骨 23 鼓膜 24 颈内静脉管 25 前半规管 26 上鼓室 27 外半规管 28 鼓师盾板 29 外耳道 30 听小骨 31 前庭窗 32 耳蜗 33 内耳道

三、头颈部常见疾病影像诊断

(一)鼻窦炎

鼻窦炎是鼻部最常见的病变，可继发于感染、过敏、免疫状态改变或以上几种因素共同作用。由于炎性反应，鼻窦黏膜肿胀，窦口鼻道复合体狭窄，导致黏液阻塞和分泌物潴留。常见病原菌包括肺炎双球菌、流感嗜血杆菌、葡萄球菌、类杆菌属和一些真菌如曲霉菌、毛霉菌、双极杆菌、念珠菌等。鼻窦炎按病程分为急性和慢性炎症。

CT 表现　急性期为上窦腔黏膜增厚，窦腔内可见液体及气液平面；慢性期表现为窦壁骨质增生硬化，黏膜明显增厚(6-32-13)。

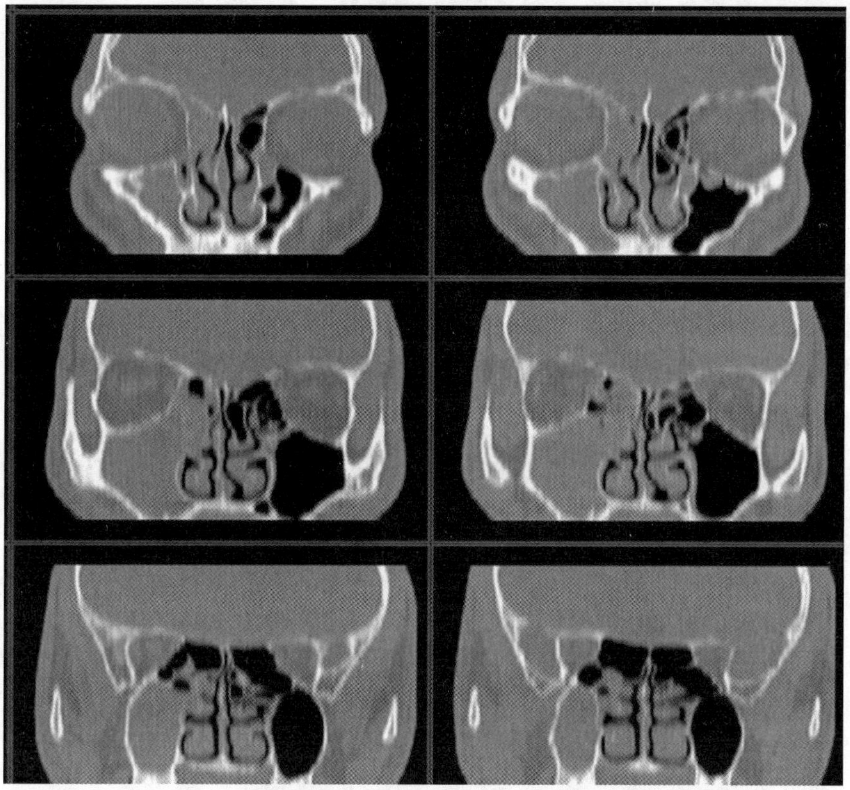

图 6-32-13　右侧上颌窦和筛窦炎

MRI 表现　由于水为鼻窦分泌物主要成分，表现为窦腔内长 T1 长 T2 信号。感染可仅限于一个鼻窦，也可累及多个或全组鼻窦；黏膜肥厚；黏膜下囊肿形成。

(二)中耳乳突炎

中耳乳突炎是临床最常见的感染性疾病，表现为耳部疼痛、耳漏及传导性耳聋。

CT 表现　乳突小房混浊、密度均匀增高；听小骨破坏；鼓室内可见软组织密度影，邻近骨质破坏或增生硬化，常提示继发性胆脂瘤。

MRI 表现　中耳乳突区呈长 T_1 长 T_2 信号。

(三)鼻咽癌

鼻咽癌是我国常见恶性肿瘤之一，全世界的 80% 病例发生于中国。多见于 30 ~ 50 岁成人。与 EB 病毒感染有关。病理学分为未分化、低分化和高分化癌三种，临床常有涕血、鼻出血、耳鸣、听力减退、鼻塞、头痛等。

CT 表现 平扫咽隐窝闭塞、消失、隆起，咽顶、后、侧壁肿块突向鼻咽腔。病变向前突向后鼻孔，侵犯翼腭窝，破坏蝶骨翼板及上颌窦、筛窦后壁进入眶内；向后侵犯头长肌、枕骨斜坡、环椎前弓侧块，侵犯舌下神经管；向外侵犯咽鼓管圆枕、腭张肌、腭提肌、翼内肌、翼外肌，侵入颞下窝、颈动脉鞘、茎突；向上破坏颅底及通过卵圆孔、破裂孔进入颅内；向下侵犯口咽、喉等。同时可见淋巴结肿大，主要位于颈深链淋巴结。CT 增强见病变呈不均匀中等至明显强化。

MRI 表现 MRI 平扫 T_1WI 见肿瘤呈低 - 中等信号强度，T_2WI 病变信号强度增高呈中等 - 高信号强度。MRI 增强见病变呈不均匀或均匀强化。

第三十三章　介入放射学简介

学习目标

通过本章内容的学习，学生应能：

识记：

描述介入放射技术的适应证。

理解：

总结介入放射技术的临床意义。

运用：

结合相关知识，合理应用介入放射技术。

介入放射学是一门由医学影像学与外科学相结合的边缘科学。它包含：①在医学影像设备监视下，利用选择性导管等技术，达到局部治疗各种疾病的目的；②以影像手段为导向，通过穿刺，获取病理组织学、细菌学、生理和生化资料，以明确疾病诊断。

介入放射学分为血管性和非血管性技术两部分。血管性介入技术也称之为介入血管造影或治疗性血管造影，是通过血管内导管技术进行诊断和治疗性操作；非血管性技术是在血管外经皮穿刺或与外界相通的生理性、手术孔道进行治疗和诊断性操作。

第一节　经导管栓塞术临床应用

经导管栓塞术是经动脉或静脉内的导管可控制地注入某种栓塞物，使之到达病变器官的供应血管内或者有病变的血管，造成其闭塞，中断供血，以达到止血、治疗的目的。

1．控制出血　外伤、炎症、肿瘤、血管畸形等导致的大出血，利用选择性动脉造影，确定出血的部位和性质，并结合器官血液循环情况，均可采用对靶血管栓塞方法止血。对于动脉灌注或静脉点滴血管收缩药难以控制的大出血，栓塞疗法安全有效，并可为手术做准备。

2．治疗肿瘤

（1）术前栓塞：术前栓塞肿瘤血管对手术有利。栓塞造成肿瘤血供中断，癌瘤体积缩小，术中出血明显减少；同时肿瘤与周围组织界限清楚，便于手术操作；肿瘤栓塞后梗死对机体起抗原刺激作用，可改善机体对残存肿瘤的免疫功能状态。

（2）姑息治疗：对于晚期或巨大肿瘤，栓塞治疗可以缓解症状，减少痛苦，使肿瘤缩小。其中部分患者经栓塞治疗后可获得手术机会。栓塞同化疗药物联合应用，可以显著提高疗效。

3．内科性脏器切除

（1）内科性脾切除：原则上需做脾切除术的病变均可以用部分性脾栓塞术代替。不同原因引起的脾功能亢进、脾大可采用部分性和分次性脾栓塞，可缓解或消除脾功能亢进，疗效确切。

（2）内科性肾切除：不宜手术或血管成形术治疗的肾内动脉分支狭窄所致的高血压，可采用对该分支狭窄选择性栓塞治疗。恶性高血压晚期患者，栓塞患侧肾动脉可达到内科切除目的。

第二节 经皮腔血管与心脏瓣膜成形术

经皮腔血管成形术（PTA）是应用导管导丝技术，扩张或再通动脉粥样硬化性或其他原因所致血管狭窄、闭塞病变的治疗方法，在很大程度上代替外科手术治疗。现在临床应用的技术有：球囊血管成形术、激光血管成形术、动脉粥样斑块切除术、血管内支架置入术等。

一、血管狭窄球囊扩张成形术

PTA是通过冲胀球囊压力造成狭窄区血管内膜、中膜局限性撕裂，特别是血管壁中膜的过度伸展及动脉粥样斑块的挤压等因素所致血管腔增宽、扩大。PTA最理想适应证是中等或大血管的局限性、孤立性的短段狭窄，其次是多发、分散的短段狭窄和闭塞。PTA近期疗效很好，但扩张后再狭窄发生率较高。

二、血管狭窄激光再通成形术

激光能消融粥样斑块或血栓，血管再通的机理在于热效应和光化学解吸作用。激光血管成形术适合治疗血管慢性闭塞、弥漫性病变或伴有钙化，适合于对球囊成形术后出现的急性血管闭合。激光血管成形术与球囊血管成形术联合应用效果更理想。

三、血管内支架治疗

血管内支撑器也称内支架，是利用特殊合金制成与血管相适应的网状结构，支撑于血管狭窄病变处，以保持血流通畅。支架种类较多，大致分为四类：①热记忆合金支架是由镍钛合金丝制成；②自展式金属支架是用不锈钢合金丝编制成圆筒形，放置血管后，由于金属弹力而支撑于血管腔内：③球囊括展式支架，支架先放在球囊之上，放入血管后充胀球囊，使支架展开并支撑血管腔；④带膜自膨式血管内支架，治疗动-静脉瘘，动脉瘤、夹层动脉瘤等。常用血管内支撑器见图6-33-1。

现有支架均具有生物组织相容性，置入血管后无异物反应，而且血管很快内皮化，在支架

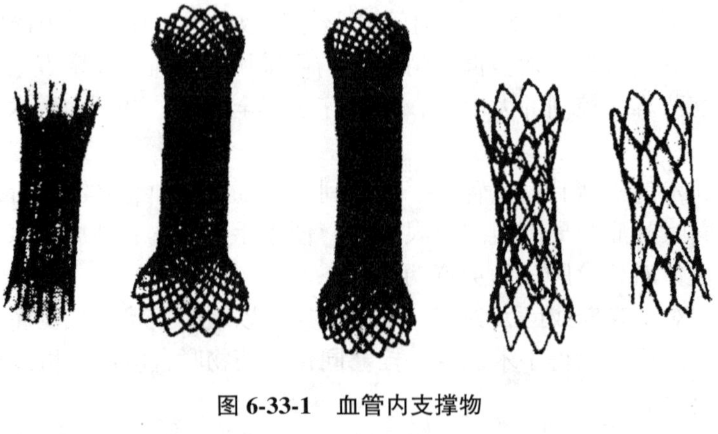

图6-33-1 血管内支撑物

内表面形成一层新膜，同支架两端正常血管内膜相延续。支架已用于冠状动脉、肾动脉、周围动脉，乃至主动脉和静脉。

四、心脏瓣膜狭窄成形术

（一）二尖瓣成形术（PBMV）

PBMV 主要适应证为中、重度单纯二尖瓣狭窄。有顺行性和逆行性两种操作途径。顺行性技术即经股静脉插管进入右心房，穿过房间隔进入左心房，顺血流方向置球囊于二尖瓣口，充胀球囊，扩张狭窄的二尖瓣口。逆行性技术即经股动脉、主动脉至左心室，逆血流方向置球囊于二尖瓣口。此项技术操作简单，效果好，再狭窄后可重复治疗。

（二）肺动脉瓣成形术

主要适用于肺动脉瓣狭窄而漏斗部无明显狭窄者。将球囊导管经股静脉、右心房、右心室送入肺动脉，置球囊于肺动脉瓣口，充胀球囊，扩张狭窄的肺动脉瓣口。

（三）主动脉瓣成形术

主要适用于单纯性主动脉瓣狭窄，无明显瓣上瓣下结构异常。瓣叶、瓣环发育不良者不宜行球囊成形术。此项技术操作简单，临床效果较二尖瓣、肺动脉瓣成形术差。偶尔可造成严重的并发症，如主动脉破裂、主动脉瓣关闭不全。

第三节　经导管灌注药物治疗

经导管将药物直接注入病变局部的优点：①药物直接进入病灶血管，局部血药浓度高，作用集中；②消除了药物尚未达到病灶部位就被肝肾等组织破坏、排泄因素的影响；③直接到达局部，减少药物在起效前与血液某些成分结合失效的发生概率；④局部灌注可以适当减少用药量，减轻全身副作用。

一、血管收缩性药物

血管收缩性药物是治疗消化道动脉性、静脉性出血的有效方法。主要用于治疗食管胃底静脉曲张破裂出血、胃黏膜糜烂出血、结肠憩室出血等。常用的药物是血管加压素，此药物直接作用于小动脉、毛细血管和小静脉平滑肌，使血管收缩，血流量减少。

二、癌肿化疗性药物

经导管将化疗药直接注入肿瘤血管，增加局部血药浓度，延长肿瘤细胞与药物接触时间，提高疗效，减少对正常组织损害。已广泛用于治疗胸部、腹部、盆部、肌肉骨骼等部位的恶性肿瘤。肝恶性肿瘤灌注后，患者生存期可明显延长。骨肿瘤术前灌注可提高五年生存率。

三、溶解血栓性药物

经导管选择性灌注溶栓药物治疗的优点：①用药量明显小于全身静脉溶栓剂量；②溶栓有效率大为提高，选择性溶栓有效率为 79%，全身溶栓为 53%；③选择性溶栓严重出血的并发症明显低于全身用药溶栓者。溶栓时导管尖端应尽可能靠近凝血块。溶栓药物可溶解血栓，但不能消除其形成原因。目前临床用于冠状动脉溶栓、脑动脉溶栓，并取得了较好效果。

四、支气管动脉灌注治疗原发性肺癌

支气管动脉灌注的机理与适应证：

肺癌的血供主要来自支气管动脉，而且肿瘤血管多，管腔增粗。支气管动脉灌注（BAI）能提高局部血药浓度，并且可以联合用药或多次反复用药。靠近肺野内侧病灶以支气管动脉供血为主，靠近外围病灶可能出现肺动脉供血。在灌注治疗后，可考虑手术切除或局部放疗。

第四节 经皮穿刺针吸活检与置管引流术

一、经皮穿刺针吸活检

经皮穿刺针吸活检是在医学影像系统监视下（透视、US、CT、MRI），用细针经皮穿刺到病变组织或器官，获取组织学或病理学标本，从而做出细胞学与病理学诊断。此法方便、安全、有效。穿刺针有三种：抽吸式、切割式、环钻式，可以满足不同部位病变活检的需要。

抽吸针口径较细，对组织损伤性小，只能获取组织学标本。切割针口径较粗，针尖具有不同形状，活检时可以得到组织芯或组织碎块，可行病理学检查。适用于能在透视下定位的病变，如肺部肿块、骨骼病变。US对实质脏器的囊性或实体性病变定位准确，使用方便。CT导向准确，但操作程序复杂，多用于胸部、腹部、盆部及脊椎病变活检。

除颅内病变外，此技术已广泛应用于各系统、器官疾病的诊断。①胸部：诊断不明的肺部病变，不能手术但又必须明确病理类型的肺内恶性病变，胸壁及胸膜恶性肿瘤等，针吸活检诊断正确率达90%。②腹部：肝、胰、肾、腹膜后等部位性质不明的病变，均可以进行针吸活检。尤其对胰腺炎与胰腺癌的鉴别诊断有价值。③其他如骨骼肌肉系统、甲状腺、乳腺疾病也可以进行针吸活检。

二、经皮穿刺置管引流术

（一）经皮肝穿刺胆管引流与胆管内支架置入术

对梗阻性黄疸的患者经皮肝穿刺胆道造影明确诊断后，行胆道引流，使诊断和治疗相结合。目前不但可以做外引流、内引流，还可以做胆道内支架置入术。

1. 胆管外引流　是在经皮肝穿刺胆道造影基础上，将导管远端有多个侧孔的引流导管置入扩张的胆管内。导管前端置入梗阻上方，将胆汁引流到体外，减轻胆管内压力，缓解黄疸。因外引流会丧失大量电解质，又有胆道感染的危险，故主要用于术前治疗。

2. 胆管内引流　导管远端通过梗阻区，将其置于梗阻近端的胆管与十二指肠内，胆汁即经导管侧孔流至肠管内。留于体外的引流管在贴近皮肤处切断，用缝线缝于皮肤上，并用消毒纱布包扎。

3. 胆道内支架置入术　首先将球囊导管置于狭窄段，充胀球囊反复扩张狭窄段，然后选择适当的胆道支架，通过支架释放系统置于狭窄处。放入支架后即刻造影，以明确支架位置和开放情况。支架置入术主要适用于无法手术解决的黄疸。

（二）囊肿、脓肿、血肿抽吸术

囊肿、脓肿、血肿与积液均可在影像系统监视下穿刺抽吸或引流。抽吸液可做细胞学、细菌、生化等项检查，以进一步明确疾病性质。经引流管可灌注抗生素或硬化剂进行治疗。如肝肾囊肿经皮抽液后，注入无水乙醇；肝脓肿经引流管，可用庆大霉素、甲硝唑冲洗。

单元目标检测练习（十五）

一、名词解释

1. 肺结核双极期
2. 心胸比率
3. 龛影
4. 关节脱位
5. 结核球

二、填空题

1. 肺部的基本X线病变包括：渗出性病变________、________、________、________、________、和肿块。

2. 构成肺纹理影像的结构有________、________、________、________。

3. 气胸的X线表现为无________的透亮区和压缩的________边界。

4. 支气管完全阻塞易造成________，不完全阻塞造成________。

5. 与X线成像相关的X线特性是：________、________和________。

6. 胃溃疡的直接征象是________；胃癌的直接征象是________。

7. 急腹症患者，立位腹部平片显示膈下游离气体提示________；有多个气液平面则提示________。

8. 脊柱结核的主要X线表现为________、________和________。

9. 急性化脓性骨髓炎的主要X线表现为________、________、________和________。

10. 高血压性心脏病的心型呈________型，肺源性心脏病的心型呈________型，心包积液的心型呈________型。

11. 胃肠钡餐站立位检查时，依据人体体型、张力和神经功能状态不同可将胃分为________、________、________和________等4型。

12. 肝血管瘤在CT平扫时，呈圆形或卵圆形________影，边界________、密度________，增强CT延迟扫描，病灶呈________充填。

13. 原发性肝癌在CT平扫时，呈肝内单发或多发________影，增强扫描的特征表现为动脉期病灶________。

三、选择题

（一）A_1型题（单句型最佳选择题）

1. 下列哪种特性与X线成像无关
   A. 穿透性
   B. 荧光作用
   C. 摄影作用
   D. 电离作用
   E. 感光性

2. X线胸片上形成肺纹理的主要结构是
   A. 肺静脉
   B. 肺动脉
   C. 支气管
   D. 淋巴管
   E. 肋间动脉

3. 与X线片相比，CT优势哪项不对
   A. 密度分辨率高
   B. 横断面成像
   C. 增强扫描，有利于病变定性
   D. 解剖分辨率高
   E. 空间分辨率高

4. 相对CT而言，下列MRI特点哪项不对
   A. 无射线损伤
   B. 对钙化和骨结构不敏感
   C. 对火器伤诊断价值高
   D. 造影剂安全系数缴较大

E. 直接多轴面成像

5. 下列哪种手段对颅脑病变价值小
A. 透视
B. CT
C. DSA
D. MRI
E. X线片

6. 下列哪种病变导致肺组织密度增高
A. 空洞
B. 肺气肿
C. 空腔
D. 肺大疱
E. 渗出

7. 心脏正位片上心右缘下面一个弧段是
A. 上腔静脉
B. 左心房
C. 右心房
D. 右心室
E. 左心室

8. 二尖瓣狭窄的心影呈哪种类型
A. 梨形
B. 靴形
C. 普大型
D. 烧瓶形
E. 斜行

9. 透视下发现肺门“舞蹈”提示
A. 肺淤血
B. 肺血减少
C. 肺肿瘤
D. 肺充血
E. 间质性肺水肿

10. 大叶性肺炎时，肺门应
A. 上移
B. 下移
C. 正常位置及形态
D. 缩小
E. 增大

11. 中央型肺癌最早出现的间接征象是
A. 阻塞性肺炎
B. 肺门肿块
C. 阻塞肺不张
D. 阻塞性肺气肿
E. 反S征

12. 下列哪种病**不引起**单侧胸密度均匀增高
A. 一侧大量气胸
B. 一侧大量胸腔积液
C. 一侧肺不张
D. 一侧肺实变
E. 一侧肺切除后

13. 骨性关节强直时，关节间隙应
A. 正常
B. 变窄
C. 消失
D. 增宽
E. 脱位

14. 下列哪种正常结构在X线片上**不显影**
A. 骨皮质
B. 骨松质
C. 骨膜
D. 骨骺
E. 骨髓腔

15. 少年儿童特有的骨折类型是
A. 嵌入性骨折
B. 行军骨折
C. 青枝骨折
D. 压缩骨折
E. 粉碎性骨折

16. 骨关节结核很少发生于
A. 长骨干骺端
B. 长骨骨干
C. 短管状骨
D. 关节
E. 脊柱

17. 下列哪种病变将纵隔推向健侧
A. 两肺弥漫性肺气肿
B. 一侧大量胸腔积液
C. 一侧肺不张
D. 一侧肺纤维化
E. 支气管扩张症

18. 下列哪种病变引起膈肌升高
A. 肺气肿
B. 大量胸腔积液
C. 气胸
D. 肺实变

E. 一侧肺不张

19. 胃溃疡的直接X线征象是

A. 充盈缺损

B. 龛影

C. 黏膜集中

D. 局部压痛

E. 痉挛性切迹

20. 胆囊阴性结石在造影中显示为

A. 无任何征象

B. 龛影

C. 高密度影

D. 低密度充盈缺损影

E. 胆囊肿大

21. 颅脑外伤首选的检查方法为

A. CT

B. MEI

C. 透视

D. 超声检查

E. DSA

22. 胃肠穿孔患者应首选哪种检查

A. CT扫描

B. MRI

C. 胃肠钡餐

D. 胃镜

E. 立位腹部平片或透视

23. 动脉导管未闭性先天性心脏病的特征表现为

A. 双房影

B. 鞭形心

C. 梨形心

D. 漏斗征

E. 平腰征

24. 二尖瓣狭窄无下列哪项表现

A. 梨形心

B. 间质性肺水肿

C. 肺淤血

D. 双房影

E. 主动脉结增大

25. 胃良性溃疡好发于

A. 胃小弯近角切迹处

B. 胃窦

C. 胃体

D. 胃底

E. 贲门区

26. 十二指肠溃疡好发于

A. 升部

B. 水平部

C. 降部

D. 球后部

E. 球部

27. MRI扫描，“包膜征”最常见于

A. 原发性肝癌

B. 转移性肝癌

C. 肝血管瘤

D. 脂肪肝

E. 多囊肝

28. CT增强扫描时，转移性肝癌最常见的强化类型是

A. 环行强化

B. 充填式强化

C. 明显均匀强化

D. 不强化

E. 包墨膜征

29. 下列胆石症的**错误**说法为

A. 造影检查可显示阴性结石

B. 平片检查仅能显示阳性结石

C. 多为阳性结石

D. 可导致阻塞性黄疸

E. 超声诊断价值高

30. 下列急性胰腺炎的CT表现，错误者为

A. 胰腺弥漫性肿大

B. 胰腺轮廓不清

C. 胰实质钙化

D. 肾前筋膜增厚

E. 胰内、胰周出现边缘不清的低密度区

（二）A_2 型题（病例摘要型最佳选择题）

31. 老年男性，刺激性干咳2个月，多次痰查癌细胞阴性，胸片仅见右中肺叶局限性透亮增加，应考虑

A. 肺气肿

B. 支气管异物

C. 中央型肺癌

D. 周围型肺癌

E. 支气管炎

32. 某患者、咳嗽、胸痛；立位胸片示右

第四前肋水平以下为一外高内低大片状密影，患侧膈被掩盖，考虑为
A. 右侧气胸
B. 右侧下叶大叶肺炎
C. 右侧大量胸腔积液
D. 右侧中量胸腔积液
E. 右下肺不张

33. 某男青年，突发胸痛、气急，立位胸片显示右侧胸亮度增加，内无肺纹理，内带有软组织肿块影，纵隔向左移位，应首先考虑为
A. 右侧少量气胸
B. 右侧肺气肿
C. 右侧包裹性气胸
D. 右侧自发性大量气胸
E. 右侧大量液气胸

34. 38 岁男性，反复呕血，钡餐示食管壁张力减低，钡剂排空延迟，在食管下段见到串珠状充盈负影，应首先考虑
A. 食管癌
B. 平滑肌瘤
C. 反流性食管炎
D. 食管裂孔疝
E. 食管下段静脉曲张

35. 男性 50 岁，因上腹隐痛，大便隐血 2 周而做钡餐检查，造影见胃窦处及下半部胃体腔均呈革袋状，管壁僵硬、蠕动消失、局部可扪及包块、有压痛、应考虑为
A. 胃溃疡
B. 胃良性肿瘤
C. 胃蕈伞型胃癌
D. 溃疡型胃癌
E. 浸润型胃癌

36. 38 岁女性，经常进食前疼痛、伴恶心、返酸，已多年余，胃十二指肠钡餐见十二指肠球部持久变形、有激惹症，局部压痛、但未见龛影，应考虑为
A. 十二指肠球部溃疡
B. 十二指肠癌
C. 胃黏膜脱垂症
D. 十二指肠憩室
E. 十二指肠炎

37. 49 岁男性，体检发现肝占位病变，CT 平扫示病灶边缘模糊，瘤内有脂肪成分，增强扫肿瘤边缘部分和瘤内分隔部分可强化，首选诊断是
A. 肝囊肿
B. 肝血管瘤
C. 原发性肝癌
D. 脂肪瘤
E. 肝淋巴瘤

38. 50 岁女性，超声检查见肝右叶内 5cm 强回声光团；CT 平扫为边缘锐利的略低密度灶，增强扫描呈充填式强化，首先考虑
A. 原发性肝癌
B. 转移性肝癌
C. 肝血管瘤
D. 肝囊肿
E. 肝脓肿

39. 16 岁男性，有大腿疼痛，触及包块 3 个月就诊，X 线照片示右股骨远端棉絮状高密度肿块，病灶边缘模糊，局部骨皮质中断，应考虑为
A. 骨软骨瘤
B. 骨囊肿
C. 成骨肉瘤
D. 溶骨性骨肉瘤
E. 骨巨细胞瘤

40. 43 岁男性。上腹隐痛半年就诊。ERCP 示主胰管粗细不均、扭曲、僵硬、胆总管下段向内移，应首先考虑
A. 急性胰腺炎
B. 慢性胰腺炎
C. 胰腺癌
D. 胰腺假性囊肿
E. 先天性胆总管囊样扩张症

（三）B 型题（标准配伍题）

41～43 题共用备选答案
A. 肺炎
B. 肺结核
C. 肺脓肿
D. 肺癌
E. 慢性支气管炎

41. X线片上显示多种类型病变为
42. X线片上显示厚壁有液平面空洞
43. X线片上仅显示渗出性病灶

44～45题共用备选答案

A．关节肿胀
B．关节间隙增宽
C．关节间隙变窄
D．关节破坏
E．关节强直

44. 关节功能丧失
45. 关节软骨遭受破坏

46～47题共用备选答案

A．I型肺结核
B．II型肺结核
C．III型肺结核
D．IV型肺结核
E．V型肺结核

46. X线胸片显示左肺中上野有一边界清楚，内有钙化的球形灶
47. 小儿胸片显右肺门角消失肺门影增大

48～50题共用备选答案

A．肺充血
B．肺淤血
C．肺水肿
D．肺动脉高血压
E．肺血减少

48. 二尖瓣狭窄患者首先发生
49. 肋膈角区的kerleyB线
50. 慢性支气管炎，肺气肿患者常导致

四、简答题

1．简述X线成像的诊断原理。
2．中央型肺癌有哪些X线表现?
3．简述单纯二尖瓣狭窄的X线表现。
4．胃溃疡有哪些X线表现?

（伍炳华）

第三十四章　超声诊断

学习目标

通过本章内容的学习，学生应能：

识记：

描述心脏、肝、胆、脾、肾、胰、女性生殖系统的正常超声影像及常见疾病的超声改变。

理解：

总结超声诊断的基本原理及应用范围。

运用：

结合相关知识，对上述器官选用适当的检查方法。

超声诊断是利用超声波的物理特性，从人体内部获取不同的声学参数，加以接收、放大及信息处理，形成各种图像、曲线，借此来诊断各种疾病的方法。它不仅能观察人体组织器官的形态结构，还能了解其功能状态，且具有无创伤、实时、可重复等特点，在临床诊断和治疗中发挥着非常重要的作用，目前已成为医学影像学的重要组成部分。

第一节　超声诊断的基础知识

一、超声波的性质

（一）超声波的定义

超声波（ultrasound）是指频率超过 2 万赫兹（Hz）即超过人耳听阈上限的声波。一般临床诊断用的超声波频率为 2～10 兆赫（MHz）。

（二）超声波的物理特性

1．超声波的基本物理量　频率（f）是指单位时间内质点振动的次数。波长（λ）是指在均匀介质中的单频声波振动一个周期时间内所传播的距离。声速（c）是指声波在介质中传播的速度。声速 c、波长 λ、频率 f 之间关系：$c=\lambda\times f$。

2．反射、折射和散射　超声波入射到两种声阻抗不同的介质构成的界面时，部分或全部声波返回，称为反射（reflection）。除部分声波被反射外，另一部分声波则越过界面进入第二种介质继续传播，称为透射（transmission）。反射与透射的强弱与两种介质的声阻抗差有关。声阻抗差越大，反射越强，透射越弱。当入射声束与界面不垂直时，透射声束的方向发生改变，这种现象称为折射（refraction）。超声波遇到远远小于声波波长且声阻抗不同的界面时，声波向各个方向传播，称为散射（scattering）。人体血流中的红细胞就是重要的散射源。

3．衰减　超声波在介质中传播时，入射的声能随着传播距离的增加而减少，称为衰减（attenuation）。引起声衰减的主要原因有：介质对声波的吸收，散射和声束扩散。

4．空间分辨力　指超声诊断仪在屏幕上能显示两个目标的最小距离。可分为纵向分辨力、横向分辨力和侧向分辨力。纵向分辨力（longitudinal resolution）是指超声诊断仪在声束传播方向上分辨两个目标的最小距离。其与超声频率呈正比。横向分辨力（transverse resolution）是指超声仪器在与声束轴线垂直方向上分辨两个目标的最小距离。横向分辨力等于声束的有效宽度。侧向分辨力（lateral resolution）是指电子扫查探头长轴方向的分辨力。侧向分辨力等于声束的侧向有效声宽。

5．多普勒效应　超声波遇到运动的反射界面时，反射波的频率将会发生变化，这种现象称为多普勒效应（Doppler effect）。反射声波与入射声波频率之差称为多普勒频移（Doppler shift）。根据多普勒效应可判断血流性质、方向、速度等血流动力学变化情况。

二、人体组织器官的声学分型

人体各种组织器官结构不同，声阻抗差也存在着一定的差异。根据各种组织的回声特征，可将人体组织器官分为下列四种类型：

1．无反射型　各种液体物质，结构均匀，无明显声阻抗差异，无反射回波，声像图表现为无回声区（液性暗区），如血液、尿液、浆膜腔积液等。

2．少反射型　各种实质性脏器，结构较均匀，声阻抗差异较小，回声幅度低。声像图表现为中低回声区。如肝、脾、肾等脏器。

3．多反射型　各种结构复杂的组织器官，结构不均匀，声阻抗差异较大，回声较多较强，声像图表现为高回声区。如心脏瓣膜及脏器包膜等。

4．全反射型　软组织与含气组织构成的界面，其声阻抗差很大，几乎为全反射，声像图表现为极高回声或强回声，后方伴声影。如肺，肠等含气组织。

三、超声诊断仪

（一）M型超声诊断仪

M型超声诊断仪是采用辉度调制型的显示方法，即以亮度反映回声的强弱。M型超声诊断仪主要用来检查心脏，常和其他检查组成联合装置。如彩超系统都有M型模式。

（二）二维切面超声诊断仪

二维切面超声诊断仪常称为B型超声诊断仪，它是利用反射回波原理，即向人体组织发生超声波，然后接收各层组织界面反射的回波进行信息处理，用辉度（灰阶）表示回波幅度大小，显示组织或器官的切面图。B型超声诊断仪种类较多，其显示的切面图像，具有真实性强、直观性、容易掌握、诊断方便等优点，目前已成为超声诊断最重要的设备。

（三）超声多普勒系统

1．D型超声诊断仪　超声多普勒诊断仪简称D型超声诊断仪。这类诊断仪是利用多普勒效应原理，对运动的脏器和血流进行检测的仪器。按超声源在时域的工作状态，可以将多普勒分为连续多普勒（CW）和脉冲多普勒（PW）。

2．超声彩色血流成像系统　彩色血流图（CFM）又称彩色多普勒血流成像（CDFI）。它主要由彩色血流图和B型超声成像两大部分组成。在整个CFM系统中有两个关键技术：动态目标显示（MTI）滤波和自相关技术。

四、超声诊断新技术的应用

1．组织多普勒成像　即采用低通滤波电路，去除心腔内红细胞运动的高频移低振幅多普勒频移信号，提取运动心壁的低频移高振幅多普勒频移信号，经过信息处理以二维及M型超声显示。主要用于观测心肌局部运动情况。

2. 腔内超声 包括经食管心脏超声、经阴道超声、经直肠超声和经胃十二指肠超声等，采用高频探头，可有效避免气体及其他组织干扰，更清晰地显示脏器病变。

3. 超声造影 超声造影是将各种超声造影剂经血管注入体内使靶器官及病变显影，有助于病变的对比观察。

4. 三维超声 指采集不同平面的连续二维图像，通过计算机重建成立体图形。分为静态三维、动态三维及实时三维成像，实时三维成像能显示脏器实时运动情况。

5. 弹性成像 它是一种对组织力学特征成像的新技术，能提供与其他超声成像不同的新信息，应用前景很好。

提示：超声波检查是把雷达技术、声学原理和医学相结合的一门学科，是利用超声波的特性和人体各种组织具有不同的声学特性对机体进行检查、诊断的方法，安全、无创、重复性强。

第二节 心脏疾病的超声诊断

一、心脏超声的基础知识

1. M型超声心动图 目前M型分为6区。分别是心尖波群（1区）：观察室壁运动；心室波群（2a区）（图6-34-1）心室内径测量、室间隔与左心室后壁厚度测量及观察室壁运动；二尖瓣波群（2b区及3区）（图6-34-2）此区二尖瓣前叶曲线呈双峰，是观察二尖瓣病变最理想的探测区；心底波群（4区）主要用于观察和测量主动脉壁及主动脉瓣的运动情况；三尖瓣波群（5区）；肺动脉瓣波群（6区）。

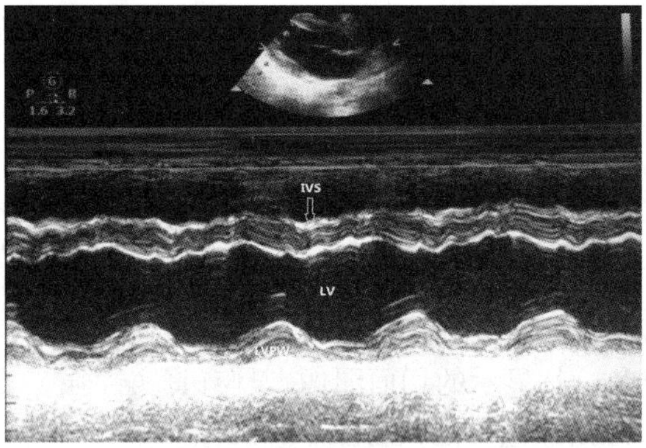

图6-34-1 M超心室波群

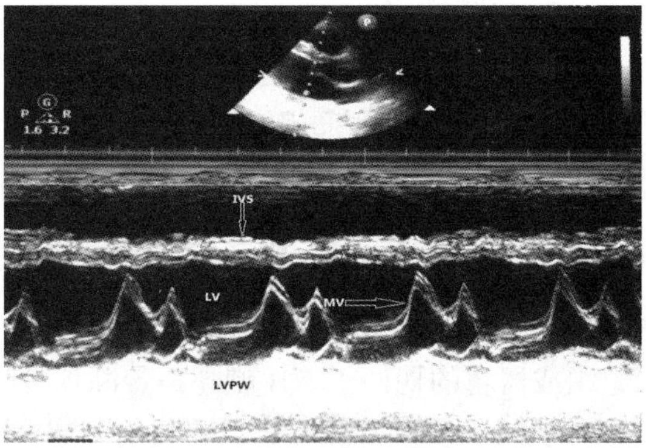

图6-34-2 M超二尖瓣波群

2. 二维超声心动图 能较直观地观察心脏结构与心壁各部分运动情况。常用切面：胸骨旁左心室长轴切面（图6-34-3）：观测右心室前壁、右心室腔、室间隔、左心室腔、左心室后壁、主动脉、二尖瓣、左心房及心包等；胸骨旁心底短轴切面（图6-34-4）：观测主动脉、左心房、右心房、房间隔、三尖瓣、右心室及右心室流出道和肺动脉等；心尖四腔切面（图6-34-5）：左右心室腔、左右心室心尖部、左右心室侧壁、二三尖瓣、左右心房、房室间隔和肺静脉；心尖五腔切面：在心尖四腔基础上可显示主动脉瓣和升主动脉根部。

3. 多普勒超声心动图 指应用多普勒效应原理来检测心脏大血管内的血流方向和速度。频谱多普勒与二维超声心动图结合可检测和确定心内分流与反流性、狭窄性病变，并可定量评估。各瓣口正常频谱①二尖瓣口血流频谱：呈正向双峰，第一峰（E峰）出现于舒张早期的左心室快

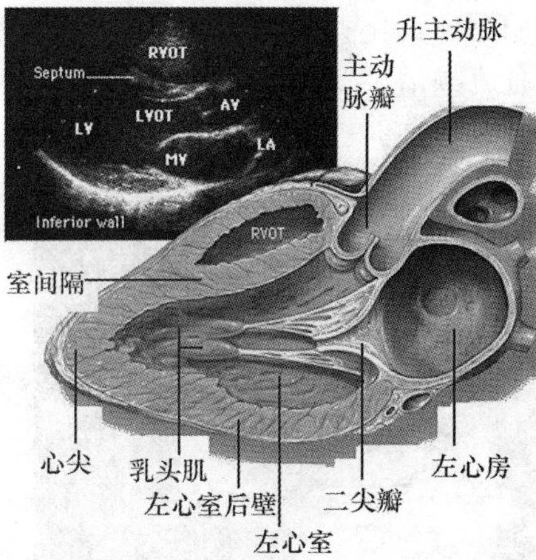

图 6-34-3　左心室长轴切面（彩图见书后）

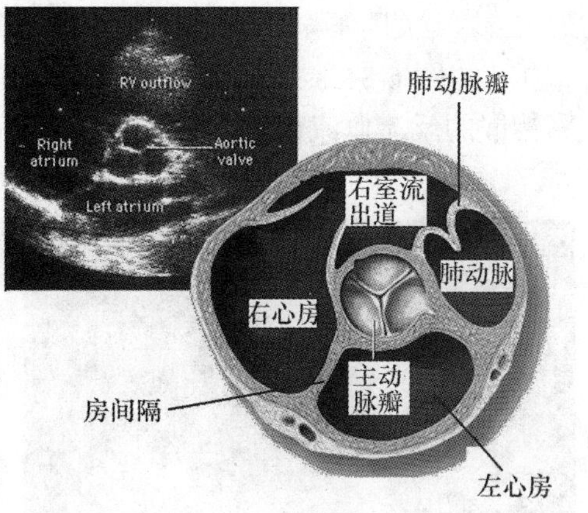

图 6-34-4　主动脉瓣短轴切面（彩图见书后）

速充盈期；第二峰（A 峰）出现于舒张晚期心房收缩期。②主动脉瓣口血流频谱：呈负向的三角形。③肺动脉瓣口血流频谱：呈负向单峰，近似 V 字。④三尖瓣口血流频谱：呈正向双峰。

4．彩色多普勒血流显像　朝向探头的血流呈红色，远离探头的血流呈蓝色，湍流呈五彩镶嵌的血流。如心尖五腔切面①二尖瓣口血流：呈现舒张期红色血流束；②主动脉瓣口血流：呈现收缩期蓝色血流束；③三尖瓣口血流：呈现舒张期红色血流束。大动脉短轴切面：肺动脉瓣口血流呈现收缩期蓝色血流束。

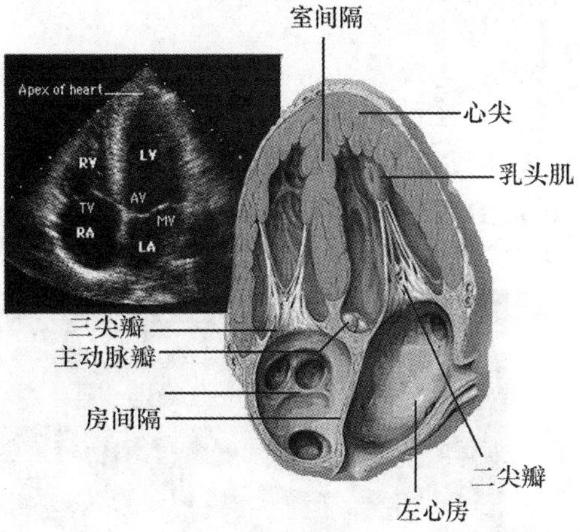

图 6-34-5　心尖四腔心切面（彩图见书后）

二、常见心脏疾病的超声诊断

（一）心脏瓣膜疾病

心脏瓣膜疾病以慢性风湿性心脏瓣膜疾病常见，可累及二、三尖瓣，主动脉瓣，肺动脉瓣或多瓣膜同时受累，其中以二尖瓣狭窄最常见。

1．二尖瓣狭窄超声表现 M 型①二尖瓣前叶 EF 斜率变慢，典型者呈城墙样改变（图 6-34-6）；②二尖瓣前、后叶呈同向运动；③左心房、右心室增大。B 型：①二尖瓣瓣膜增粗，回声增强，瓣膜活动受限，前瓣呈所谓圆顶样运动；②二尖瓣瓣口面积缩小；③左心房、右心室增大，左心房可有附壁血栓。 D 型：二尖瓣口舒张期可探及湍流频谱，峰值流速增快（图 6-34-7）。CDFI：二尖瓣口舒张期可探及五彩镶嵌的血流信号。

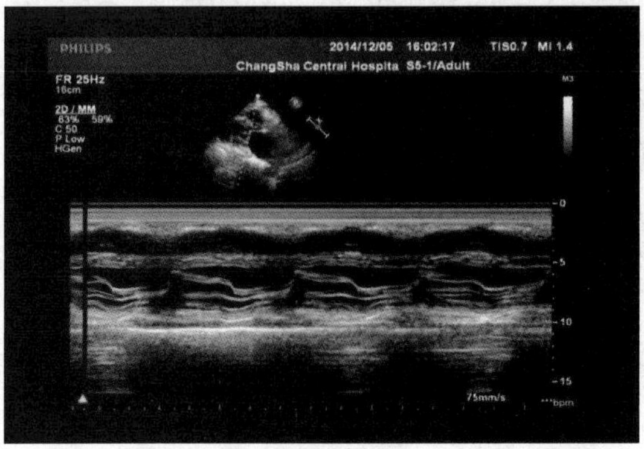

图 6-34-6　二尖瓣狭窄 M 超（彩图见书后）

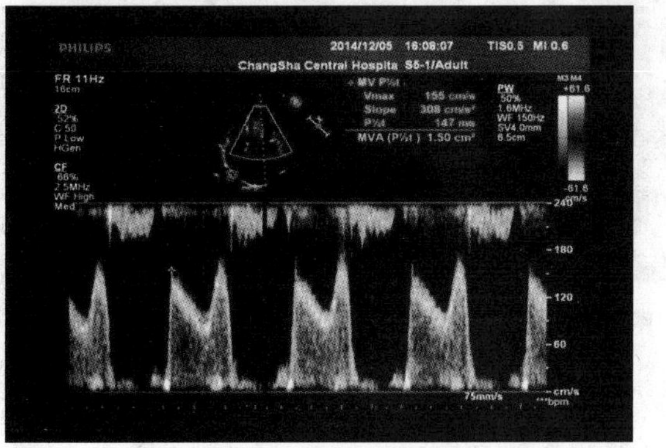

图 6-34-7　二尖瓣狭窄彩色多普勒频谱（彩图见书后）

2．二尖瓣关闭不全超声表现 B 型：瓣膜及腱索增厚，缩短，钙化，关闭不能合拢，左心房、左心室扩大（图 6-34-8）。D 型：收缩期左心房内探及负向血流频谱。CDFI：收缩期左心房内探及五彩镶嵌的反流血流信号（图 6-34-9）。

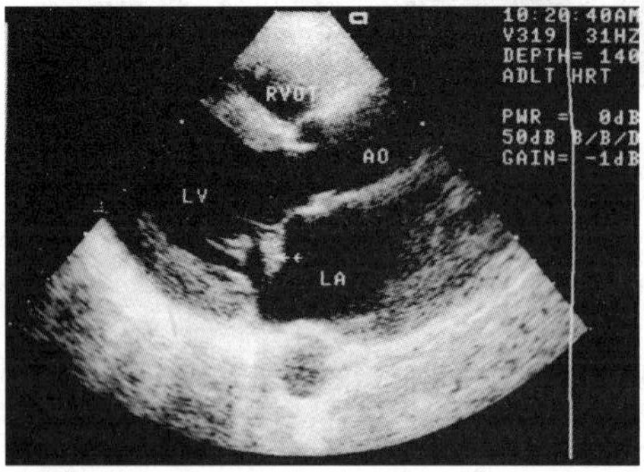

图 6-34-8　二尖瓣关闭不全二维超声

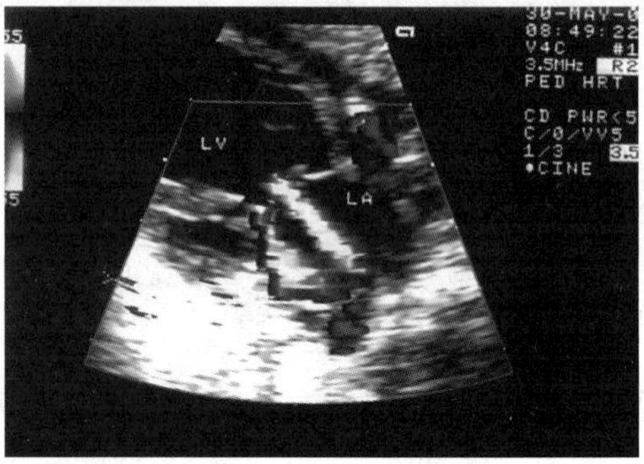

图 6-34-9　二尖瓣关闭不全彩色多普勒超声（彩图见书后）

3．主动脉瓣狭窄超声表现 B 型及 M 型：主动脉瓣增厚、回声增强、活动受限。主动脉瓣开发幅度减小、瓣口面积变小。左心室向心性肥厚，后期可扩张，升主动脉窄后扩张（图 6-34-10）。D 型：收缩期主动脉瓣上探及高速射流频谱（图 6-34-11）。

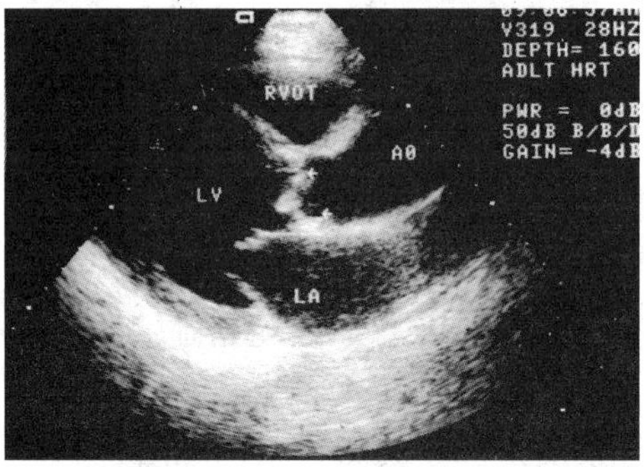

图 6-34-10　主动脉瓣狭窄二维超声

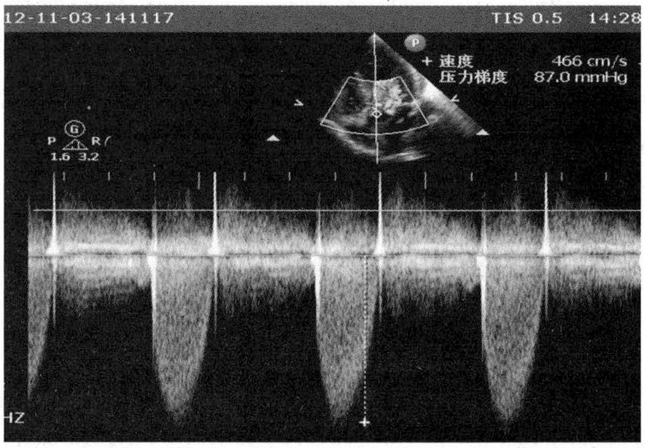

图 6-34-11　主动脉瓣狭窄彩色多普勒超声（彩图见书后）

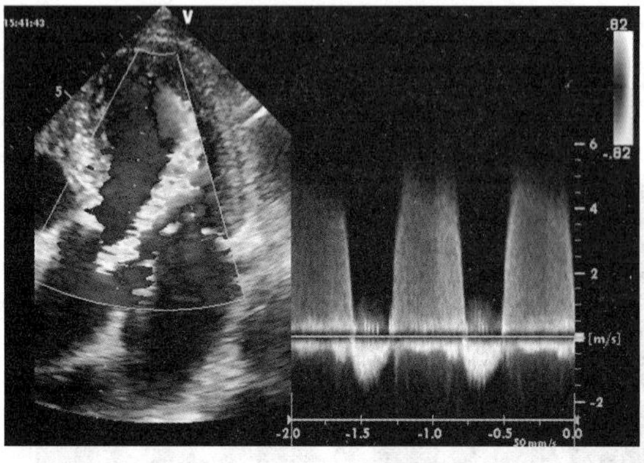

图 6-34-12　主动脉瓣关闭不全彩色及多普勒频谱（彩图见书后）

4．主动脉瓣关闭不全超声表现 B 型及 M 型：主动脉瓣增厚、回声增强、活动受限。关闭不能合拢。左心室扩大、主动脉增宽。D 型：舒张期主动脉瓣口左心室侧探及正向反流频谱。CDFI：舒张期主动脉瓣口左心室侧探及五彩镶嵌的反流血流信号（图 6-34-12）。

（二）心肌病

心肌病是以心肌病变为主的一组疾病，分为特发性和特异性心肌病，特发性包括扩张型、肥厚型、限制型心肌病。

扩张型心肌病

病因及病理　病因不明，病毒性心肌炎被认为是最主要的原因之一。病理表现为心室腔明显扩大，室壁变薄，有纤维瘢痕形成。

超声表现　M 型及 B 型：①全心均有不同程度扩张，尤以左心室明显；②二尖瓣前叶 E 峰与室间隔垂直距离（EPSS）增大，二尖瓣活动幅度减低，与扩大的室腔形成“大心腔，小瓣口”样改变；③室间隔与左心室后壁厚度正常或变薄。

D 型及 CDFI：①各瓣膜口血流速度减低，可探及反流频谱；②彩色显示各瓣口血彩暗淡，收缩期二尖瓣左心房侧及三尖瓣右心房侧可见以蓝色为主的五彩反流，舒张期主动脉瓣下可见红色为主的五彩反流。

（三）冠心病

冠心病是动脉粥样硬化导致器官病变的最常见类型。超声能够观察节段性室壁运动异常，反映缺血心肌的部位、范围和程度，判断室壁运动的协调性，评价左心室整体与局部功能。

超声表现①心肌缺血：缺血节段呈节段性室壁运动减低，室壁运动不协调。②心肌梗死：局部室壁运动减弱或消失；腔室大小及形态改变；心室局部或整体功能减低；陈旧性心肌梗死可有室壁变薄，回声增强。非梗死部位心肌出现代偿性室壁活动幅度增强。心肌梗死并发症的表现：室壁瘤、腔内附壁血栓形成、室间隔穿孔、心脏破裂、乳头肌功能不全或断裂等。

（四）常见先天性心脏病

1．房间隔缺损　房间隔缺损分为原发孔型和继发孔型。原发孔型房间隔缺损又称部分型心内膜垫缺损，继发孔型房间隔缺损根据缺损部位不同又分为中央型、下腔型、上腔型、混合型。

B 型及 M 型超声：①房间隔上或中部回声中断，断端回声增强。②右心房、右心室增大，右心室流出道增宽。③右心容量负荷增加，致右心室前壁运动幅度增强，室间隔运动幅度减低，甚至与左心室后壁同向运动（图 6-34-13）。D 型：置取样容积于缺损口右心房侧，可探及连续性湍流频谱。CDFI：以红色为主五彩血流束自左心房经缺损口流向右心房（图 6-34-14）。

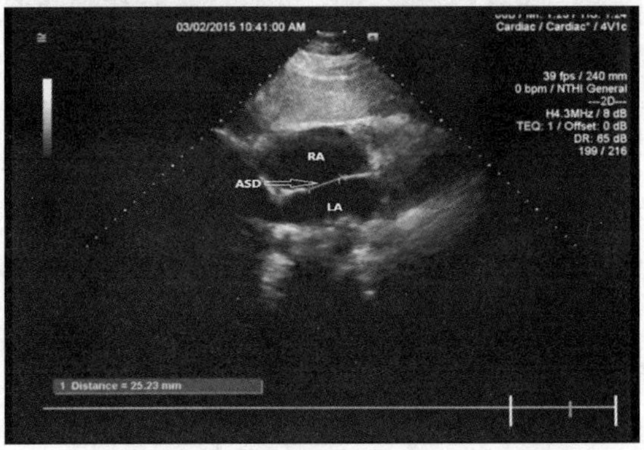

图 6-34-13　房间隔缺损（彩图见书后）

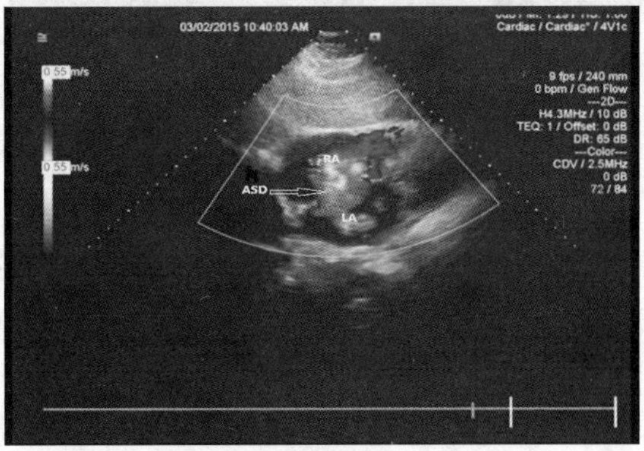

图 6-34-14　室间隔缺损（彩图见书后）

2．室间隔缺损

B 型及 M 型超声：M 型主要表现为左心室内径增大，室壁运动增强，右心室流出道增宽。B 型表现为缺损部位室间隔回声连续性中断，缺损断端回声增强、粗糙（图 6-34-14）。膜周部室间隔缺损：缺损局限于膜部者较少，多向膜周部扩展，缺损处可纤维组织形成瘤样结构凸向右心室。肌部室间隔缺损：多发生在小梁部，常多发。漏斗部室间隔缺损：近肺动脉瓣处室间隔回声失落，可合并主动脉瓣脱垂及右冠状窦窦瘤。D 型超声：置取样容积于缺损口内或右心室侧，可探及正向或双向血流频谱。CDFI：可直接显示缺损处左向右或右向左分流的血流信号。

3．Fallot 四联症　Fallot 四联症是最常见的发绀型先天性心脏病。

B 型及 M 型超声：①主动脉增宽，骑跨于室间隔上；②主动脉前壁与室间隔连续性中断；③肺动脉狭窄；④右心室壁肥厚（图 6-34-15）。

D 型超声：①室间隔缺损处，可见双向血流频谱。②右心室流出道狭窄处可见收缩期湍流频谱。CDFI：①室间隔缺损处，可见红蓝双向血流信号。②右心室流出道狭窄处可见收缩期以蓝色为主的五彩血流束。

（五）心包积液及定量分析

心包积液超声表现为心包腔内液性暗区（图 6-34-16）。微量心包积液：积液量 30～50ml。左心室后壁心包腔内液性暗区深 2～3mm，局限于房室沟附近。少量心包积液：积液量 50～200ml。左心室后壁心包腔内液性暗区深 5mm 左右，右心室前壁及心尖部心包腔内无液性暗区。中量心包积液：积液量 200～500ml。右心室前壁心包腔内液性暗区深 5～10mm，左心室后壁液性暗区深 10～20mm。大量心包积液：积液量＞500ml。右心室前壁心包腔内液性暗区＞15mm，左心室后壁心包腔内液性暗区＞20mm。

提示：心脏超声临床主要用于心脏瓣膜病、先天性心脏病、心肌病、心脏肿瘤、急性心肌梗死后心肌运动改变的无创诊断以及心包疾病和心脏功能的评价。

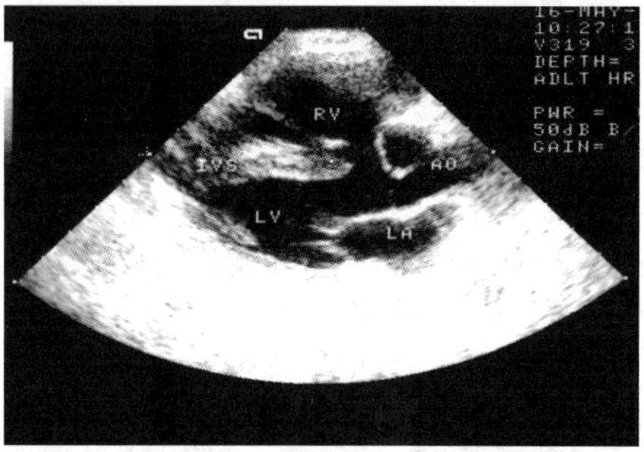

图 6-34-15　Fallot 四联症

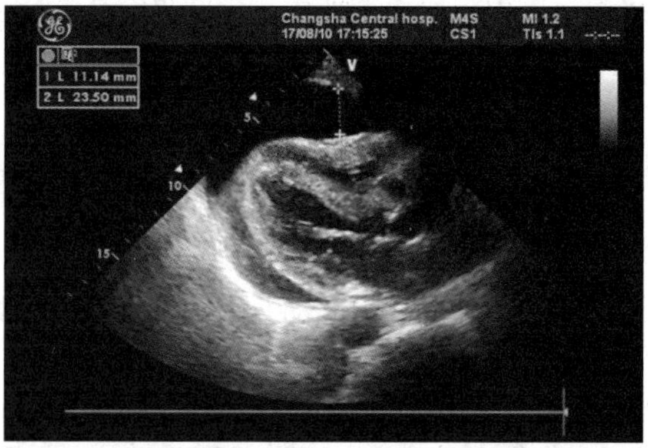

图 6-34-16　心包积液

第三节　消化系统疾病的超声诊断

一、肝疾病的超声诊断

1. 肝囊肿　①形态呈圆形或椭圆形，壁薄，内部为无回声；②两侧壁可有回声失落及侧壁声影；③其后方产生增强效应；④较大囊肿可致肝内管腔受压移位；⑤部分囊肿内有分隔；⑥囊肿合并感染，囊内可见微弱点状回声（图 6-34-17）。

2. 肝血管瘤　①直径小于 3cm 的小血管瘤多呈边界清楚规整的高回声结节，少数为低回声；②直径大于 3cm 的血管瘤及巨大海绵状血管瘤呈网格、斑片状强回声，其间散在蜂窝状低回声；③单发或多发。可位于肝任何位置，但多见于肝静脉旁；④后方回声无明显变化；⑤周围肝实质回声正常；⑥ CDFI：较小血管瘤内血流难以显示，较大血管瘤内可显示点状及条状血流（图 6-34-18）。

3. 肝癌　①肝大，形态不规则，内可见一个或多个实质性肿块，可分为巨块型、结节型及弥漫型。直径小于 3cm 的称为小肝癌。②肿块不规则，内部回声不均匀，可为低回声、高回声、等回声或混合回声。③部分肿块周围常可见低回声。④肿块周边肝内血管和胆管常受压移位。⑤门静脉主干及分支内常可见实质性癌栓声像。⑥肝门和腹膜后可见肿大的淋巴结声像。⑦ CDFI：肿块周围有血管绕行，肿块内空间血流信号丰富、杂乱（图 6-34-19）。

4. 脂肪肝　超声表现：肝增大表面规整，边缘可圆钝。肝内回声增多增强，前部细密，呈云雾状改变，从表浅至深部回声逐渐减弱。肝内管系多不易显示（图 6-34-20）。

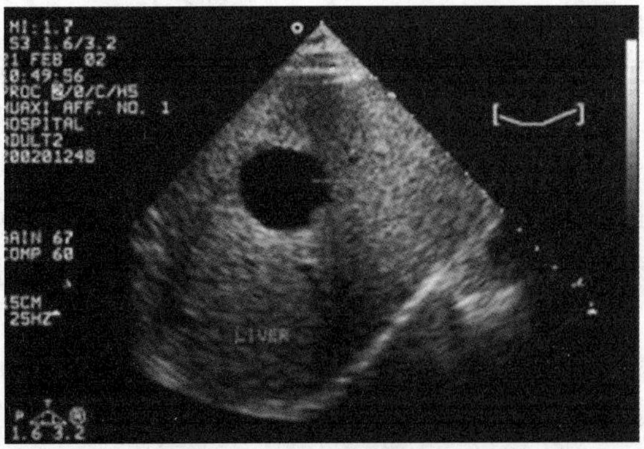

图 6-34-17 肝囊肿影像图

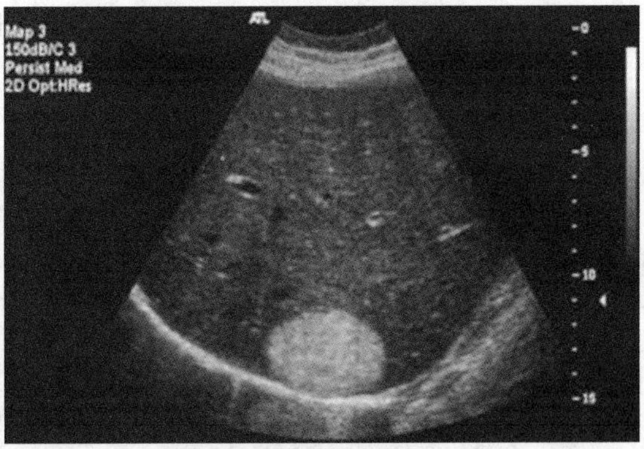

图 6-34-18 肝血管瘤

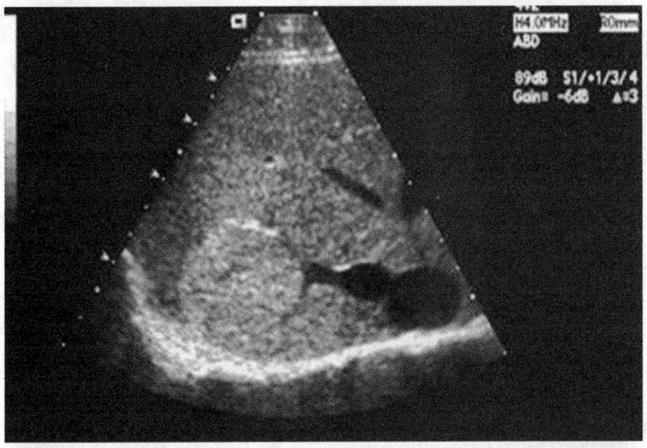

图 6-34-19　肝癌

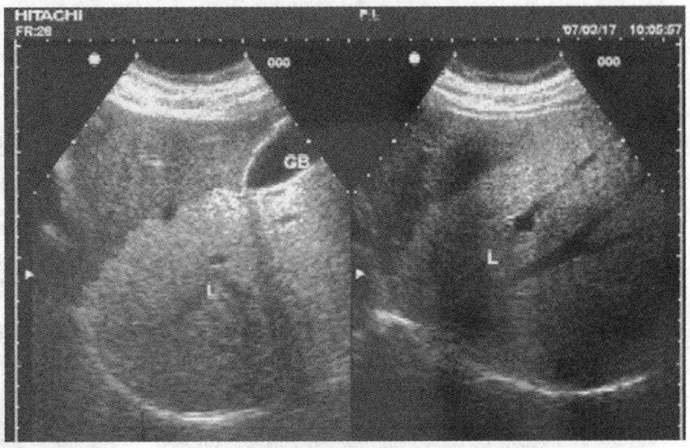

图 6-34-20　脂肪肝

5. 肝硬化 表现：①肝体积缩小，形态欠规则，表面凹凸不平，呈锯齿状。②肝内回声增强，光点增粗，分布不均，可呈网格状。部分可见圆形或不规则形的稍低回声区。③门静脉增宽，主干内径＞1.3cm。肝静脉变细，迂曲。④胆囊壁增厚，呈双边影。⑤脾大，脾门静脉扩张，迂曲。⑥腹腔内可见游离液性暗区。⑦ CDFI：门静脉内血流速减慢，血彩暗淡。肝动脉血流速增快（图 6-34-21）。

6. 肝脓肿　超声表现　脓肿早期：边界不清的局限性低回声或中等回声。脓肿形成期：液化不完全时，可呈蜂窝状改变，液化处呈无回声区。液化较完全时，呈厚壁圆形或椭圆形无回声区，无回声区内可见密集点状回声，有时可见液平面。脓肿恢复期：无回声区缩小甚至消失，病变区呈不均质中强回声（图 6-34-22）。

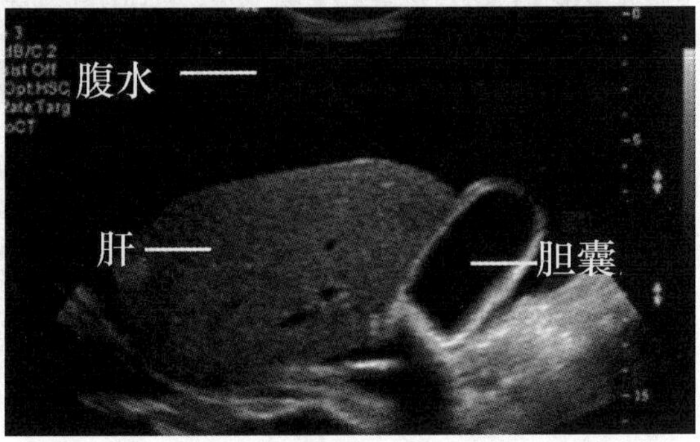

图 6-34-21　肝硬化

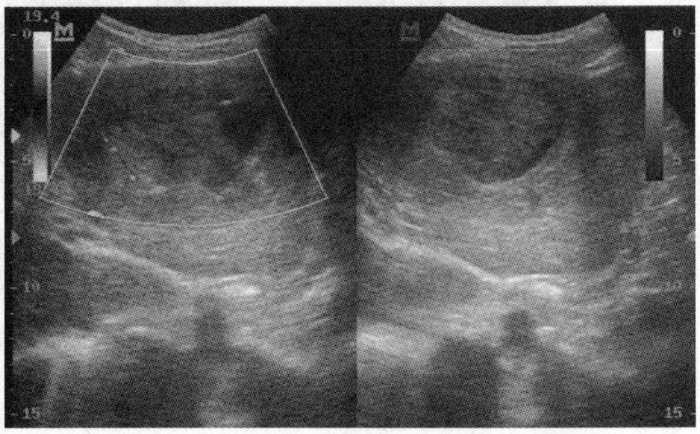

图 6-34-22　肝脓肿（彩图见书后）

7. 慢性血吸虫肝病　早期超声表现：肝体积可轻度增大，肝表面多平整，肝内回声增多、增粗，分布欠均匀。中晚期超声表现：肝体积缩小或不规则，通常左叶较大，右叶萎缩，左外叶常是全区锐角而呈钝圆角。肝表面稍不平整，常由凸起的结节引起波浪状、锯齿状改变。因沿门静脉主干及分支分布的结缔组织增生程度不同，肝内部可呈现不同形状的超声变化：①鳞片状回声增强。②网格状回声增强。③粗网状高回声，网格回声带粗厚。门静脉走向不正常而有扭曲。合并门静脉高压症时，门静脉及其属支脾静脉、肠系膜上静脉均有不同程度的扩张，有时还可探及门静脉内实质性伴有漂浮征的血栓低回声区。

8. 肝囊腺瘤 超声表现：肝内囊实性多房性肿瘤，边界不规则，囊腔内可见较多分隔回声，附壁可见乳头状实性回声向囊腔内突出。当实性部分较大时，应高度怀疑囊腺瘤恶变（图 6-34-23）。

9. 肝包虫病：特征性超声表现：子囊、孙囊征象，囊壁增厚呈双边，囊壁钙化，囊内出现漂浮的点状或块状回声（图 6-34-24）。

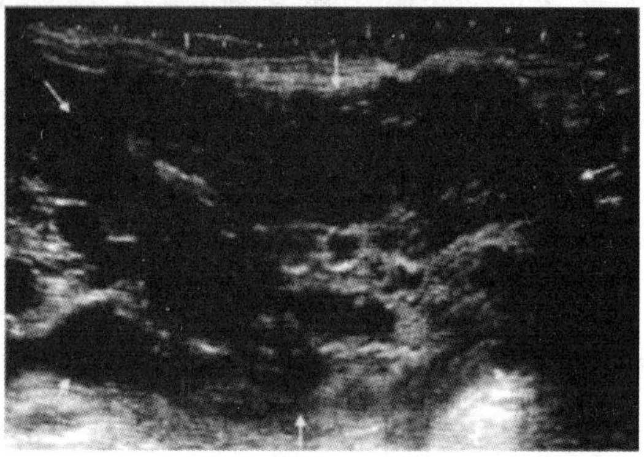

图 6-34-23　肝黏液性囊腺瘤（彩图见书后）

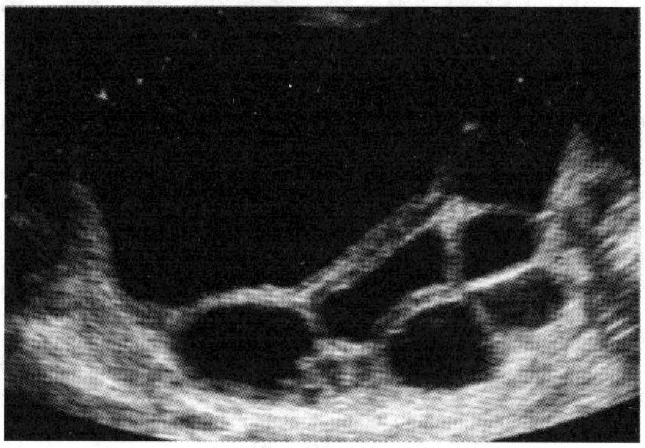

图 6-34-24　肝包虫病（彩图见书后）

10. 肝腺瘤　超声表现：圆形或椭圆形，边界清，可见包膜，呈低弱回声或等回声，肿瘤周围可有动静脉血流信号，较少合并肝硬化。

二、胆道疾病的超声诊断

1. 胆囊结石　典型超声表现：①胆囊腔内单个或多个强回声光团（图 6-34-25）；②光团可随体位改变而移动；③光团后方伴明显声影。非典型表现 ①充填型结石（图 6-34-26）：正常胆囊液性腔消失，胆囊窝呈现增厚胆囊壁的弱回声带包绕强回声光团，后方伴等宽声影，即囊壁结

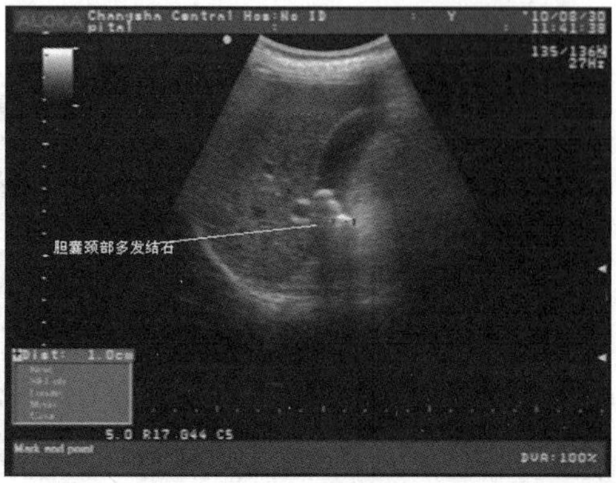

图 6-34-25　胆囊多发性结石

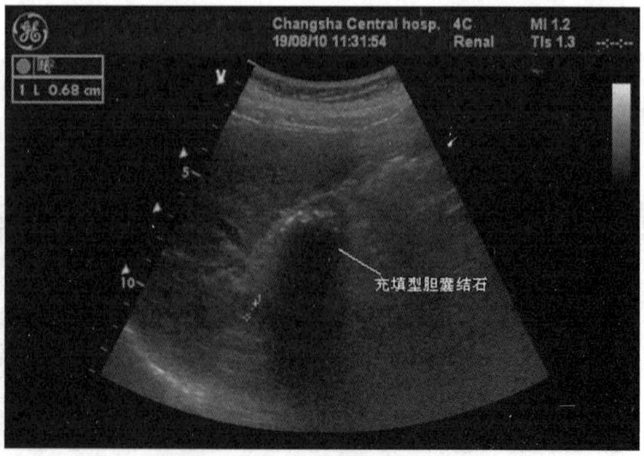

图 6-34-26　胆囊充填型结石

石声影三合征（WES 征）；②胆囊颈结石：隐匿于胆囊颈或哈氏囊内的较小结石，不随体位活动，较难发现，但多伴胆囊肿大，改变体位可提高检出率；③泥沙样结石：胆囊后壁处大小不一的碎小结石形成一强回声带，形状位置可随体位改变，后方声影可不明显；④胆囊壁内结石：胆囊壁增厚、粗糙，壁内可见单个或多个小的强回声光点或光斑，其后呈“彗星尾征”，且不随体位而移动。

2. 胆管结石

（1）肝内胆管结石：肝内出现沿胆管走行分布的斑点状、条索状强回声光团，后方伴声影。其梗阻部位以上胆管可见扩张（图 6-34-27）。

（2）肝外胆管结石：胆管腔内可见强回声光团，典型者可见液性暗环包绕强光团，后方伴声影。梗阻胆管可见扩张（图 6-34-28）。

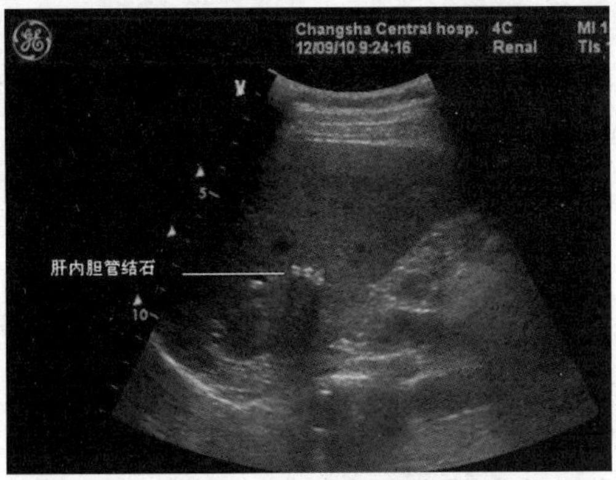

图 6-34-27　肝内胆管结石

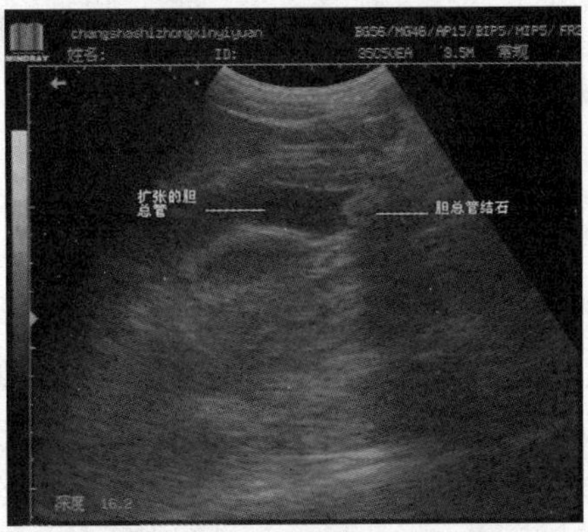

图 6-34-28　胆总管下段结石

3. 胆囊炎

（1）化脓性胆囊炎：胆囊肿大，轮廓模糊，胆囊壁增厚，典型者呈双边影。胆囊腔内可见细小或粗大的光点光斑，无声影，不形成沉积带，为积脓表现。多伴有胆囊结石。

（2）慢性胆囊炎：胆囊增大。囊壁毛糙，增厚，大于 3mm，回声增强。胆囊腔内可见中等或较弱的点状、团块状回声，无声影，改变体位可缓慢移动，系稠厚淤积的胆汁所致。有时可见结石强回声伴声影。少数患者胆囊萎缩，囊壁明显增厚、毛糙，囊腔变小，甚至囊腔闭合。

4. 胆囊癌

超声表现 胆囊癌的声像图可分为 5 型：①小结节型；②蕈伞型：从囊壁向囊腔内突出，基底部较宽而边缘不规则的蕈伞样肿块，可单发或多发，多呈弱回声或中等强回声（图 6-34-29）；③厚壁型：囊壁不均匀增厚，以颈体部增厚明显，内壁不规则，可见到不规则的囊腔内无回声区；④实变型：囊腔消失，囊壁显示不清，仅在胆囊区见一不规则的弱回声或不规则回声的实质性团块，侵犯肝时与肝分界不清，其内有时可见结石强回声伴声影，本型系晚期表现；⑤混合型：同时具有厚壁型和蕈伞型的声像特征，此型最多见。

5. 胆囊息肉样病变　胆囊息肉样病变多数为胆囊非瘤性增生性病变，大多数为胆固醇息肉。少数为胆囊腺瘤，小胆囊癌很少见。超声表现：胆囊内附壁强回声小结节，单发或多发，好发于颈部或底部，不随体位改变而移动。直径一般小于 1cm，若直径大于 1cm，警惕恶变可能（图 6-34-30）。

6. 胆道蛔虫　超声表现：胆管或胆囊内可见双线状强回声带，位于胆管内时，其以上胆管可见不同程度扩张。

7. 化脓性胆管炎　超声表现：①胆总管扩张及肝内多个胆管扩张，以胆总管扩张最为明显，

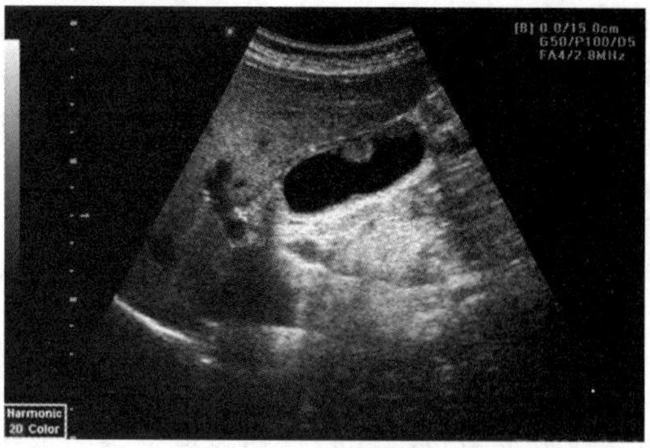

图 6-34-29 胆囊癌图

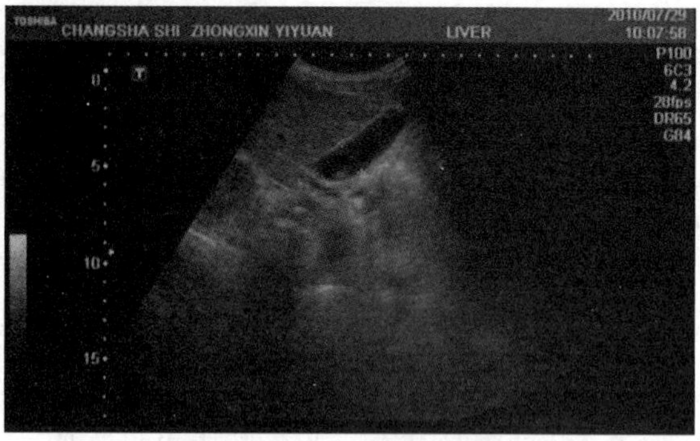

图 6-34-30 胆囊息肉

直径可达 1.7 ~ 4.5cm。②胆总管内出现细点状回声或胆泥沉积，在扩张的胆总管内有局限性强光点或强光斑回声。胆总管的管壁有不同程度增厚、粗糙。③多数患者示胆管梗阻部位的结石或蛔虫回声。④胆囊扩张伴有胆泥沉积，胆囊肿大，囊壁呈“双边影”征，囊内除结石外，可探及点状、絮状或团块状回声，后方不伴声影，可随体位改变而移动。

三、脾疾病的超声诊断

1. 脾大 脾大的原因很多，大致如下：充血性脾大、感染性脾大、血液病脾大、溶血性脾大、其他原因致脾大。超声表现：成年人脾厚度＞4cm，脾长径＞120cm；肋下可探及。脾门、脾实质及脾周围血管增多，脾门增粗的血管迂曲。脾门区静脉内径＞0.8cm。在病变初期，脾实质大多为分布均匀的低回声，病程长者，因结缔组织增生，回声可增强（图 6-34-31）。

2. 脾囊肿 脾大小正常或增大，外形一般正常。脾实质内圆形或椭圆形无回声区，壁光滑，后方可见回声增强效应，单发或多发。

3. 脾血肿 多有外伤史。脾包膜下血肿：脾包膜下扁长形无回声区，可随呼吸运动而移动。内可有散在分布的弱回声。如脾实质和包膜同时破裂，则腹腔可见较大液性暗区（图 6-34-32）。

脾实质内血肿：脾可增大，局部径线增宽。实质内可见局限性无回声区，形态不规则，内可有散在细小点状回声。

四、胰腺疾病的超声诊断

1. 急性胰腺炎 ①胰腺轮廓不清，可失去正常形态，呈弥漫性或局限性增大；②胰腺实质呈不均匀低回声，有时甚至接近无回声，由于急性炎症造成肿胀、出血，坏死所致；③胰腺区呈气体全反射（图 6-34-33）。

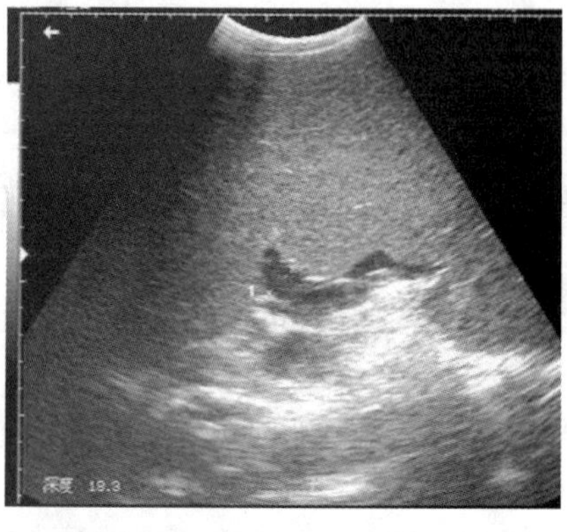

图 6-34-31 巨脾

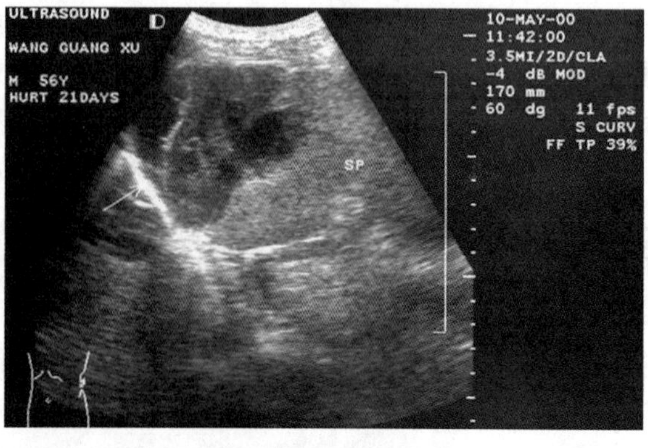

图 6-34-32 脾血肿

2. 慢性胰腺炎　胰腺轻度或局限性肿大。轮廓不清，边缘常不规整，与周围组织分界不清。内部回声多增强，分布不均。主胰管扩张，呈囊状或串珠状。胰管内可见结石强光点。胰腺周围可有假性囊肿形成（图 6-34-34）。

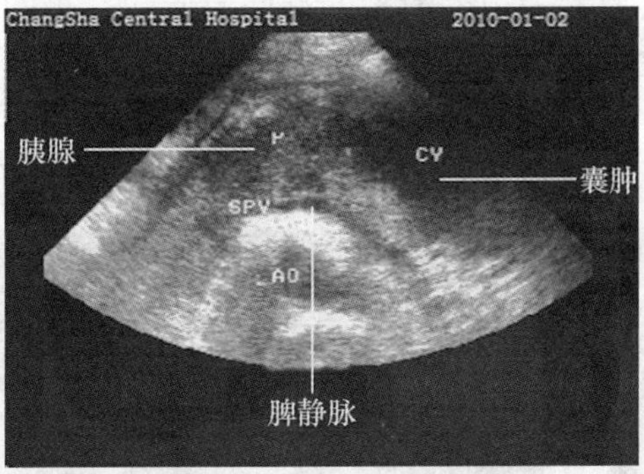

图 6-34-33　急性胰腺炎

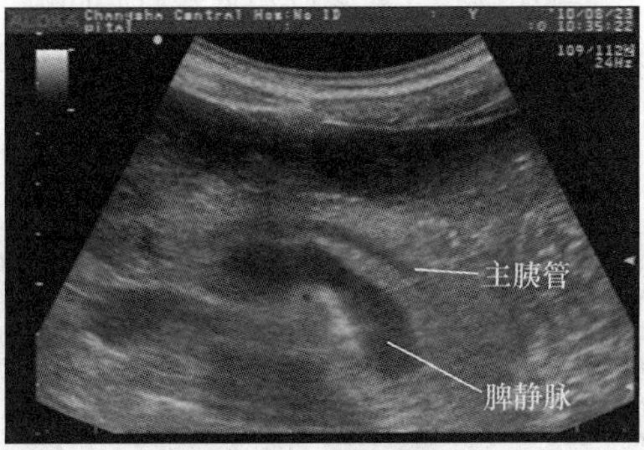

图 6-34-34　主胰腺管扩张

3. 胰腺癌　①常呈不规则局限性肿大，失去正常形态；②肿块向周围组织浸润，边界多不清晰；③肿块内部多呈低回声，其中夹杂分布不均的光点；④肿块较大时中心可坏死液化，超声显示不规则液性暗区；⑤肿块后方回声多减弱或消失；⑥肿块压迫胆管及胰管时可致梗阻，引起肝内、外胆管扩张，胆囊增大，胰管扩张；⑦晚期可发生肝转移、腹膜后肿大淋巴结转移及腹水（图 6-34-35）。

4. 胰腺囊肿　超声表现：①胰腺实质内显示圆形或椭圆形无回声区，可单房或多房，边界清晰，规则，后方回声增强。②部分潴留性囊肿可见囊腔与胰管相通，也可合并胰管结石、囊内结石或囊壁钙化灶以及慢性胰腺炎的声像图改变。

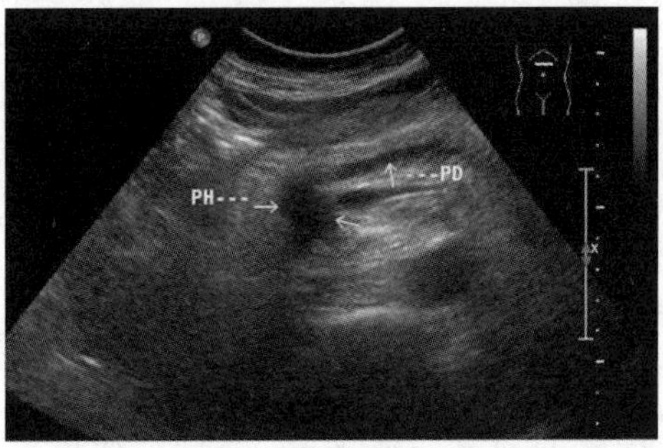

图 6-34-35　胰腺癌

提示：在检查胆道、胰腺、胃肠道及腹膜后脏器的前一天，应避免进行胃肠道钡餐造影和胆道造影。如当天需做胃镜检查者，应先做 B 超再做胃镜检查，检查当天应禁食物和水。

第四节　泌尿生殖系统疾病的超声诊断

1. 肾结石　超声表现：典型表现为肾窦内单个或多个强回声光团，后方伴有声影（图 6-34-36）。

2. 肾积水　超声表现：集合系统出现分离暗区，肾形增大，肾实质变薄，输尿管积水。①轻度肾积水：肾外形和肾实质无明显变化，主要表现为肾集合系统可见分离暗区，肾大盏扩张，肾小盏轻度分离；②中度肾积水：肾外形轻度增大，实质轻度变薄，肾盂肾盏明显扩张；③重度肾积水：肾体积明显增大，形态失常，肾实质菲薄或不明显，肾盂肾盏重度扩张。

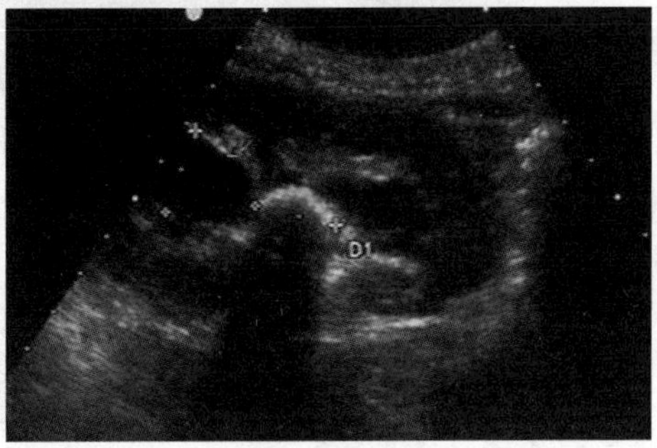

图 6-34-36　肾结石

3. 肾囊性病变 ①单纯性肾囊肿：一般为单侧，表现为肾实质内出现一个或多个圆形或椭圆形无回声区，后壁有增强效应，壁薄而光滑，侧壁可伴细狭声影，当囊肿壁毛糙时应警惕恶变②多囊肾：成人型多囊肾属常染色体显性遗传病。肾体积明显增大，肾内无数个大小不等的囊肿及肾实质回声增强为三个主要表现。常为双侧，随年龄增大而增长（图 6-34-37）。

4. 肾错构瘤 又称肾血管平滑肌脂肪瘤，典型者为边界清楚的高回声光团。小的错构瘤多呈圆形，高回声，后方无衰减。大的错构瘤为高低回声相间的杂乱回声，呈分层状，似洋葱切面，后方回声可有衰减（图 6-34-38）。

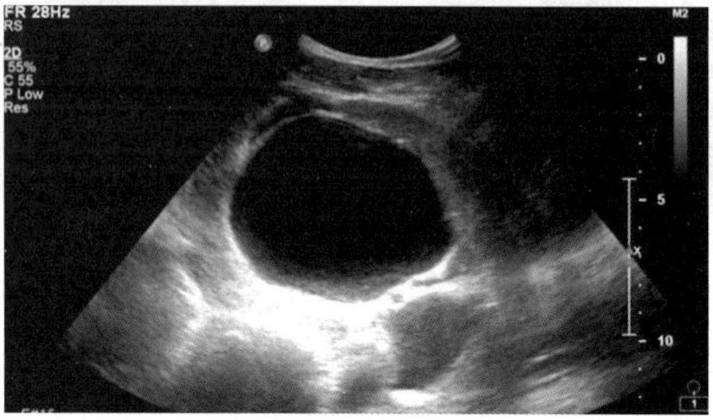

图 6-34-37 肾囊肿影像图

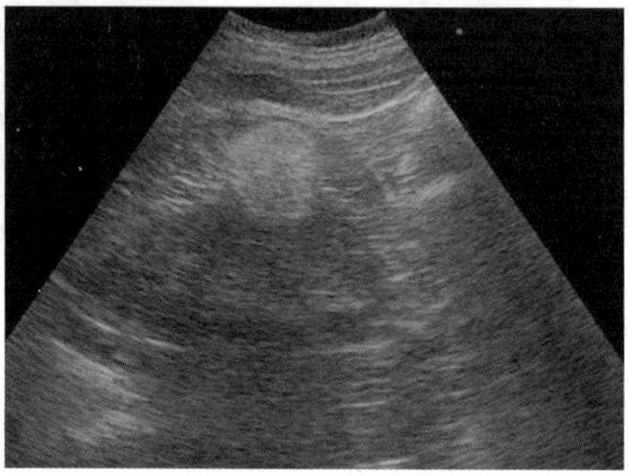

图 6-34-38 肾错构瘤影像图

5. 肾细胞癌 简称肾癌。超声表现：肾内类圆形实质性肿块，有球体感。回声复杂，直径 2 ~ 3cm 的较小肿瘤多为高回声，直径 4 ~ 5cm 的中等大小的肿瘤多为低回声，巨大肿瘤因出血、坏死、液化、钙化而呈现为不均匀回声区。侵犯肾静脉时，肾静脉内可见癌栓。CDFI 有四种表现①抱球型：沿肿瘤周边彩色血流丰富，肿瘤内部有点状及条状血流。②星点型：五彩缤纷如火球样。③少血流型：肿瘤内部很少或没有血流。肿瘤周边彩色血流较少，肿瘤内部有星点状彩色血流。④丰富血流型：肿瘤内部血流丰富（图 6-34-39）。

6. 肾结核 超声表现：复杂而又多样化，大致分为五种类型。1 型：扩张回声型。被膜不规则，肾盂肾盏扩张，内呈无回声。2 型：混合回声型。被膜不规则，内见不均匀强回声区和囊性无回声区，伴光点。3 型：被膜很不规则，内可见单个或多个囊性无回声区，伴散在光点。4 型：强回声型。肾完全失去常态，被膜极不规则，内为不均匀强回声区。5 型：似结石型。被膜不规则，内可见多个强光团伴声影。部分病例多种类型混合存在（图 6-34-40）。

7. 肾周围血肿 超声表现：肾周低回声区。外伤性肾周围血肿：有外伤史，可合并肾内血

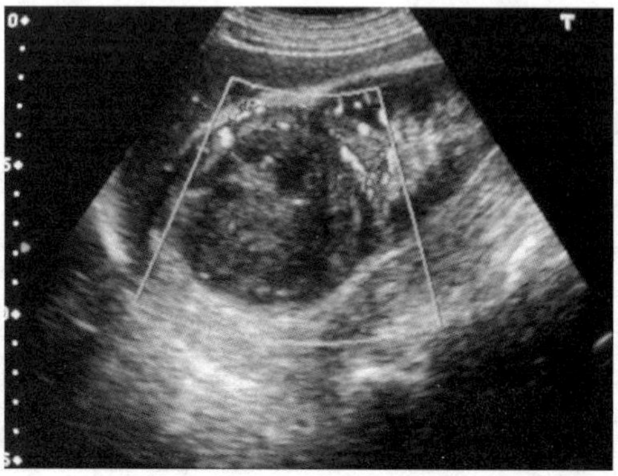

图 6-34-39 肾癌影像图（彩图见书后）

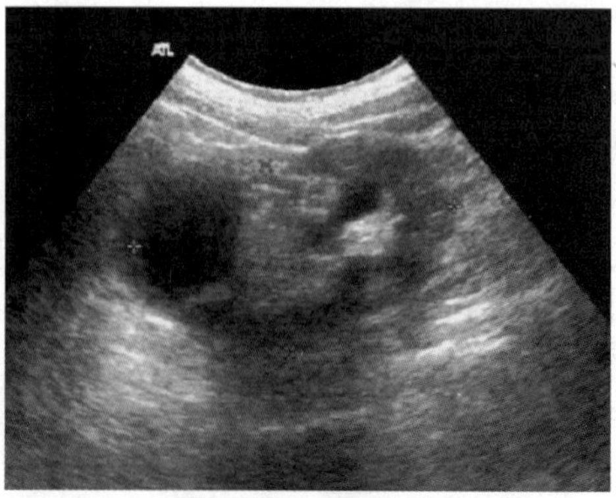

图 6-34-40 肾结核

肿回声，陈旧性血肿由于机化回声增加。医源性肾周血肿：有穿刺活检或手术史，但肾形态一般无异常。自发性肾周围血肿：有凝血机制障碍等多种原因，肾内一般无异常。

8．输尿管结石　超声表现：肾窦分离，输尿管内强光团伴声影，其以上输尿管扩张。强光团多位于3个生理狭窄处。第一狭窄及第三狭窄处结石容易显示，第二狭窄处因常因肠气干扰而显示率不高。当充盈膀胱或减少肠气可增加检出率（图6-34-41）。

9．膀胱结石　膀胱液性暗区内出现单个或多个强回声光团，随体位改变而移动，后方伴有声影。膀胱砂粒样结石表现为膀胱三角区一片强回声，无声影，改变体位可移动。

10．膀胱异物　膀胱异物大多数为异物经尿道逆行进入膀胱，而且多数为患者本人所为。医源性膀胱异物极少见，注意临床病史。

11．膀胱肿瘤　大部分为上皮细胞性肿瘤，尤以移行上皮乳头状癌多见。好发于膀胱三角区。移行上皮乳头状癌超声表现：基底较宽，瘤体部分凸向膀胱腔内，部分浸润肌层或向外凸起。CDFI：肿瘤基底部中央可见一动脉血流进入肿瘤（图6-34-42）。

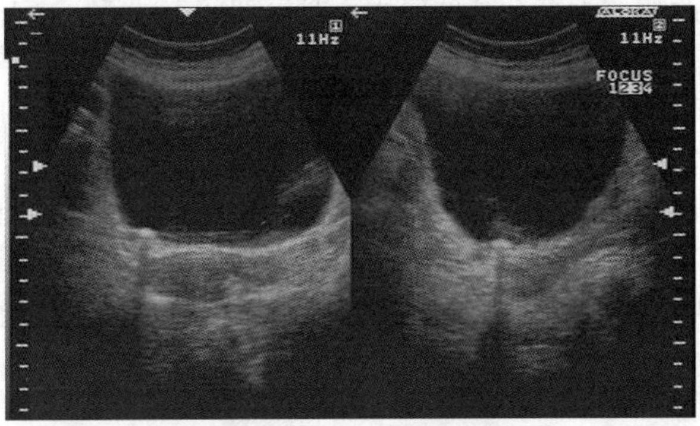

图6-34-41　输尿管下段结石

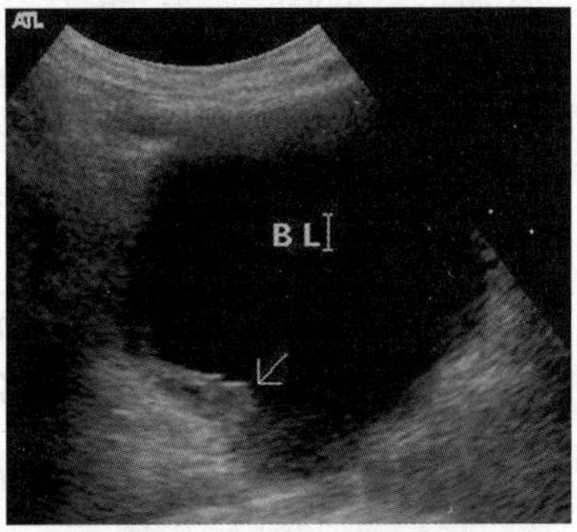

图6-34-42　膀胱癌

12．前列腺增生症　超声表现：前列腺增大，变圆，接近球形，向膀胱腔内突出。内外腺比例异常，内腺增大，外腺受压。可见单个或多个低或中等回声的球形结节。内外腺之间可见弧形排列的强光团，膀胱小梁形成。可出现残余尿甚至尿潴留。膀胱内可有结石形成。CDFI：前列腺内血流较丰富，增生结节旁可见动脉血流环绕。当考虑恶变可能时应建议超声引导下经直肠前列腺穿刺活检确诊（图6-34-43）。

13．前列腺癌　超声表现：前列腺内部出现边界不清的低回声区。前列腺增大，左右不对称，边界不整齐，晚期可浸润精囊腺、膀胱颈、膀胱三角区及直肠等部位。CDFI：前列腺癌病灶区可见丰富的血流信号（图6-34-44）。

提示：膀胱、输尿管、前列腺检查前60min饮水500ml并憋尿，使膀胱适度充盈再检查。

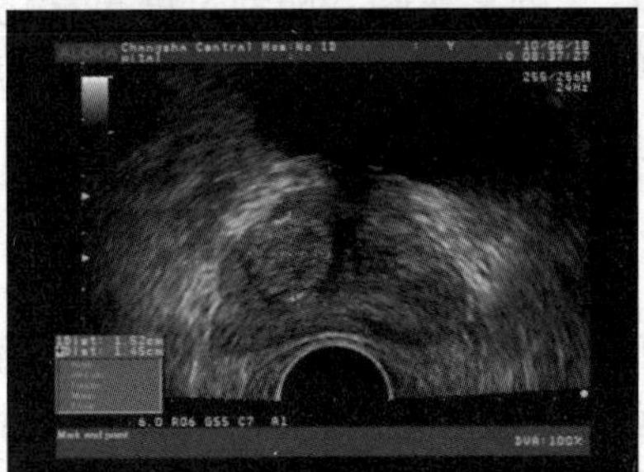

图6-34-43　前列腺增生结节（经直肠）

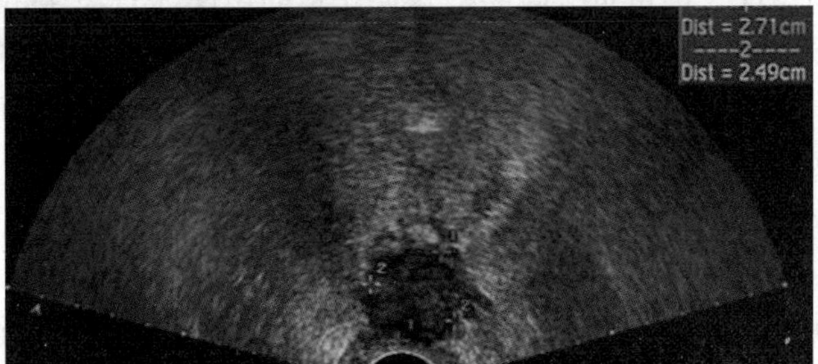

图6-34-44　前列腺癌

膀胱内尿液呈无回声暗区，膀胱内壁呈光滑带状回声，充盈少时呈三角形或四边形，充盈多时呈圆形或椭圆形，注意与盆腔囊肿鉴别。

第五节 妇科、产科疾病超声诊断

一、妇科超声诊断

子宫及附件疾病超声表现

1. 子宫肌瘤：①子宫增大或局限性隆起。②单发或多发低回声、等回声或高回声结节，因其生长部位不同有所区别，肌间肌瘤表现为肌层低、等或高回声结节，因肌瘤挤压周围肌纤维可形成假包膜。浆膜下肌瘤为肌间肌瘤向浆膜下突出形成，子宫表面凹凸不平。阔韧带肌瘤位于子宫一侧阔韧带内结节状病灶。黏膜下肌瘤大部分或全部突入宫腔，瘤体蒂较长时可突入宫颈或阴道。子宫肌瘤发生退行性改变时，声像改变较为复杂：玻璃样变时局部回声减低，杂乱；囊性变时可见不规则无回声区；钙化时瘤体内及周边可见斑点状强回声；红色样变时瘤体回声明显减低；肉瘤样变时，瘤体生长快，内部回声不均质，边缘不规则。CDFI：瘤体内及周边可见血彩分布，发生肉瘤样变时内部及周边血彩丰富（图 6-34-45）。

2. 子宫颈癌 宫颈不规则增大，凹凸不平，内部回声不均，可见实质性肿块，其回声较周围正常宫颈组织回声低，与周围组织分界不清。晚期，肿瘤可向上累及宫体，向下累及阴道。向周围侵犯膀胱、直肠，与其周围组织分界不清。CDFI：病变及周围组织内可见较丰富血流信号（图 6-34-46）。

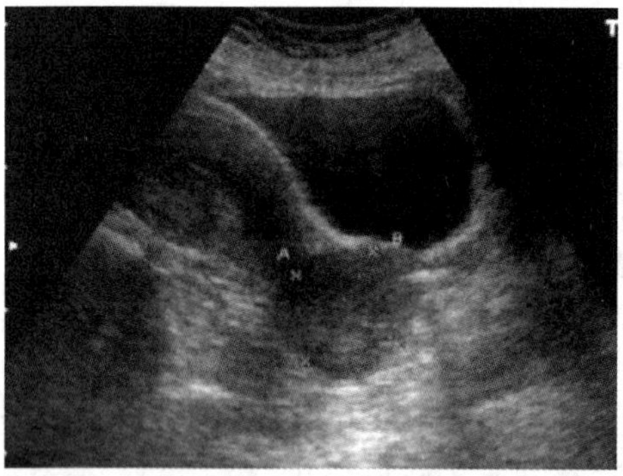

图 6-34-45 子宫肌瘤

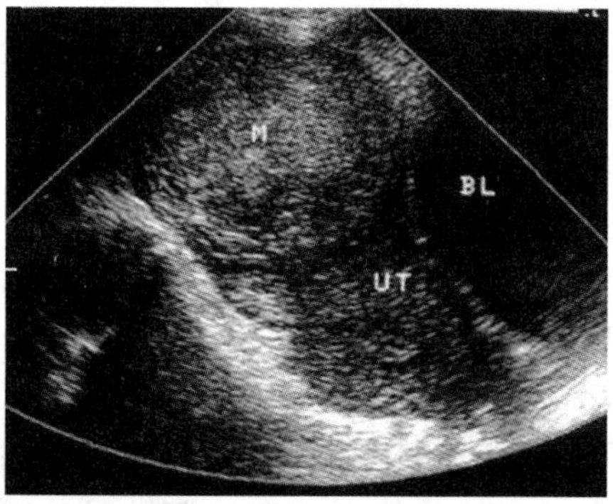

图 6-34-46 子宫颈癌

3. 卵巢非赘生性囊肿 滤泡囊肿：由于卵泡不成熟或成熟后不排卵，持续增大。超声表现为圆形无回声区，直径 1～3cm，可自行消退。黄体囊肿：由黄体血肿液化所致，超声表现为圆形无回声区，内可见分隔光带及片状高回声区，直径 3cm 左右。黄素囊肿：卵泡过度黄素化形成，超声表现为圆形或卵圆形无回声区，内可见分隔，直径一般 3～5cm。多囊卵巢综合征系月经调节机制失常所致。超声表现：双侧卵巢均匀性增大。卵巢切面内可见多个大小不等的圆形无回声区，其数目多在 10 个以上，直径一般小于 5mm。

4. 卵巢肿瘤

（1）浆液性囊腺瘤：单纯性浆液性囊腺瘤：薄壁的无回声区，内可见薄的膜状分隔，直径多为 5～10cm。乳头状浆液性囊腺瘤：囊壁上可见乳头状高回声突起，壁可厚薄不均。浆液性囊腺癌：壁较厚、多房，囊壁上可见不规则高回声光团或实性肿块。CDFI：囊壁上不规则结节或肿块可见丰富血流信号。

（2）黏液性囊腺瘤：呈圆或椭圆形无回声区，体积一般在 10cm 以上、多房，囊壁为均匀增厚型，囊壁可见乳头状突起。CDFI：囊壁乳头状突起内可见血流信号。黏液性囊腺癌：椭圆形或分叶状无回声区。囊腔内可见较多不均匀增厚的分隔光带，囊壁增厚且向周围浸润。

（3）皮样囊肿（畸胎瘤）：

1）良性畸胎瘤。超声表现复杂，特异性征象：①脂液分层征，脂液分层，上方为脂肪，下方为液性无回声区；②面团征，无回声区内有光团回声；③瀑布征，毛发及油脂物表面回声强，后方回声衰减，如瀑布；④星花状，油脂物呈现密集光点回声；⑤壁立结节征，囊壁隆起的结节状强回声；⑥多囊征，即囊中囊表现；⑦杂乱结构征，囊内牙齿、骨组织、钙化及油脂样物呈现为无回声区内的强光点、光斑及光团，可伴声影；⑧线条征，无回声区内短线样强回声。CDFI：肿瘤内一般血流信号稀少。

2）恶性畸胎瘤。形态多不规则，内部回声结构杂乱，实质部分多，短期内增大明显。CDFI：实质部分血流信号杂乱。

5．宫内节育器　宫内节育器种类繁多，声像图因其形状不同而各异：表现为宫腔中心不同形状的强回声，金属节育器后方伴彗星尾征。

节育器位置异常。节育器位置下移：节育器下缘达宫颈内口或内口以下。节育器嵌顿：节育器偏离宫腔中心，嵌入肌层或接近浆膜层。节育器外移：宫内无节育器强回声，宫旁或腹腔内可见节育器强回声。

6. 宫腔粘连　因人流、产后刮宫等原因导致近年宫腔粘连病例增多，主要临床表现为月经周期性的改变、月经过少、闭经、继发性痛经、反复流产及不孕等。超声表现为①宫腔部分粘连：宫内可见不规则的高回声带；粘连处宫腔线消失，内膜菲薄（≤3mm）或缺损，与肌层回声分界不清；其余内膜回声正常；宫腔内如有积血，可显示为宫内暗区。②宫腔广泛粘连：宫腔内膜呈细线状，局部内膜线中断，内膜无周期性改变。③宫颈粘连：宫腔分离，内见暗区；宫颈口正常；无月经来潮。

二、产科超声诊断

（一）检查时间

第一次妊娠及孕周（是否怀孕）。

第二次 11 ~ 13W6D，测量 NT 。

第三次 22 ~ 26W，胎儿系统超声检查，俗称畸形筛查（产前筛查最重要的时机）。

第四次 30 ~ 32W，估计胎儿生长发育及发现孕晚期出现的畸形。

第五次 37W 后，评估胎儿体重、羊水、胎盘。

（二）正常妊娠

1．早期妊娠　子宫增大。经腹超声妊娠 5 ~ 6 周时，宫腔内可见孕囊，为圆形或近圆形的稍高回声光环。妊娠 7 周后可见较强回声胚胎组织光团及原始心管搏动。孕 7 ~ 9 周可见卵黄囊，为胚胎组织光团旁的小圆形囊状结构。孕 9 周起称为胎儿，此时能区分胎头及躯干。孕 10 ~ 12 周时，胎儿可有头、躯干及肢体的伸展及旋转等运动。经阴道超声观察时间可提前约 1 周，故对于早期妊娠现已多采用阴式超声检查。

2．中晚期妊娠　超声要观察胎儿各部位、胎盘、羊水、脐带，评定生长发育，了解有无畸形等异常情况。

（三）异位妊娠

超声表现因异位妊娠部位不同而不同。①输卵管妊娠：最常见，占所有异位妊娠的 95%，未破裂时，附件区肿块呈低回声或混合回声，有时可见孕囊，甚至胚胎组织及心管搏动。破裂后，附件区肿块呈混合回声，回声杂乱，难以辨认妊娠结构。盆腔及腹腔内可见较多游离液性暗区。②宫角妊娠：妊娠囊位于宫角部，可观察1～2周，若突入宫腔，则成为正常妊娠，如向输卵管生长，则为异位妊娠。③宫颈妊娠：宫颈膨大，宫颈管内可见回声杂乱区或妊娠囊。④剖宫产术后子宫瘢痕妊娠：子宫峡部膨大，肌层变薄，内可见胚囊或回声杂乱区；CDFI可见丰富的血流信号（图6-34-47-A-B）。⑤残角子宫妊娠：子宫一侧包块，与正常宫内膜不相连，外有肌层包绕，内可见胚囊及胎儿结构。⑥腹腔妊娠：可位于腹腔任何部位，子宫位置偏移，宫内膜增厚。临床提示孕期如宫内无孕囊及胎儿图像，腹腔出现不规则液暗区，再结合HCG等检查可做出诊断（图6-34-48）。

（四）脐带先露

于胎先露前方或一侧与子宫前壁下段之间的羊水中可见脐带血管声像（图6-34-49）。

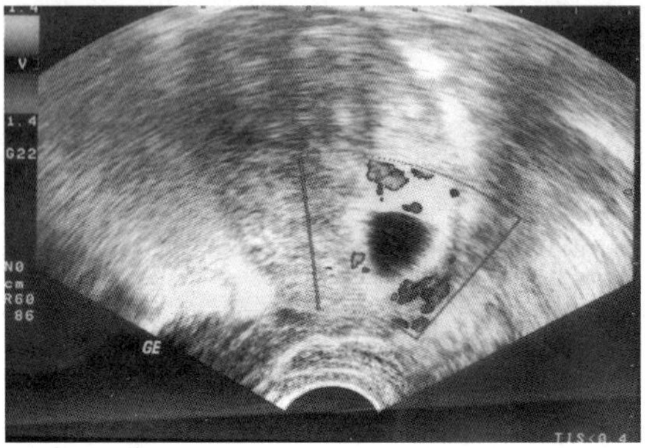

图6-34-47—A　于子宫前壁下段肌层内见孕囊

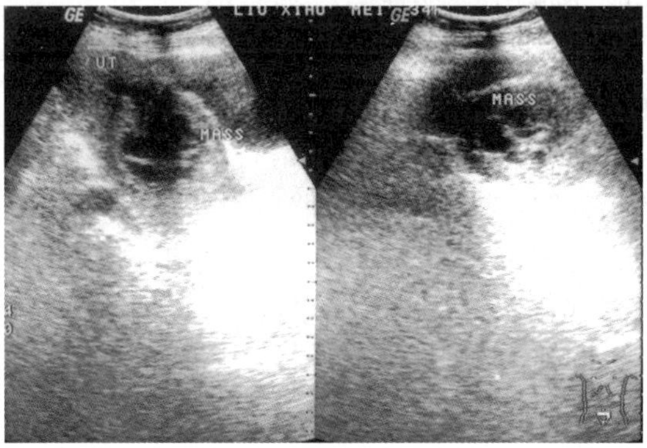

图6-34-47—B　于子宫前壁下段见混合性包块

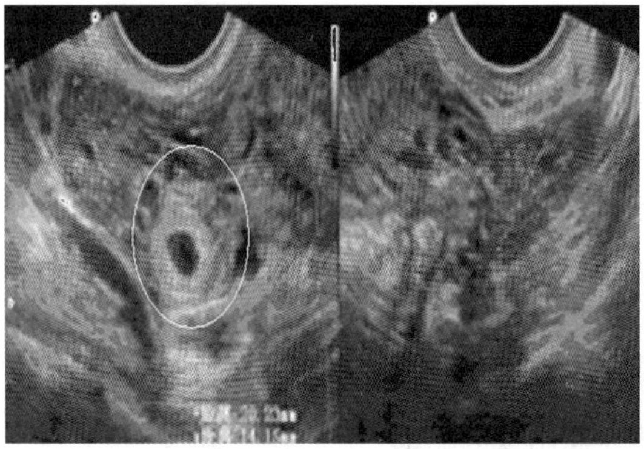

图6-34-48　异位妊娠（经阴式）

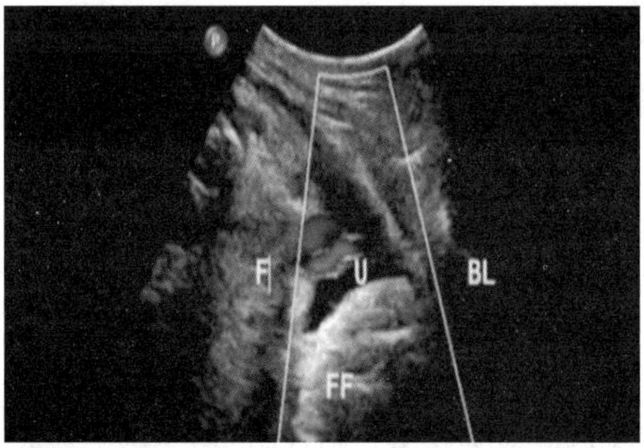

图6-34-49　脐带先露（彩图见书后）

（五）脐带帆状附着

超声检查可见脐带附着在胎膜上，脐带血管通过羊膜与绒毛膜之间进入胎盘。当脐带先露和脐带帆状附着分娩时，若处理不当，均可危及母婴生命安全。

（六）胎盘早期剥离

①胎盘与子宫之间出现无回声区，暗区不规则；②剥离处胎盘增厚，可见向腹腔突出；③如有血液破入羊膜腔时，则羊水暗区内可见较多的光点回声；④前壁胎盘早剥时，胎儿多靠近子宫后壁；后壁胎盘早剥时，胎儿多靠近子宫前壁；⑤严重胎盘早剥时，胎儿较多死于宫内；⑥外出血型胎盘早剥时，可无明显剥离暗区显示。

（七）滋养叶疾病

葡萄胎：①子宫增大；②子宫腔内充满蜂窝状回声；③宫腔内一般无胎儿、胎盘、羊水等附属物；④部分患者子宫双侧或单侧可见黄素囊肿，呈圆形或椭圆性无回声区，内多有分隔。部分性葡萄糖宫腔内可见胎儿回声。CDFI：蜂窝状分隔上可见血流信号。恶性葡萄胎：子宫增大，外形可不规则，宫内回声杂乱，如葡萄胎。局部浸润肌层时表现为肌层内局限性高回声或低回声团，内可见细小暗区。弥漫性浸润时子宫明显增大呈蜂窝状。绒癌超声表现与恶性葡萄胎相似。CDFI：病灶内可见丰富血流信号。多普勒可见典型动静脉瘘频谱，应结合临床血 HCG 的检查结果综合判断（图 6-34-50）。

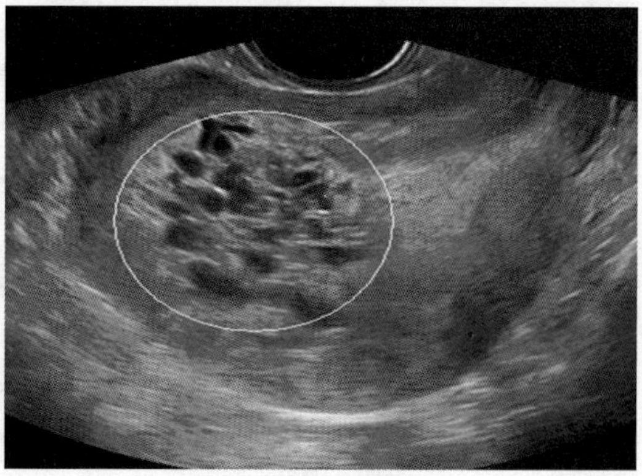

图 6-34-50　葡萄胎

（八）产褥期子宫

产褥期子宫变化明显，约于 6 周内恢复正常大小。产后一周内肌层内可见不均匀光点、散在光斑及管状无回声，宫内膜呈高回声，宫腔内有时可见液性暗区。剖宫产术后子宫复旧相对缓慢，切口处肌层局限性增厚并可向外突。

异常产褥　胎盘、胎膜残留：宫内不规则低回声或高回声光团，部分可见钙化强回声。胎盘植入：宫腔内可见高回声光团，局部伸入肌层，与肌层界限消失，甚至达浆膜层。手术切口血肿：切开处可见液性暗区，内可见光点光斑。以上情况可导致产后大出血。

（九）药物及人工流产术后组织残留

超声表现：①多量组织物残留，宫腔内有不规则高回声或不均质低回声光团，与宫壁分界不清，若宫腔内有积血，可见宫腔闭合线分离；②少许绒毛组织残留，宫内膜回声不均匀，呈不均匀回声斑，无明显宫腔内异常回声团；③彩超表现，多量组织物残留时，内可见斑片状或网状血流信号，为低阻型动脉血流频谱或静脉频谱。局灶性丰富血流信号对判断少许绒毛组织残留有重要作用。另当绒毛过度侵蚀肌层时可见局部丰富血流信号，为高速低阻型血流信号，此类信号若出现在剖宫产术后子宫下段切口位置，因提醒临床注意清宫时容易大出血。

提示：妇科对于怀疑宫内膜病变、卵巢微小病变，不典型异位妊娠、早孕，优选经阴式超声检查，对于无性生活史患者可经直肠检查。产科：孕妇在孕 24 周至 28 周或双胎在孕 22 周时，应行彩超胎儿畸形筛查。对于脐带先露、脐带帆状附着和胎早期剥离应尽早提示明确诊断，以确保分娩时母儿生命安全。产后子宫如出现宫内膜厚度不均匀，宫腔内出现团块状回声，厚度大于 15mm，应提示胎盘残留可能，并注意子宫实质内有无胎盘植入。

（李芬穗）

单元目标检测练习（十六）

一、名词解释

1. 超声波
2. 超声多普勒效应
3. WES 征
4. 反射
5. 衰减

二、填空题：

1. 室间隔根据缺损部位分为：__________、__________、__________、__________。

2．人体组织学分型__________、__________、__________ 、__________。

3．最常见的异位妊娠发生在__________。

4．二尖瓣狭窄的典型 M 型超声心动图表现为__________曲线。

5．超声波的分辨率分为__________和__________。

6．在腹部闭合性损伤中，脾外伤居于首位，其声像图表现取决于损伤的类型和分期，脾外伤可以分为以下三型：__________、__________、__________。

7．正常胰头、胰体和胰尾后径应分别小于__________cm 、__________cm 、__________cm，其内部回声呈均质较细光点，多数比肝回声__________，胰管内径不超过__________cm。

8．妊娠第__________周可显示妊娠囊，第__________周可发现原始心管搏动，第__________周可显示成形胎儿，并可见肢体活动。

9．肝左静脉将肝左叶分为__________和__________。

10．彩色多普勒显像中朝向探头的血流为__________色，频谱在基线__________方；彩色多普勒显像中背离探头的血流为__________色，频谱在基线__________方。

三、选择题

（一）A_1 型题（单句型最佳选择题）

1．超声波是指频率高于多少的声波
A．200Hz
B．2000Hz
C．10000Hz
D．20000Hz
E．100000Hz

2．超声波发射遇到界面后会发生以下效应，除了
A．反射
B．折射
C．入射
D．衍射
E．散焦

3．下列哪种组织传播超声的速度最快
A．血液
B．胆汁
C．骨骼
D．肺
E．肝

4．子宫内节育器后方的彗星尾征产生的原理为
A．部分容积效应
B．振铃效应
C．后方增强效应
D．旁瓣效应
E．侧壁失落效应

5．关于频谱多普勒技术，下面哪种说法是**错误**的
A．测量血流速度
B．确定血流方向
C．判断血流性质
D．了解组织器官结构
E．获得速度时间积分、压差等血流参数

6．利用红细胞对超声产生的频移进行血流信号的检测是基于下列哪项原理或效应
A．佛来森原理
B．伯努利原理
C．声波的折射
D．傅立叶转换原理
E．多普勒效应

7．在囊肿和实性肿块的声像图鉴别中，**错误**的是
A．声像图典型的囊肿和实性肿块容易鉴别
B．可仅凭外形、内部回声、后方回声增强效应等来鉴别
C．囊肿合并感染或出血后内部可出现回声
D．有时淋巴瘤内部无回声，酷似囊肿
E．实性肿块后方可出现声衰减

8．哪项**不是**原发性肝癌的特点
A．多数癌肿有包膜
B．部分肿块可见周围暗环
C．常有肝硬化基础
D．可发生于一叶或数叶肝
E．大部分肝癌呈浸润性生长

9. 关于肝血管瘤，下列哪项描述哪项正确
A. 小血管瘤以高回声型多见
B. 临床症状多较明显
C. 左叶较右叶多发
D. 多数血管瘤结节内可见丰富的血流信号
E、边界多不清晰

10. 超声诊断主动脉狭窄下列哪一项是错误的
A. 主动脉瓣口面积小于 2.0 cm^2
B. CDFI 显示有血流从主动脉进入左心室流出道
C. 主动脉瓣口血流速度明显增高
D. 左心室肥厚
E. 左心室收缩压增高

11. 以下哪一项不是肝脓肿常见的声像特点
A. 病变区不均匀的中、低回声，边界模糊
B. 囊壁厚而不光滑
C. 囊内不规则低回声，随体位改变可有漂浮光点回声
D. 囊壁薄而光滑
E. 囊壁可有钙化

12. 以下哪一项不是急性胰腺炎的描述
A. 胰腺肿大，回声减低
B. 严重水肿者，胰腺实质可呈现甚低回声
C. 脾静脉和门静脉常不易显示
D. 胰腺多正常或缩小
E. 肿大的胰腺后方回声增强

13. 肝内最常见的良性实性占位病变是
A. 腺瘤
B. 错构瘤
C. 血管瘤
D. 脂肪瘤
E. 炎性假瘤

14. 子宫肌层的正常回声为
A. 实质均质结构
B. 囊性均质结构
C. 实质不均质结构
D. 囊性不均质结构
E. 囊、实性结构

15. 妊娠 3 个月期间最常见的卵巢囊肿是
A. 黄体囊肿
B. 滤泡囊肿
C. 卵巢冠囊肿
D. 黄素囊肿
E. 皮样囊肿

16. 多普勒超声检测周围血管血流时，超声入射角通常要求使之
A. 小于 90°
B. 大于 90°
C. 等于 90°
D. 小于 60°
E. 小于 15°

17. 急性重症二尖瓣关闭不全的最常见原因是
A. 风湿性瓣膜病
B. 主动脉窦瘤破裂
C. 腱索断裂
D. 细菌性心内膜炎累及二尖瓣
E. 急性心肌炎累及二尖瓣

18. 下列哪项检查是肥厚型心肌病确诊最可靠的方法
A. 二维超声
B. 心电图
C. 心室造影
D. M 型超声
E. 多普勒超声

19. 正常 M 型超声心动图心室波群可反映以下哪种结构的运动情况
A. 主动脉根部
B. 左心房后壁
C. 三尖瓣
D. 肺动脉瓣后叶
E. 室间隔

20. 超声检查单纯二尖瓣狭窄时，以下哪项指标与本病不符
A. 左心房、右心室增大
B. 二尖瓣前叶舒张期呈圆隆状
C. 左心房和左心室明显增大
D. 二尖瓣多普勒频谱 E 峰明显增高
E. 二尖瓣跨瓣压差明显增高

21. 有关单纯性肾囊肿声像图的描述下列哪项不对
A. 位于肾实质内常突出于肾表面

B．囊肿两侧可出现侧方声影
C．囊肿多与肾盂及肾盏相通
D．一个或多个圆形或椭圆形无回声区，壁薄光滑，后方回声增强
E．合并出血或感染时，囊内出现光点回声

22. 在声像图中，下列哪一项是多发性肾囊肿和多囊肾的主要鉴别点
A．多发性肾囊肿数量少，体积大，而多囊肾囊肿数量多，体积小
B．无论是多囊肾还是多发性肾囊肿，肾后方回声均增强
C．多囊肾和多发性肾囊肿，无囊肿的部位回声均正常
D．多发性肾囊肿形态规则，而多囊肾多挤压变形
E．多囊肾没有完好的肾实质，无囊肿的部位回声增强，而多发性肾囊肿可有残存的正常肾实质，无囊肿的部位回声正常

23. 排卵前正常卵泡的最大直径范围是
A．8 ~ 10mm
B．10 ~ 17mm
C．30 ~ 35mm
D．17 ~ 24mm
E．35 ~ 40mm

24. 下列哪一项不是输尿管结石的超声表现
A．管腔内见强光团，后伴声影
B．强光团大小多为 4 ~ 10mm
C．强光团与管壁有分界
D．形态多呈枣核形
E．管腔内异常实性低回声

25. 以下哪项体征不符合法洛四联症
A．肺动脉瓣狭窄
B．室间隔缺损
C．肺动脉瓣环及瓣上狭窄
D．右心室向心性肥厚
E．主动脉骑跨于室间隔

26. 下列除哪项外均是胆囊不显像的常见原因
A．胆囊炎并胆囊萎缩
B．进食后的胆囊排空状态
C．胆囊先天缺如
D．胆囊管结石的嵌顿
E．肿瘤充满胆囊

27. 下列哪项是胆管癌的直接征象
A．扩张胆总管的远端显示实性结节
B．阻塞近端胆管明显扩张
C．肝内见多发转移灶
D．肝弥漫性肿大
E．肝门区显示肿大淋巴结

28. 局限性脂肪肝的典型超声表现是
A．实质内单个或多个强回声结节
B．实质内无占位效应的片状细密强光点回声，内见正常通行的血管
C．周边血管绕行的强回声结节
D．占位效应明显的低回声
E．外周呈低回声的结节

29. 对心脏瓣膜的叙述，下列哪项是错误的
A．肺动脉瓣是半月瓣
B．心脏收缩时二尖瓣关闭
C．半月瓣是心脏与大血管间的瓣膜
D．乳头肌断裂可导致二尖瓣严重反流
E．房室瓣包括主动脉瓣与二尖瓣

30. 下列哪一项不属于子宫肌瘤变性
A．玻璃样变
B．囊性变
C．肉瘤样变
D．红色样变性
E．淀粉样变

31. 二维超声检查冠心病的主要根据是
A．心室肌呈不均匀性增厚
B．心室肌收缩幅度普遍性增大
C．左心室节段性室壁运动异常
D．心室肌呈普遍性收缩降低
E．左心室腔内径增大

32. 前列腺不均匀性增大，外腺内见一直径 0.9cm 大小形态不规则的低回声结节，且轻度向外突出。最可能的诊断是
A．前列腺增生
B．前列腺囊肿
C．前列腺炎
D．前列腺癌
E．前列腺结石

33. 以下哪项是超声诊断肝硬化失代偿期的主要依据

A．有慢性肝病史
B．肝体积缩小并腹水
C．脾不同程度的肿大
D．肝实质回声强、光点粗大
E．肝边缘增厚、肝角变钝

34.下列哪种疾病是引起月经过多的主要原因
A．浆膜下子宫肌瘤
B．子宫颈囊肿
C．输卵管妊娠
D．黏膜下子宫肌瘤
E．卵巢畸胎瘤

35.超声鉴别副脾与脾门区淋巴结肿大的主要依据是
A．两者大小及形态
B．两者位置的变化
C．两者内回声的区别
D．是否有与脾动、静脉连通的血管
E．取决于数目的多少

（二）A_2 型题（病例摘要型最佳选择题）

36.男性，70 岁，间歇性无痛性肉眼血尿 3 个月。超声查体见膀胱左后壁有实性强回声结节，大小约 1.2cm × 1.6cm，向膀胱内突出，基底部与膀胱壁无明显分界，改变体位结节不活动。下列哪一项诊断正确
A．膀胱结石
B．膀胱癌
C．膀胱憩室尖
D．膀胱附壁血块
E．腺性膀胱炎

37.中年男性，脾实质近边缘区有一尖端指向脾门的类三角形低回声，边界清，周边见血流信号，可能的诊断是
A．脾恶性淋巴瘤
B．脾血管瘤
C．脾转移瘤
D．脾梗死
E．脾结核

38.男，13 岁，突发阴囊肿胀，剧痛而来院诊治。超声显示：睾丸增大，回声增强，睾丸内血流信号消失。其最可能的诊断为
A．急性睾丸附睾炎
B．阴囊血肿
C．睾丸肿瘤
D．睾丸扭转
E．绞窄性斜疝

39.一 35 周胎儿，腰骶部脊柱成角弯曲，相应部位的背侧见一 4.2cm × 2.8cm 大小的无回声包块，边缘光整，内见少许点状回声，最可能的胎儿畸形是
A．脊柱侧弯
B．脊柱裂
C．脊柱裂并脊膜膨出
D．骶椎隐裂
E．融椎畸形

40.男孩，6 岁，生后有发绀，6 个月后发绀明显，平时喜欢蹲踞，哭泣时有突发呼吸急促和青紫加重，请指出以下哪项诊断可能性大
A．房间隔缺损
B．室间隔缺损并肺动脉高压
C．法洛四联症
D．动脉导管未闭
E．肺动脉口狭窄

41.男性，28 岁，突然出现右侧腰、背部疼痛且向会阴部放射，伴有镜下血尿，可能的诊断是
A．肾结石并感染
B．输尿管结石
C．肾结核
D．肾肿瘤侵及输尿管
E．肾内血块

42.男性，31 岁，因发热肝区疼来诊，超声发现肝大，右肝可见椭圆形占位病变 6.0cm × 5.5cm，其边界清晰、光滑，内部有低回声，肿物后方回声显著增强，可见侧边声影。根据声像图特征，诊断最可能是
A．囊肿
B．肝实性肿瘤
C．肝囊肿合并出血
D．肝囊肿合并感染
E．肝囊腺瘤

43.患者中年女性，肥胖，4 年前因右侧

乳腺做根治术，无肝炎病史，超声检查发现肝弥漫回声增强，左内叶有一低回声区，大小 3cm×4cm，形态不规则，有正常血管穿过。超声诊断应首先考虑下面那组疾病的鉴别

A. 肝脓肿与肝转移癌
B. 非均匀性脂肪肝与肝转移癌
C. 肝囊肿与肝转移癌
D. 原发性肝癌与肝转移癌
E. 肝包虫病与肝转移癌

44. 患者出现右上腹疼、发热、白细胞升高，超声检查胆囊明显增大，内可见粗斑点状不均匀非沉积性回声，这可能提示为

A. 癌
B. 胆囊积脓
C. 肿胆囊
D. 急性胆囊炎
E. 胆囊积血

45. 一阵发性高血压患者，右侧肾上腺区发现一 4cm×5cm 椭圆形肿块，边界清楚，呈中等不均匀回声，内可见不规则小透声区，最可能诊断是

A. 嗜铬细胞瘤
B. 皮质腺瘤
C. 皮质转移
D. 皮质线癌
E. 转移癌

46. 男，65 岁，夜尿增多、排尿费力，尿流缓慢。最常见的病因是

A. 前列腺炎
B. 尿道狭窄
C. 前列腺癌
D. 前列腺增生
E. 膀胱结石

47. 男性，45 岁，持续性黄疸伴皮肤瘙痒月余，近来加重。超声见肝内外胆管及胆囊均扩张，扩张的胆总管下端呈截断阻塞，局部隐约见一实性结节。主胰管扩张，内径 0.5cm。可能的阻塞病因是

A. 壶腹周围癌
B. 胆总管结石
C. 硬化性胆管炎
D. 胆总管囊肿
E. 非特性胆管炎症

48. 女，27 岁，婚后 3 年，以往月经规律。现停经 48 天，少量阴道流血 5 天，伴右下腹隐痛。经检查为异位妊娠。最可能的妊娠部位是

A. 输卵管间质部
B. 输卵管峡部
C. 子宫颈
D. 输卵管壶腹部
E. 卵巢

49. 一患者有牧区生活史，超声显示肝右叶内有一 8cm×10cm 大小外壁光滑整齐的厚壁性无回声包块，其内见多个大小不等的圆形无回声小囊，最可能的诊断是

A. 肝脓肿
B. 肝包虫囊肿
C. Caroli 病
D. 肝血肿
E. 多发性肝囊肿

50. 男儿 2 岁，超声显示肝显著增大，内见一 8cm×10cm 大小的实性强回声团块，边界清，内回声尚均质，可能的诊断为

A. 畸胎瘤
B. 错构瘤
C. 肝肉瘤
D. 肝母细胞瘤
E. 肝内血肿

51. 男，62 岁，查体发现右肾上极有一 1.5cm 直径的中等回声结节，略向肾外突出。CT 诊断肾占位病变。2 年后结节直径约 3.5cm，5 年后结节直径 5cm，内回声欠均匀。最可能的诊断是

A. 肾错构瘤
B. 肾囊肿
C. 肾炎性假瘤
D. 肾细胞癌
E. 肾血管瘤

52. 女，63 岁，原有胆囊结石史。近来突发右上腹痛伴发热，超声见胆囊增大，

囊壁增厚，呈双边，局部有一膨出缺损区，囊内除见絮状物外，另见两枚强光团后伴随声影。可能的诊断为

A．胆囊结石并急性单纯性胆囊炎

B．胆囊结石并急性化脓性胆囊炎、胆囊穿孔

C．胆囊结石并胆泥形成

D．胆囊充满型结石

E．胆囊结石并慢性胆囊炎

（三）B_1 型题（标准配伍题）

53 ~ 56 题备选答案

A．声像图显示肾有圆形孤立性薄壁无回声区，后方回声增强

B．声像图显示肾有多个边缘不规则，界限不清晰的无回声区，内有细光点及强光斑

C．声像图显示肾实质内强弱不均的混合回声，高回声带和低回声带相互间隔，呈“洋葱样”外观

D．声像图显示肾满布大小不等的无回声区呈蜂窝状，肝亦有多囊性改变

E．声像图显示肾上极有一个 5cm 直径的实性低回声区，呈分叶状，内尚均匀

53. 多囊肾

54. 肾结核

55. 肾癌

56. 血管平滑肌脂肪瘤

57 ~ 60 题备选答案

A．超声显像肝稍大或正常，实质回声正常，胆囊壁增厚，毛糙

B．超声显像肝明显肿大，实质回声增强、增粗，肝静脉明显扩张

C．超声显像肝内回声增强，光点增粗，分布不均，可呈网格状，门静脉增宽

D．超声显像肝大，肝内回声增强，光点增粗，分布不均，并可见不规则实质性肿块回声

E．超声显像肝大小正常，肝实质回声均质均匀，肝内血管正常

57. 肝淤血

58. 肝硬化

59. 肝癌

60. 急性肝炎

四、简答题

1．简述 Fallot 四联症的主要病理改变。

2．简述心包积液的分级及量化标准。

（李芬穗）

第三十五章　放射性核素诊断

学习目标

通过本章内容的学习，学生应能：

识记：

描述放射性核素脏器功能检测及显像的适应证及禁忌证。

理解：

总结放射性核素诊断的基本原理及特点。

运用：

结合相关知识，合理应用放射性核素。

第一节　放射性核素诊断概述

放射性核素诊断目前称为临床核医学诊断或诊断核医学，是利用核医学的各种原理、技术和方法研究疾病的发生、发展，研究机体的生理、生物化学、病理生理和功能结构的变化，达到诊断疾病、提供病情、疗效及预后的信息。它是核物理学、电子学、化学、生物学、计算机技术等相关学科与医学等多学科相互融合的结晶，也是医学现代化的重要标志之一。核技术在医学中的应用，促进了医学科学的发展。通过放射性核素示踪技术，可以在生理情况下，从分子水平动态地研究机体内各种物质的代谢变化，细致地揭示体内及细胞内代谢的内幕。核医学的示踪技术阐明了医学中许多重大的问题，如 RNA-DNA 反转录、遗传密码、胆固醇的合成与代谢、细胞周期以及细胞膜受体、人体各种激素与微量物质的定量分析等。

临床核医学诊断按是否将核素进入人体可分为体内诊断和体外诊断两大部分，体内诊断主要包括脏器或组织显像、脏器功能测定，这类检查都需要将放射性核素引入体内。体外诊断主要为微量物质分析如放射免疫分析、免疫放射分析、受体放射分析等，也称为体外放射分析。这类检查不需将核素引入体内，只是应用核技术在实验室内完成。

提示：核医学以其应用和研究的范围侧重点不同，可分为实验核医学和临床核医学。

实验核医学主要包括放射性药物学、放射性核素示踪技术、放射性核素动力学分析、体外放射分析、活化分析、放射自显影以及稳定性核素分析等，主要任务是发展、创立新的诊疗技术和方法，利用其示踪技术进行医学研究，包括核医学自身理论与方法的研究以及基础医学理论与临床医学的研究，促进医学科学的进步。

临床核医学利用核医学的各种原理、技术和方法研究疾病的发生、发展，研究机体的生理、生物化学、病理生理和功能结构的变化，达到诊断疾病、提供病情、疗效及预后的信息。

一、核物理基础概述

（一）原子的基本结构

原子由位于原子中心的原子核及按一定轨道围绕原子核运行的核外电子组成。原子核是由质子和中子组成，质子和中子统称核子。中子不带电，质子带正电荷，其电量与核外电子所带负电荷电量相等。

原子核可处于不同的能量状态，平常状态下其能量处于最低的状态，称为基态（ground state）；在某些核反应或核裂变过程中处于高能状态，称为激发态（excited state）。激发态的原子一般很快释放过剩的能量回复到基态。

（二）核素、同位素、同质异能素及放射性核素

核素（nucleon）具有一定原子序数、一定质量数和一定能量状态的各种原子，统称为核素，即原子核内质子数和中子数均相同，并且处于相同能态的原子。具有相同质子数而中子数不同的核素互称为同位素（isotope），它们在元素周期表中处于同一位置，具有相同的化学性质和生物学特性，如 ^{123}I、^{125}I、^{131}I。质子数和中子数都相同，原子核处于不同能量状态的原子称为同质异能素（isomer），激发态的原子与基态的原子互为同质异能素，如 ^{99m}Tc、^{99}Tc。

原子核处于不稳定状态，需通过核内结构或能级调整才能趋于稳定的核素称为放射性核素（radionuclide）。放射性核素原子核内结构或能级调整，自发地释放出一种或一种以上的射线，并转化为另一种核素的过程，称为放射性衰变。原子核稳定，不会自发地发生衰变的核素称为稳定核素（stable nuclide）。

（三）放射性衰变类型

1. α 衰变（alpha decay）：放射性核素的原子核放出 α 粒子（α 射线）后变成另一种核素的衰变过程，称为 α 衰变。α 粒子实质上是氦核（^{4}He），其有两个正电荷，质量数为 4 。

2. β 衰变

（1）β^- 衰变（beta decay）：放射性核素的原子核放出 β^- 粒子（β 射线）变成另一种核素的核衰变过程，称为 β^- 衰变。β 射线实质上是高速运动的电子流。

（2）β^+ 衰变（正电子衰变）：放射性核素的原子核放出 β^+ 粒子（正电子），变成另一种核素的核衰变过程称为 β^+ 衰变 。

（3）电子俘获（electron capture）：原子核在衰变时俘获核外一个轨道电子，使核内一个质子转变成为中子并放出一个中微子，而转变成为另一种原子核的转变过程称为电子俘获。它是核内中子数相对不足时从核外靠内层的电子轨道（即 K 层）上俘获一电子，使核内一个质子转化为中子，同时放射出一个中微子的过程。

3. γ 衰变和内转换

（1）γ 衰变（gamma decay）：放射性核素原子核由激发态向基态或由高能态向低能态跃迁时放射出 γ 射线的衰变过程称为 γ 衰变。γ 射线由光子组成，不带电荷，穿透力强。

（2）内转换（internal conversion）：放射性核素原子核由激发态向基态或由高能态向低能态跃迁时，将多余的能量直接传给核外电子（主要是 K 层电子），使该电子获得足够的能量后脱离轨道成为自由电子，这一过程称为内转换。

（四）放射性衰变规律

放射性核素衰变是随机的、自发地按一定的速率进行，不同的放射性核素有自己本身特有的衰变速度。放射性核素原子核数目随时间呈指数规律减少，其表达式为：

$$N_t=N_0e^{-\lambda t}$$

式中：N_0 为初始放射性原子数，N_t 为经 t 时间衰变后的原子数，e 为自然对数底，λ 为衰

变常数。对于单个原子核，λ 表示原子核发生衰变的概率，是反映放射性核素衰变速率的特征参数，其单位是时间单位的倒数（1/s、1/min 等）。每一种放射性核素都有其固定的 λ 值。

二、常用放射性核素和放射性药物

放射性核素用于核医学临床体内诊断，需要选择适宜的低能 γ 射线发射体，最适宜的 γ 射线能量范围在 100 至 300 千电子伏特（kev）之间，这样既能透过躯体，又易被显像仪器的晶体所探测，对机体的辐射剂量小；同时，其衰变产物的毒理效应也要低，最好衰变产物是稳定核素，而且希望用这种核素标记的放射性药物在体内也是稳定的。

临床应用的放射性核素可以通过加速器生产、反应堆生产、从裂变产物中提取和放射性核素发生器淋洗获得。

临床上常用加速器生产的放射性核素有 ^{11}C、^{13}N、^{15}O、^{18}F、^{123}I、^{67}Ga、^{111}In、^{201}Ti 等，反应堆生产的放射性核素有 ^{99}Mo、^{113}Sn、^{125}I、^{131}I、^{32}P、^{14}C、^{3}H、^{89}Sr、^{133}Xe、^{186}Re、^{153}Sm 等，裂变产物提取的有 ^{99}Mo、^{131}I、^{133}Xe 等。

放射性核素发生器是利用长半衰期母体核素衰变中产生短半衰期子体放射性核素，通过合适的淋洗方法将短半衰期子体放射性核素分离的装置，故临床上常形象地称其为“母牛”。它的出现使得一些短半衰期放射性核素成功地应用于临床。最常用的放射性核素发生器是 ^{99}Mo-^{99m}Tc 发生器。^{99m}Tc 也是临床最普遍使用的放射性核素，^{99m}Tc 的物理半衰期（T1/2）为 6.02h，γ 射线能量为 140kev，适合放射性核素显像。Tc 标记络合物无论在体内或体外均比较稳定，且无毒性。因此用 ^{99m}Tc 可制备成多种放射性药物，用于脑、心、肝、肾、骨骼、甲状腺等脏器显像。如 ^{99}Mo-^{99m}Tc 发生器的洗脱液即 $^{99m}TcO_4^-$，它可以被甲状腺摄取，但不参与甲状腺激素的合成代谢，因而被用来替代 ^{131}I 作为甲状腺显像，还可以用于心、脑血管造影。^{99m}Tc 的络合物如：^{99m}Tc -HMPAO/ECD 用于脑血流显像、^{99m}Tc-PHT 用于肝胶体显像、^{99m}Tc -DTPA/EC 用肾显像、^{99m}Tc-MDP/PYP 用于骨骼显像、^{99m}Tc -MIBI 用于心肌显像、^{99m}Tc -GH/BLM/DMSA 用于肿瘤显像、^{99m}Tc -HSA/RBC 用于血池显像。

放射性药物是指含有放射性核素用于临床诊断或治疗的药物。通常由放射性核素和普通药物（或化合物）两部分组成，它能聚集到某一器官，或参与该器官的代谢。它既与常规药物一样，是用于人体的，必须符合药典要求，如无菌、无热源、化学毒性小等。同时，还要能够满足诊断或治疗的需要，如有合适的射线种类、能量和半衰期。

提示：放射性药物是指含有放射性核素用于临床诊断或治疗的药物。通常由放射性核素和普通药物（或化合物）两部分组成，它能聚集到某一器官，或参与该器官的代谢。

放射性核素可以通过加速器生产、反应堆生产、从裂变产物中提取和放射性核素发生器淋洗获得。

三、常用核医学显像仪器

（一）γ 照相机

γ 照相机（γ-camera）是一种采用大型晶体、一次成像的核医学仪器，它由探头、电子学线路及显示装置三部分组成。能够对体内示踪核素释放出来的 γ 射线进行探测并形成高分辨率的形态图像，可用于诊断甲状腺、脑、肺、肝、肾、心血管等脏器的病变和动态功能。

（二）单光子发射式计算机断层仪

单光子发射式计算机断层仪（single photon emission computerized tomography，SPECT）是在 γ 相机的基础上，计算机采集和处理数据，再由计算机计算得到断层图像。SPECT 的成像原理与 CT 是相同的，都要用图像重建的方法得到断层图像。

（三）正电子发射式计算机断层仪

正电子发射式计算机断层仪（positron emission tomography，PET）是利用放射性核素在原子裂变时带有正电子发射的特点，将正电子发射的短寿命核素（从回旋加速器得到的发射正电子的放射性核素 ^{18}F 等）制备好放射性药物引入人体内，计算机采集和处理数据，测量这些放射性药物在人体脏器内的分布，再由计算机处理得到断层图像。新型的 PET 配备有螺旋 CT，称为 CT-PET 或 PET/CT，可以一次检查获得 PET 和 CT 以及 PET/CT 三种图像。

四、放射性核素成像原理及特点

（一）放射性核素成像的原理

放射性核素脏器和组织显像是根据放射性核素示踪原理，利用放射性核素或其标记化合物在体内代谢分布的特殊规律，在体外获得脏器和组织功能结构影像的一种成像技术。基本原理是放射性核素的示踪作用，不同的放射性药物在体内有其特殊的分布和转归的规律，放射性核素可发射出具有一定穿透力的 γ 射线，可被放射性测量仪器在体外进行探测和记录，在体外显示出脏器组织的形态、位置、大小和脏器功能变化。放射性核素显像实际上是一种以脏器内、外或脏器内各组织之间、正常组织与病变组织之间的放射性药物浓度差别为基础的显像方法。

（二）放射性核素成像的特点

放射性核素显像是建立在器官或组织血流、功能和代谢变化的基础之上，而 CT、MRI 和超声显像等是建立在解剖结构改变基础上。与其他影像技术以形态结构为主（CT、MRI 及超声）显像比较，核医学影像有以下特点：①可同时提供脏器或组织的功能和结构变化，具有功能影像的特点；②安全无创伤；③具有较高的特异性。但是，由于采集图像的信息量有限，对组织结构的分辨率不及其他影像学方法。同时，也受放射性药物的限制，对一些脏器或组织由于没有适合的显像剂而不能采用放射性核素显像，临床应用范围也受到一定的限制。

提示：放射性核素脏器和组织显像是根据放射性核素示踪原理，利用放射性核素或其标记化合物在体内代谢分布的特殊规律，在体外获得脏器和组织功能结构影像的一种成像技术。可同时提供脏器或组织的功能和结构变化，具有功能影像的特点。

第二节　放射性核素脏器功能检测

放射性核素脏器功能检测是利用放射性药物在体内能被某一器官特异摄取、在某一特定的器官组织中代谢或通过某一器官排出等特性，在体外探测放射性药物在相应的器官组织中摄取的速度、存留的时间、排出的速度，从而判断相应器官的功能状况。

一、甲状腺摄 ^{131}I 试验

（一）原理及方法

1. 原理　碘是甲状腺合成甲状腺激素的主要原料，甲状腺具有选择性摄取和浓聚碘的功能，其摄取速度和数量以及碘在甲状腺的停留时间，取决于甲状腺的功能。示踪 ^{131}I 与食物中的碘具有相同的化学性质，经胃肠道吸收入血，随血流到达甲状腺，被甲状腺摄取。利用甲状腺有选择性摄取碘功能及 ^{131}I 发射 γ 射线的特点，在体外分别于不同的时间测量甲状腺摄取 ^{131}I 的比率，借此判断甲状腺的功能状况。

2. 方法

（1）标准源的制备：^{131}I溶液74～185kBq（2～5μCi），加入一直径2.5cm、高18cm内装25ml水的玻璃管内，并将试管置于石蜡制成的颈模型中。

（2）患者准备：检查前需禁用或停用含碘食物、药物如甲状腺素、抗甲状腺药物等2～4周，检查时应询问患者近期内是否食用影响甲状腺摄取^{131}I的食物或药物，必要时停用一定时间后再行检查。

（3）患者检查当日晨空腹服示踪量（与标准源相等）的^{131}I-NaI，在服药后3h、6h、24h（或2h、4h、24h）分别用甲状腺功能测定仪的闪烁探测器定时在颈前测定甲状腺的放射性计数（cpm），并且在相同条件下测定颈模标准源的计数。在测量前测量检查室内的自然放射性本底，以各个时间甲状腺的放射性计数与标准源的计数计算甲状腺摄^{131}I率。

（二）结果分析

甲状腺摄^{131}I率计算公式：

$$\text{甲状腺摄}^{131}\text{I率（\%）} = \frac{\text{甲状腺部位计数}-\text{本底}}{\text{标准源计数}-\text{本底}} \times 100\%$$

以时间为横坐标，甲状腺摄^{131}I率为纵坐标，绘制出甲状腺摄^{131}I率曲线。

1. 正常参考值　因地域不同及食物、饮水中含碘量不同各地有差异，一般2h为10%～25%，4h为15%～30%，24h为25%～50%（图6-35-1），24h达到高峰。

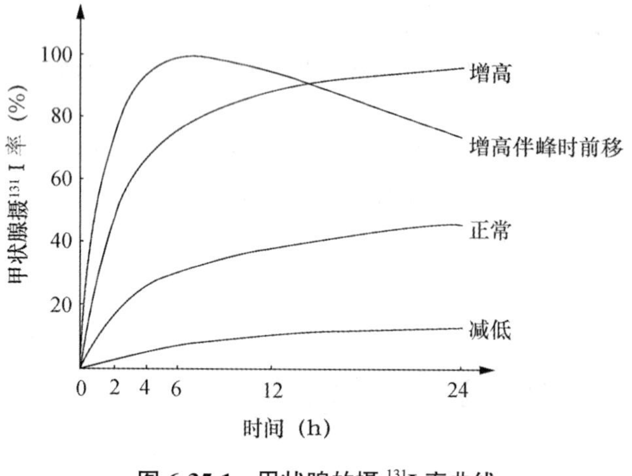

图6-35-1　甲状腺的摄^{131}I率曲线

此外，正常儿童及青少年较成人甲状腺摄^{131}I率高。甲状腺摄^{131}I率影响因素较多，一般主张各实验室建立本地区的正常参考值。影响碘吸收的药物、食物也能影响甲状腺的摄^{131}I率，在结果分析时应当注意。

提示：甲状腺摄^{131}I率影响因素较多，一般主张各实验室建立本地区的正常参考值。

（三）临床意义

1. 甲状腺功能亢进　摄^{131}I率增高，摄^{131}I曲线上升迅速，部分患者可有高峰前移。甲亢诊断指标：

（1）摄^{131}I率高于正常参考值上限。

（2）摄^{131}I率高峰前移至24h前。

（3）4h与24h之比大于85%。

2. 甲状腺功能减低　甲减患者摄^{131}I率与正常范围有交叉，一般诊断指标是24h低于25%，诊断符合率约为80%。

3. 单纯性甲状腺肿的摄^{131}I率增高，但不出现高峰前移，抑制实验为正常。

4. 甲状腺炎可正常、偏高或降低，如亚急性甲状腺炎、桥本病时摄^{131}I率明显减低。

近年来，由于甲状腺摄^{131}I率诊断甲亢、甲减有一定局限性，同时其亦属于体内放射性核素检查，需将放射性核素引入体内，已逐渐被体外甲状腺功能检查如甲状腺激素-RIA、高灵敏促甲状腺素（HTSH）-RIA等所替代，一般用于甲亢^{131}I治疗剂量的计算及疗效预测、甲状腺激素抑制试验、TSH 兴奋试验和甲状腺碘负荷状态与碘代谢的研究。

提示：示踪 ^{131}I 与食物中的碘具有相同的化学性质，经胃肠道吸收入血，随血流到达甲状腺，被甲状腺摄取。甲状腺有选择性摄取碘功能及 ^{131}I 发射 γ 射线，在体外分别于不同的时间测量甲状腺摄取 ^{131}I 的比率，可判断甲状腺的功能状况。

正常参考值各地有差异，一般 2h 为 10%～25%，4h 为 15%～30%，24h 为 25～50%，24h 达到高峰。

二、肾图

（一）原理

静脉注射由肾小球滤过或肾小管上皮细胞分泌而不被再吸收的放射性示踪药物，在体外以放射性探测仪器（肾图仪或 γ 照相机、SPECT）连续记录其滤过、分泌和排泄的过程，所记录的时间 - 放射性曲线称为肾图。可以动态地观察放射性示踪药物在双侧肾实质内浓聚、排泄至肾盏、肾盂以及输尿管最后达膀胱的动态过程，了解两侧肾功能和上尿路排泄情况。

（二）放射性药物

1. ^{131}I- 邻碘马尿酸钠（^{131}I-OIH）是经典的分泌型药物，其生物学特性与对氨马尿酸相似。静脉注射进入人体后，96% 以上很快被肾所摄取、清除，其中 80% 由肾小管上皮吸收，然后分泌到肾小管腔随尿液排出体外。采用肾图仪时大多使用 ^{131}I-OIH。

2. ^{99m}Tc- 二乙三胺五醋酸（^{99m}Tc-DTPA），95% 由肾小球滤过，不被肾小管重吸收，肾内有效半衰期为 2～3h，95% 的注射量在 24h 内由尿液排出。

^{99m}Tc-DTPA 不如 ^{131}I-OIH 使用普遍。

提示：两种放射性药物一种是主要通过肾小管吸收分泌，一种是通过肾小球滤过而肾小管不吸收。

（三）检查方法

利用 γ 照相机或 SPECT 肾动态显像也能完成肾图检查，相关内容在本章第三节介绍。这里我们主要介绍肾图仪检查方法。

1. 患者准备　视患者情况检查前 30～60min 饮水 300ml，检查前排尿。多数采用坐位检查，重症患者也可采用其他体位，但对结果曲线有一定影响。

2. 确定肾位置　可采用体表解剖定位，必要时也可采用超声或 X 线定位。

3. 调整好记录仪器　（本节仅介绍肾图仪描记法）两套探测系统（探头 - 计数率仪）尽可能调整一致，将两探头分别对准左右肾并固定，嘱患者在检查过程中尽量避免体位变动。注射 ^{131}I-OIH：用量为 185～370KBq（5～10μCi），总体积不超过 0.5ml。“弹丸式”静脉注射，一次快速将药液推完。

4. 注射完毕同时迅速启动记录仪，连续记录 15min，必要时适当延长记录时间。

提示：对位是检查的关键，对位不准确时，正常的可以显示异常，但异常的不会显示正常。正确注射也是检查成功的保证。

（四）肾图分析

1. 正常肾图（图 6-35-2A、B）

（1）正常肾图由 a、b、c 段组成（图 6-35-2B）。a 段（放射性出现段）：静脉注射示踪剂后 10 s 左右出现的陡然上升段。其放射性高度 60% 左右来自肾外血管床，10% 来自肾内，30% 来自肾实质。a 段受影响因素多，又不稳定，没有肯定的临床价值故称之为“放射性出现段”，其高度在一定程度上反映了肾的血流灌注量。通过 a 段也可以观察“弹丸式”静脉注射的质量。b 段（放射性聚集段）：即 a 段之后逐渐上升的斜行段。一般 5min 内达高峰，平均峰时 2～3min。b 段主要取决于肾的有效血浆流量和肾小管分泌功能。c 段（放射性排泄段）：即自 b 段达到最高峰

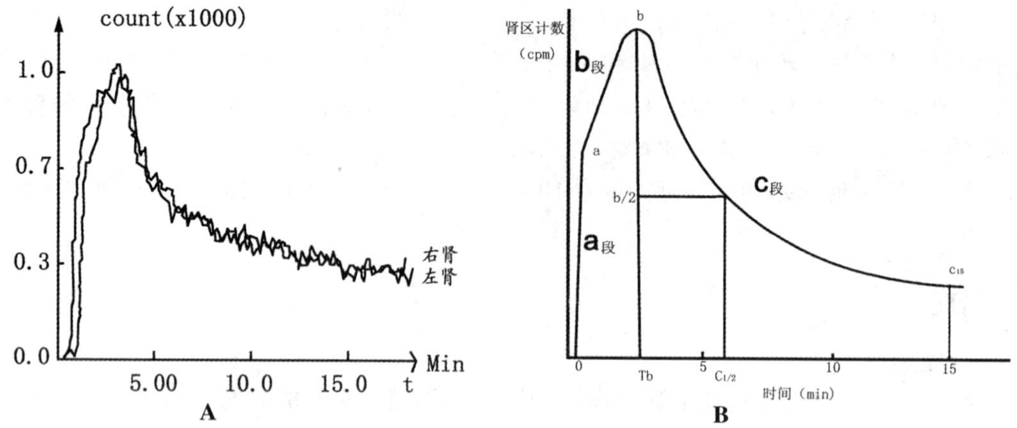

图 6-35-2　正常肾图

之后的下降段，其前部下降较快，后部较缓慢，近似指数规律下降。c 段下降快慢主要反映示踪剂随尿液排出肾的速度，与尿流量和尿路通畅程度有密切关系。c 段下降一半的时间（$C_{1/2}$）随有效肾血浆流量的减少而延长。两侧肾图基本一致。

提示：正常肾图由 a、b、c 段组成。a 段快速上升、b 段缓慢上升、c 段逐渐下降。

（2）配备计算机处理的肾图仪可根据所记录的时间—放射性曲线计算出一些常用的定量分析参数，如峰时（Tb）、半排时间（$C_{1/2}$）、15min 残余率、肾指数（RI）、分浓缩率、峰时差、峰值差、肾指数差。也可以人工计算。

常用定量分析指标正常参考值见表 6-35-1。

表 6-35-1　肾图常用定量分析指标

肾图指标	计算方法	正常参考值
峰时（Tb）	从曲线开始至升到高峰的时间	<4.5min（平均 2～3min）
半排时间（$C_{1/2}$）	从高峰下降至峰值一半的时间	<8min（平均 4min）
15min 残留率（C_{15}/b）	$C_{15}/b\times100\%$	<50%（平均 30%）
肾指数（RI）	$((b-a)^2+(b-c_{15})^2)/b^2\times100\%$	>45%（平均 60%）
肾指数差	$\lvert RI_{左}-RI_{右}\rvert/RI\times100\%$	<25%
分浓缩率	$(b-a)/(a\times Tb)\times100\%$	>6%（平均 20%）
峰时差	$\lvert Tb_{左}-Tb_{右}\rvert$	<1min
峰值差	$\lvert b_{左}-b_{右}\rvert/b\times100\%$ *	<30%

注：* 式中 b 取 $b_{左}$或 $b_{右}$中较大者。

2. 异常肾图的类型及其临床意义（图 6-35-3）

①持续上升型：a 段基本正常，b 段持续上升，于检查结束时（注射后 15～20min）也未见下降的 c 段。此型出现在单侧者，多见于急性上尿路梗阻；出现在双侧者，多见急性肾功衰竭少尿期，或继发于下尿路梗阻所致的双侧上尿路引流不畅。

②高水平延长型：a 段基本正常，b 段上升不明显且基本维持在同一水平，亦不见下降的 c 段。多见于上尿路梗阻伴明显肾盂积水。

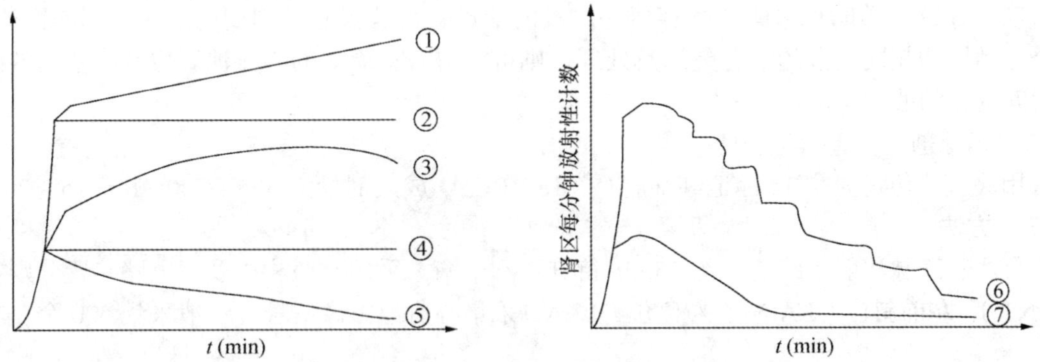

图 6-35-3　常见异常肾图示意图

③抛物线型：a 段正常或稍低，b 段上升缓慢，峰时后延，c 段下降缓慢，峰形圆钝。主要见于脱水、肾缺血、肾功受损、上尿路引流不畅伴轻、中度肾盂积水。

④低水平延长型：a 段低，无 b 段，于检查期基本维持在同一水平。常见于肾功能严重受损也可见于慢性上尿路严重梗阻。

提示：在部分计算机图形处理的肾图仪上，双侧同时为低水平延长型与高水平延长型不太容易区分，可以峰值放射性计数判别。

⑤低水平递降型：a 段低，无 b 段，只见放射性递降。见于肾功能极差或无功能，或肾缺如。

⑥阶梯状下降型：a、b 段基本正常，c 段呈规则的或不规则的阶梯状下降。见于因疼痛、精神紧张、尿路感染、少尿或卧位等所致的上尿路痉挛，也可见于有尿反流的患者。

⑦单侧小肾图：a、b、c 三段均正常，但图形明显低于对侧。多见于一侧肾动脉狭窄或先天性小肾。

提示：各种类型的形状和意义要掌握。

（五）临床应用

1. 上尿路梗阻诊断　肾图诊断尿路梗阻是一种可靠、简便，而且检出率较高的方法，肾和输尿管结石 90% 肾图可出现特征性梗阻图形改变，膀胱结石或肿瘤、盆腔肿物、前列腺增生等引起急性或慢性尿潴留，也可出现梗阻型肾图。肾图估计尿路梗阻肾功能受损的程度时比静脉肾盂造影灵敏，对于判断疗效和掌握病情的发展很有帮助。

利用利尿肾图可鉴别机械性与功能性梗阻。

2. 分肾功能测定及肾性高血压诊断　应用肾图检查分肾功能，对于筛选肾性高血压，观察血尿、尿路感染以及单侧性肾功能受损情况均有一定的意义。

肾源性高血压有肾血管性高血压和肾实质疾病性高血压，若有一侧肾血流灌注不良、肾影较对侧明显缩小及肾实质内放射性清除延缓，则肾血管性高血压可能性大，卡托普利（Captopril）介入试验可以提高诊断正确率。

3. 移植肾的监测　移植肾的肾图正常或基本正常是肾移植成功的有力证据。出现急性或慢性排异反应时，肾图各有不同的变化。因此，在肾移植后定期复查肾图，有助于免疫抑制治疗疗效观察和作为进一步治疗的参考。

提示：肾图只是对肾功能的初步估计。

三、平衡法心血池显像心室功能测定

（一）原理

血池显像剂在血液循环中达到平衡之后，以心电图 R 波为触发信号（门控电路），启动 γ 照相机自动、连续、等时地采集并贮存每一时段的信息，可获得心动周期内的一系列心血池影像。将多个心动周期相同时段的信息叠加及处理，则可获得心动周期的心血池影像及心室内放射性计数随时间变化的曲线。

（二）示踪剂

常用放射性药物为 ^{99m}Tc 标记红细胞（^{99m}Tc-RBC），成人剂量为 555～740MBq（15～20mCi）。

（三）方法

静息法：静脉注射示踪剂，约 15min 待其达到平衡。采用 γ 照相机及门电路装置分别在前后位（ANT）、左前斜位（LAO）、左侧位（LLA）采集心血池影像信号，一般采集 500 个左右心动周期。

负荷试验：在完成静息法采集后，采用运动或药物负荷，在负荷达到次极量或最大值时采集负荷状态下的心血池影像。所获得的心功能参数与静息状态的心功能参数对比分析。

（四）心室容积曲线分析：

一般采用左前斜位 45 °心血池系列影像分析，在这一体位心血池影像可清楚分辨左右心室血池影像，并能形成心室内放射性计数随时间变化的曲线，称为心室时间 - 放射性曲线（图 6-35-4），该曲线反映心室内容积变化的规律，也称为心室容积曲线。

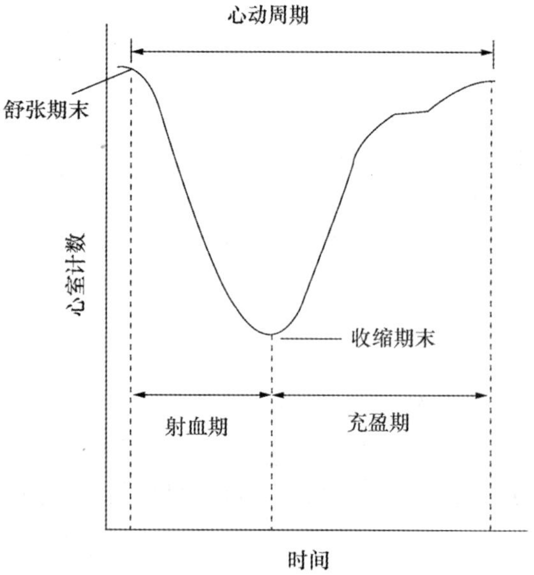

图 6-35-4　心室时间 - 放射性曲线示意图

（1）心室收缩功能参数：射血分数（ejection fraction，EF），为心室每搏量占心室舒张末容积的百分数。静息状态下，左心室射血分数（LVEF）>50%，右心室射血分数（LVEF）>40%。运动负荷后 EF 绝对值较静息状态值上升 5% 以上。用类似的方法还可以计算出心室收缩早期的功能参数：如射血期前 1/3 的 EF（1/3EF）。

射血分数计算公式：$EF = \dfrac{SV}{EDV} \times 100\%$

即（舒张期末计数 - 收缩期末计数）/ 舒张期末计数（图 6-35-4）。

（2）心室舒张功能参数：高峰充盈率（Peak filling rate，PFR），反映心室舒张期容积的最大变化速率，参考值≥2.1 EDV/s。舒张早期参数如 1/3 充盈率（1/3FR）、1/3 高峰充盈率（1/3PFR），则可反映心室舒张早期的功能。

（五）临床意义

1. 冠心病心肌缺血的诊断及心室功能评价　静息状态下，轻度心肌缺血患者左心室收缩功能大多正常，其诊断心肌缺血的灵敏度不高，但负荷状态下心功能测定，对冠心病诊断有较高的特异性和灵敏度，对冠心病早期诊断和判断心肌储备功能有一定意义。

2. 心脏疾病治疗前后心功能的判断

（1）急性心肌梗死患者治疗前后的随访：急性心肌梗死患者，心脏收缩与舒张功能均下降，并伴局部室壁运动障碍。正常情况下随病情好转，心功能逐渐恢复。如果监测过程中收缩期、舒张期功能指标未见好转或下降，提示有并发症发生或预后不良。也可观察梗死部位功能的恢复情况。

（2）手术前心功能的评估，判断患者耐受手术能力。

（3）临床新药疗效判断及药物作用机理的研究。

3. 慢性阻塞性肺部疾病心功能的评价　右心室功能失调是慢性阻塞性肺病常见并发症。代表右心室收缩功能的 RVEF 与右心室后负荷有密切关系，与肺动脉压呈负相关，在肺心病早期，RVEF 即有不同程度变化。

提示：静息状态心功能测定对心脏功能评价有一定局限性，一般均与负荷试验结合，可使诊断的特异性和灵敏度提高。

第三节　放射性核素脏器显像

放射性核素脏器或组织显像是根据放射性核素示踪原理，利用放射性核素或其标记化合物在体内代谢分布的特殊规律，在体外获得脏器和组织功能结构影像的一种成像技术。由于放射性药物（放射性核素或其标记化合物）与相同的非放射性药物在机体内具有相同的代谢过程和生物学特性，能特异地分布在特定的脏器或组织，并参与机体的代谢。因而，放射性核素显像能够反映脏器、组织的代谢和功能。同时，由于放射性药物能选择性地分布于某一脏器或组织，放射性核素显像也能够反映脏器、组织的解剖结构。

一、甲状腺显像

（一）原理

^{131}I 引入体内后大部分在 24h 内经尿排出体外，存留在体内的几乎全部被有功能的甲状腺组织摄取，并参与甲状腺激素的合成过程。被摄取的量和速度与甲状腺功能有关。利用显像仪器可获得甲状腺影像，显示甲状腺的位置、形态、大小、功能及放射性分布情况。另外，^{131}I 也能被有功能的甲状腺癌转移灶摄取而使之显影，故可用来发现分化较好的甲状腺癌转移灶。

$^{99m}TcO_4^-$ 与 ^{131}I 性质上有相似之处，也可被甲状腺组织摄取，且被摄取的量和速度也与甲状腺功能有关，故也可用 $^{99m}TcO_4^-$ 进行甲状腺显像。

（二）显像剂及方法

常用的显像剂为 ^{131}I（NaI）、99mTc – 过锝酸盐（$^{99m}TcO_4^-$）。此外尚有 ^{75}Se、^{123}I、^{201}Tl 等。

根据检查目的选用合适的显像剂和显像方法：颈部甲状腺显像一般可采用 $^{99m}TcO_4^-$ 口服或静脉注射。异位甲状腺及甲状腺癌转移灶显像一般采用 ^{131}I 口服。

（三）适应证

观察甲状腺的位置、形态、大小及功能状态，异位甲状腺的诊断，甲状腺结节功能状态的判定，寻找甲状腺癌转移灶或复发灶，甲亢、高功能腺瘤 ^{131}I 治疗前估算甲状腺、腺瘤重量，颈部包块与甲状腺关系的鉴别，甲状腺炎的辅助诊断。

（四）图像分析

1. 正常图像　甲状腺位于颈前正中，呈蝴蝶状。分左右两叶，中间有峡部相连，两叶内放射性分布均匀（图 6-35-5A），部分正常人峡部或某一叶上方可见锥体叶（图 6-35-5B）。

2. 异常图像　主要有甲状腺形态、大小、位置异常和放射性分布异常。

（五）临床应用

1. 异位甲状腺的诊断　异位甲状腺常见位于舌骨下、胸骨后。在排除甲状腺癌转移的情况下，显像图上正常甲状腺位置无摄 ^{131}I 或 $^{99m}TcO_4^-$ 的组织，而于舌跟部或胸骨后部位呈现吸收 ^{131}I 或 $^{99m}TcO_4^-$ 的组织影像。异位甲状腺显示出摄 ^{131}I 或 $^{99m}TcO_4^-$ 的均匀放射性分布图像，而失去甲状腺的形态。

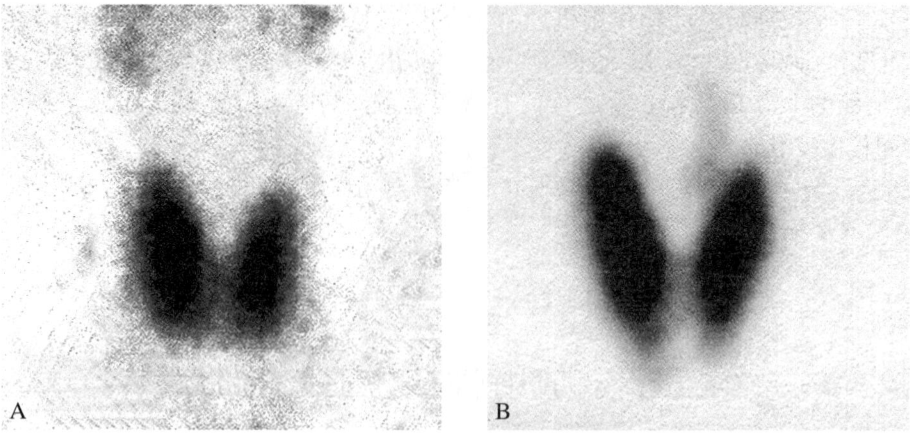

图 6-35-5 正常甲状腺显像

2. 甲状腺结节功能状态的判断 甲状腺显像能反映甲状腺结节的功能状态，为甲状腺结节的诊断和治疗提供一定的依据。按结节摄 ^{131}I 或 $^{99m}TcO_4^-$ 的功能状态分为：

“冷结节”(cold spot)：结节部位无摄 ^{131}I 或 $^{99m}TcO_4^-$ 的功能或低于周围甲状腺组织，表现为结节部位放射性缺损。多见于甲状腺癌、淋巴细胞性甲状腺炎、甲状腺瘤（腺瘤出血、钙化或囊性变）及甲状腺囊肿。单发癌变率平均为 20%，最高者达 50%，而多发的癌变率为 0 ~ 18.3%。

“冷结节”良恶性鉴别可用亲肿瘤显像剂。如常规显像呈“冷结节”而亲肿瘤显像变为浓聚区则癌变的可能性大。一般单发“冷结节”以手术治疗为好。

“凉结节”：结节部位摄 ^{131}I 或 $^{99m}TcO_4^-$ 的功能或低于周围甲状腺组织，表现为结节部位放射性稀疏，低于周转正常甲状腺组织，其临床意义与“冷结节”相同。

“温结节”：结节部位摄 ^{131}I 或 $^{99m}TcO_4^-$ 的功能与周围正常组织一致或基本一致。“温结节”多为良性甲状腺瘤，少数为功能自主性腺瘤或表面有正常组织覆盖的“冷结节”亦可表现为“温结节”。“温结节”的癌变率约为 4%。有时结节性甲状腺肿、慢性甲状腺炎也表现为“温结节”。“温结节”可用甲状腺素（ T_3/T_4 ）治疗，若治疗后逐渐消失，可行手术治疗。

“热结节”(hot spot)：结节部位摄 ^{131}I 或 $^{99m}TcO_4^-$ 的功能高于周围正常组织，放射性分布比周围正常甲状腺组织明显增高，常见于功能自主性腺瘤，结节性甲状腺肿的自主功能性结节，极少数分化好的滤泡性甲状腺癌及突出甲状腺表现的“温结节”也可表现为“热结节”(图 6-35-6)。

提示：四类甲状腺结节的区分是以正常甲状腺组织的放射性分布为基准对比分类，是影像学术语，不是临床诊断。

功能自主性甲状腺瘤（ Plummer 病 ）是甲状腺内的一个功能自主的结节，它的功能不受 TSH 的调节而是滤泡上皮的本身功能亢进所致，结节以外正常甲状腺组织仍与 TSH 呈正常关系。由于自主结节分泌到血中的激素浓度增高，通过 TSH 反馈抑制结节周围正常甲状腺组织，使其摄 ^{131}I 功能下降或消失。显像图上呈现结节部位为“热结节”而正常组织可完全不显像或不同程度显像，这种结节是单发的。

结节性甲状腺肿的功能自主性结节也表现为“热结节”，它的显像图呈多个“热结节”，“热结节”间的正常组织可不显像或稍显像，但甲状腺明显肿大。

单发“热结节”常需与先天性一叶缺如或手术一叶切除、不分叶甲状腺、局部甲状腺组织增生相鉴别。而多个“热结节”则须与结节性甲状腺肿结节功能程度不一致所引起的分布不均匀相鉴别。鉴别方法有 TSH 兴奋试验显像和甲状腺素抑制显像。

甲状腺显像为“热结节”者，癌变的可能性很小。

3. 颈部肿块与甲状腺关系的鉴别 一般根据图像中甲状腺轮廓是否完整、肿块是否在甲状

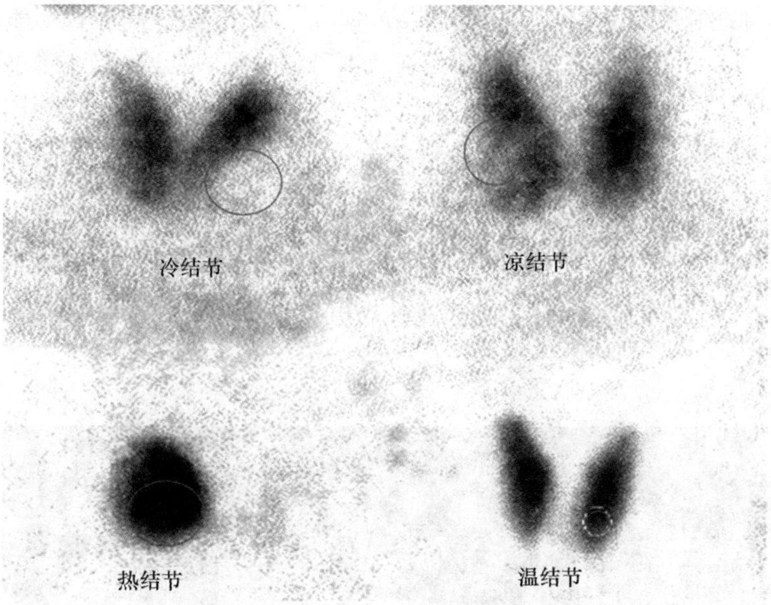

图 6-35-6　四类甲状腺结节影像

腺影像之外、是否聚集 $^{99m}TcO_4^-$ 来区分。

4．甲状腺癌的转移灶的寻找：功能性甲状腺癌转移灶因具有摄取 ^{131}I 的功能，因而可采用 ^{131}I 显像查找甲状腺癌转移病灶。

此外，临床上还常用甲状腺显像进行甲状腺形态、大小、重量的计算，甲状腺术后残余组织，再生修复情况的了解以及甲状腺炎的辅助诊断。

提示：寻找甲癌转移灶要用 ^{131}I 作为显像剂。

二、肾动态显像

（一）原理

原理：静脉注射经肾小球滤过或肾小管上皮细胞摄取、排泌而不被回吸收的放射性显像剂，用显像仪器（SPECT 或 γ- 照相机）快速连续动态采集包括双肾和膀胱区域的放射性影像，可以动态地观察肾实质内浓聚、排泄至肾盂、肾盏以及输尿管最后达膀胱的动态过程，并获得双肾血流灌注、大小、形态、位置、功能及尿路通畅情况等肾血流灌注、肾形态与功能方面的资料，达到诊断疾病的目的。

（二）显像剂

1．肾小球滤过型显像剂　显像剂主要经肾小球滤过进入肾内，不被肾小管重吸收，很快随尿液排出。常用的是 ^{99m}Tc-DTPA，95% 由肾小球滤过，不被肾小管重吸收，肾内有效半衰期为 2～3h，95% 的注射量在 24h 内由尿液排出。

2．肾小管分泌型显像剂　显像剂随血流经肾时，大部分被肾小管近端上皮细胞吸收，然后分泌到管腔，小部分由肾小球滤过，两者在小管腔内汇集后随尿液排出体外。常用的有 ^{131}I-OIH（或 ^{123}I-OIH）、^{99m}Tc-MAG_3（^{99m}Tc- 双半胱氨酸）。

提示：两种类型的显像剂在肾浓集的机理不同。

（三）方法

1．一般无需特殊准备，检查前排尿；

2．体位　可采用后位、前位或坐位；

3．静脉注射 ^{99m}Tc-DTPA 185～370MBq（5～10mci）或 ^{131}I-OIH 11.1～18.5 MBq（300～500μci），

"弹丸式"注射。肾动脉灌注相以每秒1帧的速度连续采集30～60帧，肾功能相以30秒每帧的速度连续显像20～30min。如果患者有排泄延迟或不显影时可做延迟静态显像。

4．计算机处理获得双肾血流灌注、肾功能动态和尿路通畅情况等定性和定量资料。

（四）图像分析

1．正常图像

灌注相：反应肾血流灌注情况。腹主动脉上段显影后2s左右双肾开始显影，随之明显，双肾影形态完整，放射性分布基本均匀。两侧肾影出现的时间差＜2s，峰值差＜30%（图6-35-7）。

功能相：静脉注射显像剂后第1 min双肾已显影，2～4 min时双肾影最浓，影像完整清晰，

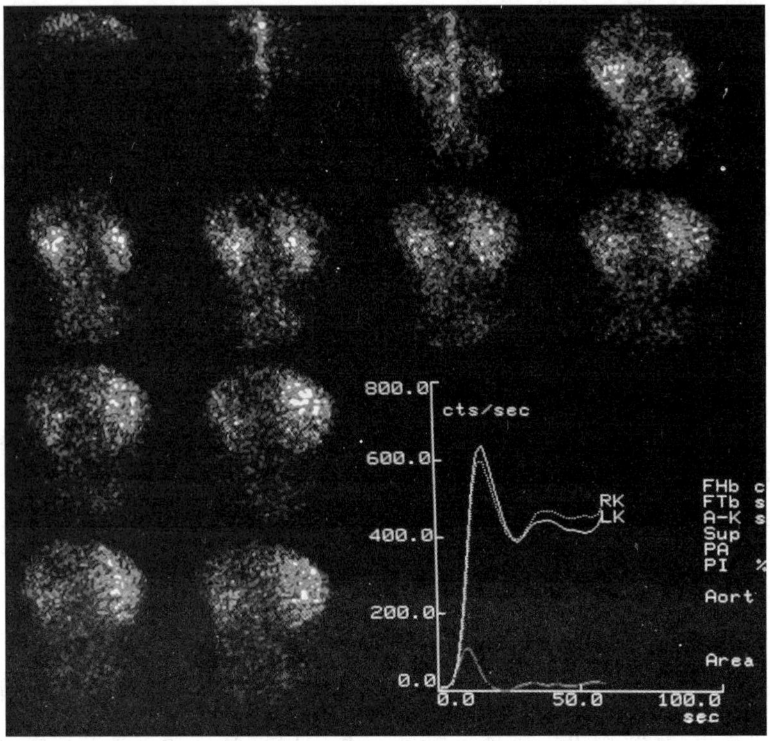

图6-35-7 正常肾动脉灌注影像及曲线（彩图见书后）

放射性分布均匀，为肾实质影像。3～5 min后，可见肾盏、肾盂内放射性逐渐浓聚。20 min肾影基本消退，大部分显像剂集中在膀胱内（图6-35-8）。

2．异常图像 异常图像常常表现为肾血流灌注异常、显像延迟、排泄缓慢、肾不显影或显影部位异常等。

（五）临床应用

适应证：了解双肾大小、形态、位置、功能及上尿路通畅情况；评价肾动脉病变及双肾血供情况，协助诊断肾血管性高血压；了解肾内占位性病变区域的血流灌注情况，用以鉴别良、恶性病变；监测移植肾血流灌注和功能情况；肾外伤后，了解其血运及观察是否有尿漏存在；腹部肿物的鉴别诊断，确定其为肾内或肾外肿物。

1. 肾血管病变 肾动脉狭窄表现为肾体积较小，肾内放射性分布少，显影、排泄延迟，严重者血流灌注少，肾不显影。

2. 肾内占位性病变 肿瘤、囊肿、脓肿、梗死等表现为肾内病变部位放射性分布稀疏缺损，患肾肿大，形态失常；功能受损时显像时相延迟。进行动态血流灌注观察，有助于鉴别肿瘤与囊

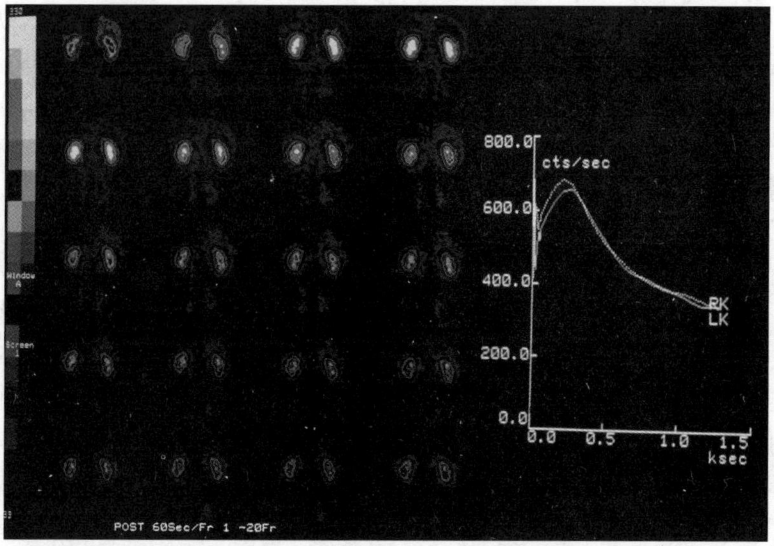

图 6-35-8　正常肾动态影像和肾图曲线（彩图见书后）

肿：血流灌注有血流，静态为缺损则多系肿瘤，反之则多为囊肿。

3. 尿路梗阻　判断部位、形态、功能改变。

4. 移植肾监测　反应移植肾的功能、形态以及尿路通畅情况。

（六）介入试验

介入试验是充分利用药物或其他负荷方式，改变肾的正常或病理生理过程，获得更多的肾功能信息，达到诊断的目的。最常开展的包括利尿剂介入试验和卡托普利（Captopril）介入试验。

1. 利尿剂介入试验

（1）原理：非梗阻性肾盂扩张导致显像剂滞留，注射利尿剂增加尿流量后，可迅速将扩张的非梗阻性集合系统中的显像剂排出；梗阻肾盂病变则梗阻部位近端显像剂滞留明显。该试验受患侧肾功能、利尿剂注射的时间、利尿剂的种类和量、给药途径以及患者水负荷状态的影响。

（2）适应证：肾盂输尿管连接部显像剂潴留的鉴别诊断；机械性上尿路梗阻手术后，观察梗阻是否已解除；随访单纯肾盂扩张的变化。

（3）临床评价：主要用于机械性梗阻和非梗阻性尿路扩张的鉴别诊断。

2. 卡托普利介入试验

（1）原理：卡托普利是一种良好的血管紧张素转换酶（ACE）抑制剂，可阻断血管紧张素Ⅱ的生成，舒张肾小球出球小动脉，减低肾小球滤过压，使肾小球滤过率降低，肾动态显像时表现为显像剂潴留，加剧了患侧肾的功能异常，提高了肾血管性高血压的检出率、灵敏度和特异性。

（2）适应证：诊断肾血管性高血压。

（3）临床评价：将卡托普利介入试验的肾影像和肾图与首次肾动态显像结果比较。若患肾影像出现和消退延缓，肾图曲线峰值降低、峰时和排泄明显延缓，表明该试验为阳性，支持肾血管性高血压的诊断。

提示：利尿剂介入试验主要观察对示踪剂排泄的影响，鉴别尿路梗阻是机械性还是功能性。卡托普利介入试验主要是观察对肾血管的影响。

三、心肌灌注显像

（一）显像原理

心肌依靠冠状动脉供血以维持其正常功能，正常心肌能够选择性地摄取放射性药物。当放射性药物经冠状动脉流经正常的心肌细胞时，能够被正常心肌细胞选择性地摄取，且摄取的量与冠状动脉血流量呈正比、与局部的心肌血流量、存活性及代谢活力成正比。当冠状动脉狭窄血流减少或阻塞时，或者心肌细胞损伤甚至心肌梗死时，其摄取放射性药物的量明显降低甚至不摄取。通过探测心肌摄取放射性药物的状况，根据所获得心肌影像的放射性分布，用以判断冠状动脉血流状况和心肌细胞存活状态，达到诊断和鉴别诊断心肌疾病以及预后和疗效观察的目的。

提示：心肌灌注显像主要是显示心肌，心脏血池显像主要是显示心腔。

（二）显像剂及方法

常用的放射性药物有 ^{201}Tl- 氯化亚铊（^{201}TlCl）和 ^{99m}Tc- 甲氧基异丁基异腈（^{99m}Tc-MIBI）。

^{201}Tl（^{201}TlCl）为加速器生产，T1/2 为 74h，常用剂量为 74 ~ 148MBq。其生物特性与 K^+相近。心肌内 ^{201}Tl 的分布取决于心肌细胞的摄取率和血流量，且心肌细胞内成分与心血池之间 ^{201}Tl 的交换存在着一个连续的过程；^{201}Tl 在正常心肌内摄取迅速并很快达高峰，而在血供减少的心肌区域中，心肌细胞仍有活力，表现出心肌对 ^{201}Tl 的摄取相应减少，但呈持续摄取，直到达高峰为止，因而其高峰时间后移；正常与缺血心肌细胞间摄取 ^{201}Tl 过程的差异，导致两区域内初期阶段与后期阶段 ^{201}Tl 放射性分布的差异，初期阶段血供正常区域内放射性分布良好，而血供减少区域内放射性分布差，呈现稀疏缺损表现；后期阶段，随着时间推移，血供正常的心肌内 ^{201}Tl 的蓄积渐少，而缺血区域内 ^{201}Tl 的分布渐高，最终导致两区域内放射性分布差异不明显，此现象称“再分布”，它对局部心肌缺血的诊断有较大的价值。

^{99m}Tc- 甲氧基异丁基异腈（^{99m}Tc-MIBI）在血液中清除快，心 / 肺、心 / 肝比值高；在心肌中的分布无再分布图像，其静息显像需要在 3 ~ 24h 后重复注射；在心肌中的摄取量与局部冠脉血流量成正比；其 T1/2 比 ^{201}Tl 短，能量适中，用于显像的剂量可增加，能获得高质量的图像。

心肌灌注显像一般都要分别进行负荷试验显像和静息显像（或延迟显像）。可以同一天进行，也可以隔日进行。

负荷试验显像是由于狭窄的冠状动脉在静息时尚能维持该部位心肌的血供，但在运动或药物负荷下，不能像正常部位一样扩张使心肌血流增加而显示心肌缺血改变，从而提高了诊断心肌病变的敏感性和特异性。常用的负荷方法有次极量运动负荷和药物负荷如双嘧达莫、腺苷、多巴酚丁胺。

双嘧达莫试验负荷显像：双嘧达莫能抑制血液中腺苷的代谢，使组织间液和血液中腺苷浓度增加，腺苷与平滑肌和血管壁上的腺苷受体结合，使平滑肌和血管扩张；它对正常和病变血管的扩张能力是不同的，正常血管用药后明显扩张，血流增加 4 ~ 5 倍，摄取增加，而病变血管不明显或不能扩张，血流增加很少或不增加，使正常心肌与病变心肌之间的放射性分布的差别更明显，提高了阳性率；0.14mg/kg 的双嘧达莫用 20ml 生理盐水稀释在 4min 内缓慢注射完毕，再注射 ^{201}Tl 74MBq 或 ^{99m}Tc-MIBI 740MBq，于注射后 10min（^{201}Tl）或 1h（^{99m}Tc-MIBI）进行显像。

提示：负荷试验是由于正常冠脉血管给予负荷后明显扩张，血流增加，摄取增加，而病变血管不明显或不能扩张，血流增加很少或不增加，使正常心肌与病变心肌之间的放射性分布的差别更明显。

（三）适应证

1. 冠心病心肌缺血的早期诊断；
2. 心肌梗死的评价；
3. 心肌细胞活力的判断；
4. 冠状动脉搭桥术或成形术前病例选择和术后疗效评估；
5. 探测冠状动脉成形术后再狭窄；
6. 心肌病的诊断与鉴别诊断。

（四）图像分析

1. 正常影像

（1）平面图像：静态影像只可见左心室影，心影呈卵圆形或马蹄形；心肌壁内放射性分布均匀，心腔内有少许或无放射性分布；心底部无放射性分布；负荷显像时左心室影像更清楚，右心室可显影，但室壁更薄，其放射性分布明显低于左心室壁。

（2）断层影像：心肌的断层影像以心的短轴、水平长轴及垂直长轴三个方向的断层显示（图6-35-9、图6-35-10、图6-35-11）。

短轴面：不同部位形态不同，心尖处呈“圆点”状，中段为“圆圈”型，心底段呈“反C”型。

水平长轴：呈立位马蹄形，心肌壁内放射性分布均匀，中心稀疏缺损区为心腔。显示心尖、前后间壁、前后侧壁。

垂直长轴：呈横位马蹄形，心肌壁放射性分布均匀，中心稀缺区为心腔。显示前壁、心尖、下壁和后壁。

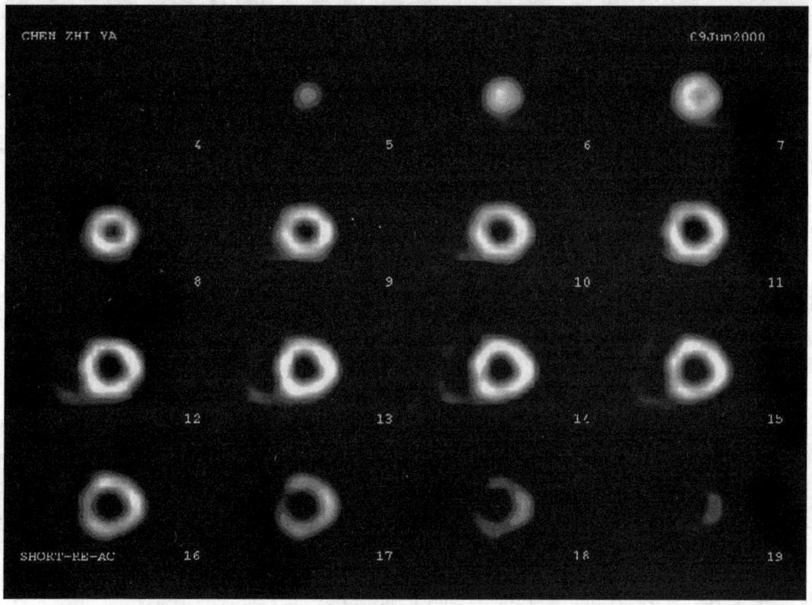

图 6-35-9　正常短轴影像（彩图见书后）

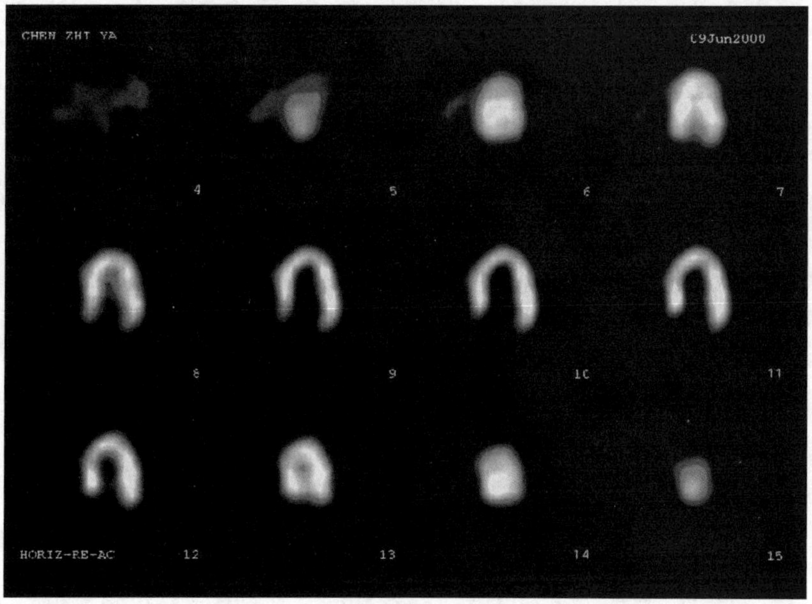

图 6-35-10　正常水平长轴显像（彩图见书后）

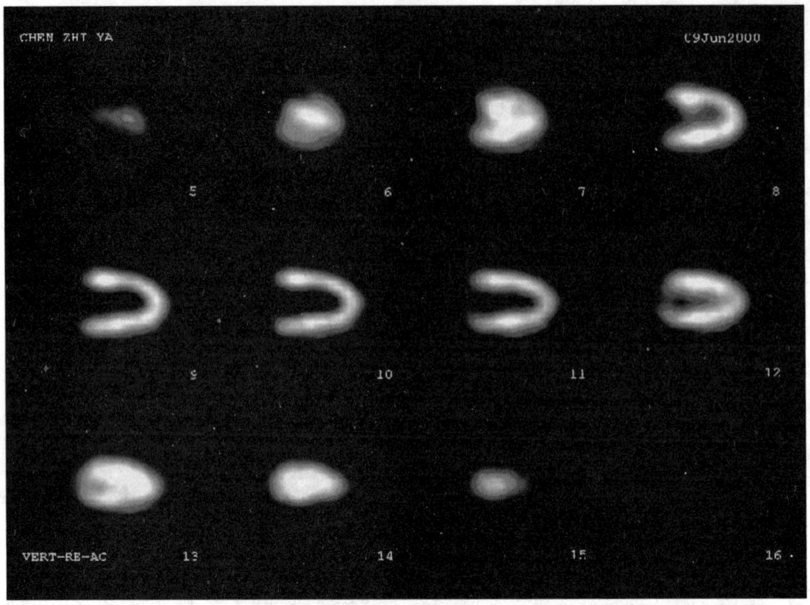

图 6-35-11 正常垂直长轴影像（彩图见书后）

2. 异常图像

（1）可逆性缺损：负荷影像所见之稀疏缺损区，在静态影像中显示该部位放射性充填（图 6-35-12）。

（2）不可逆缺损：负荷影像所见之稀疏缺损区，在静态影像仍然显示放射性缺损（图 6-35-13）。

（3）混合性缺损：负荷影像所见之稀缺区，在静息影像中有部分充填，心室壁不可逆缺损和可逆性缺损同时存在。

（4）花斑型异常：室壁内出现斑片状放射性稀疏区。

（5）反向再分布：负荷显像正常而静息显像显示放射性稀疏区。

提示：心肌缺血的特征改变是可逆缺损，心肌梗死的特征改变是不可逆缺损。

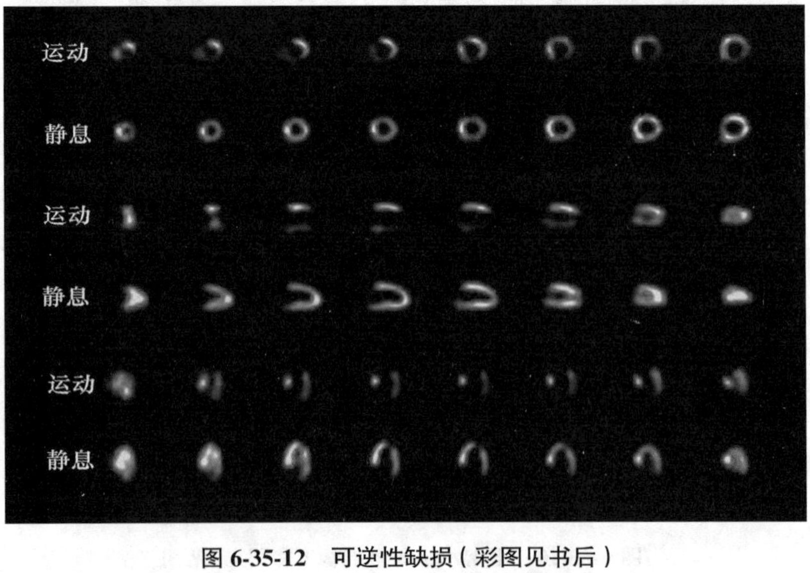

图 6-35-12 可逆性缺损（彩图见书后）

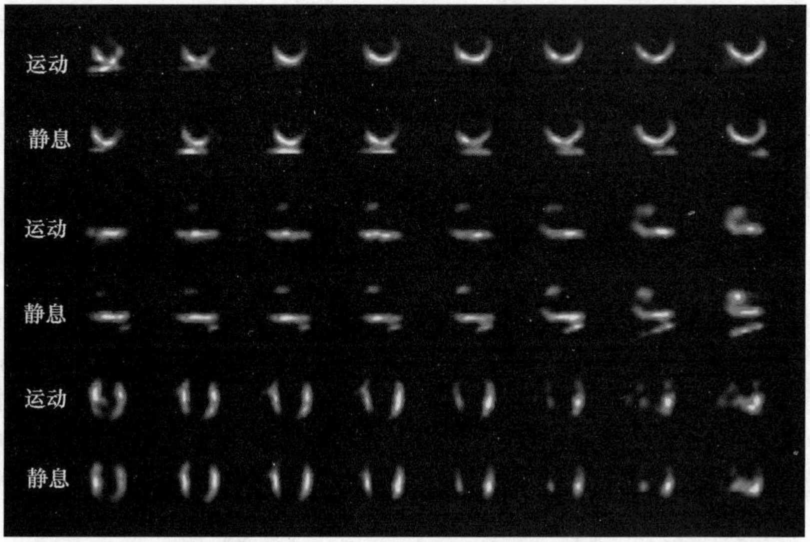

图 6-35-13 不可逆缺损（彩图见书后）

（五）临床应用

1. 冠心病心肌缺血的诊断 常表现为可逆性缺损。灵敏度为 70% ~95%，特异性 60% ~90%。严重的缺血病变可引起不可逆性缺损影像。运动 / 静息表现为固定缺损区，则梗死或瘢痕的可能性大；若表现为“可逆缺损”则暂时性心肌缺血的诊断成立。本法对 CAD 的诊断敏感性和特异性均在 90% 左右，其敏感性比运动心电图高 10% ~15%。

2. 心肌梗死的定位及大小判断 心肌梗死的诊断以两次显像表现为固定区域的缺损区为特点做出诊断。心肌灌注异常与 ECG 出现 Q 波的一致率为 98%，与室壁运动异常的一致率为 99%；它确定的梗死区域大小和范围与实际病理范围相近或一致。其缺点是不能鉴别新近梗死和陈旧梗死。

3. 冠脉搭桥术疗效的预测和判断 心肌灌注显像在搭桥术前可了解病变部位的血供情况以判断心肌存活的可能性及预测其疗效。若病变区有良好的再分布，提示病变区侧支循环良好，心肌存活良好，无须手术治疗；若再分布影像虽差，但较运动影像有明显改善，提示局部尚有存活心肌存在，冠脉搭桥术后可望改善缺血状况；若负荷静息均表现为固定缺损区域，则提示心肌已坏死，无存活性，即使手术，其疗效也差。

4. 急性心肌梗死溶栓治疗后存活心肌的估计及危险度判断 溶栓后冠脉重新开放者，其缺损区域将明显缩小，表明有大面积心肌被救活，预示病变心肌处于低度危险中；若溶栓后缺损区域变化不明显，则表明溶栓治疗失败，病变心肌仍处于高度危险中。

5. 左心室室壁瘤诊断 心肌显像结合心血池显像对室壁瘤的诊断价值较大。心肌显像表现为缺损区域，心血池显像表现为向外隆突的卵圆形浓聚影，则为室壁瘤。

6. 心功能判断 用门电路采集可获得各种参数和室壁运动状态。

7. 心肌病的鉴别诊断 扩张型心肌病心壁薄，心腔扩大，而心肌内放射性分布呈“花斑”样变化；肥厚型心肌病心肌为非放射性增厚，心腔变小，间壁增厚，心肌内放射性分布均匀。

第四节 放射性核素体外分析技术

放射性核素体外分析技术（体外微量物质分析）是在体外条件下，以结合反应为基础，以放射性核素标记物为示踪剂，以放射性测量为定量手段，对生物样品（血、尿、组织液等）中微量物质进行定量检测。包括所有以体外放射分析的基本原理为基础而建立起来的各种体外分析技术，如放射免疫分析、免疫放射分析、受体放射分析等。其代表性的基本方法就是放射免疫疫分析法，常用于测定患者血清或其他体液样品内的激素、其他生物活性物质和药物浓度等。

放射性核素体外分析技术以放射免疫分析法（radioimmunoassay，RIA）为代表，以放射性核素标记的配体为示踪剂，以配体和结合体的结合反应为基础。其基本原理是：以放射性核素标记抗原为示踪剂，以非标记抗原为检测对象；标记抗原与非标记抗原与限量的特异性抗体在相同条件下进行竞争性免疫结合反应。自 Yalow 和 Berson 创立了 RIA 以来，经过几十年的发展，在其作用机制的阐明、灵敏度的提高和质量控制体系的建立等方面有了很大的发展。在此基础上还发展了一大类分析方法，如竞争性受体结合分析法、放射性非竞争结合分析法等。同时，采用其他一些灵敏度高的标记方法如荧光、化学发光、稀土元素标记等免疫分析技术替代放射性核素标记和非同位素标记技术也有了快速地发展，人体内很多含量极微的激素、酶、神经介质、配体、受体、药物以及核酸、蛋白质等生物活性物质均可以准确定量。

由于体外分析技术已归于实验诊断相应章节内容，本节不再做详细介绍。

（莫敬清）

单元目标检测练习（十七）

一、名词解释

1. 放射性药物
2. 放射性核素发生器
3. 可逆性缺损
4. 不可逆性缺损
5. 甲状腺摄 ^{131}I 高峰前移（提前）
6. 甲状腺“热”结节
7. 甲状腺“冷”结节
8. 核素
9. 放射性衰变
10. 放射性核素

二、填空题

1. 临床应用的放射性核素可通过__________、__________、__________和__________获得。

2. 核医学显像仪器主要包括__________、__________和__________。

3. 在心肌灌注显像中最常用的显像剂是__________和__________。

4. ^{201}Tl 被局部心肌摄取的量和随后被清除的速度与该局部心肌冠状动脉血流量呈__________，因此可根据心肌局部__________来诊断冠心病。

5. 心肌灌注显像临床应用包括（至少5个）：__________、__________、__________、__________、__________、__________、__________。

6. 所有能迅速由肾小球滤过或肾小球上皮细胞分泌而不被再吸收的放射性药物都可用作__________。

7. 泌尿系结石嵌顿等造成的急性上尿路梗阻肾图表现为该侧呈__________型曲线。

8. 肾图 c 段曲线呈__________为各种原因造成的输尿管痉挛或异常蠕动所致，见于尿路感染、疼痛、精神紧张及尿反流等。

9．肾动态显像的显像剂根据其作用点不同主要分为__________型和__________型两类。

10．肾图 b 段到达高峰的时间（Tb 峰时），正常值约在__________，肾图低水平延长线型曲线多见于__________、__________肾损害。

11．放射免疫分析是以__________为示踪剂，以为__________检测对象；标记抗原与非标记抗原与限量的特异性抗体在相同条件下进行__________反应。

12．全身骨显像异常的表现是__________、__________、__________。

三、选择题：

A_1 型题（单句型最佳选择题）

1．下列何种放射性核素需用核素发生器来获取
A．^{125}I
B．^{123}I
C．^{131}I
D．^{99m}Tc
E．^{111}In

2．^{99m}Tc 及其标记化合物是脏器显像中最常用的放射性药物，^{99m}Tc 半衰期为
A．3h
B．6h
C．12h
D．2.7 天
E．8.1 天

3．$^{99m}TcO_4^-$ 离子在显像中主要用于
A．肝显像
B．肾显像
C．甲状腺显像
D．骨显像
E．心肌显像

4．^{99m}Tc-RBC 在显像中主要用于
A．心血池显像
B．肾显像
C．甲状腺显像
D．骨显像
E．心肌显像

5．^{99m}Tc 标记的 DTPA 在显像中主要用于
A．肝显像
B．肾显像
C．甲状腺显像
D．骨显像
E．心肌显像

6．^{99m}Tc 标记的磷酸盐在显像中主要用于
A．肝显像
B．肾显像
C．甲状腺显像
D．骨显像
E．肾上腺显像

7．下列哪一种心肌灌注显像剂，在心肌中具有再分布特点
A．^{201}Tl
B．^{99m}Tc-TBI
C．^{99m}Tc-CPI
D．^{99m}Tc-MIBI
E．^{99m}Tc-PYP

8．心肌梗死灶在心肌灌注显像中表现为
A．静息时减低、运动时有填充
B．运动时减低、静息时填充
C．静息和运动时均减低、无差别
D．静息和运动时均增加、无差别
E．静息减低、运动增高

9．冠状动脉粥样硬化性心脏病心肌缺血时心肌灌注显像表现缺血区为
A．静息时减低、运动时有填充
B．运动时减低、静息时填充
C．静息和运动时均减低、无差别
D．静息和运动时均增加、无差别
E．静息减低、运动增高

10．平衡法心血池显像心功能测定静息时左心室射血分数正常为
A．>30%
B．>40%
C．>45%
D．>50%
E．>60%

11．核医学影像的特点是
A．可以反映密度的变化
B．可以反映回声的改变
C．可以反映氢核密度的变化

D．可以反映代谢、血流和功能改变

E．以上都不是

12.单侧肾动脉狭窄其肾图检查可出现下列哪种异常图型

A．持续上升型

B．高水平延长型

C．单侧小肾图型

D．阶梯式下降型

E．低水平延长型

13.正常情况下，负荷试验左心室射血分数较静息时增加

A．>30%

B．>20%

C．>5%

D．>15%

E．>10%

14.初诊甲亢的患者（在未用过抗甲亢药物治疗前），其甲状腺摄碘率的典型特征是

A．在服 ^{131}I 后第 24h 的摄碘率明显升高，峰时位于第 24h

B．在服 ^{131}I 后第 24h 的摄碘率低于正常范围

C．在服 ^{131}I 后第 3～6h 的摄碘率高于正常范围

D．在服 ^{131}I 后第 24h 的摄碘率高于正常范围且伴有速度增快，甚至高峰前移

E．摄碘率与甲状腺大小正相关

15.在肾显像中同时要获得肾图曲线，需用下列何种显像

A．肾静态显像

B．肾灌注显像

C．肾动态显像

D．SPECT 肾断层显像

E．放射性核素肾血管造影

16.^{99m}Tc 标记的磷酸盐化合物用于骨显像的机制中下列哪个是**错误**的

A．离子交换进入骨中羟基磷灰石晶体

B．羟基磷灰石晶体表面吸附

C．与骨胶质结合

D．与未成熟的骨母质结合

E．羟基磷灰石晶体吸附和骨胶质结合

17.$^{99m}TcO_4^-$ 在甲状腺内是

A．仅被甲状腺组织吸附

B．参与甲状腺激素合成

C．以甲状腺激素形式潴留

D．参与甲状腺激素代谢

E．参与甲状腺激素分泌

18.下列何种情况下甲状腺显像**不宜用** $^{99m}TcO_4^-$ 做显像剂

A．甲状腺癌肿

B．甲状腺自主性高功能腺瘤

C．局部甲状腺组织增生

D．甲状腺囊肿

E．诊断异位甲状腺肿和寻找甲状腺癌的转移灶

19.甲状腺显像呈“冷结节”中甲状腺癌一般占

A．5% 左右

B．10% 左右

C．20% 左右

D．50% 左右

E．绝大多数

20.甲状腺显像中下哪那种情况不呈现“冷结节”

A．囊肿

B．腺瘤出血

C．腺瘤退行性变

D．功能自主性腺瘤

E．亚急性甲状腺炎

21.放射性核素作为示踪剂，是因为

A．能产生化学光

B．与被研究物质具有相同的物理性质

C．体内存在放射性核素

D．在衰变过程中能自发的释放出射线并能被仪器探测

E．核仪器能对核素的化学量进行定量

22.脏器功能测定、脏器显像以及体外放射分析等技术的共同原理是

A．放射性测量

B．反稀释法原理

C．免疫反应

D．示踪技术的原理

E．动力学模型

23.下列哪种曲线表示上尿路梗阻

A．抛物线

B．持续上升曲线

C．高水平延长线

D．低水平延长线

E．低水平递降曲线

24.下列哪种曲线表示肾无功能

A．抛物线

B．持续上升曲线

C．高水平延长线

D．低水平延长线

E．低水平递降曲线

25.有关肾图 b 段的描述哪个是**错误**的

A．为示踪剂的聚集段

B．是 a 段之后曲线缓慢上升直至到达高峰的线段

C．上升的斜率和高度与示踪剂剂量有关

D．上升的斜率和高度与肾有效血浆流量有关

E．上升的斜率和高度与肾小管上皮细胞的分泌功能有关

四、简答题

1．简述放射性核素显像的特点。

2．为什么各地区应建立自己的甲状腺摄 ^{131}I 率实验的正常参考值？

3．$^{99M}TCO_4$- 和 ^{131}I 作为甲状腺显像剂有何不同？

4．骨显像的原理和适应证是什么？

5．简述肾图持续上升型改变的图形特点及其临床意义。

6．简述运动负荷心肌灌注显像的原理。

7．简述放射免疫分析基本原理。

（莫敬清）

第七篇 临床常用诊疗技术

第三十六章 临床常用诊疗技术

学习目标

通过本章内容的学习，学生应能：

识记：

描述常用诊疗技术的适应证、禁忌证。

理解：

总结常用诊疗技术的操作要领。

运用：

结合相关知识，合理选用诊疗技术。

第一节 眼底检查术

眼底检查主要用于检查玻璃体、视网膜、脉络膜和视神经的病变，此外许多全身性疾病，如高血压、肾病、糖尿病、妊娠毒血症、结节病、风湿病、某些血液病、中枢神经系统疾病等，也可引起眼底的改变，甚至成为上述疾病患者就诊的主要原因。因此，即使是非眼科专科医师也应熟悉眼底检查的方法，这对临床诊疗工作将提供很大帮助。

检查眼底必须用检眼镜，目前多用直接检眼镜检查，该方法所见眼底为正像，放大约 16 倍。

直接检眼镜下方手柄中装有电池，前端为接有凸透镜和三棱镜的光学装置，三棱镜上端有一观察孔，其下有一可转动镜盘。镜盘上装有一 1 ~ 25 屈光度的凸透镜（以黑色“+”标示）和凹透镜（以红色“+”标示）。用于矫正检查者和被检查者的屈光不正，并清晰显示眼底改变。

镜盘上凸透镜的作用是使光源发射出来的光线聚焦，以增强光度；三棱镜是将聚焦的光线折射入被检者眼内，以观察眼底图像。

【方法】

1．检查时最好在暗室中进行，因为黑暗环境中瞳孔扩大，有助于眼底检查。

提示：因眼底检查需在暗室中进行，所以检查前应先给患者做好解释工作，以消除患者紧张、恐惧心理。男医生给女患者检查时，最好有其他女性在场。

2．持检眼镜法　检查者将示指放在检眼镜镜盘上，以便随时调节屈光度，拇指和其余 3 指握住镜柄。

3．检查时，被检者取坐位，检查者立位或坐位均可。检查左眼时，检查者位于被检查者的左侧，左手持检眼镜，用左眼观察；检查右眼时，检查者位于被检查者的右侧，右手持检眼镜，用右眼观察（图 7-36-1）。

4．检查步骤　先做透照法检查眼的屈光间质有无混浊，将镜盘拨到+8 ~ +10（黑色）屈光度处，距被检眼 20～30cm，将检眼镜灯光与被检者视线呈 15° 角射入瞳孔，正常时瞳孔区呈橘红色反光。如角膜、房水、晶体或玻璃体有混浊，则在红色反光中出现黑影。此时嘱被检查者转动眼球，如黑影移动方向与眼球一致，说明混浊位于晶体前方，如相反则位于晶体后方，如不动则在晶体。

再将镜盘拨到“0”处，将检眼镜移到受检眼前约 2cm 处，检查眼底。如检查者与被检查者均为正视眼，则可看到眼底正像；如不能看清，可拨动镜盘直至看清为止。嘱被检者向正前方直视，检眼镜从颞侧约 15° 处投入光线，以检查视神经乳头；最后嘱被检者注视检眼镜灯光，以检查黄斑部。

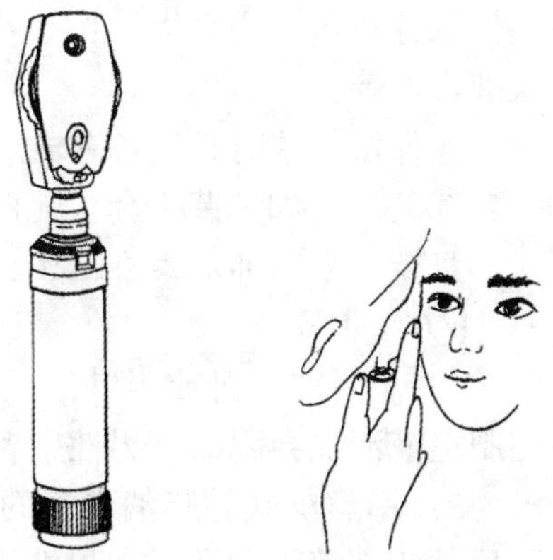

图 7-36-1　眼底检查示意图

5．检查内容　观察视神经乳头的形状、大小、颜色，边界是否清楚。观察视网膜动静脉，注意血管的粗细、行径、管壁反光、分支角度及动静脉交叉处有无压迫或拱桥现象，正常动、静脉管径之比为 2∶3。观察视网膜有无水肿、出血、渗出、剥离、坏死、新生血管及色素异常。观察黄斑的大小、中心凹反射是否存在，有无水肿、出血、渗出、色素紊乱及血管。

提示：眼底检查应先了解屈光间质是否混浊，并判断混浊的部位；然后依次检查视神经乳头、黄斑部、视网膜血管以及视网膜本身有无病变。

6．眼底检查记录　为了说明和记录眼底病变的部位及其大小、范围，通常以视神经乳头、视网膜中央动静脉行径、黄斑为标志，表明病变部位与这些标志的位置、距离和方向关系，距离和范围一般以视神经乳头直径 PD（1PD ＝ 1.5mm）为标准计算。记录病变隆起或凹陷的程度是以看清病变区周围视网膜面与看清病变隆起最高处或凹陷最低处的屈光度（D）来计算，每差 3 个屈光度（3D）等于 1mm。

【注意事项】

1．对儿童或瞳孔过小不易进行观察时，可行药物扩瞳，但扩瞳前必须排除青光眼。

2．颅内病变患者，检查眼底时不宜扩瞳，以免影响病情观察。

3．检查过程中虽已拨动任何一个镜盘，但仍不能看清眼底，应考虑眼的屈光间质有混浊，需进一步做裂隙灯显微镜检查。

第二节　导　尿　术

导尿术（catheterization）是临床医师必须掌握的一项基本操作技能，其常用于：①急、慢性尿潴留排尿减压；②协助临床诊断，如留尿做细菌培养，测量膀胱容积、压力和残余尿量；③准确记录尿量以了解少尿和无尿的原因，探察尿道有无狭窄，注入造影剂等；④协助治疗，如膀胱冲洗、膀胱腔内给药等；⑤大手术、盆腔器官手术的术前准备。

【准备工作】

1．导尿前向患者做好解释工作，说明导尿的目的、必要性、步骤及可能出现的不适，争取患者配合。

2．合理暴露患者，注意保暖和遮挡。

3．用物准备

①治疗盘，用以盛装导尿器械。

②皮肤黏膜消毒剂，0.5% 碘伏、0.1% 新洁尔灭或 1% 洗必泰。

③导尿包，内含大、中、小三种型号导尿管各一根，无菌孔巾，液状石蜡，试管，血管钳，尿液容器等。

④保留导尿时必须备有输液管夹、胶布，外接盛尿无菌袋。

⑤其他，如无菌手套、无菌持物钳、油布或塑料布。

提示：会阴部消毒应选择刺激性小且作用较持久的消毒液。

【方法】

1．患者取仰卧或半卧位，两腿屈膝屈髋外展，臀下垫油布或塑料布。女性患者翻开大阴唇用肥皂液清洗会阴部，男性患者翻开包皮清洗阴茎和会阴部。

2．用蘸皮肤黏膜消毒液的棉球，女性自内而外、自上而下消毒外阴，每个棉球只用一次，而后外阴部盖无菌孔巾；男性用消毒液自尿道口向外消毒阴茎前部，然后用无菌纱布裹住阴茎，露出尿道口。

3．术者站在患者右侧，严格遵守无菌操作原则，戴无菌手套，再次消毒外阴。男性患者以左手拇指和示指挟持阴茎，用消毒液棉球自尿道口向外旋转擦拭消毒数次；女性则分开小阴唇露出尿道口，用消毒液棉球自上而下消毒尿道口和小阴唇。

提示：男性患者消毒的顺序是自尿道口向外旋转擦拭消毒，女性患者消毒的顺序是自内而外、自上而下消毒。

4．插入导尿管 男性将阴茎提起，使其与腹壁成钝角，右手持血管钳将涂有液状石蜡的导尿管慢慢插入尿道；女性则分开小阴唇后用同样的方法将导尿管插入尿道。导尿管外端用止血钳夹闭，其开口置于消毒弯盘中。男性插入 15～20cm，女性插入 6～8cm，松开止血钳，尿液即可流出。

提示：男性尿道较长，16～22 cm，且有两个弯曲（耻骨前弯、耻骨下弯）、三个狭窄（尿道内口、膜部、尿道外口），因此为而保证导尿的顺利进行，导尿时必须掌握这些解剖特点。

5．需进行细菌培养或尿液镜检者，留取中段尿于无菌试管中送检。

6．导尿后如需拔出导尿管，应先将导尿管夹闭后再徐徐拔出，以免管内尿液流出污染衣物。如需留置导尿管，为防止脱出则用胶布加以固定。男性患者用两条纵行蝶行胶布贴在尿管与阴茎上（图 7-36-2）；女性患者用宽 4cm、长 12cm 胶布一块，下 2/3 煎成 3 条，上 1/3 贴于阴阜上，下 2/3 的 3 条分别贴于导尿管及两侧大阴唇上（图 7-36-3）。如需长期留置应接上无菌袋收集尿液。

【注意事项】

1．严格无菌操作，预防尿路感染。

2．选择粗细适宜的导尿管，插管动作轻柔，避免损伤尿道黏膜。

3．若插入时有阻挡感，可稍将导尿管退出后更换方向再插，见有尿液流出时再深入 2cm，勿过深或过浅。

4．对膀胱过度充盈者，应分次引出尿液，单次不超过 1 000ml，以免引起虚脱或血尿。

5．留置尿管期间，应每日用消毒液棉球清洁尿道口，并用生理盐水或低浓度抗菌药液进行

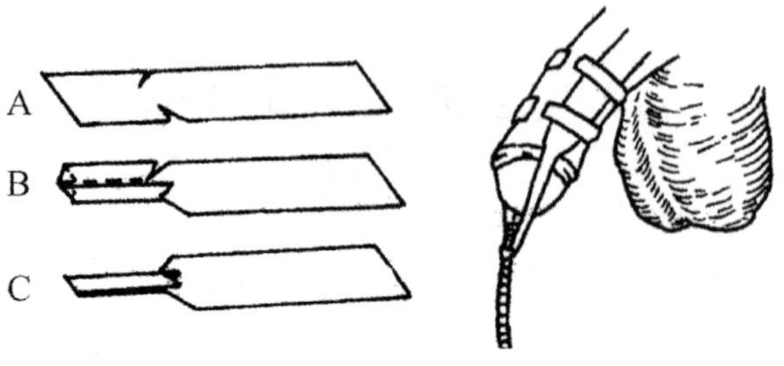

图 7-36-2 男患者留置导尿固定法

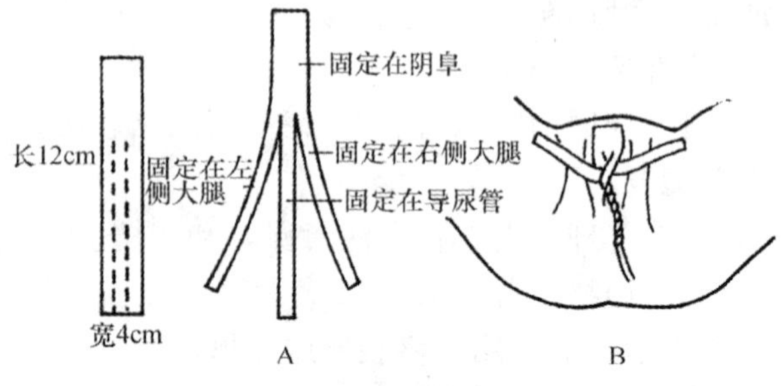

图 7-36-3 女患者留置导尿固定法

膀胱冲洗；每 5 ~ 7 天更换尿管一次。

6. 长期留置导尿管时，拔管前 3 天应定期夹闭导尿管，每 2h 放尿液一次，以促进膀胱功能的恢复。

7. 如用带气囊的导尿管，插管前应先用无菌注射器检查导尿管是否通畅、气囊是否漏气；确定导尿管插入膀胱后，向气囊内注入空气或生理盐水 5ml 固定。

第三节 中心静脉压测定

中心静脉压（central venous pressure，CVP）是指右心房及上、下腔静脉胸腔段的压力。主要用于了解有效血容量、心功能及周围循环阻力的综合情况。

CVP 测定常用于：①急性循环功能不全；②大量输液或心脏患者输液；③危重患者或体外循环手术。

CVP 正常值为 50 ~ 120mmH_2O（10 mmH_2O = 0.098kPa），降低与增高均有重要临床意义。如休克患者 CVP ＜50 mmH_2O，提示血容量不足，应迅速补液；补液后患者仍处于休克状态，而 CVP ＞100mmH_2O，则表示容量血管过度收缩或有心力衰竭的可能，应控制输液的量、速度或采取其他相应措施。若 CVP ＞150 ~ 200mmH_2O，表示有明显的心力衰竭，且有发生肺水肿的危险，应暂停输液或严格控制输液速度，并给予抗心力衰竭治疗。少数重症患者，虽 CVP ＜100 mmH_2O，但也有发生肺水肿者，应予注意。

提示：中心静脉压测定能反映机体的有效血容量、心功能及周围循环阻力的综合情况，因此对指导临床诊断和治疗有重大意义。

【准备工作】

1. 插管前向患者解释 CVP 测定的目的和方法，以消除顾虑，取得患者合作。

2. 用物准备 无菌 CVP 测定包（包括带刻度的玻璃测压管、三通管或 Y 型管、延长管、套管针、5ml 和 20ml 注射器、无菌孔巾）、静脉输液用品、无菌手套等。

【方法】

1. 患者排尿后取仰卧位，插管部位常规消毒皮肤，铺无菌孔巾。

2. 局部麻醉后行静脉插管，插管方法有两种：①经皮穿刺法，即经锁骨下静脉或头静脉插管至上腔静脉，或经股静脉插管至下腔静脉。此方法较常采用。②静脉剖开法，仅用于经大隐静脉插管至下腔静脉。插管深度经锁骨下静脉者 12 ~ 15cm，其余 35 ~ 45cm。

3. 固定测压管 使测压管零点与右心房中心在同一水平面上，并加以固定。如体位有变动应随时调整。

提示：中心静脉压测定时为保证测压管零点与右心房中心在同一水平面上，因此刻度管的零点应与患者仰卧时的腋中线平齐。

4. 测压 操作时先把 1 处夹子扭紧，以关闭静脉导管，2、3 处夹子放松，让输液瓶内的液体进入测压管内，并使液面到高于预计值之上（约 30cm）。再把 2 处夹子扭紧，放松 1 处夹子，使测压管与静脉导管相通，测压管内液体迅速下降，当液面不再下降时，液平面在量尺上的读数即为 CVP（图 7-36-4）。

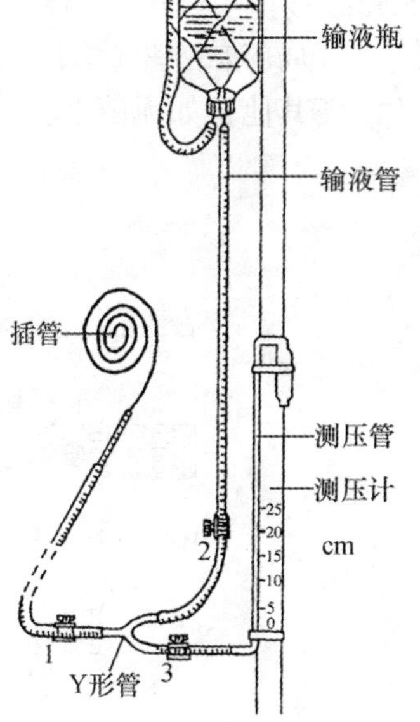

图 7-36-4 中心静脉压测定示意图

不测压时，扭紧3处夹子，放松1、2处夹子，使输液瓶与静脉导管相通，继续补液。每次测压倒流入测压管内的血液需冲洗干净，以保持静脉导管的通畅。

【注意事项】

1. 严格遵守无菌操作技术，预防感染。

2. 静脉导管留置时间一般不超过5天，时间过长易发生静脉炎或血栓性静脉炎。故留置3天以上时，需用抗凝剂冲洗，以防血栓形成。

3. 为确保测压的准确性，管道内不得输入血管活性药物。

4. 测压过程中如发现突然出现显著波动性升高，提示导管进入右心室，应立即退出一小段后再测。

5. 如管道阻塞，应用输液瓶内液体冲洗导管或变动其位置；若仍不通畅，则用肝素液冲洗。

第四节 胸膜腔穿刺术

胸膜腔穿刺术（thoracentesis）是用胸腔穿刺针经皮肤刺入胸膜腔，抽取胸腔积液或进行胸腔内给药的一项诊疗技术。主要用于排出胸腔积液以减轻压迫症状；抽取胸腔积液送检以明确胸水性质，协助诊断；胸腔内注射给药以辅助治疗。

【准备工作】

1. 术前向患者做好解释工作，说明穿刺的目的、必要性、步骤及可能出现的不适，以消除顾虑，取得合作。

2. 向患者告知术中注意事项，如术中不能移动位置，勿深吸气和咳嗽；对精神紧张或剧烈咳嗽者，可于术前半小时给镇静剂或镇咳剂。

提示：患者在穿刺过程中不能进行深呼吸、咳嗽或移动体位，否则穿刺针可能刺破肺组织而造成气胸。

3. 用物准备

①常规消毒治疗盘1套。

②无菌胸腔穿刺包，内含针拴接有橡胶管或带三通活栓的胸腔穿刺针（图7-36-5）、5ml和50ml注射器、7号注射针头、无菌孔巾、纱布、血管钳。

③局部麻醉药（多用2%利多卡因针剂）、1∶1 000肾上腺素。

④其他，如无菌手套、无菌试管、量杯、靠背椅。

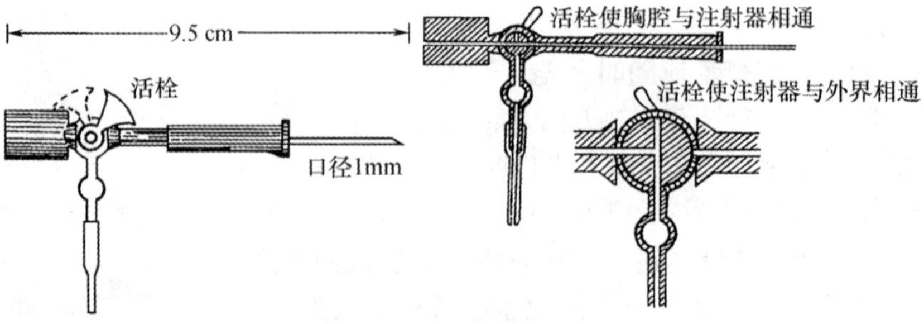

图7-36-5 三通活栓模式图

【方法】

1．嘱患者反坐于靠背椅上，两前臂平放于椅背上，前额伏于前臂上。危重患者可取半坐卧位，患侧前臂上举抱于枕部，使肋间隙增宽（图 7-36-6）。

2．穿刺点选在胸部叩诊实音最明显的部位，一般取肩胛线或腋后线第 7～8 肋间；有时也可选腋中线第 6～7 肋间或腋前线第 5 肋间。如为包裹性积液，应结合 X 线或超声检查定位。

3．常规消毒皮肤，戴无菌手套，覆盖无菌孔巾，自皮肤至胸膜壁层逐层进行局部浸润麻醉。

4．用 2% 利多卡因针剂在穿刺点沿下一肋骨上缘自皮肤至胸膜壁层逐层进行局部浸润麻醉。

5．术者用左手示指与中指固定穿刺部位的皮肤，右手持穿刺针在局部麻醉部位沿肋骨上缘缓慢刺入胸腔，当针锋抵抗感突然消失时，提示穿刺针已进入胸膜腔，可进行抽液。

提示：在行胸膜腔穿刺术时，应避免在肋骨下缘进行穿刺，否则可能伤及肋间血管和神经。

如选择带三通活栓的胸腔穿刺针，穿刺前应先将三通活栓转到与胸腔关闭处；穿刺针进入胸膜腔后，再转动三通活栓使其与胸腔相通，以便抽液。抽液时，助手用止血钳协助固定穿刺针，

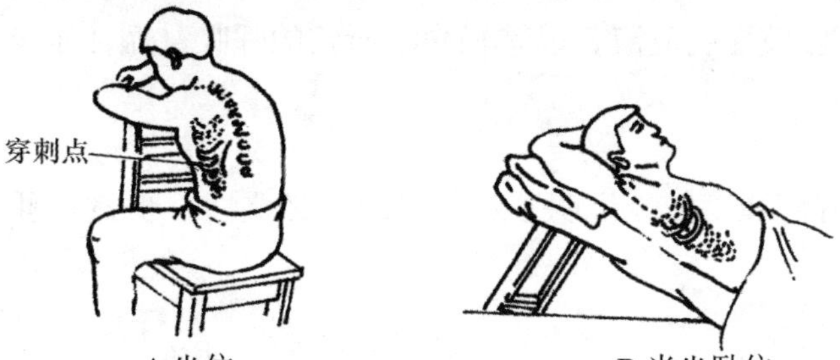

图 7-36-6　胸腔穿刺体位及穿刺点

以防刺入过深损伤肺组织，术者持注射器抽液。注射器抽满后，转动三通活栓使注射器与外界相通，排出液体。

如用针拴接有橡胶管的胸腔穿刺针，穿刺前应先用血管钳将橡胶管夹住；穿刺针进入胸膜腔后，术者将注射器与橡胶管连接，助手松开血管钳并协助固定穿刺针。注射器抽满后，助手夹紧橡胶管，术者取下注射器将液体注入量杯中，计量或送检。排液后将注射器与橡胶管连接，如此反复（图 7-36-7）。

提示：在穿刺放液过程中，为防止空气进入胸膜腔造成气胸，应先转动三通活栓使注射器与外界相通，或由助手夹紧与穿刺针针拴连接的橡胶管后再取下注射器。

6．抽液结束后拔出穿刺针，针孔处再次消毒后用无菌纱布覆盖，稍用力压迫穿刺部位片刻，用胶布固定后嘱患者静卧。

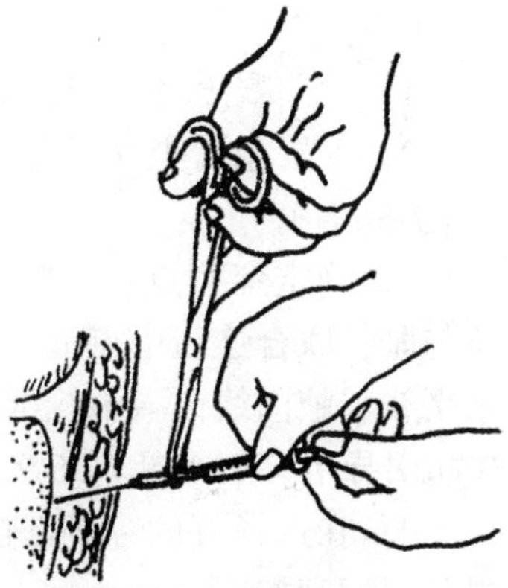

图 7-36-7　协助抽吸胸腔积液

【注意事项】

1．严格无菌操作，避免胸腔内继发感染；术中防止空气进入胸腔而诱发气胸。

2．术中密切观察患者反应，如有头晕、心悸、面色苍白、出冷汗、胸闷憋气时应考虑患者出现胸膜反应，此时应立即停止抽液，让患者平卧、吸氧，监测心率和血压，必要时皮下注射 1∶1000 肾上腺素 0.3～0.5ml；如突然出现胸痛、呼吸困难、干咳，肺部叩诊呈鼓音，应考虑气胸，并进行相应对症处理；如出现咳粉红色泡沫痰，应及时按急性肺水肿处理。

3．胸腔积液时抽液不能过多、过快，诊断性抽液 50～100ml 即可。减压抽液，首次不超过 600ml，以后每次不超过 1 000ml；如为脓胸，每次应尽量抽尽。疑为感染时，助手用无菌试管留取标本，进行细菌学检查。做细胞学检查时，至少需要 100ml 液体，并立即送检，以免细胞自溶。

提示：抽液不能过多、过快，以免胸腔内压力骤减、回心血量突然增加，从而导致急性肺水肿。

4. 应避免在第 9 肋间以下进行穿刺，以免穿透膈肌伤及腹腔脏器。

5. 如需胸腔内注药时，抽液后接上备好药液的注射器，先抽胸液少许与药液混合后再注入。

6. 恶性胸腔积液，可在胸腔内注入抗肿瘤药或硬化剂诱发化学性胸膜炎，促使脏层与壁层胸膜粘连，闭合胸腔。

第五节 腹膜腔穿刺术

腹膜腔穿刺术（abdominocentesis）是为了诊断和治疗疾病，对有腹腔积液的患者抽取积液或注入药物的一项诊疗技术。适应证：抽取腹腔积液送检，以明确积液性质，协助病因诊断；有大量腹腔积液的患者，行腹腔穿刺放液，以减轻腹水所致的呼吸、循环压迫症状；腹腔内给药；腹水浓缩回输。

【准备工作】

1. 术前向患者做好解释工作，说明穿刺的目的、必要性、步骤及可能出现的不适，以消除顾虑，取得合作。

2. 用物准备

（1）常规消毒治疗盘 1 套。

（2）无菌腹腔穿刺包，内含 5ml 和 50ml 注射器、7 号和 8 号注射针头、无菌孔巾、纱布、血管钳、长乳胶管。

（3）局部麻醉药（多用 2% 利多卡因针剂）、无菌手套、无菌试管、量杯、靠背椅、腹带、皮尺。

【方法】

1. 术前嘱患者排尿，防止穿刺时损伤膀胱。

2. 安置患者坐在靠背椅上，衰弱患者可取半卧位、平卧位或侧卧位，暴露腹部，注意保暖（图 7-36-8）。

3. 确定穿刺点：①脐与左侧髂前上棘连线的中外 1/3 交点处，此处不宜损伤腹壁动脉；②脐与耻骨联合连线中点上 1cm，偏左或偏右 1.5cm 处，此处无重要器官且易愈合；③侧卧位，脐水平线与腋前线或腋中线延长线相交处，此处常用于诊断性穿刺；④少量或包裹性积液，最好在 B 超引导下穿刺（图 7-36-9）。

4. 在选择好的穿刺部位常规消毒，戴无菌手套，铺无菌孔巾，自皮肤至腹膜壁层逐层进行局部浸润麻醉。

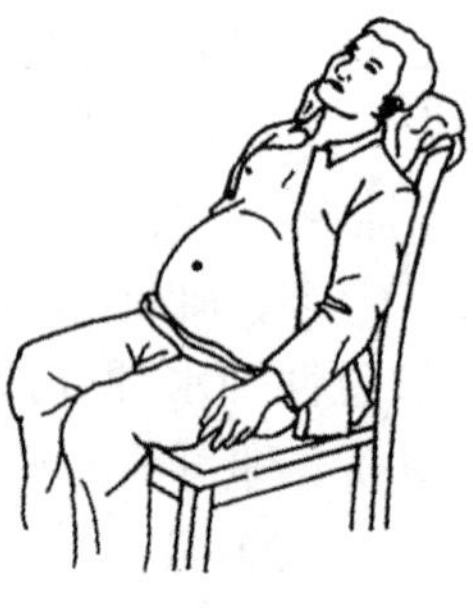

图 7-36-8 腹腔穿刺体位

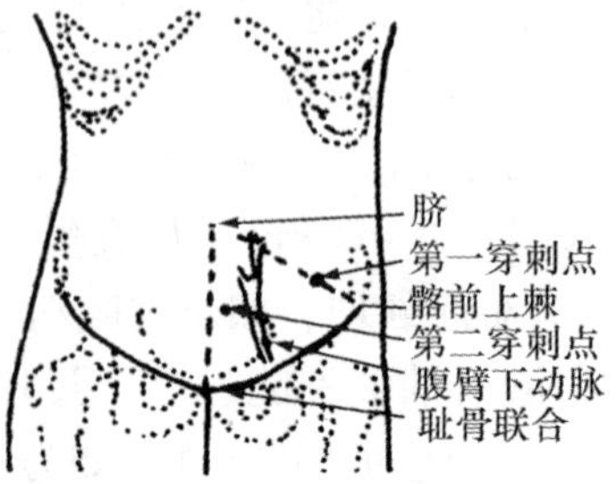

图 7-36-9 常用腹腔穿刺点

5．术者用左手示指与中指固定穿刺部位的皮肤，右手持穿刺针在局部麻醉部位刺入腹壁，当针锋抵抗感突然消失时，提示穿刺针已穿过壁腹膜，进入腹膜腔，此时即可抽取腹水。如为诊断性穿刺，可直接用 50ml 注射器和 7 号注射针头进行穿刺。大量放液时，用针拴接有长乳胶管的 8 号注射针头进行穿刺，穿刺成功后，助手用血管钳固定针头，并夹持胶管，以输液夹子调整放液速度，将腹水引入容器中计量并送检。

6．抽液结束后拔出穿刺针，针孔处再次消毒后用无菌纱布覆盖，稍用力压迫穿刺部位片刻，再用胶布固定。

提示：腹腔穿刺大量放液后，为防止腹压骤降、内脏血管扩张引起血压下降或休克，需用多头腹带将腹部包扎。

【注意事项】

1．有肝性脑病先兆、结核性腹膜炎粘连性包块、巨大卵巢囊肿及包虫病性囊性包块的患者禁忌穿刺。

2．严格无菌操作，避免腹腔内继发感染。

3．术中密切观察患者的反应，如有头晕、心悸、恶心、气短、脉搏增快及面色苍白等表现，应立即停止操作，并做适当处理。

4．放液不宜过多、过快，否则可导致水、电解质紊乱及大量蛋白丢失，严重者可引起休克；肝硬化患者还可诱发肝性脑病。

提示：肝硬化患者一次放液一般不超过 3 000ml，否则可诱发肝性脑病、电解质紊乱及大量蛋白丢失；在维持大量输入清蛋白的基础上，可于 1～2h 内放液 4 000～6 000ml，如为血性腹水不宜放液。

5．放腹水时若腹水流出不畅，可将穿刺针稍做移动或变换体位。

6．术后嘱患者平卧，使穿刺孔位于上方，以防止腹水渗漏；如腹水量过多，在穿刺时应注意不能使自皮肤到腹膜的针眼在一条直线上，而应是针头垂直刺入皮肤后以 45° 斜刺入腹肌再垂直刺入腹腔。如仍有漏出，可用蝶形胶布或消毒火棉胶粘贴。

提示：在穿刺时应注意不能使自皮肤到腹膜的针眼在一条直线上，否则会造成术后腹水渗漏。

7．放液前、后均应测量腹围、脉搏、血压，检查腹部体征，以观察病情变化。

第六节　心包腔穿刺术

心包腔穿刺术（pericardiocentesis）是用穿刺针经皮肤刺入心包腔，抽取积液以判定积液的性质和原因，排出积液以减轻患者症状，心包腔内冲洗、注药以辅助治疗的一项临床诊疗技术。

【准备工作】

1．术前向患者做好解释工作，说明穿刺的目的、必要性、步骤及可能出现的不适，以消除顾虑，取得合作。

2．向患者告知术中注意事项，如术中不能移动位置，勿深吸气和咳嗽；对精神紧张或剧烈咳嗽者，可于术前半小时给镇静剂或镇咳剂。

提示：患者术中切忌深吸气、咳嗽和移动位置，否则可能伤及心脏。

3．用物准备

（1）常规消毒治疗盘 1 套。

（2）无菌心包腔穿刺包，内含带橡胶管的穿刺针、5ml 和 50ml 注射器、7 号注射针头、无菌孔巾、纱布、血管钳；如需进行心包积液引流，尚需准备无菌静脉导管包，内含中心静脉导管及其配套的扩张管、穿刺针、导引钢丝、缝合针、缝合线、5ml 注射器等。

（3）局部麻醉药（多用 2% 利多卡因针剂）、无菌手套、无菌试管、量杯。

（4）除颤器和心肺复苏的各种器械、药品。

【方法】

1．常用的穿刺点有 2 个：①心尖部，该穿刺点根据膈位置高低而定，一般在左侧第 5 肋间或第 6 肋间心浊音界内 2.0cm 左右，进针时穿刺针向内、向后推进指向脊柱；②剑突下，该穿刺点位于剑突与左肋弓缘夹角处，进针时穿刺针与腹壁呈 30°～40° 角，向后、向上并稍向左刺入心包腔。

穿刺前应先叩出心浊音界，有条件采用超声定位，决定穿刺点、进针方向和进针的距离。

2．患者根据穿刺部位不同取不同体位，心尖部穿刺取坐位，剑突下穿刺取 30° 半卧位。

3．常规消毒皮肤，戴无菌手套，覆盖无菌孔巾，自皮肤至心包壁层逐层进行局部浸润麻醉。麻醉要完善，以防疼痛引起神经源性休克。

4．术者穿刺前先用血管钳夹闭与穿刺针相连的橡胶管，然后右手持穿刺针在局部麻醉部位缓慢刺入胸腔，当针锋抵抗感突然消失时，提示穿刺针已进入心包腔，可进行抽液。抽液时，助手用止血钳协助固定穿刺针，术者持注射器抽液缓慢抽吸，注射器抽满后，助手夹闭橡胶管，术者取下注射器将液体注入量杯中，计量或送检。排液后再将注射器与橡胶管连接，如此反复。

提示：穿刺针已进入心包腔后，若同时感到心脏搏动，应稍退针少许，以免划伤心脏。

5．抽液结束后先夹闭橡胶管再拔出穿刺针，针孔处再次消毒后用无菌纱布覆盖，稍用力压迫穿刺部位片刻，用胶布固定。

6．如需做心包积液引流，在确定穿刺针进入心包腔后，助手沿穿刺针送入引导钢丝，将引导钢丝固定，撤出穿刺针，用扩张鞘管沿引导钢丝扩张穿刺部位皮肤及皮下组织，撤出扩张鞘管。沿导引钢丝置入中心静脉导管，退出导引钢丝，保留中心静脉导管在心包腔内，根据引流效果，适当调整中心静脉导管的深度和角度，确保引流通畅。

7．用透明敷贴或缝针固定中心静脉导管，连接引流袋，记录引流量，并根据病情决定中心静脉导管保存时间。引流结束后拔出中心静脉导管，覆盖消毒纱布，用胶布固定。

【注意事项】

1．心包穿刺有一定的危险性，为安全起见，应由有经验的医师操作或指导，并在心电监护下进行。

2．严格无菌操作，避免发生继发感染。

3．抽液速度宜慢，抽液量第一次不宜超过 100～200ml，以后每次不超过 300～500ml。

提示：心包穿刺放液不宜过多、过快，否则短期内大量血液回心可导致急性肺水肿。

4．若抽出血性液体，应放置观察是否凝固，如 3～5min 不凝固可继续抽液；如凝固应立即停止抽吸，并严密观察有无心包填塞征象出现。

5．拔出中心静脉导管前应先将其夹闭，以防空气进入心包腔。

6．术中及术后均应严密观察各项生命体征的变化，如出现异常表现，应紧急处理。

第七节 肝穿刺活检术

肝穿刺活检术（liver biopsy）简称肝活检，是获取肝活体组织标本的一种简易方法。该诊疗手段对穿刺所获取的标本进行组织学或细胞学检查，从而协助原因不明的肝大、门脉高压、黄疸及某些血液病的诊断。肝组织活检的穿刺方法有很多，其中以快速肝穿刺术较为安全，临床上最为常用。但患者如有出血倾向、大量腹水、肝外阻塞性黄疸，或疑为肝包虫病、肝血管瘤则不宜进行此项检查。

【准备工作】

1. 术前向患者做好解释工作，说明穿刺的目的、必要性、步骤及可能出现的不适，以消除顾虑，取得合作。

2. 用物准备

（1）常规消毒治疗盘 1 套。

（2）无菌穿刺包，内含 5ml 和 10ml 注射器、快速肝穿刺活检套针、皮肤穿刺锥、无菌孔巾、纱布、橡皮管。

（3）局部麻醉药（多用 2% 利多卡因针剂）、无菌手套、弯盘、多头腹带、生理盐水、固定液（95% 乙醇或 10% 甲醛）。

3. 患者准备　患者术前应检查血小板计数、出血时间、凝血酶原时间、凝血活酶时间、血浆纤维蛋白原，如有异常肌内注射维生素 $K_1$10mg，每日 1 次，3 天后复查，如仍有异常，则不宜进行穿刺。对疑有肺气肿或胸膜肥厚的患者术前行 X 线胸片检查。穿刺前常规检查血压、脉搏，并鉴定血型。

提示：患者术前应检查止、凝血功能，如有异常可肌内注射维生素 $K_1$3 天，如仍有异常，则不宜进行穿刺。否则可导致术中和术后出血。

【方法】

1. 嘱患者取仰卧位，身体右侧靠床沿，右手置于枕后。

2. 穿刺点选择在右侧腋中线 8、9 肋间，肝实音处进行穿刺。疑诊肝癌者，超声定位下选择较为突出的结节穿刺。

3. 在选择好的穿刺部位常规消毒，戴无菌手套，铺无菌孔巾，自皮肤至肝被膜逐层进行局部浸润麻醉。

4. 备好快速肝穿刺活检套针（针长 7.0cm，针径 1.2mm 或 1.6mm）套针内装有长 2～3cm 的钢针芯活塞，空气和水可以通过，但可以阻止吸入针内的肝组织进入注射器（图 7-36-10）。用橡皮管将穿刺针连接在 10ml 的注射器上，吸入无菌生理盐水 3～5ml。

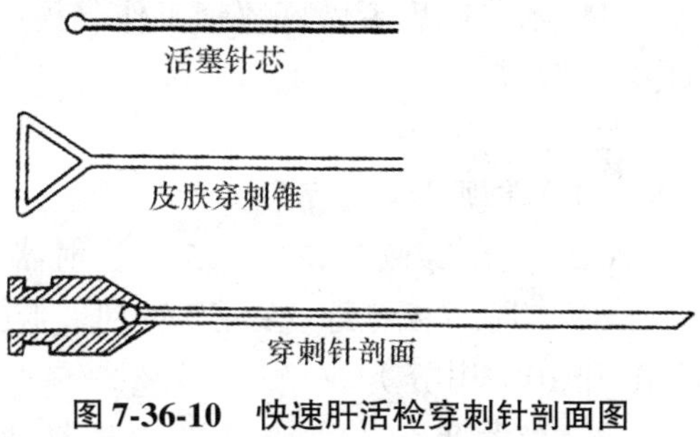

图 7-36-10　快速肝活检穿刺针剖面图

5. 术者先用皮肤穿刺锥在穿刺点部位皮肤刺孔，随后持穿刺针由此孔进入，并沿肋骨上缘与胸壁呈垂直方向刺入 0.5～1.0cm，然后将注射器内生理盐水推出 0.5～1.0cm，将可能存留于穿刺套针内的皮肤及皮下组织冲去，以防阻塞针头。然后抽吸注射器形成负压并予以保持，同时嘱患者先吸气，随后于呼气末屏住呼吸，在患者屏气的同时，将穿刺针迅速刺入肝内并立即抽出，总计穿刺深度不超过 6.0 cm。

6. 将穿刺针拔出后立即用无菌纱布覆盖创面并按压 5～10min，再用胶布固定，并以多头腹带扎紧。

7. 用生理盐水将肝组织条从套针内冲出并置于弯盘内，挑出，用 95% 乙醇或 10% 甲醛固定。

8. 如有条件，可在超声引导下用抽吸式活检针或无负压切割针进行穿刺活检，该方法效率高、质量好且组织损伤较小。

【注意事项】

1. 严格无菌操作，避免发生继发感染。

2. 患者术中切勿咳嗽或深呼吸，避免造成组织损伤。

3. 术后患者应卧床 24h，并严密观察病情变化，特别是术后最初 4h，需每隔 15～30min 测血压、脉搏一次。如出现脉搏细数、血压下降、烦躁不安、面色苍白、出冷汗等内出血征象，应紧急处理。

4．术后如局部疼痛，应注意查找病因，若是一般组织创伤性疼痛，可给予镇痛药；若发生气胸、胸膜性休克或胆汁性腹膜炎，应及时处理。

5．如疑为肝肿瘤且肿块位于腹部不适合活检者，可用细针肝穿刺涂片进行细胞学检查。

第八节 肾穿刺活检术

肾穿刺活检术（renal biopsy）简称肾活检，是一种通过获取肾活体组织标本，用以明确肾疾病性质和病理类型、确定治疗方案、评估预后的重要检查方法。

适应证：①原因不明的无症状性血尿和蛋白尿；②急性肾炎治疗 2～3 个月病情无好转者；③疑诊急进性肾炎需确定是否强化治疗者；④原发性肾病综合征需确定病理类型及治疗方案者；⑤继发性或遗传性肾炎；⑥移植肾出现原因不明的肾功能减退或严重排斥反应，需确定是否必须切除移植肾者。

禁忌证：有明确出血倾向、严重高血压、精神疾病不合作者或孤立肾为绝对禁忌证；活动性肾盂肾炎、肾结核、肾盂积水或积脓、肾脓肿或肾周围脓肿、肾肿瘤或肾动脉瘤、多囊肾、重度腹水、心力衰竭、妊娠、年迈者为相对禁忌证。

提示：进行肾穿刺活检术，是目前临床上用以明确肾疾病性质和病理类型、确定治疗方案、评估预后的重要检查方法。但术前应把握好适应证和禁忌证，以免出现意外。

【准备工作】

1．术前向患者做好解释工作，说明穿刺的目的、必要性、步骤及可能出现的不适，以消除顾虑，取得合作。

2．用物准备

（1）常规消毒治疗盘 1 套。

（2）无菌穿刺包，内含 5ml 注射器、肾活检穿刺针、腰穿针、无菌孔巾、纱布。

（3）局部麻醉药（多用 2% 利多卡因针剂）、无菌手套、弯盘、多头腹带、固定液（2.5% 戊二醛和 10% 甲醛）。

3．患者准备

（1）指导患者练习深吸气后或平静呼吸时做屏气动作，练习排尿。

（2）患者术前应检查血小板计数、出血时间、凝血酶原时间、凝血活酶时间、血浆纤维蛋白原等指标，如有异常则不宜进行穿刺。

（3）穿刺前常规检查血型、血肌酐、血尿素氮，B 超测肾大小及活动度。

（4）术前 3 天肌注 $VitK_1$、停用抗凝药。

（5）严重肾衰患者术前透析数次，协助纠正出、凝血异常，但术前 24h 应停止透析，以免引起术中出血。

【方法】

1．铺好腹带后，患者取俯卧位，腹部垫约 10cm 厚的硬枕，将肾顶推向背部。

2．穿刺点多选择右肾下极外侧缘，即右侧第 12 肋下 2cm，距后正中线 6～8cm 处。近年来多采用 B 超穿刺探头引导穿刺针直视下进行穿刺，该方法定位准确且并发症少。

3．在选择好的穿刺部位常规消毒，戴无菌手套，铺无菌孔巾，用 2% 利多卡因局部麻醉。

4．用腰穿针作探针，垂直刺入皮肤约 3cm，边推进边注麻药。嘱患者于深吸气或平静呼吸时屏气，然后继续推进探针，当出现落空感时提示已进入肾周围脂肪囊，再稍向前推进可感到针尖有顶触感，且针尾会随呼吸同步摆动，说明已接近肾被膜。此时注入2%利多卡因1.0ml以麻醉肾被膜，记下进针深度后拔针。

将活检针按探针探查方向及深度刺入肾周围脂肪囊抵近肾被膜，当活检针随呼吸同步摆动后，嘱患者屏气，并将针刺入肾内完成取材操作。

如在B超穿刺探头引导下穿刺，无论探针或活检针均应固定在探头上的针槽内，并按针槽方向及探头所示深度进针至肾被膜，其余操作同前。

5. 拔针后局部压迫止血至少5min，再次消毒后用无菌纱布覆盖创面，并以多头腹带扎紧。

6. 穿刺所获标本用2.5%戊二醛和10%甲醛固定，分别做电镜和光镜检查；如需做免疫荧光检查，则将标本置于小瓶内生理盐水纱布上，－20℃冻存待检（72h内）。

【注意事项】

1. 严格无菌操作，避免发生继发感染。

2. 患者术中切勿咳嗽或深呼吸，避免造成组织损伤。

3. 术后应卧床24h，并密切观察血压、脉搏及尿液变化。如出现肉眼血尿，需延长卧床时间，同时多饮水，一般24～72h内肉眼血尿可以消失，持续性严重肉眼血尿可给予垂体后叶素治疗。

4. 术后1周内避免剧烈运动。

5. 常见并发症有血尿、肾周血肿、感染、损伤其他脏器（肝、脾等）以及肾撕裂伤等，一旦出现，应及时处理。

提示：患者术后应卧床休息，1周内避免剧烈运动。如出现肉眼血尿，应在卧床休息的同时多饮水，必要时可给予垂体后叶素治疗。

第九节 腰椎穿刺术

腰椎穿刺术（lumbar puncture）是通过腰椎间隙穿刺取得脑脊液，并了解其性质，从而协助中枢神经系统疾病诊断的一项重要诊疗技术。此外该项检查也可测定颅内压力和了解蛛网膜下腔有无梗阻，必要时还用于鞘内注射药物以治疗某些疾病或进行腰麻。

【准备工作】

1. 术前向患者做好解释工作，说明穿刺的目的、必要性、步骤及可能出现的不适，以消除顾虑，取得合作。

2. 用物准备

（1）常规消毒治疗盘1套。

（2）无菌腰椎穿刺包，内含腰椎穿刺针、5ml和10ml注射器、测压管、无菌孔巾、纱布、血管钳。

（3）局部麻醉药（多用2%利多卡因针剂）、无菌手套、无菌试管。

4. 患者准备 患者术前排空大小便，在床上静卧15～30min。

【方法】

1. 患者去枕侧卧于硬板床上（一般取左侧卧位），脊柱接近床沿，头向前胸屈曲，双手抱膝紧贴腹部，使躯干呈弓形；也可由助手在患者前面，一手挽患者头部，另一手挽双腘窝并用力抱紧，使脊柱尽量后凸以增宽椎间隙（图7-36-11）。

2. 穿刺点，成人一般选择在第3～4腰椎间隙，相当于两髂后上棘连线与脊柱的交会处；小儿一般在第5腰椎间隙。

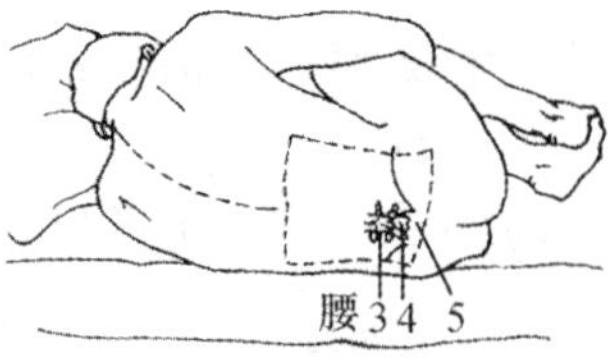

图 7-36-11 腰椎穿刺体位

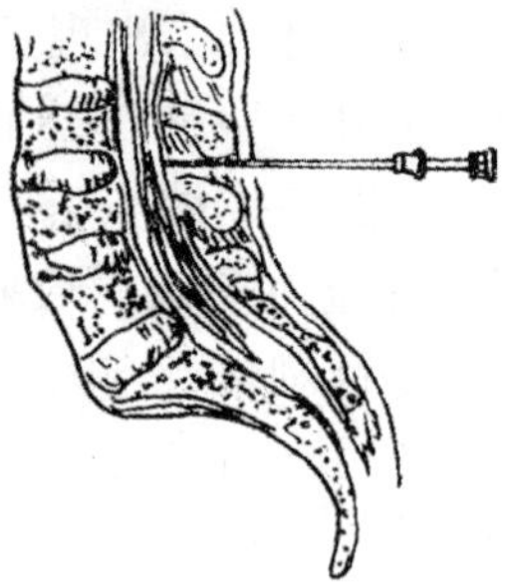

图 7-36-12 腰椎穿刺进针

提示：腰椎穿刺点，成人一般选择在第 3～4 腰椎间隙，小儿一般在第 5 腰椎间隙。如位置选择不当将损伤脊髓。

3. 常规消毒皮肤，戴无菌手套，覆盖无菌孔巾，自皮肤至椎间韧带逐层进行局部浸润麻醉。麻醉要完善，以防疼痛引起神经源性休克。

4. 术者用左手示指与中指固定穿刺部位的皮肤，右手持穿刺针在局部麻醉部位以垂直背部方向缓缓刺入，针尖稍斜向头部，成人进针深度 4～6cm，儿童 2～4cm。当针头穿过韧带和硬脑膜时（图 7-36-12），可有落空感。此时将穿刺针针芯慢慢抽出，可见有脑脊液流出。

提示：当穿刺针进入蛛网膜下腔时，可有落空感。

5. 将测压管与穿刺针连接，并嘱患者全身放松，测量脑脊液压力。正常侧卧位脑脊液压力为 70～180mmH_2O（0.098kPa=10mmH_2O）或 40～50 滴 / 分。

若要了解蛛网膜下腔有无阻塞，可做动力试验（Queckenstedt 试验）。即测完初压后，由助手先压迫一侧颈静脉约 10s，再压另一侧，最后同时按压双侧颈静脉。正常时按压颈静脉后，脑脊液压力迅速升高一倍左右，解除压迫后 10～20s，压力逐渐降至按压前水平，称为梗阻试验阴性，表示蛛网膜下腔通畅；若按压颈静脉后，不能使脑脊液压力升高，则为梗阻试验阳性，表示蛛网膜下腔完全阻塞；若按压颈静脉后，脑脊液压力缓慢升高，放松后又缓慢下降，表示蛛网膜下腔不完全阻塞。当脑出血或颅内压增高时，禁做此试验。

6. 撤去测压管，收集脑脊液 2～5ml 送检。如需做病原学检查，应用无菌试管留取标本。

7. 将针芯插入后拔出穿刺针，针孔处再次消毒后用无菌纱布覆盖，稍用力压迫穿刺部位片刻，用胶布固定。

8. 术后，患者去枕平卧 4～6h，24h 内勿下床活动，并多进饮料，以免引起低颅压头痛。

【注意事项】

1. 严格掌握禁忌证，凡疑有颅内压增高者必须先做眼底检查，如有明显视盘水肿或有脑疝先兆者，禁忌穿刺；患者处于休克、衰竭或濒危状态以及局部皮肤有炎症、颅后窝有占位性病变者均列为禁忌。

提示：有颅内压增高者不宜行腰椎穿刺术，因有导致脑疝的危险。

2. 严格无菌操作，避免发生继发感染。

3. 术中应密切观察患者的反应，如出现呼吸、脉搏、意识改变时，应立即停止操作，并做相应处理。

4. 鞘内给药时，应先放出与注入药物等量的脑脊液，然后再缓慢注入药物。

5. 术中及术后均应严密观察各项生命体征的变化，如出现异常表现，应紧急处理。

第十节　骨髓穿刺术

骨髓穿刺术（bone marrow puncture）是用骨髓穿刺针经皮肤刺入骨髓腔以采取骨髓的一项常用诊疗技术。主要用于：做骨髓象检查，协助血液病、传染病和寄生虫病的诊断；了解骨髓造血功能，作为化疗、放疗及应用免疫抑制剂时的参考；做骨髓腔输液、输血、给药或骨髓移植。

【准备工作】

1. 术前做好解释工作，说明穿刺的目的和重要性，以消除患者紧张、恐惧的心理。

2. 用物准备

（1）常规消毒治疗盘1套。

（2）无菌骨髓穿刺包，内含骨髓穿刺针（图7-36-13）、2ml和20ml注射器、7号针头、无菌孔巾、纱布。

（3）局部麻醉药（多用2%利多卡因针剂）、无菌手套、干燥的玻片数张、胶布。

3. 患者术前做好凝血功能检查，包括血小板（PLT）、出血时间（BT）、血浆凝血酶原时间（PT）、活化部分的凝血活酶时间（APTT）、血浆纤维蛋白原（FG）等。

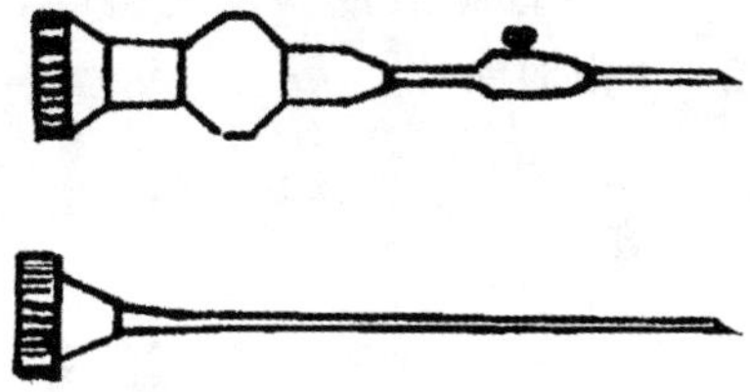

图7-36-13　骨髓穿刺针

【方法】

1. 穿刺部位：①髂前上棘穿刺点，位于髂前上棘后1～2cm处，该处因骨面平坦、易于固定、危险性小，因此是临床上最常用的穿刺点。②髂后上棘穿刺点，位于骶椎两侧，臀部上方突出的部位。③胸骨穿刺点，位于胸骨柄或胸骨体相当于第1、2肋间隙的部位。此处胸骨较薄（1.0cm左右），其后为心房和大血管，初学者穿刺时易穿透胸骨而发生意外，故不列为首选。但由于胸骨骨髓液丰富，当其他部位穿刺失败时，仍应选择该穿刺点进行穿刺。④腰椎棘突穿刺点，位于各腰椎棘突的突出处。⑤小儿尚可选择胫骨粗隆部。

提示：髂前上棘穿刺点是临床上最常用的穿刺点；胸骨穿刺点穿刺时，如操作不当可穿透胸骨而发生意外，但由于胸骨骨髓液丰富，当其他部位穿刺失败时，仍应选择该穿刺点进行穿刺。

2. 体位　髂前上棘、胸骨或胫骨粗隆穿刺时，患者取仰卧位；髂后上棘穿刺时，患者取侧卧位或俯卧位；腰椎棘突穿刺时，患者取坐位或侧卧位。

3. 常规消毒穿刺部位皮肤，术者戴无菌手套，铺无菌孔巾。用2%利多卡因局部浸润麻醉至骨膜。

4. 将骨髓穿刺针的固定器固定在适当的长度，一般胸骨穿刺约1.0cm，髂骨穿刺约1.5cm。术者用左手示指和拇指固定穿刺部位皮肤，右手持穿刺针向骨面垂直刺入，如穿刺胸骨，针体应向腹部适当倾斜，与骨面成30°～40°角，当针头接触骨质后将穿刺针左右旋转，缓缓钻刺骨质，当阻力消失，且穿刺针已固定在骨内时，提示已进入骨髓腔。穿刺过程中，术者嘱患者保持固定姿势勿翻动，并注意观察患者反应。

5. 穿刺成功后，拔出针芯，接上干燥的20ml注射器，用适当的力度抽吸骨髓液0.1～0.2ml。如用力过猛或抽吸过多，会使骨髓液稀释，从而影响骨髓增生程度的判读、细胞计数和分类结果。此时若针头在骨髓腔内，抽吸时患者会感到一种轻微锐痛。

6. 将抽吸出的骨髓液滴在载玻片上，立即做有核细胞计数及涂片数张，备作形态学和细胞学检查。

7. 如需做骨髓液细菌培养，应在留取骨髓计数和涂片标本后，再抽取1～2ml用于细菌培养。

8．如未能抽取骨髓液，可能是针腔被堵塞，应重新插上针芯，稍加旋转穿刺针或再钻入少许或退出少许。拔出针芯后，若针芯上有血迹，再次抽吸即可获得骨髓液。如仍吸不出骨髓成分或仅吸出少许稀薄血液，称为干抽（dry tap）多见于骨髓纤维化、恶性组织细胞病、恶性肿瘤骨髓转移等，需更换穿刺部位再行穿刺。

9．获取骨髓标本后，应重新插入针芯，左手取无菌纱布置于针孔处，右手将穿刺针连同针芯一起拔出，同时将无菌纱布覆盖在针孔上，按压 1～2min 后用胶布加压固定。

【注意事项】

1．严格无菌操作，防止发生感染。

2．有出血倾向者行骨髓穿刺术时应特别注意术前检查凝血功能，血友病患者禁行骨髓穿刺术。

3．骨髓穿刺针和注射器必须干燥，以免发生溶血。

4．穿刺针针头进入骨质后要避免摆动幅度过大，以免穿刺针被折断。进行胸骨穿刺时力度不宜过大、穿刺不宜过深，以防穿透内侧骨板后伤及心脏和大血管。

5．骨髓液极易发生凝固，抽取骨髓液后应立即涂片；另外送检骨髓涂片时，应同时附送 2～3 张血涂片。

第十一节　前列腺检查及按摩术

前列腺检查（examination of prostate）主要通过直肠指诊进行，是前列腺疾病诊断的重要方法。如怀疑为慢性前列腺炎，还需进行前列腺按摩（massage of prostate）以获取前列腺液做病原学检查和实验室检查。该术还可作为治疗方法应用。

【方法】

1．患者取肘膝卧位，跪卧于检查床上，也可采取站立弯腰位，病情严重或衰弱者取右侧卧位。

2．术者左手扶持患者左肩或臀部，右手戴手套，示指端涂液状石蜡或凡士林后，先在肛门口轻轻按摩，使患者适应，以免肛门括约肌骤然紧张。然后将手指缓缓插入肛门，当指端进入肛门约 5cm 时，直肠前壁处即可触及前列腺。检查时应注意前列腺的大小、形状、硬度、有无结节、触痛、波动感以及正中沟的情况。

提示：检查前应先在肛门口轻轻按摩，待患者适应后再将手指缓缓插入肛门。检查时应注意前列腺的大小、形状、硬度，有无结节、触痛、波动感以及正中沟的情况。

3．按摩前列腺时，以示指的末节做向内、向下徐徐按摩，每侧 4～5 次，然后自腺体的上部沿正中沟向下挤压，前列腺液即可由尿道排出，留取标本送检（图 7-36-14）。

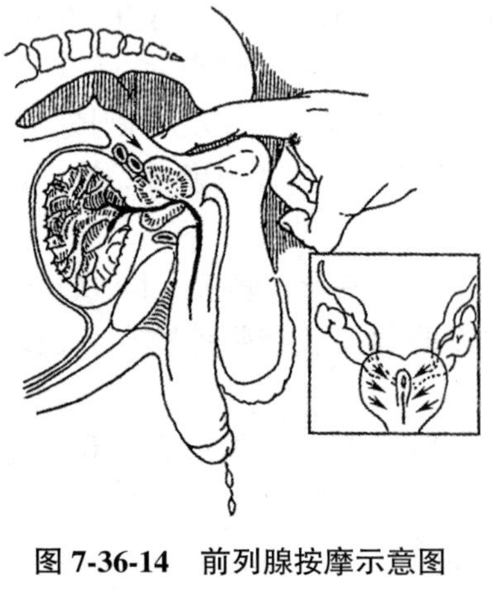

图 7-36-14　前列腺按摩示意图

【注意事项】

1．前列腺按摩一般仅用于慢性前列腺炎，如怀疑为结核、脓肿或肿瘤应列为禁忌。

2．按摩的力度要均匀适当，太轻时不能将前列腺液驱出，太重则会引起疼痛。

3．按摩要沿一定方向进行，不可来回按摩，否则可能使检查失败。

4．一次按摩失败或检查阴性，如需重复检查应间隔 3～5 天再进行。

第十二节　双囊三腔管压迫术

双囊三腔管压迫术（tamponade of sengstaken-blakemore tube）是利用双囊三腔管的气囊压力，直接压迫食管下段和胃底静脉予以止血的技术。临床上主要用于门静脉高压所致的食管、胃底静脉曲张破裂大出血的应急抢救。

提示：双囊三腔管压迫术临床上主要用于由门静脉高压所致的食管、胃底静脉曲张破裂大出血的应急抢救，对于由消化性溃疡所致的上消化道大出血无效。

【准备工作】

1．术前给患者做好解释工作，说明插管的目的和过程，以取消紧张恐惧心理，并告知插管时的配合方法。

2．用物准备

（1）双囊三腔管（图 7-36-15）术前应认真检查三腔管的性能，包括管道是否通畅、气囊是否漏气，气囊膨胀是否均匀，同时还应分别标记出 3 个腔的开口并认出管腔上 45cm、60cm 处刻度。

（2）血压计、听诊器、血管钳（3 把）、短镊子、50ml 注射器（2 副）、液状石蜡。

（3）牵引架、牵引绳、牵引物 0.5kg（沙袋或 500ml 空输液瓶内盛少量清水）。

3．患者准备：术前 12h 禁食，术前取下活动性义齿，以免误吞。

【方法】

1．患者取半卧位，头偏向一侧，口服液状石蜡 20ml。用注射器把气囊内气体抽尽，将三腔管前端及气囊表面用液状石蜡润滑后由鼻腔缓缓插入，当三腔管插入至咽部时，嘱患者做吞咽动作。三腔管送至 60cm 处时，如能从胃管中抽到胃液或胃内积血，提示胃管已到达胃腔。

2．用注射器先向胃气囊内注气 200ml 左右，随即用去掉袖带的血压计直接测压，使囊内压力保持在 50～60mmHg，然后将胃气囊开口处用血管钳夹闭以免漏气。此刻向外牵拉三腔管，如感到有弹性阻力，表示胃气囊已紧贴胃底部。用 0.5kg 牵引物借助牵引架上的滑轮，持续牵引三腔管外端（图 7-36-16），以达到压迫止血的作用，并在三腔管的鼻腔出口处做上标记，以便观察。

3．经上述处理后，如仍有出血，再向食管气囊内注气 100ml 左右，使囊内压力保持在 30～40mmHg，并用血管钳将食管气囊的开口处夹闭，使气囊压迫食管下端的曲张静脉。

4．三腔管放置 12～24h 后，应将食管气囊内气体抽尽，同时放松牵引，让患者口服液状石蜡 15～20ml，以防止气囊壁与食管黏膜粘连，并将三腔管向胃内送入少许，暂时解除胃底贲门

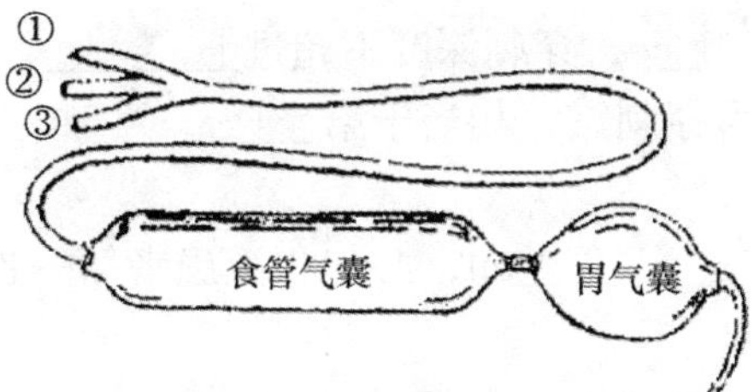

图 7-36-15　双囊三腔管
①胃气囊腔②胃管腔③食管气囊腔

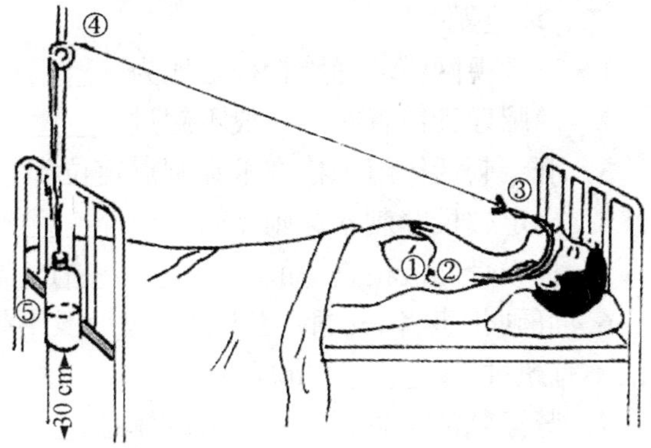

图 7-36-16　三腔管牵引示意图
①胃气囊 ②食管气囊 ③牵引线 ④滑轮 ⑤牵引物

受压。15～30min 后，再充气、牵引。

5．出血停止 24h 后，可放出食管气囊内气体，放松牵引留管观察，24h 后仍无出血者，放出胃气囊气体，嘱患者口服液状石蜡 20～30ml，缓缓将三腔管取出。

6．气囊压迫时间一般以 3～4 天为限，若持续间断出血可适当延长。

提示：使用双囊三腔管时，注气应先从胃气囊开始，再注食管气囊，放气时顺序相反。

【注意事项】

1．一般胃气囊注气量必须充足，以防牵引时胃气囊滑脱进入食管；而食管气囊注气不可过多，以免压力过大造成食管黏膜坏死。

2．如提拉不慎，将胃气囊拉出而阻塞咽喉引起窒息，应立即将气囊口打开，或剪除三腔管结扎处，放出气体。

3．三腔管牵引方向应顺身体纵轴，与鼻唇部呈 45° 角，以防鼻腔黏膜和唇部皮肤过度受压而发生糜烂、坏死。

4．止血期间经常抽吸胃内容物，一方面可以防止胃膨胀引起呕吐，另一方面可以了解压迫止血的效果，同时经胃管冲洗胃腔清除积血，还可减少氨在肠道内的吸收，避免因血氨升高而诱发肝性脑病。

5．三腔管压迫期间，每 4～6h 监测一次囊内压，如压力降低应抽尽囊内气体后，再重新注气。若囊内压仍低，提示囊壁已破，应更换三腔管。

6．术后嘱患者勿将唾液和痰液咽下，不能饮水，以免吸入气管造成吸入性肺炎，甚至窒息；另外每日两次向鼻腔内滴入少量石蜡油，以免三腔管黏附于鼻黏膜上。

7．拔管后 24h 内仍需严密观察，如发现出血征象，仍可用三腔管止血。

（赵　丰）

单元目标检测练习（十八）

一、名词解释

1．中心静脉压

2．胸膜反应

3．肾穿刺活检术

4．心包腔穿刺术

5．双气囊三腔管压迫术

二、填空题

1．正常视网膜动静脉管径之比为__________。

2．静脉导管留置时间一般不超过__________天。

3．肝穿刺活体组织检查术穿刺点定位于__________，穿刺深度不超过__________cm。

4．确定腰椎穿刺术穿刺点时，以__________为穿刺点，相当于第__________腰椎间隙。

5．抽吸骨髓液检查一般取__________ml 即可。

6．肝硬化患者一次腹腔穿刺放液一般不超过__________ml，心包积液患者第一次心包穿刺抽液不宜超过__________ml。

7．肾穿刺活检患者术后应卧床休息，__________内避免剧烈运动。

三、选择题

（一）A_1 型题（单句型最佳选择题）

1. 进行眼底检查记录时，1PD 等于多少 mm
A. 0.5mm
B. 1.0mm
C. 1.5mm
D. 2.0mm
E. 2.5mm

2. 观察眼底黄斑部时的注意事项，除外
A. 大小
B. 中心凹反射是否存在
C. 有无拱桥现象
D. 有无水肿、出血、渗出
E. 有无色素紊乱

3. 导尿术常用体位是
A. 仰卧，两腿屈膝外展
B. 左侧卧位
C. 右侧卧位
D. 肘膝位
E. 蹲位

4. 给男性导尿，导尿管进入
A. 6 ~ 8cm
B. 5 ~ 7cm
C. 20 ~ 22cm
D. 10 ~ 15cm
E. 8 ~ 12cm

5. 下列说法**错误**的是
A. 对膀胱过度充盈者，单次导尿不超过 1 000ml
B. 留置尿管期间，每 5 ~ 7 天应更换尿管一次
C. 长期留置尿管时，拔管前 3 天应定期夹闭导尿管，每 2h 放尿液一次
D. 导尿前，女性自外而内、自下而上消毒外阴
E. 导尿过程中，应严格无菌操作，预防尿路感染

6. 用带气囊的导尿管，一旦确定导尿管插入膀胱，应向气囊内注入空气或生理盐水多少毫升进行固定
A. 5ml
B. 10ml
C. 15ml
D. 20ml
E. 25ml

7. 中心静脉压的正常值是
A. 50 ~ 120mmHg
B. 50 ~ 120mmH_2O
C. ＞150mmHg
D. ＜50mmH_2O
E. 150 ~ 200mmH_2O

8. 某休克患者，经补液治疗后病情没有明显缓解，测中心静脉压为 110 mmH_2O，该患者目前存在什么问题
A. 病情稳定，无须特殊处理
B. 血容量不足，需继续补液
C. 容量血管过度收缩或有心力衰竭的可能，应控制输液的量和速度
D. 有明显的心力衰竭，应暂停输液
E. 以上都不对

9. 关于中心静脉压测定的注意事项，下列说法**错误**的是
A. 严格遵守无菌操作技术，预防感染
B. 静脉导管留置时间一般不少于 5 天
C. 静脉导管留置 3 天以上时，需用抗凝剂冲洗
D. 测压过程中如发现 CVP 突然出现显著波动性升高，提示导管进入右心室
E. 为确保测压的准确性，管道内不得输入血管活性药物

10. 胸膜腔积液患者进行胸膜腔穿刺术时，穿刺点的选择**错误**的是
A. 在胸部叩诊实音最明显的部位穿刺
B. 肩胛线或腋后线第 7 ~ 8 肋间穿刺
C. 腋中线第 6 ~ 7 肋间穿刺
D. 前胸第 2 肋间锁骨中线靠外侧穿刺
E. 包裹性积液应结合 X 线或超声检查定位

11. 胸膜腔穿刺术进针点应在
A. 肋间隙的中间
B. 上一肋骨的下缘
C. 下一肋骨的上缘
D. 在肋间隙均可
E. 以上都不是

12. 胸膜腔穿刺术的原则应除外
A. 减压抽液，首次不超过 600ml
B. 每次抽液不超过 1000ml
C. 检查癌细胞时，至少需要 50ml
D. 一次抽液不可过多过快
E. 诊断性抽液 50 ~ 100ml 即可

13. 有关胸膜腔穿刺术，下列哪项是**错误**的
A. 出现胸膜过敏反应，应立即停止抽液
B. 对精神紧张者，可术前半小时给予安定 10mg 口服
C. 胸穿时发现为脓胸，应尽量抽净
D. 应避免在第 8 肋间以下穿刺，以免损伤膈肌和腹腔脏器
E. 严格无菌操作，防止空气进入胸膜腔

14. 胸腔穿刺抽液不宜过多过快的主要原因是为了防止
A. 自发性气胸
B. 胸膜反应
C. 频繁咳嗽
D. 纵隔复位太快
E. 蛋白丢失过多

15. 放腹水过程中，边放液边扎紧腹带的目的是
A. 防止出血
B. 防止感染
C. 减少疼痛
D. 防止腹腔脏器的血管扩张血压下降
E. 以上都不对

16. 腹膜腔穿刺时，下列哪项**不需要**
A. 术前应排尿
B. 术前须禁食
C. 术前选好穿刺点
D. 术中观察患者反应
E. 大量腹水患者，放液后需缚紧腹带

17. 一患者在行腹腔穿刺放液时，突然出现头晕、恶心、心悸、面色苍白。测血压 13.3/10.7kPa，脉搏 100/min，此时应：
A. 放慢抽液速度
B. 让患者平卧，继续抽液
C. 安慰患者，放松情绪
D. 给患者静脉注射地西泮
E. 拔出针头，停止放液

18. 关于腹腔穿刺点，下列说法**错误**的是
A. 脐与左侧髂前上棘连线的中外 1/3 交点处
B. 侧卧位，脐水平线与腋前线或腋中线之延长线相交处
C. 脐与耻骨联合连线中点上 1cm，偏左或偏右 1.5cm 处
D. 左右腹直肌外缘与脐水平线相交处
E. 少量或包裹性积液，最好在 B 超引导下穿刺

19. 腹腔穿刺术的禁忌证**不包括**
A. 肝性脑病先兆
B. 大量腹腔积液
C. 结核性腹膜炎粘连性包块
D. 巨大卵巢囊肿
E. 包虫病性囊性包块

20. 关于心包穿刺点，下列说法正确的是
A. 心尖部，即左侧第 5 肋间或第 6 肋间心浊音界内 2.0cm 左右
B. 心尖部，即左侧第 5 肋间锁骨中线内 0 .5 ~ 1.0cm 处
C. 剑突下，即剑突与右侧肋弓下缘夹角处
D. 剑突下，即剑突下前正中线上 2 .0cm 处
E. 胸骨左缘第四肋间隙

21. 关于心包穿刺抽液，下列说法正确的是
A. 没有任何限制
B. 第一次不宜超过 500ml
C. 抽液速度宜快
D. 每次不超过 300 ~ 500ml
E. 以上说法都不对

22. 下列属于肝穿刺活体组织检查术禁忌证的有
A. 大量腹水
B. 出血倾向和凝血功能障碍
C. 右侧胸膜感染
D. 肝包虫病
E. 原因不明的肝大

23. 关于肝穿刺活体组织检查术前检查**错误**的是
A. 术前测定血小板、出血时间、凝血时间、凝血酶原时间

B．术前测血压、脉搏

C．术前验血型，交叉合血

D．术前可服用安定

E．术前需做心肺功能检查

24.肝穿刺活体组织检查术中，穿刺针刺入肝内深度不得超过

A．2.0cm

B．3.0cm

C．4.0cm

D．5.0cm

E．6.0cm

25.下列哪些**不能**做肾活检

A．原因不明的肾小球性蛋白尿

B．原因不明的肾小球性血尿

C．原因不明的急性肾衰

D．多囊肾

E．原发性肾病综合征

26.关于肾穿刺点，下列说法正确的是

A．左肾下极外侧缘，即左侧第 12 肋下 2cm，距后正中线 6 ~ 8cm 处

B．左锁骨中线与左侧肋弓下缘交点处

C．右肾下极外侧缘，即右侧第 12 肋下 2cm，距后正中线 6 ~ 8cm 处

D．右锁骨中线与右侧肋弓下缘交点处

E．以上都不是

27.关于肾穿刺活检术下列说法**错误**的是

A．术中切忌咳嗽或深呼吸

B．术后应卧床 8h

C．一般 24 ~ 72h 内肉眼血尿消失

D．持续性严重肉眼血尿可给予垂体后叶素治疗

E．术后 1 周内避免剧烈运动

28.关于腰椎穿刺点，下列说法正确的是

A．成人一般选择在第 1 ~ 2 腰椎间隙

B．成人一般选择在第 3 ~ 4 腰椎间隙

C．成人一般选择在第 5 腰椎间隙

D．儿童一般选择在第 3 ~ 4 腰椎间隙

E．儿童一般选择在第 1 ~ 2 腰椎间隙

29.正常脑脊液压力为

A．50 ~ 100 mmHg

B．50 ~ 100mmH_2O

C．70 ~ 180mmHg

D．70 ~ 180mmH_2O

E．＞200 mmH_2O

30.关于腰椎穿刺术的注意事项，下列描述**错误**的是

A．术后去枕平卧 4 ~ 6h，24h 内勿下床活动

B．疑有颅内压增高者必须先做眼底检查

C．有脑疝先兆者，为明确诊断应立即穿刺

D．休克、衰竭或濒危状态的患者，均列为禁忌

E．严格无菌操作，避免发生继发感染

31.临床上最常用的骨髓穿刺点是

A．髂前上棘穿刺点

B．髂后上棘穿刺点

C．胸骨穿刺点

D．腰椎棘突穿刺点

E．胫骨粗隆部。

32.关于骨髓穿刺的体位，下列说法正确的是

A．髂前上棘时，患者取侧卧位

B．胸骨穿刺时，患者取仰卧位

C．胫骨粗隆穿刺时，患者取俯卧位

D．髂后上棘穿刺时，患者取坐位

E．腰椎棘突穿刺时，患者取俯卧位

33.骨髓穿刺时抽吸骨髓液的量一般为

A．0.1 ~ 0.2ml

B．0.2 ~ 0.3ml

C．0.3 ~ 0.4ml

D．0.4 ~ 0.5ml

E．0.5 ~ 0.6ml

34.下列哪种疾病禁止做骨髓穿刺术

A．血友病

B．急性白血病

C．溶血性贫血

D．缺铁性贫血

E．再生障碍性贫血

35.前列腺按摩的适应证，下列说法正确的是

A．急性前列腺炎

B．慢性前列腺炎

C．前列腺结核

D．前列腺脓肿

E．前列腺肿瘤

36. 前列腺检查的常用体位是
A. 平卧位
B. 膝胸位
C. 头低足高位
D. 俯卧位
E. 坐位
37. 双气囊三腔管压迫术的适应证是
A. 消化性溃疡大出血
B. 胃癌大出血
C. 急性糜烂出血型胃炎大出血
D. 贲门黏膜撕裂大出血
E. 门脉高压所致的食管、胃底静脉曲张破裂大出血
38. 使用双气囊三腔管时，错误的护理措施应是
A. 术前禁食 12h
B. 双气囊三腔管放置 24h 后应将食管气囊内气体抽尽，同时放松牵引
C. 置管期间每 4～6h 监测一次囊内压
D. 拔管后 24h 内仍有出血可能，需严密观察
E. 出血停止后即可拔管
39. 双气囊三腔管气囊压迫时间一般不超过
A. 24h
B. 36h
C. 48h
D. 60h
E. 72h
40. 下列关于双气囊三腔管使用的注意事项，错误的是
A. 胃气囊注气量不可过多，而食管气囊注气必须充足
B. 止血期间经常抽吸胃内容物
C. 三腔管压迫止血期间嘱患者勿将唾液和痰液咽下，不能饮水
D. 止血期间经常抽吸胃内容物
E. 每日两次向鼻腔内滴入少量石蜡油

（二）B 型题（标准配伍题）

（41～42 题共用备选答案）
A. 600ml
B. 1000ml
C. 100ml
D. 500ml
E. 1200ml
41. 胸水送检找癌细胞，至少需要多少毫升
42. 胸腔穿刺首次抽液不超过多少毫升

（43～46 题共用备选答案）
A. 500ml
B. 1000ml
C. 2000ml
D. 3000ml
E. 4000ml
43. 膀胱过度充盈者单次液引出尿不超过
44 胸腔积液患者单次放抽液不超过
45. 腹腔积液患者单次放抽液不超过
46. 心包腔积液患者单次放抽液不超过

（47～50 题共用备选答案）
A. 肩胛线 7～8 肋间
B. 脐水平线与腋前线或腋中线之延长线相交处
C. 剑突与左侧肋弓下缘夹角处
D. 右侧腋中线 8、9 肋间
E. 右侧第 12 肋下 2cm，距后正中线 6～8cm 处
47. 肾穿刺部位
48. 腹腔穿刺部位
49. 心包腔穿刺部位
50. 胸腔积液穿刺部位

（51～54 题共用备选答案）
A. 仰卧位
B. 俯卧位
C. 坐位
D. 头低足高位
E. 截石位
51. 前列腺检查
52. 肾穿刺
53. 肝穿刺
54. 心包穿刺

（55～57 题共用备选答案）
A. 髂前上棘
B. 胫骨粗隆
C. 髂后上棘
D. 腰椎棘突
E. 胸骨穿刺点
55. 临床上最常用的骨髓穿刺点
56. 骨髓穿刺时，当其他部位穿刺失败，

仍应选择的穿刺点

57.小儿可选择的骨髓穿刺点

（58～60题共用备选答案）

A．三腔二囊管放置12h后

B．三腔二囊管放置24h后

C．出血停止12h后

D．出血停止24h后

E．三腔二囊管拔管后24h

58.将食管气囊内气体抽尽，同时放松牵引，让患者口服液状石蜡15～20ml

59.可放出食管气囊内气体，放松牵引留管观察

60．如发现出血征象，仍可用三腔二囊管止血

四、简答题

1．简述中心静脉压的参考值及临床意义。

2．简述骨髓穿刺术常用穿刺部位及其临床意义。

（赵　丰）

附录　临床检验参考值

一、血液检验	
（一）血液一般检验	
血红蛋白（Hb）	男性 120～160g/L
	女性 110～150g/L
	新生儿 170～200g/L
红细胞（RBC）	成年男性（4.0～5.5）$\times 10^{12}$/L
	成年女性（3.5～5.0）$\times 10^{12}$/L
	新生儿（6.0～7.0）$\times 10^{12}$/L
白细胞（WBC）	成人（4.0～10.0）$\times 10^{9}$/L
	儿童（5.0～12.0）$\times 10^{9}$/L
	新生儿（15.0～20.0）$\times 10^{9}$/L
白细胞分类计数	
百分率	
中性杆状核粒细胞	0.01～0.05（1%～5%）
中性分叶核粒细胞	0.50～0.70（50%～70%）
嗜酸性粒细胞	0.005～0.05（0.5%～5%）
嗜碱性粒细胞	0.00～0.01（0～1%）
淋巴细胞	0.20～0.40（20%～40%）
单核细胞	0.03～0.08（3%～8%）
绝对值	
中性杆状核粒细胞	（0.04～0.05）$\times 10^{9}$/L
中性分叶核粒细胞	（2.0～7.0）$\times 10^{9}$/L
嗜酸性粒细胞	（0.05～0.5）$\times 10^{9}$/L
嗜碱性粒细胞	（0.00～0.1）$\times 10^{9}$/L
淋巴细胞	（0.8～4.0）$\times 10^{9}$/L
单核细胞	（0.12～0.8）$\times 10^{9}$/L
（二）红细胞的其他检验	
网织红细胞（Ret）　百分数	成人 0.005～0.015（0.5%～1.5%）
	新生儿 0.02～0.06（2%～6%）
绝对值	（24～84）$\times 10^{9}$/L
网织红细胞生成指数（RPI）	2
红细胞沉降率（ESR）	Westergren 法：男性 0～15mm/h
	女性 0～20mm/h
红细胞平均直径	6～9μm（平均 7.2μm）

（三）血栓与止血的检验	
束臂试验（毛细血管脆性试验）	成年男性 <5 个
5cm 直径的圆圈内新的出血点：	儿童和成年女姓 <10 个
出血时间（BT）	（6.29±2.1）min，超过 9min 为异常。Duck 法国内已弃用
	Simpllate Ⅱ型测定器 2.3～9.5min
	Surgicutt 型测定器 <8min
	Ivy 法：2～7min
血小板计数	（100～300）$\times 10^9$/L
血小板平均容积（MPV）	7～11fl
血小板分布宽度（PDW）	15%～17%
血小板相关免疫球蛋白（PAIg）	ELISA 法：PAIgG 0～78.8ng/10^7 血小板
	PAIgM 0～7.0ng/10^7 血小板
	PAIgA 0～2.0ng/10^7 血小板
凝血时间（CT）	玻璃试管法：4～12min
	硅化试管法：15～32min
	塑料试管法：10～19min
活化部分凝血时间（APTT）	手工法：31～43s，延长超过正常对照 10s 以上为异常
国际正常化比值（INR）	1.0±0.1
凝血酶原时间比值（PTR）	1.0±0.05
血浆凝血酶原时间（PT）	11～13s（超过对照值 3s 为延长）
血浆纤维蛋白原（Fg）	Clauss 法（凝血酶比浊法）：2～4g/L
（四）血液生化检验	
1. 肝功能相关检验	
血清总蛋白（TP）	60～80g/L
	双缩脲法：新生儿　46～70g/L
	7 月 ～1 周岁　51～73g/L
	1～2 周岁　56～75g/L
	>3 周岁　62～76g/L
血清清蛋白（A）	40～55g/L
	溴甲酚绿法：新生儿 28～44g/L
	<14 岁 38～54g/L
	>60 岁 34～48g/L
血清球蛋白（G）	20～30g/L
清蛋白 / 球蛋白比值（A/G）	1.5～2.5：1
血清前清蛋白	1 岁　100mg/L
	1～3 岁　168～281mg/L
	成人　280～360mg/L
血清总胆红素（STB）	成人 3.4～17.1μmol/L
	新生儿 0～1 天 34～103μmol/L
	新生儿 1～2 天 103～171μmol/L
	新生儿 3～5 天 68～137μmol/L

血清结合胆红素（CB）	0～6.8μmol/L
血清非结合胆红素（UCB）	1.7～10.2μmol/L
胆汁酸（BA）总胆汁酸	酶法：0～10μmol/L
胆酸	气-液相色谱法：0.08～0.91μmol/L
丙氨酸氨基转移酶（ALT）	连续监测法：10～40U/L
	终止法：5～25 卡门单位
天门冬酸氨基转移酶（AST）	连续监测法：10～40U/L
	终止法：8～28U
ALT/AST 比值	≤1
2．血糖及糖尿病相关检查	
血糖（空腹）	葡萄糖氧化酶法：3.9～6.1mmol/L
	邻甲苯胺法：　　3.9～6.4mmol/L
口服葡萄糖耐量试验（OGTT）	
空腹血糖	3.9～6.1mmol/L
服糖后 0.5～1h	升至高峰　7.8～9.0 mmol/L
服糖后 2h	血糖恢复至空腹水平
尿糖	阴性
血清胰岛素（空腹）	10～20U/L（10～20μU/m1）
胰岛素（μU/m1）/ 血糖（mg/d1）比值	<0.3
血清胰岛素 C 肽（空腹）	空腹 0.3～1.3nmol/L
胰岛素 C 肽释放试验	
服糖后 1h	胰岛素及 C 肽均上升至高峰
服糖后 3h	两者均下降至空腹水平
糖化血红蛋白（GHb）	电泳法：5.6% ～7.5%
（按 GHb 占血红蛋白的百分比计算）	微柱法：4.1% ～6.8%
	比色法：1.41±0.11nmol/mg Hb
糖化血清蛋白（GSP）	NBT 法：<285μmol/L（以 ^{14}C 标化的糖化白蛋白为标准参照物）
	酮胺氧化酶法：122～236μmol/L
血酮体	定性 阴性
	定量（以丙酮计）0.34～0.68mmol/L
血浆乳酸	0.44～1.78mmol/L
血脂检查	
血清总脂	成人 4～7g/L
	儿童 3～6g/L
血清游离脂肪酸	0.2～0.6mmol/L
血清总胆固醇（TC）	成人 2.86～5.98mmol/L
	儿童 3.12～5.2mmol/L
血清游离胆固醇	1.3～2.08mmol/L
胆固醇酯	2.34～3.38mmol/L
胆固醇酯 / 游离胆固醇比值	3：01
血清阻塞性脂蛋白 X（LP-X）	阴性

血清三酰甘油（TG）	0.56 ~ 1.7mmol/L
血清磷脂	1.4 ~ 2.7mmol/L
脂蛋白（LP）电泳乳糜微粒（CM）	阴性
高密度脂蛋白（HDL）	0.30 ~ 0.40（30% ~40%）
低密度脂蛋白（LDL）	0.50 ~ 0.60（50% ~60%）
极低密度脂蛋白（VLDL）	0.13 ~ 0.25（13% ~25%）
α- 脂蛋白	男性 517 ± 106mg/L
	女性 547 ± 125mg/L
高密度脂蛋白胆固醇（HDL-C）	沉淀法：0.94 ~ 2.0mmol/L（老年人偏高）
低密度脂蛋白胆固醇（LDL-C）	沉淀法：2.07 ~ 3.12mmol/L（老年人偏高）
脂蛋白（a）（LP（a））	ELISA 法：<300mg/L
载脂蛋白 A_1（Apo-A_1）	ELISA 法：男性 1.42 ± 0.17g/L
	女性 1.45 ± 0.14g/L
载脂蛋白 B（Apo-B）	ELISA 法：男性 1.01 ± 0.21g/L
	女性 1.07 ± 0.23g/L
载脂蛋白 A/B	1.0 ~ 2.0
4．电解质检查	
血清钾	3.5 ~ 5.5mmol/L
血清钠	135 ~ 145mmol/L
血清氯（以氯化钠计）	95 ~ 105mmol/L
血清钙总钙（比色法）	2.25 ~ 2.58 mmol/L
离子钙（离子选择电极法）	1.10 ~ 1.34mmol/L
血清无机磷	成人 0.97 ~ 1.61mmol/L
	儿童 1.29 ~ 1.94mmol/L
阴离子间隙（anion gap，AG）	8 ~ 16mmol/L
血清铁	亚铁嗪显色法：男性 11 ~ 30μmol/L
	女性 9 ~ 27μmol/L
	儿童 9 ~ 22μmol/L
血清铁蛋白（SF）	ELISA 或 RIA 法：男性 15 ~ 200μg/L
	女性 12 ~ 150μg/L
血清总铁结合力（TIBC）	男性 50 ~ 77μmol/L
	女性 54 ~ 77μmol/L
未饱和铁结合力	25.2 ~ 50.4μmol/L
转铁蛋白（Tf）	免疫比浊法：28.6 ~ 51.9μmol/L
转铁蛋白饱和度（Ts）	33% ~55%
5．肾功能相关检验	
β_2- 微球蛋白（β_2-M）	0.8 ~ 2.4mg/L，平均 1.5mg/L
尿素氮	成人 3.2 ~ 7.1rnmol/L
	儿童 1.8 ~ 6.5 mmol/L
肌酐	全血 76 ~ 88.41μmol/L

	血清或血浆 男性 53～106μmol/L
	女性 44～97μmol/L
尿酸	磷钨酸盐法：男性 268～488μmol/L
	女性 178～387μmol/L
	酶法： 男性 208～428μmol/L
	女性 155～357μmol/L
	儿童 119～327μmol/L
6. 酶学检验	
血清谷氨酸脱氢酶（GLDH）	速率法（37℃）：男性：0～8U/L
	女性：0～7U/L
天门冬酸氨基转移酶同工酶	<5U
血清碱性磷酸酶（ALP）	连续监测法（30℃）：成人 <40～110U/L
	儿童 <250U/L
碱性磷酸酶同工酶（ALPiso）	成人 ALP_1 阴性
	ALP_2 0.90（90%）
	ALP_3 少量
	ALP_4 阴性，妊娠晚期增多，占 0.40～0.65（40% ～65%）
	ALP_5 B 型或 O 型血型者微量
	ALP_6 阴性
	儿童 ALP_3>O.60（60%）
	ALP_2 少量
	其余 阴性
γ-谷氨酰转移酶（GGT 或 γ-GT）	连续监测法：<50U/L
血清酸性磷酸酶（ACP）	化学法：0.9～1.9U/L
乳酸脱氢酶（LD 或 LDH）	连续监测法：104～245U/L
	速率法：95～200U/L
乳酸脱氢酶同工酶（LDiso）	
（圆盘电泳法）	LD_1 0.327±0.046（32.7% ±4.6%）
	LD_2 0.451±0.0353（45.1% ±3.53%
	LD_3 0.185±0.0296（18.5% ±2.96%
	LD_4 0.029±0.0089（2.9% ±0.89%）
	LD_5 0.0085±0.0055（0.85% ±o.55%）
（醋酸膜电泳法）	LD_1 0.24～0.34（24% ～34%）
	LD_2 0.35～0.44（35% ～44%）
	LD_3 0.19～0.27（19% ～27%）
	LD_4 0～0．05（0～5%）
	LD_5 0～0．02（0～2%）
肌酸激酶（CK）	酶偶联法：37℃ 男性 38～174u/L
	女性 26～140u/L
	30℃ 男性 15～105U/L
	女性 10～80U/L

	肌酸显色法：男性 15 ~ 163U/L
	女性 3 ~ 135U/L
	连续监测法：男性 38 ~ 174U/L
	女性 26 ~ 140U/L
肌酸激酶同工酶（Ckiso）	CK-MB<0.05（5%）
	CK-MM 0.94 ~ 0.96（94% ~96%）
	CK-BB 阴性或微量
肌酸激酶异型（CK-MB）	CK-MB$_1$<0.71U/L
	CK-MB$_2$ <1.01U/L
	MB$_1$/MB$_2$ 比值 <1.4
血清淀粉酶（AMS）	Somogyi 法：总活性 800 ~ 1800u/L
	染色淀粉法：760 ~ 1450U/L
	酶偶联法：20 ~ 115U/L
血清脂肪酶（APS）	比色法：0 ~ 79 u/L
	浊度法：0 ~ 160 u/L
	滴度法：<1500u/L
胆碱酯酶（ChE）	
全血胆碱酯酶（AchE）	比色法：80 000 ~ 120 000U/L
	连续监测法：为血清 ChE 的 1.5 ~ 2.5 倍
血清胆碱酯酶（SchE）	比色法：30 000 ~ 80 000U/L
	连续监测法：620 ~ 1370U/L
胆碱酯酶活性	0.80 ~ 1.00（80% ~100%）
超氧化物歧化酶（SOD）	比色法：555 ~ 633μg/（g · Hb）
7. 其他蛋白质检查	
血清肌钙蛋白 T（cTnT）	ELISA 法：0.02 ~ 0.13μg/L
血清肌红蛋白（Mb）	ELISA 法：50 ~ 85μg/L
	RIA 法：6 ~ 85μg/L
血清铜蓝蛋白	免疫扩散法：成人 150 ~ 600mg/L
	儿童 300 ~ 650mg/L
碱性胎儿蛋白	7.4 ~ 115 μg/L（平均 47.6μg/L）
（五）免疫学与血清学检测	
1. 免疫球蛋白	
IgG	单向免疫扩散法：7.0 ~ 16.6g/L
IgA	单向免疫扩散法：血清型 0.7 ~ 3.5g/L
	分泌型 SIgA 唾液 0.3g/L
	泪液 30 ~ 80g/L
	初乳 5.06g/L
	粪便 1.3g/L
IgM	单向免疫扩散法：0.5 ~ 2.6g/I.
IgD	ELISA 法：0.6 ~ 1.2mg/L

IgE	ELISA 法：0.1 ~ 0.9mg/L
血清 M 蛋白	阴性
特异性 IgE 检测	<0.3 5 IU/m1（Pharmacia UniCAP）
2．肝炎病毒相关检查	
甲型肝炎病毒抗原（HAVAg）	ELISA 或 RIA 法：阴性
甲型肝炎病毒 RNA（HAV-RNA）	RT-PCR 法：阴性
甲型肝炎病毒抗体（HAVAb）	ELISA 或 RIA 法：HAVIgM 阳性
	HAVIgA 阴性
	HAVIgG 部分老年人可见阳性
乙型肝炎病毒表面抗原（HBsAg）	ELISA 或 RIA 法：阴性
乙型肝炎病毒表面抗体（抗 -HBs）	ELISA 或 RIA 法：阴性
乙型肝炎病毒 e 抗原（HBeAg）	ELISA 或 RIA 法：阴性
乙型肝炎病毒 e 抗体（抗 -HBe）	ELISA 或 RIA 法：阴性
乙型肝炎病毒核心抗原（HBcAg）	ELISA 或 RIA 法：阴性
乙型肝炎病毒核心抗体（抗 -HBc）	ELISA 或 RIA 法：阴性
乙型肝炎病毒核心抗体（抗 -HBc-IgM）	ELISA 或 RIA 法：阴性
乙型肝炎病毒表面抗原蛋白前 S_1 抗体（抗 Pre-S_1）	ELISA 或 RIA 法：阴性
乙型肝炎病毒表面抗原蛋白前 S_2（Pre- S_2）	ELISA 或 RIA 法：阴性
乙型肝炎病毒表面抗原蛋白前 S_2（Pre- S_2）抗体（抗 Pre- S_2）	ELISA 或 RIA 法：阴性
乙型肝炎病毒 DNA（HBV-DNA）	斑点杂交实验：阴性
	PCR：阴性
丙型肝炎病毒 RNA（HCV RNA）	斑点杂交实验：阴性
	RT-PCR 法：阴性
丙型肝炎病毒抗体 IgM（抗 HCV IgM）	ELISA、RIA 法：阴性
丙型肝炎病毒抗体 IgG（抗 HCV IgG）	ELISA、RIA 法：阴性
丁型肝炎病毒抗原（HDV Ag）	IFA、RIA、ELISA 法：阴性
丁型肝炎病毒抗体（抗 HDV）	IFA、RIA、ELISA 法：阴性
丁型肝炎病毒 RNA（HDV-RNA）	RT-PCR 法：阴性
戊型肝炎病毒抗体	RIA、ELISA 法：阴性
庚型肝炎病毒抗体（抗 HGV）	RIA、ELISA 法：阴性
3．输血相关检查	
梅毒螺旋体抗体	
定性试验（非特异性抗体）	快速血浆反应素试验（RPR）：阴性
	不加热血浆反应素试验（SRU）：阴性
	美国性病研究实验室试验（VDRL）：阴性
确诊试验（特异性抗体）	梅毒螺旋体血凝试验（TPTA）：阴性
	荧光螺旋体抗体吸收实验（FTA-ABS）：阴性
人获得性免疫缺陷病毒抗体（抗 HIV）	
筛选实验	ELISA 法和快速蛋白印迹法：阴性
确诊试验（测 HIV-RNA）	蛋白印迹法和 RT-PCR 法：阴性

输血传播病毒（TTV 病毒）	PCR 法和 ELISA 法均为阴性
4．其他血清学检查	
类风湿因子（RF）	ELISA 法：1～4kU/L
C 反应蛋白（CRP）	免疫比浊法：阴性
	单向免疫扩散法：<8mg/L
抗链球菌溶血素“O”（ASO）	滴度低于 1：400
Widal 反应	“O”低于 1：80
（直接凝集法）	“H”低于 1：160
	“A”低于 1：80
	“B”低于 1：80
	“C”低于 1：80
伤寒沙门菌抗体 IgM	酶联免疫试验：阴性或滴度低于 1：20
伤寒沙门菌可溶性抗原	乳胶凝集法：阴性
斑疹伤寒血清反应（Weil-Felix 反应）	阴性或低于 1：40
沙眼衣原体（CT）抗体 IgM 和 IgG	IFA 法：CT-IgM 效价≤1：32
	CT-IgG 效价≤1：512
支原体的血清学检测	补体结合试验：效价 <1：64；
	间接血凝试验：阴性
淋球菌血清学测定及 DNA 测定	协同凝集试验阴性；PCR 定量试验阴性
钩端螺旋体抗体	补体结合实验和 ELISA 法：阴性（滴度 <1：10）
	间接血凝试验：阴性（滴度 <1：60）
	凝集溶解实验：阴性（滴度 <1：400）
5．肿瘤标志物检查	
甲胎蛋白（AFP，αFP）	定性　阴性
	定量　成人 <25μg/L（25ng/m1）
	小儿（3 周～6 月）<39μg/L（39ng/m1）
癌胚抗原（CEA）	RIA、CLIA、ELISA 法：血清 <5μg/L
癌抗原 125（CAl25）	RIA、CIJA、ELISA 法：血清 <3.5 万 U/L
组织多肽抗原（TPA）	ELISA 法：血清 <130u/L
癌抗原 15-3（CAl5-3）	RIA、CLIA、ELISA：血清 <2.5 万 U/L
癌抗原 -50（CA-50）	IRMA、CLIA 法：血清 <2.0 万 U/L
癌抗原 72-4（CA72-4）	CLIA、RIA、ELISA 法：血清 <6.7μg/L
糖链抗原 19-9（CAl9-9）	RIA、CLIA、ELISA 法：血清 <3.7μg/L
癌抗原 242（CA242）	ELISA 法：血清 <20kU/L
前列腺特异抗原（PSA）	RIA、CLIA、ELISA 法：
	血清 t-PSA <4.0μg/L
	血清 f-PSA<0.8μg/L
	血清 f-PSA/t-PSA>0.2
鳞状上皮癌抗原（SCC）	RIA 法，CLIA 法：血清 <1.5μg/L
前列腺酸性磷酸酶（PAP）	RIA、CLIA 法≤2.0μg/L
神经元特异性烯醇化酶（NSE）	RIA 法，ELISA 法：血清 <15μg/L

血 α-L- 岩藻糖苷酶（AFU）	分光光度法：大约为 3～11U/L
	ELISA 法：234～414μmol/L
二、骨髓检验	
有核细胞计数	（40～180）×10^9/L
增生程度	增生活跃（即成熟红细胞与有核细胞之比约为 20∶1）
粒 / 红（G/E）	2.76±0.87∶1
粒系细胞总数	占 0.50～0.60（50%～60%）
粒系细胞分类	
原粒细胞	0～0.0018（0～1.8%）
早幼粒细胞	0.004～0.039（0.4%～3.9%）
中性中幼粒细胞	0.022～0.122（2.2%～12.2%）
中性晚幼粒细胞	0.035～0.132（3.5%～13.2%）
中性杆状核粒细胞	0.164～0.321（16.4%～32.1%）
中性分叶核粒细胞	0.042～0.212（4.2%～21.2%）
嗜酸性中幼粒细胞	0～0.014（0～1.4%）
嗜酸性晚幼粒细胞	0～0.018（0～1.8%）
嗜酸性杆状核粒细胞	0.002～0.039（0.2%～3.9%）
嗜酸性分叶核粒细胞	0～0.42（0～4.2%）
嗜碱性中幼粒细胞	0～0.002（0～0.2%）
嗜碱性晚幼粒细胞	0～0.003（0～0.3%）
嗜碱性杆状核粒细胞	0～0.004（0～0.4%）
嗜碱性分叶核粒细胞	0～0.002（0～0.2%）
红系细胞总数	约占 0.15～0.25（15%～25%）
红系细胞分类	
原红细胞	0～0.019（0～1.9%）
早幼红细胞	0.002～0.026（0.2%～2.6%）
中幼红细胞	0.026～0.107（2.6%～10.7%）
晚幼红细胞	0.052～0.175（5.2%～17.5%）
淋巴细胞分类	
原淋巴细胞	0～0.004（0～0.4%）
幼淋巴细胞	0～0.021（0～2.1%）
淋巴细胞	0.107～0.431（10.7%～43.1%）
单核细胞分类	
原单核细胞	0～0.003（0～0.3%）
幼单核细胞	0～0.006（0～0.6%）
单核细胞	0.01～0.062（1%～6.2%）
浆细胞分类	
原浆细胞	0～0.001（0～0.1%）
幼浆细胞	0～0.007（0～0.7%）
浆细胞	0～0.021（0～2.1%）
巨核细胞	0～0.003（0～0.3%）

巨核细胞分类	
原巨核细胞	0～0.05（0～0.5%）
幼巨核细胞	0～0.10（0～10%）
颗粒型巨核细胞	0.10～0.50（10%～50%）
产血小板型巨核细胞	0.20～0.70（20%～70%）
裸核	0～0.30（0～30%）
变性巨核细胞	0.02（2%）
网状细胞	0～0.01（0～1%）
内皮细胞	0～0.004（0～0.4%）
组织嗜碱细胞	0～0.005（0～0.5%）
组织嗜酸细胞	0～0.002（0～0.2%）
吞噬细胞	0～0.004（0～0.4%）
脂肪细胞	0～0.001（0～0.1%）
分类不明细胞	0～0.001（0～0.1%）
过氧化物酶（POX）染色	粒系（除原粒）细胞　强阳性
	单核系细胞　弱阳性或阴性
	淋巴系细胞　阴性
苏丹黑B（SB）染色	结果与POX染色大致相同
中性粒细胞碱性磷酸酶（NAP）染色	阳性率0.1～0.4（10%～40%）
	积分值40～80（分）
酸性磷酸酶（ACP）染色	T淋巴细胞多毛细胞、Gaucher细胞　阳性B淋巴细胞、单核细胞、组织细胞、巨核细胞　阴性
氯化醋酸AS-D萘酚酯酶（AS-D NCE）染色	中性粒细胞强阳性
	单核及淋巴系细胞 阴性
α-醋酸萘酚酯酶（α-NAE）染色（非特异性酯酶，NSE）	粒系细胞阴性或弱阳性（不被氟化钠抑制）
	单核系细胞阳性（可被氟化钠抑制）
糖原染色（PAS反应）	原粒细胞阴性，早幼粒至分叶核粒细胞阳性
	单核细胞弱阳性
	淋巴细胞阴性，少数弱阳性
	巨核细胞　阳性
铁染色（普鲁士蓝反应）	细胞外铁1＋～2＋
	细胞内铁（铁粒幼细胞）20%～90%，（平均65%）
三、排泄物、分泌液及体液检验	
1. 尿液检查	
尿量	1000～2000ml/24h
外观	透明，淡黄色
酸碱反应	弱酸性，pH约6.5
比重	1.015～1.025
蛋白质	定性　阴性
	定量　20～130ml/24h（平均40ml/24h）
Tamm-Horsfall蛋白（THP）	29.8～43.9mg/24h

葡萄糖	定性 阴性
	定量 0.56 ~ 5.0mmol/24h
	（100 ~ 900mg/24h）
酮体	定性 阴性
	定量（以丙酮计）0.34 ~ 0.85mmol/24h
	（20 ~ 50mg/24h）
尿胆原	定性阴性或弱阳性（尿稀释 20 倍为阴性）
	定量 >0.84 ~ 4.2mol/24h
尿胆素定性试验	阴性
尿胆红素	定性 阴性
	定量≤3.4mg/L
紫胆原	定性 阴性
	定量 0 ~ 4.4μmol/24h
尿卟啉	0 ~ 36nmol/24h
尿隐血试验	阴性
尿含铁血黄素试验（Rous 试验）	阴性
Bence-Jones 蛋白	阴性
β_2 微球蛋白	<0.2mg/L（370mg/24h）
α_2 微球蛋白	0 ~ 15mg/L
肌红蛋白定量	<4mg/L
乳糜尿试验	阴性
总氮	<857mmol/L
肌酐	男性 7 ~ 18mmol/24h
	女性 5.3 ~ 16 mmol/24h
尿素氮	357 ~ 535 mmol/24h
尿酸	2.4 ~ 5.9 mmol/24h
肌酸	男性 0 ~ 304 μmol/24h
	女性 0 ~ 456μmol/24h
氯化物	170 ~ 255mmol/24h
钠	130 ~ 260mmol/24h
钾	51 ~ 102mmol/24h
钙	2.5 ~ 7.5mmol/24h
磷	22 ~ 48mmol/24h
铅	<0.48μmol/24h
汞	<250nmol/24h
尿 N- 乙酰 -β-D 氨基葡萄糖酐酶（NAG）	<18.5U/L
尿淀粉酶	Somogyi 法：<1000U
溶菌酶	0 ~ 2mg/L
尿清蛋白排泄率（UAE）	5 ~ 30mg/24h
尿沉渣检查	
白细胞	<5/HP

红细胞	<3/HP（0～偶见）
扁平或大圆上皮细胞	少许 /HP
透明管型	偶见 /HP
12h 尿沉渣计数	
红细胞	<50 万 /12 小时
白细胞	<100 万 /12 小时
透明管型	<5000/12h
1h 细胞排泄率	
红细胞	男性 <3 万 / 小时
	女性 <4 万 / 小时
白细胞	男性 <7 万 / 小时
	女性 <14 万 / 小时
中段尿细菌培养计数	$<10^6$ 菌落 /L（10^3 菌落 /ml）
2. 粪便检验	
量	100～300 g/24h
颜色	黄褐色
胆红素	阴性
粪胆原定量	75～350mg/100g 粪（68～473μmol/24h）
粪胆素	阳性
蛋白质定量	极少
粪便脂肪测定（平衡试验）	<6g/24h
隐血试验	阴性
细胞、上皮细胞或白细胞	无或偶见 /HP
3. 脑脊液检验	
性状	无色，清晰透明
压力	成人：0.78～1.76kPa
	儿童：0.4～1.0 kPa
	婴儿：0.29～0.78 kPa
蛋白	定性（Pandy）试验：阴性
	定量：腰椎穿刺 0.20～0.45g/L
	小脑延髓池穿刺 0.10～0.25g/L
	脑室穿刺 0.05～0.15g/L
清蛋白	0.1～0.3g/L
蛋白电泳	前清蛋白 0.02～0.07（2%～7%）
	清蛋白 0.56～0.76（56%～76%）
	α_1 球蛋白 0.02～0.07（2%～7%）
	α_2 球蛋白 0.04～0.12（4%～12%）
	β 球蛋白 0.08～0.18（8%～18%）
	γ 球蛋白 0.03～0.12（3%～12%）
葡萄糖	2.5～4.5mmol/L
氯化物（以氯化钠计）	120～130mmol/L

乳酸脱氢酶（LD）	3～40U/L
肌酸激酶（CK）同工酶 CK1	0～8IU/L；比色法 0.94±0.25U/L
天门冬酸氨基转移酶（AST）	5～20U/L
细胞计数	成人（0～8）$\times 10^6$/L
	儿童（0～15）$\times 10^6$/L
细胞分类	淋巴细胞 0.70（70%）
	单核细胞 0.30（30%）
4. 精液检验	
量	一次排精液量 3.0～5.0ml
色	灰白色或乳白色，久未排精液者可淡黄色
黏稠度	呈胶冻状，30min 后完全液化呈半透明状
pH	7.2～8.6（平均 7.8）
比重	1.033
精子计数	（60～150）$\times 10^9$/L（0.6 亿 ～1.5 亿 /ml）
一次排精子总数	4 亿 ～6 亿
精子活动率	射精 30～60 min 内精子活动率为 80% ～90%，
	>60%
	伊红染色精子活动率 >75%
精子活动力	射精 60 min 内（a +b）级 >50%，a 级≥25%
精子形态	异常精子 <20%
白细胞	<5/HP
未成熟生殖细胞	<1%
果糖	9.11～17.67 mmol/L
乳酸脱氢酶 -X	1430±940 U/L
抗精子抗体	阴性
顶体酶	36±21 U/L
精子低渗肿胀试验	g 型精子 >50%
5. 前列腺液检验	
性状	淡乳白色，半透明，稀薄液状
量	正常成人经 1 次前列腺按摩可采集的前列腺液为数滴至 1ml
pH	6.3～6.5
卵磷脂小体	多量或布满视野
上皮细胞	少量
红细胞	<5/HP
白细胞	<10/HP
颗粒细胞	<1/HP
淀粉样小体	老年人易见到，约为白细胞的 10 倍
细菌	阴性
精子	可有
滴虫	无

结石	可见
四、肾功能实验	
菊粉清除率（Cin）	$2.0 \sim 2.3ml \times s^{-1}/1.73\ m^2$（120～140ml/min）
内生肌酐清除率（Ccr）	$1.3 \sim 2.0ml \times s^{-1}/1.73\ m^2$（80～120ml/min）
	（以 $1.73\ m^2$ 标准体表面积校正）
肾小球滤过率（GFR）	总 GFR 100±20ml/min
昼夜尿比重试验（Mosenthal 浓缩和稀释功能实验）	
24h 尿总量	1000～2000ml
夜尿量	<750ml
昼尿量 / 夜尿量比值	3～4：1
尿最高比重	>1.020
最高比重与最低比重之差	>0.009
尿渗量（尿渗透压）测定（Uosm）	
禁饮后尿渗量	600～1000mOsm/kgH_2O
血浆渗量（Posm）	275～305mOsm/kgH_2O（平均 300mOsm/kgH_2O）
尿渗量与血浆渗量比值	3.0～4.5：1
渗透溶质清除率（空腹）	0.33～0.5ml/s（2～3ml/min）
	参考值 1.89±0.1mmol/min（男性 1.67～2.5mmol/min，女性 1.39～1.94mmol/min）
肾小管葡萄糖最大重吸收量（TmG）	成人平均 340±18.2mg/min
	男性 300～450mg/min
	女性 250～350mg/min
对氨马尿酸最大排泄量（TmPAH）	60～90mg/min（$80.9 \pm 11.3mg/min \cdot 1.73m^2$）
尿酸化功能试验	
尿 HCO_3^-	<30mmol/L
可滴定酸	>10mmol/L
NH_4 +	>20mmol/L
有效肾血浆流量（ERPF）	600～800ml/min
肾全血流量（RBF）	1200～1400ml/min
肾小管酸中毒试验	
氯化铵负荷（酸负荷）试验	尿 pH<5.3
碳酸氢离子重吸收排泄（碱负荷）试验	HCO_3^- 排泄率≤1%
五、内分泌激素检测	各实验室应建立自己的参考值
1. 甲状腺	
血甲状腺素（T_4）	RIA：65～155nmol/L
	CLIA：新生儿　142～310 nmol/L
	1～5 岁　90～194 nmol/L
	5～10 岁　77～168 nmol/L
	成人　54～174 nmol/L
血游离甲状腺素（FT_4）	RIA：9.11～25.47pmol/L
	CLIA：11.5～22.7pmol/L

血三碘甲腺原氨酸（T_3）	RIA：6～3.0nmol/L
	CLIA：新生儿：0.98～4.26 nmol/L
	1～5 岁 1.54～4.00 nmol/L
	6～10 岁 1.39～3.70 nmol/L
	11～15 岁 1.23～3.23 nmol/L
血游离三碘甲腺原氨酸（FT_3）	RIA：3.19～9.15pmol/L
	CLIA：3.5～6.5pmol/L
血反三碘甲腺原氨酸（rT_3）	RIA：0.5～1.3nmol/L
^{125}I-T_3 摄取试验（^{125}I- T_3 RUR）	25%～35%
甲状腺摄 ^{131}I 率	3h 0.057～0.245（5.7%～24.5%）
	24h 0.151～0.471（15.1%～47.1%）
甲状腺素抑制试验	抑制率 >50%
过氯酸钾释放试验	释放率 <10%
基础代谢率（BMR）	-0.10～+0.10（-10%～+10%）
2. 甲状旁腺	
血甲状旁腺激素（PTH）	CLIA：1～10pmol/L
	RIA：氨基端 230～630ng/L
	羧基端 430～1860ng/L
血降钙素（CT）	RIA：男性 0～14ng/L
	女性 0～28ng/L
3. 肾上腺	
尿 17- 羟皮质激素（17-OHCS，17-OH）	男性 13.8～41.4μmol/24h
	女性 11.0～27.6μmol/24h
尿 17- 酮皮质激素（17-KS）	男性 34.7～69.4μmol/24h
	女性 17.5～52.5μmol/24h
血皮质醇	RIA：上午 8 时 140～630nmol/L
	下午 4 时 80～410nmol/L
	晚上 8 时小于上午 8 时的 50%
尿游离皮质醇	RIA：30～276nmol/24h
血醛固酮（Ald）（RIA）	普通饮食（早 6 时） 卧位 238±104pmol/L
	立位 418±245pmol/L
	低钠饮食 卧位 646.6±333.4pmol/L
	立位 945.6±491pmol/L
尿醛固酮	普通饮食 21.36±7.2nmol/24h
尿儿茶酚胺（CA）	71.0～229.5nmol/24h
尿香草扁桃酸（VMA）	10～35 μmol/24h
血游离儿茶酚胺 多巴胺	<888pmol/L
去甲肾上腺素	615～3240pmol/L
肾上腺素	<480pmol/L
4. 性腺	
血浆睾酮（T）	RIA：男性 青春后期 100～200ng/L

	成人　3000 ~ 10 000ng/L
	女性　青春后期 100 ~ 200ng/L
	成人 200 ~ 800ng/L
	绝经后 80 ~ 350ng/L
血浆雌二醇（E_2）	RIA：男性　50 ~ 200pmol/L
	女性　卵泡期 94 ~ 433pmol/L
	黄体期 499 ~ 1580pmol/L
	排卵期 704 ~ 2200pmol/L
	绝经期 40 ~ 100pmol/L
血浆孕酮（RIA）	非孕妇女　卵泡期（早）0.7 ± 0.1μg/L
	卵泡期（晚）0.4 ± 0.1μg/L
	排卵期 1.6 ± 0.2μg/L
	黄体期（早）11.6 ± 1.5μg/L
	黄体期（晚）5.7 ± 1.1μg/L
5. 垂体	
血促甲状腺激素（TSH）	RIA：2 ~ 10mU/L（已很少用）
	IRMA：0.3 ~ 5 mU/L
	CLIA：0.35 ~ 5.5 mU/L
血促肾上腺皮质激素（ACTH）	RIA：上午 8 时 2.2 ~ 17.6pmol/L
	下午 6 时 1.1 ~ 8.8pmol/L
血生长激素（GH）	RIA：男性成人 <2.0μg/L
	女性成人 <10.0μg/L
	儿童 <20μg/L
血抗利尿激素（ADH）	RIA：1 ~ 10μU/ml
尿抗利尿激素	RIA：11 ~ 30μU/24h
促卵泡生长激素（FSH）	排卵前期为 1.5 ~ 10U/L，
	排卵期　8 ~ 20U/L
	排卵后期 2 ~ 10U/L
促黄体生成激素（LH）	排卵前期 2 ~ 15U/L
	排卵期　20 ~ 100U/L
	排卵后期 4 ~ 10U/L
血清催乳素（PRL）:	非哺乳期 0.08 ~ 0.92nmol/L
六、肺功能检查及血气分析	
潮气量（TC）	500ml（成人）
深吸气量（IC）	男性 2600ml
	女性 1900ml
补呼气容积（ERV）	男性 910ml
	女性 560ml
肺活量（VC）	男性 3470ml
	女性 2440ml
功能残气量（FRC）	男性 2270 ± 809ml

	女性 1858±552ml
残气容积（RV）	男性 1380±631ml
	女性 1301±486ml
静息通气量（VE）	男性 6663±200ml/min
	女性 4217±160ml/min
最大通气量（MVV）	男性 104±2.71L/min
	女性 82.5±2.17L/min
肺泡通气量（VA）	4L/min
肺血流量	5L/min
通气 / 血流（V/Q）比值	0.8
无效腔气 / 潮气容积（VD/VT）	0.3 ~ 0.4
弥散功能（CO 吸入法）	198.5 ~ 276.9ml（kPa · min）
	[26.47 ~ 36.92ml/（mmHg · min）]
气道阻力	1 ~ 3cmH_2O/（L · s）
动脉血氧分压（PaO_2）	12.6 ~ 13.3kPa（95 ~ 100mmHg）
动脉血二氧化碳分压（$PaCO_2$）	4.7 ~ 6.0kPa（35 ~ 45mmHg）
混合静脉血氧分压（Pv O_2）	4.7 ~ 6.0kPa（35 ~ 45mmHg）
动脉血与混合静脉血氧分压差（Pa-vD O_2）	8.0kPa（60mmHg）
肺泡 - 动脉血氧分压差（PA-a O_2）	正常青年人为 15 ~ 20rnmHg（2 ~ 2.7kPa）,
	随年龄增加而增大，最大不超过 30mmHg（4.0kPa）
动脉血氧饱和度（Sa O_2）	0.95 ~ 0.98（95% ~ 98%）
静脉血氧饱和度	0.64 ~ 0.88（64% ~ 88%）
动脉血氧含量（Ca O_2）	8.55 ~ 9.45mmol/L（19 ~ 2lml/d1）
静脉血含氧量	6.3 ~ 6.75mmol/L（14 ~ 15ml/d1）
血液酸碱度（pH 值）	7.35 ~ 7.45（平均 7.40）
血液氢离子浓度	35 ~ 45mmol/L（平均 24mmol/L）
碳酸氢盐（标准或实际）	22 ~ 27mmol/L（平均 24mmol/L）
动脉血浆二氧化碳含量（T-CO_2）	25.2mmol/L（25.2vol/%）
二氧化碳结合力（CO_2-CP）	22 ~ 31mmol/L（50 ~ 70vol/%）
全血缓冲碱（BB）	45 ~ 55mmol/L（平均 50mmol/L）
碱剩余（BE）	成人 0±2.3mmol/L
	儿童 4 ~ 4.2mmol/L

主要参考文献

1. 熊正南，杨立明，聂景蓉 . 诊断学 .2 版 . 北京：北京大学医学出版社，2011.
2. 魏武，许有华 . 诊断学 .7 版 . 北京：人民卫生出版社，2014.
3. 潘祥林 . 实用诊断学 . 北京：人民卫生出版社，2014.
4. 康熙雄 . 临床基本技能操作 . 北京：人民卫生出版社，2012.
5. 葛均波，徐永健 . 内科学 .8 版 . 北京：人民卫生出版社，2013.
6. 黄宛 . 临床心电图学 .5 版 . 北京：人民卫生出版社，1998.
7. 万学红，卢雪峰 . 诊断学 .8 版 . 北京：人民卫生出版社，2013.

中英文专业词汇索引

L

M

N

O

Q

R

S

T

W

X

Y

Z

彩　图

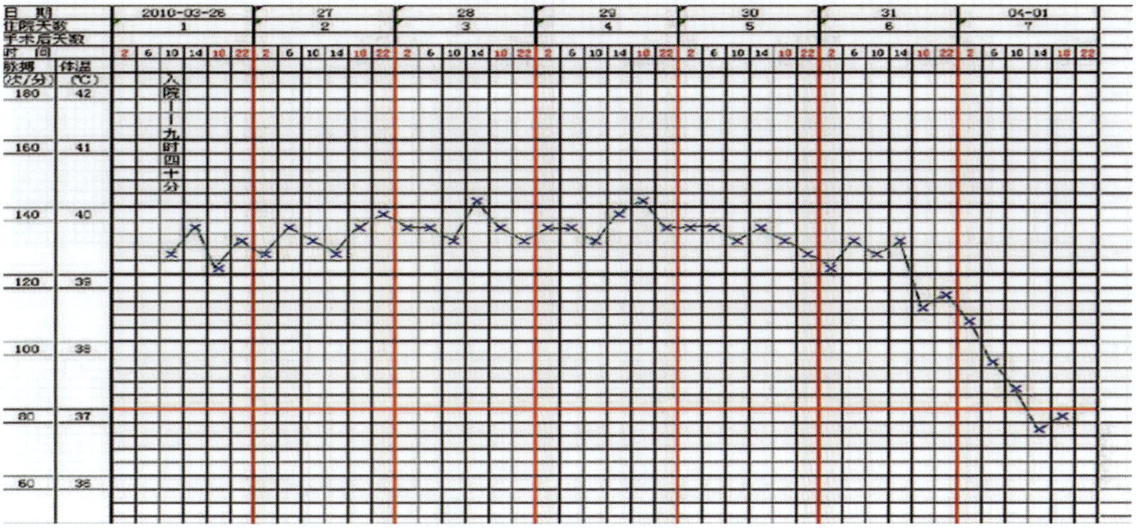

图 1-2-1　稽留热

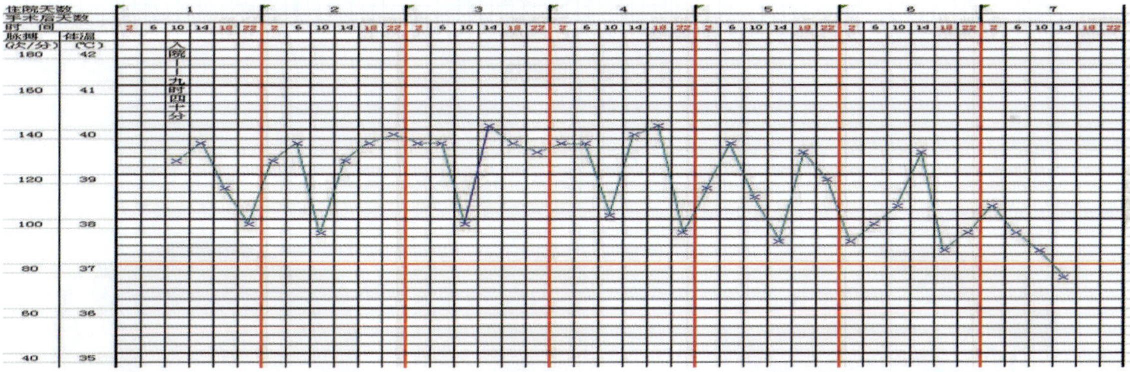

图 1-2-2　弛张热

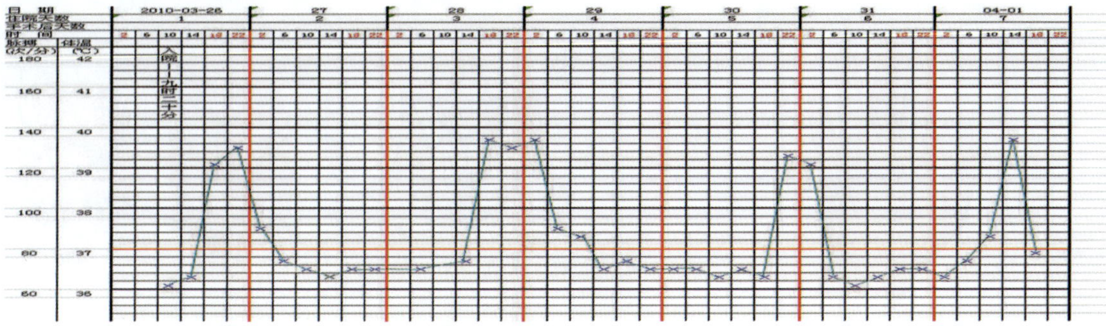

图 1-2-3　间歇热

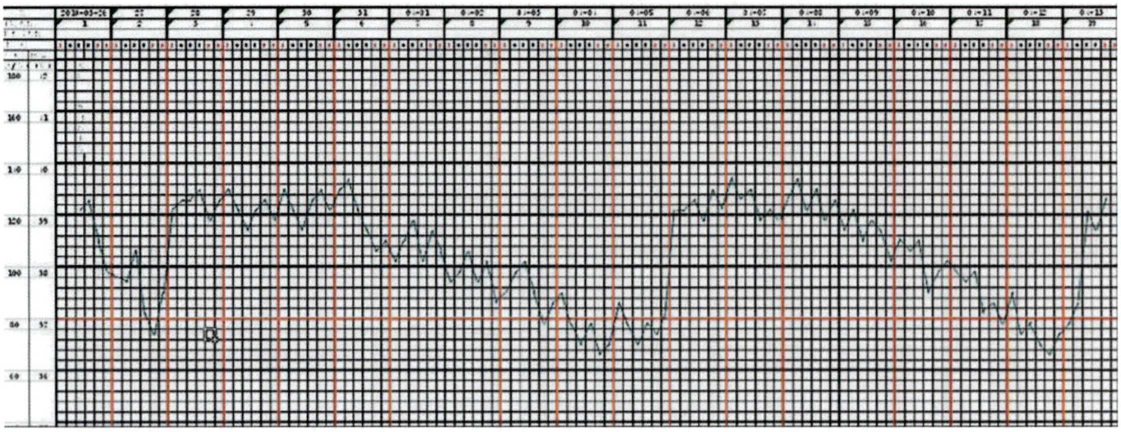

图 1-2-4　波状热

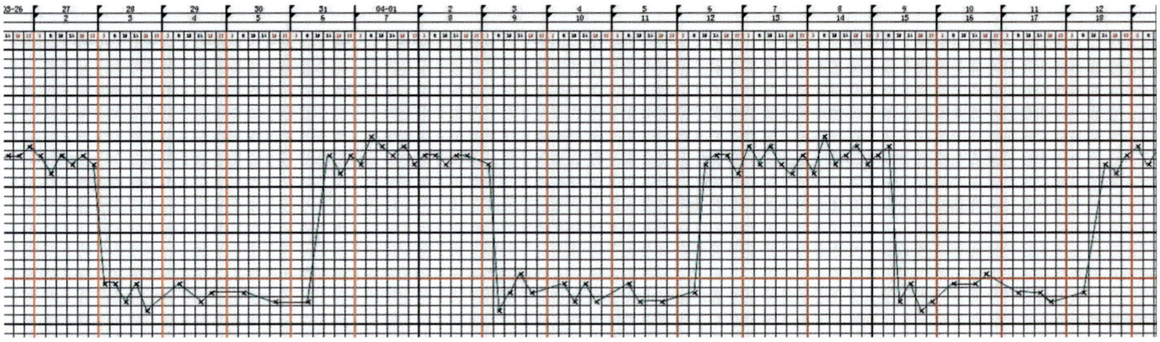

图 1-2-5　回归热

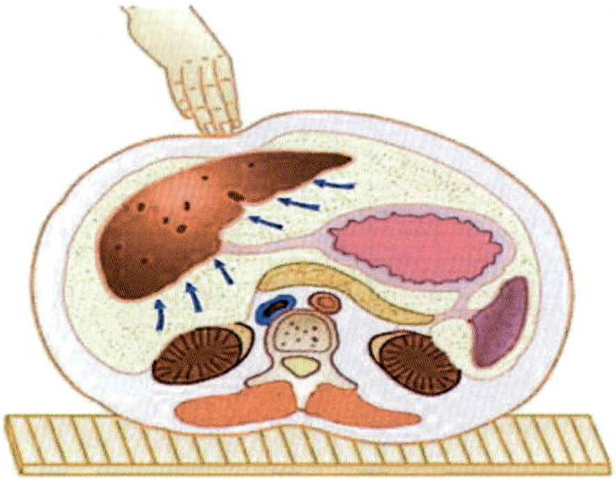

图 2-3-3　冲击触诊示意图

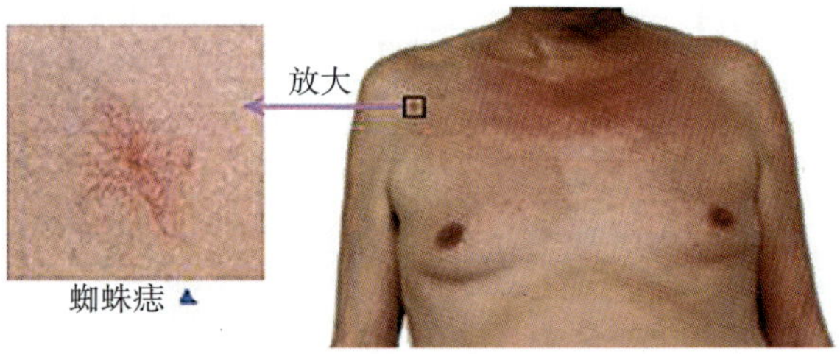

图 2-4-14　蜘蛛痣

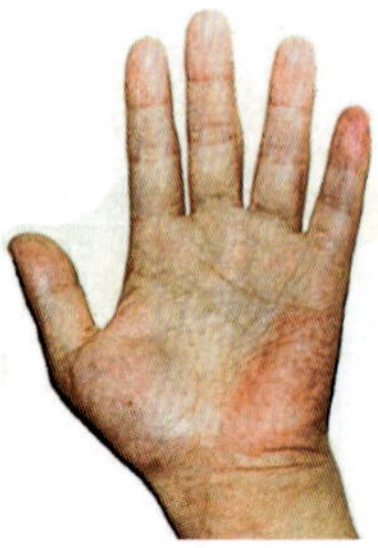

图 2-4-15　肝掌

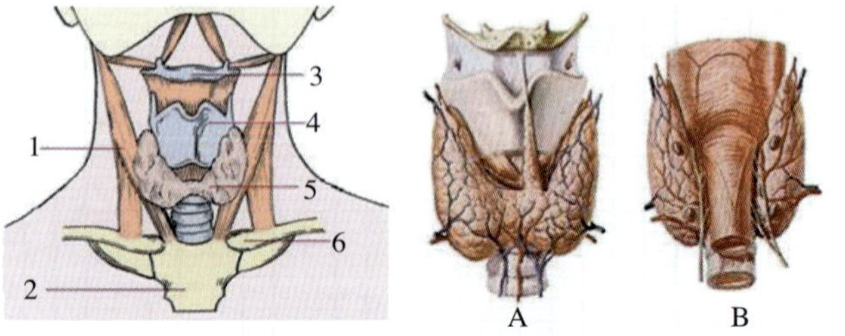

图 2-6-2　甲状腺位置图（A. 前面观　B. 后面观）

1. 胸锁乳突肌　2. 胸骨　3. 舌骨　4. 甲状软骨　5. 甲状腺　6. 锁骨

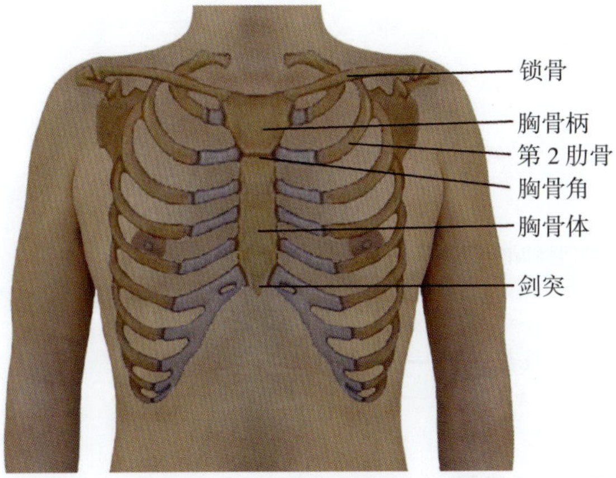

图 2-7-1　前胸部自然标志

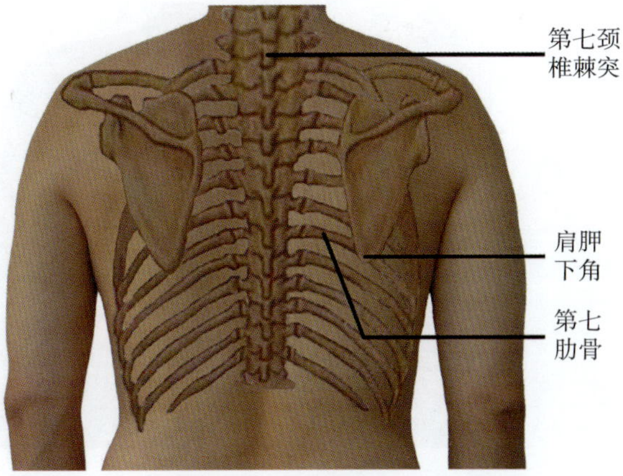

图 2-7-2　后背部自然标志

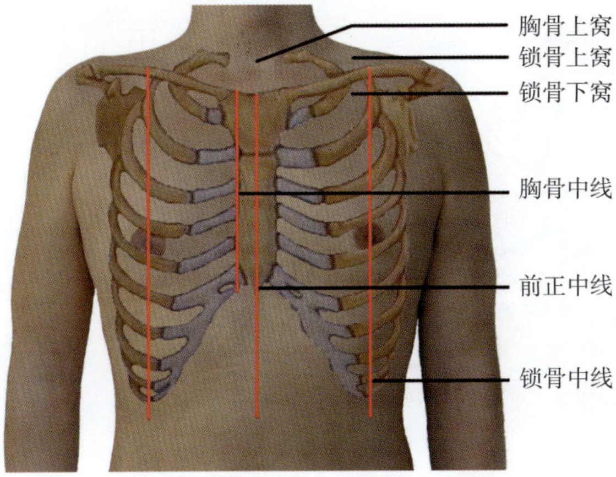

图 2-7-3　正面图

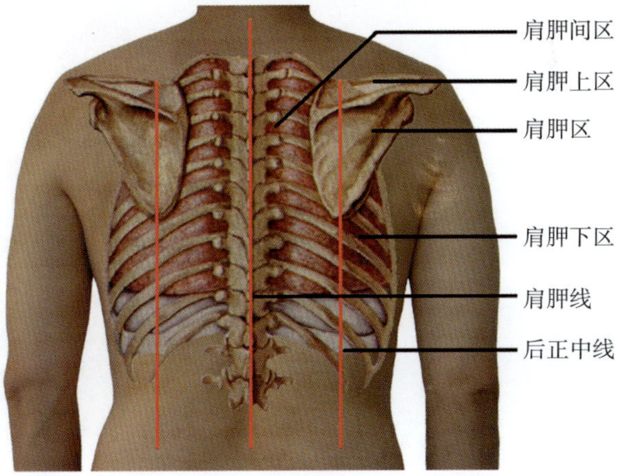

图 2-7-5　背面图

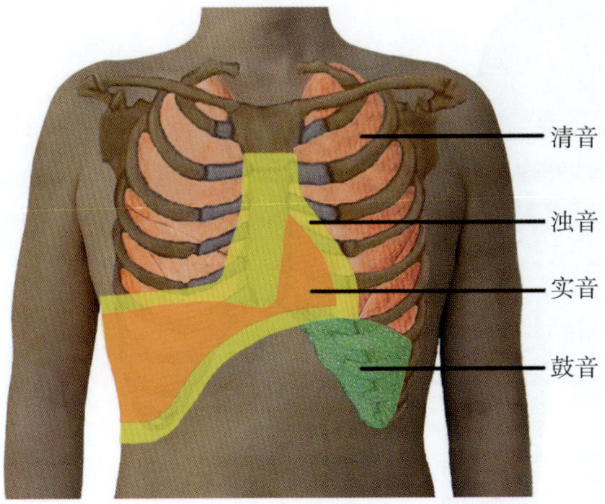

图 2-7-11　正常前胸叩诊音

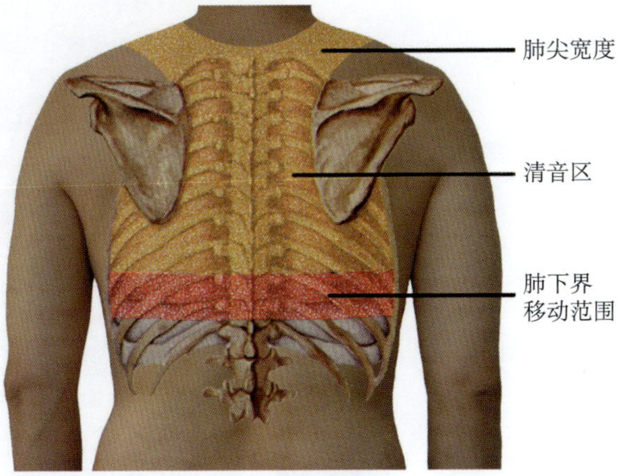

图 2-7-12　正常肺尖宽度与肺下界移动度

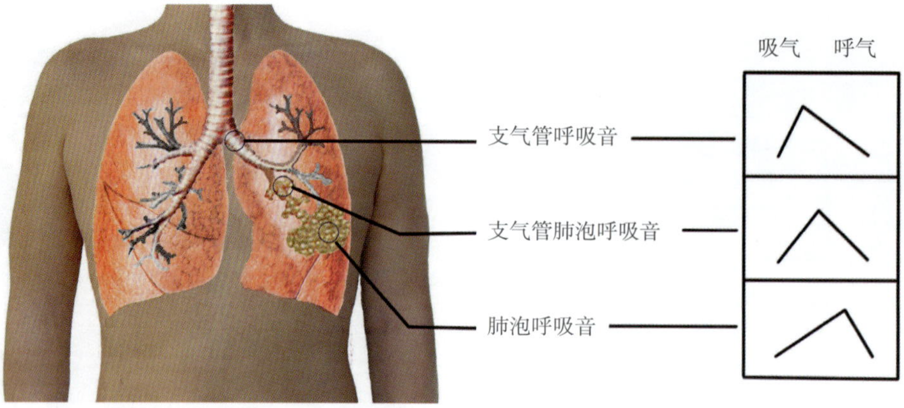

图 2-7-13　三种正常呼吸音示意图

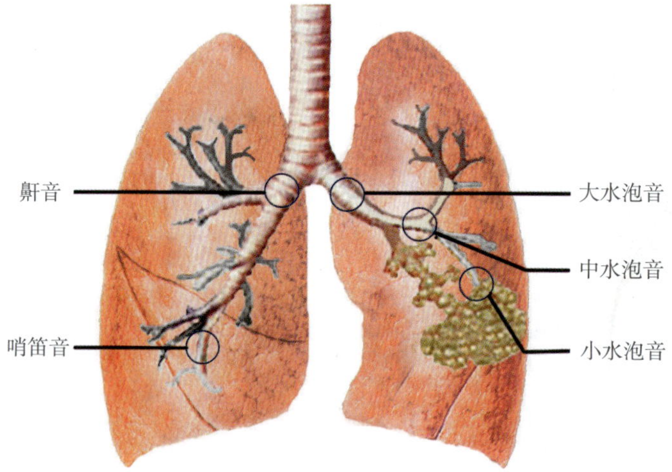

图 2-7-15　各种干、湿啰音发生部位

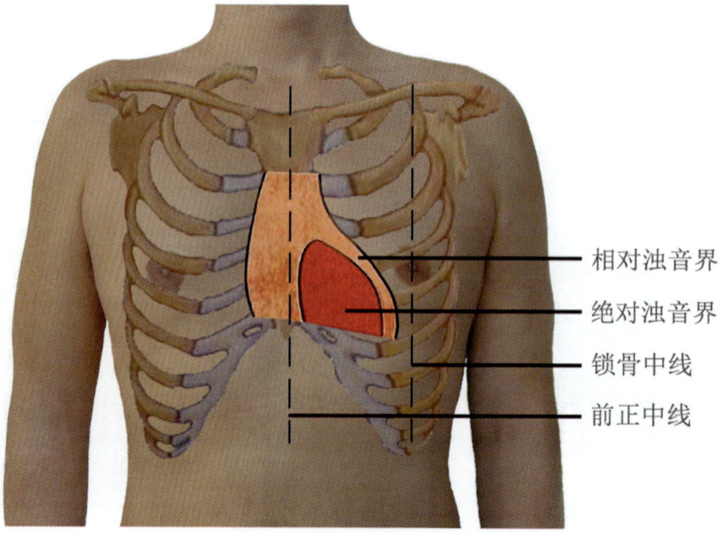

图 2-8-3　心浊音界示意图

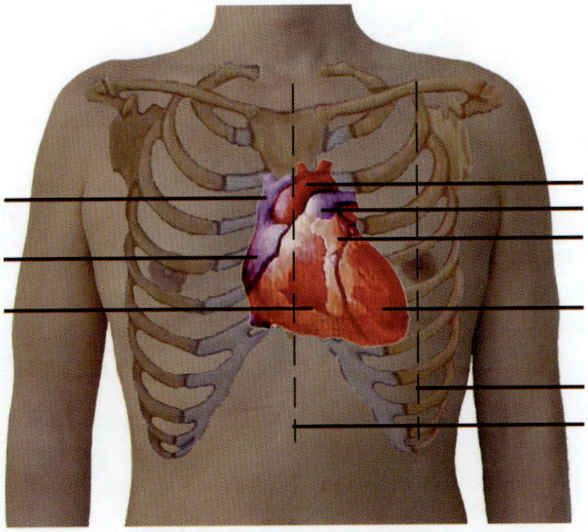

图 2-8-4 心脏各部在胸壁的投影

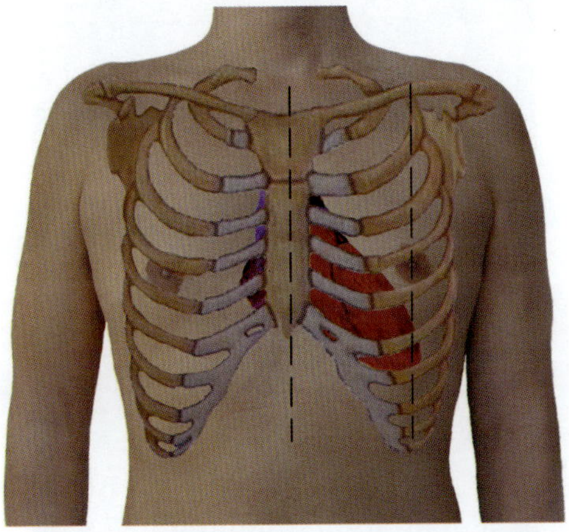

图 2-8-5 主动脉关闭不全的心浊音界——靴形心

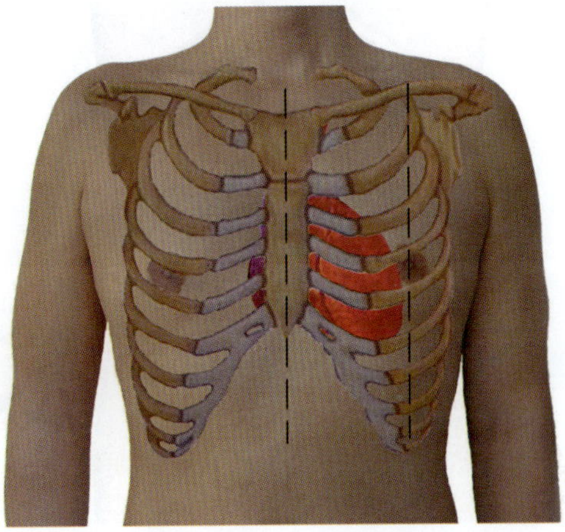

图 2-8-6 二尖瓣狭窄的心浊音界——梨形心

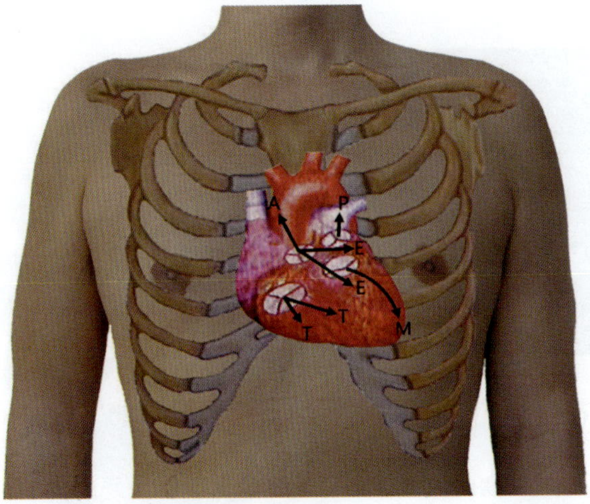

M：二尖瓣听诊区；P：肺动脉瓣听诊区；A：主动脉瓣听诊区；E：主动脉瓣第二听诊区；T：三尖瓣听诊区

图 2-8-7 心脏瓣膜解剖部位及瓣膜听诊区

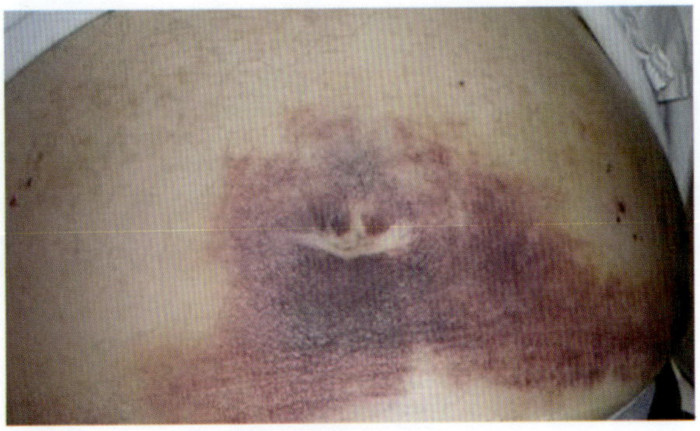

图 2-9-10b Cullen 征

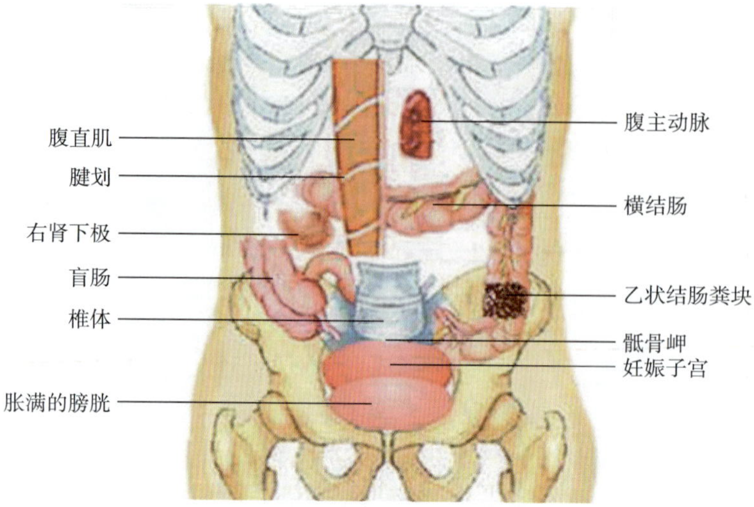

图 2-9-13　腹部触诊时易误诊的正常脏器

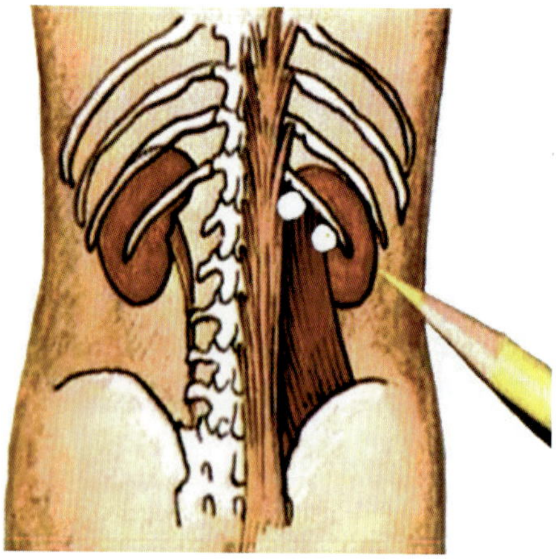

图 2-9-23　肾区叩痛部位示意图

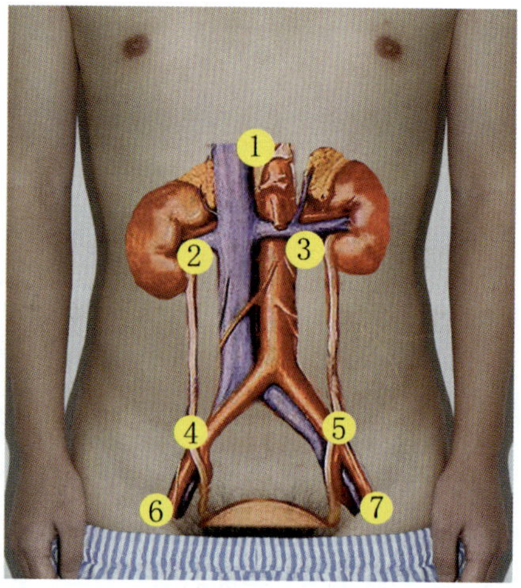

图 2-9-25　腹部血管杂音听诊部位示意图

1. 腹主动脉听诊区；2. 肾动脉听诊区；3. 肾动脉听诊区；4. 右髂总动脉听诊区；5. 左髂总动脉听诊区；6. 右股动脉听诊区；7. 左股动脉听诊区

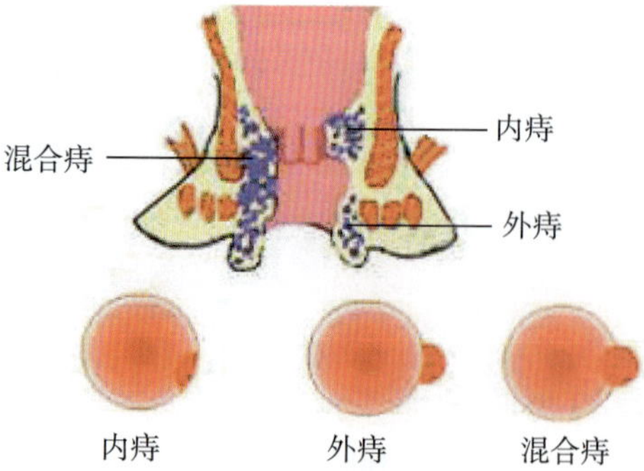

图 2-10-6　三种痔示意图

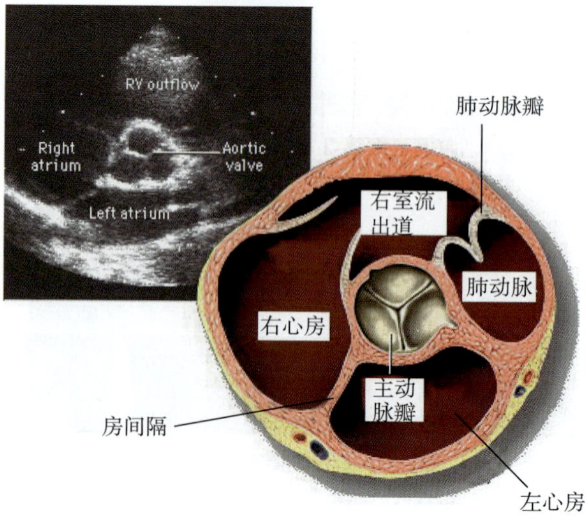

图 6-34-4　主动脉瓣短轴切面

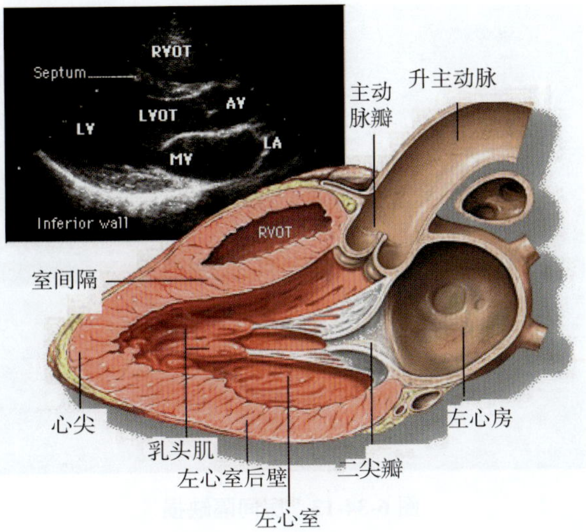

图 6-34-3 左心室长轴切面

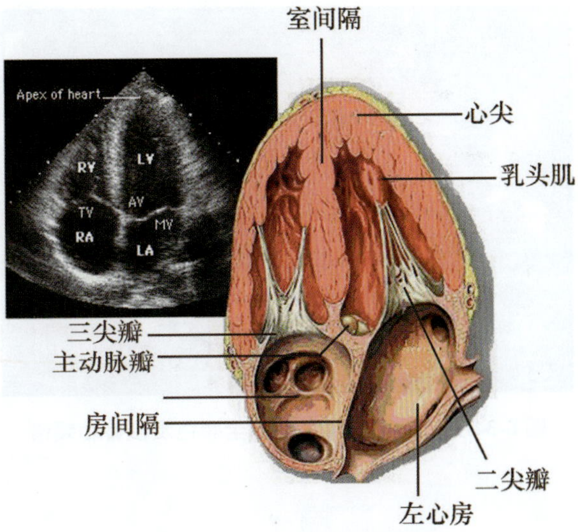

图 6-34-5 心尖四腔心切面

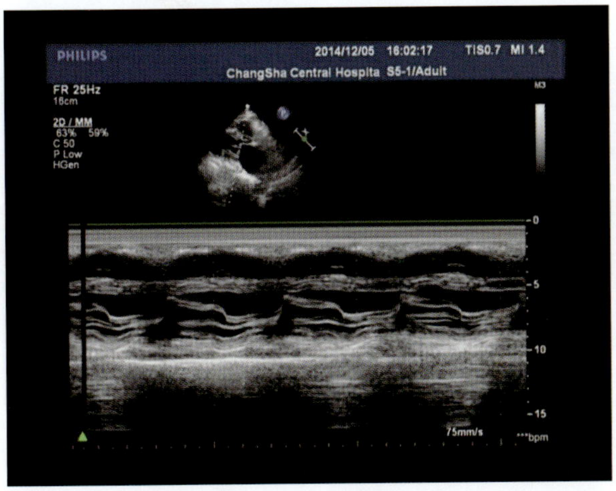

图 6-34-6 二尖瓣狭窄 M 超

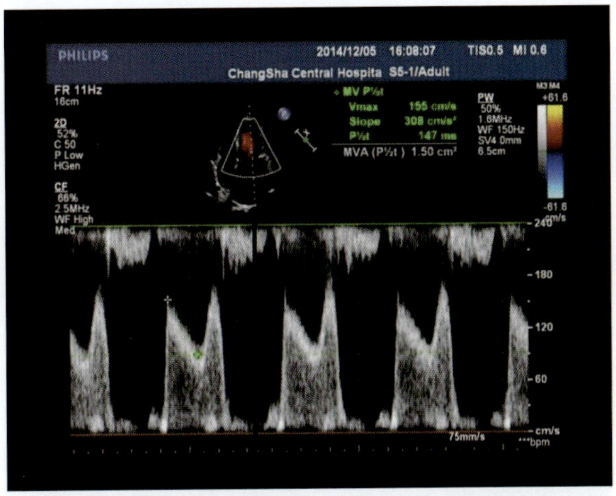

图 6-34-7 二尖瓣狭窄彩色多普勒频谱

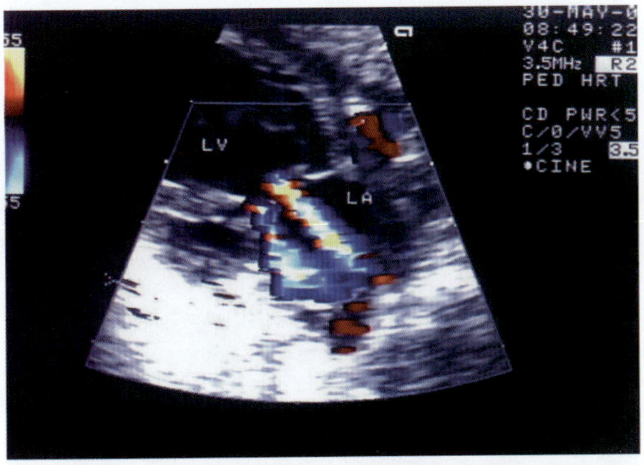

图 6-34-9 二尖瓣关闭不全彩色多普勒超声

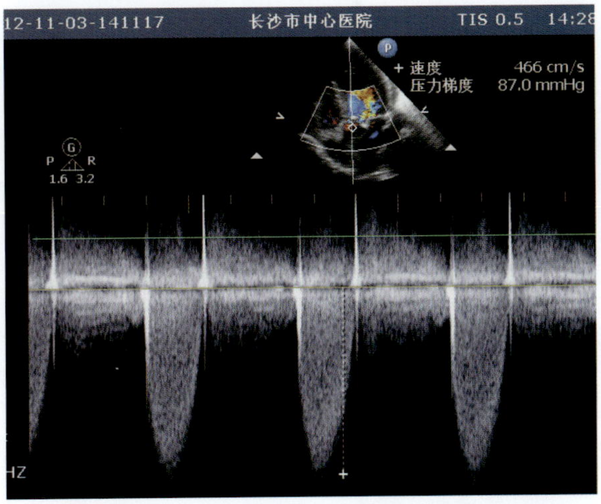

图 6-34-11 主动脉瓣狭窄彩色多普勒超声

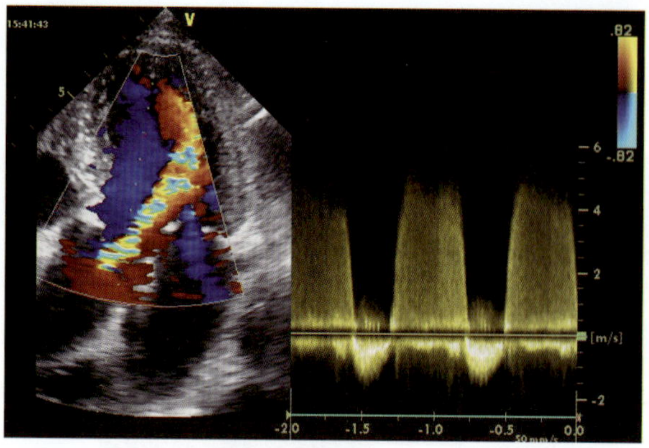

图 6-34-12　主动脉瓣关闭不全彩色及多普勒频谱

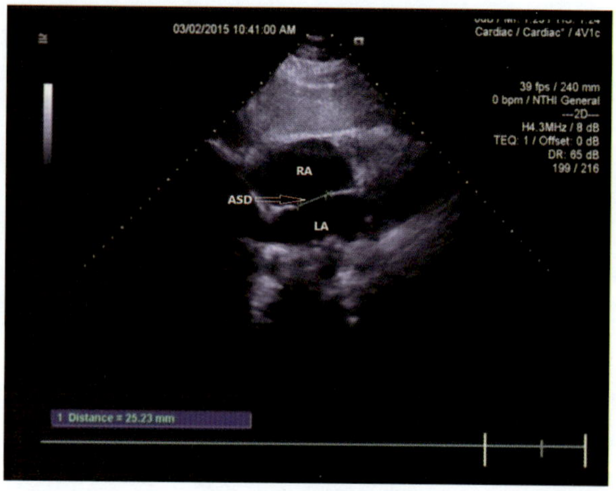

图 6-34-13　房间隔缺损

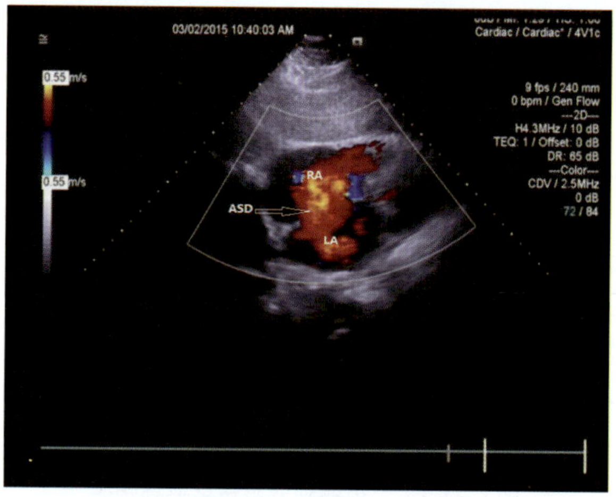

图 6-34-14　室间隔缺损

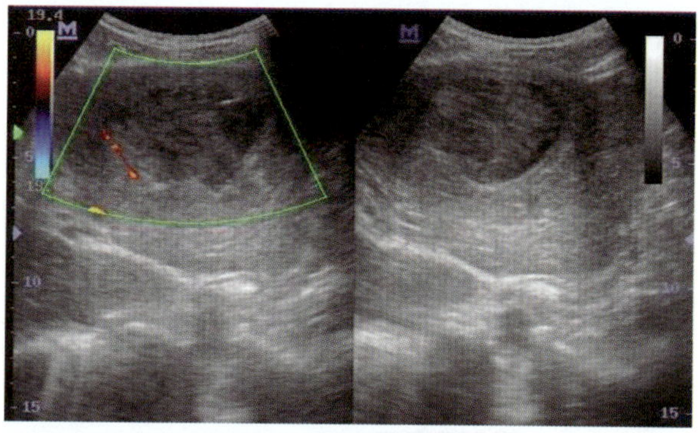

图 6-34-22　肝脓肿

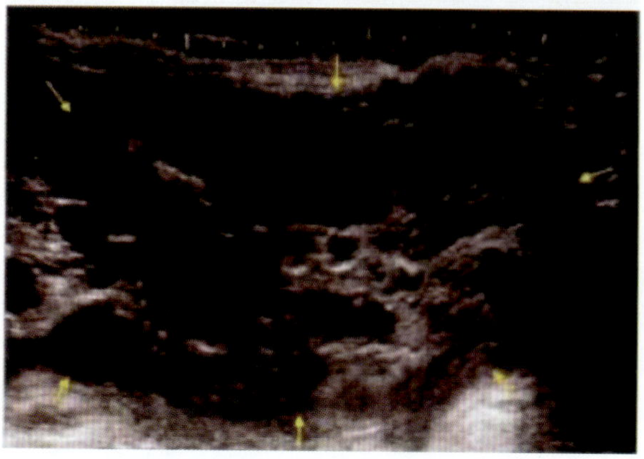

图 6-34-23　肝黏液性囊腺瘤

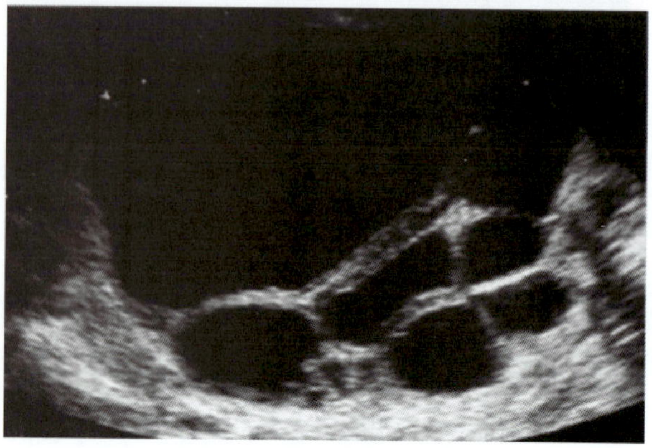

图 6-34-24　肝包虫病

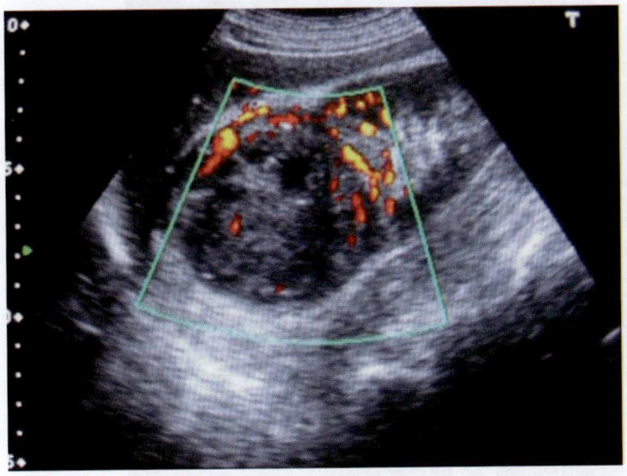

图 6-34-39 肾癌影像图

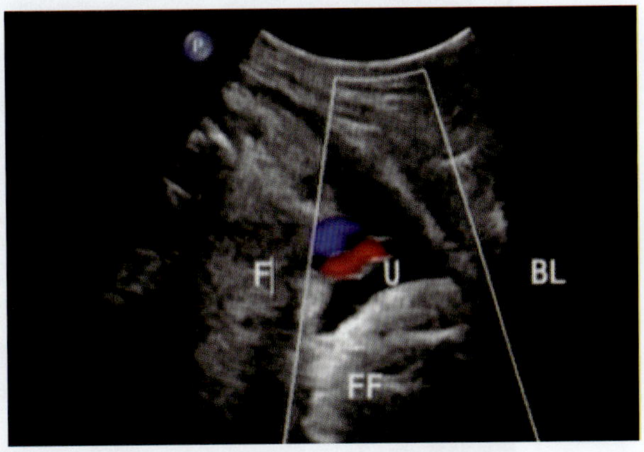

图 6-34-49 脐带先露

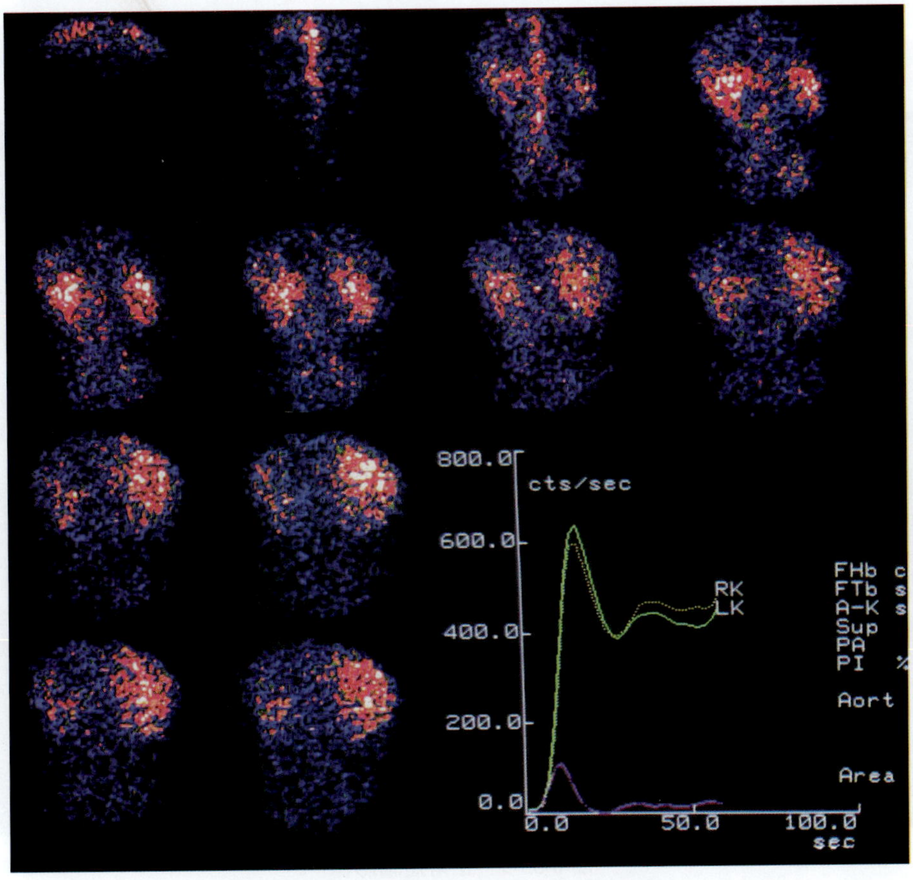

图 6-35-7 正常肾动脉灌注影像及曲线

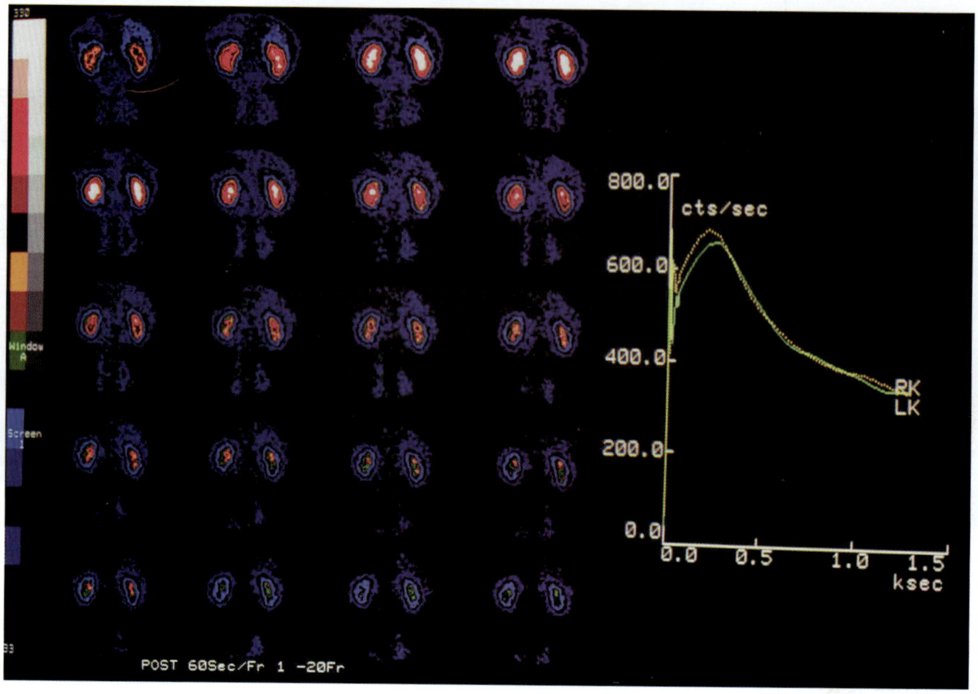

图 6-35-8　正常肾动态影像和肾图曲线

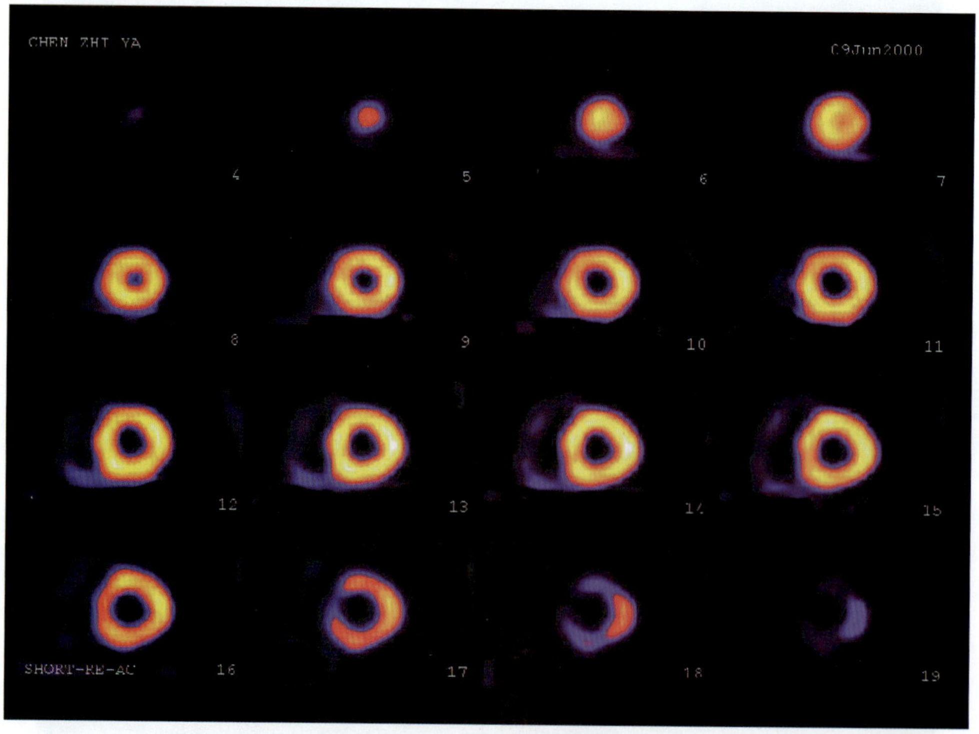

图 6-35-9　正常短轴影像

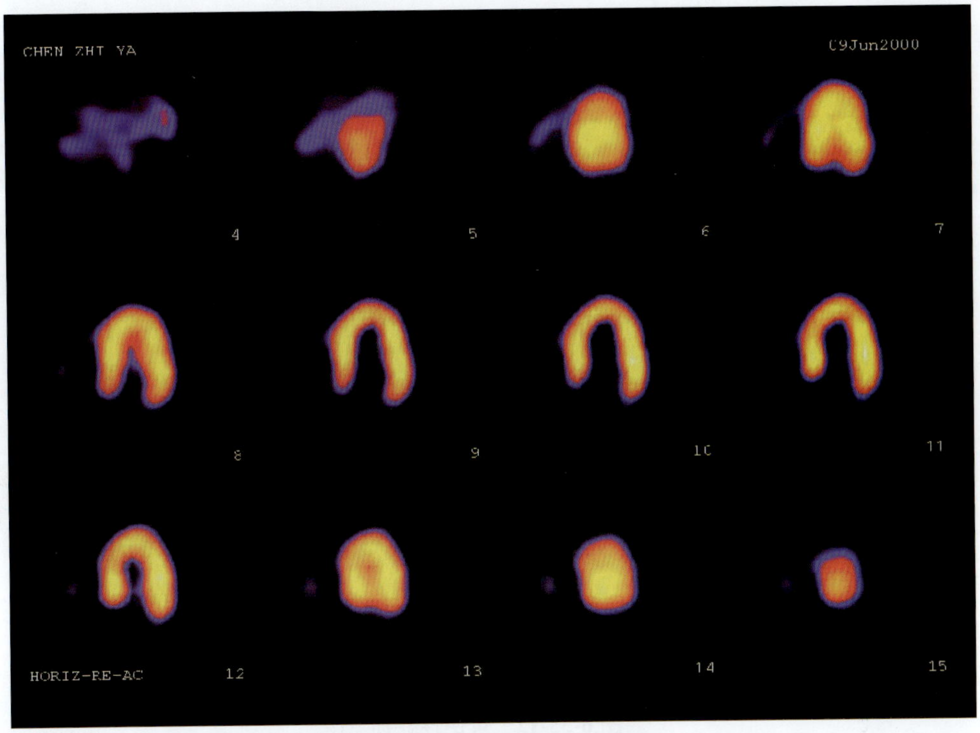

图 6-35-10　正常水平长轴显像

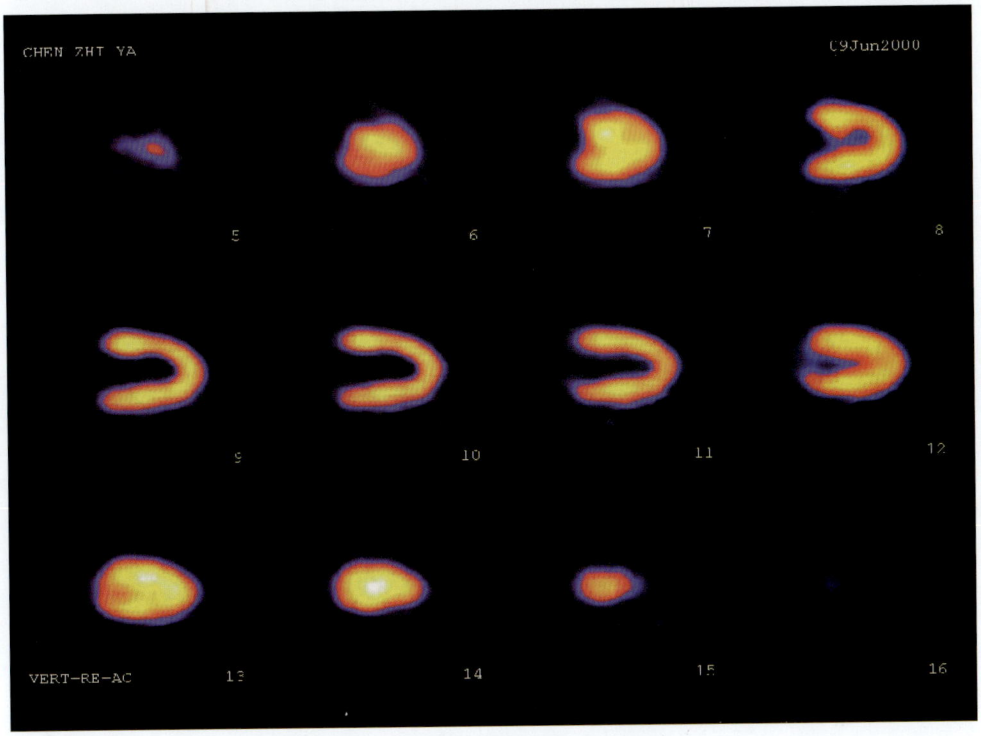

图 6-35-11　正常垂直长轴影像

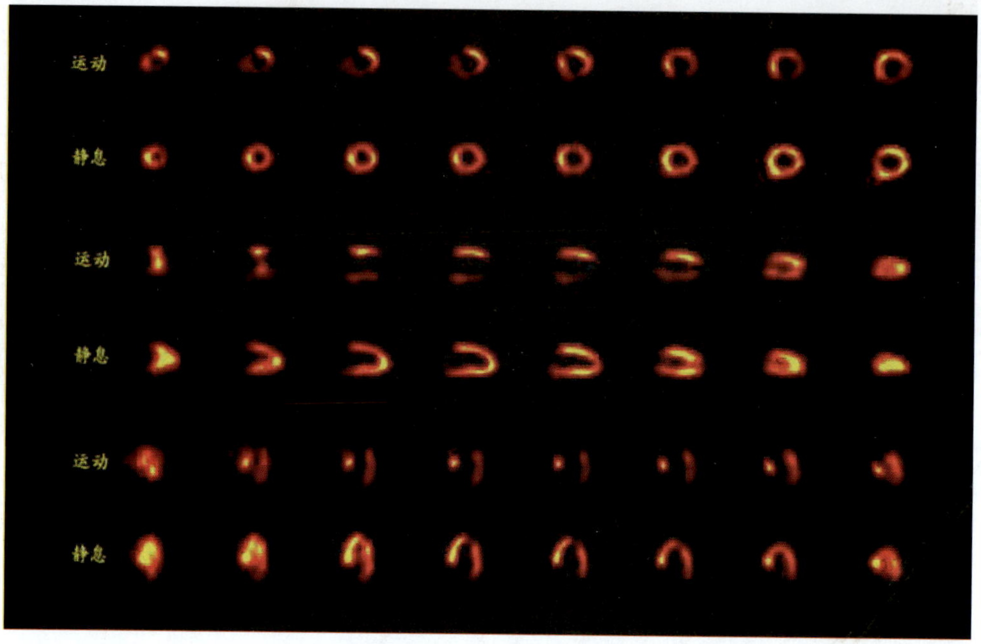

图 6-35-12　可逆性缺损

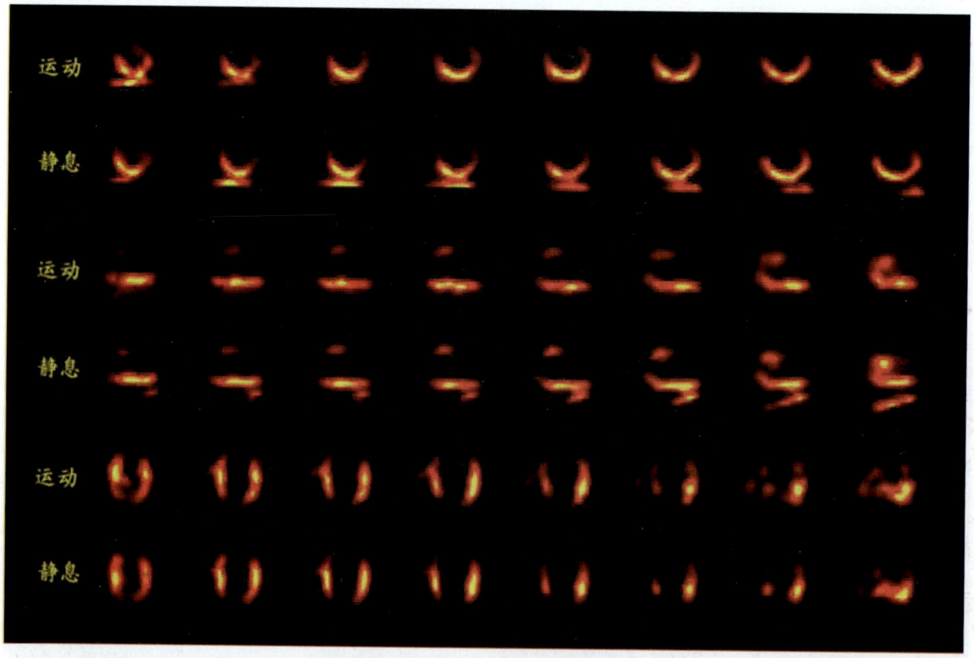

图 6-35-13　不可逆缺损